Repetitorium Anaesthesiologie

Springer

Berlin
Heidelberg
New York
Barcelona
Budapest
Hongkong
London
Mailand
Paris
Singapur
Tokio

M. Heck · M. Fresenius

Repetitorium Anaesthesiologie

Vorbereitung auf die anästhesiologische Facharztprüfung
und das Europäische Diplom für Anästhesiologie

Mit 44 Abbildungen und 87 Tabellen

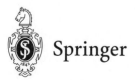 Springer

Dr. med. Michael Heck
Klinik für Anästhesiologie der Universität Heidelberg
Im Neuenheimer Feld 110
D-69120 Heidelberg
E-mail: Michael.Heck@urz.uni-heidelberg.de

Dr. med. Michael Fresenius
Klinik für Anästhesiologie der Universität Heidelberg
Im Neuenheimer Feld 110
D-69120 Heidelberg
E-mail: Michael.Fresenius@urz.uni-heidelberg.de

ISBN 3-540-63809-1 Springer-Verlag Berlin Heidelberg New York

Die Deutsche Bibliothek – CIP-Einheitsaufnahme

Heck, Michael: Repetitorium Anaesthesiologie: Vorbereitung auf die anästhesiologische Facharztprüfung und das europäische Diplom für Anästhesiologie/ Michael Heck; Michael Fresenius.
– Berlin; Heidelberg; New York; Barcelona; Budapest; Hongkong; London; Mailand; Paris; Singapur; Tokio: Springer 1998
    ISBN 3-540-63809-1

Die Wiedergabe von Gebrauchsnamen, Handelsnamen, Warenbezeichnungen usw. in diesem Werk berechtigt auch ohne besondere Kennzeichnung nicht zu der Annahme, daß solche Namen im Sinne der Warenzeichen- und Markenschutz-Gesetzgebung als frei zu betrachten wären und daher von jedermann benutzt werden dürften.

Produkthaftung: Für Angaben über Dosierungsanweisungen und Applikationsformen kann vom Verlag keine Haftung übernommen werden. Derartige Angaben müssen vom jeweiligen Anwender im Einzelfall anhand anderer Literaturstellen auf ihre Richtigkeit überprüft werden.

Umschlaggestaltung: de`blik, Berlin
Satz: Michael Kusche, Goldener Schnitt

SPIN: 10655409   19/3133 – 5 4 3 2 1 0 – Gedruckt auf säurefreiem Papier

Vorwort

Der Grundstein zu diesem Buch wurde im Rahmen unserer Vorbereitungen auf die anästhesiologische Facharztprüfung gelegt. Zu diesem Zweck haben wir das uns als relevant erscheinende Wissen aus einer Vielzahl von Lehrbüchern und aktuellen Fachzeitschriften zusammengefaßt. Das daraus entstandene Skript stieß bei vielen unserer Kolleginnen und Kollegen auf großes Interesse. Ihrer Anregung ist es zu verdanken, daß es nun einem größeren Leserkreis zugänglich gemacht wird.

Das „Repetitorium Anaesthesiologie" stellt eine Erweiterung und Aktualisierung unseres Facharztskriptes dar. Es ermöglicht einen raschen Überblick über das anästhesiologische, intensivmedizinische und schmerztherapeutische Stoffgebiet. Sowohl zur Prüfungsvorbereitung als auch bei klinischen Fragestellungen bietet es eine Hilfestellung. Auf die Einbeziehung des aktuellen Wissenstandes haben wir dabei besonderen Wert gelegt. In Anbetracht der Fülle des Stoffes können wir jedoch keinen Anspruch auf Vollständigkeit erheben.

Für Kritik und Vorschläge zur Verbesserung dieses Buches sind wir sehr dankbar.

An dieser Stelle möchten wir Herrn Dr. R. Amann für seine Beurteilung des Rohskriptes und Aufforderung zur Veröffentlichung danken. Herrn Priv.-Doz. Dr. Hubert Böhrer möchten wir für seine fachkundigen Hinweise unseren Dank aussprechen. Für die kritische Durchsicht des Manuskriptes, bei der sich wertvolle Anregungen ergaben, sei insbesondere Frau Dr. Sabine Neff und Herrn Dr. Jens Schröter gedankt. Ebenso danken wir unseren klinischen Lehrern, insbesondere Herrn Professor Dr. Eike Martin, für die Unterstützung.

Heidelberg, im August 1998   MICHAEL HECK
MICHAEL FRESENIUS

Geleitwort

Das Angebot umfassender Lehrbücher in unserem Fachgebiet hat sich erheblich gesteigert. Die Notwendigkeit, das umfangreiche und breit gefächerte Wissen in Form von Repetitorien komprimiert darzustellen, erscheint sinnvoll. Meine beiden Mitarbeiter, Herr Dr. Michael Heck und Herr Dr. Michael Fresenius, haben sich in dem vorliegenden Buch der sicherlich nicht ganz einfachen Aufgabe gestellt, das benötigte Fachwissen sowohl für die anästhesiologische Facharztprüfung als auch für das Europäische Diplom für Anästhesiologie in dieser Form zu vermitteln. Stichwortartig werden die essentiellen Daten und Fakten aller Teilgebiete unseres Faches sehr übersichtlich zusammengefaßt. Die gewählte Themengliederung erleichtert dem Leser sehr rasch den Zugriff, z. B. sich über die verschiedenen Substanzgruppen der von uns eingesetzten Medikamente zu informieren. Auch allgemeine Fragen wie Prämedikation, Narkosesystem oder Monitoring werden prägnant und übersichtlich dargestellt. Die ausführliche Darstellung spezieller Anästhesien bzw. Anästhesietechniken in den verschiedenen operativen Disziplinen sowie bei speziellen Krankheitsbildern ist eindeutiger Schwerpunkt dieses Repetitoriums. Darüber hinaus werden den anästhesiebedingten Komplikationen entsprechend Raum geschenkt. Die wesentlichen Aspekte der Intensivmedizin einschließlich Beatmung und Beatmungsstrategie werden sehr komprimiert beschrieben, aber nichts desto weniger informativ gestaltet. Wesentliche Aspekte der Notfallmedizin sind berücksichtigt, aber auch die wichtigsten physiologischen Grundlagen einprägsam formuliert.

Es bedarf nicht der Erwähnung, daß ein solches Buch sich nur auf das Wissen von großen Lehrbüchern berufen kann. Wenn dieses Wissen verfügbar ist, dann stellt dieses Repetitorium in der Tat eine optimale Vorbereitung für die Facharztprüfung bzw. auch für das Europäische Diplom für Anästhesiologie dar. Ein Anspruch auf Vollständigkeit kann nicht erhoben werden, trotz des relativ großen Umfangs. Für ein Repetitorium hätte dies den geplanten Umfang gesprengt. Den beiden Kollegen ist mit der Erstellung dieses Buches die optimale Ergänzung gelungen, um das aus den Lehr- und Datenbüchern vorhandene Wissen anhand eines solchen Repetitoriums überprüfen zu können. Ich wünsche diesem Buch den ihm zustehenden Erfolg und v. a. konstruktive Kritik und Vorschläge, um es noch besser gestalten zu können.

Heidelberg, im August 1998

Prof. Dr. med. E. Martin
Klinik für Anästhesiologie
der Universität Heidelberg

Geleitwort

Die Autoren des *Repetitoriums Anaesthesiologie,* M. Heck und M. Fresenius, haben es sich zur Aufgabe gemacht, diejenigen, die sich auf die Facharztprüfung, das Facharztgespräch oder eine vergleichbare Wissens- und Könnensanalyse vorbereiten oder die gar als Fachärzte für Anästhesiologie am Facharztexamen der Europäischen Akademie für Anästhesiologie (und UEMS) teilnehmen wollen, eine Art "Evidence-based"-Standardwissen in repetierfähiger Form zur Verfügung zu stellen, das ihnen diese Vorbereitung erleichtert.

Sogenannte Facharztexamina oder -gespräche werden in den einzelnen Ärztekammerbereichen unterschiedlich bezeichnet und unterschiedlich gehandhabt, wobei Ergebnisse aus einem Bereich nicht notwendigerweise mit denen anderer Bereichen qualitativ identisch sein müssen.

In weiser Voraussicht hat vor mehr als 10 Jahren die Europäische Akademie für Anästhesiologie ein freiwilliges Examen eingerichtet für Fachärzte der unterschiedlichsten europäischen Länder, die einen gemeinsamen „Standard" anstreben. Dieses Examen ist – obwohl mit relativ hohen Kosten belastet – in der Zwischenzeit von mehr als 1000 europäischen Anästhesisten abgelegt worden.

Kammerspezifisches Facharztgespräch und europäisches Facharztexamen ergänzen sich also gewissermaßen, wenngleich die Tatsache, daß die Europäische Akademie und die UEMS nur Kandidaten zulassen, die bereits das nationale Facharztexamen absolviert haben, nicht eben für deren Vertrauen in die Qualität nationaler Facharztexamina spricht. Den hohen Ansprüchen des Europäischen Facharztexamens liegt das englische Facharztexamen, das ebenso wie das US-amerikanische für seinen hohen Standard berühmt (bis berüchtigt) ist, zugrunde. So werden denn auch Kandidaten, die das Examen der Europäischen Akademie für Anästhesiologie erfolgreich absolviert haben, so behandelt, als wenn sie bereits die beiden ersten Teile des englischen Facharztexamens bestanden hätten, eine späte Anerkennung der freiwilligen und sehr arbeitsaufwendigen Vorbereitungen für das Europäische Facharztexamen.

Für die Vorbereitung haben die jungen Kollegen Heck und Fresenius aus dem Heidelberger Institut für Anästhesiologie die „vier Säulen der Anästhesiologie" – klinische Anästhesie inklusive perioperativer Medizin, Schmerztherapie, Intensivtherapie und Notfallmedizin – gleichwertig behandelt.

Das Repetitorium umfaßt mehr als 1000 Seiten und mag diesen und jenen vom Umfang her zunächst erschrecken. Wissenschaftler und Kliniker fordern Evidence Based Medicine (EBM) für ihre Patienten, Politiker bisweilen als Methode, um

Ärzte, die im Interesse des Patienten auf Therapiefreiheit bestehen, zu reglementieren. Nur so aber ist eine Übertragung gesicherten Wissens (allerdings unterschiedlicher Sicherheitsstufen) aus der Forschung in den klinischen Alltag möglich. Diese Zielsetzung hat sich das Repetitorium zur Hauptaufgabe gemacht. Tabellen, Abbildungen und spezielle Kennzeichnungen besonders wichtiger Zusammenhänge und Texte sollen dem „Repetierenden" in einem ökonomischen Zeitraum die Überprüfung seines Wissens erleichtern und dort Nachlesemöglichkeiten belassen, wo dies aus seiner Sicht erforderlich ist.

Der *Anästhesieteil* des Repetitoriums gibt einen Überblick über die gängigen bis zur Allgemein- und Regionalanästhesie gebräuchlichen Substanzen und Methoden, geht auf die anästhesierelevanten Risiken und Krankheitsbilder ein, behandelt auch die täglich auftretenden Nebenwirkungen und Komplikationen oder in der Terminologie des Qualitätsmanagements ausgedrückt: „AVBs". Die speziellen Aspekte der klinischen Anästhesie in den verschiedenen Fachgebieten und bei verschiedenen Eingriffen nehmen einen beachtlichen Umfang ein, wobei auch auf die Anästhesiekriterien bei sogenannter minimal-invasiver Chirurgie eingegangen wird. Der akuten postoperativen Schmerztherapie und ihren organisatorischen Möglichkeiten ist ein separates Kapitel gewidmet.

Tätigkeit in der *Intensivmedizin* muß heute als Full-time-Job mit den erforderlichen Qualitäten und Qualifikationen betrieben werden. Dem haben die Fachgebiete mit intensivmedizinischen Versorgungsaufgaben – zusammengeschlossen in der DIVI –, zu denen die Anästhesiologie selbstverständlich gehört, durch Qualitätskriterien Rechnung getragen und für den, der sie in „einem gehobenen Umfang" praktizieren will, mit der Notwendigkeit einer insgesamt zweijährigen Weiterbildung in der Intensivmedizin versehen.

Dieses interdisziplinäre Konzept hat auch auf europäischer Ebene Anklang gefunden und ist vermutlich geeignet, Diskussionen um die Einführung einer eigenen Spezialität „Intensivmedizin" zu beenden. Die Zuerkennung einer sogenannten „speziellen Kompetenz" soll an deren Stelle treten. Der Inhaltskatalog des Kapitels *Intensivmedizin* vermittelt einen Eindruck über das, was heute von einem „anästhesiologischen Intensivmediziner" für das Facharztexamen nationalen, aber auch europäischen Zuschnitts verlangt werden muß.

Gleichartig ist die Situation für die *Notfallmedizin*, auch hier konnte im europäischen Konzert die Diskussion um ein eigenes Fachgebiet relativiert werden — mit der Alternativlösung einer speziellen Kompetenz für die Fachgebiete, die notfallmedizinische Verantwortung übernehmen.

Die Kapitel *Physiologische Grundlagen* und der Anhang *Historie auf einen Blick* mögen etwas stiefmütterlich plaziert anmuten. Das Konzept der Autoren geht jedoch davon aus, daß der in Vorbereitung für dieses oder jenes Examen Befindliche zunächst einmal harte Fakten bei den „vier Säulen" sucht und danach ggf. auf deren physiologische Grundlagen zurückgreifen will. Wer das Europäische Facharztexamen und seine Inhalte kennt, wird wissen, daß die dort gestellten Fragen ein hohes Maß an physiologischen, pathophysiologischen und pharmakologischen Kenntnissen voraussetzt. Dieses Kapitel muß daher trotz seiner Plazierung im Kontext zu den vorhergehenden klinischen Abhandlungen gesehen und auch gewertet werden.

Historie eines Fachgebietes wird zumindest bei uns – von wenigen Ausnahmen abgesehen – von Examenskandidaten eher als nebensächlich bewertet. Unsere englischen Kollegen sehen dies aufgrund ihren wesentlich längeren Anästhesietradition anders. So soll dieses Geleitwort mit einem sinngemäßen Zitat von A. Leach aus Liverpool schließen, das aus dem Editorial I "Old Ideas, New Applications" aus der Augustausgabe des *British Journal of Anaesthesia* (S. 113–115) stammt:

„Mit der Entwicklung und den Fortschritten der Anästhesiologie kann von den Pionieren und den Experimentatoren unseres Fachgebietes immer noch viel gelernt werden. Ihre Fähigkeiten zur Beobachtung und ihre Fertigkeiten sollten keinesfalls gering bewertet werden, nur weil ihre Methoden manchmal in die falsche Richtung führten und ihre Ausrüstung etwas primitiver war als unsere. Wichtig ist, daß wir ihre Kenntnis bewahren und weise nutzen, nicht nur zum Wohl unserer Patienten, sondern auch zum Vorteil von Studenten, Ärzten und Wissenschaftlern, die in unseren Fußstapfen nachfolgen."

Mainz, im August 1998   Prof. Dr. W. Dick
                                                      Klinik für Anästhesiologie
                                               der Johann-Gutenberg Universität

Inhaltsverzeichnis

Anästhetika

Allgemeine Anästhesie

Spezielle Anästhesie

Anästhesierelevante Krankheitsbilder

Komplikationen

Intensivmedizin

Notfallmedizin

Physiologische Grundlagen

Anhang

Anästhetika

1 Inhalationsanästhetika

Historie

1842   Horace Wells demonstrierte eine erfolglose Lachgasanästhesie im Massachusetts General Hospital in Boston

16.10.1846 T.G. Morton: erste erfolgreiche Ätheranästhesie am Patienten Gilbert Abbot mit Parotistumor

WM:
- Verstärkung inhibitorischer Funktionen oder Dämpfung der Erregungsübertragung in Synapsen oder Nervenendigungen von Axonen. Der Wirkort und Wirkmechanismus auf molekularer Ebene mit Störung des Ionentransports ist bisher noch nicht geklärt. Es existieren daher verschiedene Theorien

Narkosetheorien

1. **Theorie des kritischen Volumens**
   1954 Mullins
   Absorption der Anästhetika in die doppelschichtige Phospholipidschicht der neuronalen Membran → Volumenexpansion mit Obstruktion der Proteinkanäle für den Natriumeinstrom → Erregbarkeit ↓
2. **Fluidizationstheorie (Verflüssigungstheorie)**
   1973 Trudell
   Störung der parallel angeordneten Fettalkylketten und deren Mobilität innerhalb der Phospholipidmembran → Störung der Membranproteine (Ionophorenkanäle)
3. **Gashydrattheorie**
   1961 Pauling und Miller
   Bildung von hydratisierten Mikrokristallen in der hydrophilen Schicht der Zellmembran → Wechselwirkung mit Membranproteinen
   (Einwand gegen diese Theorie: Gashydrate sind instabil und nur kurzlebig, außerdem sind einige Anästhetika zur Gashydratbildung nicht fähig)
4. **Rezeptorvermittelte Wirkung**
   Hemmung des Abbaus von γ-Aminobuttersäure (GABA) → Verschiebung des GABA/NMDA-Gleichgewichtes zugunsten der GABA-ergen Hemmung.
   (NMDA = N-Methyl-D-Aspartat)

Allgemeines

Dampfdruck
- jedes Inhalationsanästhetikum besitzt seinen eigenen, spezifischen Dampf druck, der temperaturabhägig ist (je höher die Temperatur, desto höher der Dampfdruck)

Dalton-Gesetz
- der **Gesamtdruck** eines Gasgemisches ergibt sich aus der **Summe der Partialdrucke** aller im Gemisch vorhandenen Gase
  $p_G = p_1 + p_2$ (p_G = Gesamt-Gasdruck, p_1 = Gasdruck 1, p_2 = Gasdruck 2)
- die Beimischung eines Fremdgases vermindert anteilsmäßig den Partialdruck der physiologischen Atemgase im Inhalationsgemisch
- der **Partialdruck** bestimmt die Geschwindigkeit, mit der sich ein Gleichgewicht zwischen Konzentration des Anästhetikums in der Atemluft und im Blut einstellt
- die im Blut **physikalisch gelöste Gasmenge** (n) ist direkt proportional dem Partialdruck (p) des Anästhetikums im Blut, d. h. die Löslichkeit nimmt mit steigendem Partialdruck zu

Henry-Gesetz

$p = n \times K\ (T)$

p = Gasdruck, n = Anzahldichte der in der Flüssigkeit gelösten Gasmoleküle, K = Löslichkeitskoeffizient, T = temperaturabhängig

Meyer-Overton-Regel
- die Potenz eines volatilen Anästhetikums ist zu seiner Lipophilie proportional

Ferguson-Regel
- der Dampfdruck ist umgekehrt proportional zur biologischen Wirksamkeit

Partialdrücke der Atemgase auf Meereshöhe (760 mmHg)

Atemgas	Einatemluft (mmHg)	Alveolarluft (mmHg)	Ausatemluft (mmHg)
Sauerstoff (O_2)	159	104	120
CO_2	0,3	40	27
Stickstoff (N_2)	597	569	566
H_2O	3,7	47	47

$P_{Gas} = P_{Baro} \times$ Gasanteil $\rightarrow$ z. B. Sauerstoff : 760 mmHg $\times$ 0,21 = 159,6

Aufnahme und Verteilung

- **Beginn der Anästhesie,** wenn im Gehirn der entsprechende Partialdruck (p_{br}) erreicht ist, als Maß hierfür dient der alveoläre Partialdruck (p_A)
- **Gradienten des Partialdruckes der Einleitungsphase („Gaskaskade"):** Verdampferdruck > p_i (inspiratorisch) > p_A (alveolär) > p_a (arteriell) > p_{br} (Gehirn)

Löslichkeit

- von besonderer Bedeutung sind zwei Verteilungskoeffiziente (VK): Blut-Gas-VK und Gehirn-Blut-VK
- bei einem hohen Blut-Gas-VK wird viel Gas im Blut gespeichert und der zerebrale Partialdruck (p_{br}) gleicht sich nur langsam dem alveolären Partialdruck (p_A) an, d. h.:
  je größer die Löslichkeit (Blut-Gas-VK), desto langsamer Ein- und Ausleitung und umgekehrt!

Aufnahme eines Anästhetikums

in die Lunge (p_A) ist abhängig von
- Löslichkeit im Blut (= Blut-Gas-Verteilungskoeffizient)
- Herzzeitvolumen (HZV) (hohes HZV → langsame Anflutung)
- Alveolopulmonalvenöse Partialdruckdifferenz des Anästhetikums

in das Gewebe (Gehirn, Fett, Muskulatur) (p_{Gewebe}) ist abhängig von
- Löslichkeit im Gewebe (= Gewebe-Blut-VK)
- Durchblutung des Gewebes (Anteil am HZV): während gut durchblutete Gewebe (Gehirn, Herz, Nieren [75% des HZV]) bereits aufgesättigt sind [10–15 min], nehmen Andere noch lange Zeit das Anästhetikum auf (z. B. Haut, Muskulatur [90 min], Fett [bis zu Stunden])
- Partialdruckdifferenz des Anästhetikums zwischen Blut und Gewebe

Modifizierende Faktoren
- Konzentration in der Inspirationsluft (Second-gas-Effekt) s. unten
- Ventilaton (bes. bei gut löslichen Anästhetika)
- Größe des HZV (und Verteilung auf einzelne Gewebe)

Konzentrationseffekt
Je höher die inspiratorische Gaskonzentration, desto rascher der Anstieg der alveolären Konzentration. Rasche Diffusion ins Blut bei hoher inspiratorischer Konzentration führt zur Konzentrationerniedrigung im verbleibenden kleineren Volumen. Durch das entstehende „Vakuum" wird um so schneller neues Anästhetikum in die Alveolen gesaugt

Second-gas-Effekt

Durch Kombination von volatilen Anästhetika mit Lachgas steigt deren alveoläre Konzentration rascher an, als wenn das Anästhetikum allein zugeführt würde. Die rasche Diffusion des Lachgases führt zu Volumenverlust in den Alveolen, durch den die Konzentration der volatilen Anästhetika im verbleibenden kleineren Volumen erhöht wird

MAC-Wert

MAC-Wert = minimale alveläre Konzentration
- ist die Konzentration, bei der 50% aller Patienten auf die Hautinzision nicht mehr mit Abwehrbewegungen reagieren

Modifizierende Faktoren sind:

MAC ↓:
- Schwangerschaft, Neugeborene, hohes Alter
- Hypothermie, Hypotension (MAP < 40 mmHg), Hypoxie (p_aO_2 < 38 mmHg)
- Anämie, Hyponatriämie
- zentral wirksame Medikamente z. B. Opiate (außer bei Abhängigkeit und Toleranz), Barbiturate, Benzodiazepine, $α_2$-Agonisten, Lithium, akute Alkoholintoxikation

MAC ↑:
- Säuglinge und Kleinkinder
- Hyperthermie, Hypernatriämie
- chronischer Alkoholismus, Fieber, MAO-Hemmer

MAC ±:
- Geschlecht, Anästhesiedauer
- Hyper-, Hypothyreose, Hyper-, Hypokaliämie
- p_aO_2 > 38 mmHg
- p_aCO_2 von 15–95 mmHg

modifizierte MAC-Definitionen

MAC-Awake, MAC-Intubation, MAC-adrenerge Reaktion, ...

Messung von volatilen Anästhetika

- Messung im Haupt- oder Nebenstromverfahren
- die Messung von Lachgas (N_2O) und volatilen Anästhetika im Narkosesystem erfolgt wie bei der CO_2-Messung auf der Basis von Infrarotlicht-Absorption
- dabei werden jedoch für CO_2, N_2O und die verschiedenen Inhalationsanästhetika jeweils **unterschiedliche Wellenlängen** benutzt
  - monochromatisch bei 3,3 µm Wellenlänge keine Unterscheidung der diversen volatilen Anästhetika möglich
  - polychromatisch (> 10 µm Wellenlänge) → Differenzierung möglich

Das „ideale" Inhalationsanästhetikum

Das „ideale" Inhalationsanästhetikum existiert bisher nicht.
Wünschenswerte Charakteristika sind

I Physikalische Eigenschaften

- **nichtentzündbar/nichtexplosiv**
- **verdampfbar** bei Raumtemperatur und normalem Luftdruck in vorhersagbarer und zuverlässiger Weise
- **chemische Stabilität:** lange Haltbarkeit und in großem Temperaturbereich stabil, keine Reaktion mit Metall, Gummi oder Plastikmaterialien, in UV-Licht stabil und keinerlei Zusatz von Konservierungsstoffen notwendig
- **keine Reaktion mit CO_2-Absorberkalk** (keine toxischen Produkte)
- **Umweltneutralität:** es sollte weder destruktiv auf Ozon wirken noch andere Umweltveränderungen hervorrufen, auch wenn es in geringsten Mengen in die Atmosphäre freigesetzt wird
- **kostengünstig** und leicht herstellbar

II Biologische Eigenschaften

- **angenehmer Geruch** beim Einatmen, **keine Irritation der Atemwege** ($\Rightarrow$ keine Sekretionszunahme)
- **niedrige Blut-Gas-Löslichkeit** ist wünschenswert ($\Rightarrow$ kurze Anflutung, rasche Erholung von der Anästhesie, sowie gute Steuerbarkeit)
- **hohe Wirkungsstärke.** Eine hohe Potenz ermöglicht den Einsatz niedriger Konzentrationen mit potentiell hohen O_2-Anteilen
- **minimale Nebenwirkungen** auf andere Systeme, z. B. auf Herz-Kreislauf-System, Leber, Niere oder Lunge
- **keine Biotransformation** und keine Reaktion mit anderen Substanzen
- **nichttoxisch** bei niedrigdosierter, chronischer Exposition wie z. B. im Operationssaal

Keines der derzeit üblichen volatilen Anästhetika erfüllt alle diese Kriterien
- die volatilen Anästhetika besitzen alle mehr oder weniger negative Auswirkungen auf die Myokardfunktion und auf das respiratorische System, und sie unterliegen alle mehr oder weniger der Metabolisierung und Biotransformation
- alle drei fluorierten Chlor-Kohlenwasserstoffverbindungen (FCKW) Halothan, Enfluran und Isofluran tragen zur Zerstörung der Ozonschicht der Atmosphäre bei (s. unten)

	zum Vgl. Äther (Diäthyläther)	Lachgas	Halothan	Isofluran	Enfluran	Sevofluran	Desfluran
		N_2O	fluorierter Kohlenwasserstoff CF_3-CHClBr als Stabilisator: 0,01% Thymol	fluorierter Methyl-Äthyläther CHF_2-O-CHCl-CF_3	fluorierter Methyl-Äthyläther CHF_2-O-CF_2-CHFCl (Strukturisomer von Isofluran)	fluorierter Methyl-Isopropyläther CH_2F-O-CH-CF_3-CF_3	fluorierter Methyl-Äthyläther CHF_2-O-CHF-CF_3 (ähnelt Struktur von Isofluran, Ø Cl-Ion)
bei Raumtemp.		gasförmig	flüssig	flüssig	flüssig	flüssig	noch flüssig
Siedepunkt		-88,5°C	50,2°C	48,5°C	56,2C	58,5°C	22,8°C (≈5°C)
Dampfdruck bei 20°C		39000 mmHg = 52 atm	243 mmHg	238 mmHg	175 mmHg	160 mmHg	669 mmHg ≈ 1 atm
MAC (Erw.) in O_2		104 Vol.-%	0,7–0,8 Vol.-%	1,15 Vol.-%	1,7 Vol.-%	2,05 Vol.-%	6–7 Vol.-%
MAC (Erw.) mit 70% N_2O			0,3 Vol.-%	0,5 Vol.-%	0,6 Vol.-%	0,6 Vol.-%	2,8 Vol.-%
MAC (Kinder) in reinem O_2			1,0 Vol.-%	1,4–1,6 Vol.-%		2,03–2,49	
Blut-Gas-VK		0,47	2,3	1,4	1,8	0,69	0,42
Gehirn-Blut-VK		1,1	2,9	2,6	1,4	1,7	1,3
Narkoseein und -ausleitung			relativ rasch 5–10 min	relativ rasch	relativ rasch	schnell	schnell
Biotransformation		keine (0,004%)	≈ 20% (11–55%)	0,2%	2–5%	3–6%	0,02–0,03% (0,1%)

Fortsetzung

	Lachgas	Halothan	Isofluran	Enfluran	Sevofluran	Desfluran
Besonderheiten	gute Analgesie über μ-Opioidrezeptoren allein ∅ Narkose; **Diffusion in gasgefüllte Räume, Diffusionshypoxie** möglich, bei Anwendung > 6 h Knochenmarkdepression, -aplasie durch Oxydation des Cobalations im Vit. B_{12}- Molekül ▲ Einsatz in ersten beiden Schwangerschaftsdritteln in Frage gestellt	neg. chrono-, ino-, dromotrop; **Sensibilisierung** gegenüber **Katecholaminen und Theophyllin;** **Bronchodilatation,** geringste Irritation des respirator. Systems **Halothanhepatitis:** 1:35000, bes. bei Frauen, mittl. Alter, Adipositas, Hypoxie, wdh. Anwendung	**Schleimhautreizung** Einleitung durch Atemdepression + Atemanhalten verlängert; ausgeprägtester Vasodilatator; Coronary-steal-Syndrom gel. Tachykardie bei 2 MAC% → ioselektrisches EEG	**Krampfneigung** im ZNS ↑ bei > 5 Vol.-% + Hyperventilation 0,5–1,5 Vol.-% antikonvulsiv Abbauprodukt Fluorid < 50 μmol/l → **nephrotoxisches Potential** bei ↑↑ Dosierung	**reagiert mit Atemkalk,** (Mischungen aus Hydroxiden NaOH, Ca(OH)₂; in USA: Ba(OH)₂) ⟹ Compound A CF₂=C(CF₃)-O–CH₂F (unter 1,0 l Frischgasflow ca. 20–30 ppm) → Abbau der Compound A durch β-Lyase zu einer nephrotoxischen Verbindung Fluoridionenanstieg → Nephrotoxizität bis heute nicht erwiesen auch nicht bei Niereninsuffizienz kein stechender Geruch, keine Schleimhautreizung Kardiale Wirkung ähnlich wie Isofluran Hohe Löslichkeit im Fettgewebe (2× von Desfluran) Abbau zu Hexafluorisopropanol, F⁻ und CH₂O	**sehr stabil; Dampfdruck** entspricht **nahezu atmosph. Druck** (760 mmHg) bei Raumtemp. ⟹ spezieller Verdampfer notwendig; **stechender Geruch →** hoher Prozentsatz Husten und Atemanhalten, ↑ Inzidenz für Laryngospasmus bei Maskeneinl.bei Kindern; (in Komb. mit N₂O nicht so sehr) Kardiale Wirkung ähnlich wie Isofluran **starke Sympathikus-Stimulation** bei schneller Konzentrationsänderung

Äther (Diäthyläther)

- $CH_3-CH_2-O-CH_2-CH_3$
- explosiv

Pha:
- hohe Löslichkeit (Blut-Gas-VK: 12) $\Rightarrow$ klingt nur langsam ab (erneutes Exzitationsstadium)
- Siedepunkt: 34,6°C
- gute Muskelerschlaffung (wirkt Curare-artig) besonders in höherer Dosierung

MAC:
- Toleranzstadium 3–4 Vol.-%

NW:
- reizt Schleimhäute (Einleitung: reflektorischer Atemstillstand)

 klinisch nicht mehr eingesetzt

Stadien der Narkose nach Guedel (Einteilung für Diäthyläther, 1920)

	Stadium		Pupillen	Atmung
1	**Rausch (Amnesie und Analgesie)**	endet mit Bewußtseins-verlust, Toleranz gegenüber Schmerz	eng	regelmäßig
2	**Exzitation (Erregung)**	Tonus , Würgen, Erbrechen	erweitert	unregelmäßig
3	**chirurgische Toleranz Planum 1–4**	Tonus ↓, Augen wandern anfangs umher (Planum 1)	eng, weiter werdend	regelmäßig, nimmt im Verlauf ab
4	**Asphyxie**	drohender Herzstillstand	max. weit und reaktionslos	Atem-stillstand

Halogenierte Kohlenwasserstoffe: Chloroform, Trichlorethylen, Halothan

Halothan (Fluothane)

- seit 1958 in BRD klinisch eingesetzt
- fluorierter (halogenierter) Kohlenwasserstoff (CF_3-CHClBr)
  (ähnlich Chloroform $CHCl_3$, Trichlorethylen $CHClCCl_2$) mit **guter narkotischer und schlechter analgetischer** Wirkung
- relativ leicht herzustellen, jedoch chemisch instabil und zerfällt in Anwesenheit von Licht → Aufbewahrung in dunklen Flaschen mit 0,01% Thymol als Stabilisator

Pha:
- Blut-Gas-VK: 2,3
- da es **wenig irritierend auf das respiratorische System** wirkt, wurde es trotz eines im Vgl. mit anderen Inhalationsanästhetika (außer Äther 12 und Methoxyfluran 15) hohen Blut-Gas-VK von 2,3 und daraus resultierenden langsamsten An- und Abfluten, dennoch (bis zur Einführung von Sevofluran) am häufigsten zur Inhalationseinleitung, vorwiegend in der Kinderanästhesie benutzt
- Metabolisierung: ≈ 20% (11–55%)

MAC:
- MAC (Erw.) in O_2:   0,7–0,8 Vol.-%;
- MAC (Erw.) mit 70% N_2O: 0,3 Vol.-%
- MAC (Kinder) in reinem O_2: 1,0 Vol.-%

NW:
- am Herz:
  - neg. chronotrop (Bradykardie ⇒ HMV ↓)
  - neg.-inotrop (→ RR ↓) ⇒ myokardialer O_2-Verbrauch ↓, Koronarperfusion ↓
  - neg. dromotrop (→ AV-Block)
  - begünstigt Reentryphänomene
  - Dämpfung der Sympathikusaktivität
- sensibilisiert Myokard gegenüber Katecholamine und Theophyllin → Rhythmusstörungen, Extrasystolien
  (**Cave:** Halothan bei HNO-Op., wenn Lokalanästhetikum mit Adrenalinzusatz (1:200000 = 5 µg/ml) eingespritzt wird. Die Adrenalindosis sollte auf max 1 µg/kg begrenzt werden. Kinder scheinen höhere Dosen von subkutanem Adrenalin ohne Rhythmusprobleme zu tolerieren als Erwachsene)
- Bronchodilatation (besonders bei ↑ Bronchomotorentonus)
- atemdepressiv (bes. bei höheren inspir. Konz. + längerer Dauer) (CO_2-Ansprechkurve verändert), FRC ↓, Compliance ↑
- intrakranieller Druck ↑ + Hirndurchblutung ↑ (infolge Anstieg des Blutvolumens)

- gering muskelrelaxierend (verstärkt Wirkung von Muskelrelaxanzien)
- gute Uterusrelaxation (ab 0,8 MAC Reaktion auf Oxytocin unterdrückt, bei höheren inspiratorischen Konzentrationen $\Rightarrow$ Atonie $\rightarrow$ Blutungen möglich)
- RBF $\downarrow$, GFR-, Splanchnikusdurchblutung $\downarrow$, Leberdurchblutung $\downarrow$
- **„Halothanhepatitis"** (1: 35.000) schwere und tödliche Lebernekrosen, (zentrolobuläre Nekrosen, Ausschlußdiagnose!)
  $\uparrow$ **Risiko:** Frauen, > 35–40 Jahre, Adipositas, Hypoxie (durch Halothan selbst $\downarrow$ Leberperfusion), wdh. Anwendung auch nach Jahren $\Rightarrow$ $\varnothing$ Halothan bei entsprechendem Risikoprofil ($\Rightarrow$ früher $\varnothing$ Mehrfachnarkosen innerhalb von 3 Monate)
- die Metabolisierungsrate von Halothan beträgt $\approx$ 20% $\rightarrow$
  Abbau z. T. über Reduktion (Adipositas und Hypoxie führen zu gesteigertem reduktivem Stoffwechsel) $\rightarrow$ $\uparrow$ Radikale;
  überwiegend Metabolisierung durch Oxydation $\rightarrow$ es entsteht (Cytochrom P_{450}-abhängig) als Hauptmetabolit **Trifluoressigsäure,** Chlorid-, Bromid-Ionen und **Trifluoracetylchlorid** (TFA), das sehr reaktiv ist (direkte Toxizität nicht nachgewiesen);
  Autoimmunhepatitis (TFA als Hapten $\Rightarrow$ Antikörper (AK) gegen Hepatozyten)
- Möglichkeit der Bildung von Haloalkenen mit trockenem Atemkalk (2-Bromo-2-Chloro-1,1-Diflouroethylen; BCDFE),
  toxische Werte (250 ppm) auch im Modell nie erreicht

KI:
- schwere Lebererkrankungen
- Ikterus/Transaminasenanstieg nach früheren Halothannarkosen
- Hirndruck
- bekannte maligne Hyperthermie
- Wiederholungsnarkose innerhalb von 3 Monaten

 nach halothanassoziiertem Leberschaden keine halogenierten Inhalationsanästhetika verwenden (mögliche Kreuzreaktion; AK gegen TFA)

Ätherderivate: Isofluran, Enfluran, Sevofluran, Desfluran

Isofluran (Forene)

- 1965 synthetisiert, 1984 in BRD klinisch eingeführt
- fluorierter Methyl-Äthyläther (CHF_2 -O-CHCl-CF_3), Strukturisomer von Enfluran
- chemisch stabil, kein Stabilisatorzusatz, löst sich in Gummi
- gute narkotische und schlechte analgetische Wirkung

Pha: • Blut-Gas-VK : 1,4
⇒ aber wegen Atemdepression und Reizung der Atemwege (stechender Geruch) mit Sekretionszunahme schlecht zur Maskeneinleitung geeignet
• geringe Metabolisierung (0,2%)

MAC:	• MAC (Erw.) in O_2:	1,15 Vol.-%
	• MAC (Erw.) mit 70% N_2O:	0,5 Vol.-%
	• MAC (Kinder) in reinem O_2:	1,4–1,6 Vol.-%

NW: • gering neg.-inotrop (Enfluran < Isofluran < Halothan), MAP ↓
• RR ↓ durch Vasodilatation ⇒ SVR ↓
• Coronary-steal-Syndrom in **hohen** Konzentrationen (>1,5 MAC) bei Koronarkranken möglich (von manchen Autoren angeschuldigt)
• ∅ wesentliche Sensibilisierung gegenüber Katecholaminen (**Cave:** bei HNO-Op., wenn Lokalanästhetikum mit Adrenalinzusatz (1:200000 = 5 µg/ml) eingespritzt wird. Die Adrenalindosis sollte auf max. 2–3 µg/kg begrenzt werden. Kinder scheinen höhere Dosen von subkutanem Adrenalin ohne Rhythmusprobleme zu tolerieren als Erwachsene)
• gel. Tachykardie (vorwiegend bei jüngeren Patienten)
• Bronchodilatation (geringer als bei Halothan)
• Atemdepression > als bei Halothan
• intrakranieller Druck ↑ + Hirndurchblutung ↑ (durch Anstieg des Blutvolumens), jedoch Reduktion des zerebralen Metabolismus (CMO_2)
• gute Uterusrelaxation (→ postpartale Blutungen möglich!)
• ∅ Hepatotoxizität, ∅ Nephrotoxizität, da geringe Metabolisierung (jedoch mögliche kreuzreagierende AK gegen TFA, s. Halothan)

KI: • Hirndruck
• bekannte maligne Hyperthermie
• Patienten mit früherem halothanassoziiertem Leberschaden

Enfluran (Ethrane)

• fluorierter Methyl-Äthyläther(CHF_2-O-CF_2-CHFCl) (Strukturisomer von Isofluran)
• chemisch stabil, kein Stabilisatorzusatz

Pha: • Blut-Gas-VK : 1,8
• Metabolisierung: 2–5%

MAC:	• MAC (Erw.) in O_2:	1,7 Vol.-%
	• MAC (Erw.) mit 70% N_2O:	0,6 Vol.-%

NW: • neg.-inotrop (Enfluran < Isofluran < Halothan), SVR ↓, Kontraktilität ↓, Koronardurchblutung und myokardialer O_2-Verbrauch ↓
- Keine Sensibilisierung gegenüber Katecholamine
- Bronchodilatation
- Atemdepression
- Muskelrelaxation (zentral und direkte Wirkung an Muskelendplatte!), Uterusrelaxierung
- **Krampfneigung im ZNS** ↑ (bei Konzentrationen über 3 (5) Vol.-% und Hyperventilation kann Enfluran im EEG paroxysmale epileptiforme Aktivitäten hervorrufen), antikonvulsive Wirkung in niedriger Dosierung (0,5–1,5 Vol.-%)
- wird zu 2% metabolisiert (Abbauprodukt Fluorid), normalerweise werden keine nierentoxischen Fluoridwerte erreicht, jedoch **potentiell nephrotoxisch** (Fluoridwerte > 50 µM/l führen zu high-output renal failure). Dies soll bei normalen Narkosedosierungen nicht auftreten. Bei adipösen Patienten durch veränderten Abbau vermehrt Anfall von Fluoriden
- einzelne Fallbeschreibungen: Lebernekrosen

KI: • zerebrales Krampfleiden (bei Verwendung Hyperventilation vermeiden)
- Hirndruck
- bekannte maligne Hyperthermie

Methoxyfluran (Penthrane)

- halogenierter Äther (2,2-Dichlor-1,1-Difluoräthylmethyläther)

Pha: • Blut-Gas-VK von 13 sehr hoch
- Stabilisatorzusatz: Butyrohydroxytoluol
- Biotransformation: 50–70% werden in der Leber metabolisiert u. a. zu nephrotoxischem Fluorid und Oxalsäure

> **MAC:** • MAC in 100% O_2: 0,16 Vol-%

NW: • **Nephrotoxizität**, daher kaum noch zur Narkose eingesetzt

Sevofluran (Sevorane)

- fluorierter Methyl-Isopropyläther ($CH_2F-O-CH-CF_3-CF_3$)
- 1971 erstmals synthetisiert, seit 1990 in Japan klinisch zugelassen
- in klinisch üblichen Konzentrationen nichtentflammbar

Pha: • niedriger Blut-Gas-VK von 0,69
→ schnelle An- und Abflutung → schnelle unproblematische Inhalations-einleitung, nichtschleimhautreizend ⇒ ersetzt zunehmend Halothan als Einleitungsanästhetikum in der Kinderanästhesie
• Metabolisierungsrate (3–6%) im Körper entspricht ungefähr derjenigen von Enfluran; Abbau zu Fluoridionen, CH_2O und Hexafluoroisopropanol, welches glucuroniert oder abgeatmet wird. Die Serumfluoridkonzentra-tion liegt teilweise über der von Methoxyfluran abgeleiteten nephroto-xischen Konzentration von 50 μmol/l jedoch ohne schädigenden Ein-fluß bei Patienten *ohne* und *mit* eingeschränketer Nierenfunktion → Sevofluran wird nur zu einem geringem Teil im Nierengewebe metabo-lisiert → renale Aktivität der Cytochrom P_{450}-Isoenzyme $2A_1, 2A_6, 3A_4$ ↓. Metabolisierung sonst hauptsächlich *hepatisch* durch die $P_{450} 2E_1$

MAC: • MAC (Erw.) in O_2:   2,05 Vol.-%
• MAC (Erw.) mit 70% N_2O: 0,6 Vol.-%
• MAC (Kinder) in O_2:   2,0–2,5 Vol.-%

NW: • ausgeprägte kardiale und respiratorische Nebenwirkungen sollen nicht auftreten (kardiale Wirkungen ähnlich dem Isofluran)
• reagiert mit Atemkalk (Mischungen aus Hydroxiden NaOH, $Ca(OH)_2$, $Ba(OH)_2$) zu verschiedenen evtl. toxischen Metaboliten (5 Substanzen: 4 ohne Bedeutung, eine davon (Compound A), hat toxisches Potential ab wahrscheinlich 100 ppM → schädigt Nierentubuli

$$CH_2F-O-C=CF_2$$
$$|$$
$$CF_3$$

Compound A

• im klinischen Alltag muß mit maximal 40 ppm gerechnet werden.
• Vinyläther wie Compound A werden durch die Glutathion-S-Transfer-ase mit Glutathion gekoppelt und nach enterohepatischen Kreislauf in der Nierentubuluszelle durch die β-Lyase wiedergespalten.
Degradation von Sevofluran abhängig von:
• Temperatur (Natronkalk max. 44°C; Bariumkalk max. 50°C)
• Konzentration von Sevofluran → 1–1,5 h bei 2 Vol.-% = 3–10 ppm Compound A
• Frischgasflow: je niedriger, desto mehr Compound A
• Bildung von CO_2: je mehr CO_2 absorbiert werden muß, desto höher die Absorbertemperatur und somit die Compound A-Konzentration
• Zusammensetzung des Atemkalks (Bariumkalk-Absorber induzieren höhere Compound A-Verbindungen)
• in **Deutschland** ist Sevofluran trotzdem zu Low-flow- und Minimal-flow-Anästhesie zugelassen!
• keine Sensibilisierung auf Katecholamine

Desfluran (Suprane)

- fluorierter Methyl-Äthyläther (CHF_2-O-CHF-CF_3) (ähnelt in der Struktur Isofluran, besitzt jedoch kein Chlorid-Ion)
- klinische Zulassung in den USA bereits 1992, BRD 1995

Pha:
- sehr niedrige Blut-Gas-VK: 0,42
- $\Rightarrow$ bietet sich daher zur Inhalationseinleitung an, allerdings **stechender Geruch** $\Rightarrow$ bei Maskeneinleitung in hohem Prozentsatz Husten und Atemanhalten, bei Kindern erhöhte Inzidenz für Laryngospasmus
- hoher Dampfdruck (664 mmHg) entspricht nahezu dem atmosphärischen Druck bei Raumtemperatur, sodaß spezieller Verdampfer notwendig ist
- günstig für Anästhesie im geschlossenen System, reagiert nicht mit dem Atemkalk
- sehr stabil (Metabolisierung: $\approx$ 0,02–0,03%)

MAC:
- hohe Dosierung („Ozonkiller"), da weniger potent als die sonst üblichen Inhalationsanästhetika
- MAC (Erw.) in O_2:   6–7 Vol.-%
- MAC (Erw.) mit 70% N_2O: 2,8 Vol.-%

NW:
- kardiale Wirkungen ähnlich dem Isofluran
- bei schneller Konzentrationserhöhung starke Sympathikusstimulation.
- tierexperimentell hohe biologische Stabilität des Moleküls mit fehlender Toxizität

Stickoxydul (Lachgas, N_2O)

- 1772 Priestley, Leeds
- $\approx$ 1844 Anwendung von Zahnärzten
- nichtexplosiv, unterstützt jedoch Brennvorgänge
- völlig inertes Gas (farb-, geruchs-, geschmacklos), keine Schleimhautirritation
- bei Raumtemperatur gasförmig
- Aufbewahrung: in grauen Stahlflaschen (GB, USA in blauen Stahlflaschen $\approx$ neue ISO 32 Norm). 75% in flüssiger Form, Rest ist gasförmig und steht im Gleichgewicht mit der flüssigen Form
- Gas mit einer kritischen Temperatur von 36,5°C, sein kritischer Druck beträgt 72,6 bar. Umwandlung vom flüssigen in den gasförmigen Zustand benötigt Wärme $\rightarrow$ bei Entnahme von Lachgas aus der Flasche kommt es zu Abkühlungsvorgängen. Der Druck innerhalb der Lachgasflasche bleibt gleich, bis die Flasche fast leer ist, d. h. es ist kein Rückschluß vom Druck in der Flasche auf den Füllungszustand möglich. Erst wenn das flüssige Lachgas vollständig aufgebraucht ist, kommt es zu einem raschen Druckabfall in der Flasche. Der Füllungszustand

einer Lachgasflasche läßt sich somit nur durch **Wiegen** bestimmen (Leergewicht der Flasche ist außen markiert):
Lachgasgehalt = N_2O (Liter) = (Istgewicht − Sollgewicht) × 500
- Lachgas wird hergestellt, indem Ammoniumnitrat auf 245–270°C erhitzt wird; als Verunreinigungsprodukte entstehen NO und NO_2, die beide toxisch wirken

Pha:
- schwache Analgesie, schlechte Narkose (keine Mononarkose möglich)
  Analgesie wird über μ-Opioidrezeptoren vermittelt
- Blut-Gas-VK (0,47) sehr klein
  ⇒ schlecht löslich ⇒ schnelle Gleichgewichtseinstellung zwischen Partialdruck in Alveolen und Gehirn
- keine Biotransformation

MAC:
- MAC-Wert: 104 Vol.-%
  ⇒ selbst bei 80 Vol.-% wird ∅ ausreichende Narkose erreicht, es besteht hierbei jedoch schon Hypoxiegefahr. Deshalb sollen 70 Vol.-% nicht überschritten werden (50–70 Vol.-% klinisch üblich)

Ind:
- N_2O wird im Wesentlichen zur Supplementierung anderer Anästhetika (Inhalations- oder i.v.-Anästhetika) eingesetzt, um deren Dosis und damit auch NW zu verringern (s. auch second-gas-Effekt)

NW:
- leichte zentrale Sympathikusstimulation (Katecholaminspiegel ↑)
- direkt neg.-inotrop ⇒ HZV ↓ (bei reduzierter LVF, am gesunden Herzen gering ausgeprägt)
- keine oder geringe Atemdepression, Induktion einer Hyposmie (verstärkt die durch Thiopental verursachte Atemdepression, bes. in Kombination mit Opioiden)
- **intrakranieller Druck ↑** (zerebrale Vasodilatation)
- **Diffusion in gasgefüllte Räume!** (N_2O ist 35-fach besser löslich als N_2 [Blut-Gas-VK = 0,013]). Dehnbare Höhlen (z. B. Darm) vergrößern konsekutiv ihr Volumen, während nichtdehnbare Höhlen (z. B. Tubuscuff, Mittelohr) ihren Innendruck steigern, da Lachgas schneller in den Hohlraum diffundiert, als Stickstoff herausströmt
- **Diffusionshypoxie** bei Ausleitung möglich. Bei Abstellen der Lachgaszufuhr führt die niedrige Blut-Gas-Löslichkeit zu einer raschen pulmonalen Abatmung des im Körper vorhandenen Lachgases. Es wird so schnell vom Blut in die Alveolen abgegeben, daß es dort Sauerstoff verdrängen und eine Diffusionshypoxie verursachen kann
- keine Wirkung auf Leber, Niere, Muskeln
- bei langer Anwendung (> 6 h) kann es zu einer Knochenmarkdepression und -aplasie mit megaloblastärer Anämie, Leuko- und Thrombopenie kommen (auch bei Anwendungszeit < 6 h ist eine Störung des Vitamin B_{12}-Stoffwechsels ebenfalls möglich)
  Cave: Anamnese, erhöhtes MCV und MCH bei Risikopatienten: vorbestehender Vitamin B_{12}-Mangel nach Gastrektomien, Ileumresektionen, blind-

loop-Syndrom mit bakterieller Überwucherung des Darmes, chronischer Alkoholismus, bei Fischbandwurmbefall sowie strengem Vegetarismus

Ursache: Oxidation von Cobaltatomen (Co^+ zu Co^{3+}) des Adenosyl- und Methyl-Cobalamins (= Vitamin B_{12}) durch N_2O.

Vitamin B_{12} ist ein Kofaktor der Methioninsynthetase, Lachgas hemmt somit die hepatische Methioninsynthase, die an der Folsäure- und DNA-Synthese (Desoxythymidinsynthese) beteiligt ist (Mitosehemmung)

Vitamin B_{12}-Mangel $\Rightarrow$ Störung der DNA-Synthese, sowie Synthesestörung von Cholin, cholinhaltige Phospholipide und Myelin. Demyelinisierungsprozesse und Störung des Knochenmarks (Leukopenie, Thrombozytopenie und ggf. megaloblastärer Anämie) jedoch erst nach längerer Latenz 2,5–8 Wochen!)

$\Rightarrow$ teratogene und abortfördernde Wirkungen (signifikant erst jenseits von 1000 ppm)

Diese Effekte ließen sich durch die prophylaktische Gabe von Folsäure verhindern

☞ Aus diesen Gründen sollte der Einsatz von Lachgas in den ersten beiden Schwangerschaftsdritteln eingeschränkt werden bzw. reduzierte Konzentrationen (< 50%) angewendet werden

▶ **Anm:**
Studien beim Menschen haben sich meist auf die retrospektive Analyse bei geburtshilflichen Patienten und beim Op.-Personal konzentriert. Bei beiden wurde eine erhöhte Spontanabortrate nachgewiesen. Jedoch konnte bis zum jetzigen Zeitpunkt in keiner Studie eine erhöhte Inzidenz kongenitaler Abnormalitäten beim Vergleich von während der Schwangerschaft operierten Kollektiven und entsprechenden Kontrollgruppen gezeigt werden

KI:
- Ileus (evtl. max. 50 Vol.-%)
- Pneumothorax, wenn Ø Drainage vorhanden ist
- Pneumocephalus
- Pneumoperitoneum
- Mediastinalemphysem
- Hirndruck
- Zwerchfellhernie
- sitzende Position und LTPL mit VVBP (Veno-Venöser Bio-Pumpe) (Luftemboliegefahr)
- relativ: Tympanoplastik
- ▶ **Cave:** Diffusionshypoxie bei Narkoseausleitung (daher 100% O_2)

▶ 50 Vol.-% N_2O bei:
- KHK
- Sectio
- Frühschwangerschaft (Mitosehemmung)

Gefahren der Narkosegasbelastung

Metabolisierung halogenierter Inhalationanästhetika

Halothan
- ca. 20% Metabolisierung (hauptsächlich zu Trifluoressigsäure via Cytochrom P_{450})
- chronische Exposition subanästhetischer Konzentrationen $\rightarrow$ gesteigerter Pharmakametabolismus
- gesteigerte Halothanmetabolisierung nach Enzyminduktion z. B. durch Phenobarbital

Enfluran
- ca. 2–3% Metabolisierung (langsame Biotransformation durch oxydative Dehalogenierung [F^-])
- durch chronische Exposition keine Beeinflussung der hepatischen P_{450}-Aktivität oder Defluorination

Isofluran
- ca. 0,2% Metabolisierung (z. T. Trifluoressigsäure)
- chronische Exposition steigert die hepatische P_{450}-Aktivität nicht

CO-Konzentrationsproduktion an trockenem Atemkalk
- Desfluran 8000 ppm, Enfluran 4000 ppm, Isofluran 600 ppm
- bei Halothan + Sevofluran nicht nachweisbar

Toxizität von Inhalationsanästhetika

Halogenierte Inhalationanästhetika: verschiedene Wirkungen

Akute Toxizität
- Wirkungen auf die Leber („Halothanhepatitis", Lebernekrose 1:35000)
- Niereneffekte (F^- bei Methoxyfluran, jedoch unterhalb toxischer Schwelle bei Enfluran, Isofluran, gesteigert unter Enzyminduktion)
- keine Gonadeneffekte bei chronischer Exposition beim Menschen

Chronische Toxizität
(grundsätzlich geringes Potential, jedoch eine große Zahl chronisch Exponierter)
- Mutagenität   – Langzeit- und Kurzzeituntersuchungen beim Menschen negativ
- Karzinogenität   – fraglich geringe Risikosteigerung bei chronischer Exposition für Frauen
                        – generell nach experimentellen Untersuchungen bei Tieren und Menschen $\rightarrow$ kein karzinogenes Risiko im Operationssaal
- Teratogenität   – nach Langzeitexposition (Stunden – Tage) in anästhetischen Dosen in der Schwangerschaft
                        – Verhaltensteratogenität (bei Nagetieren)

▶ **Anm:**
- Halothan erhöht bei Tieren die Inzidenz von Gaumendefekten und Spontanaborten
- Isofluran verursacht ein erhöhtes Auftreten von Gaumenspaltendefekten bei Mäusen, jedoch nicht bei Ratten

Umweltbelastende Wirkungen von Inhalationanästhetika

Arbeitsplatzkontamination abhängig von

- Narkoseverfahren und Frischgasflow
- Leckagen im Hochdruck-, Dosier- und Beatmungssystem
- funktionierende Narkosegasabsaugung (Maskennarkose ohne Absaugung)
- Disziplin am Arbeitsplatz
- Raumklimatisierung (Luftwechselrate, Rezirkulation der Raumluft) besonders im Aufwachraum

Ozonschicht (ozonzerstörend)

- alle drei fluorierten Chlorkohlenwasserstoffverbindungen (FCKW) Halothan, Enfluran und Isofluran tragen zur Zerstörung der Ozonschicht der Atmosphäre bei wobei die Schädigungspotenz unterschiedlich ist. (Bromide > Chloride >> Fluoride)

  $$Cl + O_3 \rightarrow ClO + O_2$$
  $$ClO + O \rightarrow Cl + O_2$$

  $\Rightarrow$ Narkosegasabsaugung bzw.-filter sind notwendig
- Ozonabbaupotential für Halothan 0,36, Enfluran und Isofluran 0,02 (FCKW 1,0), außerdem haben sie nur eine Lebensdauer von 3 Jahren gegenüber 70–140 Jahre bei den FCKW-Stoffen
- Anteil des medizinischen Gases liegt sicher unter 2%

▶ Desfluran und Sevofluran sind keine fluorierten Chlorkohlenwasserstoffe (FCKW), sondern fluorierte Kohlenwasserstoffe (FKW)!

MAK Werte (maximale Arbeitsplatzkonzentration)/ Richtwerte in einigen Ländern

	N_2O [ppm]	Halothan [ppm]	Enfluran [ppm]	Isofluran [ppm]	Jahr
Deutschland	100 über 8 h; max. 200 für < 30 min	5	20	–	93
Hamburg	50	5	10	10	90
Belgien	50	50	75	–	90
Frankreich	–	50	75	–	
Italien	50	2,5	5	–	
Schweiz	100	5	10	10	
USA	50/25	50/2	75/2	2	88

ppm = parts per million = ml/m^3
Diese Werte liegen unter den realistischen Sicherheitsgrenzen.
Für Desfluran und Sevofluran liegen gegenwärtig keine MAK Richtlinien vor!

Xenon – als Alternative zum Lachgas?

- 1898 von Ramsay und Travers entdeckt
- 1951 erste Xenonnarkose durch Cullen und Gross
- 1990 erste größere Patientenstudie von Lachmann
- farb-,geruch- und geschmackloses, nichtexplosives **Edelgas**
- inert und untoxisch
- 5mal schwerer als Luft
- wirkt analgetisch, euphorisierend und hat eine stärkere anästhetische Komponente als Lachgas
- teuer ($\approx$ 6 US \$/Liter im Jahr 1995) und selten
- Rückgewinnung des exhalierten Xenons durch Verflüssigung unter Kühlung (+16°C = kritische Temperatur) und Kompression (55–60 atm)
- Diffusion in Hohlräume

Pha:
- Siedepunkt: -107,1°C
- geringer Blut-Gas-VK: **0,14** $\Rightarrow$ in 120–150 s volle Aufsättigung
- schnelle Wash-in-Phase (bei 3 l/min Frischgasflow unter einer Konzentration von 70% Xenon ist nach 2,5 min die Wash-in-Phase abgeschlossen)
- im Vergleich zu anderen Edelgasen wie Argon hat Xenon schon unter Atmosphärendruck eine sedierende Komponente
- keine Metabolisierung

MAC:	• MAC-Wert	**71** Vol.-%

NW:
- stabile Hämodynamik
  (kein Abfall des MAP (im Gegensatz zu den volativen Anästhetika wie z. B. Isofluran, Desfluran), leichter Anstieg der Herzfrequenz, keine Änderung des SVR oder des Herzindex
- niedrigere Adrenalin und Cortisolplasmaspiegel unter Xenonanästhesie
- ggf. diskrete Hirndrucksteigerung $\rightarrow$ Anwendung nur unter entsprechendem Monitoring
- Isotop [133]Xenon (HWZ: 5,25 Tage) dient u. a.der Messung der zerebralen Durchblutung
- keine Teratogenität
- F_iO_2 auf 30% begrenzt
- höhere Dichte und Viskosität im Vergleich zu Lachgas $\rightarrow$ Zunahme der Resistance (0,23 cm $H_2O \times l^{-1} \times s^{-1}$)

Ob die Xenonanästhesie zukünftig über ein vollautomatisches Minimalflow-System durchführbar ist, wird sich zeigen müssen.
Weitere Alternative: Recycling von Anästhesiegasen

2 Injektionsanästhetika

WM:
- **biophysikalische Theorie** (direkte Beeinflussung der Zellmembran)
- **Transmittertheorie** (Interaktion mit Neurotransmittern) z. B. GABA Veränderung GABA-mimetischer Übertragung; GABA = inhibierender Neurotransmitter, Stimulation postsynaptischer GABA-Rezeptoren ⇒ Hyperpolarisation (Hemmung) postsynaptischer Neurone

Pha:
- hypnotische Wirkung wird durch **Umverteilung** beendet (bes. wichtig, wenn das Gewebe aufgesättigt ist, z. B. bei hoher Einzeldosis, mehrfacher Nachinjektion, kontinuierlicher Infusion ⇒ Wirkungsverlängerung)
- volatile Anästhetika reduzieren die Durchblutung und den Metabolismus der Leber → Clearance ↓, HWZ ↑ (bes. Methohexital, Etomidat, Ketamin)
- ältere Patienten benötigen geringere Einleitungsdosis (verlangsamte Umverteilung oder veränderte Verteilung des HZV zu den Organen)

	Clearance (ml/kg/min)	HWZ (Std)	Hepatische Ausscheid.	Vdss * (l/kg)	Protein Bindung (%)
Thiopental	3,4	11,4	0,15	1,2–3,8	85
Methohexital	10,9	3,9	0,50	76	73
Etomidat	17,9	4,6	0,9	2,2–4,5	77
Propofol	59,4	0,9	0,9	2,6–10	97
Ketamin	16–18	2–3	0,9	2,5–3,5	≈ 30
S(+)-Ketamin	20–33	2–3,5		3,5–5,5	
Diazepam	0,4	32	0,03	1–3	98
Midazolam	7,5	2,5	0,51	1,0–2,0	94

*Vdss = Verteilungsvolumen im Steadystate

Wirkung auf das kardiovaskuläre System

	Arterieller Mitteldruck	Herz-frequenz	HZV	SVR	Veno-dilatation
Thiopental	↓	↑	↓	↔ ↑	↑
Methohexital	↓	↑ ↑	↓	↔	↑
Etomidat	↔	↔	↔	↔	↔
Propofol	↓	↓	↔ ↓	↓	↑
Ketamin	↑ ↑	↑ ↑	↑	↑	↔
Diazepam	↔ ↓	↓ ↑	↔	↑ ↓	↑
Midazolam	↔ ↓	↓ ↑	↔ ↓	↔ ↓	↑

Wirkung auf das ZNS

	zerebraler Blutfluß	zerebraler Metabolismus	Intrakranieller Druck
Thiopental	↓ ↓	↓ ↓	↓ ↓
Methohexital	↓ ↓	↓ ↓	↓ ↓
Etomidat	↓ ↓	↓ ↓	↓ ↓
Propofol	↓ ↓	↓ ↓	↓ ↓
Ketamin	↑ ↑	↑	↑
Diazepam	↓	↓	↓
Midazolam	↓	↓	↓

Wirkung auf die Atmung

	Atemdepression	Atemwegswiderstand
Thiopental	↑ ↑	↔
Methohexital	↑ ↑	↔
Etomidat	↑	↔
Propofol	↑ ↑	↔
Ketamin	↔	↓ ↓
Diazepam	↑	↔
Midazolam	↑	↔

Barbiturate

- Derivate der Barbitursäure und Substitution am C_2, Synthese aus Harnstoff und Malonsäure
- sogenannte Schlaferzwinger

WM:
- globale Dämpfung aller erregbaren Gewebe, bes. ZNS-Dämpfung (funktionelle Hemmung der Formatio reticularis im Hirnstamm)
- Senkung des ICP (Reduktion um 50% vom Ausgangsdruck, da zerebrales Blutvolumen ↓ und zerebraler Gefäßwiderstand ↑)
- O_2-Bedarf des Gehirnstoffwechsels ↓
- antikonvulsiv
- schneller Wirkungseintritt (10–20 s)
- kurze Wirkdauer weniger durch Eliminationshalbwertszeit (HWZ) d. h. Metabolisierung (Leber), als vielmehr durch Umverteilungsphänomene (Verteilungshalbwertszeit ≈ 3 min) im Organismus (Blut → ZNS, Lunge, Leber → Muskel-, Fettgewebe) bestimmt. Nicht bei wiederholter Gabe ⇒ Wirkdauer↑)
- hohe Plasmaeiweißbindung (aufgrund der hohen Proteinbindung (> 90%) wird nur < 1% unverändert renal ausgeschieden, aber verminderte Proteinbindung bei urämischen Patienten → eine um 5% geringere Plasmaeiweißbindung bewirkt 50%ige Zunahme der wirksamen Konzentration → Dosisreduktion oder anderes Injektionsanästhetikum

Ind:
- Narkoseeinleitung
- kurze schmerzlose Eingriffe (z. B. Kardioversion mit Methohexital)
- Krampfzustände (früher Narkoanalyse, Elektrokrampftherapie)

NW:
- dosisabhängige kardiovaskuläre Depression
  neg.-inotrop, Vasodilatation(art./ven.), RR ↓, HMV ↓ →
  Thiopental > Methohexital
- reflektorische Tachykardie
- dosisabhängige Atemdepression (zentral) → Apnoe
- Laryngo-, Bronchospasmus und Singultus (besonders bei flacher Anästhesie)
- allergische Reaktion (Histaminfreisetzung)
- Venenreizung
- Enzyminduktion in Leber (Porphyrinsynthese gesteigert ⇒ Induktion eines Porphyrieanfalls, Beeinflussung des Metabolismus zahlreicher Pharmaka)
- unwillkürliche Muskelbewegungen, ∅ Muskelrelaxierung
- ∅ Analgesie, vielmehr Hyperalgesie im niedrigen Dosisbereich
- Kumulation
- versehentliche intraarterielle Injektion → Gefäßspasmus, Gangrän; paravale Injektion → Gewebsnekrose

KI:
- Porphyrie!! (Kunstfehler per se)
- schwerer Leberschaden → deutliche Wirkungsverlängerung
- schwere Hypovolämie, Schock
- manifeste Herzinsuffizienz (akuter Myokardinfarkt)
- Mitralklappenstenose
- Atemwegsobstruktion (Asthma bronchiale) und Dyspnoe
- Barbituratallergie

▶ **Cave:**
- Myasthenie
- Antabus
- „schlechte Venen" mit Gefahr der paravenösen Injektion

Methohexital (Brevimytal)

- 1 Fl. à 100 mg oder 500 mg
  1% bzw. 5%-ige Lösung: (10 oder 50 mg/ml)
- stark alkalisch (pH ≈ 11)
- methyliertes Oxybarbiturat (O_2-Atom an C2)

Pha: • kürzere Wirkdauer als Thiopental (bei 100 mg ist der Patient nach 5–10 min wach, durch rasche Umverteilung ins Gewebe)
- HWZ = (1,5)–3,9–(5) h

Dosis: Narkoseeinleitung:
- **Erw.:** 1–1,5 mg/kg i.v.
- **Kinder:** bis 2 mg/kg i.v.
- **rektal:** 20–30 mg/kg
- **i.m.:** 5 mg/kg

NW: • weniger kreislaufdepressiv als Thiopental

Thiopental (Trapanal)

- 1 Fl. à 0,5 g oder à 2,5 g
  2,5% bzw. 5%-ige Lösung: (25 oder 50 mg/ml)
- stark alkalisch (pH ≈ 10,6)
- Thiobarbiturat (Schwefel an C2)
- HWZ = 10–12 h

Dosis: Narkoseeinleitung:
- **Erw.:** 3–5 mg/kg i.v.
- **Kinder:** bis 7 mg/kg i.v.
- **rektal** (Kinder ab 10 kg): 30 mg/kg (1% oder 2,5%ige Lsg.); maximal 1,0 g

---

NW: • stärker kreislaufdepressiv als Methohexital

Phenobarbital (Luminal, Luminaletten)

- 1 Amp. à 1 ml = 200 mg auf 10–20 ml verdünnt (1 ml = 10–20 mg),
- 1 Tbl. = 100 mg,
- Luminaletten 1 Tbl. = 15 mg
- stark alkalisch (pH ≈ 11)

Pha:
- hypnotische Wirkung (8–16 h)
- 30%ige renale Elimination (Cave: Niereninsuffizienz)

Dosis: für intermittierende Sedierung:
- z. B. bei beatmeten Kindern: 5 mg/kg i.v.

als Antikonvulsivum:
- Erw.: 1–3 mg/kg in 2 Dosen tgl. p.o.
- Kinder: 3–4 mg/kg in 2 Dosen tgl. p.o.

NW:
- starke Enzyminduktion!

Etomidat (Hypnomidate, Eto-Lipuro)

- Imidazolderivat
- 1965 von Janssen synthetisiert
- gelöst in 35% Propylenglykol (pH 3,4; Osmol. ↑ mit 4900 mosmol/l) oder als Lipidemulsion seit 1990 (pH: 7,4; Osmol. 390 mosmol/l)
- 1 Amp. à 10 ml = 20 mg (2 mg/ml)

WM:
- dämpfend auf Formatio reticularis durch GABA-mimetischen Effekt

Pha:
- sehr kurz wirkendes i.v.-Narkotikum
- Wirkeintritt: 30–60 s
- Wirkdauer: 3–5 min (Umverteilung)
- HWZ: ca. 4,6 h
- rasch metabolisiert (Abbau haupsächlich hepatisch und durch Plasma-Esterasen)
- geringe Senkung des ICP (≈ 36% vom Ausgangswert)

Ind:
- kurze schmerzlose Eingriffe (z. B. Kardioversion)
- zur Einleitung für Inhalationsanästhesien weniger geeignet, da kurze Wirkdauer und Ø analgetische Potenz (evtl. mit genügend Fentanyl und Nachinjektion, bevor Inhalationsanästhetikum anflutet)
- kreislauf-und leberschonend (Koronardilatation, -durchblutung um 20% ↑ → „Luxusperfusion", daher bes. bei Risikopatienten eingesetzt)
- große therapeutische Breite (kann beim Herzkranken auch zu Beeinträchtigung des kardiovaskulären Systems führen, aber weniger als andere Einleitungssubstanzen → MAP:10% ↓, SVR: 12% ↓, HF: 10% ↑)

Dosis: Narkoseeinleitung: 0,15–0,3 mg/kg i.v.

NW: • Übelkeit und das Erbrechen (bei 30% der erwachsenen Patienten)
- **Myoklonien** infolge neuronaler Enthemmung auf spinaler Ebene (im EEG Ø Krampfpotential) → durch Prämedikation mit Benzodiazepin, Vorinjektion von Fentanyl können diese meist vermindert werden
- nicht zur Langzeitanwendung geeignet → konzentrationsabhängige und **reversible Hemmung der Kortisolsynthese** (11-β-Hydroxylase), hält nach einer Einleitungsdosis mind. 4–6 ggf. bis 24 h an und kann möglicherweise mit der Wundheilung und der Resistenz gegen Infektionen interferieren. Bei kardiochirurgischen Patienten führte die kurzfristige kontinuierliche Etomidatinfusion (0,36mg/kg/h) zu keinem unterschiedlichen Kortisolspiegel im Vergleich zu Midazolam, jedoch geringerer Stimulierbarkeit der NNR durch ACTH-Gabe daneben auch Hemmung der 17-α-Hydroxylase → Mineralokortikoidsynthese ↓
- Injektionsschmerz! (30–80%) (bei Etomidat Lipuro deutlich geringer)
- keine Histaminausschüttung

Propofol (Disoprivan, Klimofol)

- 2,6-Diisopropylphenol
- 1977 von Kay und Rolly synthetisiert, erste getestete Substanz war noch in Cremophor EL gelöst (allerg. Reaktion ↑)
- Wirksubstanz in Öl/Wasseremulsion gelöst (10% Sojaöl, 1,2% Eiphospatid, 2,5% Glycerin)
- 1%ige Lösung (10 mg/ml)
- 2%ige Lösung (20 mg/ml) (mehr Propofol bei weniger Fett [1%ig: 0,1 g/ml, 2%ig: 0,05 g/ml])
- pH: 6–8,5

Pha: • in Leber metabolisiert (mit Glukuronsäure konjugiert), Ausscheidung inaktiver Metabolite zu 88% über Niere
- Clearance 1,5–2,2 l/min d. h. Cl größer als der Leberfluß von 1,5 l/min → **extrahepatische Metabolisierung!** ggf. in der Lunge, da hier ein nennenswerter pulmonaler first-pass-Effekt stattfindet
- kurze Wirkdauer (4–6 min) durch schnelle Umverteilung ⇒ rasches Erwachen: Aufwachkonzentration: 1µg/ml; Hautschnitt: 3–6 µg/ml notwendig
- HWZ ≈ 55 min
- Senkung des ICP (Reduktion um ≈ 51%) und Senkung des O_2-Verbrauchs um ≈ 36%
- Ø Analgesie
- **antiemetische Wirkung**, die nicht auf einen Dopaminrezeptorantagonismus beruht z. B. postoperativ: 10 mg-Boli oder 1 mg/kg/h während des Eingriffs → Reduktion der Inzidenz von Übelkeit und Erbrechen (von 65% auf 10%) in der postoperativen Frühphase

Ind:
- Narkoseeinleitung (auch bei akuter hepatischer Porphyrie!)
- kurze schmerzlose Eingriffe (z. B. Kardioversion)
- TIVA (Alfentanil, Remifentanil-Perfusor)
- Larynxmaske (gute Reflexdämpfung des Hypopharynx)
- Langzeitsedierung (Dosissteigerung zwischen 8. und 12. Tag kann durch Analgetikagaben verhindert werden!)

Dosis: Narkoseeinleitung: (langsam nach Wirkung injizieren)
- **Erw.** 1,5–2,5 mg/kg i.v.
- **Kinder** > 8 Jahre ca. 2,5 mg/kg i.v.; < 8 Jahre evtl. etwas mehr
  Cave: ab 3. Lebensjahr erst vom BGA zugelassen!

Narkoseaufrechterhaltung:
- 25–50 mg Boli (2,5–5 ml) ca. alle 10 min
- **Perfusor:** 6–12 mg/kg/h (0,1–0,2 mg/kg/min) ≈ 30–50 ml/h

▶ evtl. höhere Dosierung bei Einsatz der Larynxmaske notwendig
▶ geringere bzw. langsamere Dosierung bei:
  - älteren Patienten und Patienten der Risikogruppen ASA III und ASA IV
  - Atem-, Herz-, Leber- oder Nierenfunktionsstörung
  - Hypovolämie (möglichst vorher kompensieren)

NW:
- Atemdepression (vorübergehende Apnoe)
- kardiovaskuläre NW: dosisabhängig RR ↓, neg.-inotrop, Frequenzabfall, Vasodilatation (bei langsamer Injektion geringer ausgeprägt)
- Bradykardie (bes. unter β-Blockertherapie)
- **Injektionsschmerz** → Vorgabe von Lidocain 1% in gestaute Vene
- sehr selten Histaminfreisetzung (Erythem mit Bronchospasmus)
- 10% Muskelzuckungen und Bewegungen bei Einleitung (nichtepileptische Myoklonien!)
- EEG-Veränderungen nach Propofol gleichen denen von Thiopental; jedoch selten verzögert auftretende Krampfanfälle (epileptogene Aktivität) bei positiver Anamnese (1:50000) beschrieben. Bei der Elektrokrampftherapie ist die Dauer der ausgelösten Krampfanfälle aber kürzer als bei Methohexital
- Hustenreiz in 5 % der Fälle; nasaler Juckreiz
- **zusätzliche Fettzufuhr** bes. 1%ige Lösung bei Langzeitgabe wichtig (1 ml = 0,1 g Fett)

KI:
- Schwangerschaft
- Stillzeit
- **Cave:** Fettstoffwechselstörungen
- Kinder < 3 Jahre
▶ bei ambulanter Anästhesie mit Epilepsie in der Anamnese evtl. nur bei fehlenden Alternativen anwenden

> **☞ Anm: Vorteile**
> - angenehmes Einschlafen (besonders bei Perfusornarkoseeinleitung)
> - keine Kumulation (ideal zur Kurzzeitsedierung)

Ketamin (Ketanest, Ketanest S)

- Ketanest 1%ige oder 5%ige Lösung (10 mg/ml oder 50 mg/ml)
  1 Amp. à 5 ml = 50 mg oder 1à Inj.Fl. à 20 ml = 200 mg (10 mg/ml)
  1 Amp. à 2 ml = 100 mg oder 1 Inj.Fl. à 10 ml = 500 mg (50 mg/ml)
- KetanestS 0,5%ige oder 2,5%ige Lösung (5 mg/ml oder 25 mg/ml)
  1 Amp. à 5 ml = 25 mg oder 1 Inj.Fl. à 20 ml = 100 mg (5 mg/ml)
  1 Amp. à 2 ml = 50 mg oder 1 Inj.Fl. à 10 ml = 250 mg (25 mg/ml)
- Phenzyklidin-Derivat, chemisch verwandt mit Halluzinogenen
- Razemat aus S(+)- und R(-)-Ketamin
- Razemat 1964 in den USA und 1969 in Deutschland eingeführt
  S(+)-Ketamin 1997 auf dem Deutschen Markt eingeführt
- pH: 3,5–5,5

WM:
- **Theorien:**
  1. zentraler Muskarin-Rezeptorenantagonist → Wirkung durch Physostigmin (zentral wirksam!) antagonisierbar
  2. Opioid-Rezeptoragonist (μ → Analgesie, σ → Dysphorie) → Effekt durch Naloxon teils antagonisierbar
  3. nichtkompetitiver N-Methyl-D-Aspartat- Rezeptorantagonist (L-Glutamat)
  4. Hemmung spannungsgesteuerter Natriumkanäle → lokalanästhetische Wirkung
  5. Einfluß auf die zentrale und periphere monoaminerge Neurotransmission
- Ø **echte Hypnose, sondern „dissoziative Bewußtlosigkeit"** (erscheint von der Umgebung abgekoppelt, ohne daß Schlafzustand eintritt[Katalepsie]) EEG-Veränderungen weisen auf eine Dissoziation von Thalamus und limbischem System hin
- Assoziationen sind zerschlagen bis zur Bewußtlosigkeit ⇒ Traumerlebnisse und Halluzinationen bes. in der Aufwachphase, daher Kombination mit Benzodiazepin sinnvoll (bei Kindern weniger vorkommend)

Pha: **Razemat:**
- Wirkeintritt: i.v.: ≈ 30 s, i.m.: 5–10 min
- Wirkdauer: i.v.: 5–15 min, i.m.: 10–25 min
- HWZ = 2–3 h
- geringe Proteinbindung im Plasma an α_1-Glykoproteinen (22–47%)
- Abbau haupsächlich in der Leber (Demethylierung über Cytochromoxidase P_{450}) zu Norketamin und Dehydronorketamin, nur 4% unveränderte Ausscheidung über Niere

- langsam injizieren (Kreislaufstimulation)
- **potentes Analgetikum,** Kreuztoleranz mit Opioiden (wirkt möglicherweise partiell an den Opiatrezeptoren)
- Amnesie
- laryngeale und pharyngeale Reflexe und genereller Muskeltonus bleiben relativ gut erhalten, dies ist jedoch Ø Aspirationsschutz!

S(+)-Ketamin:
- besitzt im Vergleich zum Razemat signifikant kürzere Aufwachzeiten, geringere psychomimetische Reaktionen, bessere analgetische Nachwirkung bei unveränderte Kreislauf- und endokrinen Reaktionen
- S(+)-Ketamin besitzt ein etwas größeres Verteilungsvolumen und eine leicht erhöhte Clearance
- anästhetisches Verhältnis S(+) : Razemat : R(-) = 3 : 1,7 : 1

Ind:
- kleinere chirurgische Eingriffe an der Körperoberfläche
- Narkoseeinleitung bei Patienten im Schock und bei Asthma bronchiale
- gel. bei unkooperativen Kindern zur im-Narkoseeinleitung
- Notfalltherapie: Verbrennungen, Bergung (i.m.)

Dosis: Ketamin (Ketanest):
Analgesie (in der Notfallmedizin):
- 0,25–1 mg/kg i.v. oder 0,5–2 mg/kg i.m.

Analgesie (mit Beatmung):
- 0,5–1 mg/kg i.v. oder 2–4 mg/kg i.m.

Narkoseeinleitung:
- 1–2 mg/kg i.v. oder 4–6–(8) mg/kg i.m.
  (evtl. halbe Initialdosis nach 10–15 min)

zur Analgosedierung:
- 0,3–1,0 mg/kg/h (kombiniert mit Midazolam 0,03–0,15 mg/kg/h)

S(+)-Ketamin (Ketanest S):
- die halbe Dosis des Razemats

NW:
- einzige Einleitungssubstanz, die eine Stimulation des kardiovaskulären Systems bewirkt
- Sensibilisierung des Herzens gegen Katecholamine
- **zentraler Sympathikustonus** ↑ ⇒ Tachykardie, RR ↑ (Pulmonalis-und Hirndruckerhöhung; CO_2-Reagibilität der Hirngefäße bleibt jedoch erhalten)
- Anstieg des **myokardialen O_2-Verbrauchs**
- Bronchodilatation
- Uteruskontraktion
- verstärkte **Schleimsekretion!** (Atropingabe empfohlen)
- wegen psychomimetischer Wirkung nicht als Monoanästhetikum geeignet. Stattdessen „**Ataranalgesie**" (Sedierung und Analgesie) in Kombination mit Benzodiazepinen

- in der Regel ∅ Atemdepression (jedoch bei ↑ Dosen od. Komb. mit hohen Dosen von Benzodiazepinen)
- Steigerung des Muskeltonus, unfreiwillige Spontanbewegungen
- Übelkeit und Erbrechen relativ häufig

KI:
- manifeste Herzinsuffizienz, KHK, Aorten-, Mitralstenose
- erhebliche Hypertonie
- erhöhter intrakranieller Druck
- perforierte Augenverletzungen
- Präeklampsie, Eklampsie, Uterusruptur, Nabelschnurvorfall
- Epilepsie und psychiatrische Erkrankungen
- manifeste Hyperthyreose

▶ **Anm:** Hinweise auf neuroprotektiven Effekt (Glutaminantagonsimus am NMDA-Rezeptor, Inhibition von L-Typ-Kalziumkanälen, Beeinflussung des NO-cGMP-Systems)

γ-Hydroxybuttersäure (Somsanit)

- 1 Amp à 10 ml = 2 g (200 mg/ml)
- natürliches Stoffwechselprodukt, 1960 von Laborit in die Klinik eingeführt
- hoher Natriumgehalt (18 mval/g)

WM:
- wirkt wahrscheinlich über eigenen Rezeptor mit Hyperpolarisation infolge Erhöhung der Chlorid-Leitfahigkeit → keine gegenseitige Kompetition von γ-Hydroxybuttersäure (GHB) und GABA
- Wirkort: Gyrus postcentralis, unspezifische thalamisches Projektionssystem und ARAS (aufsteigendes retikuläres aktivierendes System)
- Elimination nach Umwandlung der GHB über Succino-Semialdehyd und Bernsteinsäure im Citronensäurezyklus zu $H_2O + CO_2$ und zu einem geringen Teil über β-Oxidation ($2 \times GHB + 2 H^+ + 9 O_2 \rightarrow 8 CO_2 + 8 H_2O + 2 Na^+$)
- Ausbildung einer metabolischen Alkalose → +0,5 mM/l pro Gramm γ-Hydroxybuttersäure
- erhaltene Spontanatmung AMV ↑, AF ↓, überproportionale Zunahme des V_T ↑, erhaltene CO_2-Reagibilität
- kardiale Wirkung: HF sinkt um 10–15% vom Ausgangswert bei beatmeten Patienten; leichter Anstieg des systol. RR → gute Kreislaufstabilität!
- bei Hypovolämie oder hämorragischen Schock: Anstieg von MAP und HZV (Anstieg des venösen Rückstroms, Steigerung der myokardialen Kontraktilität sowie small volume resusitation [23%iges NaCl!])
- Einsatz bei erhöhten Hirndruck vorteilhaft (Reduktion des Ödems, ICP ↓)

Pha:
- HWZ: 30–40 min nach Bolus von 60 mg/kg jedoch interindividuell unterschiedliche Aufwachzeiten bei Serumkonzentration von 90–100 µg/ml
- Wirkdauer eines Eimal-Bolus ca. 1–2 h

Ind:
- Langzeitsedierung

Dosis: narkotische Dosis: 60–90 mg/kg
Analogsedierung: 5 Amp. Somsanit à 2 g/10 ml (= 10 g)
initial Bolus: 50 mg/kg, dann 10–20 mg/kg/h ≈ 3–10 ml/h

NW: • Hypernatriämie
• Erbrechen, spontaner Urinabgang, **Myoklonien**

▶ **Anm:**
• Antagonisierung durch Physostigmin möglich (damit Wirkung über Hemmung cholinerger Systeme nicht ausgeschlossen!)
• möglicherweise analgetische Komponente durch Freisetzung endogener Opioide (β-Endorphin)

Benzodiazepine

• Tranquillizer, Ø Anästhetika im eigentlichen Sinne

WM: • wirken als spezifischer Benzodiazepinrezeptoragonisten, hauptsächlich zentral, bes. limbisches System (Formatio reticularis) durch Verstärkung der hemmenden GABAnergen Wirkung über spezielle 1977 erstmals nachgewiesene Rezeptoren (Möhler/Okada) → Öffnungsfrequenz der Chloridkanäle ↑ (im Gegensatz zu Barbituraten: Verlängerung der Kanalöffnungszeit)
Es gibt **2 verschiedene GABA-Rezeptortypen:**
$GABA_A$: prä und postsynaptisch, Erhöhung der Cl^--Permeabilität
$GABA_B$: Hemmung des präsynaptischen Ca^{2+}-Einstrom
• sedierend → hypnotisch (dosisabhängig)
• anxiolytisch
• anterograde Amnesie
• antikonvulsiv
• kortikale Depression bei hohen Dosen
• zentral muskelrelaxierend (auf Rückenmarksebene)
• Ø analgetische Wirkung
• nicht nur Hypnotika wie Barbiturate führen zu einem veränderten Schlafmuster (Reduktion der Anzahl und Dauer der tiefen Schlafstadien), sondern auch die potenten Benzodiazepine (Midazolam, Flunitrazepam, Triazolam) verändern den physiologischen Schlafrhythmus (Abnahme der prozentualen Verteilung des REM-Schlafes in der ersten Nachthälfte und Zunahme des REM-Anteil in der zweiten Hälfte → unruhiger Schlaf in den frühen Morgenstunden
• bei mittellang wirkenden Präparaten, wie z. B. Lormetazepam (Noctamid) ist das Schlafmuster nicht verändert und infolge der langen Halbwertszeit ist ein anxiolytischer Effekt noch in den Morgenstunden vor der Operation vorhanden

Pha:
- hohes Verteilungsvolumen (1–3 l/kg)
- hohe Proteinbindung: (80–90%) → Wirkungsverlängerung bei Niereninsuffizienz → Dosisreduktion, evtl. Akkumulation aktiver Metabolite
- Lipophilie
- intensiver First-pass-Effekt
- Metabolisierung über 3 verschiedene Stoffwechselwege:
  1. Demethylierung und Dealkylierung
  2. Hydroxylierung
  3. einfache Glukuronidierung, welche **altersunabhängig** ist!
  → bes. Lorazepam, Lormetazepam, Oxazepam, Temazepam!
- oben genannte Benzodiazepine machen keine Enzyminduktion! Überwiegende hepatische Verstoffwechselung → Kumulation und Wirkungsverlängerung bei Leberzirrhose
- Ausscheidung z. T. biliär, dadurch enterohepatische Rezirkulation aktiver Metabolite bes. bei Diazepam möglich. Für die Wirksamkeit wichtig ist der intakte Diazocycloheptanring!
  Alle Benzodiazepine haben:

HWZ > 24 h = lang wirkend		
Generic name	Handelsname	HWZ (Std)
Diazepam	Valium, Diazemuls	32
Chlordiazepoxid	Librium	18
Clonazepam	Rivotril	34
Flurazepam	Dalmadorm	(Metabolit 87)
Dikaliumchlorazepat	Tranxilium	18 (30–65)!
HWZ 5–24 h = mittellang wirkend		
	Handelsname	HWZ (Std)
Flunitrazepam	Rohypnol	15
Lorazepam	Tavor	14
Lormetazepam	Ergocalm, Noctamid	9
Nitrazepam	Mogadan	28
Temazepam	Planum, Remestan	12
Oxazepam	Adumbran	12
Bromazepam	Lexotanil	12
HWZ < 5 h = kurz wirkend		
	Handelsname	HWZ (Std)
Midazolam	Dormicum	2,5
Triazolam	Halcion	2,3
Ro 48-6791	in klinischer Erprobung	

Vorteile
- in niedrigen Dosen wenig Einfluß auf Bewußtseinslage
- wenig unerwünschte Nebenwirkungen
- geringe Toxizität

Ind:
- Sedierung, Schlafmittel bei Regionalanästhesie (Midazolam)
- Kombination mit Ketamin
- intraoperativ in Kombination mit Opioiden
- Therapie von Krämpfen und Epilepsien
- Prämedikation (Midazolam, Dikaliumchlorazepat, Flurazepam, Flunitrazepam)
- Einleitung bei Risikopatienten
- Antikonvulsivum (z. B. Lokalanästhetika induzierte Krämpfe)

NW:
- kardiovaskuläre Wirkung ist gering
  Cave: z. B. Midazolam, bes. bei alten Patienten verstärkte Wirkung möglich!
- Atemdepression gering (in Kombination mit Opioiden verstärkt und verlängert)
- große therapeutische Breite →
  Cave: Gewöhnung/Sucht
- Kumulation einiger Präparate (bes. bei eingeschränkter Leber- oder Nierenfunktion)
- paradoxe Reaktionen bei Kinder und geriatrischen Patienten möglich! Inzidenz bei Midazolam ≈ 1%
  Cave: Mißdeutung als unzureichende Prämedikation

KI:
- Myasthenia gravis
- Alkoholintoxikation
- Sectio caesarea

Diazepam (Valium, Diazemuls)

- 1 Amp. à 2 ml = 10 mg
- wasserunlöslich; enthält Propylenglykol → fällt mit anderen Medikamenten aus
- pH = 6,6–6,9 ⇒ schmerzhafte Injektion (nicht bei in Fett gelöstem Diazemuls)

Pha:
- HWZ = 24–57 h → sehr lang wirksam → Abau über pharmakologisch wirksame Metabolite (HWZ = 2–4 Tage!)

NW:
- Venenreizung, Thrombophlebitis

Dosis: Einleitung: ≈ 0,1- 0,2 mg/kg i.v.
Prämedikation: 0,2 mg/kg i.m. oder p.o.

Flunitrazepam (Rohypnol)

- 1 Amp. à 1 ml = 2 mg
- wasserunlöslich; enthält Propylenglykol → fällt mit anderen Medikamenten aus

Pha: • HWZ: 16–22 h → mittellang wirksam, Wirkdauer ≈ 1½–4 h
NW: • periphere Vasodilatation

Dosis: Einleitung: ≈ 0,015–0,03 mg/kg i.v.
   Prämedikation: 1–2 mg/70kg p.o.

Midazolam (Dormicum)

• 1 Amp. à 1 ml = 5 mg; 1 Amp. à 3 ml = 15 mg
• 1 Amp. à 5 ml = 5 mg
• 1 Tbl. à 7,5 mg
• wasserlöslich; pH = 3,5

Pha: • HWZ = 1–3 h → kurz wirksam, Wirkdauer ≈ 45 min (–90 min)
NW: • leichter RR ↓, Cave: alte Patienten

Dosis: Einleitung: ≈ 0,1–0,2 mg/kg i.v. (langsam)
   Perfusor: 2–5 µg/kg/min ≈ 0,1–0,3 mg/kg/h
   Sedierung: ≈ 0,03–0,1 mg/kg i.v.
   Prämedikation:
   • **Erw.:** 3,75–7,5 mg p.o. (20–45 min präop.) oder
     0,1–0,2 mg/kg i.m. (5–15 min präop.)
   • **Kinder:** 0,4 mg/kg Midazolamsaft p.o.
   • **nasal:** 0,1–0,2 mg/kg (bitterer Geschmack)
   • **rektal:** 0,5–0,75 mg/kg

Verschiedene Applikationsformen von Midazolam zur Prämedikation

Applikation	Dosierung (mg/kg)	Bioverfügbarkeit (%)	Wirkeintritt (min)	Max. Plasma-spiegel (min)
oral	0,4	15–30	12–18	≈ 50
rektal	0,5–0,75	40–50	7–10	≈ 16
nasal	0,2	56–60	1–5	≈ 10
i.m.	0,2	80	1–5	≈ 5–15
i.v.	0,03–0,1	100	< 1	≈ 2

Dikaliumchlorazepat (Tranxilium)

• 1 Amp. à 50/100 mg
• 1 Tbl. à 20/50 mg, 1 Kps. à 5/10/20 mg

Pha: • HWZ = 30–65 h → lang wirksam

> **Dosis: Prämedikation:** 10–40 mg p.o.
> **bei Angstzuständen:** 50–100 mg i.v. (max. 300 mg/Tag)

Oxazepam (Adumbran)

- 1 Tbl. à 10/50 mg

Pha: • HWZ = 12–14 h → mittellang wirksam

> **Dosis: Prämedikation:** 5–10–20 mg p.o.

Flurazepam (Dalmadorm)

- 1 Tbl. à 30 mg

Pha: • HWZ = Metabolit bis 87 h → lang wirksam

> **Dosis: Prämedikation:** 30 mg abends p.o.

Ro 48–6791

- neues Imidazol-Benzodiazepin
- in klinischer Erprobung

Pha: • Im Vergleich zu Midazolam 3,5-fach höhere Clearence (1,48 l/min) und 3-fach höheres Verteilungsvolumen (19,7 l/kg)
→ kürzere Aufwachzeit bis zur vollen Orientierung (17 vs. 54 min für Midazolam)

Benzodiazepinantagonist

Flumazenil (Anexate)

- Imidazolbenzodiazepin
- spezifischer Benzodiazepin**antagonist**
- 1 Amp. à 5 ml = 0,5 mg

Ind: • benzodiazepinbedingter Narkoseüberhang
• Differentialdiagnose verzögerter Aufwachreaktionen

> **Dosis:** • initial 0,2 mg, dann 0,1 mg-weise bis ausreichende Wirkung (max. 1 mg)
> • evtl. Perfusor mit 10 Amp. Flumazenil à 0,5 mg/5 ml (= 5 mg)
> mit 2–4 ml/h beginnend, dann 1–2 ml/h = 0,1–0,2 mg/h

KI: • Benzodiazepintherapie aufgrund einer Epilepsie, Angstzuständen und
        Selbstmordneigung
      • strenge Indikationsstellung bei Kindern < 15 Jahre, während Schwan-
        gerschaft und Stillperiode

Benzodiazepinpartialagonist

Abecarnil

• β-Carboline: Anxiolytikum gegenwärtig in Phase-III-Studie

Chloralhydrat (Chloralhydrat-Rectiole)

• 1 Miniaturklistier (Rectiole) à 3 ml enthält 0,6 g
• Umwandlung zum hypnotisch wirksamen **Trichloräthanol**, Sensibilisierung von
  Katecholaminrezeptoren

WM: • Wirkung ist auf das Großhirn beschränkt: beruhigend, einschläfernd,
       entkrampfend; wird rasch abgebaut (HWZ: 4 min; Metaboliten: 6 – 10 min)
Ind: • Narkoseeinleitung
      • Sedierung
      • Akutbehandlung von Krampfanfällen jeglicher Genese (Fieberkrämpfe,
        Status epilepticus)

> **Dosis:** • 30–50 mg/kg (Säuglinge: ½-1 Rectiole, Kleinkinder: 1–2 Rectiolen,
>   Schulkinder 2–3 Rectiolen)

NW: • selten Schleimhautreizungen am Anwendungsort

Weitere Injektionsanästhetika

Propranidid (Epontol oder Sombrevin in der ehemal. DDR)

• ultrakurzwirksames Narkotikum
• Ø analgetische Potenz

Pha: • Spaltung durch Pseudocholinesterase
Ind: • keine

> **Dosis:** • 5–7 mg/kg bewirkt 3–4 minütige Narkose

NW: • hohe Kardiodepressivität → Hypotension, HZV ↓
      • periphere Vasodilatation, HF ↑ → O_2-Verbrauch ↑
      • sekundäre Histaminfreisetzung → anhaltende Hypotension

▶ **Anm:**
hypererge Reaktionen (1: 5000–1:70000) → Cremophor EL als Lösungsvermittler → 1984 wurde das Präparat **vom westdeutschen Markt genommen**

Althesin

- Mischung aus 2 Steroidverbindungen
- Alphaxalon und Alphadolon (hypnotische Potenz 50% von erstgenannter Substanz)

Dosis: • 1,5–2 mg/kg

NW: • kardiodepressiv
  • Husten, Schluckauf und Laryngospasmus (Inzidens 5–15%)
  • hypererge Reaktionen

▶ **Anm:**
hypererge Reaktionen (1:900–1:1000) → seit 1984 **nicht mehr im Handel**

Pregnanolon (Eltanolon)

- 4 mg 5β-Pregnanolon
- gelöst in 200 mg Sojaöl, 18 mg Eiphosphatid, 70 mg Triglyzeride, 17 mg Glycerol → Progesteronderivat
- pH: um 7,5

Pha: • hohe totale Clearance (30–51 ml/kg/min)
  • hohes Verteilungsvolumen (3,75–5,6 l/kg)
  • HWZ: 0,9–1,4 h
  • hohe therapeutische Breite

Dosis: • 0,6 mg/kg (ED_{50}: 0,4 mg/kg)

NW: • Kontraktilität ↓, HZV ↓ und periphere Vasodilatation → Hypotension
  • HF ↑ → O_2-Verbrauch ↑
  • Temperatur ↑ infolge pyrogener Eigenschaft
  • schlechte Steuerbarkeit mit ausgeprägter Hysterese → lange Aufwachzeiten
  • massive Myokloni und zerebrale Krampfanfälle

▶ **Anm:**
Die Nebenwirkungen führten zur Einstellung der klinischen Erprobung!

Neues Steroidinjektionsanästhetikum ORG 21465

* wasserlösliches, hypnotisches Steroidderivat ORG 21465 [= (2b, 3a, 5a)-3-hydroxy-2-(2,2 dimethylmorpholin 4-yl)-pregnane-11,20-dione]
* derzeit noch in klinischer Erprobung

Pha: • bei einer Dosierung von 1 mg/kg tritt Bewußtlosigkeit innerhalb von 60 s ein
      • Zeit bis zum Wiederöffnen der Augen und Bewegung der Extremitäten nach Aufforderung: ca. 10 min
Ind: • ggf. Narkoseinduktion

Dosis: • 0,8–1,8 mg/kg

NW: • Injektionsschmerz
     • hohe Inzidenz von dosisabhängigen, exzitatorischen Phänomenen ohne EEG-Korrelat
     • Abfall des systolischen Blutdrucks (10–15% vom Ausgangswert)
     • Anstieg der Herzfrequenz (10–20%)

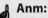
Anm:
* keine Histaminfreisetzung
* keine Apnoephase

Anhang Neuroleptikum

Droperidol (Dehydrobenzperidol, DHB)

* 1 Amp. à 2 ml = 5 mg; à 10 ml = 25 mg
* 1 ml = 2,5 mg
* Butyrophenonderivat (Neuroleptikum)
* ∅ Hypnotikum ⇒ Kombination mit Einleitungsanästhetikum notwendig
* pH = 7,4

Pha: • kompetitive Hemmung zentraler Rezeptoren (Dopamin, Noradrenalin, Serotonin, GABA) v. a. im Hirnstamm, limbischen System, Nucleus niger, Hypothalamus
      • Distanzierung gegenüber Umgebung („mineralisierend"), wirken äußerlich ruhig
      • antipsychotisch
      • HWZ = 2,5 h, dennoch Wirkdauer bis 2–6–24 h
      • hohe Plasmaproteinbindung: 90%
Ind: • Neuroleptanästhesie
      • Supplementierung anderer Anästhetika

- Antiemetikum
- gel. intraop. zur Blutdrucksenkung

Dosis: klassische Neuroleptanästhesie:
- initial: 0,1–0,3 mg/kg i.v. (5–25 mg/70kg)
- Wdh: möglichst vermeiden (2,5–5 mg/70kg)

Antiemetikum:
- 1,25–2,5 mg i.v.

NW:
- RR ↓ durch α-Blockade (→ Vasodilatation)
- Auslösung von Blutungen bes. Augen/HNO-Op.
- meist vorübergehende Tachykardie
- **antiemetisch** (gut, da Fentanyl emetisch wirkt)
- Blockade der zentralen Dopaminrezeptoren
- (gelegentlich) **extrapyramidale Bewegungsstörungen** (Dyskinesien, parkinsonartige Muskelrigidität, Blickkrämpfe) und paradoxe Wirkung (einige Patienten reagieren mit Angst, Verwirrtheit, Dysphorie, innerer Unruhe)
- Verminderung des Suchtpotentials anderer Medikamente

KI:
- Hypovolämie, Schock, AV-Block II, Digitalis-Intoxikation
- Epilepsie, Enzephalitis, endogene Depression
- Geburtshilfe
- Parkinsonismus, extrapyramidale Symptomatik
- Phäochromozytom
- Kinder

3 Opioide

WM:
- Interaktion mit spezifischen zentralen und peripheren Opioidrezeptoren
- Identifikation durch Pert und Snyder im Jahr 1973
- die meisten gebräuchlichen Opioide wirken bevorzugt am μ-Opioid-rezeptor, jedoch mit unterschiedlicher Affinität
- μ-Rezeptoren erhöhen die **K$^+$-Durchlässigkeit** der Membran und induzieren so eine Zellhyperpolarisation
- κ-Rezeptoren hemmen die **Ca^{2+}-Kanäle**, wodurch die Öffnung der Vesikel und Transmitterfreisetzung infolge fehlenden Kalziumeinstroms ausbleibt

Rezeptortyp	Lokalisation	wahrscheinliche Wirkung
μ_1 (Mü$_1$)	supraspinal	supraspinale Analgesie kardiovaskuläre Wirkungen Skelettmuskelrigidität $\uparrow$ Prolaktinsekretion
μ_2 (Mü$_2$)	spinal	spinale Analgesie Atemdepression gastrointestinale Wirkungen Euphorie, Sucht
μ (Mü)	peripher	periphere Analgesie gastrointestinale Wirkungen Pruritus
κ (Kappa)	supraspinal spinal peripher spinale,	periphere Analgesie Sedierung $\downarrow$ ADH Freisetzung
δ (Delta)	supraspinal spinal peripher	gastrointestinale Wirkungen Modulation der μ-Rezeptoren, Anzahl nimmt nach der Geburt noch zu
unbekannt		Miosis Übelkeit und Erbrechen

Dichteverteilung der Rezeptortypen im ZNS
- Kortex ($\kappa > \delta > \mu$)
- Striatum ($\delta > \kappa > \mu$)
- Hirnstamm ($\mu > \delta > \kappa$)
- spinal ($\mu > \delta > \kappa$)

Unterteilung der Opioide

I   Reine Agonisten
morphinartige z. B. Morphin, Fentanyl, Alfentanil, Sufentanil, Pethidin, Piritramid (μ-, κ-, δ-Agonisten)

IIa Agonisten-Antagonisten
z. B. Pentazocin (κ-Agonist, μ-Antagonist), Nalbuphin (κ-Agonist, μ-, δ-Antagonist), Kombination von Tilidin + Naloxan (Valoron)

IIb Partialagonisten
z. B. Buprenorphin (partialer Agonist für μ-Rezeptoren und κ-Antagonist)

> Partialagonisten wirken nach alleiniger Gabe agonistisch, bei Zufuhr nach vorheriger Gabe reiner Agonisten heben sie deren Wirkung teilweise oder vollständig auf

III Reine Antagonisten
z. B. Naloxon (μ-, κ-, δ-Antagonist)

ZNS-Wirkungen und NW von Opioiden

- **Analgesie** (Minderung von Schmerzempfindung und affektiver Reaktion auf Schmerzen)

NW:
- Euphorie (bei schmerzfreien Patienten eher Dysphorie)
- Sedierung
- zentrale Atemdepression
- Miosis
- Dämpfung des Hustenreflexes
- zentrale Vagusstimulation (bes. Morphin)
- Übelkeit und Erbrechen durch Triggerung der Area postrema am Boden des IV. Ventrikels → Früheffekt
- Krampfanfälle bzw. Myoklonien (in hohen Dosen, bzw. Metabolit des Pethidin [Norpethidin] als ZNS-Stimulans)

Kardiovaskuläre Wirkungen
- Bradykardie, vermutlich durch Stimulation vagaler und Hemmung sympathischer Efferenzen
- arterielle und venöse Dilatation ist gering
- Histaminausschüttung kann bei schneller Injektion von hoher Dosen Morphin Vasodilatation begünstigen (nicht bei Fentanyl und Sufentanil)

Respiratorische Wirkungen

- dosisabhängige zentrale Atemdepression
  ($\uparrow$ p_aCO_2, $\downarrow$ Atemfrequenz, $\uparrow$ Tidalvolumen, $\downarrow$ AMV, $\downarrow$ Atemanreiz auf $\uparrow$ p_aCO_2)
  verstärkt bei älteren Patienten oder bei Kombination mit anderen Anästhetika
- Hypoventilation ($p_aCO_2\uparrow$) $\Rightarrow$ Hirndruckanstieg, daher frühzeitig gefährdete Patienten beatmen!

Gastrointestinale und hepatorenale Wirkungen

- Erhöhung des Sphinktertonus (Spinkter Oddi)
- Minderung der gastrointestinalen Motilität
- Harnretention (Tonus des Blasensphinkters $\uparrow$) bei Harndrang (M. detrusor)

Muskuläre Wirkungen

- $\uparrow$ Tonus der Bronchialmuskulatur in hohen Dosen, bes. Morphin (Bronchokonstriktion) $\Rightarrow$ Kontraindikation: Asthma bronchiale
- **Muskelrigidität** (bes. Remifentanil, Alfentanil, Sufentanil) bei schneller Injektion und älteren Patienten; wird durch N_2O verstärkt.
  Die Muskelrigidität beruht auf extrapyramidal motorischen Mechanismen. Ursächlich soll ein vermehrter Abbau von Dopamin im Striatum sein, was zu einem Mangel dieses Neurotransmitters an den Rezeptoren führt und eine Aktivitätszunahme cholinerger Neurone in den Stammganglien bedingt. Die gesteigerte cholinerge Aktivität verursacht eine Tonuszunahme der quergestreiften Muskulatur, die eine adäquate Maskenbeatmung z. T. unmöglich machen kann. Begünstigt wird das Auftreten durch eine zu rasche Bolusinjektion!
  Eine Durchbrechung gelingt mit kleinen Dosen Succinylcholin (20 mg) i.v. Zentral angreifende Medikamente, die die cholinerge Aktivität im Striatum reduzieren penetrieren die Blut-Hirn-Schranke zu langsam. Einen gewissen Schutz scheint die vorherige Applikation von Atropin i.v. zu geben, was jedoch nicht eindeutig bewiesen ist.
  Die muskuläre Rigidität scheint direkt mit der analgetischen Potenz der Opioide zu korrelieren. Da Opioidantagonisten die Tonuserhöhung aufheben können, vermutet man, daß dieser Effekt über μ-Rezeptoren vermittelt wird

Andere Wirkungen

- Toleranz, Abhängigkeit
- Juckreiz (Histaminwirkung)
- allergische Reaktionen sind selten; eher Urtikaria oder andere Hautreaktionen durch lokale Histaminwirkung als anaphylaktoide Reaktionen
- hormonelle Beeinflußung
  Prolaktin $\uparrow$, ADH $\downarrow$, ACTH $\downarrow$, Kortisol $\downarrow$, Adrenalinspiegel $\uparrow$ (Tachkardie, RR-Anstieg bei adäquater Analgesie im Rahmen einer NLA möglich!)

Abbau der Opioide Fentanyl, Sufentanil, Alfentanil

1. **Hepatische** Konjukation mit Glukuronsäure, Schwefelsäure oder Demethylierung zu einem geringen Teil (5%)
2. **Renale** Elimination der konjugierten Form oder
3. **Biliäre** Ausscheidung der unkonjugierten Form

d. h. eingeschränkter Abbau und Ausscheidung bei Leber- und Niereninsuffizienz

Pharmakologische Daten

	max. Wirkung (min)	Elimin.-HWZ (Std)	Lipidlöslichkeit (Octanol/ H_2O-Koeffizient)	Protein-Bindung (%)	Clearance (ml/kg/min)	Verteilungsvolumen (l/kg))
Morphin	15–30	1,9	6	30	14,7	3,2–3,4
Fentanyl	4–5	3,1–3,65	816	84	13 (8–21)	4,0
Alfentanil	1–1,5	1,2–1,6	128	92	3–9	0,86
Sufentanil	2–3	2,5–2,7	1757	93	12,7	1,7
Remifentanil	1–1,5	4–14 min	18	70	30–40	0,2–0,4
Pethidin	15	3–4,4	39	60	12	2,8–4,2

Relative Potenz, Dosis und mittlere Wirkdauer

Generic-name	Handels-name	Potenz	Analgesie-Dosis (µg bzw. mg/kg i.v.)	Analgesie-Dosis (mg/70 kg i.v.)	mittl. Wirkdauer (Std)
Fentanyl	Fentanyl-Janssen	100–300	1–2 µg	0,05–0,1	0,3–0,5 72 (transder.)
Alfentanil	Rapifen	40–50	10–30 µg	0,5–1	0,1–0,2
Sufentanil	Sufenta	500–1000	0,1–0,2 µg	10–20 µg	0,2–0,3
Remifentanil	Ultiva	200	(0,4–0,8 µg)	(40–80 µg)	0,05–0,1
Morphin	Morphin Merck, MST Mundipharma	1	20–100 µg	5–10 15–30 oral	3–5 8–12 (ret.)
Pethidin (Meperidin)	Dolantin	0,1	0,5–1,5 mg	50–100	2–4
Piritramid	Dipidolor	0,7	0,1–0,3 mg	7,5–15	4–6
Tramadol	Tramal	0,05–0,1	0,5–2 mg	50–100	2–4 8–12 (ret.)
Pentazocin	Fortral	0,3–0,5	0,4–0,7 mg	30–50	2–3
Buprenorphin	Temgesic	30–60	2–4 µg	0,15–0,3	6–8
L-Methadon	L-Polamidon	3–4	0,1–0,2 mg	7,5–10	4–8
Nalbuphin	Nubain	0,5–0,8	0,2–0,4 mg	15–30	1–3
Hydromorphon	Dilaudid	6		25 oral	3–5
Dihydrocodein	DHC	0,1		60–90 oral	8–12 (ret.)

I. AGONISTEN

Morphin (Morphin Merck, MST, MSI Mundipharma)

- reiner μ-Agonist
- 1 Amp. à 1 ml = 10 mg oder à 1 ml = 20 mg verfügbar!
- 1 Retardtbl. à 10/30/60/100/200 mg Morphin

Pha:
- großes Verteilungsvolumen, **schlecht lipidlöslich** ⇒ hydrophiles Gewebe, bes. Skelettmuskulatur → geringe Plasmakonzentrationen, keine Korrelation zu Wirkung
- hoher first-pass-Effekt (20–40% Bioverfügbarkeit) → oral 3mal höhere Dosis
- in Leber glukuronidiert (Morphin-3-Glukuronid und Morphin-6-Glukuronid: [10:1]) M-3-G bereits 2–3 min nach Injektion nachweisbar, die Metaboliten haben eine deutlich längere HWZ von bis zu 72 h
  10% unveränderte Ausscheidung über Niere
- analgetische Plasmakonzentration: 50–150 ng/ml
- max. Plasmaspiegel nach i.v.-Gabe erst nach 15–30 min
- HWZ: 114 min
- Wirkdauer: 3–5 h
- MAC ↓ bis 67% durch 5 mg/kg (im Tierversuch)

Ind:
- Schmerztherapie
- Lungenstauung infolge akuter Linksherzinsuffizienz
- Sedierung bei Myokardinfarkt (Vorlastsenkung)

Dosis:
- **i.v.:** 5–10 mg langsam verdünnt (20–100 µg/kg)
- **Perfusor:** 10 Amp. à 10 mg + 40 ml NaCl 0.9% 1–4 ml/h
- **s.c./i.m.:** 10–30 mg, (50–200 µg/kg) initial 10 mg
- **oral:** 2 × 1–2 Retard-Tbl. à 10–30 mg je nach Bedarf auch ↑ Dosis
- **epidural:** 1–4 mg (20–100 µg/kg) verdünnt in 10 ml NaCl 0,9%
- **intrathekal:** 0,5–1,0 mg (20 µg/kg) verdünnt in 4 ml NaCl 0,9%

NW:
- s. Opioide
- zentrale Atemlähmung, bes. bei schneller i.v.-Gabe
- zentrale Vagusstimulation mit Bradykardie, Miosis, Übelkeit, Erbrechen
- direkter vasodilatierender Effekt mit „venösem Pooling"
- Vasodilatation (RR ↓) infolge **Histaminfreisetzung**, gel. mit Schweißausbrüchen und Tonuserhöhung der glatten Muskulatur ⇒ **Bronchokonstriktion**
- unveränderte renale Ausscheidung ≈ 1–2%, jedoch kumuliert bei Niereninsuffizienz das Morphin-6-Glukuronid
- bei epiduraler Gabe: frühe (30–45 min) und späte (6–24 h) Atemdepression möglich!

KI:
- akute hepatische Porphyrie
- Asthma bronchiale
- Gallenkolik
- Schwangerschaft und Stillzeit nur bei strenger Indikationsstellung

Fentanyl (Fentanyl-Janssen, Durogesic-Pflaster)

- reiner μ-Agonist
- 1 Amp. à 2 ml = 0,1 mg, à 10 ml = 0,5 mg
- 1 ml = 0,05 mg = 50 μg
- Fentanyl-Pflastergrößen: 10 cm² (25 μg/h), 20 cm² (50 μg/h), 30 cm² (75 μg/h), 40 cm² (100 μg/h)

Pha:
- 100-fach stärker als Morphin (analgetisch + NW)
- max. Wirkung nach ca. 4–5 min (Fentanyl transdermal nach 12–24 h)
- kurze Wirkung durch Umverteilung (lipophil)
- hypnotische Wirkung: 10 min (länger bei hoher Loading-Dosis)
- analgetische Wirkung: 20–30 min (länger bei hoher Loading-Dosis) (Fentanyl transdermal 72 h)
- in Leber N-dealkyliert oder hydroxyliert, 6–10% unveränderte renale Ausscheidung
- Plasmakonzentration von 30 ng/ml ⇒ MAC ↓ bis 66% (im Tierversuch)

Ind:
- intraoperative Analgesie (mit Beatmung)
- Neuroleptanästhesie (NLA)
- Analgosedierung in der Intensivmedizin

NW:
- s. Opioide
- stark atemdepressiv ⇒ es muß immer Beatmungsmöglichkeit vorhanden sein!
- geringe Histaminausschüttung (Bronchokonstriktion geringer als bei Morphin)
- Rebound-Effekt möglich → postoperative Überwachung!

KI:
- Schwangerschaft und Stillzeit
- **Cave:** Hypovolämie, Schock, Asthma bronchiale

Dosis:
- **Narkoseeinleitung:** initial:1–5 μg/kg (0,1–0,3 mg/70kg) i.v.
- **Narkoseeinleitung NLA:** 5–10 μg/kg (0,35–0,7 mg/70kg) i.v.
- **repetitiv:** 1–3 μg/kg (0,05–0,2 mg/70kg) i.v.
- **als Monoanästhetikum:** 50–100 μg/kg i.v.
- **Perfusor zur Analgosedierung beatmeter Patienten:**
  z. B. Fentanyl/Midazolam (1,5 mg Fentanyl + 90 mg Midazolam)
  Dosis: 2–12 ml/h (6–360 μg/h Fentanyl)
  Fentanyl/DHB (2 mg Fentanyl + 25 mg DHB)
  Dosis: 1–10 ml/h (4–400 μg/h Fentanyl)
- **epidural:** 0,05–0,1 mg
- **transdermal:** Durogesic → kontinuierliche Freisetzung von 2,5 μg/h/cm² Pflaster

---

Äquipotenz von Morphin und Fentanyl transdermal (Durogesic)

Morphin i.v. (mg/Tag)	Morphin p.o. (mg/Tag)	Durogesic (µg/h)	Pflastergröße (cm^2)
22	90	25	10
37	150	50	20
52	210	75	30
67	270	100	40
je weitere 15	je weitere 60	je weitere 25	je weitere 10

Alfentanil (Rapifen)

- reiner µ-Agonist
- 1 Amp. à 2 ml = 1 mg, à 10 ml = 5 mg
- 1 ml = 0,5 mg

Pha:
- schneller und kürzer wirksam als Fentanyl, wirkungsschwächer
- maximale Wirkung nach 1 min → 90% ist nichtionisiert und schnell ZNS-gängig, trotz geringer Lipophilie
- nach hepatischer Inaktivierung (Glukuronidierung), unveränderte renale Ausscheidung nur 0,4%
- Wirkdauer: ≈ 11 min
- HWZ: 70–98 min

Ind:
- TIVA und balancierte Anästhesie bei kurzen Eingriffen
- Analgosedierung
- On-top-Analgesie

Dosis:
- **Narkoseeinleitung:** initial 10–30 µg/kg (0,5–2 mg/70kg)
- **repetitiv:** 10 µg/kg (0,5–1 mg/70kg) je nach Bedarf
- **Perfusor:** 20–60 µg/kg/h
  z. B. 5 mg Rapifen = 10 ml + 40 ml NaCl
  (1 ml = 0,1 mg) mit ≈14–42 ml/h
- **i.v.-Analgosedierung:**
  10 µg/kg Erstdosis
  Repetitionsdosis die Hälfte langsam innerhalb 30 s i.v.
  vorweg Atropin 0,25 mg i.v. empfehlenswert
- **epidural:** 0,1–0,5 mg

▶ Bei älteren Patienten Dosisreduktion um 30–40%

NW:
- s. Opioide
- verstärkte Thoraxrigidität und Bradykardie ⇒ langsame Injektion, evtl. 0,25 mg Atropin vorspritzen

KI:
- Schwangerschaft und Stillzeit

Sufentanil (Sufenta)

- reiner μ-Agonist
- 1 Amp. à 5 ml = 0,25 mg (1 ml = 0,05 mg = 50 μg)
- Sufenta mite10: 1 Amp. à 10 ml = 50 μg (1 ml = 5 μg)
- Sufenta epidural 1 Amp. à 2 ml = 10 μg (1 ml = 5 μg)

Pha:
- stärkstes Opioid, 500–1000-fach stärker als Morphin
- im Plasma an saures α_1-Antitrypsin gebunden (93%)
- höchste Affinität zum μ-Rezeptor neben Buprenorphin und höhere hypnotische Potenz
- max. Wirkung nach ca. 2–3 min
- hohe Lipophilie → rasche Penetration ins ZNS
- HWZ: 148–164 min
- Dealkylierung + O-Methylierung in der Leber zu Desmethysufentanil (10% Aktivität von Sufentanil), unveränderte renale Ausscheidung 5–10%

Ind:
- intraoperative Analgesie (mit Beatmung!)
- Neuroleptanästhesie (NLA)
- Analgosedierung in der Intensivmedizin

Dosis: abhängig von Op.-Dauer

Op.-Dauer	Eingriff z. B.	Einleitung initial bis Hautschnitt	repetitiv
1–2 h	Osteosynthese, Hysterektomie, Cholecystektomie	0,3–1 μg/kg	0,15–0,7 μg/kg 10–50 μg/70 kg, je nach Bedarf
2–8 h	Colectomie, Nephrektomie, Gastrektomie	1–5 μg/kg	0,15–0,7 μg/kg 10–50 μg/70 kg, je nach Bedarf
4–8 h	Kardiochirurgie (ACVB, MCB, Klappenersatz)	2–8 μg/kg	vor Sternotomie: 0,35–1,4 μg/kg 25–100 μg/70 kg je nach Bedarf
4–8 h	Monoanästhesie (100% O_2) z. B. Neurochirurgie, Kardiochirurgie	7–20 μg/kg	0,35–1,4 μg/kg 25–100 μg/70 kg je nach Bedarf

- **Perfusor:** (Sufenta mite10 pur: 1 ml = 5 μg)
  mit N_2O: 0,5–1,0 μg/kg/h = 0,1–0,2 ml/kg/h) ≈ 7–14 ml/70 kg/h
  ohne N_2O: 0,9–1,5 μg/kg/h = 0,18–0,75 ml/kg/h ≈ 12–20 ml/70 kg/h
- **Analgosedierung beatmeter Patienten:**
  0,6–1 μg/kg/h = 0,1–0,2 ml/kg/h ≈ 7–14 ml/70 kg/h
  postoperativ Nachbeatmung zur Spontanisierung (Weaning):
  0,2–0,35 μg/kg/h = 0,04–0,07 ml/kg/h ≈ 3–5 ml/70 kg/h
- **epidural:** 10–25-(50) μg (Wirkeintritt nach 5–7 min)

NW:
- s. Opioide
- verstärkte Thoraxrigidität (bis 30%) ⇒ langsame Injektion evtl. 0,25 mg Atropin vorspritzen
- bei epiduraler Gabe frühe Atemdepression möglich (10 min), (späte Atemdepression fast ausgeschlossen, da wegen hoher Lipophilie rasche Penetration in Liquor)

KI:
- Schwangerschaft und Stillzeit

Remifentanil (Ultiva)

- reiner μ-Agonist
- seit 3/1996 in BRD im Handel, erst seit 1.2.1998, BTM-pflichtig
- 1 Amp. à 1 mg, 2 mg, 5 mg (Trockensubstanz)
  1 ml = je nach Verdünnung

WM:
- Aktivierung der regulatorischen Guanosintriphosphat (GTP)-bindenden Proteine über die diversen Opioidrezeptoren ⇒ hierdurch Hemmung der Adenylatzyklase und cAMP-Synthese, Aktivierung von Kaliumkanälen und Hemmung von potentialabhängigen Kalziumkanäle

Pha:
- ca. 200fache Wirkstärke im Vergleich zu Morphin
- schnelle Anschlagszeit, max. Wirkung nach 1–1,5 min
- geringe Lipophilie (Wert: 18) ⇒ weniger als 5% werden im Fettgewebe angereichert
- geringes Verteilungsvolumen (0,39–0,25 l/kg)
- geringere Plasmaproteinbindung (70%; davon etwa 1/3 an α_1-saures Glykoprotein)
- hohe Clearance (30–40 ml/kg/min)
- kurze HWZ: 4–14 min
- Gruppe der **EMO** (Esterasemetabolisierte Opioide)
  zu **98% extrahepatischer Abbau** durch **unspezifische Esterhydrolyse** Abbau zu **zwei Metaboliten**, welche **renal ausgeschieden** werden 95–98% zu GI 90291, dessen analgetische Potenz nur ≈ 1/300–1/4600 beträgt, 2–5% zu GI 94219
- keine Wirkverlängerung bei genetischem Pseudocholinesterasemangel (im Vergleich zu Succinylcholin!)
- bei **Niereninsuffizienz** Ausscheidung des Hauptmetaboliten (GI90291) allerdings verzögert (klinisch nichtrelevant)
- context-sensitive half time: 3–4 min [Zeit bis zum 50%igen Abfall der Pharmakonzentration nach kontinuierlicher Applikation] ⇒ kontinuierliche Applikation → 5–10 min nach Infusionsstopp ist keine Opioidwirkung mehr vorhanden, Spontanatmung nach 2,5–4,6 min

Ind:
- intraoperative Analgesie (mit Beatmung!)
- Analgosedierung
- während Hypothermie (z. B. am kardiopulmonalen Bypass) kommt es zu einer klinisch nichtrelevanten Reduktion der Remifentanilclearence

bzw. einem Anstieg der Plasmakonzentration (30 µg/l vs. 52µg/l unter hypothermer, extrakorporaler Zirkulation)

- Reduktion des MAC-Wertes der meisten volatilen Anästhetika während einer Remifentanil-Infusion (z. B. Isofluran: 1,0 µg/kg/min Remifentanil reduzieren den MAC-Wert um ca. 50%)
- **enthält exzitatorische Aminosäure Glycin** → daher **keine** epidurale oder intrathekale Applikation!

NW: - s. Opioide
- **höchste Muskelrigitität** ⇒ extrem langsame Injektion, besser mit Perfusor, evtl. 0,25 mg Atropin vorspritzen
- Übelkeit, Erbrechen, Hypotonie
- On-Off-Effekt der Antinozizeption → schnell auftretende Schmerzen nach Abstellen des Remifentanil-Perfusors können durch die Applikation von anderen Opioiden (z. B. Piritramid) 20–30 min vor Perfusorstop weitgehend vermieden werden!

KI: - Schwangerschaft, Stillzeit (geht nach tierexperimentellen Untersuchungen in die Muttermilch über)
- Kinder < 2 Jahre

Dosis: - **Narkoseeinleitung:** 0,5–1 µg/kg i.v. (über mind. 30 s!)
oder **20–60 µg/kg/h** (0,3–1 µg/kg/min) über Perfusor
- **Narkoseaufrechterhaltung** unter Propofol- oder Isoflurananästhesie ≈ **10–30 µg/kg/h** über Perfusor (≈ 0,2–0,5 µg/kg/min)
Anm.: mit N_2O eher unterer Bereich, ohne N_2O eher oberer Bereich

Richtwerte:
Perfusor mit 1 mg auf 50 ml NaCl 0,9% (1 ml = 20 µg):
Einleitung: ≈ 20–60 µg/kg/h = 1–3 ml/kg/h,
Aufrechterhaltung: ≈ 10–30 µg/kg/h = 0,5–1,5 ml/kg/h
Perfusor mit 5 mg auf 50 ml NaCl 0,9% (1 ml = 100 µg):
Einleitung: ≈ 20–60 µg/kg/h = 0,2–0,6 ml/kg/h,
Aufrechterhaltung: ≈ 10–30 µg/kg/h = 0,1–0,3 ml/kg/h

▶ Cave bei:
- **suffiziente Spontanatmung über Larynxmaske:** 2,4 µg/kg/h (0,04 µg/kg/min) kontinuierlich über Perfusor mit ca. 6–8 mg/kg/h Propofol-Infusion
- **postoperative Analgesie:** 2,4–6 µg/kg/h (0,04–0,1 µg/kg/min) Perfusor mit 1 mg auf 50 ml NaCl 0,9% (1 ml = 20 µg): ≈ 0,1–0,3 ml/kg/h

---

 Cave:
Bolusapplikation wegen der Gefahr der respiratorischen Insuffizienz und der Skelettmuskelrigidität, die eine Beatmung unmöglich machen kann, wenn unbedingt notwendig, dann max. 0,4–0,8 µg/kg nach Prämedikation mit Midazolam oder Atropin langsam applizieren!

Dosisreduktion im Alter um 50%, da hier vermehrt hämodynamische Nebenwirkungen (Hypotension und Bradykardie) auftreten. Hämodynamische Beeinflussung durch erhöhte zentrale Vagusaktivität und/oder reduzierte Sympathikusaktivität und nicht durch Histaminfreisetzung wie z. B. bei Morphin

Pethidin, Meperidin (Dolantin)

- reiner μ-Agonist
- 1 Amp. à 1 ml = 50 mg
- 25 Trp.(≈ 1 ml) = 50 mg, 1 Supp. = 100 mg

Pha: • Metabolisierung in Leber, dabei Entstehung des Metaboliten **Norpethidin** als ZNS-Stimulans (halbe analgetische, doppelte krampfauslösende Potenz) mit HWZ 8–12 h, Cave: hohe Dosen 3–4 g
- weniger als 5% werden renal ausgeschieden ⇒ pH abgängig: pH < 5 → 25%ige renale Ausscheidung, Norpethidin ist von der Nierenausscheidung abhängig!
- maximale Wirkung nach ca. 15 min
- Wirkdauer: 2–4 h
- HWZ: 3,2–8 h

Ind: • akute Schmerzen
- postop. „Shivering"

Dosis: • **i.v.:** ≈ 0,5–1 mg/kg langsam i.v. (25–100 mg) alle 3–4 h wiederholbar
- **p.o., s.c., i.m.:** 0,5–2 mg/kg (25–150 mg)
- **max. Tagesdosis:** 500 mg (10 Amp.)

NW: • s. Opioide
- geringste Spasmogenität aller Opioide (Gabe bei Pankreatitis möglich)
- RR-Abfall → langsam applizieren!
- stärkere Sedierung und Euphorie als Morphin
- geringe Beeinflussung der Uteruskontraktilität

KI: • akute hepatische Porphyrie
- Schwangerschaft und Stillzeit am besten geeignet, jedoch nur bei strenger Indikationsstellung

▶ **Cave:** Epileptiker (Norpethidin)!

Piritramid (Dipidolor)

- reiner μ-Agonist
- 1 Amp. à 2 ml = 15 mg (1 ml = 7,5 mg)

Pha: • Metabolisierung in Leber, 10% unverändert renale Ausscheidung
- max. Wirkung nach ca. 10 min
- Wirkdauer: 4–6 h

Ind: • akute Schmerzen

Dosis: • **i.v.:** 0,1–0,3 mg/kg (7,5–22,5 mg) alle 6 h wiederholbar
Kinder < 5 kg: 0,03 mg/kg, ggf. wdh. nach 20–30 min
- **i.m.:** 0,2–0,4 mg/kg (15–30 mg)

NW: • s. Opioide
- geringe Spasmogenität
- stärkere Sedierung als Morphin, kaum euphorisierend
- kaum Übelkeit und Erbrechen im Vergleich zu Morphin

KI: • akute hepatische Porphyrie
- Schwangerschaft und Stillzeit nur bei strenger Indikationsstellung

Tramadol (Tramal)

- schwacher μ-Agonist
- 1 Amp. à 1 ml = 50 mg; 1 Amp. à 2 ml = 100 mg
- 20 Trp. (0,5 ml) = 50 mg, 1 Kps. = 50 mg, 1 Supp. = 100 mg
- Tramal long 1 Retardtbl. = 100/150/200 mg

Pha: • HWZ: 6 h
- maximale Wirkung nach ca. 10 min
- Wirkdauer: 2–4 h (Retard 8–12 h)

Ind: • akute und chronische Schmerzen

Dosis: • **i.v.:** 0,5 – 1,5 mg/kg (50–100 mg)
Kinder > 1 Jahr: 1–2 mg/kg i.v.
- **i.m.,** s.c.: 1 – 2 mg/kg
- **p.o.:** 50–200 mg

NW: • s. Opioide
- stärkere Übelkeit und Erbrechen im Vergleich zu Morphin
- spasmolytisch

KI: • Schwangerschaft und Stillzeit (bisher nur unzureichende Erkenntnisse über mögliche mutagene oder toxische Risiken für das ungeborene Kind bzw. den Säugling)

II. PARTIALAGONISTEN und AGONISTEN/ANTAGONISTEN

- Bei Dosisteigerung oberhalb des therapeutischen Bereichs kommt es zu einem **„Ceilingeffekt"**, d. h. durch Dosissteigerung nimmt die Analgesie und Atemdepression nicht zu, jedoch die Nebenwirkungen, wie Übelkeit, Erbrechen und Dysphorie

Pentazocin (Fortral)

- Agonist (κ) und Antagonist (μ)
- 1 Amp. à 1 ml = 30 mg
- 1 Kps. = 50 mg, 1 Supp. = 50 mg

Pha:
- hoher First-pass-Effekt: Bioverfügbarkeit ca. 20%
- Elimination durch Oxidation und Glukuronidierung
- maximlae Wirkung nach ca. 10 min
- HWZ.: 2–3 h
- Wirkdauer: 2–3 h

Ind:
- akute Schmerzen

Dosis:
- **i.v.:** 0,3–0,7 mg/kg (15–30 mg)
- **i.m.:** 1 mg/kg

NW:
- s. Opioide
- RR $\uparrow$ und PAP $\uparrow$, Katecholaminfreisetzung, Herzarbeit und O_2-Verbrauch $\uparrow$
- „Ceilingeffekt": ab 90 mg
- Dysphorie in hohen Dosen (Bindung des (+)-Isomers an den Sigma-Opioidrezeptor)

Buprenorphin (Temgesic)

- Partialagonist (μ) und Antagonist (κ)
  (Partialagonisten wirken nach alleiniger Gabe agonistisch, bei Zufuhr nach vorheriger Gabe reiner Agonisten heben sie deren Wirkung teilweise oder vollständig auf)
- 1 Amp. à 1 ml = 0,3 mg
- 1 Tbl. = 0,2 mg

Pha:
- Metabolisierung in Leber, 10% unverändert renale Ausscheidung
- Eiweißbindung: 96%
- Wirkungseintritt nach 5 min
- maximale Wirkung nach ca. 60 min
- Wirkdauer: 6–8 h
- HWZ: 2–5 h

Ind:
- akute und chronisch schwere Schmerzen

> **Dosis:** • **sublingual:** 2–6 µg/kg (0,2–0,4 mg), alle 6–8 h wiederholbar
> • **i.m., i.v.:** 2–4 µg/kg (0,15–0,3 mg), alle 6–8 h wiederholbar
> • **max. Tagesdosis:** 1,2 mg

NW: • s. Opioide
• mögliche Minderung der Wirkung reiner Opiatagonisten durch Verdrängung aufgrund höherer Rezeptoraffinität
• wegen hoher Rezeptoraffinität mit Antagonist Naloxon (kein Antidot) nur geringe Wirkung erzielen
• bei Atemdepression evtl. Gabe von 1 Amp. Doxapram (Dopram) = 20 mg langsam i.v. (Kurzinfusion) (**Cave:** RR↑ durch Adrenalinausschüttung, HWZ: 6–15 min) oder Amiphenazol (Daptazile) 150 mg i.v.
• mögliche Entzugssymptomatik erst mit einer Latenz von 1–2 Wochen
• „**Ceilingeffekt**" ab 1,2 mg
KI: • Schwangerschaft und Stillzeit nur bei strenger Indikationsstellung

L-Methadon (L-Polamidon)

• Opioidagonist mit niedrigen Suchtpotential
• linksdrehendes Enantiomer von Methadon
• 1 Amp. à 1 ml = 2,5 mg
• Trp.: 1 ml = 5 mg

Pha: • Wirkeintritt nach ca. 20 min
• maximale Wirkung nach ca. 40 min
• Wirkdauer: 6–8 h
• HWZ: 18–24–(60) h
Ind: • Entwöhnung
• Prämedikation, bzw. Substitution bei Drogenabhängigen perioperativ

> **Dosis:** • **Entwöhnung:** 3–6mal ½–1 Amp. i.v., s.c.,
> • **Prämedikation Opiatabhängiger:** 5–10 mg i.m.
> (p.o.: 10–20 mg → Wirkbeginn nach 30–60 min)
> • **tägliche Erhaltungsdosis:** 0,5–0,8 mg/kg p.o.
> (nicht über 1,0 mg/kg, da Kumulationseffekte auftreten, bes. bei Leberinsuffizienz)

Nalbuphin (Nubain)

• Agonist (κ) und Antagonist (µ, δ)
• 1 Amp. à 1 ml = 10 mg; à 2 ml = 20 mg
• 1 ml = 10 mg

Pha:
- maximale Wirkung nach ca. 10 min
- Wirkdauer: 1–3 h
- HWZ: 2,5–3 h

Ind:
- Antagonisierung opioidinduzierter Atemdepression bei erhaltener Analgesie

---

Dosis:
- **Antagonisierung atemdepressiver Wirkungen:** 0,015 mg/kg i.v.
- **Analgetikum:** 0,1–0,25 mg/kg i.v.
- **max. Gesamtdosis:** 100 mg

NW:
- s. Opioide
- geringere Atemdepression
- „Ceilingeffekt" ab 240 mg

III. ANTAGONISTEN

Naloxon (Narcanti)

- reiner Antagonist(μ, κ, δ)
- 1 Amp. à 1 ml = 0,4 mg

Pha:
- Wirkdauer: 30–45 min
- Wirkungseintritt nach ca. 30 s

Ind:
- Antidot (Überdosierung von Opiaten)

Dosis:
- 1:5 (1:10) verdünnt i.v. titrieren ($\approx$ 1 µg/kg fraktioniert i.v.)
  (bis Patient ansprechbar, anschließend gleiche Dosis evtl. i.m.) oder
  kontinuierlich: 5 µg/kg/h i.v.

 Cave:
- Rebound-Effekt wegen kurzer HWZ (64 min)!! → Fentanyl-HWZ: 3–4 h
- Entzugssymptomatik
- KHK (Herzfrequenz ↑, RR ↑)

Nalmefene (Revex)

- in Deutschland nicht im Handel

Pha:
- Wirkdauer bis zu 4 h

Ind:
- Antidot (Überdosierung von Opiaten)

Dosis:
- 0,1–1,0 µg/kg i.v.

4 Muskelrelaxanzien

Neuromuskuläre Übertragung

Nahe der Skelettmuskulatur zweigt sich das motorische Axon in viele unmyelinisierte Füßchen auf, in deren Vesikel sich Acetylcholin (ACh) befindet. Eine eintreffende Erregung setzt ACh frei, das durch den synaptischen Spalt zum cholinergen Rezeptor in der subsynaptischen Membran der Muskelzelle diffundiert. Durch Bindung von ACh an den Rezeptor ändert sich die Membranpermeabilität für Na^+ und K^+ (Na^+ in die Zelle, K^+ heraus). Dies bewirkt eine Potentialänderung. Überschreitet das Endplattenpotential einen Schwellenwert, so wird ein Aktionspotential ($\rightarrow$ Muskelkontraktion) ausgelöst. ACh wird von der Endplattenregion durch Diffusion und enzymatischen Abbau durch Acetylcholinesterase rasch entfernt.

 zur Erinnerung: Acetylcholin (ACh) ist auch Überträgerstoff in allen autonomen Ganglien; sympathisch und parasympathisch!

Überträgerstoffe im peripheren vegetativen Nervensystem

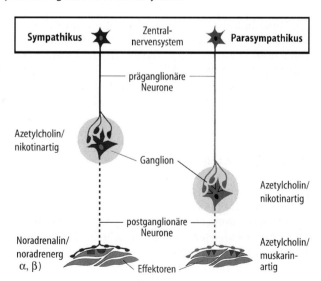

Abb 4.1 Überträgerstoffe und die entsprechenden Rezeptoren im peripheren Sympathikus und Parasympathikus

Historie

23.1.1942   Griffith und Johnson applizieren erstmalig Curare während einer Appendektomie unter Cyclopropananästhesie
1948   Einführung von Gallamin
1949   Einführung von Succinylbicholin

WM:
- Hauptwirkungsort der Muskelrelaxanzien ist die neuromuskuläre Endplatte (motor. Nervenende/synaptischer Spalt/motorische Endplatte) mit Acetylcholin-Rezeptoren = nikotinartige cholinerge Rezeptoren)

Rezeptoraufbau

- Glykoprotein (MG: 250000 Dalton) aus 5 Untereinheiten aufgebaut (2α-, 1β-, 1δ-, 1ε- Untereinheit) mit HWZ: 1 Woche
- bei Denervierung: Rezeptorumbau → statt ε-Untereinheit eine γ-Einheit (sensibler auf Agonisten: Hyperkaliämie) mit HWZ: 24 h

Neuromuskuläre Blockade

Muskelrelaxanzien (MR) bewirken eine reversible Lähmung der Muskulatur, wenn 70–80% der Rezeptoren durch das Relaxans besetzt sind. Eine komplette Blockade tritt erst ein, wenn 90–95% besetzt sind.

Nichtdepolarisationsblock

Ein Muskelrelaxans besetzt den Rezeptor, ohne daß eine Erregung ausgelöst wird. Kompetitive Blockade zw. ACh und Muskelrelaxans.
Tubocurarin bewirkt durch „Verstopfen" der Ionenkanäle einen „nichtkompetitiven Nichtdepolarisationsblock"
- Verminderung der Amplitudenhöhe im TOF
- Fading (TOF-Quotient wird mit zunehmender Blockade kleiner)
- posttetanische Potenzierung

Depolarisationsblock (Phase-I-Block)

Depolarisierende Muskelrelaxanzien bewirken beim Besetzen des Rezeptors eine Kontraktion. Halten anschließend den Rezeptor wegen langsamen Abbaus länger besetzt und damit erregungsunfähig. Kann nicht antagonisiert werden!
- Verminderung der Amplitudenhöhe im TOF
- kein Fading (TOF-Quotient bleibt hingegen unverändert)
- keine posttetanische Potenzierung

Dualblock (Phase-II-Block)

Bei mehrfachen Nachinjektionen (Einzeldosis > 3 mg/kg) oder kontinuierlicher Infusion (Gesamtdosis >7 mg/kg) ändern sich die blockierenden Eigenschaften von Succinylcholin. Die postsynaptische Membran muß immer weniger depolarisiert werden, damit ein lang anhaltender Block eintritt. Zum Schluß besteht die Blockade auch ohne Depolarisation. Bei voller Ausprägung liegt eine kompetitive Hemmung (Fading) vor. Er wird daher als Dualblock bezeichnet und kann teilweise mit Cholinesterasehemmern antagonisiert werden.

Diskutierte Ursachen: Ionenkanalblockade, Desensibilisierung des Rezeptors, präsynaptische Effekte des Succinylcholins.

Einteilung der Muskelrelaxanzien

I depolarisierende MR
Suxamethonium, Decamethonium, Hexcarbacholin

II nichtdepolarisierende MR (ndMR)
A. Chemischer Struktur:
1. **Steroidderivat** (Vecuronium, Rocuronium, Pancuronium, Pipecuronium, ORG 9487)
2. **Benzylisochinolinderivat** (Atracurium, Cis-Atracurium, Doxacurium, Mivacurium)
3. **Toxiferinderivat** (Alcuronium)

B. Wirkdauer:
1. **Ultrakurzwirksame MR** (ORG 9487)
2. **Kurzwirksame MR** (Mivacurium)
3. **Mittelkurzwirksame MR** (Atracurium, Vecuronium, Rocuronium, Cis-Atracurium)
4. **Langwirksame MR** (Alcuronium, Pancuronium, Pipecuronium, Doxacurium)

Depolarisierende Muskelrelaxanzien

Suxamethonium, Succinylcholin (Lysthenon, Succinyl-Asta, Pantolax)

- 1 Amp. à 5 ml = 100 mg
- 1 ml = 20 mg

WM: • besetzen ACh-Rezeptoren (an motorischer Endplatte) und lösen eine Depolarisation (unkoordinierte Muskelkontraktion) aus. Da sie nicht so schnell wie ACh abgebaut werden, bleibt die Depolarisation zunächst bestehen und damit unerregbar = Depolarisationsblock (Phase-I-Block)
- stimuliert alle cholinergen autonomen Ganglien ⇒ NW

Pha: • Abbau durch Pseudo-Cholinesterase (CHE) im Plasma vor Erreichen der
motorischen Endplatte (nur ein kleiner Teil erreicht die motor. Endplatte)
• Abbau vermindert bei atypischer CHE (heterozygot in 4%, homozygot
in 0,04%); bei Leberzirrhose, Lebermetastasen
• kein Antidot verfügbar
• rascher Wirkungseintritt: 30–50 s
• kurze Wirkdauer: ≈ 5 min
• nicht plazentagängig

Ind: • Ileuseinleitung
• bei erwarteter schwieriger Intubation (z. B. Gesichtsanomalien)
• kurzdauernde Relaxierung (Elektrokrampftherapie)

Dosis: • 1–1,5 mg/kg
• Präkurarisierung + Atropingabe (Antagonisierung muskarinartiger
Wirkungen) empfohlen

▶ Präkurarisierung ist bei Kindern < 10 Jahre nicht notwendig, da Faszikulationen
in diesem Alter unbekannt sind!

NW: • Hyperkaliämie (durch intra-extrazelluläre Verschiebungen)
mit Gefahr der Asystolie
• Bradykardie (parasympathische muskarinartige Ganglien am Herz, Sinus-
knoten) → Knotenrhythmus
• Herzrhythmusstörungen
• vermehrte Speichel- und Bronchialsekretion
• Anstieg des intragastralen Druckes um 30 cmH_2O durch Kontraktion
der Bauchmuskulatur → Erbrechen, Aspiration
• Muskelkater → Anzahl der Aktionspotentiale in der motorischen Einheit, und nicht die sichtbaren Muskelfaszikulationen sind für die Intensi-
tät des Muskelkaters entscheidend
• Myoglobinurie
• ↑ ICP (um ≈ 5 mmHg)
• ↑ Augeninnendruck (IOD) → 5–10 mmHg mit Maximum nach 2–4 min
• Histaminfreisetzung (Allergie: Erythem, Bronchospasmus)
• verlängerte Wirkung bei Pseudo-CHE-Mangel oder atypischer CHE
• kann Maligne Hyperthermie triggern!

KI: • Maligne Hyperthermie
• Hyperkaliämie
• schwere Verbrennungen (bis 10 Wochen) und Polytrauma (von 1.–10.
Woche)
• schwere abdominelle Infektionen ab 1 Woche, Sepsis (katabole Phase),
Bettlägrigkeit, Nierenversagen
• atypische CHE, stark verminderte Pseudo-CHE
• perforierende Augenverletzung (↑ Augeninnendruck)
• paroxysmale idiopathische Myoglobinurie

- neuromuskuläre Störungen, wie Myotonien (erste 6 Monate → schwere Muskelkontrakturen,die eine Beatmung für 2–4 min unmöglich machen)
  - Poliomyelitis
  - Amyotrophe Lateralsklerose
  - Muskeldystrophie
    (**Cave:** ↑ Inzidenz von maligner Hyperthermie)
  - Rückenmarkläsionen (→ K^+ ↑), außer in Akutphase nach Trauma
  - Multiple Skerose
  - Tetanus
  - Hemi-, Paraplegie
  - Myasthenia gravis (Unempfindlichkeit od. rascher Phase-II Block möglich)

Dekamethonium

- Ø klinische Anwendung
- Wirkdauer: 10 min

Dosis: • 0,05–0,07 mg/kg, (Höchstdosis: 10 mg)

Nichtdepolarisierende Muskelrelaxanzien (ndMR)

WM: • verdrängen ACh kompetitiv von motorischen Endplatte ohne eine Depolarisation auszulösen = Nichtdepolarisationsblock

Pha: • antagonisierbar durch CHE-Hemmer
Neostigmin (Prostigmin), Pyridostigmin (Mestinon)
- Reihenfolge der Lähmung:
  Auge – Finger – Zehen – Extremitäten – Stamm – Interkostalmuskulatur – Zwerchfell
- **Steroidderivate:** alle mit Endung -**curonium** (außer Alcuronium)
- **Benzylisochinoline:** alle anderen mit -**curium**

KI: • Myasthenie
- Lambert-Eaton-Syndrom (paraneoplastische Myasthenie)
- schwere Elektrolytstörungen
- primäre Myopathien (s. unten)

Einzelne Substanzen unterscheiden sich v. a. durch:
- Wirkungseintritt bzw. Wirkdauer
- Wirkung an anderen nikotinartigen (Sympathikus und Parasympathikus präganglionär) bzw. muskarinartigen (Parasympathikus postganglionär) Rezeptoren. NdMR gehen nur schwache Wechselwirkungen mit den **postganglionären**, parasympathischen Übertragungsstrukturen ein. Sie binden dabei an muskarinartigen Acetylcholinrezeptoren vom Typ M_2 und M_3. Aktivierung der

M_3-Rezeptoren bewirkt eine Bronchokonstriktion, die der M_2-Rezeptoren eine Bradykardie und Bronchodilatation. Zunahme der Herzfrequenz durch Blokkade der M_2-Rezeptoren gehört bei einigen MR (Gallamin und Pancuronium) zum Wirkspektrum
- Histaminfreisetzung
- Elimination (renal, hepatisch)

> 👉 **Merke:** Die Anschlagszeit eines Muskelrelaxans kann durch die x-fache Gabe der ED_{95}-Dosis – auf Kosten einer verlängerten Wirkdauer – verkürzt werden. Je geringer die neuromuskulär blockierende Wirkung der Substanz, desto kürzer die Anschlagszeit

Alcuronium (Alloferin)

- 1 Amp. à 5 ml = 5 mg, à 10 ml = 10 mg
- 1 ml = 1 mg

Pha:
- Wirkung nach 1–2 min
- Wirkdauer: ≈ 20–30 min
- Erholungsindex: 12–13 min
- nicht plazentagängig
- **renale** Ausscheidung 80–85%, 15–20% Galle, Ø Biotransformation

> **Dosis:**
> - **initial:** 0,2–0,3 mg/kg
> - **Wdh.:** 0,03 mg/kg alle 15–25 min
> - **Präkurarisierung:** 2–3 mg

NW:
- ganglienblockierend, vagolytisch (evtl. Tachykardie)
- Histaminfreisetzung bes. in höheren Dosen ⇒ Tachykardie, RR ↓, Bronchokonstriktion, Erythem

Pancuronium (Pancuronium Organon)

- 1 Amp. à 2 ml = 4 mg
- 1 ml = 2 mg

Pha:
- verzögerte Wirkung nach 3–4 min
- Wirkdauer: ≈ 150–180 min
- Erholungsindex: 30–40 min
- kaum plazentagängig
- **renale** Ausscheidung 85%, 15% in Leber metabolisiert (Deacetylierung) (3 Metabolite besitzen relaxierende Wirkung)
  Cave: kumulative Eigenschaften!
- Hemmung der Pseudocholinesterase

> **Dosis:** • **initial:** ≈ 0,07–0,1 mg/kg
> • **Wdh.:** 0,015 mg/kg
> • **Präkurarisierung:** 1–1,5 mg

NW: • Tachykardie, RR ↑ (blockiert muskarinartige parasympath. Ganglien am Herz und setzt Katecholamine frei und hemmt deren Wiederaufnahme)

Pipecuronium (Arpilon; Arduan)

• 1980 in Ungarn entwickelt

Pha: • Wirkung nach 3–5 min
• Wirkdauer: 150–180 min
• Erholungsindex: 30–40 min
• **renale** Ausscheidung > 90%, hepatisch < 10%
• aktiver Metabolit 3-Hydroxypipecuronium (50%ige Potenz der Ausgangssubstanz)

> **Dosis:** • **initial:** 0,08–0,1 mg/kg
> • **Wdh.:** 0,01 mg/kg nach 60–70 min
> • **Kinder:** ein Drittel geringere ED_{95} (0,05 mg/kg) und kürzere Wirkdauer

NW: • Ø Histaminfreisetzung
• Ø kardiovaskulären NW

Vecuronium (Norcuron)

• 1 Amp. 4 mg (Pulver), Verdünnung meist 2 Amp auf 4 ml NaCl 0,9%
• 1 ml = 2 mg (meist üblich)

Pha: • Wirkung nach 2–3 min
• Wirkdauer: 50–70 min
• Erholungsindex: 10–12 min
• kaum plazentagängig
• hepatische Aufnahme und **biliäre Ausscheidung** 50–60% (40–50% renal)
• Metaboliten: 3- (50%ige Potenz); 17-; 3,17- (Di)Hydroxy -Vecuronium (10%ige Potenz der Ausgangssubstanz)

Dosis:
- **initial:** ≈ 0,08–0,1 mg/kg
- **Wdh.:** 0,02–0,05 mg/kg
- **Präkurarisierung:** 1 mg
- **Perfusor:** ≈ 0,05–0,1 mg/kg/h (1,0–1,7 µq/kq/min)
  z. B. (5 Amp. = 20 mg auf 50 ml NaCl [1 ml = 0,4 mg]) bei längerer Perfusorapplikation kann der NMB durch Akkumulation von 1-17-Dihydroxyvecuronium abnehmen (geringere Potenz)!

NW:
- geringste NW ⟹ bei Niereninsuffizienz anwendbar (billiäre Ausscheidung)
- keine Wirkung auf autonome Ganglien
- keine Histaminfreisetzung, jedoch Hemmung des Histaminabbaus (Histaminmethytransferase-Aktivität ↓)

Rocuronium (Esmeron)

- 1 Amp. à 5 ml = 50 mg, à 10 ml = 100 mg
- 1 ml = 10 mg
- „rapid-onset Vecuronium", 5-mal weniger potent als Vecuronium

Pha:
- Wirkung nach 1,2–1,8 min
- Wirkdauer: 50–120 min
- HWZ: 70 min
- Erholungsindex: 14–22 min
- **keine Metabolisierung** im Vergleich zu Vecuronium, –30% hepatisch gespeichert
- **Ausscheidung** > 70% über die Leber (**unverändert biliär**), (nur ≈ 10–30% renal)
- gute Steuerung über Perfusor möglich

Dosis:
- **initial:** 0,5–0,6 mg/kg;
- **Wdh.:** 0,05–0,1 mg/kg
- **Perfusor:** ≈ 0,5–0,7 mg/kg/h (9–12 µg/kg/min)

NW:
- Ø Histaminfreisetzung
- geringe vagolytische Wirkung (leichter RR ↑ und Herzfrequenz ↑, bei Kleinkindern stärker ausgeprägt)
- das Priming führt bei Rocuronium zu keiner kürzeren Anschlagszeit!

ORG 9487

- steroidales ndMR
- ca. 20mal geringere Potenz als Vecuronium

Pha:
- Wirkung nach $\approx$ 83 Sek. (1,5 mg/kg)
- Wirkdauer: $\approx$ 24,1 min
- Erholungsindex: $\approx$ 9 min bei 1,5 mg/kg
- ED_{95}: 1 mg/kg

Dosis: • initial: 1,5 -2,0 mg/kg

Atracurium (Tracrium)

- Erstbeschreibung von Atracurium 1983 durch Stenlake
- 1987 wurde Atracurium in Deutschland zugelassen
- 1 Amp. à 2,5 ml = 25 mg, à 5 ml = 50 mg
- 1 ml = 10 mg

Pha:
- Wirkung nach 2–3 min (0,5 mg/kg)
- Wirkdauer: $\approx$ 50–70 min
- Erholungsindex: 11–12 min
- pH: 3,25–3,65 (zur Vermeidung des in-vitro-Zerfalls)
- kaum plazentagängig
- kühl lagern $\rightarrow$ bei Raumtemperatur Wirkverlust 5%/Monat
- $^1/_3$ **Hofmann-Elimination** (von Leber- und Nierenfunktion unabhängig jedoch pH- und temperaturabhängig)
  $^2/_3$ Spaltung durch **unspezifische Plasmaesterasen (nicht** Pseudocholinesterase!)
  Abbauprodukte:
  1. Pentametyldiacrylat + 2mal **Laudanosin** (ZNS-stimulierend und vaso-dilatierend)
  2. Quarternäre Säure + quarternärer Alkohol
- gute Steuerung über Perfusor möglich

Dosis:
- **initial:** 0,3–0,5 mg/kg
- **Wdh.:** 0,1–0,2 mg/kg alle 15–20 min
- **Präkurarisierung:** 5–10 mg
- **Perfusor:** $\approx$ 0,3–0,4 mg/kg/h (4–8 µg/kg/min)
  z.B. (4 Amp. à 2,5 ml = 100 mg + 40 ml 0,9% NaCl 0,9% [1 ml = 2 mg])
- **Kinder > 1 Jahr:** gleiche Dosierung wie Erwachsene

- langsam injizieren!
  Spülen des venösen Zugangs vor und nach Injektion mit NaCl 0,9%

NW:
- Histaminfreisetzung (RR $\downarrow$, Tachykardie, Bronchospasmus) $\Rightarrow$ langsam injizieren, Spülen des venösen Zugangs vor und nach Injektion mit NaCl 0,9%
- ► **Cave:** bei Allergie- oder Asthmaanamnese $\uparrow$ Inzidenz eines Bronchospasmus, ggf. $H_1 + H_2$-Blocker vorab

- sehr selten Laryngospasmus
- bei Leber- und Niereninsuffizienz anwendbar (Hofmann-Eliminierung)
- Metabolit: Laudanosin; renale Ausscheidung

Cis-Atracurium (Nimbex)
- Cis-Cis-Isomer des Atracuriums
- 3–4mal stärker wirksam als Atracurium
- 15% des Atracuriumrazemats besteht aus dem Cis-cis-Atracurium
- 1 Amp. à 5 ml = 10 mg
- 1 ml = 2 mg

Pha:
- Wirkung nach 5,3 min
- Wirkdauer: ≈ 50–70 min
- HWZ: 22–30 min
- Erholungsindex: 7–9 min
- Abbau hauptsächlich über die **Hofmann-Elimination** zu 70–80% und nur zu einen geringen Teil über unspezifische **Esterhydrolyse** → 80–90% weniger Laudanosin, bei Nierengesunden konnte zu 15% Cisatracurium im Urin nachgewiesen werden → organabhängige hepatische und renale Elimination!

Dosis:
- **initial:** 0,1 mg/kg
- **Wdh.:** 0,02 mg/kg
- **Perfusor:** ≈ 0,05–0,1 mg/kg/h (1–2 µg/kg/min)

NW:
- Ø Histaminfreisetzung (auch bei 5-facher ED_{95})
- Ø kardiovaskulären NW

Mivacurium (Mivacron)
- Zulassung: 1992 USA, 1993 England
- 1 Amp. à 5 ml = 10 mg, à 10 ml = 20 mg
- 1 ml = 2 mg

Pha:
- 3 Isomere (trans-trans, cis-trans sind 10mal stärker)
- Zusammensetzung des Razemats: 52–62% trans-trans-, zu 34–40% cis-trans und zu 5–8% das cis-cis-Stereoisomer
- 3 Metabolite: Quarternärer Aminoalkohol, Quarternärer Monoester, Dicarbonsäure
- Wirkung nach 1,5–2 min
- Wirkdauer: ≈ 13–25–35 min (dosisabhängig) → Wirkdauer bis zu 25%iger Erholung: 15–20 min, bei 0,15 mg/kg bzw. 20–25 min bei ED von 0,25mg/kg; Kinder weisen eine kürzere Wirkdauer auf (≈ 10 min bei 0,2 mg/kg)

- ED$_{95}$ für 2–6 Monate alte Säuglinge: 65 µg/kg; ED$_{95}$ für 7–11 Monate alte Säuglinge: 83 µg/kg; ED$_{95}$ für Erwachsenen: 75–80 µg/kg
- HWZ: 1,8–3 min (cis-cis-Stereoisomer: ≈ 55 min)
- Erholungsindex: 6–7 min
- rascher **Abbau über Plasma-CHE** (95–99%) → 70% der Geschwindigkeit der Hydrolyse von Succinylcholin, < 5% renal

Dosis:
- **initial:** 0,15–0,25 mg/kg; (Kinder ↑, Säuglinge ↑↓, Niereninsuffizienz ↓)
- **Wdh:** 0,05–0,1 mg/kg alle 15-(20) min
- **Perfusor:** ≈ 0,3–0,4 mg/kg/h (4–8 µg/kg/min) für Erwachsene; z. B. (4 Amp. à 10 ml = 80 mg pur [1 ml = 2 mg]): bei Säuglingen 12–15 µg/kg/min, bei jedoch erheblicher Streubreite (7–25 µg/kg/min) infolge unterschiedlicher Aktivität der Cholinesterase → NMM ist daher indiziert

NW:
- in hoher Dosierung (schnelle Applikation von 3mal ED$_{95}$) Histaminliberation
- Flush bei schneller Injektion (auch bei normaler Dosierung) ⇒ langsam injizieren über mind. 30 s, Spülen des venösen Zugangs vor und nach Injektion mit NaCl 0,9%
- Wirkungsverlängerung bei Leber- und Niereninsuffizienz (↓ Plasma-CHE)
- Mivacurium **kann antagonisiert werden,** da die unspezifischen Cholinesterase-Inhibitoren stärker die Acetylcholinesterase als die Pseudocholinesterase hemmen, die für den Abbau von Mivacurium verantwortlich ist. Aufgrung der kurzen Eliminationszeit von Mivacurium dürfte eine Antagonisierung klinisch nur sehr selten notwendig sein! Bei Antagonisierung eines tiefen NMB ist Edrophonium dem Prostigmin vorzuziehen ⇒ rascher Wirkungseintritt, fehlende Hemmung der Plasmacholinesterase, verkürzte Erholungszeit, Antagonisierung auch eines tiefen Blocks (T1 = 5%) möglich

☞ **Cave:** unterschiedliche Pseudocholinesteraseaktivitäten: Bei **Neugeborenen** ist die Aktivität im Vergleich zum Erwachsenen um 50% **reduziert** und bei **3–6 Monate** alten Säuglingen um das 2- bis 3-fache **erhöht!**

Doxacurium (Nuromax)

- Zulassung: 1992 USA
- fünf Stereoisomere

Pha:
- Wirkung nach 4–6 min
- Wirkdauer: 150–180 min
- Erholungsindex: 30–40 min
- keine Metabolisierung, renale Ausscheidung > 90%, biliär < 10%
- keine Kumulation

Dosis: • **initial:** 0,05 mg/kg;
            • **Präkurarisierung:** 0,005 mg/kg

NW!   ▪ Ø kardiovaskulären NW
      • Ø Histaminfreisetzung (erst oberhalb der 10-× ED_{95})

Tabellarische Übersicht

Präparat	ED_{95} [mg/kg]	Intubat. Dosis ≈ 2x ED_{95} [mg/kg]	Anschlagszeit nach 2x ED_{95} [min]	Wirkdauer nach 2x ED_{95} [min]	Erholungs- index [min]
Suxamethonium (Lysthenon)	0,3–0,5	1–1,5	0,5–1	5–10	2–5
Alcuronium (Alloferin)	0,14–0,28	0,3	1–2	20–30	12–13
Pancuronium (Pancuronium Organon)	0,07	0,1	3–5	150–180	30–40
Pipecuronium (Arpilon, Arduan)	0,05	0,09–0,1	3–5	150–180	30–40
Vecuronium (Norcuron)	0,06	0,08–0,1	2–3	50–70	10–12
Rocuronium (Esmeron)	0,25–03	0,6	1,2–1,8	50–120	14–22
ORG 9487	1,0	1,5	1,2	24	9
Atracurium (Tracrium)	0,25	0,4–0,5	2–3	50–70	11–12
Cis-Atracurium (Nimbex)	0,05	0,1	5,3	50–70	7–9
Mivacurium (Mivacron)	0,075–0,09	0,15–0,2 (-0,25)	1,5–2	25–35	6–7
Doxacurium (Nuromax)	0,025	0,05–0,06	4–6	150–180	30–40

= Steroidderivat

= Benzylisochinolinderivat

Tabellarische Übersicht

Präparat	Metabolismus/ Elimination	Histamin- freisetzung	Herz-Kreislauf- Reaktionen	Besonderheiten
Suxamethonium (Lysthenon)	Pseudo-CHE	+	Hyperkaliämie → Asystolie Bradykardie Herzrhythmus- störungen	depolarisierendes MR!
Alcuronium (Alloferin)	Niere (80–85%) Galle (15–20%) Ø Meta- bolisierung	+	RR ↓	nicht plazentagängig, Ganglienblockade
Pancuronium (Pancuronium Organon)	Niere (85%) Leber (15%)	Ø – gering	Tachykardie, RR ↑, (blockiert kardiale muskari- nerge Rezeptoren)	nicht plazentagängig,
Pipecuronium (Arpilon, Arduan)	Niere (> 90%)	Ø	Ø	
Vecuronium (Norcuron)	Leber (50–60%) Niere (40–50%)	Ø (Hemmung der Histamin methyltrans- ferase)	Ø	nicht plazentagängig, keine Ganglien- blockade
Rocuronium (Esmeron)	Leber (>70%) Niere (10–30%)	Ø	leichter RR↑ und Herz- frequenz↑	
ORG 9487				
Atracurium (Tracrium)	$^1/_3$ Hofmann-Elim. $^2/_3$ Ester-Hydrolyse Metabolit: Laudanosin	++	RR ↓ ↓ Tachykardie	
Cis-Atracurium (Nimbex)	vorwiegend Hofmann- Elimination, kaum Esterhydrolyse	Ø		
Mivacurium (Mivacron)	rasche Ester- hydrolyse durch Plasma CHE	+ (in hoher Dosierung)	Ø	
Doxacurium (Nuromax)	Niere (>90%)	Ø	Ø	

= Steroidderivat

= Benzylisochinolinderivat

Neuromuskuläres Monitoring (NMM) – Überwachung der neuromuskulären Blockade (NMB)

Historie des NMM

1941	Harvey & Masland	Erste Messung der NMB mittels elektrischer Nervenstimulation
1955	Botelh	Mechanomyographische Messung + Elektromyographische Registrierung

Begriffe der Pharmakologie

ED_x
- die Dosis eines Muskelrelaxans, die eine Hemmung der neuromuskulären Über-leitung um $\times$ % des Ausgangswertes bewirkt, z. B. ED_{50}, ED_{95}

Anschlagszeit
- Zeit vom Ende der Injektion eines Muskelrelaxans bis zum Erreichen des maxi-malen, neuromuskulär blockierenden Effekts. Abhängig von der Dosis ($\times$-fache ED_{95} →kürzere Anschlagszeit) und vom Priming (Vorgabe einer geringen MR-Dosis)

Erholungsindex (recovery index)
- Zeit zwischen 25% bis 75%ige Erholung von einer neuromuskulären Blockade

Klinische Wirkdauer
- Zeit von Ende der Injektion des Muskelrelaxans bis zu einer Erholung auf **25%** des Ausgangswertes

> **Merke:** Während die **Anschlagszeit**, die klinische **Wirkdauer** und die **Gesamtwirkdauer** von der **Dosis abhängig** sind ($\times$-fache $ED_{95} \Rightarrow$ längere Wirkdauer bei kürzerer Anschlagszeit), ist der **Erholungsindex dosis-unabhängig!**

Autonome Sicherheitsreserve
- Verhältnis von ganglionärer blockierender zu neuromuslulär blockierender Dosis eines Muskelrelaxans z. B. bei d-Tubocurarin gleich dem Wert 1

Relaxometrie (Nervenstimulation)

- mit Hilfe von Nervenstimulatoren kann das Ausmaß der neuromuskulären Blockade objektiv erfaßt werden. Am häufigsten wird ein peripherer Nerv, meist der N. ulnaris am Handgelenk, stimuliert und dabei die Kontraktion beobach-tet oder aufgezeichnet

Einzelreiz
- **einfachste Stimulationsform** mit einer Frequenz von **1 Hz** zur Überprüfung der korrekten Nervenstimulation und zum Einstellen der Reizstromstärke
- die **Einzelreizung mit 0,1 Hz** (d. h. ein Stimulus alle 10 s) ist **Standard** für die Erstellung von **Dosis-Wirkungs-Beziehungen** der Muskelrelaxanzien

Tetanischer Reiz
- tetanische Stimulation mit einer Frequenz von 50 Hz über 5 s
- ab einer Stimulationsfrequenz über 5 Hz verschmelzen die Einzelantworten miteinander, da der Muskel während der Nervenstimulation nicht in die Ruhelage zurückkehrt

Posttetanische Potenzierung
- ca. 1–2 min anhaltende Verstärkung der evozierten Muskelkontraktion nach einer tetanischen Stimulation aufgrund einer verstärkten ACh-Ausschüttung an der motorischen Endplatte

Post tetanic count, posttetanische Zahl (PTC)
- bezeichnet während einer tiefen nichtdepolarisierenden, neuromuskulären Blockade die Anzahl der Einzelreize, die nach einer tetanischen Reizung wieder zu einer Muskelantwort führen → Beurteilung des tiefen Relaxierungsgrades

Train-of-Four (TOF)
- Reizmuster bestehend aus einer Serie von vier Reizen, die mit einer Frequenz von **2 Hz** aufeinanderfolgen
- der Mindestabstand zwischen Vierfachreizen sollte 10 s betragen

TOF-Quotient
- Verhältnis der vierten zur ersten Reizantwort beim TOF (**T4/T1**) als Maß der neuromuskulären Ermüdung einer partiellen nichtdepolarisierenden Blockade
- TOF > 0,7 entspricht klinisch einer ausreichenden Muskelfunktion

Double-burst-Stimulation (DBS)
- Reizmuster bestehend aus **zwei Reizserien mit jeweil drei kurzen (20 ms) 50-Hz-Tetani** im Abstand von 0,75 s mit jeweils zwei bis vier Einzelreizen
- der Mindestabstand zwischen Doppelsalvenstimulationen sollte > 15 s betragen
- die taktile Erfassung des Ermüdungsphänomens gelingt mit diesem Reizmuster bis zu einer neuromuskulären Restblockade, die einem TOF-Quotienten von ca. 0,6 entspricht

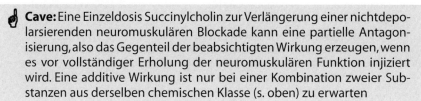

Cave: Eine Einzeldosis Succinylcholin zur Verlängerung einer nichtdepolarisierenden neuromuskulären Blockade kann eine partielle Antagonisierung, also das Gegenteil der beabsichtigten Wirkung erzeugen, wenn es vor vollständiger Erholung der neuromuskulären Funktion injiziert wird. Eine additive Wirkung ist nur bei einer Kombination zweier Substanzen aus derselben chemischen Klasse (s. oben) zu erwarten

A Elektromechanographisches NMM

- Golden standard: 200 g Vorspannung notwendig, störanfällig
- Beurteilung der Kraftentwicklung (6–9 kg)
- Messung in Kontraktionsrichtung des Testmuskels
- für wissenschaftliche Untersuchungen

B Elektromyographisches NMM (Datex)

- weitverbreitetes Monitoringverfahren
- Messung des Elektromyogramms, nicht der Kraft (Dantrolen beeinflußt z. B. nur die Elektromechanische Messung!)
- ca. 15 % Unterschätzung des Relaxierungsgrades im Vergl. zu A

C Accelerographisches NMM (TOF-Guard)

- piezoelektrischer Baustein, kleiner Silikonstreifen mit verschiedenen Widerständen
- Messung des Beschleunigungsmomentes

D Plethysmo-Mechanographisch (PMG)

- Registrierung der Druckveränderungen in einem um die handgewickelten und mit NaCl gefüllten Schlauch
- gute Korrelation von PMG und EMG

 Merke:
- $TOF_{0,7}$ ist von der Meßmethode unabhängig
- **Anschlagszeit** ist mechanomyographisch gemessen **kürzer** und der **T1-Wert** ist **zum** selben Meßzeitpunkt **prozentual höher**
- **klinische Einschätzung des Relaxierungsgrades:**
  Patient atmet kraftvoll, hustet, kann Augen gut öffnen und offenhalten, Kopf anheben und für > 10 s halten, Händedruck

---

Fehlerquellen

Mechanomyographisch	Akzelerographisch	Elektromyographisch
Inkonstante Vorspannung [2–3 Newton]; zu kurze Stabilisierungsphase	gegenwärtig keine hinreichende Validierung für Phase I+II-Studien	Körper- bzw. periphere Hauttemperatur < 35° bzw. 32° C, zu kurze Signalstabilisierungszeit
Gerätetyp: Myograph 2000 der Firma Organon Teknika GmbH, D-69214 Eppelheim	Gerätetyp: Accelerograph der Firma Organon Teknika GmbH, D-69214 Eppelheim	Gerätetyp: DATEX-Relaxograph der Firma Hoyer Medizintechnik GmbH, D-26209 Bremen

Cholinesterase

Echte oder wahre Cholinesterase (CHE)

- **Synonyma:** Typ-I-Cholinesterase, α-Cholinesterase, **Acetylcholinesterase**
- die echte Cholinesterase: Enzym, das die Spaltung von Acetylcholin zu Cholin und Acetat katalysiert

Unspezifische oder unechte Cholinesterase (CHE)

- **Synonyma:** Typ-II-Cholinesterase, β-Cholinesterase, Butyrylcholinesterase, Tributyrinase, **Pseudocholinesterase**
- ein in Serum, Darmmukosa und Pankreas nachweisbares Enzym (Glykoprotein), das von der Leber synthetisiert wird und das im Unterschied zur Acetylcholinesterase außer Acetylcholin auch zahlreiche andere Cholinester spaltet (systematische Bez.: Acetylcholin-acyl-hydrolase)
- verhindert die Reaktion von Acetylcholin an anderen Organen (d. h. beschränkt die Acetylcholin-Wirkung auf die cholinergen Synapsen)
- effektivstes Enzym im menschlichen Körper, dessen physiologische Funktion unbekannt ist
- HWZ: ca. 5–12 Tage
- Reduktion der klinischen Aktivität des Enzyms durch: Cyclophosphamid, Thiotepa, Bambuterol (Asthmamittel), sowie bei Urämie, Verbrennung, Bronchial-Ca und Finalstadium eines Leberschadens

Atypische Cholinesterase (CHE)

- genetische Veränderungen der Pseudocholinesterase (s. Ursachen verlängerter Wirkungsdauer depolarisierender Muskelrelaxanzien)

Cholinesterase-Hemmer (Parasympathikomimetika)

WM:
- hemmt Cholinesterase (CHE) und führt somit zu einer Erhöhung der Acetylcholin (ACh)-Konzentration.
  Bevor ein Antagonist gegeben wird sollte eine Spontanerholung auf 25% der neuromuskulären Überleitung abgewartet werden. (entspricht $\approx$ 3–4 Impulsen beim TOF). Unter dieser Vorbedingung ist mit $\approx$ 1 mg Neostigmin oder $\approx$ 10 mg Pyridostigmin eine Antagonisierung der Restblockade zu erreichen

Verschiedene Substanzen:
Edrophonium greift rasch an der anionischen Bindungsstelle der Cholinesterase
an und setzt präsynaptisch ACH frei, während Neostigmin und Pyridostigmin am
esteratischen Zentrum binden!

Obengenannten Substanzen sind infolge eines quatärnären N-Atom nicht ZNS-
gängig, (im Gegensatz zu Physostigmin [Anticholium]).

Neostigmin (Prostigmin, Neostigmin 0,5/1,0 Curamed)

- 1 Amp à 1 ml = 0,5/1,0 mg!

Pha: • Wirkeintritt: 1–5 min (Maximum: 7–10 min)
- Wirkdauer: 60 min
- HWZ: 80 min
- 50%ige renale Ausscheidung

Ind: • Antagonisierung (indirekt) von nichtdepolariesiernden Muskelrelaxanzien
- auch bei Darmatonie, Harnverhaltung

Dosis: Antagonisierung von Muskelrelaxanzien:
- 1–2 mg (0,03–0,06 mg/kg, max. 0,08 mg/kg) i.v.
(evtl. ½ i.v., ½ i.m.)
Darmatonie:
- 1,5–3 mg (max. 0,08 mg/kg) als Kurzinfusion i.v.

▶ da durch Erhöhung der ACh-Konzentration **auch muskarinartige** parasympatische NW hervorgerufen werden Kombination mit Atropin (0,015 mg/kg) oder
Glykopyrronium (0,007 mg/kg)
Dosisrelation: 0,5 mg Atropin/1–1,5 mg Neostigmin (≈ 1:2–1:3)
0,25 mg Glykopyrronium/1 mg Neostigmin (≈ 1:4)

NW: • **muskarinartige** parasympathische Nebenwirkungen:
- Bradykardie
- ↑ Speichel- und Bronchialsekretion
- gesteigerte Darmmotorik
- Bronchokonstriktion
- Miosis
- Kontraktion der Harnblase (Harndrang)
- Übelkeit und Erbrechen (2–4mal ↑)
- bei Myasthenia gravis Auslösung einer cholinergen Krise möglich
- bei Muskeldystrophien Verstärkung einer pancuroniuminduzierten
neuromuskulären Blockade

KI: • Asthma bronchiale
      • Bradyarrhythmie
      • AV-Block

▶ eine Antagonisierung der MR-Blockade sollte **bei gastrointestinalen Eingriffen** wenn möglich nicht durchgeführt werden, da es hierdurch bis zu einen 10-fachen Anstieg des intraluminalen Drucks, Hyperperistaltik und Neostigmin-induzierte Abnahme der mesenterialen Perfusion kommen kann! → Gefährdung der frischen Darmanastomosen!

▶ klinische Einschätzung der antagonistischen Wirkung:
Patient atmet kraftvoll, hustet, kann Augen gut öffnen und offenhalten, Kopf anheben und für > 10 s halten, Händedruck

Pyridostigmin (Mestinon)

• 1 Amp à 5 ml = 25 mg
• 1 Tbl. à 10 mg, 1 Drg. à 60 mg, 1 Ret-Tbl. à 180 mg

Pha: • Wirkeintritt: 2–5 min (Maximum: 12–16 min)
      • Wirkdauer: 90 min
      • HWZ: 110 min
      • 75%ige renale Ausscheidung
Ind: • Antagonisierung (indirekt) von nichtdepolariesiernden Muskelrelax-anzien
      • auch bei Darmatonie, Harnverhaltung
      • Myastenia gravis (retard Tbl)

Dosis: Antagonisierung von Muskelrelaxanzien:
   • 10–20 mg (0,1–0,2 mg/kg, max. 0,3 mg/kg) i.v.
   Darmatonie:
   • 15–30 mg (max. 0,4 mg/kg) als Kurzinfusion i.v.

▶ Da durch Erhöhung der ACh-Konzentration **auch muskarinartige** parasympatische NW hervorgerufen werden Kombination mit Atropin (0,015 mg/kg) oder Glykopyrronium (0,007 mg/kg) ⇒
Dosisrelation: 0,5 mg Atropin/25 mg Pyridostigmin (≈ 1:5)
                     0,25 mg Glykopyrronium/25 mg Pyridostigmin (≈ 1:10)

NW: • s. Neostigmin
KI: • s. Neostigmin

Edrophonium (Tensilon)

* in BRD Ø im Handel

Pha: • Wirkeintritt: 1–2 min
    • Wirkdauer: 40–65 min
    • HWZ: 110 min
    • Glukuronidierung in Leber
Ind: • Antagonisierung (indirekt) von nichtdepolariesiernder Muskelrelax-
      anzien
    • Myastenia gravis-Differenzierung zw. cholinerger und mystenerger Krise

---

Dosis: • 0,5–1 mg/kg (+ 0,25 mg Atropin)

NW: • s. Neostigmin, jedoch geringer ausgeprägt
KI: • s. Neostigmin

Anticholinergika (Parasympatholytika)

Atropin (Atropinsulfat)

* 1 Amp. à 1 ml = 0,5 mg; (als Antidot 1 Amp. à 10 ml = 100 mg)

WM: • hemmt kompetitiv die **muskarinartige** Wirkung von ACh
Pha: • penetriert die Blut-Hirn-Schranke
    • Wirkeintritt: 1–2 min
    • Wirkdauer 30–60 min
    • HWZ: > 12 h
Ind: • Sinusbradykardie
    • Prämedikation zur Prävention vagaler Wirkungen (nur noch bei spezi-
      ellen Indikationen)
    • Hemmung unerwünschter cholinerger NW bes. von Neostigmin, Alfen-
      tanil, Remifentanil (Bradykardie, Thoraxrigidität), Ketamin (Schleim-
      sekretion)
    • Spasmen (Koliken) im Magen-Darm-Bereich und der Gallen- und Harnwege
    • Hemmung der Sekretion des Magens und der Bauchspeicheldrüse
    • Antidot bei Alkylphosphatvergiftungen (E605,...)

Dosis: • 0,005–0,015 mg/kg i.v. (z. B. 0,25–0,5 mg i.v., wdh. bis 2 mg)
        (0,04 mg/kg blockieren die Vagusaktivität am Herzen vollständig)
    • **Prämedikation:** 0,01 mg/kg p.o., i.m. oder s.c.; Kinder: bis 0,02 mg/kg
    • **bei Vergiftungen mit Phosphorsäureestern:** initial 5 mg (bis zu
      100 mg!) (1 Amp. à 10 ml = 100 mg), anschl. Perfusor mit 500 mg
      (0,5–20 ml/h)

NW:
- Hemmung der Drüsensekretion (Speichel-, Bronchial- und Schweißdrüse → Temp.↑ („Atropinfieber") und Mundtrockenheit)
- Herzfrequenzsteigerung
- AV-Überleitung ↓
- Magen-Darm-Peristaltik ↓
- geringe Bronchialdilatation
- Mydriasis, Akkomodationsstörungen
- zentrales anticholinerges Syndrom (ZAS)

KI:
- Mitral- oder Aortenstenose (→ DO_2 ↑)
- Phäochromozytom
- Tachyarrhythmie
- bei SPA/PDA (wegen Mundtrockenheit)

▶ Anm:
- bei Glaukom Atropin in niedriger Dosierung durchaus möglich, sobald das Glaukom lokal gut eingestellt ist
- bei Aorteninsuffizienz Tachykardie 100–110/min erwünscht (→ kürzere Diastolenzeit → geringeres Regurgigationsvolumen)

Applikation	Dosierung (mg/kg)	Wirkungseintritt (min)	Maximum (min)
oral	0,01 –0,02	Resorption variabel	Resorption variabel
rektal	0,01 –0,02	15–20	30–40
i.m.	0,01 –0,02	2–5	10–20
i.v.	0,005–0,02	< 1	1–2

Glykopyrronium (Robinul)

- 1 Amp. à 1 ml = 0,2 mg

WM:
- hemmt kompetitiv die **muskarinartige** Wirkung von Acetylcholin

Pha:
- penetriert nicht die Blut-Hirn-Schranke **und hemmt die Salivation deutlich stärker als Atropin**
- Wirkeintritt: 2–3 min
- Wirkdauer: 30–60 min

Ind:
- Sinusbradykardie
- Prämedikation zur Prävention vagaler Wirkungen (nur noch bei speziellen Indikationen)
- Hemmung unerwünschter cholinerger NW bes. von Neostigmin, Alfentanil, Remifentanil (Bradykardie, Thoraxrigidität), Ketamin (Schleimsekretion)
- Spasmen des Magen-Darm-Traktes

> **Dosis:** • 2,5–7,5 µg/kg (z. B. 0,1–0,2 mg) s.c., i.m. oder i.v.
> • **Prämedikation:** 0,005 mg/kg p.o., i.m. oder s.c.;
>   Kinder: bis 0,01 mg/kg

KI: • Mitral- oder Aortenstenose ($\rightarrow DO_2 \uparrow$)
   • Phäochromozytom
   • Tachyarrhythmie
   • bei SPA/PDA (wegen Mundtrockenheit)
Anm: • Robinul für Kinder < 12 Jahre nur zur Operationsvorbereitung
NW: • Hemmung der Drüsensekretion (Speichel-, Bronchial- und Schweißdrüsen
   $\rightarrow$ Temp. $\uparrow$, und Mundtrockenheit)
   • Herzfrequenzsteigerung
   • AV-Überleitung $\downarrow$
   • Magen-Darm-Peristaltik $\downarrow$
   • geringe Bronchialdilatation
   • Mydriasis, Akkomodationsstörungen

	Atropin	Scopolamin	Glykopyrronium
Tachykardie	+++	+	++
Salivationshemmung	+	+++	++
Sedierung	+	+++	Ø
Mydriasis, Akkomodationsstörungen	+	++	Ø
ZAS	+	++	Ø
Augeninnendruck $\uparrow$	+	++	+
Antiemesis	Ø/–	+++	Ø
Verschlußdruck (unterer Ösophagus)	++	+++	++
Körpertemperatur	+	++	+/++

Ursachen verlängerter Wirkungsdauer depolarisierender Muskelrelaxanzien

I. Atypische CHE

• genetische Veränderungen der Pseudocholinesterase
Diagnose: Dibucain-Test (wurde 1957 von Kalow und Genest eingeführt).
   Dibucain ist ein Amidlokalanästhetikum mit langer HWZ. Dibucain
   hemmt in-vitro die Plasma-CHE. Normale Plasma-CHE wird stärker
   gehemmt als atypische CHE. Die prozentuale Hemmung wird als
   Dibucainzahl bezeichnet.
   Dibucainzahl = 80: normale Plasma-CHE
   Dibucainzahl = 50 (25–65): heterozygote Form 4% (1:480) führt selten
   zu Problemen
   Dibucainzahl ≈ 20: homozygote atypische Form 0,04% (1:2500–3200)

Differenzierung nach 4 Genotypen

Genotyp		Dibucainzahl	Wirkung	Dauer der Succinylcholinwirkung
usual	$E_1^u E_1^u$ $E_1^u E_1^a$	70–85	normale Hydrolyse	ca. 5 min
atypical	$E_1^u E_1^f$ $E_1^a E_1^s$	50–65	dibucain resistent	10–30 min
fluoride	$E_1^f E_1^f$ $E_1^a E_1^a$	16–5	fluorid- resistent	–4 h
silent	$E_1^s E_1^s$	0–5	Fehlen jeglicher Enzymaktivität	–9 h

II. Stark verminderte Pseudo-CHE

- für das Auftreten verlängerter Apnoe muß die Enzymaktivität > 75% reduziert sein (Häufigkeit ≈ 5%)
- Vorkommen: Schwangerschaft, Neugeborene, Kleinkinder, chronische Leber-erkrankungen, Malignome. Eine verlängerte Blockade durch Succinylcholin wurde auch nach Therapie mit Metoclopramid (Paspertin) gefunden

III. Dualblock (Phase-II Block)

- bei rezidivierender Gabe oder kontinuierlicher Infusion ändern sich die blok-kierenden Eigenschaften von Succinylcholin ⇒ evtl. Phase II-Block (Einzeldosis >3 mg/kg oder Gesamtdosis > 7 mg/kg). Die postsynaptische Membran muß immer weniger depolarisiert werden, damit ein lang anhaltender Block eintritt. Zum Schluß besteht die Blockade auch ohne Depolarisation. Bei voller Ausprä-gung liegt eine kompetitive Hemmung vor. Diskutierte Ursachen: Ionenkanal-blockade, Desensibilisierung des Rezeptors präsynaptische Effekte des Succinyl-cholins

Therapie

Bei Überhang von Succinyl (CHE-Mangel bzw. Dualblock):
Nachbeatmung
Bei CHE-Mangel:
evtl. Plasma-Gabe (Cave: Infektionsgefahr) oder hochgereinigte CHE (Hepatitisrisiko nicht sicher ausgeschlossen)

▶ Ein Dualblock (Phase-II-Block) kann teilweise mit Cholinesterase-hemmern antagonisiert werden

Ursachen verlängerter Wirkungsdauer nichtdepolarisierender Muskelrelaxanzien

Läßt sich nach Gabe von Cholinesterasehemmern ein neuromuskulärer Block nicht oder nicht ausreichend antagonisieren, so müssen folgende Punkte beachtet werden·

- Überdosierung
- Zeitpunkt der Antagonisierung (Antagonisierung nur sinnvoll, wenn Blockade nicht zu intensiv und bereits eine geringe Spontanerholung eingetreten ist – mindestens eine Reizantwort beim TOF
- Säure-Base-Status (bzw. Azidose, metabol. Alkalose $\Rightarrow$ $\downarrow$ Neostigminwirkung)
- Elektrolytstörungen (Ca$^{++}\downarrow$, K$^{+}\downarrow$, Mg$^{++}\uparrow$ $\Rightarrow$ verstärke neuromuskuläre Blockade)
- Körpertemperatur (Hypothermie $\Rightarrow$ Blockadeverlängerung)
- Arzneimittelinteraktionen (Inhalationsanästhetika [Iso > Halo > N$_2$O], Diuretika (Hypokaliämie), Lokalanästhetika und Antiarrhythmika, Magnesiumsulfat (Kalziumantagonismus an motor. Endplatte), Lithium, Antibiotika (Aminoglykoside...)
- verzögerte Ausscheidung (Leber-bzw. Niereninsuffizienz je nach Abbauweg)
- Alter
- Rückenmarkläsionen
- amyotrophe Lateralskleose
- Poliomyelitis
- Myasthenis gravis (s. dort), Lambert-Eaton-Syndrom (paraneoplastische Myasthenie)
- Multiple Skerose (s. dort)
- bei Mivacurium auch Veränderungen der Pseudocholinesterase
  - atypische CHE
  - stark verminderte Pseudo-CHE

5 Lokalanästhetika

Unterteilung der Lokalanästhetika (LA)

- Lokalanästhetika bestehen aus 4 Aufbaugruppen:
  Aminogruppe, Aromatische Gruppe, CH-Gruppe, Ester- oder Amidbrücke
- Molekuargewicht der LA: 220–300 Dalton

Aminoester: (-CO-)-Verbindungen

- Chlorprocain (Nesacain), Procain (Novocain), Tetracain (Pantocain), Cocain
- **Spaltung durch Pseudocholinesterase** im Serum, Erythrozyten und Leber
  (haupsächlich organunabhängig)
  Metabolit **Paraaminobenzoesäure** ist für allergische Reaktionen verantwortlich
  (Cocain hat im Gegensatz zu den anderen Ester-LA einen signifikant höheren
  Lebermetabolismus)
- Proteinbindung der LA an Albumin und zu einem geringeren Teil an α_1- Glyko-
  protein

Aminoamide: (-NH-CO-)-Verbindungen

- Lidocain (Xylocain), Prilocain (Xylonest), Mepivacain (Scandicain, Meaverin),
  Bupivacain (Carbostesin), Etidocain (Duranest), Ropivacain (Naropin), Articain
  (Ultracain)
- **Abbau in Leber:** Hydroxylierung des aromatischen Ringes
  Ausnahme: Prilocain – Hydroxylierung und **Hydrolyse der Amidbindung** $\Rightarrow$
  Metabolit Ortho-Toluidin, ist ein Methämoglobinbildner)
  Keine allergen wirkenden Metabolite, deshalb Allergien sehr selten
- ▶ **Cave:**
  manche Präparate in **50 ml Flaschen** enthalten als Konservierungsstoff **Methyl-
  paraben,** das allergisch wirksam werden kann

Physiologische Grundlagen

Einteilung und Funktion von Nervenfasern: (nach Erlanger/Gasser)

Gruppe	Myelin	∅ (µm)	Leitungsgeschw. (m/s)	Funktion	Empfindlichkeit auf LA
A-Faser				somatisch	
A-α	ja	≈ 15	70–120	Motorik, Propriozeption	+
A-β	ja	≈ 8	50	Motorik, Berührung, Druck	++
A-γ	ja	≈ 5	≈ 20	Muskeltonus, Propriozeption	+++
A-δ	ja	< 3	≈ 15	Schmerz, Temperatur	++++
B-Faser	ja	3	≈ 7	präganglionär sympathisch	++++
C-Faser	nein	1	≈ 1	Schmerz, Temperatur, postganglionär sympathisch	++++

∅ = Druckmesser

Im Organismus sind 2 getrennte Schmerzleitungssysteme:
- rasch leitendes über **A-δ-Fasern** (epikritisch) → stechender, gut lokalisierbarer Schmerz
- langsam leitendes über **C-Fasern** (protopatisch) → dumpfer, schlecht lokalisierbarer, lange anhaltender Schmerz

Membranpotential (Ruhepotential)

- Ionenkonzentrationsgradient (intrazellulär: $Na^+\downarrow$, $K^+\uparrow$, extrazellulär: $Na^+\uparrow$, $K^+\downarrow$) erzeugt ein elektrochem. **Ruhepotential** von -70 bis -90 mV
- das Potential wird aufrechterhalten durch selektiven Ausschluß der Na^+-Ionen von der Innenseite der Membran. K^+-Ionen können frei diffundieren, aber ein Konzentrationsgradient intra- zu extrazellulär von 30:1 bleibt erhalten (Ursache: aktiver Austausch von intrazellulärem Na^+ gegen extrazelluläres K^+ und negativ geladene intrazelluläre Proteine halten K^+-Ionen zurück)

Depolarisation

- Erregung ⇒ **Zunahme der Permeabilität für Na^+**, ⇒ Ruhepotential ↓, bei -50 mV maximale Durchlässigkeit für Na^+-Ionen. Der nachfolgende massive Na^+-Einstrom kehrt das Membranpotential um (+30 – 40 mV) = **Depolarisation**. Die Depolarisation wird als **Aktionspotential** an der gesamten Axonmembran entlanggeleitet

- **Repolarisation:** Permeabilität für Na^+ nimmt $\downarrow$, Permeabilität für K^+ nimmt $\uparrow$ bis das **Ruhemembranpotential** wiederhergestellt ist (durch aktive Pumpmechanismen)

Wirkmechanismus der Lokalanästhetika

- LA behindern den schnellen Na^+-Einstrom in die Zelle (Aktionspotential)
- **LA binden** mit ihren beiden Enden an zwei Phosphatgruppen der **Phospholipidbestandteile der Membran** $\Rightarrow$ Depolarisation der Nervenmembran verhindert $\Rightarrow$ **Nichtdepolarisationsblock.**
  Der Natriumrezeptor wird primär vom Innern der Zelle erreicht, weshalb das LA im ungeladenen Zustand durch die Nervenzellmembran diffundieren muß, um sich dann im geladenen Zustand (intrazellulär pH $\downarrow$) an den Rezeptor zu binden
- **Einlagerung in die Membran** $\rightarrow$ Druck von außen auf den Na^+-Kanal.
  Dünne nichtmyelinisierte Nervenfasern werden früher ausgeschaltet als dicke myelinisierte (Ausnahme: myelinisierte präganglionäre sympathische B-Fasern)
  - Amplitude des Aktionspotentials nimmt ab
  - Anstiegsgeschwindigkeit des Aktionspotentials wird geringer
  - Depolarisationsschwelle wird erhöht
  - Leitungsgeschwindigkeit wird langsamer
  - Refraktärperiode nimmt zu
- **Theorie vom moduliertem Rezeptor**
  höhere Bindung der LA am offenen oder inaktiviertem Kanalzustand (kurz zuvor wiederholt stimulierte Nerven), im Vgl. zu Na^+-Kanälen im ruhenden Zustand

Aktive Form der Lokalanästhetika

- Lokalanästhetika (LA) sind Salz-Basen-Gemische aus Aminoestern bzw. Aminoamiden

$$
\begin{array}{ccc}
\text{R2} & & \text{R2} \\
| & & | \\
\text{R1--N}^+\text{--H} \quad \text{Cl}^- & \leftrightarrow & \text{R1--NI} \quad +\text{H}^+ \\
| & & | \\
\text{R3} & & \text{R3} \\
\textbf{Kation (Salz)} & & \textbf{Base} \quad \text{Proton}
\end{array}
$$

Es besteht ein Dissoziationsgleichgewicht zwischen Kation und Base:

- das **Kation** (quartäres Amin, Salz = dissoziierte Form) **ist die aktive Form des LA** und ist somit bestimmend für die Blockade (analog vierbindige Stickstoffverbindungen: Acetylcholin oder Muskelrelaxanzien)
- schwach basische Amine sind gut lipid-, aber schlecht wasserlöslich

- **nur** die **freie Base** (tertiäres Amin, undissozierte Form) **kann die Lipidbarriere** des Gewebes durchdringen
- **Salze** der Base sind gut wasserlöslich und bleiben in wässriger Lösung stabil. Handelpräparate enthalten daher ein Hydroxid-Salz der Base, das in Wasser löslich ist (nicht in organischen Lösungsmitteln)

pKa-Wert (Dissoziationskonstante des LA)
- pKa-Wert ist der pH, an dem Verhältnis Kation zu Base gleich 1:1 ist
- pKa-Wert ergibt sich aus der Gleichung von Henderson-Hasselbalch:

$$pKa = pH - \log \frac{[Base]}{[Kation]}$$

- **je höher der pKa-Wert** eines LA, desto **größer** ist der **Anteil der ionisierten** LA-Konzentration d.h bei einem pH-Wert von 7,4 liegt z. B. Bupivacain (pKa = 8,1) zu ≈ 85% in ionisierter (dissoziierter) Form vor, Mepivacain (pKa = 7,6) zu 61% oder anders ausgedrückt
  je kleiner der pKa-Wert, desto kürzer die Anschlagszeit (Basenanteil ↑)

> ☞ **der pKa sinkt mit steigender Temperatur!**

- pKa-Werte der LA liegen zwischen 8,9 (Procain) und 7,6 (Mepivacain)

Nichtionisierter (undissozierter) Anteil bei pH-Wert von 7,4

generic name	pKa	undissozierter Anteil (%)	generic name	pKa	undissozierter Anteil (%)
Procain	8,9	3	Tetracain	8,5	7
Bupivacain	8,1	15	Ropivacain	8,1	15
Lidocain	7,9	25	Etidocain	7,7	33
Prilocain	7,9	24	Mepivacain	7,6	39
EMLA		80			

- bei Infiltration entzündeten Gewebes (saurer Gewebs-pH) → schlechte Penetration, damit schlechte Wirksamkeit
- Geburtshilfe: bei fetaler Azidose Kationen ↑ beim Fetus, schlechte Rückdiffusion in der Plazenta → "ion-trapping", d. h. LA-Anreicherung im fetalen Blut, Toxizität ↑

Auswirkung von pH-Veränderungen

pH < pKa (Azidose)	pH = pKa	pH > pKa (Alkalose)
Kationen ↑	Kation : Base = 1 : 1	Base ↑
Penetration ↓		Penetration ↑
Blockadequalität ↑		Blockadequalität ↓

Minimale Konzentration (C$_m$)
- C_m = **minimale Konzentration**, mit der ein Nerv innerhalb 10 min geblockt werden kann
- → je dicker die Nervenfaser, desto größer die C_m
- C_m ↑ bei niedrigem pH
- umgekehrt proportional zur Kalziumionenkonzentration
- ruhende Nerven sind weniger empfindlich als kurz zuvor wiederholt stimulierte Nerven

Die **Wahl des Lokalanästhetikums** richtet sich v. a. nach **Wirkeintritt** und **Wirkdauer**

Wirkungseintritt

ist abhängig von
- **Lipophilie und Ionisierungsgrad** des LA
  dies kann gesteigert werden durch
  - A. **Alkalisierung des LA** durch
    1–2 mval NaHCO$_3$ pro 10 ml LA
    ⇒ ↑ Basenanteil ⇒ ↑ Penetrationsgeschwindigkeit
  - B. **Erwärmung des LA** (⇒ pKa-Wert sinkt!)
- **pH-Wert des Gewebes**
- **Injektionsort**
- **Dosis**
- **CO$_2$-Zusatz** begünstigt die Penetration durch Nervenhüllen (ist klinisch nicht bedeutend, da rasche Pufferung im Gewebe)

▶ der Wirkungseintritt kann jedoch nicht durch Konzentrationserhöhung oder Adrenalinzusatz verkürzt werden

Wirkdauer

ist abhängig von
- **Proteinbindung des LA**
  hohe Proteinbindung ⇒ lansamere Freisetzung ⇒ längere Wirkung
  (weniger Proteinbindung an Albumin, sondern an α_1-**saures Glykoprotein**)

Schwach	Mittelstark	Stark
kurz (30–60 min)	mittel (60–120 min)	lang (-400 min)
Procain, 2-Chlorprocain	Prilocain, Lidocain, Mepivacain	Articain, Tetracain, Etidocain, Bupivacain, Ropivacain

Proteinbindung und Plasma-HWZ

generic name	Handelsname	Proteinbindung (%)	Plasma-HWZ (Std)
Procain	Novocain	6	0,14
Prilocain	Xylonest	55	1,6
Lidocain	Xylocain	64	1,6
Tetracain	Pantocain	76	
Mepivacain	Scandicain, Meaverin	77	1,9
Articain	Ultracain	95	2
Etidocain	Duranest	94	2,7
Ropivacain	Naropin	94	1,8
Bupivacain	Carbostesin, Bupivacain Woelm	95	2,7

Verlängerung der Wirkdauer
- **Vasokonstriktorenzusatz:** z. B. Adrenalin (1:200000 bzw. 5 µg/ml), Phenylephrin, Noradrenalin, Ornipressin (POR 8)
  $\Rightarrow \downarrow$ Toxizität + Durchblutung $\downarrow \Rightarrow$ Resorption des LA $\downarrow \Rightarrow$ Anschlagzeit $\uparrow$, **Wirkdauer** $\uparrow$ um mehr als 100% (**nicht** bei PDA mit Bupivacain, Etidocain, Prilocain; motorische Blockade aber verstärkt)
  Die **Durchblutung** beeinflußt Wirkeintritt und Wirkdauer

> **Cave:**
> - maximale Gesamtdosis 250 µg ($\approx$ 3–4 µg/kg) Adrenalin
> - möglichst **kein Adrenalinzusatz** bei:
>   schlecht eingestellter Hypertonie, Mitralstenose, instabiler Angina pectoris, Hyperthyreose, Diabetes mellitus, Gefäßerkrankungen, i.v.-Regionale, Endarteriengebiete (Finger, Zehen, äußeres Ohr, Penis)
> - bei Ornipressinzusatz (POR 8) sind Kammerflimmern und Herzstillstände beschrieben (Reanimation meist erfolglos)!

- weitere Zusätze (z. B. Clonidin, Opioide)
- Konzentration des LA und der Dosis
- **Mischung von LA**
  z. B. periphere Nervenblockade mit Prilocain 2% + Bupivacain 0,375% (die Anschlagszeit nähert sich der von Prilocain, die Wirkdauer nähert sich der von Bupivacain, geringere Toxizität in der Mischung als Bupivacain)
- Injektionsort bzw. Blockadetechnik
  Plexus brachialis > PDA
- kontinuierliche Blockade (Kathetertechnik)
  Kombination SPA/PDA (= CSE)
- in lipidhaltigen Trägersubstanzen (Liposomen) → 130% Wirkungsverlängerung

Reihenfolge der Blockade

1. präganglionärer Sympathikus (Gefäßdilatation, Warmwerden der Haut, RR ↓)
2. Schmerz, Temperatur
3. Berührung, Druck
4. Motorik, Vibrations- und Lageempfinden

Blockarten

Wedensky-Block
- C_m des Nerven ist gerade schon erreicht, einzelne Impulse werden nicht weiter geleitet, aber bei Dauerstimulation durchbricht jeder 2. oder 3. Impuls die Schwelle und wird weitergeleitet, d. h. bei einzelnen Nadelstichen Ø Schmerzempfinden, bei Hautschnitt aber Schmerz (jedoch geringer als ohne LA) ⇒ abwarten, evtl. nachinjizieren, falls erforderlich ITN

Radialblock
- Diffusion des LA zentripetal (Blockade von außen nach innen)

Longitudinalblock
- $C_{LA} > C_m$: Blockade von 2 oder mehr Ranvierschen Schnürringen
  C_{LA}: Konzentration des Lokalanästhetikums am Wirkort

Reduktionsblock
- A-δ-Fasern aufgrund eines geringeren Schnürringabstand schon geblockt ($C_{LA} > C_m$), während Motorik noch vorhanden (A-α- und A-β-Fasern [$C_{LA} < C_m$])

Differentialblock
- = Reihenfolge des sensorischen Empfindungsverlustes:
  – Sympathikus – Schmerz – Temperatur – Berührung – Druck – zuletzt Motorik
- der Patient ist schmerzfrei (A-δ- und C-Fasern blockiert), kann jedoch noch Berührung und Lage empfinden und Muskeln anspannen (A-β- und A-α-Fasern nicht blockiert) ⇒ beruhigen, abwarten, evtl. nachinjizieren

Nebenwirkungen der LA

I. Lokale Gewebstoxizität bzw. Neurotoxizität

4 Mechanismen
- Schädigung der Schwannschen Zellen mit konsekutiver Demyelinisierung
- Schädigung des Axons selbst
- Störung des periaxonalen Milieus
- Störung der nervalen Blutversorgung

Rate an neurologischen Schäden: –0,3%
Zwei größere Fallreihen an Komplikationen bekannt:
- Anfang der 80iger Jahre: Applikation hoher, repetitiver **Chlorprocain**dosen (2–3%) in der Geburtshilfe → Schädigung vielleicht durch Kombination des Antioxidans Natriumbisulfit mit niedrigen pH-Wert (2,7–4) des LA´s.
- bei kontinuierlicher SPA: hyperbares **Lidocain mit 7,5% Glukose** über 28-G-Katheter

II. Systemische Toxizität

- Inzidenz 0,08–0,2% (ZNS, Herz-Kreislauf)

Urs: toxische Wirkungen beruhen meist auf zu hohen Plasmaspiegeln

Toxische Plasmakonzentration (µg/ml)

generic name	toxische Plasmakonzentration (µg/ml)	generic name	toxische Plasmakonzentration (µg/ml)
Procain	35	Ropivacain	>4
Lidocain	>5-(12)	Tetracain	2,5
Mepivacain	>5-(12)	Etidocain	2
Prilocain	>5-(12)	Bupivacain	1,5

Ursachen zu hoher Plasmaspiegel

- intravasale Injektion
- Überdosierung
- rasche Resorption vom Injektionsort
  - Ausmaß der Resorption in Abhänigkeit vom Injektionsort
  - höhere Plasmaspiegel:
    Interkostalblockade > tracheal, bronchial > Kaudalanästhesie > PDA > Plexus brachialis > N. femoralis- und Ischiadicus-Block > Infiltrationsanästhesie > SPA (Gefahr steigt bei höherer Konzentration der LA-Lösungen)

Reihenfolge der Toxizität von LA

Bupivacain (8) > Etidocain (8) Tetracain (7) > > Ropivacain (≈ 3?) > Mepivacain (2,3) > Lidocain (2) ≈ Prilocain (2) > Articain (1,5) > Procain (1) > Chlorprocain (1)

 Cave: Bupivacain ist 4–5 mal toxischer als Lidocain. Vereinzelt sind kardiotoxische Wirkungen mit Herzstillstand bei Bupivacain 0,75% in der Geburtshilfe berichtet ⇒ in der Geburtshilfe **kein** Bupivacain 0,75% verwenden, ebenso nicht für i.v.-Regionale

Ropivacain vs. Bupivacain:
senkt weniger die Herzfrequenz, geringer neg.-inotrop, weniger AV-Blok-
kierung, weniger ventrikuläre Arrhythmien, geringere ZNS Toxizität

Maximaldosen der Lokalanästhetika

Präparat	ohne Adrenalin	mit Adrenalin (1: 200.000)
Lidocain	3–4 mg/kg (300 mg)	7 mg/kg (500 mg)
Mepivacain	4 mg/kg (300 mg)	7 mg/kg (500 mg)
Prilocain	5–6 mg/kg (400 mg)	8–9 mg/kg (600 mg)
Articain	5–6 mg/kg (400 mg)	8–9 mg/kg (600 mg)
Procain	(500mg)	(750–1000 mg)
Tetracain	peripher 100 mg, zentral 20 mg	
Ropivacain	3–4 mg/kg (250 mg bzw. 675 mg/24h)	
Bupivacain	2 mg/kg (150 mg)	2–3 mg/kg (150–225 mg)
Etidocain	4 mg/kg (300 mg)	4 mg/kg (300 mg)

ZNS

- Dämpfung höherer kortikaler Zentren führt zu unkontrollierter Aktivität unter-geordneter Zentren (Temporallappennanfälle)
- **initial Erregung, dann Dämpfung**, da vermutlich primär selektive Blockade inhibitorischer Neurone

Präkonvulsive Warnzeichen
- Taubheit von Zunge + perioral
- Metallgeschmack
- verwaschene Sprache
- Schwindelgefühl
- Schläfrigkeit
- Ohrklingen (Tinnitus)
- Sehstörungen
- Nystagmus
- Unruhe
- Muskelzittern

Erst später:
- generalisierte Krämpfe (bei langananhaltenden Krämpfen irreversible Hirn-schäden möglich)
- Koma (bei langananhaltenden Krämpfen irreversible Hirnschäden möglich)
- Atemlähmung

 bei intravasaler Injektion Krampfanfall ohne warnende Vorzeichen, je-doch meist nicht so lange anhaltend, da kein Depot, aus dem weiter resorbiert werden kann!

Prophylaxe:
- Prämedikation mit Benzodiazepinen (setzt Krampfschwelle herauf)
- LA Dosis so gering wie möglich halten
- Testdosis bei PDA (z. B. 3 ml Bupivacain 0,5% oder Lidocain 2% intrathekal führt nach 5 min zu sensorischer Blockade; Adrenalinzusatz umstritten: bei intravasaler Lage kurzzeitiger Frequenzanstieg (15–30/min), jedoch kein Beweis für korrekte Katheterlage

Therapie:
bei Warnzeichen:
- Patient hyperventilieren lassen $\Rightarrow$ Alkalose $\Rightarrow$ vermindert Diffusion von LA ins Gehirn, setzt Krampfschwelle herauf
- O_2-Gabe
- Diazepam 2,5–5 mg i.v.
- Volumenzufuhr

bei Krämpfen:
- Diazepam (Valium) 2,5–5(–10–30) mg i.v.
  (Cave: Barbiturate, da atemdepressiv nur mit Beatmung)

bei Atemstillstand:
- beatmen und hyperventilieren

Herz-Kreislauf

durch **Sympathikolyse** (LA wirken direkt dämpfend auf Erregungsleitung und Myokardkontraktilität (neg.-inotrop), indirekt durch Blockade autonomer Gefäß- und kardiale Nervenfasern), direkte Vasodilatation (außer Ropivacain und Cocain)
- RR $\downarrow$ (20–50%)
- Sinusbradykardie (10–30%) $\rightarrow$ ventrikuläre Tachykardien bei Bupivacain möglich
- Herzrhythmusstörungen, ventrikuläre Tachykardie, Kammerflimmern, Asystolie bei PDA/SPA meist aufgrund Sympathikus-Blockade, seltener toxische Wirkung

Therapie:
- Beine hochlagern (Cave: nichtfixierte SPA!)
- primär Gabe von Kolloiden z. B. Gelatine
- O_2-Gabe
- bei Bradykardie: Atropin 0,25–1 mg i.v.
- ggf. Vasopressoren Etilefrin (Effortil) 1–10 mg i.v. (1:10 verdünnt) oder Cafedrin + Theodrenalin (Akrinor) (2:10 verdünnt) 1–4 ml $\Rightarrow$ venöser Angriff, tonisierend oder notfalls Noradrenalin (Arterenol) 5–10 µg i.v. (1:100 verdünnt!)

- ggf. Katecholamine z. B. Adrenalin (Suprarenin) 5–10 µg i.v. (1:100 verdünnt!)
- NaHCO$_3$ 1–2 mmol/kg „blind" + anschließend nach BE
- ggf. Defibrillation und Reanimation

Allergische Reaktionen

extrem selten (< 1%)
- allergische Dermatitis
- Asthmaanfall
- anaphylaktischer Schock
- **bei Aminoestern** (Chlorprocain, Procain, Tetracain) durch Metabolit **Paraaminobenzoesäure**
- **bei Aminoamiden** (Lidocain, Prilocain, Mepivacain, Bupivacain, Etidocain) durch Konservierungsstoffe in 50 ml Flaschen: **Methylparaben** (Methyl-4-Hydroxybezoat) und **Natriumdisulfit** (Hapten)

Diagnose: Intrakutantest (20 µl)

Met-Hämoglobin-Bildung

Prilocain (Xylonest) führt beim Abbau zur Bildung von o-Toluidin → Hemmung der Reduktion von MetHb zu Hb (Dosierungen > 600 mg vermeiden) → MetHb ↑↑. MetHb kann kein O$_2$ binden. Normalerweise wird entstehendes MetHb durch Glukose-6-phosphat-Dehydrogenase im Erythrozyten sofort zu Hb reduziert. Bei 5–20% der Südeuropäer und Afrikaner ist ein Enzymmangel vorhanden → erhöhte Empfindlichkeit gegenüber MetHb-Bildnern (Prilocain, Sulfonamide, Antimalariamittel)

Therapie:
- **10 ml Methylenblau 2%** (reduziert MetHb) (= 1–3 mg/kg) evtl. 1–2mal wiederholen → kann maximal bis 7% MetHb reduzieren!
- bei Glukose-6-phosphat-Dehydrogenase-Mangel besser **Toluidinblau**, da hier Methylenblau die Met-Hämoglobinämie **verstärken würde**

▶ Merke:
Anwendung von **Novesine 1%** (Oxybuprocain) zur Rachenanästhesie bei bronchoskopischer alveolärer Lavage (BAL) mit der Intention eines Erregernachweises sollte aufgrund einer **bakteriziden Wirkung** dieses LA (besonders auf Pseudomonasstämme) unterbleiben!

Übersicht der Lokalanästhetika

klin. Anwendung	Konz. (%)	rel. Wirksamkeit	pKa 25° C	Lipophilie/Heptan/Puffer 7,4	Protein-bindung (%)	Wirk-eintritt	Wirk-dauer (Std)	max. Einzel-Dosis (mg)	pH der Lösung	Bemerkungen
Aminoester: Spaltung im Serum durch Pseudo-CHE, Metabolit Paraaminobenzoesäure ⇒ allergische Reaktionen										
Chlorprocain (Nesacain) Infiltrat.	1		8,7			schnell	0,5–1	500/1000	2,7–4	geringste system. Toxizität, Cave: intrathekal ≈ neurotoxisch (evtl. durch osmot. Effekt der 3%igen Lösung bei 37°); in BRD nicht im Handel
PNB	2						0,5–1	500/1000		
PDA	2–3						0,5–1,5	500/1000		
Procain (Novocain) Infiltrat.	1	1	8,9	0,02	5,8	schnell	0,5–1	500/1000	5–6,5	Oxybuprocain (Novesine 1%) zur Oberflächenanästh. in der Oto-Rhino-Laryngologie → max.Dosis 100 mg =10 ml Ausbreitung von Procain im Gewebe ist sehr schlecht → mangelhafte sensor. + motor. Blockade bei PDA
PNB	2					langsam		500/1000		
SPA	10					moderat		200		
Tetracain (Pantocain) Oberfl.	2	8	8,5	4,1	76	langsam	0,5–1	100	4,5–6,5	Pulver, HNO zur Oberflächenanästhesie, hohe Toxizität, mangelhafte sensor. + motor. Blockade bei PDA
SPA	0,5					schnell	2–4	20		
Aminoamide: Abbau in Leber, einige enthalten Methylparaben als Konservierungsmittel, das allergisch wirksam werden kann										
Lidocain (Xylocain) Oberfl.	4	2	7,9	2,1	64	schnell	0,5–1	200	6,5	Wirkeintritt (2%ig) bei PDA rel. rasch; schlechte kaudale Ausbreitung
Infiltrat.	0,5–1						1–2	300/500		
i.v.-Reg	0,25–0,5							300/-		
PNB	1–1,5						1–3	300/500		
PDA	1–2						1–2	300/500		
SPA	5						0,5–1,5	100		
Prilocain (Xylonest) i.v.-Reg	0,25–0,5	2	7,9	0,9	55	schnell		400/-	4,5	Met-Hb, wenn > 600 mg, (Abbau über O-Toluidin), 2–3 h nach Applikation mit Pulsoxymeter nicht erfaßbar (nur 2 Wellenlängen) Ø in der Geburtshilfe oder bei Glukose-6-Phosphat-Dehydrogenase-mangel (Kein Abbau von Methämoglobin möglich!) durch Hydroxylierung entsteht Aminophenol (Zellgift)
PNB	1,5–2						1,5–3	400/600		
PDA	1–3						1,0–2,5	400/600		

	klin. Anwendung	Konz. (%)	rel. Wirksamkeit	pKa 25° C	Lipophilie-Heptan/Puffer 7,4	Protein-bindung (%)	Wirk-eintritt	Wirk-dauer (Std)	max. Einzel-Dosis (mg)	pH der Lösung	Bemerkungen
Mepivacain (Scandicain, Meaverin)	Infiltrat. PNB PDA SPA:	0,5–1 1–1,5 1–2 4	2	7,6	0,8	77	schnell	2–3 1–2,5	300/500 300/500	4,5	kurze HWZ Mutter, HWZ Fet ca. 9–11 h (Ringhydroxylierung beim Feten nicht ausgereift)
Articain (Ultracain)	Infiltrat. SPA	1–2 5	3	7,8		95	schnell	4–5 1,5–3	400–600 200–400	≈ 5	gute Penetration ins Knochengewebe, daher v. a. in der MKG eingesetzt
Bupivacain (Carbostesin)	PNB PDA SPA	0,25–0,5 0,25–0,75 0,5	8	8,1	20,5	95	langsam moderat schnell	4–12 2–4 2–4	150/200 150/200 20	4,6–6	geringe Konzentration: sensible > motorische Blockade, ↑ Kardiotoxizität ⇒ Ø 0,75%ees in der Geburtshilfe/neurolog. Verhalten des Neugeb. soll nicht beeinträchtigt werden HWZ beim Neugeb. 18–25 h längste Wirkdauer der LA, aber lange Anschlagszeit
Ropivacain (Naropin)	Infiltrat, PNB PDA	0,2 0,2 0,75 (–1,0)	6–8	8,1	6,1	94	langsam moderat schnell	lang 2–4			geringere motor. Blockade als Bupivacain, direkte Vasokonstriktion Ø Adrenalin notwendig), geringere Kardiotoxizität als Bupivacain
Etidocain (Duranest)	PNB PDA	0,5–1 1–1,5	8	7,7	83	94	schnell schnell	3–12 2–4	300/300 300/300	4,5	schnellerer Wirkeintritt als Bupivacyin, motorisch längere Blockade motorische > sensible Blockade (häufig unzureichende Anästhesie)

max. Einzeldosis (ohne/mit Adrenalin) sind Richtwerte, die Toleranz ist großen individuellen Schwankungen nach oben und unten unterworfen
Klinisch richtet sich die Dosierung v. a. nach der jeweils gewählten Anästhesietechnik bzw. dem Injektionsort (Vaskularisierung)

Weitere Lokalanästhetika

Cocain

* Esterlokalanästhetikum mit vasokonstriktorischer Komponente
* 1- oder 10%ige Lösung (1 ml = 10/100 mg)

Pha:
* HWZ: ca. 1 h
* im Gegensatz zu den anderen Ester-LA signifikant höherer Leber-metabolismus

Ind:
* vorwiegend topisch zur Schleimhautanästhesie im Rahmen von Bronchoskopien
* bei starkem Nasenbluten Cocain Trp.

Dosis: 1–2 mg/kg topisch max. Dosis: 3 mg/kg

KI:
* arterieller Hypertonus
* Patienten unter MAO-Hemmern oder trizyklischen Antidepressiva

NW:
* Exzitation, Euphorie, Gefahr einer SAB, Konvulsionen, Schädigung der Nasenschleimhaut, Hyperthermie, Tachykardien, Myokardischämien, Lungenödem, Arrhythmien

EMLA-Creme

* Eutektische Mixtur von Lokalanästhetika
  5%ige LA-Creme mit je **2,5% Lidocain und 2,5% Prilocain**
* der freie Basenanteil ist für die Diffusion entscheidend. Bei einer 5%igen Lidocain Salbe beträgt er 20%, bei EMLA liegt er bei **80%,** wodurch die Penetration durch die Haut ermöglicht wird
  Dies wird dadurch erreicht, daß der Schmelzpunkt von Lidocain (**67°C**) und Prilocain (**37°C**) in der Mischung auf **18°C** sinkt. Dieses Eutektikum wurde in einer Öl-in-Wasser Emulsion (Natriumhydroxid, Ricinusöl) zur EMLA-Creme.

Pha:
* pH: 9
* gute Penetration ins Gewebe (3 mm nach 60 min, 5 mm nach 90 min)
* Einwirkzeit: 90–120 min
* anästhetische Wirkung hält ≈ 1–2 h an
* Vasokonstriktion läßt ≈ 10 min nach Entfernen der Salbe nach

Ind:
* Kanülierung
* kleinere kutane Op.

NW:
* Abblassen der Haut mit Vasokonstriktion

▶ **Anm:**
- bei einer durch EMLA bedingten Vasokonstriktion kann Nitroglycerin topisch zur erleichterten Venenpunktion hilfreich sein
- prinzipiell ↑ Blutspiegel möglich, bisher nur ein Bericht über deutlich ↑ Met-Hb-Bildung (28%) bei einem 3 Monate alten Säugling und gleichzeitiger Einnahme von Sulfonamid

Allgemeine Anästhesie

6 Narkosevisite

Ziele der Prämedikation

- der Patient soll sich eine Vorstellung über den eigenen Gesundheitszustand machen. Dazu soll er den Narkosefragebogen möglichst selbständig ausfüllen
- Arzt macht sich ein „Bild" vom Patienten
  - Durchsicht der Patientenakte und des Narkosefragebogens
  - Anamnese
  - körperliche Untersuchung
- Gespräch mit dem Patienten
  - Auswahl des Anästhesieverfahrens
  - Einverständniserklärung
- Risikoabschätzung
- evtl. Notwendigkeit zusätzlicher Untersuchungen und/oder Therapie festlegen
- medikamentöse Prämedikation

Anamnese und körperliche Untersuchung

 eine sorgfältige Anamnese und körperliche Untersuchung sind die wichtigsten präoperativen Screening-Methoden

Allgemein- und Ernährungszustand
- Adipositas, Kachexie

Herz, Kreislauf und Gefäße
- KHK
  Angina pectoris (Ruhe, Belastung?)
  Myokardinfarkt
- Herzfehler, Herzklappen, -muskelerkrankungen, Herzrhythmusstörungen
- Belastungsfähigkeit
- Blutdruck, Puls
- Auskultation
- AVK
- Thrombose

Lunge
- Asthma, chronische Bronchitis, Lungenemphysem, Tuberkulose, Lungenentzündung
- Nikotin
- Auskultationsbefund

Leber, Niere
- Hepatitis, Alkohol, Blutungsneigung
- Nierenerkrankungen

Stoffwechsel
- Diabetes mellitus, Gicht, Schilddrüse, sonstige Stoffwechselerkrankungen

ZNS
- Krampfleiden, Lähmungen, Depressionen

Sonstiges
- Muskelerkrankungen
- Skeletterkrankungen (Wirbelsäulenerkrankungen, Hüfterkrankungen)
- Augenerkrankungen (Glaukom)
- Allergien
- Bluterkrankungen, angeborene Gerinnungsstörungen
- Intubationsprobleme (Einteilung nach Mallampati)
- Zahnstatus (saniert, Prothese, wackelnde Zähne)
- vorausgegangene Narkosen
- Medikamenteneinnahme
- Schwangerschaft
- Allen-Test bei geplanter arterieller Kanülierung (Effiktivität fraglich, aus forensischen Gründen empfohlen)

Risikoabschätzung

nach der

American Society of Anesthesiologists (ASA) Klassifizierung

ASA	
I	normaler gesunder Patient
II	Patient mit leichter Systemerkrankung
III	Patient mit schwerer Systemerkrankung und Leistungsminderung
IV	Patient mit schwerster Systemerkrankung und konstanter Lebensbedrohung
V	moribunder Patient, der mit oder ohne Op. die nächsten 24 h voraussichtlich nicht überlebt

New York Heart Association (NYHA) Klassifizierung

NYHA

I Herzkranke ohne Beschwerden im täglichen Leben
II Herzkranke mit Beschwerden unter starker Belastung
III Herzkranke mit Beschwerden bei leichter Belastung
IV Herzkranke mit Beschwerden bereits in Ruhe,
   schwerste Einschränkung der Leistung

 nach Myokardinfarkt möglichst 6 Monate warten, da Reinfarktrate sonst deutlich erhöht (s. Komplikationen)
• Vermeiden von Hyper- und Hypotonie, Tachykardie, Hypovolämie und Anämie

Diagnostik

 Es gibt bisher keinen Beweis, daß umfangreiche präoperative Routine Diagnostik das Risiko für den Patienten mindert.
Dennoch werden folgende diagnostischen Maßnahmen meistens durchgeführt

Bisher übliche Routineuntersuchungen

Routinelabor	EKG	Röntgen-Thorax
Hb, Hk Elektrolyte (K⁺, Na⁺) Kreatinin, (Harnstoff) Blutzucker, Gerinnung (Thrombozyten, Quick, PTT) (GPT, GOT, γ-GT)	> 40 Jahre	> 60 Jahre

Besonders in Hinsicht auf das Kosten/Nutzenverhältnis wird die präoperative Routineuntersuchung derzeit zunehmend überdacht

Präoperative Untersuchungen bei Erwachsenen

 eine sorgfältige Anamnese und körperliche Untersuchung macht zumindest bei ASA I und ASA II Patienten eine Vielzahl von Routineuntersuchungen überflüssig

Routineuntersuchungen bei ASA-I- und II-Patienten
(asymptomatisch, Eingriffe mit geringem Blutverlust)

Alter	Anamnese, körperl. Untersuchung	Labor	EKG	Röntgen-Thorax
< 40 J	++	(Gerinnung)*	0	0
40–64 J	++	(Gerinnung)*	(+)	0
65–74 J	++	Hb, BZ, Na+, K+, Kreatinin, Harnstoff, (Gerinnung)*	+	0
≥ 75 J	++	Hb, BZ, Na+, K+, Kreatinin, Harnstoff, (Gerinnung)*	+	+

modifiziert nach Tarnow

* Quick, PTT, Thrombozyten evtl. bei geplanter rückenmarknaher Regionalanästhesie

Zusatzuntersuchungen bei entsprechendem Risiko

Risikokonstellation	Labor	Zusatzuntersuchungen
• erwarteter großer Blutverlust	Hb, Blutgruppe, Gerinnung*	
• Herz-Kreislauf-Erkrankung (Zustand nach Myokardinfarkt, Vitium, manifeste Herzinsuffizienz)	Kreatinin, Harnstoff	EKG, Röntgen Thorax, evtl. Langzeit-, Belastungs-EKG, Echokardiographie, Lufu, BGA, evtl. internistisches Konsil, Karotis-Doppler
• Lungenerkrankung (obstruktiver/restriktiver Ventilationsstörung)		EKG, Röntgen-Thorax, BGA, Lufu
• Adipositas permagna		EKG, Röntgen-Thorax, BGA, Lufu
• Nierenerkrankung	Hb, Na+, K+, Kreatinin, Harnstoff	
• Lebererkrankung	GOT, GPT, γ-GT, Gerinnung	
• Diabetes mellitus	BZ, Na+, K+, Kreatinin, Harnstoff	
• Gerinnungsstörung	Hb, Blutgruppe, großer Gerinnungsstatus[#]	
• klinischer Verdacht auf Hyperthyreose	T3, T4, TSH	
• maligne Tumore	Hb, Blutgruppe, Gerinnung*	
• Therapie mit Diuretika oder Digitalis	Na+, K+, Kreatinin, Harnstoff	

Fortsetzung

Risikokonstellation	Labor	Zusatzuntersuchungen
• Therapie mit Kortikosteroiden	BZ, Na$^+$, K$^+$	
• Therapie mit Antikoagulanzien	Hb, Blutgruppe, Gerinnung	

* Gerinnung (Quick, PTT, Thrombozyten)
\# großer Gerinnungsstatus (Gerinnung, AT III, ggf. Blutungszeit, Faktorenanalyse)

Einwilligung

- der volljährige, willens- und einsichtsfähige Patient willigt selbst in die Behandlung ein. Die Einwilligung ist auch mündlich wirksam, sollte aus Beweisgründen jedoch schriftlich fixiert werden
- bei Minderjährigen ist die Einwilligung der Eltern erforderlich
- Jugendliche zwischen 14 und 18 Jahren können u. U. (wenn sich der Arzt davon überzeugt hat, daß sie Umstände und Tragweite der Entscheidung erkennen können) selbst einwilligen. Sicherer ist jedoch, sich die Einwilligung der Eltern zu holen
- die Aufklärung erfolgt so früh wie möglich, für geplante Eingriffe gilt der Vorabend der Operation für ausreichend

 Aufklärung und Einwilligung bei Patienten, die bereits unter dem Einfluß von Medikamenten stehen (nach Prämedikation) oder sich bereits auf dem Op.-Tisch befinden, sind sicher nicht rechtswirksam. Darüber, ob Aufklärung und Einwilligung für planbare Eingriffe am Op.-Tag noch rechtswirksam möglich sind, können wir keine rechtlich verbindliche Aussage machen!

Präoperative Dauermedikation

Weitergeben von Medikamenten am Morgen des Op.-Tages

Antihypertensiva (β-Blocker, Ca-Antagonisten, Nitrate, evtl. ACE-Hemmer)	bei Absetzen Rebound möglich (RR ↑, Tachykardie, Herzrhythmusstörungen) ACE-Hemmer nur bei schlecht eingestelltem Hypertonus oder Op. am Nachmittag
Antikonvulsiva	bei Absetzten ↑ Krampfgefahr, evtl. Serumspiegel: bei Carbamazepin (Tegretal) 5–10 mg/dl, Phenytoin (Zentropil) 15 mg/dl

Ab- oder Umsetzen von Medikamenten

Retard-Insulin,	bis Vortag
orale Antidiabetika	bis Vortag
Digitalis	bis Vortag, lange HWZ Glykosidtherapie nicht prophylaktisch, sondern nur wenn eine manifeste Herzinsuffizienz vorliegt (bei Tachyarrhythmia absoluta evtl. bis Op.-Tag) **Cave:** Niereninsuffizienz, $Ca^{++}\uparrow$, $K^+\downarrow$, Insulin
Theophyllin	bis 12 h präop
Schilddrüsenhormone	bis Vortag
Thyreostatika	bei weiterem klinischen Verdacht auf Hyperthyreose T_3, T_4 und TSH Kontrolle
Diuretika	bis Vortag K^+ Kontrolle, → Potenzierung von Muskelrelaxanzien
Thrombozytenaggregations- hemmer (ASS)	7–10 Tage vorher absetzen, bes. bei Regional- anästhesie und Eingriffe mit $\uparrow$ Blutungsgefahr
Cumarine	3–5 Tage vorher auf Heparin Perfusor umstellen (Absprache mit Operateur), Quick Wert Kontrolle
Kortikoiddauertherapie über Cushingschwelle	100–300 mg Hydrokortison perioperativ
Ovulationshemmer	einige Wo vorher absetzen ($\uparrow$ Emboliegefahr)
Monoaminooxidase-Hemmer	Absetzen? → Akkumulation von Noradrenalin, Adrenalin, Dopamin
Lithium	Lithiumspiegel sollte < 1,2 mmol/l sein, Intoxikationsgefahr bei $Na^+\downarrow$ (Na^+, K^+ Kontrolle) → Abschwächung der Katecholamine
trizyklische Antidepressiva	evtl. bis Vortag, möglichst 2 Wochen vorher absetzen → hemmen die Wiederaufnahme von Neurotransmittern → Wirkungsverstärkung von Katecholaminen → Hypertonie, Tachykardie → Nutzen-Risiko-Abwägung

Auswahl von tri- und tetrazyklischen Antidepressiva:
Anafranil, Aponal, Equilibrin, Gamonil, Idom, Insidon, Laroxyl, Ludiomil, Nortrilen, Noverol, Pertofran, Saroten, Sinquan, Stangyl, Tofranyl, Tolvin, Trausabun, Tryptizol
Kombinationen: Benpon, Limbatril, Longopax, Pantrop

Medikamentöse Prämedikation

Ziele der medikamentösen Prämedikation

Anxiolyse und Entspannung
- Herabsetzung des Angstniveaus und emotionale Stabilisierung
- ein $\uparrow$ Sympathikotonus kann eine kardiale Streßreaktion mit Herzfrequenz $\uparrow$ und Arrhythmien auslösen, ebenso $\uparrow$ Magensaftsekretion begünstigen

Amnesie und Schlafinduktion
- Verbesserung des präoperativen Nachtschlafs
- Verminderung/Verhinderung unangenehmer Erinnerungen an Narkose und Op.

Leichte Sedierung
- Herabsetzung des Vigilanzniveaus durch Dämpfung sensorischer und psychomotorischer Funktionen, der Patient soll noch kooperativ sein

Evtl. Analgesie
- Schmerzlinderung mit nachfolgender Herabsetzung der katecholamininduzierten Effekte, aber nur bei bestehenden präoperativen Schmerzzuständen indiziert

Evtl. antiallergische Wirkung
- Vorbeugung der Histaminfreisetzung bei anaphylaktischer Prädisposition

Evtl. Aspirationsprophylaxe
- Alkalisierung und Sekretionshemmung der Magensäure

(Evtl. Vagolyse)
- Prophylaxe kardiovaskulärer vagaler Reflexreaktionen
- zur Sekretionshemmung, falls erwünscht oder notwendig (z. B. Op. im Mundbereich)

Medikamente zur Prämedikation

Benzodiazepine

anxiolytisch, sedierend, antikonvulsiv, zentrale Muskelrelaxation
Benzodiazepine werden heute am häufigsten eingesetzt
- Flunitrazepam (Rohypnol) 1–2 mg p.o. (i.m.)
- Oxazepam (Adumbran) 5–10–20 mg p.o.
- Dikaliumchlorazepat (Tranxilium)
  abends: 20–40 mg p.o. (20 mg ab 60 J., 10 mg ab 70 J.)
  morgens 20–40 mg p.o. (20 mg ab 60 J., 5 mg ab 70 J.)
- Flurazepam (Dalmadorm) 30 mg abends p.o.
- Midazolam (Dormicum) 0,1–0,2 mg/kg i.m. (5–15 min präop.)
  oder 3,25–7,5 mg p.o. (20–45 min präop.)

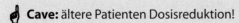 **Cave:** ältere Patienten Dosisreduktion!

Verschiedene Applikationsformen von Midazolam zur Prämedikation

Applikation	Dosierung (mg/kg)	Bioverfügbarkeit (%)	Wirkeintritt (min)	Max. Plasmaspiegel (min)
oral	0,4	15–30	12–18	≈ 50
rektal	0,5–0,75	40–50	7–10	≈ 16
nasal	0,2	56–60	1–5	≈ 10
i.m.	0,2	80	1–5	≈ 5–15
i.v.	0,03–0,1	100	< 1	≈ 2

Barbiturate

sedierend, antikonvulsiv, hypnotisch
• Phenobarbital (Luminal), lange wirksam, 50–150 mg oral

Anticholinergika

Prophylaxe verstärkter Salivation, Abschwächung vagaler Reflexreaktionen, wie
   Bradyarrhythmie oder Hemmung unerwünschter cholinerger NW bes. von
   Neostigmin, Alfentanil und Remifentanil (Bradykardie, Thoraxrigidität),
   Ketamin (Schleimsekretion)
• Atropin 0,5 mg im od. 0,25 mg i.v. kurz vor Einleitung
   ⇒ sekretionshemmend an Drüsen (Nase, Mund, Rachen, Bronchien)
   ⇒ Tachykardie
• Glykopyrronium (Robinul)
   ⇒ stärker salivationshemmend als Atropin, nicht ZNS-gängig

Anticholinergika bei Glaukom: 0,006 mg/kg möglich
   bei Aorteninsuffizienz Tachykardie 100–110/min erwünscht
   (→ kürzere Diastolenzeit → geringeres Regurgigationsvolumen)
Keine Anticholinergika bei:
   • kardial schlechten Patienten, Mitral- oder Aortenstenose (→ DO$_2$ ↑)
   • Phäochromozytom
   • bei Regionalanästhesie (→ Mundtrockenheit)

 Cave: ZAS, Temperaturanstieg bei Kindern, plazentagängig

Opioide

analgetisch, sedierend – nur bei Bedarf!
• z. B. Dolantin (Pethidin) 25–50–100 mg i.m. (0,7 mg/kg)
• bei Opiatabhängigen z. B. Methadon 2–4 Amp. à 1 ml = 5–10 mg i.m.
   (2–4 ml = 10–20 mg p.o. → Wirkbeginn nach 30–60 min)

Phenothiazine (Neuroleptika)

in Kombination mit Opioiden verstärken sie deren Wirkung
- Promethazin (Atosil) 25–50 mg i.m. (0,5 mg/kg)
  besitzt außerdem eine gute antihistaminerge Wirkung
- Triflupromazin (Psyquil) 10–20 mg i.m.

α_2-Agonisten

analgetisch, sedierend
zur Senkung der periop. Myokardischämierate sind derzeit noch in klinischer Erprobung und haben sich noch nicht sicher durchgesetzt
- Clonidin (Catapresan) 1 Tbl. à 300 µg p.o. (2–5 µg/kg p.o.)
  $\Rightarrow \downarrow$ Anästhetikabedarf um $\approx$ 40%, $\downarrow$ postop. Shivering, stabilere Hämodynamik, $\downarrow$ von periop. Myokardischämien
- Mivacerol (in klinischer Erprobung)

Besonderheiten bei der medikamentösen Prämedikation

  Merke:
- bei vigilanzgeminderten Patienten und Säuglingen bis 6. Lebensmonat **keine** sedierende medikamentöse Prämedikation
- bei Epileptikern Prämedikation mit lang wirkendem Barbiturat (Luminal) oder Benzodiazepin und Antikonvulsiva am Op.-Tag weitergeben

Spezielle Situationen oder Vorerkrankungen

Diabetes mellitus (DM)

- orale Antidiabetika bzw. Retard-Insulin werden bis zum Vortag normal eingenommen
- bei Verdacht auf schlecht eingestelltem Diabetes mellitus evtl. Anfertigung von BZ-Tagesprofil an 3 Tagen
- Umstellung von Verzögerungsinsulin (Retard, Lente, Ultralente) auf Altinsulin
  → perioperative BZ-Kontrollen (stdl.)

Nichtinsulinpflichtiger DM
- am Op.-Tag → engmaschige BZ-Kontrollen und ggf. Gabe von G10% oder Altinsulin nach BZ

Insulinpflichtiger DM, sowie nichtinsulinpflichtiger DM vor größeren Eingriffen
- **Bolustechnik:**
  - am Op.-Tag: Nüchtern BZ-Kontrolle → G 10%-Infusion mit 100–125 ml/h und die ½ der normalen Tagesdosis **s.c.** → 2–4 stdl. BZ-Kontrolle

oder

- **Infusionstechnik:**
  - am Op.-Tag: Nüchtern BZ-Kontrolle, anschl. G 10%-Infusion mit 125 ml/h (für 75 kg) und Insulin Perfusor (1,5 IE/h) → 2-stdl. BZ-Kontrolle:

Bei beiden Methoden je nach BZ zusätzliche Gabe von Alt-Insulin oder Glukose notwendig
- BZ > 200 mg/dl → 4–8 IE i.v.
- BZ < 100 mg/dl → Infusiongeschwindigkeit erhöhen
- BZ < 70 mg/dl → 20–40 ml G 20% i.v. (4–8 g Glukose)

Erhöhte Aspirationsgefahr

Indikation für prophylaktische Maßnahmen
- nichtnüchterner Patient (Verdacht auf akutes Abdomen, traumatisierte Patienten)
- Ileus, obere gastrointstinale Blutung, Magenatonie, Pylorusstenose, Hiatushernie, Refluxösophgitis, Ösophagusdivertikel, Ösophagusatresie, aufgetriebener Bauch
- Schwangere ab 2. Trimenon
- Alkoholisierte, Komatöse
- manifeste Hypothyreose

Prophylaktische Maßnahmen
- präoperative Nüchternheit (bei Elektiveingriffen > 6 h)
- evtl. Magensonde schon auf Station (z. B. bei Ileus)
- medikamentöse Prophylaxe
- Rapid sequence induction (Ileuseinleitung)
- evtl. Ballonmagensonde (Aspisafe)

Medikamentöse Prophylaxe bei aspirationsgefährdeten Patienten

---

am Vorabend:
- Ranitidin (Zantic) 300 mg p.o. oder
- Cimetidin (Tagamet) 400 mg p.o.

45 min. präop.:
- Ranitidin (Zantic) 150 mg (3 Amp. à 50 mg) als Kurzinfusion oder
- Cimetidin (Tagamet) 1–2 Amp. à 200 mg (5 mg/kg) als Kurzinfusion

mind. 20 min präop.:
- Metoclopramid (Paspertin) 1 Amp. à 10 mg i.v.

5–10 min präop.:
- 3 Kps. Na-Citrat (0,3 molar) = 30 ml oder
- Na-Citrat Pulver in 20–30 ml Wasser lösen und p.o.

Schwere allergische Diathese

Prophylaktische Gabe empfohlen bei
- Patienten mit anamnestischer Überempfindlichkeit gegenüber Kontrastmittel (10,9% Rezidivrate für schwere Reaktionen) und i.v.-Anästhetika
- Patienten mit allergischer Diathese (15,1% Rezidivrate für schwere Reaktionen beim Asthmatiker)
- bei erhöhten Plasmahistaminspiegel wie z. B. bei Chemonukleolyse mit Chymopapain bei Bandscheibenvorfall
- während spezieller chirurgischer Eingriffe (Verwendung von Palacos, Operation am Pankreas, nekrot. Gallenblase, Ösophagus, Lunge, Dickdarm), EK-Gabe älteren Datums!

Medikamentöse Prämedikation bei anaphylaktischer Prädisposition

Vorabend:
- Dimetinden (Fenistil) 2 Tbl. à 1 mg oder 1 Ret.Kps. à 2,5 mg und
- Cimetidin (Tagamet) 1 Kps. à 200 oder 400 mg und
- Prednisolon (Decortin) H 1 Tbl. à 50 mg

morgens:
- Dimetinden (Fenistil) 2 Tbl. à 1 mg oder 1 Ret.Kps. à 2,5 mg und
- Cimetidin (Tagamet) 1 Kps. à 200 oder 400 mg und
- Prednisolon (Decortin H) 1 Tbl. à 50 mg

oder vor Einleitung:
- Dimetinden (Fenistil) 0,1 mg/kg ≈ 2 Amp. à 4 mg als Kurzinfusion und
- Cimetidin (Tagamet) 5 mg/kg ≈ 2 Amp. à 200 mg und
- Prednisolon (Solu-Decortin) 100–250 mg i.v.

Endokarditisrisiko

- die perioperative antibiotische Endokarditisprophylaxe richtet sich nach dem individuellen Risiko des Patienten und dem Ort des vorgesehen Eingriffs
- sie erfolgt entweder
  oral (60 min vor dem Eingriff), d. h. auf Station oder
  i.v. (30 min vor dem Eingriff), d. h. in der Regel bei Narkoseeinleitung
  und ggf. 6–8 h postop.
- Empfehlungen s. Antibiotika/Endokarditisprophylaxe

Phäochromozytom

- ausreichende α-Blockade bis zum Vorabend der Op. mit:
  - Phenoxybenzamin (Dibenzyran): 2–3 × 20–40–(80) mg p.o.
    (Tagesdosis: bis 250 mg)
  - Prazosin (Minipress): 3 × 1 mg p.o. (Tagesdosis: 8–12 mg)
- gute Anxiolyse am Op.-Tag: z. B. Flunitrazepam 1–2 mg p.o.,
  Midazolam 5–15 mg po

>  **Cave:**
> - keine β-Blockade **vor** α-Blockade → linksventrikuläres Pumpversagen
> - kein Atropin!

7 Narkosesysteme

Klassifizierung der Narkosesysteme

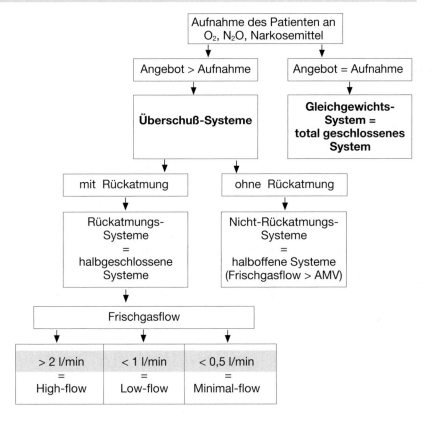

die früher gebräuchlichen Bezeichnungen „offen", „halboffen", „halbgeschlossen" und "geschlossen" sollten vermieden werden, besser erscheint die Unterteilung in Systeme ohne und Systeme mit Rückatmung.

Historie

Offene Narkosesysteme
- Auftropfen von Narkosemittel auf eine Maske (Schimmelbusch Maske)
- keine exakte Dosierung möglich
- keine Kontrolle der Zusammensetzung des eingeatmeten Gasgemisches
- kein Frischgasreservoir
  - Zustrom von Raumluft
  - Narkotikakonzentration abhängig von der Eigenatmung des Patienten

Rückatmungs-Systeme und Nicht-Rückatmungs-Systeme

Narkosesystem	Frischgasflow
„halboffen" High-flow „halbgeschlossen"	> Atemminutenvolumen ≈ 0,5 × Atemminutenvolumen
Niedrigflußnarkosen	
Low-flow-Anästhesie Minimal-flow-Anästhesie Narkose mit geschlossenen System	> 0,5 l/min u. < 1,0 l/min < 0,5 l/min = Gesamtgasaufnahme*

*O_2-Aufnahme ≈ 4 ml/kg/min; N_2O-Aufnahme ≈ 1,5 ml/kg/min

Nicht-Rückatmungs-Systeme

- in Nicht-Rückatmungs-Systemen (= halboffene Systeme) atmet der Patient ausschließlich Frischgas. Es erfolgt keine Aufbereitung und Rückführung (CO_2-Absorber nicht notwendig)
- bei Systemen ohne Reservoir muß der Frischgasflow 2–3 mal höher als das gewünschte AMV sein
- bei Systemen mit Reservoir entspricht der Frischgasflow im Idealfall dem gewünschte AMV

Vorteile
- Zusammensetzung Narkosegas = Frischgas
- gute Steuerbarkeit der Narkotikakonzentration durch Variation der Frischgaszusammensetzung
- geringer technischer Aufwand

Nachteile
- hoher Narkosemittel- und Gasverbrauch
- starke Belastung der Umgebung
- Atemgasklimatisierung unerläßlich

- **Ventilgesteuerte Systeme:** Rückatmung ausgeschlossen z. B. Ambu-, Ruben-Ventil u. a.

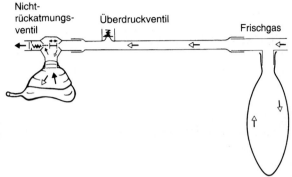

Abb. 7.1. Ventilgesteuertes Nichtrückatmungssystem: das patientennahe gerichtete Ventil verhindert Rückatmung

- **Flowgesteuerte Systeme ohne Ventil:** Rückatmung nur bei hohem Flow ausgeschlossen
z. B. Kuhn (hoher Flow patientennah), Mapleson A-C (hoher Flow mit patientennahem Überdruckventil) (nur für Kinder < 20 kg)

Abb. 7.2. Flowgesteuertes Nichtrückatmungssystem ohne Ventil (System nach Kuhn). Die Frischgaszufuhr erfolgt patientennah, eine Rückatmung muß durch hohe Frischgasflüsse verhindert werden

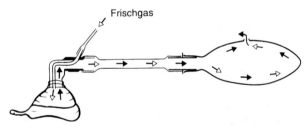

 die meisten Handbeatmungssysteme sind technisch oder funktionell Nicht-Rückatmungs-Systeme.

Rückatmungs-Systeme

- Rückatmungs-Systeme führen einen Teil des ausgeatmeten Gasgemisches nach CO_2-Elimination zurück
- im Narkosesystem besteht ein unidirektionaler Fluß mit einem Frischgasflow, der kleiner ist als das AMV
- das Ausmaß der Rückatmung ist abhängig von der Frischgaszufuhr: je größer der Frischgasflow ist, desto geringer ist der Rückatemanteil
- bei partieller Rückatmung wird das Rückatemsystem halbgeschlossen genutzt

- CO_2-Absorber (Mischungen aus 5% NaOH und 95% $Ca(OH)_2$ oder 100% $Ba(OH)_2$) sind Voraussetzung bei Rückatmungssystemen. Bei der chemischen Reaktion von CO_2 und Atemkalk entstehen Wasser und Wärme, die dem Patienten teilweise wieder zugeführt werden

$2 NaOH + CO_2 \rightarrow Na_2CO_3 + H_2O$
$Ca(OH)_2 + Na_2CO_3 \rightarrow CaCO_3 + 2 NaOH$
alternativ (vorwiegend in Nordamerika)
$Ba(OH)_2 + CO_2 \rightarrow BaCO_3 + H_2O$

> ☞ bei Frischgasflow deutlich höher als das AMV ist der Rückatemanteil vernachlässigbar und man kann auch von einem „funktionell halboffenen System" sprechen

Vorteile
- erhebliche Einsparung an Narkosegasen (Kosteneinsparung)
- verminderte Belastung der Umgebung (Arbeitsplatz, Atmosphäre)
- reduzierte Wärme- und Feuchtigkeitsverluste (bes. deutlich bei Narkosedauer > 60 min)

Nachteile
- höherer apparativer Aufwand
- längere Zeitkonstante (s. unten)
- schlechtere Steuerbarkeit

Gleichgewichts-System (= total geschlossenes System)

- ein Gleichgewichts-System (= total geschlossenes System) liegt dann vor, wenn das Angebot an O_2, N_2O und Narkosemittel jederzeit dem Bedarf des Patienten entspricht und kein Gas außer CO_2 das Narkosesystem verläßt

Charakteristika
- komplette Rückatmung der Expirationsluft (nach CO_2-Absorption)
- die Frischgaszufuhr entspricht dem Gasuptake durch den Patienten
- das Kreisteil muß vollkommen dicht sein
- das Überschußgasventil ist geschlossen

Einteilung der Rückatmungs-Systeme

- Kreissysteme (Narkosesysteme) ohne Frischgasflowkompensation
- Kreissysteme (Narkosesysteme) mit Frischgasflowkompensation

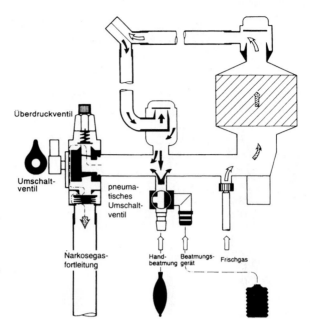

Abb. 7.3. Gasflüsse im Kreissystem bei manueller Beatmung (Inspiration), Knebel nach oben: Druckbegrenzung im Kreissystem durch regelbares, zur Narkosegasfortleitung geöffnetes Überdruckventil

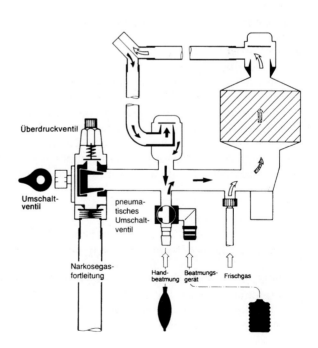

Abb. 7.4. Gleiches System wie in Abb. 7.3, Knebel waagerecht. Kreissystem zur Narkosegasfortleitung geschlossen

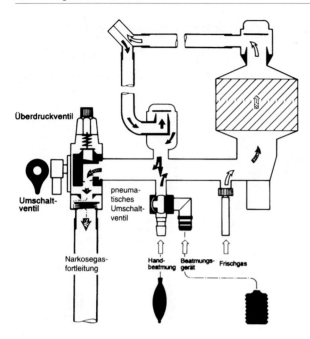

Abb. 7.5. Gleiches System
wie in Abb. 7.3, Knebel nach
unten: Kreissystem zur Narkosegasfortleitung geöffnet

Narkosegeäte ohne Frischgasflow-Kompensation (ohne Gasreservoir)

- z. B. Sulla 800 und 800 V (Dräger)
- während der Exspirationsphase wird überschüssiges Gas aus dem Atemsystem abgeleitet. Der Frischgasflow muß zumindest so groß sein, daß alle auftretenden Gasverluste durch das Frischgas ersetzt werden. Wird nicht genügend Frischgas zugeführt, um den zwangsentfalteten hängenden Beatmungsbalg ganz zu füllen resultiert eine Verminderung des Hubvolumens mit Abfall des AMV, des Spitzen- und des Plateaudrucks. Durch die exspiratorische Zwangsentfaltung durch das Eigengewicht des Beatmungsbalgs („bag") entwickelt sich bei ungenügender Gasfüllung ein Sog in den Atemwegen und eine Wechseldruckbeatmung

„Bag-in-bottle-Prinzip"
- bei Kopplung eines Kreissystems mit einem Narkosebeatmungsgerät wird das Frischgas und das Exspirationsgas in den Faltenbalg („bag") des Respirators geleitet. Dieser „bag" befindet sich in einer Druckkammer („bottle"). Durch Einleiten von Überdruck in die Druckkammer entleert sich der „bag" und die Inspiration beginnt
- z. B. Dräger Ventilog, Narkosespiromat 656, Engström ER 300, Ohmeda-Beatmungssystem 7800, Staxel Respirator

Narkosegeräte mit Frischgasflowkompensation (Gasreservoir)

- das Reservoir kann sowohl der Handbeatmungsbeutel (z. B. Dräger AV 1, Cicero, Megamed 700), als auch der stehende Beatmungsbalg des Narkosebeatmungsgerätes (z. B. Servo Beatmungssystem, Modulus, Cirrus) sein
- kurzfristige Volumenimbalancen werden durch das Reservoir ausgeglichen. Auch großvolumige Atembeutel der klassischen „Bag-in-bottle-Ventilatoren" (z. B. Ventilator 711, ELSA) dienen als Narkosegasreservoir

Frischgaseinleitung

Kontinuierliche Frischgaseinleitung
- z. B. Sulla 800 und 800 V (Dräger), Ventilator 711 (Siemens), Modulus (Ohmeda), Cirrus (Hoyer)
- Frischgas wird kontinuierlich während der In- und Exspiration in das System eingeleitet
- das Beatmungsvolumen ist abhängig von den Beatmungsparametern und dem Flow
- bei Flowreduktion wird das Inspirationsvolumen (aus Beatmungsbalg und Frischgas) verringert, sodaß das Beatmungsvolumen abnimmt (ggf. ist das Hubvolumen zu erhöhen)
  z. B. Beatmungshub = Hubvolumen + inspirat. Frischgasvolumen
  AMV = 10 x 700 ml/min, I:E 1:2 (20 s/40 s)
  - Frischgasflow 4 l/min: 567 ml Hubvolumen + 133 ml Frischgasvolumen in der Inspiration = 700 ml
  - Frischgasflow 0,5 l/min: 567 ml Hubvolumen + 17 ml Frischgasvolumen in der Inspiration = 584 ml

Diskontinuierliche exspiratorische Frischgaseinleitung
- z. B. AV 1 (Dräger), Cicero (Däger), Sulla 909 V (Dräger), Megamed 700 (Megamed)
- Frischgas wird nur während der Exspiration in das System eingeleitet, während der Inspiration kommt das Frischgas aus dem Gasreservoir (Handbeatmungsbeutel)
- das Beatmungsvolumen wird nicht vom Frischgasflow (bei Flowreduktion) beeinflußt

Alternative Frischgasentkopplung
- z. B. Servo Anästhesiesystem (Siemens), ELSA (Engström)
- alternative Konzepte sind die diskontinuierliche inspiratorische Frischgasdosierung (Servo Anästhesiesystem) oder die elektronische Abstimmung der Inspirationszeit auf den Frischgasflow (ELSA)

Applikation von Gasen und volatilen Anästhetika

Zentrale Gasversorgung

- Zuführung der Gase (Sauerstoff, Lachgas, Druckluft) über eine zentrale Gasversorgung (Druck 5,0 bar, der am Narkosegerät auf 1,5 bar reduziert wird)
- Dosierung mittels Flowmeter (Gasflußröhrchen)
- nach DIN 13 252 genormte Leitungen
- nach farbig nicht gekennzeichnetem Intervall → Umstellung auf europäische ISO 32-Norm geplant: Sauerstoff weiß, Lachgas blau, Druckluft weiß/schwarz

Dezentrale Gasversorgung

- Zuführung der Gase ist auch über Druckflaschen möglich (Druck max. 60 bar für N_2O, max. 200 bar für O_2, Reduzierventile vermindern den Gasdruck auf $\approx 5{,}0$ bar, der am Narkosegerät weiter auf 1,5 bar reduziert wird)
- O_2 liegt als komprimiertes Gas vor, die Aufbewahrung erfolgt derzeit noch in blauen Stahlflaschen. Die Herstellung erfolgt großtechnisch durch fraktionierte Kondensation und Destillation nach dem Linde-Verfahren. Der Gasvorrat ist dem Manometerdruck proportional. Der Gasvorrat läßt sich nach dem Boyle-Mariotte-Gesetz ($P \times V =$ konst.) errechnen
  O_2-Gehalt = Sauerstoff (Liter) = P (Manometerdruck) × V (Flaschenvolumen)
  z. B. 50 bar × 10 l = 500 l
- N_2O wird derzeit in grauen Stahlflaschen aufbewahrt (GB, USA in blauen Stahlflaschen $\approx$ neue ISO 32 Norm). 75% liegt in flüssiger Form vor, der Rest ist gasförmig und steht im Gleichgewicht mit der flüssigen Form. Seine kritische Temperatur beträgt 36,5°C, sein kritischer Druck 72,6 bar. Umwandlung vom flüssigen in den gasförmigen Zustand benötigt Wärme → bei Entnahme von Lachgas aus der Flasche kommt es zu Abkühlungsvorgängen. Druck innerhalb der Lachgasflasche bleibt gleich, bis die Flasche fast leer ist, d. h. es ist kein Rückschluß vom Druck in der Flasche auf den Füllungszustand möglich. Erst wenn das flüssige Lachgas vollständig aufgebraucht ist, kommt es zu einem raschen Druckabfall in der Flasche. Der **Füllungszustand** einer Lachgasflasche läßt sich somit **nur durch Wiegen** bestimmen, (Leergewicht der Flasche ist außen markiert)

  Lachgasgehalt = N_2O (Liter) = (Istgewicht – Sollgewicht) × 500

Volatile Anästhetika

werden mit Hilfe von „Verdampfern" dem System zugeführt
- **Bypassysteme** (z. B. Ohmeda TEC 4, 5–6, Dräger Vapor 19.n.)
  Hier wird ein Teil des Frischgasflows im Bypass durch die Verdunsterkammer geleitet, der andere Teil umgeht den Verdampfer. Durch Änderung des Verhältnisses ändert sich die Konzentration des Anästhetikums. Die effektive Konzentration ist abhängig von Frischgasflow, Temperatur und Verdampferoberfläche

- **Venturi- oder Vergasersysteme** (z. B. Siemens Vaporizer)
  Hier wird das Anästhetikum über eine Venturi-Düse zerstäubt und vom Frischgas mitgenommen. Ein Drosselventil im Frischgasflow variiert die Konzentrationseinstellung. Bei älteren Modellen darf das Tidalvolumen 75 ml nicht unterschreiten!
- **Zumischsysteme** (z. B. Engström-Heizkammervergaser) pumpen das Narkosegas unter Druck in eine Heizkammer, in der es verdampft und portioniert dem Frischgas zugesetzt wird. Sie erlauben eine exakte Dosierung und sind praktisch flowunabhängig

Sicherheitsvorschriften für Narkosegeräte

- inspiratorische O_2-Messung
- O_2-Mangelsignal und Lachgassperre (wenn Druck unter 2,2 bar abfällt)
  Cave: bei Anschluß an zentrale Gasversorgung wird die Lachgassperre nur bei Diskonnektion der O_2-Kupplung aktiv
- O_2-Flush (O_2-Flow 30–70 l/min unter Umgehung des Verdampfers)

Niedrigflußtechniken (Low-flow, Minimal-flow)

- Niedrigflußtechniken (Low-flow, Minimal-flow) sind Narkosen mit halbgeschlossenem Rückatemsystem, bei denen der Rückatemanteil mindestens 50% beträgt
- wird der Frischgasfluß stark reduziert kommen sie der Anästhesie im geschlossenen System bereits sehr nahe
- zur Vermeidung hypoxischer Gasgemische muß dem O_2-Verbrauch (VO_2) vermehrt Aufmerksamkeit geschenkt werden

Frischgasflow und Rückatmungsanteil

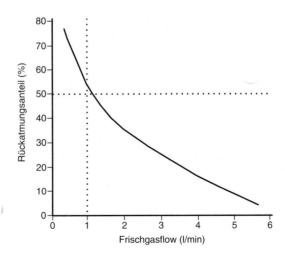

Abb. 7.6 Frischgasflow und Rückatmungsanteil

Rückatmungsanteil (%)

Frischgasflow (l/min)

Vorteile der Niedrigflußnarkose gegenüber der High-flow-Technik
- niedrige Betriebskosten von 60–75%
- verminderte Umgebungsbelastung um 70–90%
- Klimatisierung der Atemgase (Wärme, Feuchte)

Gasaufnahme

O_2-Aufnahme
- nach Erreichen einer ausreichenden Narkosetiefe sinkt die Sauerstoffaufnahme ungefähr auf den Grundumsatz ab. Sie läßt sich nach der
  Brody-Formel: $VO_2 = 10{,}15 \times KG^{0{,}73}$ (KG = Körpergewicht in kg), der
  Kleiber-Formel: $VO_2 = 10 \times KG^{3/4}$ (KG = Körpergewicht in kg) oder nach Arndt und Stock:
  $VO_2 = 3{,}75 \times KG + 20$ ml/min für 10–40 kg (KG = Körpergewicht in kg)
  $VO_2 = 2{,}5 \times KG + 67{,}5$ ml/min für 40–120 kg (KG = Körpergewicht in kg)
  bestimmen
  $\rightarrow$ **Vereinfacht $VO_2 \approx$ 3–4 ml/kg/min**

Körpergewicht	60 kg	70 kg	80 kg	90 kg	100 kg
O_2-Bedarf	218 ml	243 ml	268 ml	293 ml	318 ml

Lachgasaufnahme
- die Lachgasaufnahme ist zu Beginn der Narkose hoch (bei Normalgewichtigen $\approx$ 1 l/min in der 1. min). Sie sinkt mit zunehmender Dauer exponential ab, da mit zunehmender Sättigung im Blut die alveoloarterielle Partialdruckdifferenz abnimmt

Aufnahme von Inhalationsanästhetika
- die Aufnahme von Inhalationsanästhetika folgt wie Lachgas einer Exponentialfunktion in Abhängigkeit vom Blut-Gas-Verteilungskoeffizienten

Gesamtgasaufnahme bei Niedrigflußnarkosen

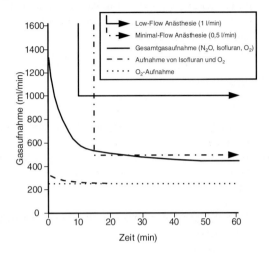

Abb. 7.7. Gesamtgasaufnahme bei
Niedrigflußnarkosen

Praxis der Niedrigflußnarkose

Initialphase
- erfolgt mit vergleichsweise hohem Frischgasflow von 4–6 l/min
  z. B.: ≈ 4,5 l/min (1,5 l/min O_2, 3,0 l/min N_2O)
- nach ≈ 6–8 min ist die **Denitrogenisierung** abgeschlossen
- nach ≈ 10 min ist die Einwaschphase für O_2 und N_2O (30%/70%) abgeschlossen und die Gesamtgasaufnahme beträgt noch ≈ 600 ml/min
- nach 10–15 min erreicht beim Erwachsenen die exspiratorische Anästhetikakonzentration bei den eingestellten Verdampfereinstellungen einen MAC-Wert von ≈ 0,8
- die Initialphase ist bei **Low-flow-Anästhesie** nach **10 min** abgeschlossen
- die Initialphase ist bei **Minimal-flow-Anästhesie** nach **15–20 min** abgeschlossen

Wechsel von hohem zu niedrigem Frischgasfluß
- ist nach Abschluß der Initialphase möglich, also bei Low-flow-Anästhesie nach 10 min, bei Minimal-flow-Anästhesie nach 15–20 min

Charakteristika der Niedrigflußnarkosen

Narkosegaszusammensetzung

- bei hohem Flow wird nur ein geringer Teil wirklich zurückgeatmet. Der größte Teil wird als Überschußgas abgeleitet. Die Zusammensetzung des Narkosegases entspricht im wesentlichen der des Frischgases

- bei der Niedrigflußnarkose hingegen wird die Zusammensetzung des Narkosegases wegen des hohen Rückatemanteils entscheidend von der Ausatemluft bestimmt Der Uptake von O_2, N_2O und Narkosemittel ändert sich im zeitlichen Ablauf einer Narkose.

  In den ersten 30–45 min wird eine Zunahme der O_2-Konzentration beobachtet (N_2O-Uptake noch hoch), danach nimmt sie wieder ab (N_2O akkumuliert)

Inspiratorische O_2-Konzentration

- da mit der Flowreduktion das Rückatmungsvolumen zunimmt kann eine inspiratorische O_2-Konzentration von 30% nur aufrechterhalten werden, wenn die Sauerstoffkonzentration im Frischgasflow gesteigert wird
- je niedriger der Flow, desto stärker wird die O_2-Konzentration vom O_2-Verbrauch beeinflußt und desto höher muß folglich die O_2-Konzentration im Frischgas sein, damit eine ausreichend hohe O_2-Konzentration aufrechterhalten weden kann
- die resultierende inspiratorische O_2-Konzentration (F_iO_2) läßt sich aus folgender Formel kalkulieren:

$$F_iO_2 = \frac{\text{Vol. } O_2 - VO_2}{\text{Vol. ges} - VO_2}$$

Vol. O_2 = Volumen des eingestellten O_2-Flows
Vol. ges = Volumen des eingestellten Frischgasflows
VO_2 = kalkulierter O_2-Verbrauch

| | \multicolumn{3}{c}{Frischgasflow} | | |
	gesamt l/min	O_2 l/min	N_2O l/min	Frischgas- O_2-Anteil	F_iO_2
"halboffen"	9	3	6	30%	0,3
High-flow	3	1	2,0	30%	0,3
Low-flow	1,0	0,5	0,5	40–50%	0,3
Minimal-flow	0,5	0,3	0,2	50–60%	0,3
total geschlossen	0,4*	0,3	0,1	> 70%	0,3

*O_2-Aufnahme $\approx$ 3–4 ml/kg/min; N_2O-Aufnahme $\approx$ 1,5 ml/kg/min

- die O_2-Konzentration ändert sich kontinuierlich, auch abhängig vom individuellen O_2-Verbrauch. Bei Erreichen des Grenzwertes von 30% O_2 soll der O_2-Flow um 10% des Gesamtflow erhöht werden, der N_2O-Flow in gleichem Maß vermindert. (z. B. bei Low-flow [1 l/min]: O_2 von 500 ml auf 600 ml, N_2O von 500 ml auf 400 ml)
- die inspiratorische O_2-Konzentration kann drastisch abnehmen, wenn Veränderungen nicht rechtzeitig erkannt und beseitigt werden.
  (Leckagen, Abfall des Frischgasflows, Erhöhung des N_2O-Anteils bei gleichem Gesamtflow, Zunahme des O_2-Verbrauchs oder Rückgang der N_2O-Aufnahme mit zunehmender Narkosedauer, Stickstoff- und Argon- Akkumulation bei unzureichender Denitrogenisierung)

Beispiel:
z. B. Frischgasflow = 1 l/min, VO_2 = 3,5 ml/min/kg; 70 kg Patient ($\approx$ 250 ml/min)
O_2-Abfall von 500 auf 400 ml/min $\rightarrow$
O_2 = 500 ml/min, N_2O = 500 ml/min $\rightarrow$ F_iO_2 $\approx$ 33%
O_2 = 400 ml/min, N_2O = 500 ml/min $\rightarrow$ F_iO_2 $\approx$ 23%

Inspiratorische Inhalationsanästhetika-Konzentration

Mit der Flowreduktion nimmt, außer bei den Zumischsystemen, auch die
Narkosemittelmenge ab, die dem System zugeführt wird.
Um die erreichte Konzentration von z. B. 0,8 MAC aufrechtzuerhalten muß
am Verdampfer ein höherer Wert eingestellt werden

	Halothan Vol.-%	Isofluran Vol.-%	Enfluran Vol.-%	Sevofluran Vol.-%	Desfluran Vol.-%
MAC Wert	0,8	1,2	1,7	2	6–7
High-flow	1,0	1,5	2,5	2,5	4–8
Low-flow	1,5–2,0	2,0	2,5–3,0	3	4–8
Minimal-flow	2,5–3,0	2,5	3,0–3,5	3,5	plus 1%

Zeitkonstante

- die Zeitkonstante (t) beschreibt die Geschwindigkeit von Ein- und Auswasch-
prozessen eines Systems

$$t = \frac{Vol_{System}}{Vol_{Aufn}}$$

Vol_{System} = Geräte- und Lungenvolumen, Vol_{FG} = Frischgasflow
Vol_{Aufn} = Gesamtgasaufnahme

- Die **Zeitkonstante** eines Narkosesystems ist **umgekehrt proportional zum
Frischgasflow** (bei konstanter Gesamtgasaufnahme und Systemvolumen): je
niedriger der Frischgasflow, desto größer ist die Zeitkonstante

Zeitkonstante

High-flow	2 min
Low-flow	11 min
Minimal-flow	50 min

- nach 3 Zeitkonstanten hat die Anästhetikakonzentration $\approx$ 95% der im Frischgas vorgenommenen Konzentrationsänderung erreicht

	% der Sollkonzentration
1 × t	63
2 × t	87
3 × t	93

- bei High-flow führt die Änderung der Frischgaszusammensetzung zu einer raschen, gleichsinnigen Veränderungen der Anästhetikakonzentration im Kreisteil
- bei Niedrigflußnarkosen führen selbst drastische Veränderungen der Frischgaszusammensetzung nur verzögert und mit zeitlich großer Latenz zu Veränderungen der Anästhetikakonzentration im Kreisteil

Steuerung der Niedrigflußnarkose

- bei einem Flow von 0,5 l/min und entsprechend langer Zeitkonstante ist eine akzidentelle Über- oder Unterdosierung nahezu ausgeschlossen

Soll die Narkosetiefe in kurzer Zeit verändert werden, muß
- der Frischgasflow auf 4–5 l/min erhöht werden. Die Frischgaseinstellung muß dann entsprechend verändert werden ($\approx$ 0,5 Vol.-% unter/über dem gewünschten inspiratorischen Sollwert). Nach Erreichen der Narkosetiefe kann der Flow wieder reduziert werden
- alternativ i.v.-Gabe eines Hypnotikums/Analgetikums

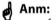 **Anm:**
- aufgrund der langen Zeitkonstante kann der Verdampfer – je nach Narkoselänge – $\approx$ 15–30 min vor Op.-Ende geschlossen werden, 5–10 min vor Extubation Umstellen auf hohen Gasfluß mit 100% O_2

Anforderungen an das Narkosesystem: Eignung von Narkosegeräten
- Gasdosiereinrichtung mit ausreichender Graduierung der Flowmeßröhren im Niedrigflußbereich (50–100 ml/min)
- Narkotikaverdampfer mit Flowkonstanz der Abgabeleistung
- Dichtigkeit: max. Leckageverluste von 100 ml/min bei 20 mbar
- CO_2-Absorber mit ausreichende Kapazität auch bei hohem Rückatemanteil

Monitoring von Niedrigflußnarkosen

Narkosesystem
- **Atemwegsdruck** (untere Alarmgrenze 5 mmHg unter Spitzendruck)
- **Atemminutenvolumen** (Alarmgrenze 0,5 l unter angestrebtem Sollwert)

Gaszusammensetzung
- **inspiratorische O$_2$-Konzentration** (Alarmgrenze bei 28–30% O$_2$) → fakultativ auch exspiratorisch
- Messung der **Anästhetikakonzentration** (in- und exspiratorisch) im System, wenn Flow < 1,0 l/min
- **fakultativ** in- und exspiratorische **CO$_2$-Konzentration** (Kapnometrie), da erhöhte Belastung des Atemkalks
- evtl. Lasgaskonzentration (in- und exspiratorisch) zur Erkennung von Fremdgasakkumulation

Patientenüberwachung
- EKG, Blutdruck, Pulsoxymeter, Temperatur

Kontraindikationen für Niedrigflußnarkosen

- Maligne Hyperthermie
- Bronchospasmus, Status asthmaticus bei Geräten ohne Gasreservoir (Air-trapping wird begünstigt)
- Septikämien
- Rauchgasvergiftung
- Fremdgasakkumulation (mit hoher Fett- und Wasserlöslichkeit)
  - Ethanol (Alkoholintoxikation)
  - Aceton (entgleister Diabetes mellitus)
  - CO (starker Raucher, Massentransfusion, Hämolyse)
  Cave: trockener Atemkalk!
- unzureichende Gasdosiereinrichtungen im Niedrigflußbereich
- Ausfall der kontinuierlichen Sauerstoffmessung
- erschöpfter Atemkalk
- Kurznarkosen (< 15 min)
- mangelnde Dichtigkeit des Narkosesystems
  - ungeblockte Tuben
  - Maskennarkose
  - Bronchoskopie

Low-flow in der Kinderanästhesie

- Definitionsproblem: Low-flow-Anästhesie beim Erwachsenen (Frischgasflow = 1 l/min) entspricht High-flow beim Kleinkind (bezogen auf den Rückatemanteil)
- eine vorsichtige Flowreduktion ist auch beim Kind möglich
  Cave:
  - hoher Anteil kurzdauernder Eingriffe
  - Notwendigkeit der häufigen, schnellen Änderung der volatilen Anästhetikakonzentration macht die Durchführung problematisch
  - Dichtigkeit des Narkosesystems (ungeblockte Tuben) nicht immer gewährleistet

Eignung von Inhalationsanästhetika zur Niedrigflußnarkose

Halothan
- Möglichkeit der Bildung von Haloalkenen mit trockenem Atemkalk (2-Bromo-2-Chloro-1,1-Diflouroethylen; BCDFE), toxische Werte (250 ppm) auch im Modell nie erreicht
- Niedrigflußnarkosen mit Halothan prinzipiell möglich, ein Frischgasflow < 1 l/min wird nicht empfohlen

Isofluran
- niedriger Blut/Gas-Verteilungskoeffizient (schnelles An- und Abfluten)
- niedriger MAC-Wert (rasches Erreichen ausreichender Narkosetiefe)
- geringe Metabolisierungsrate (fehlende Toxizität, niedriger Uptake)
- einfache Narkoseführung
- von den konventionellen Inhalationsanästhetika für die Durchführung von Niedrigflußnarkosen am besten geeignet

Enfluran
- individueller Uptake stark von Gewicht und Konstitution des Patienten abhängig
- eignet sich für alle Formen der Niedrigflußnarkose

Sevofluran
- niedrige Löslichkeit (schnelles An- und Abfluten)
- hohe Metabolisierungsrate
- Gefahr der Akkumulation von Compound A und Fluoridionen
- Frischgasfluß mind. 2 l/min (Empfehlung der FDA)
- EG-Staaten: ohne Einschränkung zugelassen
- ist für die Low-flow-Anästhesie geeignet, ein Frischgasfluß < 1 l/min wird nicht empfohlen
- abschließende Beurteilung der Toxizität steht aus

Desfluran
- sehr niedriger Blut/Gas-Verteilungskoeffizient (schnelles An- und Abfluten)
- geringe anästhetische Potenz (hoher MAC-Wert, Kosten)
- geringe Metabolisierungsrate (fehlende Toxizität, niedriger Uptake)
- Bildung von Kohlenmonoxid mit trockenem Atemkalk
- ist hervorragend für die Durchführung von Niedrigflußnarkosen geeignet

8 Atemwegsmanagement

Intubation

Intubationsarten

- orotracheale (immer bei Notfall-Intubation) und
- nasotracheale Intubation (→ bessere Tubusfixierung bei Neugeborenen und Kleinkinder!)

Intubationskriterien

- Nichtnüchterne, sowie alle aspirationsgefährteten Patienten:
  - Nottfallpatient
  - Patient im Schock
  - Schwangere Patientinnen nach der 12. SSW
  - Patienten mit ausgeprägtem Aszites, mit Refluxkrankheit, mit Pylorus-stenose, Kinder zum elektiven Eingriff in den späten Mittagsstunden → Ileuseinleitung mit Krikoid-Druck (Sellinck-Handgriff)!
- Eingriffe mit Pneumoperitoneum
- Eingriffe im Kopf- und Halsbereich
- abdominelle, thorakale Eingriffe
- Eingriffe in Bauchlagerung
- operative Eingriffe in Allgemeinanästhesie mit voraussichtlicher Narkosedauer >30–45 min (ggf. Larynxmaske unter Beachtung von Kontraindikationen)

Sichere Intubationszeichen

- CO_2-Nachweis (4–5 Vol.-% ≈35- 40 mmHg) in der exspirierten Luft über mehrere Minuten
  - **Cave:** CO_2-produzierende Antacida, Cola-Effekt
  - niedrige CO_2-Werte trotz korrekter Intubation bei low-output-Syndrom bzw. eingeschränkter pulmonaler Perfusion (z. B. massive Lungenembolie)
- direkte Inspektion des Tubusverlaufs durch die Stimmbänder
- bronchoskopische Verifikation der intratrachealen Tubuslage

Tubusarten

Magill	Standardtubus
Murphy	mit seitlichen Auge
Oxford-non-kinking (ONK)	bei schwieriger Intubation zu empfehlen!
Woodbridge	Spiraltubus zum Offenhalten des Tubuslumen
Kuhn	S-förmig vorgeformter Tubus
High-volume-low-pressure(Lanz)-Tubus	im intensivmedizinischen Bereich: selbstregulierender Cuff-Druck
Carlens-Tubus	historischer linksseitiger Tubus mit Karinasporn
White-Tubus	rechtsseitiger Tubus mit Karinasporn (Öffnung am Cuff für die Ventilation des rechten Oberlappens)
Robertshaw-Tubus	links oder rechtsseitiger Doppellumentubus ohne Karinasporn mit schlitzförmiger Öffnung im distalen Cuff zur Belüftung des rechten Oberlapppens, 3 verschiedene Modellgrößen: klein, mittel, groß (ID = 8,0; 9,5; 11 mm)
Mallinckrodt (Bronchocath)-Tubus bzw. Rüsch-Doppellumentubus	links oder rechtsseitiger Doppellumentubus, ohne Karinasporn, mit schrägverlaufenden blauen Cuff und distaler Öffnung zur Ventilation des rechten Oberlappens Größen: 35, 37–39 Ch für Frauen, 39 und 41 Ch für Männer Rüsch-Doppellumentubus ab CH 26 Mallinckroth Bronchocath ab CH 28 erhältlich
Sheridan-I-Tubus	mit zweiteiligen endobronchialen Cuff und großer dazwischenliegender Öffnung
Bronchusblocker (Univent) Wave-Cuff-Tubus	Single-Lumentubus mit dünnem Seitenkanal durch den ein Katheter mit Bronchusblockermanschette geführt werden kann wellenförmiger Cuff zur Sekretaufnahme
Combitube	Doppellumentubus, der die Funktionen eines Endotrachealtubus und eines Ösophagusverschlußtubus in sich vereint
RAE-Tubus AGT-Tubus Polar-Tubus	anatomisch geformte Tuben, die über die Stirn oder den Unterkiefer ausgeleitet werden können
Lasertubus	speziell beschichteter nichtentflammbarer Tubus für die laryngeale Laserchirurgie (doppelter Cuff wird mit NaCl 0,9% gefüllt)

Unsichere Intubationszeichen

- Thoraxexkursionen
- Beschlagen der Tubusinnenwand mit Atemfeuchtigkeit
- auskultatorisches Atemgeräusch (gerade bei Kindern!)
- Konstanz der pulsoxymetrischen Sättigung über längere Zeit

Unterdrückung des Intubationsreizes

besonders notwendig bei Patienten mit KHK
- Aussprühen des Hypopharynx mit **4%igem** Xycolcain**spray** vor der Intubation
- i.v.-Gabe von 2%igem Lidocain (1 mg/kg)
- Narkoseinduktion mit hohen Opioiddosen oder tiefer Inhalationsnarkose

Tubusgröße Erwachsene

Frauen: 7,0–8,0 Innendurchmesser (ID)
Männer: 7,5–8,5 ID
(Ch = (ID x 4) + 2)
→ Patienten mit pulm. Obstruktion sollten einen möglichst großen Tubus erhalten!

Tubusgröße Kinder

s. Kinderanästhesie

Komplikationen der Intubation
- Verletzungen des Aryknorpels oder Dislokation
- Verletzung der Stimmbandebene → Granulom- und Ulcerationsbildung
- Zahnschäden/-Dislokation
- Blutung und Schwellung bei forcierter Intubation
- bei einseitiger Intubation: Ausbildung einer Totalatelektase + konsekutive Hypoxämie
- bei ösophagealer Fehlintubation: Hypoxämie und Regurgitation von Magensaft
  → Gefahr der Aspiration
- bei Intubation mit Führungsdraht: Verletzung der Trachea
- Ruptur der Trachea und des Bronchus
- Glottisödem
- Lähmungen des Nervus lingualis

Larynxmaske (LM)

- von Brain 1983 entwickelt und 1985 in die Klinik eingeführt
- wiederverwendbar (laut Hersteller mehr als 100-fach sterilisierbar)
- keine Muskelrelaxierung zum Einlegen der Larynxmaske notwendig, Unterdrückung der Pharynx/Larynxreflexe am besten mit Propofol
- Schonung der Stimmbänder (Sänger!)
- **Vorteil:**
  - einfache erlernbare Methode
  - geringerer Zeitaufwand zum Einlegen der LM
  - keine Muskelrelaxierung notwendig

- **Nachteil:**
  - pharyngeale und laryngeale Reaktionen bei inadäquater Anästhesietiefe
  - fehlender Aspirationsschutz
  - Deflektion der Epiglottis (bis zu 63%) bzw. deren Verletzung
  - Fehllagen (20–35%)

Mögliche Indikationen für LM

- Eingriffe an den Extremitäten, Herniotomien, Konisationen etc.

Kontraindikation für die LM

- nichtnüchterner oder aspirationsgefährtete Patient
- Patienten mit geringer Lungencompliance und hohem Resistance
- Patienten mit Kardiainsuffizienz, Hiatushernien (z. B. peptische Ösophagusulcera)
- extreme Adipositas
- Atemwegsobstruktionen
- operativer Eingriff bei dem der Zugang zu den oberen Luftwegen gesichert sein muß

Größeneinteilung der Larynxmaske

Größe	Gewichtskategorie	Füllvolumina des Cuff
I	bis 6,5 kg	4 ml
II	6,5–20 kg	10 ml
IIb	20–30 kg	14 ml
III	20–50 kg	20 ml
IV	50–90 kg	30 ml
V	> 90 kg	40 ml

 Merke:
Die Larynxmaske bietet keinen sicheren Aspirationsschutz und verhindert auch nicht die Insufflation von Luft bei **hohem** Beatmungsdruck!

Schwierige Intubation

Nichteinheitliche Definition:
- häufig wird der Begriff **schwierige Intubation** mit dem der **schwierigen Laryngoskopie** gleichgesetzt

Definitionen

Schwierige Intubation
- eine **schwierige Intubation** liegt dann vor, wenn mit konventioneller Laryngoskopie mehr als **drei** Versuche notwendig sind, den Tubus korrekt zu plazieren oder der Intubationsvorgang länger als **10** min dauert

Schwierige Atemwege
- **schwierige Atemwege** liegen dann vor, wenn ein durchschnittlich ausgebildeter Anästhesist Schwierigkeiten bei der Durchführung einer adäquaten Maskenbeatmung und/oder der Intubation hat

Schwierige bzw. inadäquate Maskenbeatmung
- O_2-Sättigung < 90%
- Zyanose
- nichtmeßbarer exspiratorischer Gasflow
- keine Thoraxexkursion
- fehlendes Atemgeräusch
- Dilatation des Magens (Regurgitations-/Aspirationsgefahr!)
- durch Hyperkapnie und Hypoxie bedingte hämodynamische Veränderungen (HF ↑, RR ↑, später ↓)

Schwierige Laryngoskopie
- **Schwierige Laryngoskopie** bedeutet, daß sonst sichtbare Larynxanteile nicht eingesehen werden können → Cormack und Lehane-Einteilung: Grad III oder IV

Einteilung „Schwierige Laryngoskopie" nach Cormack, Lehane (1984)

Grad I	Stimmbänder komplett einsehbar
Grad II	nur Aryregion und hinterer Abschnitt der Stimmritze sichtbar
Grad III	nur Epiglottis sichtbar
Grad IV	nur weicher Gaumen einsehbar (Epiglottis nicht sichtbar)

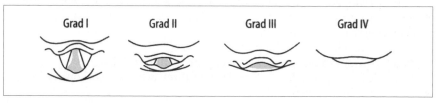

Abb. 8.1. Laryngoskopisches Bild des Larynxeingangs (Einteilung nach Cormack). Grad I–IV zeigen eine zunehmend kleiner werde Anzahl der sichtbaren Strukturen. I: Glottis, Stimmbänder und umgebenden Strukturen sind sichtbar; IV: nur die Epiglottis ist sichtbar

Bedeutung der Atemwegssicherung

- bei den Ursachen **anästhesiologischer Komplikationen** mit gerichtlichen Konzequenzen, welche von 1985–1996 in den USA auftraten, nehmen nach Cheney **respiratorische Probleme** mit **28%** aller Fälle den ersten Platz ein
- hiervon beruhten wiederum 28% der Fälle auf inadäquate Ventilation oder Oxygenierung, 21% auf eine schwierige Intubation und 19% auf eine nichtbemerkte ösophageale Fehlintubation

Inzidenz der schwierigen Intubation

- durchschnittliche Inzidenz der schwierigen Intubation: ≈ 1–6%

 Merke:
- Schwierige Intubation vorwiegend
  - bei Schwangeren mit einer Inzidenz von 1:300 (v. a. bei Präeklampsie/Eklampsie) → 10 × höher als bei nichtschwangeren Patientinnen
  - bei *kardiochirurgischen* Patienten mit einer Inzidenz von 1:100
  - erhöhte Inzidenz auch bei Patienten mit Diabetes mellitus (stiff man syndrome) oder chronischer Polyarthritis
- die meisten Patienten mit schwierigen Intubationsbedingungen erleiden einen Schaden, nicht infolge der Unmöglichkeit der Intubation, sondern weil man die Intubationsversuche nicht rechtzeitig einstellte und alternative Verfahren zur Patientenoxygenierung anwendete!

Allgemeine Zeichen und warnende Hinweise für eine schwierige Intubation

- tiefsitzender und **steilgestellter Kehlkopf** (Tastbefund!) und kurzer dicker Hals
- **eingeschränkte Beweglichkeit** im Atlantooccipitalgelenk wie z. B. bei Morbus Bechterew, primärer chronischer Polyarthritis (Grade II-IV nach D´Arcy), Zustand nach HWS-Trauma oder HWS-Prolaps-Operation mit Implanation eines Knochenspanns
- **monströse Struma** und Tracheaverlagerung
  → Beurteilung des Tracheaverlaufs im Thoraxröntgenbild bzw. Tracheazielaufnahme!
- vorstehende, prominente obere Schneidezähne
- **Schwangere** Patientinnen infolge
  - gut durchbluteter und vulnerabler Mukosa
  - allgemeiner Ödemneigung (ggf. Larynx- u. Zungenödem)
  - große Mammae, welche schon das Einführen des Laryngoskop erschweren
- Lippen-Kiefer-Gaumenspalte
- Epiglottitis (vorwiegend Kinder)
- **Makroglossie** bei Akromegalie, M. Down, Patienten mit Quinke-Ödem, Mucopolysaccharidose, Amyloidose, Glykogenosen, Myxoedem
- anatomische Varianten und Syndrome

- isolierte ausgeprägte **Mikro**/Makrognathie oder **Prognathie**
- Mundöffnung < 2cm
- Kiefergelenkankylose
- oder folgende Syndrome:

Syndrom	Anästhesie relevante Veränderungen
Pierre-Robin	Gaumenspalte, Unterkieferspalte, Unterentwicklung des Unterkiefers → Mikrognathie
Treacher-Collins	Mikrognathie, Choanalatresie
Franceschetti-Zwahlen = Dysostosis mandibulofacialis	Mittelgesichtshypoplasie (Vogelgesicht), Mikrognathie, Ohrmißbildung, manchmal Taubheit
Klippel-Feil	Kurzhals, Halswirbelblockbildung, ggf. Gaumenspalte
Pfaundler-Hurler	großer plumper Schädel, Makroglossie, kurzer Hals
Akromegalie	Makroglossie, Schleimhauthyperplasie, Progenie

- postoperative Blutung im Halsbereich → frühzeitige Reintubation von Karotispatienten bei zunehmenden Schluckbeschwerden und Heiserkeit → bei Intubationsproblemen **sterile Eröffnung** der Operationswunde zur Entlastung durch den Chirurgen (immer HNO-ärztliches oder chirurgisches „stand-by" zur Reintubation organisieren!)
- Mundbodenphlegmone, bekanntes Zungengrund- oder Larynx-Karzinom, Schluckstörungen und Globusgefühl, Atemnot, Stridor, Heiserkeit/Aphonie
- Zustand nach Neck dissection mit subhyoidaler Ausräumung, Hemimandibulektomie
- Zustand nach Bestrahlung im HNO-Bereich
- Tumoren mit Obstruktion der Atemwege
- Verätzungen und Vernarbungen im Halsbereich
- Verbrennungen/Inhalationstrauma

Klinische Screeningverfahren bezüglich einer schwierigen Intubation

Wichtig ist die Anamneseerhebung bei der Prämedikation bezüglich früher aufgetretenen Intubationsschwierigkeiten!
- **höheres Mallampati-Stadium** (Klassifikation wurde durch Samsoon und Young in 4 Stadien modifiziert)
  - Nichtsichtbarkeit des weichen Gaumens (Stadium IV) → in > 50% der Fälle ist der Kehlkopf laryngoskopisch nichteinsehbar!
  - Sensitivität je nach Untersuchung: 42–66%
  - Spezifität je nach Untersuchung: 65–84% (die Orginalarbeit von Mallampati ging von einer Sensitivität > 95% und einer Spezifität von nahezu 100% aus!)
  - Durchführung: Patient sitzt dem Untersucher gegenüber, Kopf in Neutralposition, maximale aktive Mundöffnung, Zunge maximal herausgestreckt

Klasse	sichtbare Strukturen
I	weicher Gaumen, Pharynxhinterwand, Uvula, vordere + hintere Gaumenbögen sichtbar
II	weicher Gaumen, Pharynxhinterwand und Uvula sichtbar
III	weicher Gaumen und nur Uvulabasis sichtbar
IV	nur harter und nicht weicher Gaumen sichtbar

modifiziert nach Samsoon & Young

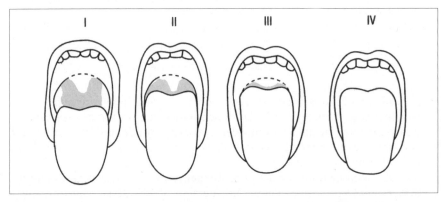

Abb. 8.2. Einschätzung einer schwierigen Intubation. Mallampati-Klassifikation der Atemwege: I weicher Gaumen, Fauces, Uvula sowie vorderes und hinteres Tonsillarbett sind sichtbar; II weicher Gaumen, Fauces und Uvula sind sichtbar; III weicher Gaumen und Basis der Uvula sind sichtbar; IV nur der weiche Gaumen ist sichtbar. Bei III und IV muß mit Intubationsschwierigkeiten gerechnet werden.

- **Wilson-Index (aus dem Jahr 1988)**

Punktzahl	0	1	2
Gewicht	< 90 kg	90–110 kg	> 110 kg
Kopfbeweglichkeit zur Neutralachse	> 90°	≈ 90°±10°	< 90°
Maximale Mundöffnung und maximale Protrusions bewegung (PROT.)	> 5 cm oder PROT.: UK vor OK	< 5 cm und PROT.: UK = OK	< 5 cm und PROT.: UK hinter OK
zurückweichender Unterkiefer	normal	mäßig ausgeprägt	stark ausgeprägt
Prominente OK-Schneidezähne	normal	mäßig starke Ausprägung	starke Prominenz

- bei Punktwerten ≥ **2** ist von einiger **schwierigen** Intubation auszugehen!
- Sensitivität des Tests: 75%; Spezifität von 88%
- Vorteil des Tests: geringe Variabilität bei verschiedenen Untersuchern, umfaßt Aspekte, die ohnehin bei der anästhesiologischen Risikoeinschätzung erfaßt werden
- **Test nach Patil** verminderter Abstand zwischen Schildknorpeloberkante und Vorderkante des Unterkiefers bei **maximal überstrecktem** Kopf:
  - **thyreomentaler** Abstand < 7cm → schwierige, aber meist durchführbare Intubation;
  - **thyreomentaler** Abstand < 6 cm → Intubation in aller Regel sehr schwer
  - Sensitivität je nach Untersuchung: 90–32%
  - Spezifität je nach Untersuchung: 80–81,5%
- verminderte horizontale Unterkieferlänge (< 9 cm)
- eingeschränkte Beweglichkeit im Atlanto-okzipital Gelenk (< 15°; Norm: ≈ 30°)
- eingeschränkte Mundöffnung (< 2cm)
- verminderter hyomentaler Abstand (< 2 Querfinger) bei Dorsalflexion

 Merke:
Alle Patienten mit Hinweisen auf schwierige Atemwegen sollten ausgiebig **oxygeniert** oder besser noch **denitrogenisiert** werden! (s. auch Kapitel Apoische Oxygenierung)

Management bei unerwarteter schwieriger Intubation

Das Vorgehen sollte abteilungsintern unter Berücksichtigung des apparativen Equipments festgelegt sein und kann somit von der dargestellten Reihenfolge, der zu ergreifenden Maßnahmen abweichen!

 Merke:
Maximal 2–3 Intubationsversuche von dem narkoseeinleitenden Anästhesisten!
Cave: Schleinhautschwellungen und Blutungen → ggf. post intubationem Glukocorticoid- (z. B. 250mg Prednisolon i.v.) und Antiphlogistikagabe (z. B. Indomethacin supp. 100 mg)

- sofortige personelle Unterstützung anfordern! (Ober- und/oder Facharzt)
- **Lageoptimierung** → verbesserte Jackson-Position mit Unterpolsterung des Kopfes (10–15 cm) und mäßige Überstreckung im Atlanto-Okzipital-Gelenk (= Schnüffelposition) → eventuelle Nachrelaxation mit einem **kurzwirksamen** Muskelrelaxans (Succinylcholin)!
  Die meisten schwierigeren Intubationsbedingungen sind durch eine nichtkorrekte Kopflagerung des Patienten bedingt → richtige Lagerung zur Intubation: Lagerung des Kopfes so, daß Mund-, Larynx- und Pharynxachse auf einer Linie liegen!)
- **BURP-Manöver** nach **Knill** (**b**achward, **u**pward, **r**ight-sided **p**ressure) bzw. **OELM-Manöver** nach **Benumof** (**o**ptimal **e**xternal **l**aryngeal **m**anipulation)

- Wechsel der Laryngoskopspatels
  - Spatelgröße (überlanger McIntosh-Spatel Nr. **V** oder gerader Miller-Spatel und Versuch vorsichtig die Epiglottis aufzuladen)
  - Spateltypus (Jüngling, Scherer, Wiemers,Ibler, Bellhouse)
- Wechsel des Laryngoskoptypus
  - Hebel-Laryngoskop nach **MacCoy** durch das nach Abknickung der Laryngoskopspitze die Epiglottis noch weiter angehoben werden kann!
  - Laryngoskope mit **endoskopischer Optik** nach **Bullard** oder **Bumm** → deren Anwendung erfordert vom Anästhesisten Geschicklichkeit und eine längere Übungphase vorab!
  - **Bullard-Laryngoskop:** Spatel in dem nicht nur eine Kaltlichtquelle, sondern auch ein Absaugkanal und eine Fiberoptik zur direkten Laryngoskopie eingearbeitet sind
  - **Bumm-Laryngoskop:** normales McIntosh -Laryngoskop auf das ein Zusatzinstrument in Form einer Führungshülse aufgesetzt wird. Durch die Führungshülse wird dann die mit einer Kaltlichtquelle versehene eigentliche Hopkins-Weitwinkeloptik von 30° oder 70° vorgeschoben
    - **Vorteile** der speziellen Laryngoskope
      Intubation unter Sicht, geringe Verletzungsgefahr, Einsatzmöglichkeit auch bei Mikrogenie
    - **Nachteile**
      Muskelrelaxierung und Narkose notwendig, adäquate Maskenbeatmung für den Einsatz unabdingbar

- vorsichtige **blinde orale Intubation** mit dünneren Tubus und mit herausschauenden, vorgeformten **Plastikführungsstab** ($\approx$ 2–3 cm) mit dem die Stimmbandebene sondiert und der bei/nach Glottispassage zurückgezogen wird.
  Cave: Blutung und Schwellung nach mehreren forcierten und frustranen Intubationsversuchen!

- **retromolarer Intubationsversuch** (schräge Einführung des Laryngoskop)

- **fiberoptische Intubation** (klassische Methode)
  - des narkotisierten Patienten (95%ige Erfolgsrate) während Apnoe oder simultaner Maskenbeatmung über den **Mainzer-Adapter** mit dem Optosafe als Beißschutz
  - unter Anästhesie mit Spontanatmung
- Intubationsversuch **über eingelegte Larynxmaske** (LM)
  - über eine LM Größe 4 kann ein Tubus mit **6.0** mm Innendurchmesser
  - über die LM Größe 2 ein **4.5** ID-Tubus und über die LM Größe 1 ein Tubus mit **3.5** mm Innendurchmesser **blind** oder ggf. **endoskopisch** in die Trachea vorgeschoben werden.
  - Intubationsversuch neuerdings über **spezielle** Intubationslarynxmaske **(ILMA)** mit abgeknickter, metallener Führungshülse über die ein **7.0** oder **8.0** ID-Tubus je nach ILMA-Größe vorgeschobenen werden kann → erfolgreiche Pazierung meist erst nach dem 2–3. Versuch!

- **Blinder Intubationsversuch** nach dem Prinzip der „light guided intubation" (**Transilluminationstechnik**) mit Hilfe des **Trachlight-Stilettes:** ein in der Länge an den Tubus adaptiertes, gebogenes Führungsstilett mit heller Lichtquelle an der Spitze, durch die die tracheale Lage anhand des optima-len transdermalen Lichtscheins verifiziert werden kann
- notfalls **blind-nasale Intubation** (nach Rowbottom und Magill 1921) unter Spontanatmung und adäquater Oberflächenanästhesie, Tubusführung durch Tubusdrehbewegungen und/oder Kopfbewegungen des Patienten;

Cave: Blutungen aus dem Locus Kieselbachii bzw. Epi- und Mesopharynxbereich! → sollte im Zeitalter der Endoskopie nicht mehr durchgeführt werden!

- Plazierung eines ösophago-trachealen **Combitubus nach Frass**
- notwendige Schneidekantendistanz zum blinden Einlegen: 25 mm
- Reihenfolge der Ballonblockung: erst phayryngealen, dann den distalen Ballon
- häufig liegt der Combitubus im Ösophagus (a) → primär über den **ösophage-alen** Schenkel ventilieren → Luft fließt dann vom Pharynx über die Epiglottis in die Trachea (Atemgeräusch über den Lungen) → bei fehlendem Atemgeräusch und positiver Auskultation über dem Epigastrium liegt die Tubusspitze in der Trachea (b) → Fortsetzung der Beatmung dann über den **trachealen** Tubusteil
- **Nachteile:** bei Plazierung in den Ösophagus ist eine tracheale Absaugung nicht möglich, Gefahr der Ösophagusruptur bei starkem Erbrechen, nicht anwendbar bei stenosierenden Prozeßen im Larynxbereich und/oder Trachea
- **Vorteile:** technisch einfaches Einführen des Tubus, geringe Komplikationsrate, sofortige „tracheale" oder „ösophageale" Beatmungsmöglichkeit, weitgehender Schutz vor Aspiration

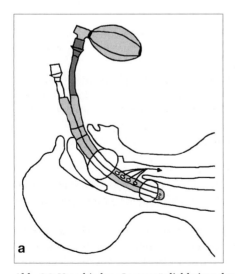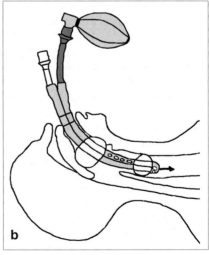

Abb. 8.3. Verschiedene Lagermöglichkeiten des Combitubus

Management bei Mißlingen der Intubation, aber guter Ventilationsmöglichkeit

- **Aufwachenlassen des Patienten** und Verschieben des Eingriffes → dann ggf. Regionalanästhesieverfahren
- Weiterführung der Narkose unter Berücksichtigung des geplanten Eingriffs mit Hilfe einer **Maskenbeatmung mit Cricoiddruck** oder
- **Insertion der Larynxmaske** ggf. mit Spontanatmung → letzteres Verfahren bietet einen höheren, aber keinen vollständigen Aspirationsschutz
- wenn Eingriff unbedingt zum derzeitigen Zeitpunkt und unter Intubationsnarkose durchgeführt werden muß → **retrograde Intubation** (1963 von Waters erstmals beschrieben):
  - Einführung einer 14 G Tuohy-Kanüle durch die Membrana cricothyreoidea (Ligamentum conicum)
  - Einführung eines Peridural- oder zentralen Venenkatheters durch die Tuohy-Kanüle retrograd in den Pharynx und transorale Ausleitung
  - anschließend anterogrades Einführen eines Endotrachealtubus (∅ 6,5 mm ID) über liegenden Katheter, der bei Passage der Punktionsstelle abgeschnitten wird

Management bei Mißlingen von Ventilation und Intubation
(Cannot intubate, cannot ventilate!)

- **Inzidenz:** < 1:10000
- erneuter Ventilationsversuch mit Guedel-Tubus und zweitem Helfer, der mit beiden Händen die Maske optimal positioniert

Möglichkeiten bei Erfolglosigkeit
- sofortiges Einlegen einer **Larynxmaske** (dann Verfahren s. oben) oder ggf.
- Plazierungsversuch eines **Combitubus** nach Frass
- **transtracheale Ventilation** über Ambu-Beutel
  - über 14 G-Kanüle nach Punktion der Membrana cricothyreoidea (zwischen Ring- und Schildkorpels) mit einer NaCl-gefüllten Spritze → Luftaspiration signalisiert die intratracheale Nadelspitzenlage → Konnektion der 14G-Braunüle mit Tubusadapter (∅ 3 mm) oder über 2 ml-Spritze mit Tubusadapter (∅ 7,5 mm)
  - Komplikationen: subkutanes Emphysem, pulmonales Barotrauma, Pneumothorax, Blutung, Ösophagusverletzung
- **transtracheale Hochfrequenz-Jet-Ventilation** (HFJV)
  - über eine 14-G Braunüle oder einen speziellen Jet-Ventilationskatheters nach **Ravussin** → direkter Anschluß an das Hochfrequenzbeatmungsgerät mit beiden Punktionsmitteln möglich!
  - über einen blind in die Trachea inserierten Tubuswechsel-Stab (Cookstab)
  - Beatmung mit Jet-System → O_2 wird unter einem hohen Flow und einer Frequenz von 60–100/min zugeleitet → **Venturi-Effekt:** Luft aus der Umgebung wird mitgerissen

- Cave: bei zu langer Inspirationszeit kommt es unter HFJV zur Behinderung der Exspiration mit Gefahr von Barotrauma
- Vorteil: schnelles, relativ wenig traumatisierendes Verfahren
- Chirurgische Zugang zur Trachea
  - Koniotomie (z. B. mit Fertig-Set Quick-Trach oder Nu-Trake)
  - Nottracheotomie z. B. durch den herbeigerufenen HNO-Kollegen (Schonung des ersten Trachealknorpel → sonst Gefahr von Ringknorpelperchondritis!)
  - perkutane dilatative Cricothyreotomie mit 4.0–5.0er-Tubus (weitere Ausführung s. unten!)
- retrograde Intubation über Madrin
- Einlegen des sogenannten Notfallrohrs
  - Kombination aus Intubationsspatel und starrem Bronchoskop mit Batteriehandgriff, distaler Glühbirne und Anschlußmöglichkeit an das Beatmungsgerät über speziellen Schlauchansatz [Intubationstracheoskop]
  - Voraussetzungen zur Anwendung des Nottfallrohrs: Überstreckbarkeit der HWS, ausreichende Mundöffnung und Passierbarkeit der Mundhöhle
  - Nachteil des Nottfallrohrs: ausgeprägte Gewebstraumatisierung, erfordert viel Erfahrung um schwere Verletzungen zu vermeiden!
  - Rückzug des Notfallrohrs über einen Gummibougie (Cook-Stab) und Einlegen eines trachealen Tubus
  - Verfahren ist im Rahmen der „schwierigen Intubation" bei fortgeschrittenen Tumoren, die mit einer starken Blutung vergesellschaftet sind, der Fiberoptik überlegen!
  - abgestufte Röhrlängen ermöglichen auch den Einsatz im Kindesalter

Management bei erwarteter schwieriger Intubation

Bei zu erwartenden Intubationsschwierigkeiten immer einen erfahrenen Kollegen (Facharzt) hinzurufen!

Sorgfältige Vorbereitung:
- Aufklärung des Patienten über das geplante Vorgehen
- Überprüfung alternativer Methoden (Regionalanästhesieverfahren)
- vor Intubationsversuch: ggf. Atropingabe, Aspirationsprophylaxe (Natriumcitrat, Metoclopramid, H_2-Blocker), ggf. Magensonde legen und Magen absaugen, Applikation von Nasen- (Nasivin,Otriven) oder 10%igen Cocaintropfen, Oberflächenanästhesie mit Lokalanästhetikum mittels speziellen Zerstäuber
- Präoxygenierung/Denitrogenisierung (>3 min mit 100% Sauerstoff) über dicht sitzender Maske oder mit NasOral-System, Insufflation von O_2 über Nasensonde während des Intubationsvorganges
- Fiberoptische Intubation des wachen, mit Lokalanästhetika (LA) vorbehandelten Patienten als Methode der Wahl (Anästhesie des Larynx durch Instillation des LA durch den Arbeitskanal des Bronchoskopes ggf. via PDA-Katheter oder Instillation des LA durch Punktion der Membrana cricothyreoidea in die Trachea → der Patient wird wach bronchoskopiert, aber sediert intubiert!

- eventuell bei Nichtvorhandensein eines Bronchoskopes:
1. **konventioneller Intubationsversuch** nach Situsbeurteilung unter optimalen Konditionen:
   - optimale Kopflagerung
   - kompetente Assistenz
   - verschiedene einsatzbereite Laryngoskope
   - verschiedene Tuben in unterschiedlichen Größen, u.U. ONK-Tubus, Führungsstäbe, Intubationszangen oder
2. Versuch der **„Wachintubation"** unter Spontanatmung nach ausgiebiger Lokalanästhesie des Phyarynx-Larynxbereichs und nach vorsichtiger Sedierung des Patienten (Propofol) → so mindestens Laryngoskopie und Situsbeurteilung
   - notfalls blinde **(Wach)-Intubation** des allenfalls leicht sedierten und rachenanästhesierten Patienten ggf. unter Anwendung des **Trachlight**
   - Erwägung einer primären **Tracheotomie** in Lokalanästhesie durch den HNO-Kollegen, falls eine Intubation mit den genannten Maßnahmen als sicherlich unmöglich erscheint und/oder eine spätere Tracheotomie erforderlich ist

---

 Merke:
bei zu erwartender schwieriger Intubationen im HNO- und MKG-Bereich, sowie bei postoperativer Extubation von Patienten nach ausgiebiger Tumorchirurgie sollte immer ein Operateur in Tracheotomiebereitschaft sein!

Detailierte Erläuterung bestimmter Maßnahmen

Blind-nasale Intubation
sollte im Zeitalter der Endoskopie nicht mehr durchgeführt werden!

- **Spontanatmung,** entweder wacher Patient in Oberflächenanästhesie oder Allgemeinnarkose, z. B. flache Inhalationsanästhesie mit Spontanatmung
- sorgfältige Oberflächenanästhesie mit **Oxybuprocain (Novesine 1%)** oder Lidocain (4% Xylocain Pumpspray)
  evtl. Blockade des N. laryng. sup. mit 2–3 ml Lidocain 1% unter Zungenbein oder 2–3 ml Lidocain 1% durch Ligamentum cricothyroideum
- Nasentropfen (z. B. Oxymetazolin-Trp. 0,5 ml in jedes Nasenloch)
- Tubus und Naseneingang mit Lidocain-Gel einreiben
- Tubus über **unteren** Nasengang horizontal bis in Oropharynx vorschieben
- Ohr an Tubusende, Tubus unter leichten Drehbewegungen vorschieben bis Atemgeräusch maximal laut ist
- bei Inspiration Tubus in die Trachea vorschieben
- Tubuslage kontrollieren (Kapnographie!)
- **Vorteile**
  - Intubation ohne Mundöffnung möglich
  - eventuell bei Blutungen oder starker Verschleimung der bronchoskopischen Intubation überlegen
  - in der Hand des Geübten hohe Erfolgsrate

- **Nachteile**
  - häufig mehrere Versuche nötig
  - keine Einsicht in Pharynx- und Glottisregion, daher u. U. traumatisierend
  - Gefahr der HWS-Schädigung durch forcierte Kopfdrehungen

Notfall-Krikothyreotomie (Koniotomie)

- Unterpolsterung der Schultern und Reklination des Kopfes
- Aufsuchen der Membrana cricothyreoidea zwischen Ring- u. Schildknorpel
- bei klassischer Koniotomie: **mediane** Längsinzision der Haut, stumpfes Präparieren des prälaryngealen Weichteilgewebes bzw. horizontales Spreizen mit der Schere, quere Stichinzision der Membrana cricothyreoidea mit senkrecht aufgesetzten Skalpell
- oder Punktion der Membrana cricothyreoidea mit Spezialset und Vorschieben der Trachealkanüle über Dilatationsschleuse (Nu-trake)
- **Vorteile**
  - letzte Möglichkeit bei Versagen anderer Methoden
  - schnell (Dauer < 90 s)
  - kommerziell erhältliche, gut ausgestattete Koniotomie-Fertigsets (z. B. Nu-Trake oder Quicktrach)
- **Nachteile**
  - hohe Komplikationsrate in ≈ 30% der Not-Koniotomien: Verfehlen der Trachea, Perforation der Tracheahinterwand, Ringknorpelfraktur, Störungen der Stimmbandfunktion und Gefahr subglottischer Stenosen
  - meist wenig praktische Erfahrung des Durchführenden

Bronchoskopische (Wach)-Intubation

Methode der Wahl bei vorhersehbaren Intubationsschwierigkeiten
- **Spontanatmung,** entweder wacher Patient in Oberflächenanästhesie oder Allgemeinnarkose z. B. Inhalationsanästhesie mit Sevofluran
- sorgfältige Oberflächenanästhesie mit Oxybuprocain (Novesine 1%) oder Lidocain (4% Xylocain Pumpspray); evtl. Blockade des N. laryng.sup. durch Infiltration mit 2–3 ml Lidocain 1% unterm Zungenbein oder 2–3 ml Lidocain 1% durch Ligamentum cricothyroideum
  ggf. Analgesie der Nasenschleimhaut mit gefärbter **Kokain**lösung 5–10% 0,5 ml in jedes Nasenloch → gute vasokonstringierende Wirkung; sonst Gabe von Nasentropfen (Oxymetazolin-Trp. 0,5 ml in jedes Nasenloch) oder Kombination aus Lidocain 4% und Phenylephrin 1% im Verhältnis 3:1
- ausgiebige **Präoxygenierung/Denitrogenisierung**
- Anti-Beschlagmittel auf Bronchoskopoptik
- Tubus über Bronchoskop schieben und fixieren
- Tubus und Naseneingang mit Lidocain-Gel einreiben
- sorgfältiges Absaugen des Oropharynx

- Einführung des Bronchoskop durch das weitere Nasenloch nach beidseitiger Inspektion und weiteres Vorschieben entlang des unteren Nasengangs (bei der etwas schwieriger auszuführenden **oralen** fiberendoskopischen Intubation muß vorab ein **Beißschutz** eingelegt werden!)
- Einstellen der Glottis und Anästhesierung des Kehlkopfeinganges und der proximalen Trachea durch gezielte Lidocainapplikation durch den Arbeitskanal oder einen durch diesem vorgeschobenen PDA-Katheter (Dosis 3–4 mg/kg), ggf. Anheben des Unterkiefers (wichtig, da eine Orientierung nur im entfalteten Raum möglich ist!)
  Bei schlechten Sichtverhältnissen z. B. infolge Blut sollte die Optik über den Arbeitskanal mit 0,9%iger Kochsalzlösung freigespült und über die kontralaterale Nasenöffnung oder oral ein Absaugkatheter eingeführt werden. **Nicht** über den Biopsiekanal des flexiblen Bronchoskop absaugen → Verlegung der Optiklinse mit Sekret!
- Bronchoskop in Trachea einführen
- Narkoseeinleitung
- Tubusplazierung
- **Vorteile**
  - Arbeiten unter Sicht
  - wenig traumatisierend
  - hohe Erfolgsrate
- **Nachteile**
  - nicht überall verfügbar, hohe Anschaffungskosten
  - Bereitstellung benötigt einige Zeit
  - nicht für kleine Tubusdurchmesser geeignet →
    LF1-Bronchoskop von Olympus: Außendurchmesser 4.0 mm
    PM20-D-Bronchoskop von Olympus: Außendurchmesser 6.0 mm
    → je kleiner das Bronchoskop, desto geringer die Absaugleistung
  - Probleme durch Beschlagen des Bronchoskopes, Blutung, Schleim

Postoperative Umintubation

Bei geplanter postoperativer Umintubation (z. B. Austausch eines Bronchocath-Doppellumentubus gegen Magill-Tubus) empfiehlt sich folgendes Vorhehen:
- Narkosevertiefung z. B. mit Midazolam oder Propofol, Opioidgabe
- Nachrelaxierung bzw. erneute Vollrelaxierung mit einem nichtdepolarisierenden Muskelrelaxans
- Laryngoskopische Einstellung des Patienten und Beurteilung der Intubationsbedingungen
- bei schwieriger Laryngoskopie z. B. durch pharyngeale/laryngeale Schwellung sollte der Tubus über eine Führungsschiene mit Hilfe von Cook-Stäben gewechselt werden → über diesen intratracheal eingeführten Plastikmadrin kann notfalls der Patient mit einem Ambu-Beutel oder einem Hochfrequenzbeatmungsgerät ventiliert werden!

Beurteilung der Vorteile und Durchführbarkeit grundlegender Behandlungsverfahren:

A. nichtchirurgische Verfahren als primärer Versuch der Intubation — versus — chirurgische Verfahren als primärer Versuch der Intubation

B. Wache Intubation — versus — Versuch der Intubation nach Einleitung der Allgemeinanästhesie

C. Erhalt der Spontanatmung — versus — Verzicht auf Spontanatmung

A. Wache Intubation

Versuch der Atemwegssicherung durch Intubation

Atemwege gesichert durch chirurgischen Zugang

Erfolg
Bestätigung der Intubation durch Nachweis von endexspiratorischem CO_2

Versagen

Abbruch der Bahandlung

Beurteilung der Durchführbarkeit anderer Möglichkeiten*

Chirurgischer Atemwegs-zugang

B. Versuch der Intubation nach Einleitung der Allgemeinanästhesie

Initialer Versuch der Intubation erfolgreich

Initialer Versuch der Intubation nicht erfolgreich

Ab diesem Moment wiederholt an die Ratsamkeit folgender Optionen denken:
1. Rückkehr zur Spontanatmung
2. Patienten aufwachen lassen
3. Notruf-Hilfe herbeiholen, wenn möglich

NICHT notfallmäßiges Verfahren

Patient narkotisiert, Intubation nicht erfolgreich, **Maskenbeatmung adäquat**

Alternative Verfahren zur Intubation:

verschiedene Laryngoskospatel, blind-orale oder nasale Intubation, fiberoptische Intubation, Wach-Intubation, Intubation mit Führungsdraht, retrograde Intubation über Führungsdraht, Transilluminationstechnik, chirurgischer Atemwegszugang

Wenn Masken-beatmung inadäquat wird

Notfallmäßiges Verfahren

Patient narkotisiert, Intubation nicht erfolgreich, Maskenbeatmung **nicht** adäquat

Notruf-Hilfe herbeiholen

Erfolg
Bestätigung der Intubation durch Nachweis von endexspiratorischem CO_2

Versagen
in mehreren Versuchen

ein weiterer Intubationsversuch

Erfolg   **Versagen**

notfallmäßige Beatmung ohne chirurg. Intervention: Transtracheale (Jet)-Ventilation, Beatmung mit LM oder Combitubus

Chirurgischer Atemwegs-zugang

Operativer Eingriff in Masken-narkose

Patient aufwachen lassen → siehe unter A. Wache Intubation

Versagen   **Erfolg**

notfallmäßiger chirurgischer Zugang zu den Atemwegen: Tracheotomie, Koniotomie

Endgültige Atemwegs-sicherung endotracheale Intubation, Tracheotomie

* Operation unter Maskenbeatmung, Lokal- oder Regionalanästhesie, Intubationsversuch nach Einleitung der Allgemeinanästhesie

Abb. 8.4. Algorithmus „Difficult Airway"

9 Regionalanästhesie

Historie

1891	erste Lumbalpunktion durch Quincke
1898	erste zur Operation durchgeführte Lumbalpunktion von Bier in Kiel mit 0,5% Kokainlösung
1901	Sicard und Cathelin veröffentlichen unabhängig voneinander erste Erfahrungen mit der PDA
1931	Einführung der Widerstandsverlustmethode durch Dogliotti
1933	Einführung der Methode des hängenden Tropfen durch Gutierrez
1940	kontinuierliche SPA mit Kanüle
1944	Katheter-SPA durch Tuohy
1945	Einführung der Tuohy-Nadel
1949	kontinuierliche PDA durch Curbelo

Rückenmarknahe Regionalanästhesie, Spinal-, Periduralanästhesie (SPA/PDA)

Anatomie

- Ligamentum (lig.) supraspinale, lig. interspinale, lig. flavum, Periduralraum, Dura mater + Arachnoidea, Subduralraum (Liquor cerebrospinalis), Pia mater
- Wirbelsäule besteht aus 7 cervikalen, 12 thorakalen, 5 lumbalen, 5 sakralen und 4–5 coccygealen Wirbeln
- **Conus medullaris (Rückenmark)**
  bei **Erwachsenen** → **L1/L2** (4% → L2/3), anschließend Cauda equina
  ⇒ Punktion bei SPA nie höher als L2/L3
  bei **Neugeborenen** → **L3/L4**, anschließend Cauda equina
  ⇒ Punktion bei SPA nie höher als L4/L5
- **Blutversorgung** des Rückenmarks über A. spinalis ant., Aa. spinales post.
- **Orientierungshilfen:**
  - C7: erster prominenter, tastbarer Dornfortsatz im Nacken
  - Th1: nächster prominenten Dornfortsatz nach C7
  - Th12: 12. Rippe tasten und in Richtung Wirbelsäule zurückverfolgen
  - L4/5: Verbindungslinie beider Darmbeinkämme schneidet Interspinalebene meist in Höhe des Dorfortsatzes von L4 oder in Höhe von L4/L5
- physiologisch tiefste Punkte des Rückenmarks sind Th5 und S2 (höchste Punkte C5 und L3)

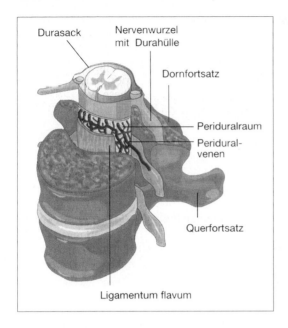

Abb. 9.1. Der Periduralraum.
Ansicht von seitlich vorne

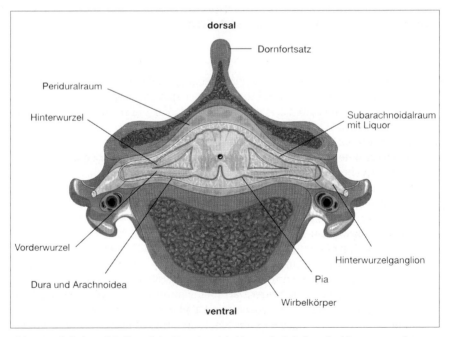

Abb. 9.2. Inhalt des Wirbelkanals im Brustbereich (Querschnitt); dorsal = hinten, ventral = vorn

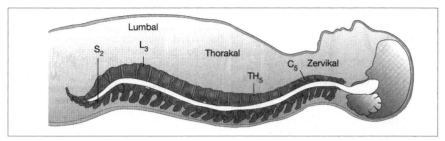

Abb. 9.3. Krümmungen der Wirbelsäule in Rückenlage. In Rückenlage breiten sich hyperbare Lokalanästhetika meist bis Th3–6 aus

Distanzen

- Haut/lig. flavum   4–5 cm
- Haut/Dura   4–6 cm
- lig. flavum/Dura   3–6 mm
- ▶ individuell große Variationsbreite möglich

Periduralraum

- zwischen Dura mater + Bändern + Knochen des Spinalkanals (lig. flavum – hinten, lig. longitudinale post. – vorne, Wirbelbogen + Foramina intervertebralia – seitlich)

Dicke (mm)	lumbal	Th7–12	Th1–6	zervikal
Periduralraum	5–6	4–5	2,5–3	1–2
lig. flavum	0,3–0,6	0,6–1	1	1,5–2

- **Inhalt Periduralraum:**
  Fett, Arterien, Venenplexus, Lymphgefäße, Spinalnervenwurzeln

Liquor cerebrospinalis

- 120–150 ml (Erwachsene: 2 ml/kg, Kleinkinder: 3 ml/kg, Neugeborene: 4 ml/kg) (spinaler Liquor: 25–35 ml bei Erwachsenen)
- klar, leicht alkalisch
- Liquordruck lumbal: 6–15 cmH$_2$O ($\approx$ 5–11 mmHg) in Seitenlage, 40–50 cmH$_2$O (29–36 mmHg) sitzend
- pH: 7,2–7,4 (Lokalanästhetika pH 4,5–6,5)
- Dichte 1004 µg/ml bei 25°C und 1010 µg/ml bei 37°C
- Neusynthese $\approx$ 500 ml/Tag (15–30 ml/h) im Plexus choroideus (70%) und durch Ependym (30%): 5–6 × Erneuerung des Liquors pro Tag
- Elektrolytekonzentrationen entsprechen weitgehend denen des Plasmas mit Ausnahme von: Glukose $\downarrow$: 50–60% vom Plasma, Cl$^-$ $\uparrow$ (124 mmol/l), Mg^{2+} $\uparrow$ (1,2 mmol/l), K$^+$ $\downarrow$ (2,9 mmol/l), Ca^{++} $\downarrow$ (1–1,1 mmol/l)
- Gesamteiweiß: $\downarrow\downarrow$ (15–45 mg/dl)

Zuordnung der sympathischen Nerven

Ösophagus	Th5–6
Magen	Th6–10
Milz, Pankreas	Th6–10
Leber, Gallenblase	Th7–9
Dünndarm	Th9–10
Dickdarm	Th11-L1
Niere, Ureteren	Th8-L2
Uterus	Th10-L1
Hoden, Ovarien	Th8–11

Dermatome

Brustwarze	Th4
Xyphoid	Th6
Nabel	Th10
Leiste	L1

Reihenfolge der Blockade

- präganglionärer Sympathikus (Gefäßdilatation, Warmwerden der Haut, RR ↓)
- Schmerz, Temperatur
- Berührung, Druck
- Motorik, Vibrations- und Lageempfinden

Ausdehnung der Blockade
abhängig von
- Position des Patienten nach Injektion (sitzend, Seitenlage, Rückenlage)
- Injektionsort
- Menge des LA (Volumen)
- Injektionsgeschwindigkeit
- physiologisch tiefste Punkte Th5 und S2 (höchste Punkte C5 und L3)
- spezifischen Gewicht des LA (hypo-, iso-, hyperbar) bei SPA
- Barbotage (2–4 ml) bei SPA
- (Größe, Gewicht und Alter des Patienten)

 Steuerbarkeit durch Lagerung bei PDA geringer als bei SPA

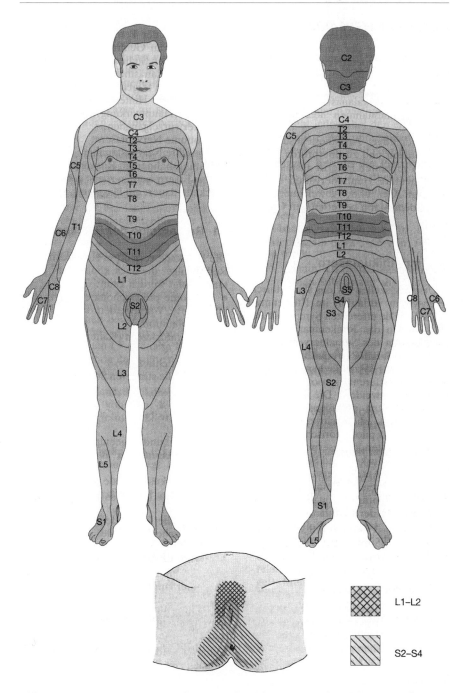

Abb. 9.4. Segmentäre Innervation der Haut. Abweichungen zwischen Männern und Frauen betreffen den Genitalbereich

Indikationen (SPA/PDA)

- Schmerzausschaltung bei Operationen

Bei PDA/PDK
zusätzlich
- Möglichkeit der Nachinjektion über einen Periduralkatheter (PDK) bei länger dauernden Eingriffen
- Kombination mit Intubationsnarkose bei großen gefäß- und abdominal-chirurgischen Eingriffen, auch zur postoperativen Schmerztherapie
- postoperative, posttraumatische Schmerztherapie (Mobilisationsübungen)
- Therapie akuter oder chronischer Schmerzen (Tumor, akute Pankreatitis)
- diagnostische oder therapeutische Sympathikolyse
- Geburtshilfe
- evtl. PDA zur Peristaltikanregung

Operativer Eingriff und erforderliche Anästhesieausdehnung

Operativer Eingriff	erforderliche Anästhesieausdehnung
Oberbauch; Sectio caesarea	Th4–6
Unterbaucheingriff, Appendektomie	Th6–8
Leistenhernie	Th8
TUR-B/-P, vaginale Entbindung, Hüftoperation	Th10
Knie und darunter	L1
Perineum	S2–5

Frühkomplikationen

Sympathikusblockade
- ⇒ Vasodilatation ⇒ **RR ↓**, venöses Pooling (**Bradykardie:** Bainbridge-Reflex), relative Hypovolämie
  - nur Th5-S2: ⇒ kompensatorische Vasokonstriktion oberhalb (obere Extremität, Kopf, Hals) möglich
  - auch Th1–4 (Nn.accelerantes) ⇒ **totale Sympathikusblockade** ⇒ Blockade der Herzreflexe, Blockade der Vasokonstriktion auch oberhalb der Blockade + Blockade der Katecholaminausschüttung aus Nebennierenrinde (**Th5-L1**) d. h. Reflexreaktionen des Herz-Kreislauf-Systems sind vollständig ausgeschaltet ⇒ besondere Empfindlichkeit für Volumenverluste, -mangel, Körperlageveränderungen
  - sakraler Sympathikus (S2–4): Blasenatonie (s. postoperative Komplikationen)
- **Therapie:**
  - Beine hochlagern
  - primär Gabe von Kolloiden z. B. Gelatine

- O_2-Gabe
- bei Bradykardie: Atropin 0,25–1 mg i.v.
- ggf. Vasopressoren
  - Etilefrin (Effortil) 1–10 mg i.v. (1:10 verdünnt)
  - oder Cafedrin + Theodrenalin (Akrinor) (2:10 verdünnt)
    1–4 ml ⇒ venöser Angriff, tonisierend
  - oder notfalls Noradrenalin (Arterenol) 5–10 µg i.v. (1:100 verdünnt!)
- ggf. Katecholamine z. B. Adrenalin (Suprarenin) 5–10 µg i.v. (1:100 verdünnt!)
- ggf. Defibrillation + Reanimation

- respiratorische Insuffizienz, Dyspnoe (hohe Spinalanästhesie, Lähmung der Interkostalmuskulatur) → VK ↓ 20%, FRC ↓↓
  N. phrenicus (C3-C5): in der Regel nicht betroffen
- Darm: Parasympathikus überwiegt → Hyperperistaltik des Darmes

Totale Spinalanästhesie
- **Zeichen einer totalen Spinalanästhesie:** plötzliche Hypotension, Apnoe, Bewußtlosigkeit, Pupillenerweiterung und kardiovaskuläre Dekompensation → Herzstillstand

Therapie
- sofortige endotracheale Intubation und Beatmung mit 100% Sauerstoff
- Infusion von Volumen
- Applikation von Vasopressoren und/oder Adrenalin zur Blutdruckstabilisierung
- Trendelenburg-Lagerung
- bei Schwangeren Beheben eines Vena cava Kompressions-Syndroms durch die zusätzliche Verlagerung des Uterus nach links. Weiterhin sollte die notfallmäßige Entbindung mittels Sectio caesarea erfolgen. Anschließend Nachbeatmung für mehrere Stunden

Prophylaxe bei PDK
- Lage durch Testdosis von 3 ml 0,5% Bupivacain oder 2% Lidocain und nach 5 min Ausbreitung der Blockade überprüfen. Fraktionierte Applikation der Restdosis sicherer als große Bolusinjektionen

Toxische Reaktionen von LA
- **lokale Gewebstoxizität:** Chlorprocain subarachnoidal/hohe Dosen in Wurzeltasche bei Katheterfehllagen
- **systemische Toxizität:** Die Food and Drug Administration (FDA) in Amerika hat aufgrund kardiotoxischer Reaktionen die Verwendung von **Bupivacain 0,75%** in der Geburtshilfe untersagt, auch bei niedrigeren Konzentrationen sind kardiotoxische Reaktionen möglich
  Toxische Wirkungen beruhen meist auf zu hohen Plasmaspiegeln durch
  - **intravasale** Injektion
  - **Überdosierung**

- **rasche Resorption** vom Injektionsort (Gefahr steigt bei ↑ Konz. der LA-Lösungen (Schwindelgefühl, perorale Parästhesien, Tinnitus, Muskelzittern, Krämpfe, Herzrhythmusstörungen, Bradykardie, Asystolie, RR ↓, ZNS-Depression (maternal/fetal))

Therapie
- Applikation von 100% Sauerstoff über Maske
- leichte Kopftieflage und Linksverlagerung des Uterus
- generalisierte Krämpfe erfordern die Gabe von Benzodiazepinen (Diazepam bzw. Clonazepam) oder Thiopental und Intubation

Blutungskomplikationen
- Inzidenz SPA < „Single-Shot"-PDA < Katheter-PDA
- spinales Hämatom
- epidurales Hämatom nach PDA (Inzidenz 1:190000–200000) Spontanhämatome bes. bei Schwangeren (Gefäßeinriß beim Pressen) möglich

Allergische Reaktionen
- Ester-LA
- Reaktion auf Konservierungsstoffe (s. Lokalanästhetika)

Sonstige Komplikationen
- abgebrochene Nadel
- versehentlich i.v. Injektion
- Übelkeit/Erbrechen
- Verletzung von Nerven/Cauda equina (s. neurolog. Komplikationen)
- **Shivering** Mechanismus unklar, seltener bei fraktioniertem Aufspritzen und niedriger Konzentration des LA

Bei PDA/PDK
zusätzlich
- **Duraperforation** mit Periduralnadel oder primäre und sekundäre Katheterperforation (0,01–0,57%) (Motorik/Ausbreitung)
- **Injektionsschmerz** (Katheter an Nervenwurzel, Injektion intravenös, in Ligament oder Muskel; kalte oder kontaminierte Lösungen, zu schnelle Injektion)
- Ausbreitung manchmal fleckförmig, bes. nach Bandscheiben-Op.
- **Dislokation** (nach außen oder innen 7–30%), Abknicken des Katheters, Okklusion
- Katheterabriß (Katheter nie über liegende Nadel zurückziehen!)

Postoperative Komplikationen

Postspinale Kopfschmerzen
- lageabhängige Kopfschmerzen nach Punktion (meist ab dem 2. Tag beginnend)

- Verstärkung im Stehen oder Sitzen und Linderung im Liegen (vorwiegend bei jungen Patienten)
- meist **occipital** oder frontal betont oder diffus und können sehr stark sein
- Dauer gewöhnlich nicht länger als 6 Tage

Ursache
- in erster Linie wird ein Liquorverlust angenommen (mechanische Belastung des schmerzsensitiven, subarachnoidalen Aufhängeapparates, sowie kompensatorische zerebrale Vasodilatation)
- als weitere Ursache wird auch eine Irritation der Dura (z. B. durch Periduralkathether, Nadel) diskutiert
- Inzidenz ist abhängig von verwendeter Regionalanästhesietechnik (PDA/SPA) sowie Größe und Form der verwendeten Nadel (Nadeln mit konischer Spitze, z. B. 24G Sprotte-Nadel bzw. 22G Whitacre-Nadeln $\Rightarrow \downarrow$ Kopfschmerzinzidenz, dennoch 1–30%)
  (bei Duraperforation mit 16–18G Tuohy-Nadel $\Rightarrow$ 80–85% Kopfschmerzen)
- **Flachlagerung** über 12–24 h zeigt **keinen protektiven Effekt**; entscheidend ist die Größe des durch die Punktion ausgelösten Dura-Defektes!

Therapie
- **flache Lagerung**, reichlich **Flüssigkeit** (oral [Koffein $\approx$ Irish-Coffee]/parenteral)
- **Analgetika** z. B. Diclophenac 3 × 50–100 mg keine obstipierend wirkende Opioide
- evtl. Anlegen eines periduralen „**blood patch**" mit 10–20 ml Eigenblut im Bereich der Punktionsstelle bzw. HES 10%-Patch oder Infusion 0,9%iger NaCl-Lösung über Periduralkatheter

Harnverhaltung (Blasenatonie)
- durch anhaltende Blockade des sakralen Symphathikus (S 2–4)
- Inzidenz 1–3% (bis zu 56%) (je nach LA: niedrigere Inzidenz bei Lidocain 2% vs Bupivacain 0,5%)
- Gefahr der Blasenüberdehnung
- Grund für „unerklärlichen" RR $\uparrow$ und Tachykardie

Therapie: Einmalkatheter, Carbachol (Doryl)

Neurologische Komplikationen
- septische/aseptische (chemische) Meningitis
- chronisch adhäsive Arachnoiditis
- periphere Nervenläsion, Parästhesien, radikuläre Symptome
- RM-Schädigung durch Desinfektionsmittel (Alkohol, Formaldehyd), Procain
- Hirnnervenparese (v. a. **N. abducens**), Seh- und Hörstörungen am 2–5. postpunktionellen Tag (Inzidenz: 0,5%)
- direkte Rückenmarks-/Caudaverletzung (Läsion durch Nadel)
- intraneurale Injektion
- Horner-Syndrom → Blockade des Ganglion stellatum (Miose, Ptose, Enophthalamus)
- interkurrente neurologische Erkrankungen

Sonstige Komplikationen
- aufsteigende Spinalanästhesie nach kurzdauernden Eingriffen (Überwachung)
- postop. Hypotonie ($\Rightarrow$ adäquate Überwachung)
- Rückenschmerzen (v. a. nach traumatisiernden Punktionsversuchen, Periostverletzung)

Bei PDA/PDK
zusätzlich
- **A. spinalis anterior Syndrom**
  motor. Schwäche in den Beinen, Sensibilität nur gering beeinträchtigt
  Urs: Traumatisierung des Gefäßes durch Nadel oder Abfall des Perfusionsdruckes
- **Cauda equina Syndrom**
  Reithosenanästhesie, Stuhlinkontinenz, Blasenentleerungsstörungen
  Urs: Punktion des Conus medullaris, epidurales Hämatom, Abszeß, chemische Kontamination

Kontraindikationen (SPA/PDA)

absolut:
1. Ablehnung durch Patienten
2. Lokale Infektionen an der Punktionsstelle
3. Allergie auf Lokalanästhetika
4. Geburtshilfliche Notfälle (Blutungen, schwere fetale Depression, Asphyxie, Verdacht auf Plazentalösung)

relativ:
1. Umstritten: generalisierte Infekte, Sepsis, Amnion-Infektions-Syndrom
2. Gerinnungsstörungen
   Grenzwerte bei Ausschluß angeborener Gerinnungsstörungen:
   - PTT > 45 s
   - Quick < 50%
   - Thrombozyten < 100000/µl
   - Blutungszeit > 10 min
   bei HELLP-Syndrom Ø PDA (evtl. doch wenn aktuell Thrombozyten > 150000 µl)
   Antikoagulanziengabe und spinale/peridurale Punktion s. Empfehlung der DGAI
3. Umstritten: Neurologische Vorerkrankungen (Multiple Sklerose Ø KI, aber Aufklärung, daß im Wochenbett häufig spontan Schübe auftreten können)
4. Wirbeldeformitäten (erfolgreiche PDA nach WS-Op. möglich, häufig höherer Dosisbedarf und fleckförmige Ausbreitung)
5. Hypovolämie, Schock (unkorrigiert)

6. Umstritten: Zustand nach Uterotomie (Übersehen der Uterusruptur ⇒ Drucksonde)
7. signifikante Aortenstenose oder Herzfehler mit Rechts-Links-Shunt und pulmonalem Hypertonus
   → Vorsicht bei Senkung des venösen Rückstroms (Füllung des linken Ventrikels) und des systemvaskulären Widerstands (Zunahme des Re-Li-Shunts)

Rückenmarknahe Anästhesie und Antikoagulation

Zeitintervalle zwischen Antikoagulanziengabe und periduraler/spinaler Punktion bzw. dem Entfernen eines Katheters

Empfehlung der Deutschen Gesellschaft für Anästhesiologie und Intensivmedizin (DGAI)

	vor Punktion/ Katheterentfernung	nach Punktion/ Katheterentfernung	Laborkontrolle
low-dose UFH	4 h	1 h	Thrombozyten (bei Therapie > 5 Tage)
high-dose UFH	4 h	1–2 h	PTT, ACT, Thrombozyten
low-dose NMH	10–12 h	mind. 4 h	Thrombozyten (bei Therapie > 5 Tage)
ASS	> 3 Tage	Blutungszeit?	
NSAIDS	1–2 Tage		
Cumarine	mehrere Tage	Quick	

UFH = unfraktioniertes Heparin, NMH = niedermolekulares Heparin, ASS = Acetylsalizylsäure, NSAIDS = nichtsteroidale Antiphlogistika
Kontrolle der Thrombozytenwerte zum Ausschluß einer HIT 3–5 Tage nach Beginn der Therapie und danach wöchentlich bis zur 3. Woche, sowie am Ende der Therapie, bei Abfall der Thrombozytenzahl < 100000/ml oder < 50% des Ausgangswertes ist eine HIT in Betracht zu ziehen

 Anm:
normales (unfraktioniertes) Heparin (UFH)
- max. Spiegel bei s.c.-Gabe nach 1 h
- HWZ dosis- und körpertemperatur-abhängig:
  bei normothermen männlichen Patienten und Gabe von 300 IE/kg HWZ: 100 min, bei 400 IE/kg HWZ: 2,5 h, bei 800 IE/kg HWZ: ≈ 5 h
Niedermolekulares Heparin (NMH)
- max. Wirkspiegel bei s.c.-Gabe nach ≈ 3–4 h
- HWZ: 4–7 h (nach s.c.-Gabe), nach 12 h sind noch 50% der max. Wirkspiegel mit ausreichender antithrombotischer Wirkung vorhanden

Acetylsalicylsäure und NSAIDS
- ASS bewirkt eine irreversible Hemmung der Thrombozytenfunktion über Inhibition der Cyclooxygenase → **Thromboxan A$_2$-Synthese**↓ → geringere Verstärkung der Thrombozytenwirkung über den TP-Rezeptor auf den Thrombozyten
- NSAIDS hemmen ebenfalls die Cyclooxygenase, jedoch reversibel. Eine Normalisierung der Thrombozytenfunktion erfolgt nach 1–3 Tagen
- Thrombozyten werden von den Megakaryozyten im Knochenmark gebildet und haben eine durchschnittliche Lebensdauer in vivo von 7–10 Tagen. Ein gesundes Knochenmark kann innerhalb von 3 Tagen 30–50% der Thrombozyten ersetzen

Cumarine
- haben eine lange HWZ
  Warfarin (Coumadin): 1,5–2 Tage → normale Gerinnung 1–3 Tage nach Absetzen
  Phenprocoumon (Marcumar): 6,5 Tage → normale Gerinnung 7–10 Tage nach Absetzen

Regionalanästhesie und intraoperative Heparinisierung
- eine Vollheparinisierung mit UFH kann 1 h nach spinaler/periduraler Punktion erfolgen. Beim Einsatz der HLM sollte jedoch aus Sicherheitsgründen die Punktion am Vortag erfolgen (verbindliche Aussagen zur Sicherheit sind nicht möglich)
- die Gabe von NMH sollte generell frühestens 1 h nach Punktion erfolgen
- eine Entfernung des PDK sollte frühestens 2–4 h nach Beenden der Heparingabe und nach Normalisierung der Gerinnung erfolgen
- Kommt es bei Patienten mit beabsichtigter intraoperativer Heparinisierung zu einer blutigen Punktion, so sollte die Op. um mindestens 12 h verschoben werden. Um dies zu vermeiden, kann alternativ der PDK am Vortag gelegt werden

Prämedikation

- Benzodiazepin 30–60 min präop. (antikonvulsive Wirkung)
- möglichst keine Anticholinergika (Mundtrockenheit)

Spinalanästhesie (SPA)

Injektion eines Lokalanästhetikums in lumbalen Subarachnoidalraum zur Ausschaltung von Sensibilität und Motorik

Anatomie

- s. oben

Besonderheiten bei der SPA

- Anatomischer Blockadeort sind die Nervenwurzeln, die sich im Foramen intervertebrale vereinigen
  Hinterwurzel: afferent (Schmerz, Temp., Berührung, Lage, vasodilat. Fasern);
  Vorderwurzel: efferent (Muskel, Drüsen)
- Sympathikusblockade in der Regel: 2–3 Segmente höher als sensorische
- sensorische Blockade: 2 Segmente höher als motorische Blockade

Technik der SPA

- Notfallzubehör griffbereit halten, ebenso O_2-Gabe, Beatmungsmöglichkeit
- EKG, RR-Manschette, venöser Zugang
- Preload erhöhen: 1000 ml Ringer
- Lagerung: Linksseitenlage oder im Sitzen („Katzenbuckel")
- Orientierungslinie (s. oben) Markierung der Punktionsstelle
- streng aseptisches Vorgehen
- Infiltrationsanästhesie
- Einstich zw. L3/L4 ± 1 Segment
- Kanüle: 22G (0,7 mm); besser 25/26 G (0,5/0,46 mm) mit Einführungskanüle
  Nadeltypen: Quincke-Babcock (Standard), Greene, Whitacre, Crawford, Sprotte
- Schrägschliff der Kanüle sollte parallel zu den Durafasern (Öffnung zur Seite)
  verlaufen → geringste Traumatisierung (Nervenfasern, Dura, Bänder, Muskeln)

Medianer Zugang
- Vorschieben der Kanüle in Interspinalebene senkrecht zur Haut oder leicht kranial
- beim Vorschieben durch das lig. flavum (4–5 cm) meist deutlicher Widerstand
- nach Perforation der Dura (weitere 3–6 mm) ca. 1 mm weiter vorschieben, Abtropfen von Liquor abwarten

Lateraler Zugang
- bes. bei Ossifikation der Ligamenta
- Einstichstelle ca. 1,5 cm lateral der Mittellinie am kaudalen Ende des gewählten Interspinalraumes bzw. etwas darunter
- Vorschieben der Kanüle in Einwärtsrichtung und leicht kranial (ca. 80°) zur Hautoberfläche

Sonderform: Taylor-Zugang
- 1 cm medial und kranial der Spina iliaca posterior superior; Nadelführung mit 55° Winkel nach medial und kranial
- Punktionstelle: lumbosakrales Foramen **L5/S1**

Fixierungszeit bis zur vollständigen Anästhesie, Wirkdauer und Dosis (für SPA bis Th 5)

Medikamente	Dosis (ml)	Fixierungszeit (min)	Wirkungsdauer (min)
Bupivacain 0,5% **isobar**	2–3	10–30	≈ 180
Bupivacain 0,5% **hyperbar**	2–3,5 (-4)	10–30	≈ 180
Tetracain 1% **hyperbar**	1,4–1,8	10–20	120–180
Lidocain 5% **hyperbar**	1,4–1,8	5–10	45–60
Mepivacain 4% **hyperbar**	1,4–1,8	5–10	45–60

Hyperbare LA

- erhält man auch durch Zusatz von Glukose 5–10%
- die Dichte ist höher als die des Liquors → breiten sich entsprechend dem Schwergewicht nach unten aus
- die Blockade dehnt sich je nach Lagerung kranial, kaudal oder seitlich aus
- durch Umlagern ist es möglich, bis zur vollständigen Fixierung die Anästhesiehöhe zu variieren
- legt man die Patienten in Seitenlage → einseitige SPA
- Nachteil: Bei Blutdruckabfall und Schocklagerung, bis zur Fixierung weitere Ausbreitung nach kranial möglich!

Isobare LA
- die Dichte entspricht der des Liquors (1010 µg/ml bei 37°C)
- die Blockade dehnt sich nach Lagerung nur wenig aus

Probleme bei der Punktion

- **blutiger Liquor** ⇒ abtropfen lassen, bis Liquor klar wird ⇒ bleibt Liquor blutig tingiert, Spinalanästhesie abbrechen
- **kein Liquor** („trockene Punktion") tropft nicht spontan ab oder nur mühsam zu aspirieren ⇒ erneut punktieren („Ohne Liquor keine Spinalanästhesie!", Gefahr der intraneuralen Injektion)
- **trüber Liquor** ⇒ Probe zur Untersuchung, Spinalanästhesie abbrechen
- erfolglose Punktion ⇒ Lagerung überprüfen, Punktionsversuch von lateral bei mehrmaligen Knochenkontakt Kanüle wechseln; **Cave:** Beschädigung der Kanüle
- **Parästhesie** bei Punktionsversuch
  kurzfristig ⇒ Injektion erlaubt (Kanüle hat Fasern der Cauda equina gestreift)
  anhaltender Schmerz ⇒ abbrechen (Läsion eines Spinalnerven?)

Komplikationen

- s. oben

Sattelblock

- Injektion von 1–1,5 ml Bupivacain 0,5% hyperbar
- hyperbare Lösungen breiten sich entsprechend dem Schwergewicht in sitzender Position nach unten aus
- nach Injektion noch ca. 5–6 min in sitzender Position belassen, anschließend mit erhöhtem Oberkörper lagern

Spinalanästhesie zur Sectio caesarea

- sollte dem Erfahrenen oder Notfallsituationen vorbehalten bleiben (z. B. wenn keine Zeit zur PDA bleibt und eine schwierige Intubation zu erwarten ist)
- 25–26G (0,5–0,46 mm) Spinalnadel mit Einführungskanüle
- Bupivacain 0,5% **isobar** 2–2,5 ml (= 10–12,5 mg)
  oder
- Bupivacain 0,5% **hyperbar** 1,5–2 ml (= 7,5–10 mg), besser steuerbar, jedoch nur wenn gute Lagerungsmöglichkeiten gegeben sind (z. B. auf Op.-Tisch)

 Cave:
- reduzierte Dosis! (besonders in Seitenlage)
- erhöhte Gefahr rasch eintretender starker Blutdruckabfälle

Spinalanästhesie bei pädiatrischen Patienten

- s. Kinderanästhesie

Periduralanästhesie (PDA)

Praktisch in jedem Wirbelsäulenabschnitt durchführbar, meist jedoch lumbal (besserer Zugang, Periduralraum breiter)

Anatomie

- s. oben

Besonderheiten bei der PDA

- Hauptwirkungsort der LA: Wurzeln der Spinalnerven, LA muß durch Dura diffundieren (10–20 min), Diffusion ins Rückenmark spielt eine sekundäre Rolle
- **L5-S2 verzögert und häufig nicht ausreichende Blockadequalität**, da großer Nervendurchmesser (Radialblock!)
- ▶ Cave: Sprunggelenks-Op., ausgedehnte Varizen-Op., Harnröhren-Eingriffe

- je mehr Volumen $\Rightarrow$ desto größer die Ausbreitung
- die Ausdehnung der Anästhesie hängt im Wesentlichen von der Menge des LA ab
- die Qualität der Anästhesie ist häufig weniger gut als bei Spinalanästhesie, besonders die motorische Blockade ist geringer ausgeprägt und hängt von der Wahl und Konzentration des LA ab
- größere LA-Mengen als bei der SPA notwendig
- toxische Reaktionen durch erhöhte Plasmaspiegel möglich, bes. in ersten 30 min → höchste Plasmakonzentration nach 10–30 min

Vorteile
- differenzierte (sympathisch, sensorisch, motorisch) + segmentäre Blockade über mehrere Tage bis Wochen möglich
- Höhe der Sympathikusblockade stimmt mit sensorischer Blockade überein
- **rein sensorische Blockaden** durch niedrige Konzentration des LA für zusätzliche **motorische Blockaden** sind höhere Konzentrationen erforderlich

Fixierungszeit bis zur vollständigen Anästhesie:
- Wirkbeginn von Bupivacain 0,5% isobar: 10–30 min
- analgetische Wirkung nach 5–10 min, max. Wirkung nach 20–30 min
- max. Resorption nach 20–30 min

Technik der PDA

- Notfallzubehör griffbereit halten, ebenso O_2-Gabe, Beatmungsmöglichkeit
- EKG, RR-Manschette, venöser Zugang
- Preload erhöhen: 1000 ml Ringer
- Lagerung: Linksseitenlage oder im Sitzen („Katzenbuckel")
- Orientierungslinie (s. oben)
- streng aseptisches Vorgehen
- Infiltrationsanästhesie
- Einstich in gewünschter Höhe (thorakal: Th6–9, Th9–12, lumbal: L3/L4 ± 1)
- Tuohy-Nadel (17G = 1,5 mm Ø, 18G = 1,2 mm Ø)
  bei Crawfordnadel (distal offen: Gefahr der Duraperforation ↑)
- Schrägschliff der Kanüle sollte parallel zu den Durafasern (Öffnung zur Seite) verlaufen → geringste Traumatisierung (Nervenfasern, Dura, Bänder, Muskeln)

Medianer Zugang
- Vorschieben der Kanüle in Interspinalebene senkrecht zur Haut oder leicht kranial
- Widerstandsverlustmethode (s. unten)

Paramedialer (lateraler) Zugang
- bes. bei thorakaler PDA (steiler Winkel der Dornfortsätze)
- 1–1,5 cm lateral der Mittellinie am kaudalen Ende des gewählten Interspinalraumes bzw. etwas darunter

- Vorschieben der Kanüle in Einwärtsrichtung (10–15°) und leicht kranial (55–60°) zur Hautoberfläche

Widerstandsverlustmethode (Loss-of-resistance)
- mit NaCl 0,9% gefüllte, leicht gängige Spritze
- Vorschieben der Nadel unter ständigem Druck auf den Spritzenstempel (Druck in erster Linie über Stempel ausüben)
- beim Vorschieben durch das lig. flavum meist deutlicher Widerstand (der Spritzenstempel läßt sich nicht mehr vorschieben)
- bei Verlassen des lig. flavum und Eindringen in den Periduralraum erfolgt ein deutlicher Widerstandsverlust
- drehen des Schrägschliffs nach kranial unter Vorspritzen von NaCl

Technik des hängenden Tropfens
- Vorschieben der Nadel bis in das lig. flavum
- Entfernen des Mandrins und Anhängen eines Tropfen NaCl an das Spritzenende
- weiteres Vorschieben durch das lig. flavum
- bei Verlassen des lig. flavum und Eindringen in den Periduralraum wird der hängende Tropfen in die Kanüle gesaugt (durch Unterdruck im Periduralraum)

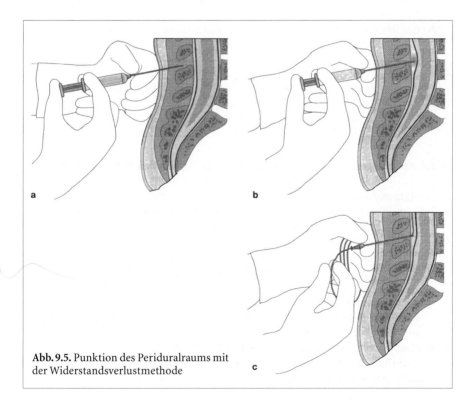

Abb. 9.5. Punktion des Periduralraums mit der Widerstandsverlustmethode

▶ **Anm:**
- da im Periduralraum nicht immer ein Unterdruck besteht (bes. bei Schwangeren) ist diese Methode nicht so sicher wie die Widerstandsverlustmethode (höhere Fehlerquote)
- der Unterdruck kann durch eine tiefe Inspiration erhöht bzw. erzeugt werden

Einführen des Periduralkatheters
der Periduralkatheter (20G) wird **lumbal ca. 2–3 cm in den Periduralraum** eingeführt. Tieferes Einführen erhöht folgende Gefahren
- Venenverletzung
- Austreten des Katheters im Bereich der Spinalwurzel
- Duraverletzung durch Katheter
- Schlingenbildung des Katheters um eine Nervenwurzel

Aspiration und Testdosis
- der **Aspirationsversuch** über den Katheter (bei single shot über die Nadel) soll eine versehentliche intraspinale Injektion verhindern
- eine **Testdosis mit 2–3 ml LA (evtl. mit Adreanlinzusatz 5 µg/ml)** soll eine versehentliche intraspinale Injektion oder intravasale Injektion ausschließen
  - ein Herzfrequenzanstieg durch Adrenalinzusatz um mehr als 30/min soll eine intravasale Injektion anzeigen (**Cave:** Therapie mit β-Blockern, Herzfrequenzanstieg durch Wehenschmerz,...)
  - der Wert der Testdosis ist umstritten, aus forensischen Gründen jedoch immer notwendig, zuvor immer Aspirationsversuch!

 Cave:
- trotz Aspirationsversuch und Testdosis Katheterfehllagen möglich (subdural, subarachnoidal, intravasal)
- ist auch bei jeder Nachinjektion durchzuführen!

Probleme bei der Punktion oder beim Vorschieben des Periduralkatheters

- **erfolglose Punktion** ⇒ Lagerung überprüfen, Punktionsversuch von lateral oder andere Höhe, bei mehrmaligen Knochenkontakt Kanüle wechseln
- **blutige Punktion** oder Blut im PDK ⇒ erneute Punktion
- **Probleme beim Vorschieben des Periduralkatheters (PDK)**
  ⇒ Prophylaxe: nach Punktion des Periduralraumes unter Vorspritzen von NaCl Nadel noch ca. 1 mm vorschieben
  ⇒ Patienten tief einatmen lassen (Saug-Druck Pumpeneffekt der Atmung: tiefe Inspiration ⇒ ↑ negativer intrathorakaler Druck ⇒ bessere Entleerung der periduralen Venen) dadurch evtl. leichteres Vorschieben des Katheters möglich
  ⇒ bei 2. Versuch evtl. Single Shot Technik und erst anschließend Einlegen des PDK
- **Parästhesien beim Vorschieben des PDK**
  kurzfristig ⇒ Injektion erlaubt (Katheter hat Nervenfaser gestreift)
  anhaltender Schmerz ⇒ abbrechen (Läsion eines Spinalnerven?)

Merke:
Katheter nie bei liegender Nadel zurückziehen!

Komplikationen

- s. oben

Dosierung

> **Dosis:** • 1,0 ml/Segment bei 1,50 m Körpergröße
> • bei >1,50 m 1,0 ml/Segment + 0,1 ml/Segment für alle 5 cm über
>   1,50 m
> • d. h. bei 1,70 m: 1,4 ml/Segment oder
>   10 ml LA breiten sich ca. 6–8 Segmente aus
> **im Alter:** weniger (bis 50%)
> **bei Schwangeren:** 25–30% weniger (relativ kleinerer PD-Raum,
> da stärkere Venenfüllung, Steroide)

Besonderheiten der thorakalen PDA

- Punktionshöhe abhängig von geplanter Operation
  Th6–9 (thorakoabdominales Aortenaneurysma, Oberbaucheingriffe),
  Th9–12 (abdominales Aortenaneurysma, Unterbaucheingriffe)
- paramedialer Zugang besser (steiler Winkel der Dornfortsätze) 1–1,5 cm lateral,
  10–15° Einwärtsrichtung, 55–60° kranial

> **Dosis:** • z. B. ≈ 0,5 ml Bupivacain 0,25%/Segment

Vorteile
- verbesserte respiratorische Funktion (FRC ↑ und V_T ↑) bei postop. Schmerztherapie über PDK
- die **thorakale PDA** führt gerade beim **kardialen** Risikopatienten mit KHK zu einer verbesserten Endokardperfusion (letzte Wiese!) infolge **Koronararteriendilatation,** sowie Herzfrequenzabnahme aufgrund der Blockade der Nervi accelerantes im Bereich der Segmente (Th1-Th4/5)
- bei regionalen Wandbewegungsstörungen bzw. einem Myokardinfarkt werden unter thorakaler PDA die Wandbewegungsstörungen bzw. die Infarktgröße vermindert
- die lumbale PDA hingegen führt zu einer reflektorischen Vasokonstriktion in den nichtgeblockten Segmenten → Koronarperfusionsabnahme bei „zu niedriger" PDA!
- eine lumbale PDA für thorakale oder Oberbauch- Eingriffe erfordert eine höhere LA- Dosis → ↑ Sympathikusblockade (Segmente) und die Rückbildung erfolgt in den oberen Segmenten zuerst

Nachteile
- Hauptgefahr: traumatische Punktion des Rückenmarks

Kombinierte Spinal-, Epiduralanästhesie (CSE)

- kombiniert den Vorteil des schnellen Wirkbeginns der SPA mit der späteren Nachinjektionsmöglichkeit über den liegenden PDK
- CSE Sets:
  - Kanal für Spinalnadel geht durch Tuohy-Nadel, z. B. Durasafe: spezielle 17G Tuohy-Nadel und 110 mm lange 27G Whitacre Spinalnadel oder anderes Set z. B. 18G Tuohy-Nadel und 24G Sprotte-Nadel.
    Nach Aufspritzen der SPA muß zügig der PDK eingelegt und fixiert werden, damit sich die SPA wie gewünscht ausbreitet und nicht zu starke Kreislaufreaktionen eintreten
  - Kanal für Spinalnadel verläuft parallel der Tuohy-Nadel. Der PDK kann über die Tuohy-Nadel eingelegt werden und erst anschließend erfolgt über den 2. Kanal die Spinalpunktion
- der PDK darf frühestens nach vollständiger Fixierung der SPA aufgespritzt werden. Hierbei ist besonders auf **Aspiration und eine Testdosis** von 2–3 ml zu achten, da der PDK auch subdural bzw. subarachnoidal liegen kann

PDA in der Geburtshilfe

- s. Gynäkologie und Geburtshilfe

Epidurale Opioide

Vorteile
- Analgesie ohne motorische Blockade
- Fehlen einer sympathischen Blockade $\Rightarrow$ keine periphere Vasodilatation
  in Kombination mit Lokalanästhetika
  - weniger Lokalanästhetikaverbrauch
  - verkürzter analgetischer Wirkeintritt
  - verlängerte Wirkdauer
- weniger instrumentelle Entbindungen in der Geburtshilfe

Nachteile
- **frühe und späte Atemdepressionen** (0,1–9%). Auch mehrere Stunden nach Applikation wurden schwere Atemdepressionen beschrieben, bes. bei weniger lipophilen Substanzen wie Morphin. Die Atemdepression ist mit Naloxon antagonisierbar, ohne die Analgesiequalität zu beeinträchtigen $\Rightarrow$ lange Überwachung notwendig, besonders bei Morphin und Fentanyl. Bei Sufentanil ist eine späte Atemdepression sehr selten. (s. Opioide)

⇒ keine epiduralen Opioide bei Schlaf-Apnoe-Syndrom oder stark sedierten Patienten
- **Übelkeit und Erbrechen** (40%)
- **Juckreiz** (Morphin 70–100%, Fentanyl 23–43%), (weniger Histaminfreisetzung als vorwiegend segmentale Exzitation spinaler Neurone)
- **Harnretention** (15–50% bei lipophilen Opioiden geringer ausgeprägt)

Dosis: verdünnt in 10 ml NaCl 0,9% oder mit Lokalanästhetikum gemischt
- Morphin 1–4 mg (20–100 µg/kg)
- Fentanyl 0,05–0,1 mg (1 µg/kg)
- Alfentanil 0,1–0,5 mg (10 µg/kg)
- **Sufentanil 10–25-(30) µg (0,1–0,4 µg/kg)**
- kein Remifentanil (enthält exzitatorische Aminosäure Glycin)

 Sufenta epidural (1 Amp. à 2 ml = 10 µg Sufentanil) ist bisher in der BRD das einzige zugelassene Opioid für die epidurale Anwendung!

Wirkprofil von Sufentanil und Morphin epidural

	Sufentanil	Morphin
	lipophil	hydrophil
Wirkeintritt	5–7 min	30 min
max. Wirkung	5–30 min	60–90 min
Wirkdauer	3–4 h	8–12 h
Dosis	0,1–0,4 µg/kg	20–100 mg/kg
„Grenzdosis epidural"	30 µg	2–5 mg

Clonidin (Catapresan) epidural

- nur bei Normovolämie erlaubt

Dosis:
- Bolusinjektion > 5 µg/kg (≈ 0,3–0,45 mg/70kg)
- Bolusinjektion in Komb. mit Opioid < 5 µg/kg
- Bolusinjektion > 5 µg/kg + kontinuierliche Zufuhr 20–40 µg/h

---

NW:
- RR↓ (bei Hypertonikern ausgeprägter)
- Bradykardie
- Sedierung

▶ **Cave:** nicht bei Patienten applizieren, die auf einen erhöhten Sympathikotonus angewiesen sind!

Kaudalanästhesie/Sakralblock

- s. Kinderanästhesie

Übersicht periphere Nervenblockaden

Plexus-brachialis-Blockade (C5-Th1)

- Truncus superior (C5/6), Truncus medius (C7), Truncus inferior (C8/Th1) ⇒
- Fasciculus lateralis: vordere Äste des oberen und mittleren Truncus (lat. Anteil N. medianus, N. musculocutaneus)
  Fasciculus medialis: vorderer Ast des unteren Truncus
  (med. Anteil N. medianus, N. ulnaris, N. cut. brachii med., N. cut. antebrachii med.),
  Fasciculus posterior: hintere Äste aller 3 Trunci (N. radialis, N. axillaris)

a) Interskalenäre Plexusblockade (Winnie)

Indikationen
- Op. am Schlüsselbein, Schulter, Oberarm, Schultergelenk

Leitpunkte/Durchführung
- M. sternocleidomastoideus, Skalenuslücke (M. scalenus anterior und medius) Krikoidhöhe (C6)
- Kopf leicht zur Seite, in Höhe Krikoid nach medial, kaudal (30° zur Sagitalebene), gering dorsal auf Querfortsatz C6 zu (1,5–2 cm Tiefe)

Spez. Komplikationen/Anmerkung
- Totale SPA, hohe PDA, intravasale Injektion → sofortiger zerebraler Krampfanfall bei intraarterieller Injektion
- Phrenicusparese, Recurrensparese
- ✎ daher **nie** beidseitige Blockade!

b) Supraclaviculäre Plexusblockade (Kulenkampff)

Indikationen
- Op. am Oberarm, Unterarm und Hand

Leitpunkte/Durchführung
- Skalenuslücke (M. scalenus anterior und medius), 1. Rippe, Claviculamitte
- 1–1,5 cm lateral des M. sternocleidomastoideus, über A. subclavia bzw. 2 cm über Clavicula; kaudal und etwas laterale Richtung, d. h. parallel dem Verlauf der Skalenusmuskulatur

Spez. Komplikationen/Anmerkung
- Pneumothorax (0,6–6% klinisch, bis zu 25% radiologisch)
- Stellatumblockade mit Horner Syndrom (Miose, Ptose, Enophthalmus),
- Phrenicusparese, Punktion der A. subclavia
- ▶ 22 G, 4 cm lange Kanüle,
  ohne Parästhesie Ø Anästhesie, bzw. positiver Nervenstimulationsbefund
  (0, 5 mA)
  Th1-Segment häufig mitblockiert

c) Vertikale infraklavikuläre Plexusblockade

Indikationen
- Op. am Oberarm, Unterarm und Hand

Leitpunkte/Durchführung
- Mitte der Strecke Fossa jugularis und Akromionvorderseite direkt infraclaviculär, senkrecht zur Unterlage mit Nervenstimulator (1 mA → 0,3 mA)

Spez. Komplikationen/Anmerkung
- geringe Pneumothoraxgefahr: Schutz durch erste Rippe
- ≈ 5% Versager, ≈ 10% Punktion der axillären Gefäße ohne weitere Komplikation

d) Axilläre Plexusblockade (Hirschl)

Indikationen
- Op. am Unterarm und Hand

Leitpunkte/Durchführung
- Arm um 90° abduziert, nach außen rotiert
- Punktion über A. axillaris in Achselhöhle in kraniale (proximale) Richtung, Klick bei Penetration der Gefäß-Nerven-Scheide

Spez. Komplikationen/Anmerkung
- intravasale Injektion, Nervenläsion
- oft radiale „Lücke" (C5-C6); nie Th1-Segment und Oberarmaußenseite anästhesiert
- ▶ 25 G, 2,5 cm lange Kanüle,
  leichter Widerstand beim Spritzen des LA, mit Nervenstimulator < 0,5 mA!

- mind. 40–45 ml LA notwendig

Plexusblockaden a – d

> **Dosis: Gesamtvolumen 25–45 ml**
> **Verringerung der LA-Menge von peripher nach zentral**
> z. B. 25–30 ml bei interskalenärer, 45 ml bei axillärer Blockade
> - Verhältnis 1:1 Lidocain 2% + Bupivacain 0,5% (> 3 h)
> - Verhältnis 1:1–3:1 Prilocain 1% + Bupivacain 0,5% (> 3 h)
> - Chlorprocain 3% (< 1 h)
> - Etidocain 1% oder Prilocain 1% (> 3 h)
> - Bupivacain 0,5% (> 3 h)
> - Lidocain 1% (ca. 2 h)
> - Ropivacain 0,2% (ca. 3–4 h)

- die richtige Lage der Punktionsnadel oder des Katheters kann bei der Plexusanästhesie durch die Applikation von kühlschrankkalter 0,9%iger NaCl-Lösung
  verifiziert werden → zeitlich nur leicht verzögertes **Auslösen** von **thermischen
  Parästhesien**
- Zeitbedarf für die Ausbildung eines axillären Blocks liegt zwischen 30–45 min

Kontraindikationen für Plexusblockade
- Pyodermie, nichtkooperativer Patient oder Kleinkind
  für axillären Block: nichtabduzierbarer Arm, hämorrhagische Diathese (bei
  akzidenteller Arterienpunktion)

Plexus lumbosakralis (3-in-1-Block)

Inguinale Blockade des Plexus lumbalis:
(N. femoralis (L2–4), N. cutaneus femoralis lateralis (L2–3), N. obturatorius (L2–4))

Indikationen
- zur Lagerung bei Schenkelhalsfraktur
- in Kombination mit Ischiadikusblockade für Operationen am Bein
- in Kombination mit Allgemeinanästhesie oder PDA bei TUR-B

Leitpunkte/Durchführung
- unterhalb des Leistenbandes
- 1–1,5 cm lateral der A. femoralis in leicht kranialer Richtung
- IVAN (von Innen: Vene, Arterie, Nerv)

> **Dosis:** • **für kurze Eingriffe:** 20–30 ml Lidocain 1–1,5%
> • **für längere Eingriffe:** 20 ml Bupivacain 0,5%, Etidocain 1% oder
> Ropivacain 0,2%

Spez. Komplikationen/Anmerkung
- ▶ 22 G, 9 cm lange Kanüle mit Nervenstimulator

Ischiadukusblockade

Historie
1923   Erstbeschreibung des posterioren Zuganges durch Härtel, Crill und später Labat
1944   lateraler Zugang durch Molesworth
1963   anteriorer Zugang durch Beck

Indikationen
- Op. am Fußrücken oder lateralem Unterschenkel (L5/S1-Segment)

Leitpunkte/Durchführung
- posteriorer Zugang in Seitenlage
  (Verbindungslinie Troch. major – Spina iliaca sup. posterior, davon Mittelsenkrechte auf Linie Troch. major – Hiatus sacralis)
- posteriorer Zugang in Rückenlage
  (90° Beugung im Hüftgelenk: Streckenhalbierende von Troch. major – Tuber ossis ischii)
- anteriorer Zugang in Rückenlage
  (Linie Spina iliaca ant. sup – Tuber os pubis → Senkrechte vom medialen Drittel auf Linie Troch. major zu Trochanter minor)
- lateralen Zugang in Rückenlage
  (3 cm dorsal + 2 cm kaudal der kranialen Begrenzung des Trochanter major)

> **Dosis:** • **für kurze Eingriffe:** 20 ml Lidocain 1–1,5%
> • **für längere Eingriffe:** 20 ml Bupivacain 0,5%, Etidocain 1% oder Ropivacain 0,2%

Spez. Komplikationen/Anmerkung
▶ Nadel: 22 G, 9 cm lange Kanüle

i.v.-Regionale (Bier'scher Block)

Historie
1908   erste i.v.-Regionalanästhesie durch **Bier** mit Procain
1963   Wiedereinführung in klin. Praxis durch Tires und Homes

Indikationen
- Betäubung einer Extremität (einfaches und bei Beachtung einiger Besonderheiten sicheres Anästhesieverfahren)

Leitpunkte/Durchführung
- Anlegen einer Blutsperre mit Doppelmanschette (erst proximale, später distale Manschette aufblasen)
- 50–100 mmHg über systolischen Blutdruck

Dosis: • 0,5–1,0% Prilocain oder 0,5% Lidocain
Volumen:
• **obere Extremität:** 40–60 ml bzw. 1 ml/kg bei muskulären Unterarm
• **untere Extremität:** 60 ml
• **Kinder:** (4–12 J): 8–25 ml je nach Alter und Größe der oberen Extremität

---

Spez. Komplikationen/Anmerkung
• Max. Dauer der Blutsperre: 1,5–2,0 h
• Frühestes Ablassen der Blutdruckmanschette **30 min** nach Injektion
  → Testablassen: nach 30 s Manschette wieder aufblasen, zyklisches Entlasten
☞ **Cave:** LA-Intoxikation
  bei Prilocain: Methämoglobinämie → 2% Methylenblau 1–3 mg/kg (ca. 10 ml)

Periphere Nervenblockaden

Nervus ulnaris

A. im Ellenbogenbereich
B. im Handwurzelbereich

Indikationen
• Ergänzung von Plexusanästhesien
• Op. im Versorgungsgebiet des betreffenden Nerven

Leitpunkte/Durchführung
A. Leitpunkte Epicondylus med. humeri, Olecranon
  Punktion: 1–2 cm prox. des im Sulcus N. ulnaris getasteten N. ulnaris; Kanüle in Richtung Humeruslängsachse 1–2 cm tief einführen
B. Leitpunkte: Sehne des M. flexor carpi ulnaris
  Punktion unmittelbar beidseits der Sehne des **M. flexor carpi ulnaris** Kanüle senkrecht zur Haut 0,5–1 cm tief einführen, bei Widerstand 2 mm zurückziehen

---

Dosis: • 3–5 ml Prilocain 1%, Bupivacain 0,5% oder Ropivacain 0,2%

N. medianus

A. im Ellenbogenbereich
B. im Handwurzelbereich

Indikationen
• Ergänzung von Plexusanästhesien
• Op. im Versorgungsgebiet des betreffenden Nerven

Leitpunkte/Durchführung
A. unmittelbar medial der A. brachialis auf der Verbindungslinie zw. Epicondylus medialis und lateralis humeri, Kanüle 5 mm tief einführen
B. in Höhe des Handgelenkes unmittelbar beidseits der Sehne des M. palmaris longus Kanüle senkrecht zur Haut 0,5–1 cm tief einführen, bei Widerstand 2 mm zurückziehen

Dosis: • 3–5 ml Prilocain 1%, Bupivacain 0,5% oder Ropivacain 0,2%

N. radialis

A. im Ellenbogenbereich
B. im Handwurzelbereich

Indikationen
• Ergänzung von Plexusanästhesien
• Op. im Versorgungsgebiet des betreffenden Nerven

Leitpunkte/Durchführung
A. Punktion in die Furche zwischen M. brachioradialis und Bizepssehne in Höhe des Ellenbogengelenkes
Kanüle in Richtung auf den lateralen Rand des Epicondylus lateralis humeri
B. etwa 1 cm radial von der tastbaren A. radialis, Kanülenführung parallel zur Handwurzel über die radialen und ulnaren Seite (wegen anatom. Variation)

Dosis: • 3–5 ml Prilocain 1%, Bupivacain 0,5% oder Ropivacain 0,2%

Fußblock

Indikationen
• Operation im Fußsohlen und Zehenbereich

Leitpunkte/Durchführung
1. Punktion beidseits der A. tibialis in Höhe des Innenknöchels; Kanüle senkrecht zu Haut einstechen und 0,5–2 cm vorschieben
2. Blockade den N. peroneus profundus durch injektion von LA um die A. dosalis pedis in Höhe des oberen Sprunggelenkes
3. Blockade der oberflächlichen N. saphenus, N. suralis und N. peroneus superficialis durch subcutanen Ringwall ca. 2–3 cm oberhalb des Sprunggelenks

Dosis: • Je 2–3 ml Prilocain1% oder Bupivacain 0,5%
• für Ringwall 10 – 20 ml Prilocain 1% oder Bupivacain 0,25–0,5%

Übersicht periphere Nervenblockaden

Nervenblockadeort	Indikationen	Leitpunkte/Durchführung	Dosis	Spez. Komplikationen/Anmerkung
Plexus brachialis (C5–Th1) Truncus superior (C5/6), Tr. medius (C7), Tr. inferior (C8/Th1) ⇒ Fasciculus lateralis: vordere Äste des oberen und mittleren Truncus (lat. Anteil N. medianus, N. musculocutaneus), Fasciculus medialis: vorderer Ast des unteren Truncus (med. Anteil N. medianus, N. ulnaris, N. cut. brachii med., N. cut. antebrachii med.), Fasciculus posterior: hintere Äste aller 3 Trunci (N. radialis, N. axillaris)				
a) Interskalenäre Plexusblockade (Winnie)	OP am Schlüsselbein Schulter, Oberarm, Schultergelenk	M.sternocleidomastoideus, Schnittpunkt: Skalenuslücke – Krikoidhöhe (C6), Kopf leicht zur Seite, in Höhe Krikoid nach medial, kaudal (30° zur Saggitalebene), gering dorsal auf Querfortsatz C6 zu (1,5–2 cm Tiefe)	• Gesamtvolumen 25–45 ml Verringerung der LA-Menge von peripher nach zentral z. B. 25–30 ml bei interskalenärer, 45 ml bei axillärer Blockade • Verhältnis 1:1	Totale SPA, hohe PDA, intravasale Injektion → sofortiger zerebraler Krampfanfall bei i.a.-Injektion, Phrenicusparese, Recurrensparese, daher NIE beidseitige Blockade!
b) supraclaviculäre Plexusblockade (Kulenkampff)	OP am Oberarm, Unterarm und Hand	Skalenuslücke (M.scalenus anterior und medius), 1. Rippe, Clavicularmitte, 1–1,5 cm lateral des M. sternocleidomastoideus, über A. subclavia bzw. 2 cm über Clavicula; kaudal und etwas laterale Richtung, d. h. parallel dem Verlauf der Skalenusmuskulatur	Lidocain 2% + Bupivacain 0,5% (> 3 h) Verhältnis 1:1–3:1 Prilocain 1% + Bupivacain 0,5% (> 3 h) Chlorprocain 3% (< 1 h) Etidocain 1% oder	Pneumothorax, Stellatumblockade mit Horner Syndrom (Miose, Ptose, Enophthalmus), Phrenicusparese, Punktion der A. subclavia 22 G, 4 cm lange Kanüle; ohne Parästhesie Ø Anästhesie, Th1-Segment häufig mitb ockiert
c) vertikale infraklavikuläre Plexusblockade	OP am Oberarm, Unterarm und Hand	Mitte der Strecke Fossa jugularis und Akromionvorderseite direkt infraclaviculär senkrecht zur Unterlage mit Nervenstimulator (1 mA → 0,3 mA)	Prilocain 1% (> 3 h) Bupivacain 0,5% (> 3 h) Lidocain 1% (ca. 2 h) Ropivacain 0,2% (ca. 3–4 h)	geringe Pneugefahr: Schutz durch erste Rippe 5,2% Versager; 10,3% Punktion der axillären Gefäße ohne weitere Komplik.
d) axilläre Plexusblockade (nach Hirschl)	OP am Unterarm und Hand	Arm um 90° abduziert, nach außen rotiert, Punktion über A. axillaris in Achselhöhle in kraniale (proximale) Richtung, Klick bei Penetration der Gefäß-Nerven-Scheide		intravasale Injektion, Nervenläsion oft radiale „Lücke" (C5–C6); nie Th1 und Oberarmaußenseite, 25 G, 2,5 cm lange Kanüle leichter Widerstand beim Spritzen des LA, mit Nervenstimulator < 0,5 mA

Plexus lumbosakralis

Inguinale Blockade des Pl. Lumbalis: 3-in-1-Block (N. femoralis (L2–4), N. cutaneus femoralis lateralis (L2–3), N. obturatorius (L2–4)	Lagerung bei Schenkelhalsfraktur, Komb. mit Ischiadikusblock für Op. am Bein, Komb. mit Allgemeinanästhesie oder PDA bei TUR-B	unterhalb des Leistenbandes, 1–1,5 cm lateral der A. femoralis in leicht kranialer Richtung ▲ IVAN (von Innen: Vene, Arterie, Nerv)	20–30 ml Lidocain 1–1,5% für kurze Eingriffe Bupivacain 0,5% oder Etidocain 1% für längere Eingriffe	22 G, 9 cm lange Kanüle mit Nervenstimulator

Übersicht periphere Nervenblockaden (Fortsetzung)

Nervenblockadeort	Indikationen	Leitpunkte/Durchführung	Dosis	Spez. Komplikationen/Anmerkung
Ischiadukusblockade				
1923 Erstbeschreibung des posterioren Zuganges durch Härtel, Crill und später Labat 1944 lateraler Zugang durch Molesworth 1963 anteriorer Zugang durch Beck	OP am Füßrücken oder lateralem Unterschenkel (L5/S1-Segment)	• Posteriorer Zugang in Seitenlage (Verbindungslinie Troch. major – Spina iliaca sup.posterior, davon Mittelsenkrechte auf Linie Troch. major – Hiatus sacralis) • Posteriorer Zugang in Rückenlage (90° Beugung im Hüftgelenk: Streckenhalbierende von Troch. major – Tuber ossis ischii) • anteriorer Zugang in Rückenlage (Linie Spina iliaca ant. sup – Tuber os pubis → Senkrechte vom medialen Drittel auf Linie Troch. major zu Trochanter minor) • lateralen Zugang in Rückenlage (3 cm dorsal + 2 cm kaudal der kranialen Begrenzung des Trochanter major)	Volumen: 20 ml LA: Lidocain 1–1,5% für kurze Eingriffe Bupivacain 0,5% oder Etidocain 1% für längere Eingriffe	Nadel: 22-G, 9 cm lange Kanüle
iv-Regionale 1908 erste i.v.-Regionalanästhesie durch Bier mit Procain 1963 Wiedereinführung in klein. Praxis durch Tires und Homes	Betäubung einer Extremität (einfaches und bei Beachtung einiger Besonderheiten sicheres Anästhesieverfahren)	Anlegen einer Blutsperre mit Doppelmanschette (erst proximale, später distale Manschette aufblasen) 50–100 mmHg über systolischen Blutdruck	0,5–1,0% Prilocain oder 0,5% Lidocain; Volumen: • obere Extremität: 40–60 ml bzw. 1 ml/kg bei muskulären Unterarm • Untere Extremität: 60 ml oder bei Kinder: (4–12 J): 8–25 ml je nach Alter und Größe der oberen Extremität	Max. Dauer der Blutsperre: 1,5–2,0 h Frühestes Ablassen der Blutdruckmanschette 30 min → Testablassen: nach 30s Manschette wieder aufblasen, zyklisches Entlasten Cave: LA-Intoxikation bei Prilocain: Methämoglobinämie → 2% Methylenblau 1–3 mg/kg (ca. 10 ml)

Übersicht periphere Nervenblockaden (Fortsetzung)

Nervenblockadeort	Indikationen	Leitpunkte/Durchführung	Dosis	Spez. Komplikationen/Anmerkung
Periphere Nervenblockaden				
Nervus ulnaris A. im Ellenbogenbereich B. im Handwurzelbereich	Ergänzung von Plexusanästhesien bzw. therapeut. oder Op. im Versorgungsgebiet des betr. Nerven	A Leitpunkte Epicondylus med. Humeri, Olecranon Punktion: 1–2 cm prox. des im Sulcus n. ulnaris getasteten N. ulnaris; Kanüle in Richtung Humeruslängsachse 1–2 cm tief einführen. B Leitpunkte: Sehne des M. flexor carpi ulnaris Punktion unmittelbar beidseits der Sehne des M. flexor carpi ulnaris Kanüle senkrecht zur Haut 0,5–1 cm tief einführen, bei Widerstand 2 mm zurückziehen	3–5 ml Prilocain 1% oder Bupivacain 0,5%	
N. medianus A. im Ellenbogenbereich B. im Handwurzelbereich	Ergänzung von Plexusanästhesien bzw. therapeut. oder Op. im Versorgungsgebiet des betr. Nerven	A unmittelbar medial der A. brachialis auf der Verbindungslinie zw. Epicondyli medialis und lateralis humeri, Kanüle 5 mm tief einführen B in Höhe des Handgelenkes unmittelbar bds der Sehne des M. palmaris longus Kanüle senkrecht zur Haut 0,5–1 cm tief einführen, bei Widerstand 2 mm zurückziehen	3–5 ml Prilocain 1% oder Bupivacain 0,5%	
N. radialis A. im Ellenbogenbereich B. im Handwurzelbereich	Ergänzung von Plexusanästhesien bzw. therapeut. oder Op. im Versorgungsgebiet des betr. Nerven	A Punktion in die Furche zw. M. brachioradialis und Bizepssehne in Höhe des Ellenbogengelenkes Kanüle in Richtung auf den lateralen Rand des Epicondylus lateralis humeri B etwa 1 cm radial von der tastbaren A. radialis, Kanülenführung parallel zur Handwurzel über die radialen und ulnaren Seite (wegen anatom. Variation)		
Fußblock	Operation im Fußsohlen und Zehenbereich	1 Punktion beidseits der A. tibialis in Höhe des Innenknöchels; Kanüle senkrecht zu Haut einstechen und 0,5–2 cm vorschieben 2 Blockade den N.peroneus profundus durch Injektion von LA um die A. dosalis pedis in Höhe des oberen Sprunggelenkes 3 Blockade der oberflächlichen N. saphenus, N. suralis und N. peroneus superficialis durch subcutanen Ringwall	Je 2–3 ml Prilocain 1% oder Bupivacain 0,5% für Ringwall 10–20 ml Prilocain 1% oder Bupivacain 0,25–0,5%	

10 Monitoring

Allgemeine klinische Überwachungsmethoden

- Inspektion
- Palpation
- Auskultation
- Perkussion

EKG-Monitoring

- Standardmonitoring bei jeder Narkose
- Überwachung von Herzfrequenz-, Rhythmus und Myokardischämien

Herzfrequenz, -rhythmus

- kontinuierliche Überwachung
- bei herzgesunden Patienten Standardableitungen nach Einthofen (I, II, III)

Myokardischämien (ischämische ST-Streckenveränderungen)

- die ST-Strecke beginnt nach dem J-Punkt (Ende des QRS-Komplexes) und dauert 60–80 ms
- eine pathologische ST-Senkung liegt vor bei Veränderungen > 0,05 mV in der Extremitätenableitung und > 0,1 mV in der Brustwandableitung
- ein präkordiales EKG mit den **Abl. II oder V$_5$** reicht aus um **transmurale Ischämien im anterolateral oder inferioren** Bereich zu erkennen (80% der Myokardischämien), ist aber ungeeignet um eine subendokardiale Ischämie, besonders im Bereich der Hinterwand des linken Ventrikels zu erfassen. Da der linke Ventrikel für subendokardiale Ischämien am Anfälligsten ist, läßt sich durch die üblichen EKG-Ableitungen eine Ischämie in diesem Bereich nur schwer erkennen. Zur **Überwachung der Hinterwand** daher
- Abl. II, V$_5$ + V$_4$ oder
  Poor man's V$_5$ EKG-Modifikation nach Kaplan (Ableitung I + Elektrode in V$_5$-Position und Elektode am rechten Manubrium oder unter rechten Schulterblatt) können **ca. 96% der Myokardischämien** anhand von ischämischen ST-Streckenveränderungen **nachweisen**

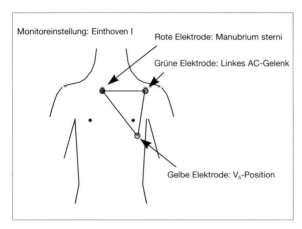

Abb. 10.1. Poor man's V_5 EKG-Modifikation nach Kaplan

- von einigen Autoren wird auch eine kontinuierliche EKG-Überwachung mit 12 Ableitungen (I, II, III, aVF, aVR, aVL, V_{1-6}) empfohlen, um intraoperative Myokardischämien zu entdecken

Pulsoxymeter

- Standardmonitoring
- 1972 von Takuo Aoyagi entwickelt
- nichtinvasives Meßverfahren zur kontinuierlichen Bestimmung der **partiellen Sauerstoffsättigung (p_SO_2)**, mit einer Fehlerbreite von ca. 2% bei p_SO_2 –Werten > 70%
- Kombination von Plethysmographie (Registrierung einer peripheren Pulswelle) und spektrometrischer Oxymetrie
- Pulsoxymeter messen die Absorption von Licht mit **nur 2 Wellenlängen** (Rotlicht: 660 nm und Infrarotlicht: 940 nm)
- gemessen wird die **Differenz zwischen Absorption während der Diastole** (venöses Blut, Gewebe, Knochen, Pigmente) **und** dem **Spitzenwert während der Systole** (es wird unterstellt, daß der Absorptionsanstieg während der Systole nur durch arterielles Blut verursacht wird)
- Einsatz als Transmissions- oder Reflexionspulsoxymeter
- **Meßprinzip** beruht darauf, daß
  desoxygeniertes Hämoglobin (Hb) im **Infrarotbereich (≈ 940 nm) weniger** absorbiert wird als oxygeniertes Hb bzw.
  oxygeniertes Hämoglobin im **Rotbereich (≈ 660 nm) weniger** Absorption als desoxygeniertes (=reduziertes) Hb zeigt!

 Anm:
- bei einer Wellenlänge von 506 nm absorbiert oxygeniertes und desoxygeniertes Hämoglobin das emittierte Licht gleich
- HbO_2 (Oxyhämoglobin) Absorptionsmaximum bei 560 und 590 nm
- Bilirubin-Absorptionsmaximum bei 460 nm (350–550 nm)

Partielle oder funktionelle Sättigung (p$_S$O$_2$)

- der prozentuale **Anteil des** oxygenierten Hämoglobins (HbO$_2$) **zur Summe von Oxy- und Desoxyhämoglobin** wird als **partielle** oder funktionelle Sättigung (p$_S$O$_2$) bezeichnet

$$p_SO_2 = \frac{HbO_2}{Hb + HbO_2}$$

- **Dyshämoglobine** und **fetales Hb** werden **nicht berücksichtigt** und in der Berechnung der Sättigung vernachlässigt!

 Merke:
Im Normalfall ergeben sich aus den unten angegebenen O$_2$-Partialdruck-werten folgende partielle Sättigungswerte

p$_a$O$_2$ (mmHg) (pCO$_2$=40; pH=7,4; normale Temp.)	**26**	35	40	**60**	**90**	150
p$_S$O$_2$ (%)	**50**	66	75	**90**	**95**	100

- normale Sauerstoffsättigung im arteriellen Blut: 96–98%
- normale Sauerstoffsättigung im gemischtvenösen Blut: 70–75%

Beeinflussung der Pulsoxymetrie

durch folgende Faktoren

Keine Beeinflussung der pulsoxymetrischen Sättigungswerte	Falsch hohe Werte → tatsächliche Sättigung (p$_S$O$_2$) ist niedriger	Falsch niedrige Werte → tatsächliche Sättigung ist höher!
• roter und purpurner Nagellack • Hautfarbe • HbF • erhöhte COHb-Werte bis 14,5% weder in Hypoxie noch in Normoxie • Hyperbilirubinämie (Bilirubin-Absorptions maximum bei 460 nm) (350–550 nm)	• Xenon- und Fluoreszenzlicht • MetHb bei **Hypoxie** (bei 5% MetHb + 1% COHb → deutliche Überschätzung (unter Hypoxiebedingungen wird eine 87,6% O$_2$-Sättigung am Gerät angezeigt, obwohl die tatsächliche partielle Sättigung nur 80% und die mit dem CO-Oxymeter gemessene aktuelle fraktionelle Sättigung* (SO$_2$) nur 72,5% beträgt)	• farbiger Nagellack (blau, grün, schwarz) und Fingerabdruck-Tinte • Infrarot-Wärmelampen • infundierte Lipidlösungen und erhöhte Chylomikronen-konzentrationen • **Methylenblau** (Absorptions-maximum bei 660 nm) • Indocyaningrün, Idigocarmin (Effekt hält nur wenige Minuten an!) • MetHb-Werte (0,4 bis 8,4%) in **Normoxie** (geringfügige Unterschätzung)

* funktionelle Sättigung s. Blutgasanalyse

Störgrößen, keine Werte meßbar
- Bewegung (Shivering)
- Zentralisation (Hypothermie, Hypovolämie, α-adrenerge Substanzen)

Blutdruckmessung

- Standardmonitoring bei jeder Narkose zur Überwachung des Kreislaufs

Nichtinvasive Blutdruckmessung

- Messung intraop alle $\approx$ 5 min

Manuelle Blutdruckmessung

- Manschettengröße (-breite) ca. 40% des Oberarmumfangs (bei Kindern: breiteste Manschette, die die Plazierung des Stethoskops in der Ellenbeuge noch erlaubt)
- die Blutdruckmanschette sollte 70% des Oberarms umschließen
- bei Oberarmumfang > 40 cm Messung am Unterarm oder an Unterschenkel

Fehlermöglichkeiten
- zu kleine Manschette oder zu locker angelegt → falsch hohe Werte
- zu große Manschette → keine Falschmessung
- zu schnelles Ablassen des Manschettendrucks (> 3 mmHg/s) → falsch niedrige Werte

Blutdruckmessung nach Riva-Rocci (RR)
- Korotkoff-Geräusche
  systolischer Wert: beim Hören des Gefäßtones
  diastolischer Wert: beim Verschwinden oder deutlich leiser werden des Gefäßtones
- Berechnung des mittleren arteriellen Druckes (MAP)

$$MAP = AP_{dia} + {}^1/_3 (AP_{sys} - AP_{dia})$$

AP_{sys} = systolischer arterieller Druck, AP_{dia} = diastolischer arterieller Druck

Palpatorische Blutdruckmessung
- systolischer Wert: wenn Puls wieder tastbar, ca. 10–20 mmHg tiefer als bei der Riva-Rocci Methode
- diastolischer Wert nicht zu messen

Blutdruckautomaten

- meist oszillometrische Meßverfahren

Invasive (blutige) Blutdruckmessung („Arterie")

Indikationen

abhängig vom Allgemeinzustand des Patienten und geplanten Eingriff notwendige
- mehrfache **arterielle Blutentnahmen**
- **kontinuierliche Blutdruckmessung**

Vorteil
- Druckkurvenverlauf kann einen zusätzlichen Hinweis auf die Volumensituation des Patienten geben (cardiac cycling = systolische RR-Schwankungen bei In- und Exspiration)

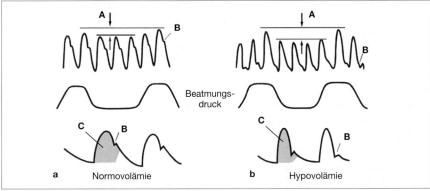

Abb 10.2a,b. (*a*) Normale arterielle Druckkurve A Geringer Effekt der Beatmung auf die Druckamplitude; B hoher dikroter Umschlagpunkt; C Fläche unter der Kurve (*b*) Arterielle Druckkurve bei Hypovolämie. A Starker Effekt der Beatmung auf die Druckamplitude (paradox); B niedriger dikroter Umschlagpunkt; C Kleine Fläche unter der Kurve

Kontraindikationen

- Gerinnungsstörungen
- Gefäßprothese bei A. femoralis
- pathologischer Allen-Test für A. radialis
- ▶ bei vitaler Indikation gibt es nur relative Kontraindikationen

Allen-Test
- Wert umstritten, aus forensischen Gründen jedoch empfehlenswert
- Kompression von A. radialis und A. ulnaris, nach mehrfachem Faustschluß wird die Hand blaß → A. radialis weiter komprimieren und A. ulnaris freigeben → nach 5 bis max. 15 s wird die Hand rosig (Reperfusion). Wird die Hand nicht rosig, besteht eine ungenügende Perfusion der Hand über die A. ulnaris
- ein pathologischer Allen-Test ist eine relative Kontraindikation für die Radialispunktion

Allgemeine Komplikationen

- Blutung und Hämatome
- Thrombose
- Gefäßläsionen: Dissektion, Aneurysma, arteriovenöse Fistel
- Verletzung umliegender Strukturen (Nervenschäden)
- Infektion
- passagerer Vasospasmus bei Fehlpunktion (sofortige, weitere Punktionsversuche oft erfolglos)
- sekundäre Katheterfehllage, -dislokation, -diskonnektion mit Blutung
- versehentliche intraarterielle Injektion mit Gefahr von Nekrosen

 Merke:
- Überprüfung der Konnektionsstellen
- deutliche Kennzeichnung des arteriellen Zugangs!

Praktisches Vorgehen

- aseptisches Vorgehen
- je nach Punktionsort spezielle Lagerung (leicht überstreckte Hand bei A. radialis, leichte Unterpolsterung des Beckens bei A. femoralis)
- Kontrolle der intravasalen (intraarteriellen) Lage
- evtl. Einführen eines Führungsdrahtes nach der Seldinger-Technik
- nach Einlegen der Kanüle Verbindung mit einem Spülsystem (3 ml/h mit 500 ml NaCl + 500 IE Heparin) und einem Drucksensor, bei Säuglingen und Kleinkindern: Perfusor mit 49 ml NaCl (G5%) + 1 ml Vetren (100 IE Heparin) mit 1,2 ml/h

Zugangswege

A. radialis
Vorgehen
- 20 (22) G Kanüle nach vorheriger Lagerung der Hand (leichte Überstreckung)
- Punktion im Winkel von 30–45°

spezifische Vorteile
- einfach zugänglich und kollaterale Blutversorgung über A. ulnaris

 Puntionsort der 1. Wahl, bei Rechtshändern sollte bevorzugt die linke Seite kanüliert werden und umgekehrt

A. brachialis, A. axillaris
Vorgehen
- 18 (20) G Kanüle mit ausreichender Länge (Seldinger-Set)
- A. brachialis: medial der Bicepssehne in der Ellenbeuge
- A. axillaris: in Achselhöhle, Klick bei Penetration der Gefäß-Nerven-Scheide

spezifische Nachteile
- N. medianus Verletzung bei A. brachialis
- Plexusläsion bei Hämatom

A. femoralis
Vorgehen
- 18 (20) G Kanüle mit ausreichender Länge notwendig! (Seldinger-Set)
- evtl. leichte Unterpolsterung des Beckens
- unterhalb des Leistenbandes
- ▶ IVAN: von Innen: Vene, Arterie, Nerv

spezifische Vorteile
- oft erfolgreicherer Zugang, gerade bei Hypotonie

spezifische Nachteile
- retro-intraperitoneale Hämatome oder Darmperforation, wenn zu hohe Punktion
- möglichst nicht bei Patienten mit AVK und nach Gefäßprothese der A. femoralis

A. dorsalis pedis
Vorgehen
- 22 (24) G Kanüle

spezifische Nachteile
- **Cave:** höherer systolischer Blutdruck im Vergleich zum Radialisdruck (MAP ist gleich!)

A. temporalis superficialis
Vorgehen
- 22 (24) G Kanüle

spezifische Nachteile
- Luftembolie
- bei Thrombose → Ischämie des Schädels und Gesichts

Blutgasanalyse (BGA)

Messung von
- Partialdrücken (pO_2, pCO_2)
- partieller Sauerstoffsättigung

- Hb, HbO_2
- pH-Wert
- Basenexzeß (BE) und Bikarbonat (HCO_3^-)
- Elektrolyte (mit ionenselektiven Elektroden)

neuere Geräte, z. B. Mehrwellenoymeter, auch
- Dyshämoglobine (COHb, MetHb, SulfHb)
- fraktionelle Sauerstoffsättigung
- Blutzucker
- Laktat

▶ **Anm:**
- Blutentnahme in einer mit Heparin benetzten Spritze
- nach Entnahme luftdicht verschließen und möglichst sofort analysieren. Ist das nicht möglich auf Eis lagern, um Erythrozytenstoffwechsel und Aufnahme oder Abgabe von Gasen zu minimieren
- jedes °C Körpertemperatur < 37°C erhöht den pH um 0,015! ein pH von 7,40 bei 37° ergibt bei 27°C einen pH von 7,55 (selbe Blutprobe!)
- die Messung erfolgt bei 37°C (Korrektur auf die tatsächliche Patiententemperatur erfolgt bei entsprechender Eingabe automatisch durch das Gerät)

Indikationen
- Störungen der Ventilation und Oxygenation
- Störungen des Säure-Basen und Elektrolythaushalts
- Laktat als Marker für anaeroben Stoffwechsel
- Dyshämoglobine bei Rauchvergiftung, NO-Beatmung
- Hb und Blutzucker sind auch durch getrennte Einzelmeßverfahren zu bestimmen

Mehrwellenlängenoxymeter

- Messung der fraktionellen Sauerstoffsättigung (SO_2)
- Meßgeräte z. B.
  - CO-Oxymeter 2500 Fa. Ciba-Corning
    Spektrometrische Messung der Hämoglobinderivate bei **7 spezifischen Wellenlängen**
  - Häm-Oxymeter OSM3 der Fa. Radiometer: **6 verschiedene Wellenlängen**

Fraktionelle Sättigung (SO_2)

- die fraktionelle Sättigung (SO_2) gibt den Anteil des oxygeniertem Hämoglobins (HbO_2) am Gesamthämoglobin an
- bei normaler Bindung von O_2 an das Hb erreicht sie im arteriellen Blut **≈ 96–97%**

- bei vermindertem O_2-Bindungsvermögen, d. h. Anwesenheit von **Dyshämoglo-binen** (MetHb, COHb, SulfHb) und **fetalem Hb** werden nur entsprechend kleinere Werte erreicht

$$SO_2 = \frac{HbO_2}{Hb + HbO_2 + \underbrace{COHb + MetHb + SulfHb}_{\text{Dyshämoglobine}}}$$

- Normale Konzentrationen von Dyshämoglobinen
  - COHb: 0,5–1,5% → Raucher: 17–22%
  - MetHb: 0,2–1,5%
- Beeinflussung der fraktionellen Sättigung
  - bei **steigenden Bilirubinwerten** werden **falsch niedrige SO$_2$-Werte** gemessen → Grund: mit beiden obengenannten Geräten werden erhöhte COHb-Werte registriert, welche aus einem falschen COHb-Anstieg auf den Boden eines Spektralfehlers und einem **echten** COHb-Anstieg infolge einer CO-Entstehung beim Abbau von Hämoglobin zu Bilirubin beruht!
  - **Früh- und Neugeborene** besitzen in den ersten Lebensmonaten noch große Mengen an fetalem Hämoglobin (HbF), das andere Absorptionsspektren als das Hämoglobin des Erwachsenen aufweist → notwendige Korrektur der SO$_2$-Werte bei co-oxymetrischer Bestimmung der **fraktionellen** Sauerstoffsättigung!

Gemischtvenöse Sättigung (S$_v$O$_2$)

- wird aus dem pulmonalarteriellem Blut bestimmt
- sie gibt keinen Hinweis bezüglich des HZV und der peripheren Gewebeoxygenierung
  So kann bei einer hypodynamischen Sepsis trotz Störung der peripheren Oxygenierung infolge verminderter Sauerstoffaufnahme und erhöhter Laktatbildung die S$_v$O$_2$ im Normbereich liegen!
- normale gemischtvenöse Sättigung (S$_v$O$_2$) = 70–80%
  (gemischtvenös p$_v$O$_2$ = 35–40 mmHg [bei F$_I$O$_2$ 1,0])

Arterieller O$_2$-Partialdruck (p$_a$O$_2$)

- der arterielle O$_2$-Partialdruck (p$_a$O$_2$) bestimmt über die sogenannte O$_2$-Bindungskurve die zugehörige Sättigung des Hämoglobins (S$_a$O$_2$ in %)

  p$_a$O$_2$ = 70–95 mmHg (bei F$_I$O$_2$ 0,21)
  p$_a$O$_2$ = 640 mmHg (bei F$_I$O$_2$ 1,0)

- die Messung erfolgt elektrochemisch mit Hilfe der sog. Clark-Elektrode

Merke:
- ist eine arterielle Blutentnahme zu schwierig oder nicht möglich, kann aus gut perfundierten Bereichen (Ohrläppchen, Finger, Zehe) Kapillarblut entnommen werden. Dies hat eine enge Korrelation zu den arteriellen Werten
- der **venöse O_2-Partialdruck** (p_vO_2 in mmHg) liefert keine Information über die Qualität des pulmonalen Gasaustausches

Arterieller CO_2-Partialdruck (p_aCO_2)

- Entstehung in den Mitochondrien als Endprodukt des aeroben Stoffwechsels (auf 10 verbrauchte O_2-Moleküle entstehen 8 CO_2-Moleküle) → Diffussion im Gewebe entlang des Konzentrationsgefälle (46 → 40 mmHg) von intrazellulär nach arteriell und in der Lunge von gemischtvenös nach alveolär (46 → 40 mmHg)
- entstehende Menge: ca. 200 ml/min in Ruhe
- Transport im Blut größtenteils in
  chemisch gebundener Form
  - als Bikarbonat:
    ≈ **50%** in den Erythrozyten (hohe Carboanhydratase-Aktivität; das intraerythrozytär entstandene HCO_3^- wird gegen extrazelluläres Cl^- ausgetauscht [Reaktion: Hamburger-Shift]) und ≈ **27%** im Plasma
  - als Carbamat (Carbaminohämoglobin): ≈ **11%** ($Hb \cdot NH_2 + CO_2 \leftrightarrow Hb \cdot NHCOO^- + H^+$)
    oder in
    physikalisch gelöster Form: nur zu ≈ **12%**

Haldane-Effekt
- Abhängigkeit der CO_2-Bindung vom Oxygenierungsgrad des Hämoglobins → **des**oxygeniertes Hämoglobin vermag mehr CO_2 zu binden als oxygeniertes Hämoglobin

Transkutane pCO_2-Messung (ptcCO_2)

Meßverfahren
- mit Hilfe einer modifizierten CO_2-Elektrode nach Severinghaus mit dünner, nur für CO_2 durchlässiger Teflonmembran, hinter der sich eine dünne Flüssigkeitsschicht mit Bikarbonat befindet, welche mit dem CO_2 zu H_2CO_3 bzw. $HCO_3^- + H^+$ reagiert. Die H^+-Ionenkonzentration ist proportional der CO_2-Konzentration
- Erwärmung des Hautbezirks unter der Elektrode auf 44°C → bessere arterielle CO_2-Diffusion, aber $p_{tc}CO_2 > p_aCO_2$ wegen gesteigerter regionaler pCO_2-Produktion!

pH-Wert

Meßmethoden
- mit einer **Glaselektrode** aus Spezialglas, welche für H^+-Ionen durchlässig ist und einer Ag/AgCL–Referenzelektrode; dazwischen KCl-Lösung und von außen eine angelegter Spannung, die durch die eindringenden H^+-Ionen verändert wird.
- mittels **CO_2-Elektrode** mit dünner, nur für CO_2 durchlässiger Teflonmembran, hinter der eine dünne Flüssigkeitsschicht mit Bicarbonat sich befindet, welche mit dem CO_2 zu H_2CO_3 bzw. HCO_3^- + H^+ reagiert. Die H^+-Ionenkonzentration ist proportional der CO_2-Konzentration
- ▶ jedes °C Körpertemperatur < 37°C erhöht den pH um 0,015! ein pH von 7,40 bei 37° ergibt bei 27°C einen pH von 7,55 (selbe Blutprobe!)
- die Messung erfolgt bei 37°C (Korrektur auf die tatsächliche Patiententemperatur erfolgt bei entsprechender Eingabe automatisch durch das Gerät)

Intramukosaler pH-Wert (pHi)

- s. Gastrointestinum

In- und exspiratorisches Gasmonitoring

Messung der inspiratorischen O_2-Konzentration (F_iO_2)

Meßmethoden
- **elektrochemisch:**
  - Galvanische Zelle (Bleianode und Goldkathode in basischer Elektrolytlösung) Brennstoffzelle:
    $$O_2 + 4e^- + 2H_2O \rightarrow 4\,OH^-$$
    $$Pb + 2\,OH^- \rightarrow PbO + H_2O + 2e^-$$
  - Polarographischer Sensor (Clark-Zelle; angelegte äußere Spannung; Platin- und Silber(chlorid)-Elektroden)
- **paramagnetisch:**
  in einem inhomogenen Magnetfeld befindet sich eine Hantel mit Spiegel, welche beim Umströmen mit Sauerstoff ausgelenkt wird (gelegentliche Überschätzung der inspiratorischen Sauerstoffkonzentration bis zu 15%)

Indikation
- Detektion ungenügenden O_2-Anteils im Inspirationsschenkel
- unverzichtbares Monitoring bei Niedrigflußnarkosen (Low-flow, Minimal-flow)

- ▶ **Cave:** eine Messung der inspiratorische O_2-Konzentration gewährleistet, daß dem Patienten keine hypoxischen O_2-Konzentration zugeführt wird, garantiert jedoch keine ausreichende arterielle Oxygenation

Kapnometer (etCO$_2$, p$_{et}$CO$_2$), Kapnographie

- Messung der endexspiratorischen **CO$_2$-Konzentration** (etCO$_2$, p$_{et}$CO$_2$) ist bisher nicht vorgeschrieben, erhöht jedoch die Patientensicherheit
- Messung als Partialdruckeinheit p$_{et}$CO$_2$ (mmHg) oder in Konzentrationseinheiten etCO$_2$ (Vol.-%)
- Messung der inspiratorischen CO$_2$-Konzentration (itCO$_2$)

Indikation
wünschenswertes Monitoring bei allen Allgemeinanästhesien, insbesondere bei
- Beatmungsmonitoring bes. bei Patienten mit Hirndruck und pulmonalen Hypertonus
- Niedrigflußnarkose (Low-flow, Minimal-flow) in- und exspiratorisch sinnvoll, da erhöhte Belastung des Atemkalks
- laparoskopischen Eingriffen
- Operationen in sitzender Position
- Thrombektomie
- Operationen im Kopfbereich (zusätzliches frühzeitiges Diskonnektionsmonitoring)
- zur Tubuslagekontrolle bei schwieriger Intubation

Meßprinzip
- Messung der endexspiratorischen CO$_2$-Konzentration auf der Basis der CO$_2$-abhängigen Absorption von **Infrarotlicht** (lineare Abhängigkeit von der Anzahl der CO$_2$-Moleküle)
- Massenspektrometrie
- Raman-Spektrometrie

Meßverfahren
- im **Hauptstrom** (Sensorkopf wird auf 39°C zur Vermeidung von Wasserdampfbildung aufgeheizt) oder
- im **Nebenstrom** (Absaugen einer tubusnahen Gasprobe von 60 oder 200 ml/min, Anwendung frühestens bei Säuglingen > 5 kg)
- Meßgenauigkeit: ± 2 mmHg im Bereich von 40–60 mmHg

Normwerte
- p$_{et}$CO$_2$ = 35–45 mmHg oder etCO$_2$ = 4,5–6 Vol.-%
- D$_{Aa}$CO$_2$ = alveoloarterielle CO$_2$-Differenz 2–5 mmHg

---

☞ Beeinflussung der Messung:
- **Überschätzung** des p$_{et}$CO$_2$ infolge hoher **N$_2$O-Konzentration** (je nach Gerät bis zu 12%)
- **Unterschätzung** des p$_{et}$CO$_2$ infolge hoher **O$_2$-Konzentrationen** (je nach Gerät um bis zu 8%)

☞ wird von den neueren Geräten teils automatisch oder nach Aktivierung der entsprechenden Kompensationstaste berücksichtigt!

Ursachen von $p_{et}CO_2$ Veränderungen
- metabolisch (erhöhte bzw. erniedrigte CO_2-Produktion, z. B. $\uparrow O_2$-Verbrauch $\Rightarrow \uparrow CO_2$-Produktion)
- respiratorisch (verminderte bzw. erhöhte CO_2-Abatmung)
- zirkulatorisch (pulmonale Hypo- bzw. Hyperperfusion)
- Geräte bedingt
- Kombination von verschiedenen Ursachen

	erhöhtes $p_{et}CO_2$	erniedrigtes $p_{et}CO_2$
metabolisch	flache Narkose (Schmerzen) Hyperthermie, Sepsis, Zittern **Nabic-Gabe,** maligne Hyperthermie	Hypothermie, tiefe Narkose (starke Analgesie/Sedierung)
respiratorisch	Hypoventilation (z. B. Leckage, Atemdepression, respiratorische Insuffizienz) Sekret, Schleimpropf obstruktive Lungenerkrankung, Bronchospasmus Tubusknick	Hyperventilation Bronchospasmus, Sekret, Schleimpropf, **Fehlintubation** (primär, sekundär) **Tubusverlegung** (Tubusknick, Cuffhernie) PEEP-Beatmung
zirkulatorisch	erhöhtes HZV, Sepsis erhöhte CO_2-Aufnahme (z. B. bei Laparoskopie)	**erniedrigtes HZV** (akute Hypotension, Hypovolämie) **Lungenembolie, Herzstillstand**
Geräte bedingt	Rückatmung (z. B. verbrauchter CO_2-Adsorber, defektes Exspirationsventil) Fehlmessung (N_2O-Kompensation) Patient preßt dagegen	**Leckage, Diskonnektion, Ausfall des Beatmungsgerätes** Fehlmessung (O_2-Kompensation)

Fettdruck = plötzliche Veränderungen

 $p_{et}CO_2$ Veränderungen können plötzlich oder allmählich auftreten, aber auch permanent vorhanden sein

Kapnographie

ist die graphische Darstellung der gemessenen Werte über dem Atemzyklus

Kapnographiekurven (Beispiele)

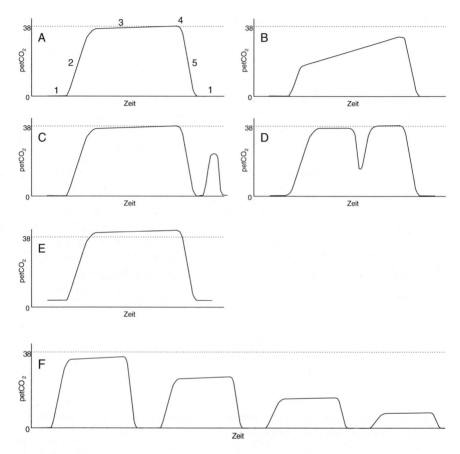

A	normale Kapnographiekurve	B	Atemwegsobstruktion
1	Inspirationsphase	C	Patient preßt gegen Beatmungsgerät
2	beginnende Exspiration	D	Patient atmet während Exspiration ein
3	Plateau während der Exspiration	E	Rückatmung von CO_2
4	endexspiratorisches CO_2 ($p_{et}CO_2$)	F	Magenbeatmung ($p_{et}CO_2$ Abfall bis auf 0)
5	beginnende Inspiration		

Abb. 10.3. Kapnographiekurven

Anästhesiegasmessung

Lachgas (N₂O) und volatile Anästhetika

Indikation
- die Messung der **Anästhetikakonzentration** ist ein unverzichtbares Monitoring bei allen Inhalationsnarkosen, insbesondere bei Niedrigflußnarkosen
- Die Messung kann **direkt am Verdampfer** erfolgen **oder patientennah,** was v. a. bei Rückatmungssystemen sinnvoller ist, da auch der Rückatmungsanteil mitgemessen wird
- bei Flow < 1,0 l/min in- und exspiratorische Messung!

Meßprinzip
- Messung im Haupt- oder Nebenstromverfahren
- die Messung von Lachgas (N_2O) und volatilen Anästhetika im Narkosesystem erfolgt wie bei der CO_2-Messung auf der Basis **Infrarotlicht-Absorption**
- dabei werden jedoch für CO_2, N_2O und die verschiedenen Inhalationsanästhetika **jeweils unterschiedliche Wellenlängen** benutzt
  - polychromatisch (bei 3,3 µm Wellenlänge) → keine Unterscheidung der diversen volatilen Anästhetika möglich
  - polychromatisch (> 10 µm Wellenlänge) → Differenzierung möglich

Zentraler Venenkatheter (ZVK)

Indikationen

- Messung des zentralen Venendrucks (ZVD) → Beurteilung des intravasalen Volumenstatus und der rechtsventrikulären Funktion (nur bei guter LVF mit EF > 40%)
- Op. in sitzender Position
- zentralvenöse Applikation von Medikamenten (Katecholamine)
- Gabe hyperosmolarer Lösungen (> 800 mosmol/kg)
- Notfallzugang, wenn peripher kein Zugang möglich ist
- großlumiger ZVK („Schockkatheter") bei Operationen mit großem Blutverlust
- Mehrlumenkatheter (2-Lumen, 3-Lumen, 4-Lumen)
  - kontinuierliche ZVD-Messung und freier Weg zur Applikation von Medikamenten
  - parallele Applikation von miteinander unverträglichen Medikamenten

Kontraindikationen

relativ (abhängig von Zugangsweg)
- erhöhte Blutungsneigung
- ausgeprägte Hyperkoagulabilität

absolut
- keine

Allgemeine Komplikationen

- Blutung und Hämatome
- arterielle Punktion (Hämatom, Gefäßläsionen: Dissektion, Aneurysma, arteriovenöse Fistel)
- Luftembolie, Führungsdrahtembolie
- Verletzung umliegender Strukturen (Nervenschäden)
- Perforation der Vene, bes. V. subclavia oder des rechten Ventrikels
- Pneumo-, Hämato-, Infusionsthorax
- katheterassoziierte Infektion
- Venenthrombose
- Katheterfehllage
- Herzrhythmusstörungen

Praktisches Vorgehen

- aseptisches Vorgehen
- Kopftieflage bei Punktion der zentralen Venen
- Kontrolle der intravasalen (intravenösen) Lage
- Einführen eines Führungsdrahtes nach der Seldinger-Technik

Kontrolle der intravenösen Lage
unsichere Methoden
- Blutfarbe
- Druck/Fluß an der Punktionskanüle
- Blutvergleich: arteriell-venös
- Blutgaskontrolle

am sichersten
- Druckmessung über Kanüle mit Druckkurve! (bes. bei Shuntkindern)
- ▶ je großlumiger der einzuführende Katheter (z.B. „Schockkatheter"), desto wichtiger die sichere Lage

Kontrolle der Katheterlage
richtige Lage in V. cava superior (≈ 2 cm vor rechtem Vorhof)
- α-Kard System (EKG-Kurvenverlauf beim Vorschieben normale p-Welle bei Lage in V. cava superior → hohe p-Welle bei Lage in Vorhof, danach wieder ≈ 2 cm zurückziehen bis normale p-Welle im EKG)
- Röntgen-Thorax (Lagekontrolle, Ausschluß von Komplikationen)

> ☞ bis zur Bestätigung der korrekten Lage ausschließlich isotone Lösungen infundieren

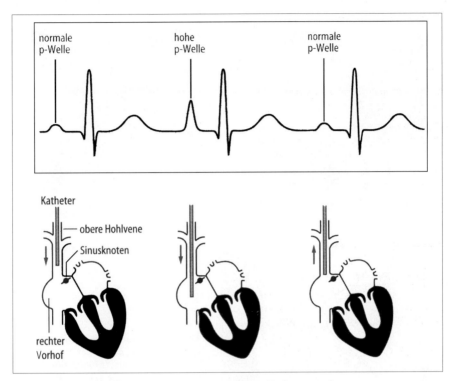

Abb. 10.4. Kontrolle der korrekten Katheterlage mit Hilfe des α-Kards

Zugangswege

V. jugularis interna
Vorgehen
Vorpunktion mit kleiner Kanüle (22G) empfohlen
- mittlerer Zugang: Punktion in Höhe des Schildknorpels, lateral der A. carotis. Kanüle parallel der A. carotis nach kaudal vorschieben

spezifische Vorteile
- hohe Erfolgsrate

spezifische Nachteile
- Punktion der A. carotis Gefäßläsion (Hämatom mit Kompression der Atemwege)
- Verletzung des Plexus brachialis
- zervikale Nervenschäden (Horner Syndrom, Phrenicusparese)
- Vagusläsion
- Pleurakuppenverletzung mit Pneumothorax
- nicht bei Verdacht auf erhöhten Hirndruck (Abflußstörung)
- keine beidseitigen Punktionsversuche ohne Thoraxröntgenkontrolle

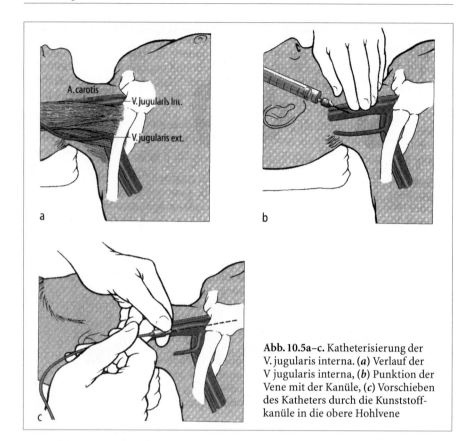

Abb. 10.5a–c. Katheterisierung der V. jugularis interna. (*a*) Verlauf der V jugularis interna, (*b*) Punktion der Vene mit der Kanüle, (*c*) Vorschieben des Katheters durch die Kunststoff-kanüle in die obere Hohlvene

bei linksseitiger Punktion zusätzlich
- schwierigere Katheterplazierung und erhöhte Gefahr der Gefäßverletzung durch Introducer wegen rechtwinkliger Einmündung V. subclavia
- Verletzung des Ductus thoracicus
- ▶ Beachte: die rechte V. jugularis interna sollte im Rahmen von HTPL's zur post-transplatationären Myokardbiopsie geschont werden!

V. anonyma
Vorgehen
Vorpunktion mit kleiner Kanüle (22G) empfohlen
- lateraler Zugang: Punktion ≈ 2 cm oberhalb der Clavicula und ≈ 2 cm lateral des medialen Ansatzes des M. sternocleidomastoideus (durch lat. Anteil) und lateral der V. jugularis externa. Kanüle in Richtung Jugulum vorschieben. Nach 1,5-max. 4 cm Punktion der V. anonyma, danach zum Einbringen des Führungsdrahtes Kanüle evtl. in einen steileren Winkel bringen
- zentraler Zugang: Notfallzugang für für Erfahrene. Punktion ≈ 1 cm oberhalb des Sternoclaviculargelenkes. Kanüle in 45° Winkel nach medial und kaudal vorschieben. Punktion der V. anonyma nach 1,5-max. 4 cm

spezifische Vorteile
- Zugang auch ohne spezielle Lagerung möglich
- Punktion auch im hypovolämischen Schock möglich

spezifische Nachteile
- oft schwierigere Katheterplazierung

V. subclavia

Vorgehen
- infraclavikulärer Zugang: Punktion ≈ 1–2 cm unterhalb der Clavicula am Übergang lateres 1/3 zu medialem 1/3 oder Medioclavicularlinie. Kanüle direkt unter Clavicula (Knochenkontakt) in Richtung Jugulum vorschieben

spezifische Vorteile
- Punktion auch im hypovolämischen Schock möglich

spezifische Nachteile
- Punktion der A. subclavia
- Pneumo-, Hämato-, Infusionsthorax
- keine beidseitigen Punktionsversuche ohne Röntgen Thoraxkontrolle
- bei ausgeprägtem Emphysemthorax nur als ultima ratio
- ▶ bei Thoraxtrauma ipsilaterale Punktion

links zusätzlich
- Verletzung des Ductus thoracicus mit Chylothorax

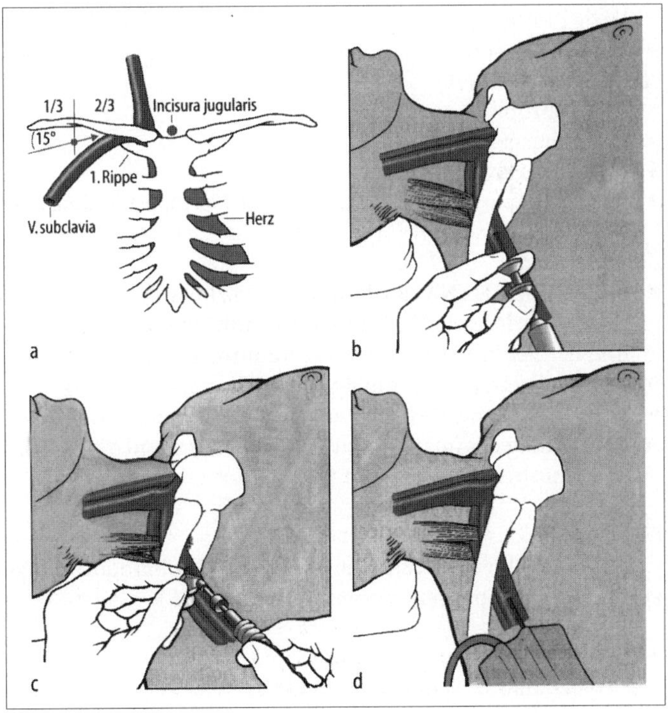

Abb. 10.6a–d. Katheterisierung der Vena suclavia. (*a*) Anatomische Fixpunkte zur Punktion der V. subclavia, (*b*) Punktion der V. subclavia mit der Kunststoffkanüle, (*c*) vorschieben des Katheters durch die Kunststoffkanüle in die obere Hohlvene, (*d*) Fixierung des Katheters auf der Haut

V. jugularis externa
spezifische Vorteile
- leichte und komplikationsarme Punktion (wenn gut gefüllt)

spezifische Nachteile
- oft schwierigere Katheterplazierung über Einmündung in V. subclavia und erhöhte Gefahr der Gefäßverletzung durch Introducer
- häufig Fehllagen ($\rightarrow$ ipsilateraler Arm)

V. basilica, V. cephalica
spezifische Vorteile
- gefahrlose Punktion

spezifische Nachteile
- höhere Infektions-, Thrombosegefahr (Thrombophlebitis)
- starke Beweglichkeit

V. cephalica zusätzlich
- hohe Versagerquote wegen rechtwinkliger Einmündung in V. axillaris

V. femoralis
Vorgehen
- evtl. leichte Unterpolsterung des Beckens
- unterhalb des Leistenbandes
- ▶ IVAN: von Innen: Vene, Arterie, Nerv

spezifische Vorteile
- leichte Punktion
- hohe Erfolgsrate

spezifische Nachteile
- hohe Thromboserate
- Infektionsgefahr
- arterielle Fehlpunktion
- retro-, intraperitoneale Hämatome oder Darmperforation, wenn zu hohe Punktion

ZVD-Messung
- bezogen auf das **Niveau des rechten Vorhofs,** der sich in Höhe des Schnittpunktes von vorderer Axillarlinie (3/5 des anterior-posterioren Thoraxdurchmessers) und der Senkrechten durch die Mamille befindet
- Normwerte: 5 (0–10) mmHg (1 mmHg = 1,36 cmH$_2$O)
- wichtiger als die Messung von Absolutwerten ist die Verlaufskontrolle
- Beurteilung des intravasalen Volumenstatus und der rechtsventrikulären Funktion (nur bei guter LVF mit EF > 40%)

ZVD erhöht
z. B. Hypervolämie, Rechtsherzversagen, Globalherzversagen, niedriges HZV, Perikarderguß, Spannungspneumothorax, PEEP

ZVD erniedrigt
z. B. Hypovolämie, Schock, hohes HZV

ZVD-Wellen
3 Druckmaxima (a, c, v) und 2 Druckminima (x, y)
- **a-Welle:** rechtsatriale Kontraktion (keine a-Welle bei Vorhofflimmern)
  hohe a-Welle bei pulmonalem Hypertonus, Trikuspidalklappenstenose, Pulmonalklappenstenose, ↓ rechtsventrikuläre Compliance und AV-Block III°
- **c-Welle:** durch Kontraktion der rechten Kammer kommt es zur Trikuspidalklappenvorwölbung und zum kurzfristigen Druckanstieg
- **x:** Vorhofdiastole (-erschlaffung) und Abwärtsbewegung der Klappenebene
- **v-Welle:** rechtsatriale Füllung über die Hohlvenen und ventrikuläre Systole
  hohe v-Welle bei Trikuspidalklappeninsuffizienz, Rechtsherzversagen, Perikarditis constriktiva, Herztamponade
- **v-Maximum** nach dem II. Herzton (Schluß der Aorten- und Pulmonalklappe)
- **y-Welle:** Öffnung der Trikuspidalklappe, Relaxation des rechten Ventrikel und Ansaugen des Blutes aus den Vorhöfen mit konsekutiven Abfall des Vorhofdruckes

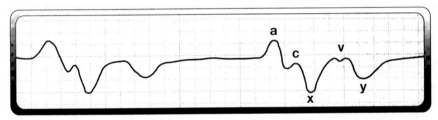

Abb.10.7. Zentrale Venendruckkurve mit a-, c-,v- und x-, y-Wellen

Pulmonaliskatheter (PAK)

Historie

1929	Forssmann: Rechtsherzkatheter im Selbstversuch
40er Jahre	Cournand entwickelt klassischen Rechtsherzkatheter
Ende 40er Jahre	Dexter beschreibt Pulmonalkapillarposition des Rechtsherzkatheter
1970	Swan und Ganz: klinische Einführung

Katheterarten

5-Charr Doppellumenkatheter
- distales Meßlumen oder Chandler-Sonde zur Schrittmacher-Stimulation ⇒ Paceport-PAK
- Lumen mit **Latexballon** (kurz oberhalb des distalen Lumens)

7-Charr-Katheter: 4-lumig
- **distales** Lumen:
  ⇒ Druckmeßlumen (PAP und PCWP)
  ⇒ Entnahme von gemischtvenösem Blut
- Ballonlumen
- **Thermistorelektrode** (etwa 5–6 cm proximal der Katheterspitze)
  ⇒ Messung des Herzzeitvolumens (HZV)
- Lumen mit Öffnung **25–30 cm proximal** der Spitze (Öffnung ca. in Höhe re. Vorhof, V. cava sup.)
  ⇒ Messung des zentralen Venendruckes (ZVD)

7,5-Charr-Katheter: 5-lumig
  wie 7-Charr-Katheter, jedoch zusätzliches Lumen
- Lumen mit Öffnung **20–25 cm proximal** der Spitze (Öffnung im re. Ventrikel)
  ⇒ Messung des RVP
  ⇒ Infusionsweg (z. B. Katecholamine, Kalium)
oder
- **Glasfiberoptik** zur **distalen** Spitze (Oxy-Cath)
  ⇒ kontinuierliche Registrierung der gemischtvenösen Sättigung

Bei Kindern
- Kinder < 5 kg → **4 F**-Thermodilutionskatheter (Fa. Arrow)
- Kinder > 5 kg → **5,5 F**-Thermodilutionskatheter mit Fiberoptik (Fa. Abbott)
  femoral eingeführt und radiologisch kontrolliert

Indikationen

- strenge Indikationen gibt es sicherlich nicht, es können lediglich Empfehlungen ausgesprochen bzw. Erfahrungen weitergegeben werden
- bislang konnte noch in keiner kontrollierten Studie eine Verbesserung des Patienten-Outcome durch den Einsatz des PAK belegt werden

Intraoperativ
- High-risk-Patienten mit hohen Volumenumsätzen (z. B. Thorako-abdominelles Aortenaneurysma)
- Myokardinfarkt vor weniger als 6 Monaten
- Herzchirurgie: Eingriffe am extrakorporalen Kreislauf bei Patienten mit schlechter Ventrikelfunktion, schwere Linksherzinsuffizienz (LVEF: < 40%, LVEDP > 20 mmHg), Hauptstammstenose, KHK + Klappenvitium, pulmonaler Hypertonus, IHSS, Mitralklappenvitium (ggf. linksatrialer-Katheter)

Intensivstation
- Beurteilung des intravasalen Volumenstatus (Sepsis, Schock)
- schwere respiratorische Insuffizienz (ARDS, Lungenembolie, Lungenödem, pulmonale Hypertonie)

- Therapiekontrolle (ausgeprägte Katecholaminabhängigkeit, Einsatz von Vasodilatoren, Prostaglandinen, NO usw.)
- komplizierte Myokardinfarkte oder Myokardischämien
- Berechnung von Sauerstoffangebot und Sauerstoffverbrauch beim „kritisch kranken" Patienten

Diagnostik
- Routinemäßige Herzkatheteruntersuchung vor Herzoperationen und in der Pädiatrie
- PAK als Ischämiediagnostikum (s. unten)
  (Sensitivität von 83%, bei geringer Spezifität 60%)

Kontraindikationen

relativ
- Blutungsneigung (z. B. Marcumar-Patienten, Thrombozytenzahl < 20.000)
- ausgeprägte Hyperkoagulabilität
- gefährliche, medikamentös nicht kontrollierbare ventrikuläre Herzrhythmusstörungen
- Überleitungsstörungen
- Patienten mit Aortenvitium

 Cave:
innerhalb der ersten Wochen nach Anlage eines transvenösen Schrittmachers (Dislokationsgefahr)

---

absolut
- keine

Zugangswege

s. ZVK

A Periphere Venen:	V. basilica, V. cephalica, V. jugularis externa
Vorteile	• gefahrlose Punktion
Nachteile	• Probleme beim Vorschieben
	• starke Beweglichkeit
	• höhere Infektions-, Thrombosegefahr (Thrombophlebitis)
B Zentrale Venen:	V. jugularis interna, V. subclavia
Vorteile	• sichere Plazierung
Nachteile	• wenig Fremdmaterial
	• Verletzung zentraler Strukturen
	• Nachblutungen
	• Hämato-, Pneumothoraxgefahr

> **☞ Beachte:**
> - Die **rechte V. jugularis interna** sollte im Rahmen von HTPL's zur post-transplantationären Myokardbiopsie geschont werden!
> - Beim Vorschieben über die **rechte V. subclavia** kommt es häufig zum Abknicken des Katheters hinter dem Introducer und dadurch sind auch Fehlmessungen möglich

Legen des PAK

Technische Voraussetzung für das elektrische Monitoring
- Umwandlung des Druckes in ein elektrisches Signal (Drucksensor)
- Spülung mit Intraflow (3 ml/h + 500 ml NaCl + 500 IE Heparin)
- ggf. HZV-Computer mit Darstellung der Thermodilutionskurve

Legen des Introducers (8,5–9,0 French) nach Seldinger-Technik
- der Introducer wird wie ein ZVK über die Methode nach Seldinger eingeführt. Hierzu gelten die gleichen Kautelen der Asepsis wie bei jedem anderen zentralen Weg. Ebenso können die selben Komplikationen wie bei jeder ZVK Punktion auftreten (s. ZVK)

Kontrolle der intravenösen Lage
- Überprüfung der richtigen intravenösen Lage besonders wichtig, da großlumiger Introducer eingeführt wird
- Methoden s. ZVK

Einführen des PAK
- kontinuierliches EKG-Monitoring
- Kontrolle des Ballon (1,5 ml Luft), nachdem der Katheter durch die sterile Schutzhülle geschoben wurde und Spülung sämtlicher Lumen mit NaCl 0,9%
- Verbindung des distalen Lumens mit dem Druckdom und Nullabgleich
- Einführen des Katheters in den Introducer bis Blut aspirabel (etwa 15–20 cm bei zentralen Wegen, 50 cm bei peripheren Wegen), Luftblasen aspirieren und erneut durchspülen, danach kann der Ballon geblockt werden
- langsames Einführen des Katheters mit **geblocktem Ballon** unter Kontrolle des Druckes (etwa 40–60 cm bei zentralen Wegen, 80–85 cm bei peripheren Wegen)
- erneuter Nullabgleich und Messung
- Lagekontrolle durch Röntgen-Thorax (Hämato-, Pneumothorax, Schlingen-, Knotenbildung)
- **zurückziehen** des Katheters **nur mit entblocktem Ballon** (sonst ↑ Gefahr der Verletzung intrakardialer Strukturen)

> **☞** die Möglichkeit der kardiopulmonalen Reanimation (Defibrillation!) muß gegeben sein

Risiken und Komplikationen

Positionierungsschwierigkeiten
- Introducer liegt zu tief, bzw. im falschen Gefäß oder wird eingeengt durch Clavicula
- geringer Blutfluß zum Herz (Katheter schwer einschwemmbar) → Diskonnektion des Patienten von Beatmung (erhöhter venöser Rückstrom zum rechten Herzen)
- pulmonaler Hypertonus, Vitien

 Cave:
Mitralstenose: ↑ Gefahr der Pulmonalarterienruptur, da durch pulmonale Hypertonie starre Gefäße
Mitralinsuffizienz: ↑ Gefahr der Perforation, da durch offene Mitralklappe Wedge-Kurve erschwert zu erkennen und Katheter evtl. zu weit vorgeschoben wird
Aortenstenose: ↑ Gefahr schwerwiegender Rhythmusstörungen bis hin zum Kammerflimmern, da der hypertrophierte Ventrikel besonders sensibel ist (die Reanimation ist wegen der schlechten Koronarperfusion besonders schwierig und häufig erfolglos)

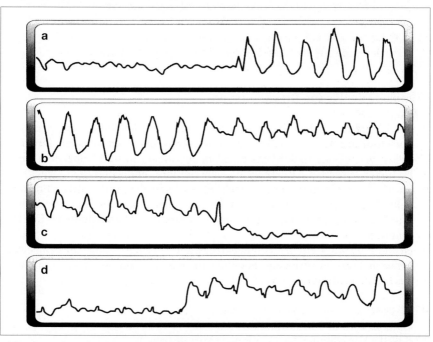

Abb. 10. 8a–d. In den folgenden Abbildungen Druckkurven beim Einführen des Pulmonaliskatheters (*a*) rechter Vorhof in rechten Ventrikel; (*b*) rechter Ventrikel in Pulmonalarterie; (*c*) Pulmonalarterie zur Wedge-Position (Ballon geblockt) (*d*) Wedge-Position zur Pulmonalarterienposition (Ballon entblockt)

Komplikationen bei Punktionen
- s. ZVK

Komplikationen durch PAK-Katheter
- ▶ **Cave:** Katheter nicht zu tief einführen
- Arrhythmien durch Katheter: Vorhofflimmern, SVES, VES, Blockbilder usw. (30–60%), gefährliche Arrhythmien (0–7%)
- Lungeninfarkt durch Dauerwedge, Thrombeneinschwemmung (0–1,3%)
- Thrombenbildung am Katheter, Thrombophlebitis (0–60%)
- Verschlingung, Knotenbildung, Katheterannaht (0–5%) bei kardiochirurgischen Eingriffen
- Pulmonalarterienruptur (0–0,2%, Letalität: 50%)
- Endokardläsionen, bes. Pulmonalklappe (-53%), Endokarditis (7%)
- Infektionen (zeitabhängig) bis zum 3. Tage geringe Inzidenz (ca. 3–5%), ab dem 4. Tag deutlich ansteigend → 24–36 stündige Pause bis zum erneuten Legen eines neuen PAK;
  Max. Liegezeit daher: 5 Tage; **in Ausnahmefällen:** 7 Tage

---

 Merke:
- ein liegender PAK muß **immer mit einer Duckkurve überwacht** werden (Gefahr des Spontanwedge), ist eine Überwachung mittels Druckmonitor nicht möglich (z. B. Transport) sollte er um 1–2 cm zurückgezogen werden
- Anm: 1,5 ml Luft im Ballon ⇒ Entfaltungsdruck von 475–1050 mmHg, Plateaudruck von 220–500 mmHg

---

Grundlage der Wedge-Druckmessung

- nach dem Prinzip der miteinander kommunizierenden Röhren **entspricht** der **Verschlußdruck (PCWP)** dem pulmonalen Kapillardruck bzw. dem Druck im linken Vorhof und **in der Diastole**, d. h. bei offener Mitralklappe, **dem Druck im linken Ventrikel (LVEDP = linksventrikulärer endiastolischer Druck)**
- Zweck der Registrierung des Verschlußdrucks ist die Erfassung des linksventrikulären endiastolischen Drucks (LVEDP ≈ Funktion des linken Ventrikels) und Beurteilung des linksventrikulären enddiastolischen Volumens (LVEDV) und somit der Vorlast
- eine Korrelation zwischen Füllungsdruck und Füllungsvolumen besteht jedoch gerade bei „kritisch kranken" Patienten nicht immer (nur wenn die Compliance des linken Ventrikels normal ist)

PCWP-Wellen
- **a-Welle:** Vorhofkontraktion
- **c-Welle:** Vorwölbung der AV-Klappe (Mitralklappe)
- **v-Welle:** Füllung des Vorhofs
- ▶ Pathologische v-Welle bei Mitralinsuffizienz und Stenose, ausgeprägter Linksherzinsuffizienz oder Myokardischämie

pulmonaler Widerstand		Atemwegs- widerstand		Mitral- klappe		Compliance linker Ventrikel	
↓		↓		↓		↓	
PA	≅	PCWP	≅	LAP	≅	LVEDP	≅ LVEDV

▶ nur bei Katheterspitzenlage in der Zone III nach West entspricht der PCWP dem LAP, da hier ein ununterbrochener Fluß zwischen distaler PA-Katheteröffnung und linkem Vorhof garantiert ist. Meist kommt er auch dort zu liegen, da er in der Regel dem größten Blutfluß folgt

West-Zonen

Zone I	pA > pa > pv	Alveolardruck > pulmonal-arterieller Druck > pulmonal-venöser Druck
Zone II	pa > pA > pv	pulmonal-arterieller Druck > Alveolardruck > pulmonal-venöser Druck
Zone III	pa > pv > pA	pulmonal-arterieller Druck > pulmonal-venöser Druck > Alveolardruck

Fehlinterpretationen des gemessenen PCWP bezüglich des LVEDP

PCWP > LVEDP
- Mitralstenose (aufgrund des Gradienden über der Stenose)
- ausgeprägte mitrale Regurgitation
- PEEP-Beatmung (ab ≈ 10 cmH$_2$O), intrinsischer PEEP (z. B. umgekehrtes Atemzeitverhältnis) bzw. erhöhter intrathorakaler Druck
- COPD
- deutliche Tachykardie
- Lage außerhalb der West-Zone III

PCWP < LVEDP
- Aorteninsuffizienz (vorzeitiger Schluß der Mitralklappe)
- verminderte pulmonale Gefäßstrombahn (Embolie, Pneumonektomie)
- verminderte Ventrikelcompliance (Aorteninsuffizienz, Myokardischämie, Vasodilatoren, Kardiomyopathie)

> ☝ besonders die **Erfassung von Veränderungen** (PCWP, HZV, SVR, PVR) unter entsprechenden therapeutischen Maßnahmen (Volumengabe, Vasodilatoren, Katecholamine) steigert den Wert des PCWP als Überwachungsgröße der linksventrikulären Vorlast

Normalwerte Hämodynamik

		Mittelwert (mmHg)	Durchschnittswert (mmHg)
Zentraler Venendruck	ZVD	5	0–10
Rechter Vorhof, Mitteldruck	RAP	5	1–10
Rechter Ventrikeldruck sys./dia.	RVP	25/4	17–32/0–8
Pulmonalarteriendruck sys./**dia.**	**PAP**	23/9	15–32/4–15
Pulmonalarterienmitteldruck	MPAP	15	10–20
Pulmonalkapillardruck = Wedge-Mitteldruck	**PCWP**	9	5–12
Linker Vorhof, **Mitteldruck**	**LAP**	9	5–12
Linker Ventrikeldruck sys./dia.	**LVP**	120/9	90–140/5–12
Arterieller Systemdruck sys./dia.	AP	120/75	90–140/60–90
Arterieller Mitteldruck	MAP	85	70–105

Aussagen des Pulmonaliskatheters

Differentialdiagnose des Low-output-Syndroms

Wedge-Druck bei der Differentialdiagnose des Low-output-Syndroms

Ursache des Low-output	ZVD	PCWP	diast. PAP
Hypovolämie	erniedrigt	erniedrigt	erniedrigt
Linksherzinsuffizienz	normal od. erhöht	erhöht	erhöht
Rechtsherzinsuffizienz	erhöht	normal	normal
Pulmonale Hypertonie	erhöht	normal	erhöht (> PCWP)
Lungenembolie	erhöht	normal	erhöht (> PCWP)
Globalherzinsuffizienz (Herztamponade)	erhöht	erhöht	erhöht

Detektion von Myokardischämien
- ein **akuter Anstieg des PCWP** bzw. die **Veränderungen der PCWP-Wellen** (hohe a-, c- und v-Welle) **kann ein Frühzeichen** von Ischämien oder einer drohenden Ischämiegefahr sein. Diese Veränderungen gehen EKG-Veränderungen voraus (ST-Senkung in Ableitung V_5 tritt erst verzögert auf) oder sind oft nicht im EKG zu erkennen (Ableitung II)
- das Fehlen von Änderungen des PCWP schließt eine Myokardischämie jedoch nicht aus!

Bestimmung des Herzzeitvolumens (HZV)

- **Goldstandard** in der klinischen Praxis: modifizierte **Thermodilutionstechniken** mit Pumonalarterienkatheter (PAK) auf der Grundlage von Kälte- oder inter- mittierenden elektrischen Wärmeboli (Berechnung nach der **Stewart-Hamilton** Gleichung bzw. deren Modifikation)

Stewart-Hamilton Gleichung: $HZV = \dfrac{k\,V_1\,(TB - T_1)}{\sigma TB_{(t)dt}}$

k = Konstante, V_1 = Injektatvolumen, TB = Bluttemperatur vor Injektion, T_1 = Injektattemperatur, $\sigma TB_{(t)dt}$ = Flächenintegral der durch Kältebolus her- vorgerufenen Temperaturänderung

Prinzip: Nach Injektion einer Indikatorsubstanz in den Blutstrom ist die Blut- flußrate an einem stromabwärts gelegenen Punkt der mittleren Indikator- konzentration indirekt proportional

- **kontinuierliches HZV- Monitoring** (CCO Monitoring) durch intermittierende elektrische Wärmeboli

Weitere Methoden zur Messung des Herzzeitvolumens
- **Farbverdünnungstechnik** mit Cardiogreen (jodhaltig!) unter Anwendung des COLD-Systems
- **Ultraschallflußmessung** (transtracheale oder transösophageale Echokardio- graphie)
- **Bioimpedanzmethode:** nichtinvasiv, relativ ungenau
- Indirekte kalorimetrische Messung mit Deltatrac Metabolic Monitor und An- wendung des **Fickschen Prinzips**

Ficksches Prinzip $VO_2 = avDO_2 \times Q_L$

VO_2 = O_2-Aufnahme, $avDO_2$ = arteriovenöse O_2-Gehalts-Differenz, Q_L = Lungenperfusion $\approx$ HZV
venöses Blut muß aus A. pulmonalis sein (invasiv)
$DO_2 = C_aO_2 \times HZV$ (Norm:900–1200 ml/min)

$HZV = \dfrac{VO_2}{avDO_2}$

$(C_aO_2 = S_aO_2 \times caHb \times 1{,}39 + p_aO_2 \times 0{,}003)$ (Norm: 19 ± 1 ml/dl)

- Ventrikulographie (sehr genau, sehr invasiv)
- **Pulskonturanalyse** mit COM-3 von Baxter: kontinuierliches beat-to-beat Meßver- fahren, das über Bestimmung der Herzfrequenz und des Schlagvolumens, welches aus der Fläche unter der Pulskurve nach der Formel von Wesseling berechnet wird
  Drei Verfahren:
  A. einmalige Eineichung mittels PAK und Ermittlung eines Koeffizienten ZAO
   $\Rightarrow$ relative Abweichung vom HZV mittels Thermodilution von 23,9%

B. Intermittierend Nacheichung
⇒ relative Abweichung vom HZV mittels Thermodilution von 15,7%
C. Geschätzter ZAO-Koeffizient: 90 + Lebensalter
⇒ kein zuverlässiges Verfahren

Probleme der HZV-Messung (Thermodilutionsmethode)
- Injektionsort (rechter Vorhof)
- Injektionsgeschwindigkeit und -homogenität (Injektionspumpe)
- Menge und Temperatur des Injektats (10 ml, < 4°C)
- Injektionszeitpunkt (endexspiratorisch)
- Anzahl der Messungen (Mittelwert von 3 HZV-Messungen)
- Klinische Störgrößen:
  - Klappeninsuffizienz (keine vorwätsgerichtete Indikatorverteilung)
  - intrakardiale Shunts (Indikatorverlust)
  - Rhythmusstörungen
    Sinustachykardie > 140/min (unzureichende Indikatormischung)
    Tachycardia absoluta (keine homogene Indikatormischung)
  - Katheterthrombus
  - nicht korrekte Lage des Katheters (Thermistor liegt der Pulmonalarterien-
    wand an)

Berechenbare Größen (Anhang)

	Formel	Normwerte
Schlagvolumen (SV)	= EDV-ESV	60–90 ml
Herzzeitvolumen (HZV = HMV = CO)	= HF × SV	4–8 l/min
RVEF	= SV/EDV	(40)-50–65% (< 35% ist pathologisch)
Schlagvolumen-Index (SI)	= SV/KOF	35–65 ml/m²KOF
Herzindex (CI)	= HZV/KOF	2,5–4 l/min/m²KOF
Rechts-ventrikulärer Schlagarbeitsindex (RVSWI)	= SI × (PAP-ZVD) × 0,0136	8–12 g × m/m²
Links-ventrikulärer Schlagarbeitsindex (LVSWI)	= SI × (MAP-PCWP) × 0,0136	50–80 g × m/m²
Systemischer Gefäßwiderstand (SVR)	$= \dfrac{(MAP - ZVD) \times 80}{CO}$	900–1400 dyn × s × cm⁻⁵
Pulmonaler Gefäßwiderstand (PVR)	$= \dfrac{(MPAP - PCWP) \times 80}{CO}$	150–250 dyn × s × cm⁻⁵

HF = Herzfrequenz
EDV = Enddiastolisches Volumen
ESV = Endsystolisches Volumen
RVEF = Rechtsventrikuläre Ejektionsfraktion

Transösophageale Echokardiographie (TEE)

- die transösophageale, zweidimensionale Echokardiographie (TEE) ist eine nicht-invasive Methode zur Beurteilung der Ventrikelfunktion und der Herzklappen
- die TEE ist auch zur **Früherfassung myokardialer Ischämien** der EKG-Diagnostik überlegen. Regionale Wandbewegungsstörungen (RWBS) treten bei Ischämie früher auf als EKG-Veränderungen oder wenn diese z. B. bei einem Schenkelblock gar nicht nachweisbar sind
- es erfordert jedoch eine zusätzliche Ausbildung und längere Erfahrung

Indikationen

- Beurteilung von frühen RWBS im Rahmen von kardialen Ischämien
- Beurteilung des Volumenstatus bei eingeschränkter Ventrikelcompliance
- Effekte von pharmakologischen Interventionen (Therapiekontrolle)
- Klappenfunktionsbeurteilung: intraoperativ nach Rekonstruktionen (z. B. Mitralklappenrekonstruktion, De-Vega Plastik der Tricuspidalklappe,...)

Kontraindikationen

- Zustand nach Eingriffen am Ösophagus oder oberen Magenbereich, sowie Hinweise auf eine Ösophaguserkrankung (Varizen, Striktur, Tumor, Divertikel)

Neuromuskuläres Monitoring (NMM)

- s. Muskelrelaxanzien

Körpertemperatur

- s. auch Hypothermie

Indikationen

- Patienten mit erhöhtem Risiko zu Hypothermie (Säuglinge, Neugeborene, Verbrennungspatienten, ältere Patienten, Rückenmarktrauma)
- zu erwartende lange Op.-Dauer
- kontrollierte Hypothermie
- Verdacht auf maligne Hyperthermie

Meßorte

- **rektal** (entspricht nicht exakt der Kerntemperatur, ist abhängig von Wärmebedingungen im Darm und reagiert sehr träge. Unter kontrollierter Hypothermie gleicht sie eher der peripheren Temperatur)
- **nasopharyngeal** (Meßwerte etwas unter der Kerntemperatur)
- **Blut** (über Pulmonaliskatheter, entspricht der zentralen Kerntemperatur, **Cave:** Zufuhr kalter Infusionslösungen)
- **ösophageal** (unteres ¼, korreliert gut mit der Kerntemperatur, außer bei Thorakotomie)
- **tympanisch** (stimmt am besten mit der zerebralen Kerntemperatur überein; Gefahr der Trommelfellperforation, daher kontaktfreie Messung)
- **Blase** (über Temperatursonde eines speziellen Blasenkatheters)

Urinausscheidung (Blasenkatheter)

Indikationen für einen Blasenkatheter

- lange Op.-Dauer (> 2–3 h)
- Überwachung der Nierenfunktion
- postoperative Intensivtherapie
- notwendige Bilanzierung

Transurethraler Blasenkatheter

- Einmalkatheterisierung (postoperativ bei Blasenentleerungsstörungen)
- Dauerkatheter (DK)

Kontraindikationen
- bestehende Infektionen (Urethritis, Prostatitis, Epididymitis)
- bestehende via falsa
- relativ: bestehende Enge (Striktur, Prostatavergrößerung)

Komplikationen
- Via falsa
- Harnröhreneinriß
- Infektion
- Strikturbildung
- ▶ beim traumatisierten Patienten oder anamnestischen Problemen → Einführung des DK durch den Urologen, ggf. Cystofixanlage

Suprapubischer Blasenkatheter (Cystofix)

- präoperativ
- intraoperativ

Komplikationen
- Blutung
- Verletzung von Darmanteilen
- Infektion (lokal, Peritonitis)

Neuromonitoring

ICP-Messung

- s. Neurochirurgie

Jugularvenöse O_2-Sättigung ($S_{vj}O_2$)
- s. Neurochirurgie

Intraparenchymatöser Gewebssauerstoffpartialdruck ($p_{ti}O_2$)
- s. Neurochirurgie

Transkranielle Dopplersonographie (TCD)
- Messung der zerebralen Blutflußgeschwindigkeit in der A. cerebri media oder der basalen Hirnarterien
- Normwert für A. cerebri media: V_{mean} = 38–86 cm/s (aufgrund der großen Streubreite kann die TCD Messung nicht als Absolutwert-Bestimmung, sondern nur als Verlaufskontrolle erfolgen)
- als grobes Maß für den zerebralen Gefäßwiderstand wird der sog. Pulsatilitätsindex (PI) bestimmt

$$PI = \frac{V_{sys} - V_{dia}}{V_{mean}}$$

- die Blutflußgeschwindigkeitsmessung der A. cerebri media kann bei der Karotischirurgie eingesetzt werden.
  Ein Abfall von V_{mean} auf 0–15% des Ausganswertes zeigt eine schwere Ischämie, auf 16–40% eine mäßige Ischämie, und bei Werten > 40% ist nicht mit einer Minderperfusion zu rechnen. Desweiteren kann eine zerebrale Hyperperfusion nach Öffnen der Klemmen (V_{mean} Zunahme > 200%) mit der Gefahr der intrakraniellen Einblutung erkannt werden
- mit der TCD lassen sich außerdem embolisierte Partikel (artheromatöse Plaques, Thromben,...) oder Luft nachweisen

- das Abschätzen (nicht Messen!) des zerebralen Perfusionsdruckes (CPP) muß bisher noch sehr kritisch betrachtet werden

Infrarotnahe Spektroskopie (NIRS)

- die Infrarotspektroskopie mißt nahe dem Infrarot Bereich bei 700–1000 nm (mit 4 verschiedenen Wellenlängen) die Konzentration von oxygeniertem oder desoxygeniertem Hämoglobin und von oxidierten Cytochrom in dem unmittelbar unter der Haut und Kalotte liegenden Hirngewebe
- die dadurch ermittelte **regionale O_2-Sättigung des Hirngewebes** soll Auskunft über das zerebrale O_2-Angebot und den zerebralen Blutfluß (CBF) geben. Es können jedoch nur relative regionale Veränderungen gemessen werden
- Normalwert: 50% Sättigung; < 35% → ischämische Gewebsschädigung (jedoch fehlende absolute Quantifizierung der Meßwerte)

Geräte
- Critikon Cerebral RedOx Research Monitor 2001 oder
- von Hamamatsu der NIRO 500
- Sensoren: 7 Detektoren halbbogenförmig im Abstand von 5,5 cm angeordnet

Evozierte Potentiale (SSEP, MEP, AEP)

- **somatosensorisch evozierte Potentiale (SSEP)** s. auch Gefäßchirurgie messen die funktionelle Integrität afferenter sensorischer Leitungsbahnen. SSEP haben sich als Kriterium der Shunteinlage in der Karotischirurgie inzwischen allgemein durchgesetzt (Sensitivität 60%, Spezifität 100%). Dabei wird nach Stimulation des kontralateralen N. medianus das Halsmarkpotential (C2) und das operationsseitige Kortexpotential abgeleitet. Als Kriterien zur Shunteinlage werden folgende Meßwerte beurteilt
  1. Latenz und Amplitude des kortikalen Potentials (N_{20}/P_{25})
  2. Latenz des zervikalen Potentials (N_{14})
  3. zentrale Überleitungszeit (CCT)
     Als Indikation zur Shunteinlage wird eine Amplitudenreduktion von N_{20}/P_{25} > 50% (z. T. ein kompletter Potentialverlust) gefordert. Eine CCT-Verlängerung > 20% bzw. > 1 ms wird als kritisch gesehen

▶ **Anm:**
Die Gipfel werden nach ihrer Polarität und ihrer mittleren Latenz benannt
z. B. N_{20} = negativ, mittlere Latenz 20 ms, P_{25} = positiv mittlere Latenz 25 ms)
N_{14} = 1. Gipfel nach Stimulation des N. medianus in der zervikalen Kurve
N_{20} = 1. Gipfel nach Stimulation des N. medianus in der kortikalen Kurve
P_{25} = 1. Tal nach Stimulation des N. medianus in der kortikalen Kurve
Amplitude = Höhe zwischen N_{20} und P_{25}
(N_{20}-N_{14} [normal 5,6 ± 0,6 ms])

> **☝ Merke:**
> - SSEP zeigen erst mit einer **zeitlichen Latenz** (Minuten) eine zerebrale Minderperfusion an.
> - außerdem werden die **SSEP durch Anästhetika beeinflußt** (vor allem die Inhalationsanästhetika führen dosisabhängig zu einer Latenzzunahme und Amplitudenreduktion, im Allgemeinen jedoch können < 0,5–1,0 MAC verwertbare Aussagen gemacht werden. Lachgas scheint nur zu einer Amplitudenreduktion zu führen. Opioide beeinflussen die SSEP nur wenig.
> - die Dosierung der Inhalationsanästhetika sollte wegen der SSEP Beeinflussung während der kritischen Phase des Abklemmens der A. carotis nicht zu sehr geändert werden
> - falsch negative Ergebnisse sind nicht auszuschließen
> - subkortikale SSEP werden deutlich weniger beeinflußt als kortikale SSEP, weshalb sie sich besonders zur Überwachung der Rückenmarkfunktion bei der Aorten- und Wirbelsäulenchirurgie eignen

- **motorisch evozierte Potentiale (MEP)**
  messen die funktionelle Integrität **efferenter motorischer** Leitungsbahnen. MEP sind **gegenüber Anästhetika sehr empfindlich.** Bereits geringe Dosen induzieren eine starke Amplitudenminderung bis hin zur kompletten Supprimierung
- **akustisch evozierte Potentiale (AEP)**
  messen die funktionelle Integrität des Hörapparates oder setzten es voraus. Die einzelnen Potentialantworten lassen sich recht genau anatomischen Arealen zuordnen, sind jedoch inter- und intraindividuell sehr variabel. Sie werden nach ihrer Latenz und ihrem Ursprung eingeteilt in:
  BAEP (brain-stem evoked potentials, Latenz < 10 ms)
  werden zur Überprüfung der Hörbahn bei Kleinkinder oder bei komatösen Patienten verwendet und können zur Überwachung bei Operationen **der hinteren Schädelgrube (Kleinhirnbrückenwinkel) und bei Operationen am N. vestibulocochlearis (Akkustikusneurinom)** eingesetzt werden.
  BAEP scheinen gegenüber Anästhetika sehr **unempfindlich** zu sein.
  MLAEP (AEP mit mittlerer Latenz 10–50 ms).
  Mit ihnen wird derzeit eine Quantifizierung der Narkosetiefe versucht, da sie bei viele Anästhetika eine typische, dosisabhängige Latenzzunahme und Amplitudenminderung zeigen.
  späte AEP (Latenz > 50 ms)
- **Multimodal evozierte Potentiale** (Kombination von SSEP, MEP und AEP)

Neuronenspezifische Enolase (NSE)

- s. Neurochirurgie

Spezielle Anästhesie

11 Anästhesie in der Allgemein- oder Abdominalchirurgie

Vorbemerkungen/Grundsätze

- Abschätzung des Aspirationrisikos durch Magen-, Darmentleerungsstörungen (akutes Abdomen, Ileus, obere gastrointstinale Blutung, Magenatonie, Pylorusstenose, Hiatushernie, Refluxösophgitis, Ösophagusdivertikel, Ösophagusatresie, aufgetriebener Bauch) $\Rightarrow$ Rapid sequence induction (Ileuseinleitung)

▶ bei Notfalleingriffen ist das Aspirationsrisiko deutlich erhöht

- häufig Störungen im Wasser-Elektolyt Haushalt aufgrund der zugrundeliegenden Darmerkrankung oder präoperativer Darmspülung
- Monitoring, Ausstattung (bei intraabdominellen Eingriffen)
  - Magensonde nasal bei geplanter längerer Liegedauer (ggf. annähen z. B. bei Ösophagusresektion), ansonsten oral
  - ZVK bei Eingriffen mit erhöhtem Volumenumsatz oder für postoperative parenterale Ernährung
  - transurethraler Blasenkatheter bei länger dauernden Eingriffen, ggf. Cystofix durch Chirurgen
  - großlumige venöse Zugänge bei erwartendem großen Blutverlust oder Volumenbedarf
- grundsätzlich sind alle **Narkosetechniken** möglich,
  - balancierte Anästhesie
  - TIVA mit Propofol- und Alfentanil-/Remifentanil Perfusor
  - modifizierte Neuroleptanästhesie (NLA), nur bei großen langen Eingriffen mit postoperativer Überwachung auf Intensivstation
  - evtl. Kombination mit PDK (bes. bei großen Eingriffen) zur postoperativen Schmerztherapie oder Darmstimulation
  - die **Relaxierung** richtet sich nach der Op.-Dauer und dem geplanten Eingriff
- **Eventerationssyndrom**
  Bei Exploration des Abdomens kommt es häufig zum sogenannten Eventerationssyndrom mit Flush, Blutdruckabfall durch periphere Vasodilatation und Abfall der O_2-Sättigung. Ausgelöst wird dies durch die Freisetzung von Prostazyklinen (PGI_2). Die prophylaktische Gabe von Prostaglandinsynthesehemmern (Ibuprofen, Indometacin, Diclofenac) kann das Syndrom abschwächen oder verhindern. Ggf. ist die Gabe von Volumen oder Vasopressoren notwendig

Besonderheiten bei speziellen Eingriffen

„Große" intraabdominelle Eingriffe

- Eingriffe, wie z. B. abdomino-thorakale Ösophagusresektion, Magen-Op. (Gastrektomie, Magenteilresektionen, Ulkusübernähung,…), Leberteil-, -segmentresektion, Pankreaschirurgie (partielle oder totale Pankreatektomie), Op. nach Whipple, Dünndarm-Op., Dickdarm-Op. (Hemi-, Colektomie, …)
- z. T. lange Op.-Dauer und größere Blutverluste möglich
- Monitoring, Ausstattung abhängig vom Eingriff und Zustand des Patienten obligat: ZVK, Magensonde, Blasenkatheter, Temperatursonde, mind. ein großlumiger venöser Zugang
- mögliche Narkosetechniken:
    - modifizierte Neuroleptanästhesie mit postoperativer Überwachung auf Intensivstation und ggf. Nachbeatmung
    - balancierte Anästhesie

▶ bei abdominothorakaler Ösophagusresektion
  - s. auch Anästhesie in der Thoraxchirurgie
  - meist Doppellumenintubation erforderlich
  - bei Doppellumenintubation am Ende der Op.-Umintubation auf Singlelumentubus
    (**Cave:** erschwerte Intubation durch ödematöse Weichteilschwellungen)

„Kleinere" intraabdominelle Eingriffe

- Eingriffe, wie z. B. Cholezystektomie (CCE, konventionell), Appendektomie, Herniotomie, Ileostomarückverlagerung, Analchirurgische Op.
- mögliche Narkosetechniken:
    - modifizierte Neuroleptanästhesie
    - balancierte Anästhesie
    - TIVA
    - z. T. auch in Regionalanästhesie möglich

Laparoskopische Eingriffe (CCE, Appendektomie, Herniotomie)

- s. Anästhesie bei laparoskopischen Eingriffen

Allgemeinchirurgische Eingriffe

- Eingriffe, wie z. B. Schilddrüsen-, Nebenschilddrüsen-Op.
- ▶ bei Nebenschilddrüsen-Op. postop. Ca^{++}-Kontrollen

12   Anästhesie in der Gefäßchirurgie

Vorbemerkungen/Grundsätze

- sehr häufig ältere Patienten (> 60 J.) mit **Begleiterkrankungen:**
  Hypertonus und KHK (50–60%), Myokardinfarkt (25–30%), Herzinsuffizienz
  (15–20%), Niereninsuffizienz (5–25%), AVK (30–50%), pulmonale Vorerkrankungen (30–50%), Diabetes mellitus (10–20%), zerebro-vaskuläre Insuffizienz
  (10–15%) (%-Angaben für abdominelles Aortenaneurysma)

Besonderheiten bei der Prämedikationsvisite

Anamnese

besonders
- instabile Angina pectoris, Orthopnoe, körperliche Belastbarkeit
- Belastbarkeit (NYHA-Klassifikation)
- arterielle Hypo-, Hypertonie
- zerebrale Durchblutungsstörungen (bes. bei Karotischirurgie)
  - asymptomatisch
  - transitorische ischämische Attacken (TIA) (Rückbildung innerhalb 24 h)
  - prolongierte reversible Ischämien (PRIND) (Rückbildung innerhalb 7 Tage)
  - progredienter Hirninfarkt innerhalb von 48 h
  - partieller oder kompletter Hirninfarkt (akut auftretend oder im Endstadium)
- periphere AVK
- Nierenerkrankungen (Kreatinin, Harnstoff, Restausscheidung)
- Diabetes mellitus
- Lebererkrankungen (Bilirubin, GOT, GPT)
- Gerinnungsstörungen, ASS-Einnahme, AT III besonders bei i.v.-Antikoagulation
  mit Heparin
- allergische Diathese
- Medikamentenanamnese (β-Blocker, letzte ASS-Einnahme,...)
- Elektrolytstörungen (Hypokaliämie, Hypomagnesiämie → Rhythmusstörungen)
- infolge der chronischen Diuretikaeinnahme und des verminderten Plasmavolumens besteht bei vielen dieser Patienten eine **relative Hypovolämie**, sowie
  eine Hypokaliämie

Körperliche Untersuchung

- Anzeichen kardialer Dekompensation
- Radialis-/Ulnaris-Pulse, Allen-Test (zumindest aus forensischen Gründen), ggf. Femoralis-Pulse

Aktenstudium

- Ruhe-, evtl. Belastungs-EKG
- Röntgen Thorax, Routinelabor
- evtl. BGA, Lungenfunktion
- in Einzelfällen ist eine Koronarangiographie angezeigt, um u. U. bei einer erheblichen KHK z. B. bei einer Hauptstammstenose, eine PTCA oder Koronar-bypass-Operation vor der Gefäß-Op. durchzuführen. In Einzelfällen kann die Koronarbypass-Operation mir einer Karotis-TEA zusammen durchgeführt wer-den
- ggf. Echokardiographie: LV-Funktion
  (systolisch: Akinesien, Hypokinesien; diastolisch: LVEDP)
- evtl. EK und/oder Eigenblut bereitstellen
- Karotisbefund

Medikamentöse Prämedikation der Patienten

- **Fortführung der oralen Medikation am Op.-Tag:**
  insbesondere β-Blocker und Antihypertensiva: Beim schlecht eingestellten Hypertoniker auch ACE-Hemmer. Digitalis bei Tachyarrhythmia absoluta, eben-so Kalziumantagonisten. i.v.-Nitrate und i.v.-Antikoagulation mit Heparin
- die medikamentöse Prämedikation wird wegen der anxiolytischen Wirkung und der geringen Atem- und Kreislaufdepression vorzugsweise mit Benzodia-zepinen durchgeführt
- α_2-Agonisten zur Senkung der periop. Myokardischämierate sind derzeit noch in klinischer Erprobung und haben sich noch nicht sicher durchgesetzt
  z. B. Clonidin (Catapresan) 1 Tbl. à 300 µg p.o. (2–5 µg/kg p.o.) → ↓ Anästhetika-bedarf um ≈ 40%, ↓ postop. Shivering, stabilere Hämodynamik, ↓ periop. Myokardischämien

Fremdblutsparende Maßnahmen

- je nach geplantem Eingriff und zu erwartendem Blutverlust (s. Blut und Blut-produkte)

Karotischirurgie (Karotis-TEA)

Narkoseführung

Monitoring, Ausstattung

- EKG (Ableitung II und V_5)
- Pulsoxymetrie
- direkte arterielle Blutdruckmessung in Lokalanästhesie vor Einleitung (Arterie mit Verlängerung, da beide Arme angelegt werden)
- oraler Tubus
- Tubus auf nicht zu operierende Seite plazieren!
- endexspiratorische CO_2-Messung
- evtl. Pulmonaliskatheter zur Volumensteuerung und Detektion von Myokardischämien, jedoch weniger sensitiv als TEE
  - bei Patienten mit schlechter Ventrikelfunktion, schwere Linksherzinsuffizienz (LVEF: < 40%, LVEDP > 20 mmHg), Hauptstammstenose, Infarktanamnese < 6 Monate, KHK + Klappenvitium, pulmonaler Hypertonus, IHSS, Mitralklappenvitium
  - evtl. TEE (regionale Wandbewegungsstörungen als sensitiver Indikator einer Myokardischämie)
- Neuromonitoring

Ziel
- Prävention von Hirn- und Myokardischämien
- größtmögliche hämodynamische Stabilität, bei gleichzeitiger Ausschaltung zirkulatorischer Gegenregulationsmechanismen
- Blutdruck- und Herzfrequenz sollten ± 30%, besser vielleicht noch innerhalb ± 20%, des Ausgangswertes (Mittelwerte der letzten Tage) gehalten werden → Abweichungen hiervon sollten rasch therapiert werden.
  Besonders bei Patienten mit zerebro-vaskulärer Insuffizienz müssen Blutdruckabfälle vermieden werden, da die Hirndurchblutung (bei verschobener Autoregulation nach oben) sehr stark vom systemischen Blutdruck abhängig ist
- unmittelbar postop. Extubation zur neurologischen Beurteilung des Patienten

Prinzip
- Titration der Anästhetika nach Wirkung, nicht nach Gewicht

Einleitung

- mit Opioid, Thiopental oder Etomidat und ggf. Midazolam
- vor Laryngoskopie evtl. Oberflächenanästhesie mit Lidocain-Spray

Mögliche Narkosetechniken

- balancierte Anästhesie mit Opioiden und Inhalationsanästhetika (Isofluran, Desfluran)
  - z. T. wird eine Karotis-TEA auch in Regionalanästhesie (zervikale Plexusblockade) durchgeführt, was jedoch einen kooperativen Patienten voraussetzt
    Vorteile: Beurteilung der neurologischen Situation, größere Kreislaufstabilität
    Nachteile: fehlende medikamentöse Hirnprotektion und schwieriges Management bei auftretenden Problemen (Bewußtseinsverlust, respiratorische Insuffizienz)
- Normoventilation oder moderate Hyperventilation (bei $pCO_2 \uparrow \rightarrow$ Steal Phänomen)
- Blutdrucksenkungen möglichst mit Inhalationsanästhetikum oder Nitroglycerin 1:10 verdünnt

Clamping der Karotis
- die Inzidenz eines perioperativen Schlaganfalls beträgt derzeit 2–3%
- vor Abklemmen 5000 IE (50–100 IE/kg) Heparin i.v. (Ziel: Hemochron 180–300 s)
- bei Abklemmen leichte Hypertension anstreben (systol. RR > 150 mmHg)
- ein routinemäßiges Einlegen eines **intravasalen Shunts** ist **nicht risikofrei** (artheromatöse Mikroembolisation, Luftembolie, Intimaverletzung mit postop. Restenosierung) und wird daher nicht überall durchgeführt. Er ist jedoch sinnvoll bei präoperativen neurologischen Störungen infolge eines verminderten Blutflusses
- mittlerweile hat sich ein **kombiniertes neurologisches Monitoring** durchgesetzt

Neurologisches Monitoring
- s. auch Monitoring
Häufig wird die Kombination verschiedener Verfahren angewendet
- die **Stumpfdruckmessung** besitzt eine geringe Spezifität und wird daher nicht mehr ausschließlich als Kriterium für eine Shunteinlage genommen (Stumpfdrücke von 60 mmHg schließen eine zerebrale Ischämie nahezu aus, jedoch haben auch viele Patienten bei geringeren Drücken eine ausreichende Perfusion)
- **Somatosensorisch evozierte Potentiale (SSEP)** haben sich als Kriterium der Shunteinlage inzwischen allgemein durchgesetzt (Sensitivität 60%, Spezifität 100%). Dabei wird nach Stimulation des kontralateralen N. medianus das Halsmarkpotential (C2) und das operationsseitige Kortexpotential abgeleitet. Als Kriterien zur Shunteinlage werden folgende Meßwerte beurteilt
  1. Latenz und Amplitude des kortikalen Potentials (N_{20}/P_{25})
  2. Latenz des zervikalen Potentials (N_{14})
  3. zentrale Überleitungszeit (CCT)
  als Indikation zur Shunteinlage wird eine Amplitudenreduktion von N_{20}/P_{25} > 50% (z. T. ein kompletter Potentialverlust) gefordert. Eine CCT-Verlängerung > 20% bzw. > 1 ms wird als kritisch gesehen

▶ Merke:
- SSEP zeigen erst mit einer **zeitlichen Latenz** (Minuten) eine zerebrale Minderperfusion an
- außerdem werden die **SSEP durch Anästhetika beeinflußt** (Vor allem die Inhalationsanästhetika führen dosisabhängig zu einer Latenzzunahme und Amplitudenreduktion, im Allgemeinen jedoch können < 0,5–1,0 MAC verwertbare Aussagen gemacht werden. Lachgas scheint nur zu einer Amplitudenreduktion zu führen. Opioide beeinflussen die SSEP nur wenig
- die Dosierung der Inhalationsanästhetika sollte wegen der SSEP Beeinflussung während der kritischen Phase des Abklemmens der A. carotis nicht zu sehr geändert werden
- falsch negative Ergebnisse sind nicht auszuschließen
- subkortikale SSEP werden deutlich weniger beeinflußt werden als kortikale SSEP, weshalb sie sich besonders zur Überwachung der Rückenmarkfunktion bei der Aorten- und Wirbelsäulenchirurgie eignen

- **transkranielle Dopplersonographie der A. cerebri media**
  die Blutflußgeschwindigkeitsmessung der A. cerebri media kann bei der Karotischirurgie eingesetzt werden. Normwert für A. cerebri media: V_{mean} = 38–86 cm/s (aufgrund der großen Streubreite kann die TCD Messung nicht als Absolutwert-Bestimmung, sondern nur als Verlaufskontrolle erfolgen.
  Ein Abfall von V_{mean} auf 0–15% des Ausganswertes zeigt eine schwere Ischämie, auf 16–40% eine mäßige Ischämie, auf > 40% ist nicht mit einer Minderperfusion zu rechnen. Desweiteren kann eine zerebrale Hyperperfusion nach Öffnen der Klemmen (V_{mean} Zunahme > 200%) mit der Gefahr der intrakraniellen Einblutung erkannt werden. Mit der TCD lassen sich außerdem embolisierte Partikel (artheromatöse Plaques, Thromben,...) oder Luft nachweisen
- ein 2-Kanal-**EEG** kann als zusätzliches Monitoring benutzt werden (Amplitudenabflachungen rascher Wellen und Amplitudenzunahme langsamer Wellen im Seitenvergleich)
- derzeit wird auch versucht mit der **infrarotnahen Spektroskopie (NIRS)** die zerebrale Gewebeoxygenierung direkt zu messen

 Cave:
- Hypotonie gefährdet Myokard- und/oder Gehindurchblutung
- Hypertonie gefährdet bes. das „KHK-Herz"
  Blutdruckabweichungen bes. während dem Abklemmen der A. carotis nach unten sollten sofort behandelt werden
- Blutdruck-Anhebung durch kontrollierte Volumengabe, Erniedrigung der Inhalationsanästhetika, akut durch Vasopressoren (z. B. Etilefrin, Noradrenalin verdünnt titrieren)
- Blutdruck-Senkung bei Ausleitung evtl. mit Nitroglycerin, Urapidil oder Nifedipin

Komplikationen postop.

- neurologische Ausfälle (einseitige Facialisparese, Sensibilitätstörungen oder Lähmung) perioperative neurologische Defizite ≈ 3%
- hämodynamische Instabilität
  - Hypertonie häufiger als Hypotonie (infolge der Dämpfung des Barorezeptoren-Reflexes durch chirurgische Manipulation)
  - Hypovolämie, Myokardischämien, Arrhythmien
- Hyperperfusionssyndrom (evtl. erst nach Tagen) mit ipsilateralen Kopfschmerzen bis hin zum zerebralen Krampfanfall
- Stimmbandparese (N. recurrens) mit respiratorischer Insuffizienz
- Obstruktion der oberen Luftwege durch Hämatom
- Spannungspneumothorax durch Eindringen von Luft über die Operationswunde ins Mediastinum und die Pleura
- Ausfall der Chemorezeptoren (pCO_2 steigt um ca. 6 mmHg und mangelnde Reaktion auf Sauerstoff)
- ▶ bei postoperativer arterieller Hypertonie Ausschluß von voller Blase, Hypoxie, Hyperkapnie und Schmerzen

Aortenchirurgie

Abdominelles Aortenaneurysma (AAA)

Operationsletälität beim Elektiveingriff 2–5%, beim rupturierten AAA 50–70%
- **Grundsatz:** Druckspitzen und extreme Druckabfälle vermeiden; vor Einleitung der Anästhesie eine ausreichende Flüssigkeitszufuhr durchführen, da sehr viele dieser Patienten relativ hypovolämisch sind
- arterielle Kanülierung in Lokalanästhesie bereits vor Narkoseeinleitung
- Intubation in ausreichender Narkosetiefe und Muskelrelaxierung, notfalls mittels LA, um Husten, Pressen und Blutdruckanstiege zu vermeiden, da Rupturgefahr erhöht (zur Einleitung Etomidat und Fentanyl in Hinblick auf die Kreislaufstabilität empfohlen)

Monitoring, Ausstattung

- arterielle Druckmessung (s. oben)
- EKG-Monitoring: Ableitung II/V_5
- ZVK
- PAK bei kardiopulmonalen Risikopatienten, evtl. schon ohne große Risikofaktoren für Volumentherapie und postop. Überwachung; besonders für den postop. Verlauf (Indikation eher großzügig stellen)
- ausreichend (großlumige) venöse Zugänge
- transurethraler Blasenkatheter (bzw. Cystofix durch Chirurgen) zur Kontrolle der Urinausscheidung, bes. nach Freigabe der Aorta
- Pulsoxymeter, Kapnometer

- Magensonde
- Temperatursonde, Wärmematte, Blutwärmer
- evtl. Neuromonitoring bei TAAA, TAA
- evtl. Cell-Saver oder steriler Vacufix Beutel, wenn mit erheblichen Blutverlusten gerechnet wird (je nach Aneurysmalage oder -größe)
- Perfusoren/Notfallmedikamente bereithalten
  zur Drucksteuerung besonders während der Abklemmphase Nitroglycerin als Perfusor und 1:10 verdünnt, evtl. Nifedipin, Urapidil, selten Nitroprussidnatrium-Perfusor

Mögliche Narkosetechniken

- modifizierte Neuroleptanästhesie mit postoperativer Überwachung auf Intensivstation und ggf. Nachbeatmung
- balancierte Anästhesie mit Opioiden und Inhalationsanästhetika (Isofluran, Desfluran).
  Die Auswahl muß individuell, d. h. v. a. an den Vorerkrankungen des Patienten orientiert erfolgen. Bei Patienten mit koronarer Herzkrankheit und guter Myokardfunktion kann eine kontrollierte Dämpfung der Herz-Kreislauf-Funktion mit volatilen Inhalationsanästhetika (wie z. B. Isofluran) von großem Nutzen sein, während bei Patienten mit eingeschränkter Herzfunktion bzw. Herzinsuffizienz oder schweren Herzrhythmusstörungen balancierte Anästhesieverfahren mit Opioiden indiziert sind, weil durch die gebräuchlichen volatilen Inhalationsanästhetika die Myokardfunktion und der Perfusionsdruck erheblich beeinträchtigt werden können
- oft müssen jedoch balancierte Narkosetechniken mit kardiovaskulären Medikamenten ergänzt werden, um unerwünschte Reflexreaktionen wie Blutdruckanstieg oder Tachykardie, wie sie insbesondere beim Clamping und Declamping vorkommen, zu beseitigen
- **Blutdruck- und Herzfrequenz** sollten ± 30%, besser vielleicht noch innerhalb ± 20%, des Ausgangswertes (Mittelwerte der letzten Tage) gehalten werden. Abweichungen hiervon sollten rasch therapiert werden, da Hypotension unter 30% des Ausgangswertes mit einer erhöhten Letalität belastet ist. (Entsprechendes gilt für Druckentgleisungen nach oben)
- evtl. Kombination mit Periduralanästhesie (PDK)
  - eine Kombination der Allgemeinanästhesie mit einem PDK bes. für postoperative Schmerztherapie
  - bei evtl. auftretendem massiven Blutverlust kann es zu erheblichen Volumenbilanzproblemen kommen, die intraoperativ schwierig zu korrigieren sind

▶ **Cave:** wenn PDA aufsteigt (was in ITN nicht sicher zu beurteilen ist) wird dem Herzen die Katecholaminunterstützung genommen

Clamping und hämodynamische Reaktionen nach Abklemmen der Aorta
- **Anstieg des SVR** $\Rightarrow$
  - Zunahme der Nachlast des linken Ventrikels mit einem zumindest kurz-zeitigem **Anstieg des systolischen arteriellen Druckes** proximal der Klemme, gelegentlich bis zur **hypertensiven Krise.**
  Dies wird vom gesunden Herzen, das keine Zeichen einer Ischämie oder In-suffizienz zeigt, gut toleriert. Bei insuffizientem linken Ventrikel führt dies zum **Abfall des HZV**, v. a. durch Abnahme des Schlagvolumens bei gleich-zeitigem **Anstieg des Pulmonalarteriendruckes (PAP)** und des linksventri-kulären enddiastolischen Druckes (LVEDP/PCWP).
  Dies bedeutet eine erhöhte Wandspannung für den linken Ventrikel (Links-herzbelastung), die **bis hin zum Linksherzversagen** führen kann. Außerdem steigt durch die Erhöhung des links ventrikulären Füllungsdruckes der O_2-Verbrauch des Myokards an und kann so eine Myokardischämie und Herz-rhythmusstörungen auslösen
  - es kann auch zu einem Abfall des Blutdruckes kommen, der von Ischämie-zeichen begleitet sein kann
  - ▶ einer Linksherzbelastung muß sofort therapiert werden (z. B. durch Nitrogly-cerin und/oder positiv inotrope Substanzen)

- **Herzfrequenz und rechter Vorhofdruck (RAP)** bleiben **nahezu unverändert** und reichen bes. bei kardialen Risikopatienten zur Überwachung nicht aus
- die Nieren sind besonders durch Ischämie gefährdet, wenn die Aortenklemme in der Nähe der Nierenarterien angesetzt wird; $\Rightarrow$ **Abnahme der Nierendurch-blutung,** auch wenn die Klemmen infrarenal gesetzt sind (Ursache: Spasmen der Nierenarterien). Während der Abklemmphase sistiert in der Regel die Urinpro-duktion. (Anm: 95% der AAA liegen infrarenal und nur 5% suprarenal)

Weiterhin:
- Mangeldurchblutung distal der Klemme, dadurch Abnahme des venösen Rück-stromes
- die Plasmaspiegel von Renin und Angiotensin sind intra- oder postoperativ erhöht und tragen mit zur kardiovaskulären Instabilität bei

Vorgehen Clamping
- Narkose vertiefen durch Erhöhung der Inhalationsanästhetikakonzentration
- **Vasodilatanzien** (z. B. Nitroglycerin-Perfusor 1,6 ± 0,4 µg/kg/min, (individuell sehr unterschiedlich) beginnend mit 0,5 µg/kg/min) **rechtzeitig vor Clamping** (art. Druck auf ≈ 100–120 mmHg senken, um Druckspitzen zu vermeiden). Sollte Nitroglycerin nicht in der Lage sein den Blutdruck genügend zu senken, kann man mit Nitroprussidnatrium meist gute Ergebnisse erreichen
- evtl. Nifedipin- oder Urapidil-Perfusor
- PCWP-Kontrollen
- **evtl. Nierenprophylaxe:** Mannitol (Osmofundin 15%) vor Abklemmen der Aorta, Furosemid 5–20 mg oder ein Dopamin-Perfusor in „Nierendosis" (3 µg/kg/min) sind weitere Möglichkeiten bes. bei suprarenaler Abklemmung

> 👆 Um einer postoperativen Oligurie vorzubeugen, ist es jedoch am sinn-
> vollsten intraoperativ genügend Volumen zuzuführen und die hämo-
> dynamischen Parameter, wie PCWP, HZV und arteriellen Druck zu opti-
> mieren

Op.-Techniken
- interessant in Hinsicht auf die Aortenabklemmzeiten
- Rohrprothese (Tube-Interponat) mit Abklemmzeiten von ca. 45 ± 15 min, v. a.
  beim rupturierten BAA (sofortige Abklemmung der Aorta zur Blutstillung
  notwendig) und beim relativ jungen Patienten ohne Risikofaktoren
- Bifurkationsbypass (Bifemoraler Bypass) mit Abklemmzeiten von ca. 19 ± 15 min,
  bevorzugt beim Risikopatienten und bei Mitbeteiligung der iliacalen Gefäße

Declamping und hämodynamische Reaktionen nach Freigabe der Aorta
- **Abfall des SVR** ⇒
  - Abfall der Nachlast des linken Ventrikels
  - **ausgeprägte Hypotonie**
- **Hypovolämie und Schock**, auch als „**Declamping shock**" bezeichnet
  ⇒ Abfall des koronaren Perfusionsdruckes und eine Verminderung der myo-
  kardialen O_2-Spannung kann eine Myokardischämie auslösen

Das Ausmaß dieser Reaktionen ist abhängig von:
  - relativer Hypovolämie
  - unzureichende Kontraktionfähigkeit des Gefäßsystems infolge Azidose
  - Dauer der Abklemmphase
  - Höhe der Abklemmung, Art der Strombahnfreigabe (abrupt oder schrittweise)
  - kardialer Kompensationsfähigkeit
- bei ausreichendem venösen Rückstrom (durch ausreichenden Flüssigkeitsersatz
  und rechtzeitiges Abstellen der Vasodilatanzienzufuhr) nimmt das HZV zu, bei
  Hypovolämie starker Abfall des HZV
- Abfall des linksventrikulären endiastolischen Druckes (LVEDP/PCWP) gelegentlich kann man ca. 5–10 min. nach dem Eröffnen der Aorta einen Anstieg des
  PAP sehen (PCWP ↑), der vermutlich durch die Einschwemmung saurer
  Metabolite und Mediatoren von den ischämischen Extremitäten ausgelöst wird
  und nach kurzer Zeit wieder Normalwerte erreicht
- evtl. therapiepflichtige **metabolische Azidose**

Vorgehen Declamping
- **Volumenloading** unter PCWP-Kontrolle (bereits vor dem Öffnen der Aortenklemme). Dazu sind oft über 1 l Ringer-Laktat/h + Blutersatz entsprechend dem
  Verlust notwendig. Vor Abnahme der Klemme sollte der ZVD zwischen 14–20
  mmHg (10–15 cmH$_2$O) und der PCWP zwischen 10–20 (10–15) mmHg liegen
  (3–4 mmHg höher als präop. Ausgangswert), um so eine ausgeprägte Hypotension zu vermeiden
- rechtzeitiges Absetzen der Vasodilatanzien (z. B. Nitroglycerin-Perfusor) und
  Erniedrigen der Inhalationsanästhetikakonzentration, sowie das langsame,

schrittweise Eröffnen der Aortenklemme durch den Chirurgen. sind weitere wesentliche Voraussetzungen zur Beherrschung dieser Situation
- ggf. Vasokonstriktiva/oder pos. inotrope Substanzen
- Ausgleich einer metabolischen Azidose durch vorsichtige Gabe von Natriumbikarbonat. Bei längerer Unterbrechung ist evtl. die prophylaktische Gabe von Natriumbikarbonat (1 mmol/kg) zu erwägen, da die Kontraktionsfähigkeit des Gefäßsystems infolge Azidose unzureichend ist
- Kontrolle der Urinausscheidung
  bei unzureichender Urinproduktion (< 0,125 ml/kg/h), nach Ausschluß einer mechanischen Abflußbehinderung und ausreichender linksventrikulärer Füllung, kann man zuerst einmal zuwarten, da die Urinausscheidung normalerweise innerhalb von 2 h akzeptable Werte erreicht. Wenn nicht kann man die Urinproduktion durch Gabe von 2–5 mg Lasix stimulieren

Postoperativ
- Nachbeatmung (bei Hypothermie, Hypovolämie)
- Korrektur der noch oft bestehenden Hypovolämie

Rupturiertes AAA (Notfall-Op.)

Es darf keine Zeit mit Vorbereitungsmaßnahmen verloren werden und der Patient muß so schnell wie möglich in den OP. Oft ist hier nur die Abklemmung der Aorta lebensrettend
- sofortiger und adäquater Volumensubstitution (mehrere intravenöse Zugänge) am besten mit blutgruppengleichen EK (unter Überwachung und Aufrechterhaltung einer suffizienten Atmung, sowie der Herz- und Kreislauffunktion)
- nach Möglichkeit wird die Narkose erst im OP-Saal eingeleitet, und zwar erst dann, wenn der Operateur gewaschen am Tisch steht, da es nach der Narkoseeinleitung durch den Verlust des Muskeltonus zu einer weiteren Zunahme der Blutung kommen kann

- **Cave:** Bei der Narkoseeinleitung muß man auch auf eine Aspiration vorbereitet sein

- infolge des verminderten HZV sollten jedoch die i.v.-Narkotika nur in geringer Dosis und langsam verabreicht werden. Nach Intubation wird der Patient mit 100% O_2 beatmet
- Rapid-Infusion System vorbereiten (falls vorhanden)
- da beim rupturierten BAA die Niereninsuffizienzrate deutlich erhöht ist, wird von einigen bereits bei Narkoseeinleitung zur Prophylaxe eines postoperativen Nierenversagens die Infusion von Mannitol und/oder Furosemid empfohlen
- erweitertes Monitoring, sobald die Aorta abgeklemmt und der Kreislauf einigermaßen stabilisiert ist

Postop. Komplikationen

Die wichtigsten postoperativen Frühkomplikationen bzw. Funktionsstörungen sind:

- Ileus, Ischämie der A. mesenterica inferior, Darmischämie
- Hypertonie, Herzrhythmusstörungen, Myokardischämie, Myokardinfarkt (die hohe Koinzidenz von arteriosklerotischen Herzerkrankungen mit einem AAA erklärt die Häufigkeit postoperativer Arrhythmien, Herzversagen und Herzinfarkt)
- respiratorische Insuffizienz
- akutes Nierenversagen (postoperative Niereninsuffizienz) ist bes. dann zu erwarten, wenn intraoperativ die Nierenperfusion gestört war)
  prophylaktisch ausreichendes Flüssigkeitsangebot, Dopamin und Diuretika, bei Patienten mit „funktionellem Nierenversagen", bei denen größere intravenöse Volumen gewagt erscheinen (Herzinsuffizienz), sollte man osmotische Diuretika, wie Mannitol, benutzen

▶ die Abklemmzeit der Aorta erhöht das Risiko schwerwiegender Komplikationen im postoperativen Verlauf erheblich, ebenso eine bestehende KHK

Thorakoabdominelles Aortenaneurysma (TAAA) und thorakales Aortenaneurysma (TAA)

- Einteilung des TAA nach De Bakey

Typ nach de Bakey	Beginn	mögliche Ausdehnung
I	Aorta ascendens (evtl. mit Aortenklappeninsuffizienz)	Bifurkation (70%)
II	Aorta ascendens (evtl. mit Aortenklappeninsuffizienz)	proximal der A. subclavia
IIIa	distal der A. subclavia sinistra	oberhalb des Zwerchfells
IIIb	distal der A. subclavia sinistra	Bifurkation bzw. Aa. iliacae

- je nach Höhe des Aneurysmas ist auch der Einsatz der HLM notwendig Typ I und II nach de Bakey werden mit HLM, Typ III ohne HLM mit linksseitiger Thorakotomie durchgeführt

Mögliche Narkosetechniken

- bei Einsatz der HLM s. Kardiochirurgie
- bei lateraler Thorakotomie evtl. Doppellumenintubation (s. Thoraxchirurgie) und PDK zur postoperativen Schmerztherapie, ansonsten wie AAA

Cave:
- bei thorakaler Abklemmung sind selbstverständlich viel deutlichere Reaktionen zu erwarten, als bei infrarenaler, wo immerhin noch 70% der Strombahn zur Kompensation zur Verfügung stehen, einschließlich der Durchblutung aller großen Organe
- Der komplette Perfusionsausfall der unteren Körperhälfte kann neben Ischämien der Leber, der Niere und des Darms, auch zu Ischämien des Rückenmarks (A. spinalis anterior Syndrom) führen

Protektion des Rückenmarks:
- SSEP Monitoring des N. tibialis zur Überwachung der Rückenmarkfunktion
- evtl. Liquordruckmessung und -drainage über einen intraspinalen Periduralkatheter, um den intraspinalen Druck zu senken und damit die Perfusion zu verbessern (bisher jedoch nicht gesichert)

Postop. Komplikationen
- wie bei AAA
zusätzlich
- ↑ Gefahr der Darmischämie und Leberinsuffizienz
- spinale Ischämie (A. spinalis anterior Syndrom)

AVK der Aorta

- mögliche Narkosetechniken:
  - wie bei AAA
- meist ausgebildeter Kollateralkreislauf der gastrointestinalen Gefäße, weshalb die Abklemmreaktion nicht so stark ausfällt wie beim Aneurysma

 Cave: Reperfusionsprobleme nach einem plötzlichen Verschluß der Aortenbifurkation (Leriche Syndrom) oder einem Verschluß der A. mesenterica superior, der innerhalb weniger Stunden zur Darmischämie führen kann, sind bei längerer Ischämiezeit stärker ausgeprägt und erfordern in der Regel eine postoperative Intensivtherapie

AVK der peripheren Gefäße

- die Op.-Dauer ist hier sehr unterschiedlich. Es können sich selbst „kurze Eingriffe" zu stundenlangen Sitzungen ausdehnen
- bei einer geplanten Regionalanästhesie (PDK) ist die Op.-Dauer und eine evtl. geplante intraoperative Vollheparinisierung zu berücksichtigen (Absprache mit Operateur). Kommt es bei Patienten mit beabsichtigter intraoperativer Heparinisierung zu einer blutigen Punktion, so sollte die Op. um mindestens 12 h verschoben werden. Um dies zu vermeiden kann alternativ der PDK am Vortag gelegt werden

Mögliche Narkosetechniken

- balancierte Anästhesie mit Opioiden und Inhalationsanästhetika
- Periduralanästhesie (PDK)
  - bei länger dauernden Eingriffen eher Intubationsnarkose
  - ein PDK kann bes. zur postoperativen Sympathikolyse zur besseren Durchblutung der betroffenen Extremität sinnvoll sein
- oder Kombination

👆 **Cave:**
- Einnahme von Thrombozytenaggregationshemmern abfragen!
- keine PDA Anlage unter laufender i.v.-Antikoagulation (Heparin Perfusor)
- PDK postop. liegen lassen
  - eine Entfernung des PDK sollte frühestens 2–4 h nach Beenden der Heparingabe und nach Normalisierung der Gerinnung erfolgen
  - soll eine Vollheparinisierung (i.v.-Antikoagulation) durchgeführt werden Absprache mit Chirurgen über den Zeitpunkt der PDK Entfernung. Eine Vollheparinisierung mit UFH kann 1 h nach spinaler/periduraler Punktion erfolgen
  - wegen intraop. Heparingabe PDK nach gefäßchirurgischen Eingriffen immer erst nach Gerinnungskontrolle ziehen
- Weiteres s. Empfehlungen der DGAI im Kapitel Regionalanästhesie

---

Venöse Thrombektomie

Monitoring, Ausstattung
- prä- und intraop. erhöhte Gefahr einer Lungenembolie (bei Prämedikation daran denken → aktuelles EKG, Dyspnoe, evtl. BGA)
- mit größeren Blutverlusten muß gerechnet werden (EK bereitstellen), evtl. Cell-Saver
- großlumige venöse Zugänge
- Pulsoxymeter
- obligatorische Kapnometrie!
- ZVK
- arterielle Druckmessung (intraop. Lungenembolie möglich → BGA Bestimmung)
- evtl. Notfallmedikamente bereithalten

Mögliche Narkosetechniken
- balancierte Anästhesie
- TIVA
- vor Thrombektomie mit Fogarty-Katheter:
  - durch Volumenloading ZVD auf 14–20 mmHg (10–15 cmH$_2$O) anheben
  - Oberkörperhochlagerung von mind. 20° (Anti-Trendelenburg-Lagerung)
- unmittelbar vor Thrombektomie
  - hoher PEEP, wenn möglich 10–20 mbar

13 Anästhesie in der Urologie

Vorbemerkungen/Grundsätze

- sehr häufig alte Patienten mit entsprechenden Vor-, Begleiterkrankungen: die Patienten sind häufig Hypertoniker, relativ hypovolämisch und haben eine eingeschränkte kardiale Funktion (vermindertes HZV mit entsprechend längerer Kreislaufzeit) → daher vorsichtige Dosierung der Hypnotika, besonders bei der Narkoseeinleitung
- auch häufig Kinder zu diagnostischen Eingriffen oder Mißbildungen im Urogenitaltrakt, aber auch Querschnittsgelähmte zu Eingriffen an den ableitenden Harnwegen
- grundsätzlich sind alle Anästhesietechniken möglich:
  - balancierte Anästhesie
  - TIVA mit Propofol- und Alfentanil-/Remifentanil-Perfusor
  - modifizierte Neuroleptanästhesie (NLA) nur bei großen langen Eingriffen mit postoperativer Überwachung auf Intensivstation
  - häufig Regionalanästhesien (SPA, PDA, Kaudalanästhesie) möglich
- zur Relaxierung eignen sich kürzer wirkende nichtdepolarisierende Muskelrelaxanzien (ndMR) besonders (z. B. Mivacurium, Atracurium, Vecuronium)
- besondere Lagerungen:
  - Steinschnittlage
  - modifizierte Steinschnittlage
  - Nierenlagerung (seitlich „überstrecktes Taschenmesser")

Besonderheiten bei speziellen Eingriffen

Transurethrale Elektroresektion der Prostata (TUR-Prostata)

- besonderes Monitoring:
  - ZVK: kontinuierliche oder engmaschige ZVD-Messung, sowie Elektrolytkontrollen
  - evtl. Atemalkoholmessung, wenn Spüllösung mit Ethanolzusatz verwendet wird
- mögliche Anästhesietechniken:
  - balancierte Anästhesie
  - TIVA mit Propofol- und Alfentanil-/Remifentanil-Perfusor

- SPA, PDA (bevorzugt SPA bis Th10, da die sakralen Segmente bei der PDA oft ungenügend geblockt werden). Beim wachen Patienten Warnsymptome für TUR-Syndrom erkennbar
▶ größere Blutverluste können durch Spüllösung leicht verkannt werden
  Cave: TUR-Syndrom (s. dort)

Transurethrale Elektroresektion der Blase (TUR-Blase)

- selten TUR-Syndrom, da keine größeren Venen eröffnet werden, jedoch ↑ Gefahr der Blasenperforation (elektrische Stimulation des N. obturatorius)
- mögliche Anästhesietechniken:
  - balancierte Anästhesie
  - TIVA mit Propofol- und Alfentanil-/Remifentanil-Perfusor
  - bei Allgemeinanästhesie gute Muskelrelaxierung
  - SPA, PDA (bevorzugt SPA bis Th10, da die sakralen Segmente bei der PDA oft ungenügend geblockt werden)
  - evtl. zusätzlich Obturatoriusblockade (3-in-1-Block) → Vermeidung der Oberschenkeladduktion während der Resektion

Ureterorenoskopie (URS)

- mögliche Anästhesietechniken:
  - balancierte Anästhesie
  - TIVA mit Propofol- und Alfentanil-/Remifentanil-Perfusor
  - SPA, PDA oder CSE bis Th10, bes. wenn anschl. ESWL geplant: PDK sinnvoll

Perkutane Nephrolitholapaxie

- Bauchlage
- mögliche Anästhesietechniken:
  - balancierte Anästhesie
  - TIVA mit Propofol- und Alfentanil-/Remifentanil-Perfusor

▶ **Cave:** Pleura- Peritonealverletzung (Röntgen-Thorax postop.!)

Tumorchirurgie (radikale Prostatektomie/Zystektomie, Neoblase, Ileumconduit, Tumornephrektomie)

- spezielle Lagerungen (Nierenlagerung, modifizierte Steinschnittlage) und lange Op.-Dauer
- erweitertes Monitoring (Arterie, ZVK, DK, MS, großlumige venöse Zugänge, Temperatursonde)

- mögliche Anästhesietechniken:
  - balancierte Anästhesie
  - modifizierte Neuroleptanästhesie mit postoperativer Überwachung auf Intensivstation und ggf. Nachbeatmung
  - evtl. in Kombination mit PDK
  - CSE (bis Th6/8) theoretisch möglich, jedoch unangenehme Lagerung und lange Op.-Dauer

Cave:

- Einschwemmung von Fibrinolyseaktivatoren aus Prostata (Urokinase), ggf. Gabe von Aprotinin (Trasylol) oder Tranexamsäure (Anvitoff)
- Gefahr der Luftembolie bei Eröffnung großer Prostatavenengeflechte
- rasche größere Blutverluste möglich (z. B. Prostatavenen, Nierenpol, Tumorzapfen in V. cava)
- Zwerchfelleröffnung bei Nephrektomie möglich → Pneumothorax (→Röntgen Thorax postop.!)
- bei allen Blaseneingriffen Urinausscheidung nicht meßbar! (Volumensteuerung mittels ZVK durch Lagerung ebenso nicht verwertbar)
- Behinderung des venösen Rückflusses (V. cava Kompressions-Syndrom) bei Nierenlagerung durch Ballon möglich
- Störung des Ventilations-Perfusionsverhältnisses mit Ausbildung von Atelektasen der unten liegenden Seite (→ Röntgen Thorax postop.!, evtl. Nachbeatmung notwendig)

Retroperitoneale Lymphadenektomie

- erweitertes Monitoring (Arterie, ZVK, DK, MS, großlumige venöse Zugänge, Temperatursonde)
  - Kapnometrie bei laparoskopischer Lymphadenektomie wegen CO_2-Insufflation besonders wichtig

> ☞ wenn bei Hodentumoren präoperativ eine Chemotherapie mit Bleomycin durchgeführt wurde, ist die F_iO_2 so gering wie möglich zu halten. (Bleomycin ⇒ Bildung von Superoxidionen mit membranschädigendem Effekt [Lungenfibrose] bei zu hoher F_iO_2 → $F_iO_2 \leq 0,3$, wenn möglich)

Nierentransplantation (NTPL)

- häufige Begleiterkrankungen: renale Hypertonie und Anämie, Perikarditis
- Hämodialyse vor NTPL, danach evtl. Elektrolytstörungen, Hypovolämie
- mögliche Anästhesietechniken: (s. auch Anästhesie bei Niereninsuffizienz)
  - balancierte Anästhesie mit Etomidat, Fentanyl, Isofluran und N_2O
  - zur Muskelrelaxierung Atracurium oder Vecuronium möglich kein Succinylcholin (bes. wenn $K^+ > 5,5$)

- Volumentherapie primär mit NaCl 0,9% (keine K^+-haltigen Infusionslösungen) oder ggf. EK
- postoperativ Extubation anstreben
- Monitoring: ZVK (V. jugularis interna oder V.subclavia, nicht peripher!), DK, MS, Temperatursonde, großlumiger venöser Zugang (V. jugularis externa)

> ☞ besonders steriles Vorgehen (erhöhte Infektionsgefahr), arterielle Blutdruckmessung vermeiden (schonen des Shunts), sowie Schonung peripherer Venen für evtl. weitere Shuntanlage

- spezielle Maßnahmen:
  - Dopamin-Perfusor (1–3 µg/kg/min)
  - Diltiazem- und Furosemid-Perfusor nach Absprache mit Operateur
  - präop: ATG, Azathioprin (Imurek), Methylprednisolon (Urbason), Immunglobuline gegen Cytomegalie (Cytotect)

> ☞ **Cave: Shuntarm** in Watte einwickeln und besonders vorsichtig lagern keine venösen Zugänge, Arterie nur wenn unbedingt notwendig, postop. Überprüfung des Shunts
> auch anderen Arm möglichst schonen, da bei Transplantatabstoßung und Shuntinsuffizienz dieser benötigt wird!

Extrakorporale Stoßwellenlithotripsie (ESWL)

- mögliche Anästhesietechniken:
  - Analgosedierung mit Alfentanil und Midazolam oder Piritramid und Promethazin
  - PDA bis Th6–10 mit PDK, bes. wenn Steinreposition notwendig (DJ-Einlage, URS)

Anästhesie bei Querschnittsgelähmten

- zur besseren Lagerung (oft bestehende Spastik) und Unterdrückung spinaler Reflexe sind Eingriffe am Urogenitalsystem auch unterhalb des Querschnittniveaus unter Anästhesie sinnvoll, da Stimuli unterhalb des Querschnittniveaus (bes. S2–4) zu einer **autonomen spinalen Hyperreflexie** führen können → massive sympathische Stimulation unterhalb der Läsion und parasympatische Stimulation oberhalb der Läsion → excessiver RR ↑ und Bradykardie (je höher der Querschnitt, desto ausgeprägter)
- mögliche Anästhesietechniken:
  - balancierte Anästhesie
  - Regionalanästhesie (SPA, PDA, CSE) nach Dokumentation des neurologischen Status möglich, Anästhesiehöhe oft schwierig festzustellen

Cave: Muskelrelaxanzien
- kein Succinylcholin (→ K$^+$↑), außer in der Akutphase nach Trauma
- ndMR sind prinzipiell möglich, jedoch teilweise Resistenz möglich
- postoperativ je nach Querschnittshöhe vermehrte Atemtherapie notwendig

Kinderurologische Eingriffe

- mögliche Anästhesietechniken:
  - balancierte Anästhesie
  - je nach Op.-Dauer Maskennarkose, Larynxmaske oder ITN möglich
  - in der Regel kombiniert mit Sakralblock, bei Circumcision evtl. auch Peniswurzelblock

14 Anästhesie in der Gynäkologie und Geburtshilfe

Physiologische Veränderungen in der Schwangerschaft

A Respiration

Veränderungen ab der 8.–10. SSW
- AMV $\uparrow$ ≈ 50% (bes. V_T +40%, Frequenz +10%)
  (atemstimulierende Progesteronspiegel)
- FRC: ≈ 20% $\downarrow$, Residualvolumen (RV): ≈ 20% $\downarrow$
  - Totalkapazität (TK), Vitalkapazität (VK) und Closing volume (CV) bleiben gleich
- chronisch kompensierte respiratorische Alkalose (durch **Hyperventilation**) kompensiert einen $\uparrow$ VO_2 (≈ 20%), infolge Atemarbeit $\uparrow$, HZV $\uparrow$ ⟹
  - p_aCO_2 = 32–34 mmHg
  - p_aO_2 = 106 mmHg ⟹ nach 30 s → Hypoxämie p_aO_2 = 50–60 mmHg
    (da FRC $\downarrow$, $VO_2\uparrow$)
- **Schleimhäute** geschwollen und gerötet (hormonell bedingte Wassereinlagerung und $\uparrow$ Kapillardurchblutung): **Cave:** Blutungsgefahr
- Zwerchfellhochstand (≈ 4 cm)
- MAC $\downarrow$ durch AMV $\uparrow$ und FRC $\downarrow$ ⟹ schnelleres An- und Abfluten von Inhalationsanästhetika

B Herz/Kreislauf

- HZV $\uparrow$ ≈ 30–40% (HF $\uparrow$ ≈ 10–15%, SV $\uparrow$ ≈ 30%)
- SVR $\downarrow$ ≈ 20% ⟹ art. RR ± → $\downarrow$ bes. diastolischer RR
- Blutvolumen $\uparrow$ (≈ 35%) (Plasma $\uparrow$ ≈ 30–40%, Erythrozyten $\uparrow$ ≈ 20–30%)
  ⟹ Hämodilution (Hk $\downarrow$ ≈ 10–15% auf ≈ 35, Hb ≈ 12) ⟹ Viskosität $\downarrow$ ≈ 12%
  ⟹ verbesserte Gewebsperfusion
- **aortocavales Kompressions-Syndrom** (≈ 10% der Schwangeren) ab 20.SSW

C Gerinnung

- Thrombozytenzahl unverändert
- $\uparrow$ **Aktivität der Faktoren** VII, VIII, X, ($\uparrow$) Faktor II, IX,
  Fibrinogen (F. I) 400–600 mg/dl (Norm: 150–450 mg/dl) ⟹ **Hyperkoagulabilität**
  (schützt gegen Blutverluste, aber $\uparrow$ thrombembolische Komplikationen)

- Fibrinolyt. Aktivität ↓, unter Geburt jedoch ↑ (Plasminogen-Aktivatoren aus dem Uterusgewebe)

D Plasmaproteine

- **Gesamtprotein** ↑, wegen Hämodilution jedoch Plasmakonzentration ↓
  Albumin: 4,4 g/dl ⇒ Ödemneigung
  - **Cholinesterase** ↓ ≈ **30%** (durch Dilution), in der Regel jedoch ausreichend

E Magen-Darm-Trakt

- **Regurgitationsgefahr** ↑↑ (ab 16.SSW), da
  - **Magenachse** von vertikal nach horizontal verlagert
  - ↑ **intragastraler Druck**
  - ↓ **Tonus und Motilität** des Magens und des gastroösophagealen Sphinkters ↓
    (Schmerz, Angst, Sedativa, Opioide ⇒ begünstigen verminderte Magen-entleerung)

F Niere

- renaler Blutfluß und glomeruläre Filtrationsrate: Zunahme um 60%
- Aldosteronspiegel ↑ ⇒ Natrium und Wasserretention

G Uteroplazentarer Kreislauf

- **Uterusdurchblutung (UBF)** bei Geburt ≈ 500–700 ml/min (10% des HZV)
  - Ø autonome Regulationsmöglichkeit
  - UBF direkt vom maternalen Blutdruck, sowie vom Gefäßwiderstand
    (α-Rez. ≈ Sympathikotonus) abhängig
  - bei RR < 100 mmHg sinkt UBF drastisch ⇒ Minderversorgung des Feten
    führt zu fetaler Hypoxie und Azidose, erkennbar an Veränderungen des kind-lichen Herzfrequenzmusters
    - ↑ Uterusaktivität ⇒ UBF ↓
- **intervillöser Blutstrom** (am Geburtstermin sind 150 ml Blut im intervillösen
  Raum ≈ 1–2 min O_2 für Feten)
- Abfall des intervillösen Blutstromes durch
  - ↑ intervillösen Druck
    Uteruskontraktion   < 20 mmHg   ⇒ Ø Einfluß auf Durchblutung
                         20–30 mmHg   ⇒ intervillöse Perfusion um 50% ↓
                         > 40 mmHg   ⇒ Perfusionsstillstand
  - mütterliche Hypotension und/oder aortokavale Kompression
  - in Allgemeinnarkose soll intervillöse Durchblutung ↓, durch PDA (↑) → ±

Anästhesie und Uterusaktivität

- (Montevideo-Einheit = Kontraktion in mmHg/10 min)

Inhalationsanästhetika

- dämpfende Wirkung beginnt ab 0,5 MAC
- ab 0,8–0,9 MAC Reaktion auf Oxytocin unterdrückt
- hohe Konzentration ⇒ Gefahr der atonischen Uterusblutung
- Lachgas: Ø Einfluß auf Uterusaktivität

i.v.-Anästhetika

- Barbiturate: Ø Einfluß
- Opioide: Morphin + Pethidin in klinischen Dosen Ø Einfluß, in hohen Dosen ↓ Aktivität in der Eröffnungsperiode
- Ketamin: < 1,1 mg/kg Einfluß gering; 1,3–2,2 mg/kg ↑ Aktivität, > 2,2 mg/kg ⇒Tonus↑ (40%) → bei Gesamtdosis von 75–100 mg kurzfristig ↑ d. Aktivität
- Benzodiazepine/Neuroleptika: Ø Einfluß auf Uterusaktivität

Lokalanästhetika

1. Aminoamide
   - Lidocain (Xylocain), Mepivacain (Scandicain, Meaverin) in PDK können für 10–15 min die Stärke der uterinen Kontraktion vermindern
   - bei Bupivacain (Carbostesin) geringer ausgeprägt
2. Aminoester
   - Tetracain (Pantocain) und Chlorprocain (Nesacain) wegen schneller CHE-Spaltung Ø Einfluß
   - LA mit Adrenalinzusatz ⇒ ↓ Aktivität d. Uterus (dosisabhängig)

Vasopressoren

- α-adrenerge Substanzen bei RR-Abfall unter Regionalanästhesie ⇒ ↓ Uterusdurchblutung durch Konstriktion der Uterusgefäße → daher möglichst nicht verwenden!
- Ephedrin (α- + β-adrenerg) 5–10 mg ⇒ RR ↑, HF ± oder (↑), Uterusdurchblutung wird nicht oder geringer beeinträchtigt (in BRD Ø im Handel)
- Tri-hydroxy-phenyl-ethyl-amino-theophylin = Cafedrin + Theodrenalin (Akrinor) ⇒ geringe Beeinträchtigung der Uterusdurchblutung

Oxytocin (Syntocinon)

- 1 Amp. à 1 ml = 3/10 IE

Ind: • zur Geburtseinleitung, bei Wehenschwäche (max. Dosis 16 IE/min)
NW: • Tachy- oder Bradykardie
- Blutdrucksteigerung
- Stenokardien
+ Ephedrin $\Rightarrow$ RR $\uparrow\uparrow$
+ Halothan $\Rightarrow$ RR $\downarrow$, Tachykardie, Rhythmusstörungen
+ Methylergometrin $\Rightarrow$ kann bei Hypertonikern RR $\uparrow\uparrow$ mit Hirnblutung auslösen

Methylergometrin (Methergin)

- 1 Amp. à 1 ml = 0,2 mg i.v.

Ind: • Uterusblutungen nach Plazentaablösung
- aktive Leitung der Plazentaperiode
- Sectio caesarea
- Kürettagen
- Abort
- Wochenbettblutungen
NW: • Tachy- oder Bradykardie
- Blutdrucksteigerung,
- periphere Minderdurchblutung mit Vasospasmen oder Stenokardien
▶ KI bei EPH-Gestose, Sepsis

β-Rezeptorenstimulatoren (Tokolytika)

i.v. Tokolyse:
  β_2-Agonist: Fenoterol (Partusisten)
  - 1 Amp. à 10 ml = 0,5 mg
  Dosis: 0,5–3 µg/min
    z. B. 2 Amp. Partusisten à 0,5 mg in 500 ml G5% mit 30 ml/h = 1,0 µg/min
  Bolus: 10–20 µg (2 ml = 0,1 mg auf 10 ml NaCl 0,9%, davon 1–2 ml)
NW: • $\downarrow$ Uterusaktivität + β_1-NW
- **HF** $\uparrow$ (≈ **20%**) (Fenoterol + Metoprolol (Beloc) → geringer HF-Anstieg
- **art. Blutdruck** $\downarrow$ (durch SVR $\downarrow$)
- **HZV** $\uparrow$ (+ Beloc ($\uparrow$))
- **PAP** ($\uparrow$)
- renale Durchblutung + GFR $\downarrow$, ADH + Renin $\uparrow$ $\Rightarrow$ **Wasserretention**
- **Lungenödem**
  $\Rightarrow$ daher **Flüssigkeitsbilanzierung** mit ZVK

Für Allgeinanästhesie und PDA unter Tokolyse gilt:
- bes. gefährtet, wenn Tokolyse erst in letzten 3 Tagen begonnen
- vorsichtige Flüssigkeitszufuhr und Bilanzierung möglichst mit ZVK
- Ø Atropin bei Narkoseeinleitung → HF ↑↑
- β-Sympathomimetika + DHB ⇒ kann RR ↓↓, daher Ø DHB
- in ersten 24 h postoperativ neg. Bilanz anstreben

Plazentapassage

---

gute Plazenta passage	• lipophile Substanzen • wenig ionisiert (in physiol. pH) • geringe Proteinbindung • MG < 600	die meisten Pharmaka (MG 250–500) z. B. Barbiturate, Ketamin, Opioide, Benzo- diazepine, Neuroleptika, Inhalations- anästhetika, Lokalanästhetika, Atropin, Marcumar (MG 280), orale Antidiabetika (MG 250–500)
schlechte Plazenta-passage	• lipophobe Substanzen • stark ionisierte Substanzen • gute Proteinbindung • MG > 1000 schlecht	z. B. Succinyl, nichtdepol. Muskelrelaxanzien z. B. NM Heparin (MG < 10000 z. B. 4000–5000)
keine Plazenta-passage	• MG > 6000	z. B. UF Heparin (MG 6000–25000) Insulin (MG ca. 6000)

---

nach dem Fick-Diffusionsgesetz: $\dfrac{Q}{t} = \dfrac{K \times F \times (C_m - C_f)}{D}$

C_m = Konz. im mütterl. Blut, C_f = Konz. im fetalen Blut, K = Konstante, F = Fläche,
D = Dicke (2–6 µm)

ist die Plazentapassage im wesentlichen vom Konzentrationsgradienten (C) abhängig

▶ Plazentapassage ist auch abhängig von Reife der Plazenta (Epithel des Throphoplasten im ersten und letzten Drittel vermindert ⇒ schnellere Diffusion)

Wirkung von Pharmaka auf den Feten

▶ **Merke:** Enzymaktivität ↓↓, Nieren unreif

Barbiturate

rascher Plazentaübertritt
max. Konz. nach 2–3 min, nach 10 min 50%,
Nachinjektion von 1/3 ⇒ max. Plasmaspiegel

Ketamin

rascher Plazentaübertritt
> **> 1 mg/kg ⇒ fetale Depression**
> < 1 mg/kg (max. 100 mg) ⇒ Ø fetale Depression (0,2–0,5 mg/kg)

Opioide

i.v. rascher Plazentaübertritt ⇒ fetale Depression
i.m. max. Konz. nach 2–3 h i. v. (< 1 h und > 4 h nach Gabe ⇒ Ø Depression)
- Pethidin < 100 mg i.m. ⇒ neurolog. Verhaltensänderungen beim Kind für 3–7 Tage (Metabolit Normeperidin ZNS depressiv, Neugeb. holen Defizit aber leicht auf) Opioidabhängige Mütter ⇒ Atemdepression + Entzug beim Kind

Benzodiazepine

- 2,5–10 mg Diazepam ⇒ Ø Nachteil auf Feten
- 5 mg Midazolam i.m. nach 3 h Ø ZNS-Depression, aber Amnesie bei Mutter (F/M-Ratio 0,15)

▶ **„Floppy-infant-Syndrom":** Langzeitbehandlung oder hochdosierte Gabe von Benzodiazepinen (bereits bei > 10 mg Diazepam) vor der Geburt ⇒ Tonus ↓, Reflex ↓, Hypothermie, Schläfrigkeit, Fütterungsschwierigkeiten, evtl. Atemstillstand

Neuroleptika

Promethacin/DHB **rascher Plazentaübertritt** in niedriger Dosis Ø Einfluß auf Feten

Inhalationsanästhetika

alle rasche Passage + fetale Depression
- Lachgas > 15 min ⇒ fetale Depression, durch Diffusionshypoxie ⇒ 2 min vor Abnabelung 100% O_2
- Halothan   < 0,5   Vol.-%: Ø Depression
- Isofluran   < 0,75 Vol.-%: Ø Depression
- Enfluran   < 0,75 Vol.-%: Ø Depression

Muskelrelaxanzien

gering fettlöslich + stark ionisiert, dennoch geringer Plazentaübertritt

depMR: Succinylcholin geringer Plazentaübertritt < 2–3 mg/kg (max. 200 mg),
außer bei atyp. CHE Ø Relaxation des Feten

ndMR: geringer Plazentaübertritt
- Pancuronium (0,06–0.1 mg/kg)
- Vecuronium (0,08–0,1 mg/kg)
- Alcuronium (0,15–0,25 mg/kg)
- Atracurium (0,3–0,5 mg/kg)

scheinen alle Ø wesentl. Relaxierung des Feten hervorzurufen; höhere
Dosen führen zur Relaxierung

Lokalanästhetika

MG 220–300 ⇒ nichtplasmagebundene Anteile sind **gut und rasch plazentagängig**.
Wenige Minuten nach epiduraler Applikation Spitzenspiegel bei Mutter und Kind
nachweisbar (in hoher fetaler Konzentration führen sie zu Bradykardie, Dämpfung
des ZNS, Störung des neurolog. Verhaltens)

Anforderungen an das ideale LA
geringe Toxizität, kurze Anschlagszeit, lange Wirkdauer, gute sensorische, geringe
motorische Blockade

Esterartige LA
jedoch rascher Abbau über Cholinesterase im Blut der Mutter ⇒ nur geringe Mengen erreichen den Feten ⇒ Ø Beeinträchtigung des Feten
- **Chlorprocain**
  (in USA häufig verwendet) schneller Wirkeintritt
  - ▶ **Nachteile:**
    1. **kurze Wirkdauer**
       HWZ Mutter 21 s, HWZ Fet 43 s
       (unangenehmer schneller und heftiger Schmerzeintritt)
    2. **neurotoxisch bei subarachnoidaler Injektion**
       (pH niedrig: 2,7 bei 2%, 4,0 bei 3% 3%iges bei 37°C hyperbar ⇒ evtl. durch
       osmot. Effekt neurotoxisch)

Amidartige LA
erscheinen rasch im fetalen Kreislauf. Konzentration abhängig von Dosis und
Injektionsort (Kaudalanästhesie↑)
- **plazentare Diffusionsrate unterschiedlich:**
  Konzentration von Etidocain und Bupivacain im Nabelschnurblut geringer als
  die von Lidocain und Mepivacain, während die von Prilocain sogar höher als
  bei der Mutter liegen kann

Verhältnis Nabelschnurblut/mütterliches Plasma (UV/M-Ratio):

- Etidocain (Duranest)   0,2–0,3
- Bupivacain (Carbostesin)   **0,2–0,4**
- Lidocain (Xylocain)   0,5–0,7
- Mepivacain (Scandicain, Meaverin) 0,7
- Prilocain (Xylonest)   **1,0–1,1!!**

Die Unterschiede sollen auf ihrer unterschiedlichen **Plasmaproteinbindung** beruhen. Etidocain und Bupivacain > 90%, Lidocain und Mepivacain nur 50–70%, dies ist jedoch umstritten, da auch Dissoziation eine Rolle spielt. Weitere Faktoren für Übertritt: Gesamtmenge des injizierten LA, Injektionsort (Vaskularisierung).

Klinisch wichtig: niedrigere Proteinbindung im fetalen Blut (↓ α-1-Globulin). Eine fetale Azidose kann durch **„ion-trapping"** die plazentare Passage zurück behindern und so die fetale LA-Konzentration stark erhöhen. Nach intrauteriner Azidosekorrektur reversibel (aufgrund der Eigenschaft der LA pH-abhängig zu dissoziieren und im dissoziierten Zustand besonders gut wasserlöslich zu sein → schlechte Passage)

- **Etidocain** (Duranest): ausgeprägte mot. Blockade, hohe Proteinbindung (diese soll jedoch bei Schwangeren geringer sein)
- **Bupivacain** (Carbostesin): neurolog. Verhalten des Neugeborenen soll nicht beeinträchtigt werden. Abbau wie Lidocain, höhere Plasmaeiweißbindung ⇒ niedrigere fetale Blutspiegel, längste Wirkdauer der LA aber lange Anschlagszeit, HWZ beim Neugeb. 18–25 h
- **Lidocain** (Xylocain): neurolog. Verhalten des Neugeb. ungeklärt, Abbau über N-desalkylierung, Tempo beim NG vergleichbar Erwachsener; kurze Anschlagszeit aber weniger lipophil und geringere Plasmaeiweißbindung als Bupivacain ⇒ höhere fetale Blutspiegel bei gleichen maternalen Blutspiegeln verglichen mit Bupivacain
- **Mepivacain** (Scandicain, Meaverin): dämpfende Wirkung auf die Muskelfunktion, Abbau über Ringhydroxylierung, die beim Feten nicht ausgereift ist ⇒ kurze HWZ Mutter, HWZ Fetus ca. 9–11 h
- **Prilocain** (Xylonest): dosisabhängige MetHb Bildung
- **Ropivacain** (Naropin): bisher noch nicht genügend Erfahrungen (weniger kardiotoxisch als Bupivacain, geringere motorische Blockade)

Der normale Geburtsverlauf

3 Phasen

- **Latenzphase:** Muttermund (MM) 0–3 cm, in der Regel Ø Analgesie nötig
- **Eröffnungsphase:** MM 3–10 cm (vollständig)
- **Austreibungsphase:** vollst. MM bis zur Entwicklung des Kindes, Preßwehen
- zwischen Eröffnungs- und Austreibungsphase Rotation des kindl. Kopfes, sogenannte Einstellung. Bei Einstellungsanomalien Geburtsstillstand ⇒ Zangenrotation oder Sectio
- während der Wehen zunehmend Hyperventilation, in den Wehenpausen Hypoventilation mit Hypoxämie

Blutverlust während der Geburt

- Blutverlust der normalen Entbindung: 500–600 ml
- Zwillingsschwangerschaften und Sectio caesarea: 900–1000 ml
- ab 1500 ml Blutverlust sollte eine Transfusion überdacht werden
- durch Uteruskontraktionen kommt es zu einer plazentaren Autotransfusion von 300–500 ml

HZV

- Anstieg des HZV während der Eröffnungsphase um ca. 30% und während der Austreibungsphase um 45% im Vergleich mit den Werten vor Wehenbeginn. Höchster Anstieg des HZV unmittelbar nach der Entbindung (60–80%) infolge des Verlustes der uterusbedingten Kompression der Cava inferior mit deutlicher Erhöhung des venösen Rückstroms

Sectio caesarea

- Häufigkeit zunehmend (derzeit 15–20% aller Geburten)
- Ursache: häufigerer Einsatz fetalen Monitorings, sowie medikolegale Aspekte
- Statistische Analysen jedoch zeigen, daß trotz sinkender mütterlicher Mortalität die Anzahl anästhesieassoziierter Todesfälle relativ konstant geblieben ist

Inzidenz schwerwiegender Komplikationen

- im AWR nach geburtshilflicher Anästhesie respiratorpflichtig geworden
  - 1 von 932 nach Allgemeinanästhesie
  - 1 von 4177 nach Regionalanästhesie

Mortalität

Gesamtmortalität und primär anästhesiebedingte Mortalität

	Gesamtmortalität	primär anästhesiebedingte Mortalität
Allgemeinchirurgie	6 ‰	0,07–0,09 ‰
Geburtshilfe	0,1–0,2 ‰	0,013–0,017 ‰ (6–12% der Todesfälle)

▶ die **Anästhesie** ist nach Lungenembolie und hypertensiven Ereignissen die **dritt-häufigste Ursache mütterlicher Sterblichkeit in der Geburtshilfe**
(in Allgemeinanästhesie ≈ 10-fach häufiger als in Regionalanästhesie)

▶ **Bedenke:**
alle Not-Sectiones (HELLP-Syndrom, Plazentalösung, usw.) bei meist nicht-nüchternen Patientinnen sind in ITN, was die Komplikationsrate zusätzlich erhöht

häufigste Ursachen:
- Aspiration
- Intubationsschwierigkeiten

seltener:
- postop. Atemdepression (Opioide, Sedativa), Ateminsuffizienz (Muskelrelaxanzien)
- Asystolie (Succinylcholin, Vecuronium, Fentanyl, Halothan)
- allerg. Reaktionen mit anaphylaktischem Schock
- Lokalanästhetikaintoxikation (Krämpfe, Asystolie)
▶ von den primär anästhesiologisch bedingten Todesfällen (4–13%) wären 48–100% vermeidbar gewesen!

Die Auswahl des Narkoseverfahrens

hängt in erster Linie von der Dringlichkeit des Eingriffs ab
- **Notsectio:** immer Allgemeinanästhesie mit Intubation
- **geplante Sectio:** Allgemeinanästhesie, PDA oder SPA möglich, außer bei Kontraindikationen
▶ **Anm:** zur Sectio caesarea kann prinzipiell auch eine SPA durchgeführt werden. Sie sollte jedoch dem Erfahrenen oder Notfallsituationen vorbehalten bleiben (z. B. wenn keine Zeit zur PDA bleibt und eine schwierige Intubation zu erwarten ist)

Sectio in Allgemeinanästhesie

Vorteile
- schnellere Narkoseeinleitung
- bessere Kontrolle der Luftwege
- weniger Hypotensionen

Nachteile
- Aspirationsrisiko ↑
- Fehlintubation
- mütterliche Hypokapnie, die zu einer fetalen Azidose führen kann
- ↑ intraoperative Awareness

Indikationen (Allgemeinanästhesie)

Allgemein anerkannt:
- Notsectio (Notwendigkeit einer schnellen Entbindung bei geburtshilflichen Notfällen (Blutungen, schwere fetale Depression, Asphyxie, Verdacht auf Plazentalösung)
- Gerinnungsstörungen
- neurologischen Erkrankungen
- lumbalen Wirbelsäulenfehlbildungen
- Ablehnung einer Regionalanästhesie durch Patientin

Kontrovers diskutiert:
- BEL (anfangs gute Mitarbeit erforderlich, bei Rotationszange günstig)
- Mehrlingsschwangerschaft (Dauer)
- großes Kind, Querlage
- EPH-Gestose, Präeklampsie (uterine Vasospasmen)
- mütterliche Indikationen: mütterlicherseits Entgleisung von pulmonalen, kardiovaskulären und endokrinen Vorerkrankungen unter Streßsituation der Geburt → Einsatz bei Risikoschwangerschaften

Probleme

Aspirationsrisiko

- häufigste Ursache mütterlicher Morbidität und Mortalität.
  Magensaft mit pH < 2,5 und Volumen > 0,4 ml/kg ⇒ erhöhte Mortalität
  Mendelson-Syndrom: Aspirationspneumonie entwickelt sich, wenn > 25 ml Magensekret mit pH < 2,5 aspiriert werden
- **effektivste Präventionsmaßnahme** im geburtshilflichen Bereich
  3 Kps. Natriumcitrat 0,3 molar p.o. ⇒ pH > 2,5, wenn Magensaftvolumen < 250 ml
- ▶ **Cave:** Versagerquote pH weiter < 3,0 von 17%
- **weitere Maßnahmen,** wie z. B. **H2-Rezeptorantagonisten** (Ranitidin, Cimetidin) und **prokinetisch wirkende Substanzen**
  (Metoclopramid) sind zumindest bei Noteingriffen umstritten, da **Wirkungseintritt erst nach 1–3 h** und der momentane pH-Wert nicht geändert wird (Versagerquote pH weiter < 2,5 von 14–22%)

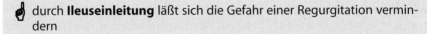 durch **Ileuseinleitung** läßt sich die Gefahr einer Regurgitation vermindern

Erschwerte Intubation

- bei ca. 5% der geburtshilflichen Patientinnen ⇒ sorgfältige präoperative Untersuchung der Luftwege und Bereithalten zusätzlicher Intubationshilfen (z. B. Führungsstab)

> **Merke:**
> - aufgrund des häufigen Vorliegens eines Ödems der Luftwege, sollten in der Regel **kleinere Endotrachealtuben** (7,0–7,5 mm ID) verwendet werden
> - **bei unmöglicher Intubation und nichtdringlicher Sectioindikation** ⇒ Patientin wieder **aufwachen lassen** und Alternativen wie z. B. bronchoskopische Intubation oder Regionalanästhesie erwägen
> - **bei fetaler Notfallsituation mit der Notwendigkeit der sofortigen Entbindung** → Allgemeinanästhesie mit **kontinuierlichem Krikoiddruck als Maskennarkose (evtl. Larynxmaske),** wenn möglich unter Spontanatmung, fortführen. Als Anästhetika eignen sich hierbei sowohl volatile Anästhetika als auch Ketamin.
> Fortgesetzte frustrane Intubationsversuche sollten unterlassen werden, da dies häufig zu einem deletären Ausgang führt!

Erhöhter Metabolismus
- **Präoxygenation** ist essentiell (VO_2 ↑), wird jedoch aufgrund der erniedrigten FRC und der schnelleren N_2O-Auswaschzeit schneller erreicht.

Erhöhte Sensitivität gegenüber Anästhetika
- erhöhte Vorsicht bei Verwendung volatiler Anästhetika zur Vermeidung einer maternalen kardialen Depression und Hypotension.

Fetale Asphyxie
- normale p_aCO_2-Werte von ca. 35 mmHg sollten zur Vermeidung einer mütterlichen Hypokapnie durch Hyperventilation angestrebt werden, da eine Hypokapnie zur Plazentaischämie mit damit verbundener fetaler Hypoxie und Azidose führt. Eine aorto-cavale Kompression sollte durch Linksseitenlage vermieden werden

Awareness
- eine intraoperative Wachheit kann mit Neuroleptanästhesien ohne Verwendung volatiler Anästhetika assoziiert sein. Die Verwendung von 50% O_2/50% N_2O kombiniert mit 0,5–0,75 MAC eines volatilen Anästhetikums erhöht nicht die Gefahr einer postpartalen Nachblutung (sekundär durch die uterusrelaxierende Wirkung volatiler Anästhetika), verbessert jedoch die mütterliche Oxygenation, vermindert die intraoperative Awareness und verhindert eine fetale Depression

Blutung des Uterus

- bei Verwendung niedriger Dosen volatiler Inhalationsanästhetika tritt keine verstärkte postpartale Blutung auf

Medikamentenwirkung auf den Feten

- obwohl **Thiopental** die **Plazentaschranke gut passiert,** sind die **fetalen Blutspiegel aufgrund der Clearance** der fetalen Leber und der Vermischung mit Blut der Extremitäten **niedrig.**
  Aufgrund der Ionisation von **Muskelrelaxanzien** ist der **diaplazentare Transfer nur gering.** Normalerweise ist die Wirkung von Succinylcholin in normaler Dosierung (1–2mg/kg) trotz der reduzierten mütterlichen Cholinesterase nicht verlängert. N_2O verursacht eine **fetale Depression.** Die Dauer der Anästhesie ist weniger entscheidend als die Dauer zwischen Uterusinzision und Entbindung
- **Apgar-Wert:** Im Vergleich zu Regionalanästhesien ist der 1-Min-Apga-Wert ↓. Dies reflektiert jedoch wahrscheinlich eher den Effekt der Sedierung als eine Asphyxie. Längerdauernde Narkosen sind assoziiert mit ↓↓ Apgar-Werten
- **die postoperative Schmerztherapie** kann mit Opioden oder peripher wirkenden Analgetika erfolgen

Sectioschema in ITN

Prämedikation (Aspirationsprophylaxe)
- **am Vorabend:** Ranitidin (Zantic) 300 mg p.o.,
  bzw. Cimetidin (Tagamet) 400 mg p.o.
- **45 min. präop.:** Ranitidin 150 mg (3 Amp.à 50 mg) als Kurzinfusion
- **mind. 20 min präop.:** Metoclopramid (Paspertin) 1 Amp. à 10 mg i.v.
- **5–10 min präop.:**
  3 Kps. Na-Citrat (0,3 molar) = 30 ml oder
  Na-Citrat Pulver in 20–30 ml Wasser lösen und p.o.

Im OP
- links Halbseitenlage
- Tokolyse (Fenoterol-Perfusor) vor Einleitung abstellen (verdünnte Lösung bereithalten (0,1 mg = 2 ml auf 10 ml NaCl 0,9%) evtl. Bolusgabe von: 10–20 µg (1–2 ml)
- CTG abmachen, abwaschen
- auf Intubationsprobleme vorbereitet sein (Tubus mit Führungsstab, Larynxmaske bereithalten)
- mindestens 3–5 min präoxygenieren mit hohem Flow (O_2-Maske dicht halten!)

Einleitung
- Präcurarisierung mit 2 mg Alcuronium
  (0,5–1,5 mg Pancuronium, Vecuronium oder 5 mg Atracurium)
- 300–450 mg Thiopental (4–5 mg/kg)
  evtl. + 0,5 mg/kg Ketamin (wenn allein gegeben: 0,75–1,0 mg/kg)
  ▶ KI bei EPH-Gestose, drohende Aspyxie, Plazentainsuffizienz
- 100–120 mg Succinylcholin i.v. (1,5 mg/kg), **nicht** über Maske beatmen!
- Blitzintubation mit Krikoiddruck (Sellick-Handgriff)
- wenn Tubuslage korrekt ⇒ Schnitt
- Beatmung mit F_iO_2 0,5 (N_2O/O_2)
- mäßige Hyperventilation $p_aCO_2 \approx 33$–35 mmHg (excessive Hyperventilation ⇒ Gefahr der Plazentaischämie)
- wenn Narkose zu flach evtl. max. 0,75 Vol.-% Isofluran, bei Bedarf mit Succinylcholin nachrelaxieren

Bei Eröffnung der Fruchtblase
- 100% O_2!!

Nach Abnabelung
- 0,2–0,3 mg Fentanyl, 2,5–5 mg DHB (max. 0,75 Vol % Isofluran)
- 2–4 mg Vecuronium (**Cave:** Vollrelaxierung bei EPH-Gestose wg. Magnesiumgabe)
- F_iO_2 reduzieren bis 0,3 (nach Pulsoximetrie)
- 10 IE Oxitocin i.v., 30 IE Oxitocin in Infusion (nach Absprache mit Operateur)
- evtl. 1 Amp. Metoclopramid (Paspertin)
- evtl. Antibiotikaprophylaxe
  z. B. 2 g Mezlocillin (Baypen) (bei Penicillinallergie: 1 g Erythromycin)
- wenn Narkose nun zu flach evtl. Piritramid oder Alfentanil

Extubation
- nach Rückkehr der Schutzreflexe (**Cave:** Relaxansüberhang)

Regionalanästhesie (s. auch Kapitel Regionalanästhesie)

Vorteile
- ermöglicht der Mutter „Teilnahme" an der Entbindung
- ↓ Aspirationsrisiko
- vermeiden eine fetale Depression, aber ↑ Inzidenz der mütterlichen Hypotension

Indikationen (PDA)

Allgemein anerkannt:
- Wunsch der Mutter
- Sectio caesarea

- Geburtseinleitung (Oxytocin)
- Dystokie
- hypotrophes Kind

Kontrovers diskutiert:
- BEL (anfangs gute Mitarbeit erforderlich, bei Rotationszange günstig)
- Mehrlingsschwangerschaft (Dauer)
- großes Kind
- EPH-Gestose, Präeklampsie (uterine Vasospasmen)
- mütterliche Indikationen: mütterlicherseits Entgleisung von pulmonalen, kardiovaskulären und endokrinen Vorerkrankungen unter Streßsituation der Geburt → Einsatz bei Risikoschwangerschaften

Kontraindikationen (SPA/PDA)

absolut:
1. Ablehnung durch Patienten
2. lokale Infektionen an der Punktionsstelle
3. Allergie auf Lokalanästhetika
4. Geburtshilfliche Notfälle (Blutungen, schwere fetale Depression, Asphyxie, Verdacht auf Plazentalösung)

relativ:
1. umstritten: generalisierte Infekte, Sepsis, Amnion-Infektions-Syndrom
2. Gerinnungsstörungen
   Grenzwerte bei Ausschluß angeborener Gerinnungsstörungen:
   - PTT > 45 s
   - Quick < 50%
   - Thrombozyten < 100000/µl
   - Blutungszeit > 10 min
   bei HELLP-Syndrom Ø PDA (evtl. doch wenn aktuell Thrombozyten > 150000/µl)
   Antikoagulanziengabe und spinale/peridurale Punktion s. Empfehlung der DGAI im Kapitel Regionalanästhesie
3. umstritten: Neurologische Vorerkrankungen. (Multiple Sklerose Ø KI, aber Aufklärung, daß im Wochenbett häufig spontan Schübe auftreten können)
4. Wirbeldeformitäten (erfolgreiche PDA nach WS-Op. möglich, häufig höherer Dosisbedarf und fleckförmige Ausbreitung)
5. Hypovolämie, Schock (unkorrigiert)
6. umstritten: Zustand nach Uterotomie
   (Übersehen der Uterusruptur ⇒ Drucksonde)
7. signifikante Aortenstenose oder Herzfehler mit Rechts-Links-Shunt und pulmonalen Hypertonus → Vorsicht bei Senkung des venösen Rückstroms (Füllung des linken Ventrikels) und des systemvaskulären Widerstands (Zunahme des Re-Li-Shunts)

Probleme

Aspirationsrisiko

- geringer als bei Allgemeinanästhesie, aber Versagen oder Komplikationen machen bei Regionalanästhesie evtl. Allgemeinanästhesie erforderlich ⇒ **Aspirationsprophylaxe**

Hypotension durch Sympathikusblockade

- häufigste NW: UBF direkt RR-abhängig, Ø autonome Regulation!
- bei RR < 100 mmHg sinkt UBF ⇒ häufiger fetale Azidose ⇒ „ion-trapping" der LA

Therapie
- Beine hochlagern
- primär Gabe von Kolloiden z. B. Gelafundin
- O_2-Gabe
- bei Bradykardie: Atropin 0,25–1 mg i.v.
- ggf. Vasopressoren z. B.
  Cafedrin + Theodrenalin (Akrinor) (2:10 verdünnt) 1–4 ml
  ⇒ venöser Angriff, tonisierend
  oder Etilefrin (Effortil) 1–10 mg i.v. (1:10 verdünnt)
  oder notfalls Noradrenalin (Arterenol) 5–10 µg i.v. (1:100 verdünnt!)

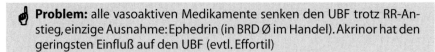 **Problem:** alle vasoaktiven Medikamente senken den UBF trotz RR-Anstieg, einzige Ausnahme: Ephedrin (in BRD Ø im Handel). Akrinor hat den geringsten Einfluß auf den UBF (evtl. Effortil)

Lokalanästhetika

- Eine Periduralanästhesie erfordert große Volumina; schätzungsweise 1,0–1,4 ml/ Segment (insgesamt ≈ 15–25 ml).
  Bupivacain verursacht eine ausgeprägtere, längerandauernde Blockade als Lidocain, hat jedoch eine geringere therapeutische Breite
- **Nebenwirkungen und Komplikationen der Regionalanästhesie**
  - totale Spinalanästhesie
  - toxische Reaktionen von LA
  - Blutungskomplikationen
  - allergische Reaktionen
  - postspinale Kopfschmerzen
  - Harnverhaltung
  - neurologische Komplikationen
  - Shivering
  - Rückenschmerzen

- Duraperforation mit Periduralnadel oder primäre und sekundäre Katheter-perforation (0,01–0,57%) (Motorik/Ausbreitung)
- Injektionsschmerz (Katheter an Nervenwurzel)
- Dislokation (nach außen oder innen), Abknicken des Katheters Okklusion
- Katheterabriß (Kather nie über liegende Nadel zurückziehen)
- Nadelbruch

☞ **Merke:**
- Identifizierung des PD-Raums durch aufgelockerte Bänder in der Schwangerschaft erschwert ⇒ ↑ Gefahr versehentlicher Duraperforation
- Periduralvenen bei Schwangeren stäker gefüllt und erweitert ⇒ PD-Raum verkleinert ⇒ weniger Lokalanästhetikum erforderlich (trifft nicht immer zu)

Schmerzverhalten

- **Latenzphase:** ≈ Th11–12
- **Eröffnungsphase:** ≈ Th10-L1, späte EP auch sakrale Segmente (MM 7–8 cm)
- **Austreibungsphase:** ≈ L2-S4
  Schmerzbeginn, wenn intrauteriner Druck 15 mmHg übersteigt.
  Während der Eröffnungsphase korreliert der Schmerz linear mit der Muttermundsweite, keine Korrelation mit intrauterinen Drucken. Primär schon erhöhte Schmerzschwelle durch erhöhte β-Endorphinspiegel zur Geburt

Notwendige Anästhesieausbreitung
- geburtshilfliche PDA: → Th10
- Sectio-PDA: mindestens → Th6 (7+5+5 = 17 Segmente) einige → Th4

Auswirkung der PDA auf Geburt

Diskussion um:
- Risiko erhöhter instumenteller Geburtenraten
- chronische postpartale Rückenschmerzen
  (nach MacArthur durchschittlich 14,2%; 18,9% bei PDA vs. 10,5% ohne PDA)
- erhöhte Sectiofrequenz
- erhöhte Inzidenz von Uterusrupturen während vaginaler Entbindungen unter Epiduralanästhesie bei Zustand nach Sectio (0,86 vs. 0,25%) → Gabe von niedrig prozentigen LA (0,0625–0,125% Bupivacain oder 0,1% Ropivacain (8–12 ml/h kontinuierliche Infusion) mit Sufentanil 0,1–0,2 μg/kg

Auswirkung der PDA auf Geburtsverlauf
- **Eröffnungsphase eher verkürzt,** v. a. bei uteriner Hyperaktivität, Dystokie gute Wehentätigkeit bei primärer Wehenschwäche (Oxytocingabe möglich)

- zu hohe Ausbreitung/Dosierung in Eröffnungsphase führt häufiger zu Einstellungsanomalien (Muskeltonus wird zur Rotation benötigt)
- **Austreibungsphase kontrovers** diskutiert: z. T. kürzer, z. T. länger ⇒ bei intensivem Monitoring kein Risiko fürs Kind
- nach Einspritzen vorübergehend schwächere Wehentätigkeit (10–40 min)

Auswirkung der PDA auf Feten

- PDA unterbindet den Kreis Schmerz – Angst – Hyperventilation bei der Mutter ⇒ seltener maternale und fetale Azidose (Voraussetzung Normotonie)
- **PDA verbessert** möglicherweise **uterinen BF** bei Senkung des peripheren Gefäßwiderstandes, andere Autoren fanden keine Änderungen
- nachgewiesen: kein Einfluß auf umbilicalen BF
- geringe Zunahme pathologischer Veränderungen der fetalen Herzfrequenz (z. B. saltatory fetal heart rate pattern, jedoch Ø neg. Auswirkung aufs Kind)

Methodik PDA

- s. Periduralanästhesie

Dosierung

> **Dosis:** • 10 ml LA breiten sich ca. 6–8 Segmente aus
> • **1,0 ml/Segment bei 1,50 m Körpergröße**
> • **bei >1,50 m 1,0 ml/Segment + 0,1 ml/Segment für alle 5 cm über 1,50 m,**
>   d. h. bei 1,70 m 1,4 ml/Segment
>   **im Alter:** weniger (bis 50%)
>   **bei Schwangeren:** 25–30% weniger (relativ kleinerer PD-Raum, da stärkere Venenfüllung, Steroide)

Dosis

geburtshilfliche PDA (→Th10: 3+5+5 = 13 Segmente minus 25–30%)

Medikament	Dosierung (ml) Erstinjektion	Dosierung (ml) Nachinjektion	Wirkungsdauer (min)
Chlorprocain 2–3%	8–12	6–10	40– 60
Lidocain 1–2%	8–12	6–10	60– 75
Ropivacain 0,2%	8–15	6–10	180–300
Bupivacain 0,125–0,25%	**8–14**	6–10	**90–180**

Perfusor in der Geburtshilfe (umstritten)

Bolus: • z. B. 8–15 ml Bupivacain 0,25%
   + Sufentanil 0,1–0,2 µg/kg
   (oder Fentanyl 1 µg/kg,
   Alfentanil 10 µg/kg)
   oder 8–15 ml Ropivacain 0,2% + Opioid
Perfusor kontinuierlich:
   • **Bupivacain 0,125% mit Sufentanil 0,75 µg/ml**
   Herstellung: 12,5 ml Bupivacain 0,5% (=62,5 mg) + 37,5 µg
   Sufentanil (= 7,5 ml Sufenta epidural) + 30 ml NaCl 0,9%
   Dosis: 4–8-(12) ml/Std
   oder
   • **Ropivacain 0,2%** (evtl. + Sufentanil 0,75 µg/ml)
   Dosis: 8–12 ml/h

PCEA in der Geburtshilfe

---

z. B.   **Bupivacain 0,125% mit Sufentanil 0,75 µg/ml**
   Herstellung: 25 ml Bupivacain 0,25% (=62,5 mg) + 37,5 µg
   Sufentanil = 7,5 ml Sufenta epidural + 17,5 ml NaCl 0,9%
   Initialbolus: z. B. 8–15 ml Bupivacain 0,125% +
   Sufentanil 0,75µg/ml
   PCEA-Bolus:
   • 4 ml über 20 min

PDA zur Sectio (→Th4: 9+5+5 = 19 Segmente minus 25–30%)

Medikamente	Dosierung (mg)	Dosierung (ml)	Wirkdauer (min)
Chlorprocain 3%	360–600	12–20	40–60
Lidocain 2%	240–400	12–20	60–90
Ropivacain 0,5–0,75%	110–150	15–20	180–300
Bupivacain 0,5% isobar	100–125	18–20	120–180
Etidocain 1–1,5%	120–300	12–20	75–150

Epidurale Opioide

• s. Regionalanästhesie

Dosis: verdünnt in 10 ml NaCl 0,9% oder mit Lokalanästhetikum gemischt
- Morphin 1–4 mg (20–100 µg/kg)
- Fentanyl 0,05–0,1 mg (1 µg/kg)
- Alfentanil 0,1–0,5 mg (10 µg/kg)
- **Sufentanil 10–25-(30) µg (0,1–0,4 µg/kg)**
- kein Remifentanil (enthält exzitatorische Aminosäure Glycin)

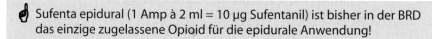 Sufenta epidural (1 Amp à 2 ml = 10 µg Sufentanil) ist bisher in der BRD das einzige zugelassene Opioid für die epidurale Anwendung!

▶ **Anm: PDA**
- Katheter-PDA ist das einzige Verfahren, das in den meisten Fällen eine gute Analgesie während des gesamten Geburtsverlaufs ermöglicht. Erweiterung für instrumentelle Geburten und Sectio möglich
- bei korrekt durchgeführter Technik (Preload ↑, Hypotonie vermeiden/behandeln, Dosierung) niedrige Komplikationsrate
- insgesamt günstige Wirkung auf Mutter und Kind bei schmerzhafter Geburt und speziellen Indikationen (Gestosen, Vitien)
- aufwendige, zeitintensive Technik. In der Austreibungsphase in der Regel nicht mehr indiziert. (Anschlagszeit beachten! Schmerzhafte Geburt bei zu kurz vorher angelegter PDA gilt immer als „Versager")
- **Cave!** Dosierung/Applikationsmodus kann zu pathologischen Geburtsverläufen führen

Spinalanästhesie zur Sectio caesarea

- sollte dem Erfahrenen oder Notfallsituationen vorbehalten bleiben (z. B. wenn keine Zeit zur PDA bleibt und eine schwierige Intubation zu erwarten ist)
- 25–26 G (0,5–0,46 mm) Spinalnadel mit Einführungskanüle
- Bupivacain 0,5% **isobar 2–2,5 mg** (= 2–2,5 ml) oder
  jedoch nur wenn gute Lagerungsmöglichkeiten gegeben sind (z. B. auf Op Tisch)
  Bupivacain 0,5% **hyperbar 1–1,5 mg** (= 1–1,5 ml)

 Cave:
- reduzierte Dosis! (besonders in Seitenlage)
- erhöhte Gefahr rasch eintretender, starker Blutdruckabfälle

Spezielle Anästhesie in der Geburtshilfe

Präeklampsie (früher EPH-Gestose)/Eklampsie/HELLP-Syndrom

- 5–10% aller Schwangerschaften
- **prädisponierend:** Diabetes mellitus, Nikotinabusus, Mehrlingsschwangerschaften, fetale Mißbildungen und fortgeschrittenes Alter der Erstgebärenden (> 35 J.)
- auftreten nach der 20. Gestationswoche, am häufigsten in der 32. Gestationswoche. Eine schwangerschafts-assoziierte Hypertension ist die häufigste mütterliche Todesursache. Letalitätsrisiko am höchsten, wenn zusätzlich Grand mal Anfälle (Eklampsie) auftreten
- E = **Ödeme:** haben für die Diagnose keine Bedeutung mehr, da sie bei 80% aller Schwangeren auch ohne pathologische Bedeutung auftreten. Generalisierte Ödeme sind als Risikohinweis zu werten
- P = **Proteinurie:** > 0,3 g/l pro 24h
  - hohe renale Eiweißverluste, Alarmzeichen > 5 g/Tag
  - Hypoproteinämie (Verschiebung des Albumin-Globulin-Quotienten, Albumin ↓ absolut und relativ) ⇒ Gefahr der Medikamentenüberdosierung
- H = **Hypertonie:** RR ↑ > 140/90 mmHg (**Leitsymptom**). Ein anhaltender Anstieg des Blutdrucks wird als Schwangerschaftshypertonie bezeichnet

☝ zu den schweren Komplikationen der Präeklampsie zählen die Eklampsie, sowie das HELLP-Syndrom

Drohende Eklampsie

- **Auftreten von ZNS-Symptomen:** starke Kopfschmerzen, Ohrensausen, verschwommenes Sehen oder Doppelbilder, Hyperreflexie, mot. Unruhe, Somnolenz, Übelkeit, Erbrechen

Eklampsie

- **tonisch-klonische Krämpfe**, Zyanose, Bewußtlosigkeit, Zungenbiß, im Anschluß Koma
- mütterl. Mortalität 5% (bei 1 Anfall), 38% (bei > 5 Anfällen)
  Urs: intracranielle Blutung, Herzinsuffizienz
- perinat. Mortalität 8–27%

HELLP-Syndrom

- Sonderform der EPH-Gestose (Hemolysis, Elevated Liver Enzymes, Low Platelets) in 90% erstes Zeichen: akuter Oberbauchschmerz (durch Leberschwellung), in bis zu 15% können die klassischen Zeichen der Präeklampsie fehlen

- in der Regel schnelle Schwangerschaftsbeendigung notwendig
  (Ø PDA bei drohendem HELLP-Syndrom, evtl. doch wenn Thrombozyten
  > 150000 und Blutungszeit normal)
- mütterl. Mortalität ≈ 3,5%, perinatale Mortalität > 10%

Pathophysiologie

- diskutiert wird die **Freisetzung** eines oder mehrerer **humoraler Faktoren aus** der pathologisch veränderten **Plazenta**, was zum Endothelzelldefekt mit erhöhter Gefäßpermeabilität in allen Organen der Mutter führt
- außerdem eine **Imbalance** zwischen **Prostazyklin PGI$_2$↓** (→ Vasodilatation) und **Thromboxan TXA$_2$↑** (→ Vasokonstriktion, Thrombozytenaggregation) ⇒ **generalisierter Arteriolenspasmus**
- generalisierte Vasokonstriktion (Arteriolen) ⇒ RR ↑ (Linksherzinsuffizienz, Lungenödem)
- ↓ **utero-plazentare Perfusion** ⇒ Thrombose, Infarzierung und Insuffizienz der Plazenta und frühzeitige Wehen ⇒ ↓ perinatalen Überlebensrate und ↑ Inzidenz des intrauterinen Fruchttodes
- ↓ **Nierenperfusion** und glomeruläre Filtrationsrate ist assoziiert mit einer Proteinurie (↓ onkot. Druck) und einem erhöhten Serumharnstoff. Salz- und Wasserretention ⇒ Ausbildung von Ödemen (interstitielle Flüssigkeitsansammlung bes. auch in oberen Luftwegen und Larynx!)
- **hämatologisch:** Der Arteriolenspasmus und die erhöhte Gefäßpermeabilität führt zu Flüssigkeits- und Proteinverlusten in das Interstitium und somit gegenüber einer normalen Schwangerschaft um ein 30–40% vermindertes Plasmavolumen. Hämokonzentration (Hb und Hk ↑) und Gerinnungsstörungen, pathologische Thrombozytenzahlen und -funktion sind häufig
- eine manifeste disseminierte intravasale Gerinnung (DIC) ist selten
- Leberödem und Leberstauung ⇒ pathologische Leberfunktion mit ↑ Transaminasen, ↓ CHE und Gerinnungsstörungen (hämorraghische Nekrosen der Leber können vorkommen)
- zerebrale Vasospasmen und Hirnödem ⇒ Kopfschmerzen, Sehstörungen, Verwirrtheit und Krämpfe. Intrazerebrale Blutungen stellen eine der Todesursachen bei der Präeklampsie dar

Überwachung

- EKG
- Pulsoxymetrie
- invasive arterielle Druckmessung, gelegentlich auch nichtinvasiv
- ZVK und regelmäßige ZVD-Messung
- stdl. Urinausscheidung, tgl. Flüssigkeitsbilanz
- regelmäßige neurologische Untersuchung
- Röntgen-Thorax sorgfältig abwägen, z. B. bei Verdacht auf Lungenödem

- Pulmonaliskatheter (kontrovers diskutiert, in Abwägung der Risiken – Gerinnungsstörung)
- Laborwerte (Kreatinin, Harnstoff, Transaminasen, Bilirubin, Gerinnungsstatus mit Thrombozyten und AT III; Elektrolyte, Eiweiß in Serum und Urin, LDH, Haptoglobin, freies Hb, Blutgasanalysen, Magnesiumspiegel bei Magnesiumtherapie)
- Sonograpie oder CT des Abdomen bei Verdacht auf HELLP-Syndrom
- ggf. CCT, NMR bei schwerer Eklampsie mit Verdacht auf ↑ Hirndruck

Therapie

- basiert mehr auf der **Behandlung der Symptome und Prävention von Komplikationen** als auf einer spezifischen Therapie
- bei ausreichendem Gestationsalter des Feten sollte (wenn möglich) eine vaginale Entbindung angestrebt werden. Eine schwere Präeklampsie erfordert jedoch eine dringliche Entbindung mittels Sectio caesarea
- bei geringgradiger Ausprägung nur engmaschige Überwachung und Sedierung mit geringen Dosen von Benzodiazepinen
- da Komplikationen auch postpartal auftreten können ist auch nach der Entbindung eine intensive Überwachung notwendig

Prophylaxe

- bei hohem Risiko evtl. Azetylsalizylsäure (Aspirin) max. 1–1,5 mg/kg/Tag oral (Hemmung der Thromboxan A_2-Synthese in niedriger Dosierung) zur Prophylaxe; zur Routineprophylaxe oder bei bereits bestehender Präeklampsie nicht gerechtfertigt

Flüssigkeitsmanagement
- adäquate Volumensubstitution mit Kolloiden und evtl. HA 20% (3 × 50 ml/Tag), begleitend zur antihypertensiven Therapie
- Substitution unter ZVD-Kontrolle
  Cave: unkritische Volumensubstitution kann aufgrund der Permeabilitätsstörung ein Lungenödem begünstigen

Blutdrucksenkung
Ziel: zwischen 130/90 und 170/110 mmHg
- Dihydralazin (Nepresol) (1 Amp. = 25 mg)
  Mittel der 1.Wahl, da keine Beeinträchtigung der uteroplazentaren Perfusion; NW: Tachykardie, Kopfschmerzen, neonatale Thrombozytopenie
  Dosis: fraktioniert 5 mg i.v., Perfusor: 2–20 mg/h (max. 200 mg/24h)
- Metoprolol (Beloc Lopresor) max. 200 mg/Tag in Kombination mit Vasodilatator (bei Reflextachycardie)
- Urapidil (Ebrantil) beeinflußt den intrazerebralen Druck auch günstig

- Diazoxid (Hypertonalum) bes. in Kombi. sind schwere Hypotonien beschrieben
- Labetalol (Trandate) α_1- und β-Blocker in BRD nicht mehr im Handel
- Kalziumantagonisten wurden schon erfolgreich eingesetzt, aber nicht genügend Erfahrungen
  NW: ↑ Urinausscheidung, Alkoholgehalt, in Verbindung mit Mg-sulfat erhebliche Hypotonie
- Clonidin (Catapresan): nicht genügend Erfahrungen
- ACE-Hemmer kontraindiziert, da Reifungsstörungen des Feten im Tierversuch
- Diuretika: nicht gerechtfertigt zur Drucksenkung, außer im Nierenversagen, da bereits eine Hypovolämie besteht
- Nitroprussidnatrium (Nipruss) wegen der Gefahr der Zyanidvergiftung des Neugeborenen kontraindiziert

Prophylaxe des Nierenversagens
- ausreichende Flüssigkeitszufuhr (**Cave:** Hyperhydratation)
- osmotische Diuretika, wie Mannitol sind Mittel der Wahl
- Dopamin-Perfusor 1–3 µg/kg/min oder Dopexamin 1 µg/kg/min zur Verbesserung der Nierenperfusion und Urinausscheidung
- Furosemid (Lasix) nur bei Prälungenödem und Oligoanurie
- bei Anurie fühzeitig kontinuierliche Hämofiltration (CVVH)

Therapie von Gerinnungsstörungen
- Low-dose-Heparinisierung bei nicht ausgeprägter Thrombozytopenie, zudem Hemmung der Aktivierung der plasmatischen Gerinnung
- rechtzeitige Substitution von Fresh Frozen Plasma, Gerinnungsfaktoren, AT III oder Thrombozytenkonzentraten

Krampfprophylaxe und antikonvulsive Therapie

- **Magnesium-sulfat-Infusion (Magnorbin)**
  Bolus von 4–10 g in 5–20 min. i.v., danach Erhaltungsdosis 1–3 g/h
  - angestrebter Magnesiumspiegel 2–4 mmol/l
  - Normalwert: 0,7–1,1 mmo/l
  - > 5 mmol/l droht Atemdepression, > 10 mmol/l drohender Herzstillstand
  - ▶ **Cave:** bei eingeschränkter Nierenfunktion Kumulationsgefahr
    Mg-sulfat wirkt antikonvulsiv, sedierend und potenziert die Wirkung von Muskelrelaxanzien durch Verhinderung der Acetylcholinfreisetzung
  - klinische Überwachung
    1. Patellarsehnenreflex soll abgeschwächt aber noch auslösbar sein (ab 3,5–5 mmol/ist er nicht mehr auslösbar)
    2. Atemfrequenz soll > 10/min sein
  - bei Überdosierung von Magnesiumsulfat
    1. Dosisreduktion
    2. bei Atemdepression 1 g Calciumglukonat 10% oder 1 g Calciumchlorid als Antidot

- **Diazepam** in niedriger Dosierung kann zur Prophylaxe und Therapie von Krampfanfällen eingesetzt werden, in höheren Dosen besteht Kumulationsgefahr mit Auswirkung auf das Neugeborene („Floppy-infant-Syndrom")
- **Phenytoin** in therapeutischer Dosierung, jedoch mit reduzierter "loading dose" von 10 mg/kg aufgrund der geringeren Proteinbindung bei Präeklampsiepatientinnen hat keine Auswirkung auf das Neugeborene
- **Barbiturate** werden wegen ausgeprägter sedierender Eigenschaften nur in Ausnahmefällen eingesetzt

Therapie eines erhöhten Hirndrucks
- allgemeine Richtlinien der Hirndrucksenkung (s.Neurochirurgie)

> ▶ bei therapierefraktärer EPH-Gestose evtl. PGI_2 (Flolan) 4 ng/kg/min, da Imbalance zwischen $PGI_2 \downarrow$ (Vasodilatation) und $TXA_2 \uparrow$ (Vasokonstriktion)

Anästhesiologisches Management

- bei Präeklampsie Messung des ZVD, bestehende Gerinnungsstörungen können jedoch zu Komplikationen bei der Kanülierung führen. Eine direkte arterielle Blutdruckmessung sollte erwogen werden
- präop. 4 EK bereitstellen
- Magnesium-sulfat-Infusion während Section in Allgemeinanästhesie abstellen, danach weitergeben
- **bei Präeklampsie: bevorzugt K-PDA**, vorausgesetzt normale Blutungszeit (1–7 min) und Thrombozytenzahl > 100000/mm^3 auch im Hinblick auf eine Senkung des Hypertonus sinnvoll (meist um 20% gesenkt). Hypovolämie und erhöhte Sensibilität gegenüber Vasopressoren kann jedoch die Erhaltung einer Normotonie erschweren $\Rightarrow$ vorsichtige Volumenzufuhr, trotz Hypovolämie (Hb und Hk $\uparrow$, da Plasmavolumen deutlich $\downarrow$, kolloidosmot. Druck $\downarrow$) und franktionierte LA-Gaben
- **bei Eklampsie, HELLP-Syndrom und Kontraindikation für PDA: Allgemeinanästhesie** mit Thiopental in reduzierter Dosis, Opioide und Antihypertonika bei oder vor Narkoseeinleitung $\Rightarrow$ Abschwächung der durch die Laryngoskopie induzierten Hypertonie
  Cave: ein Larynxödem kann Intubationsschwierigkeiten verursachen
- **Gefahr der postop. Ateminsuffizienz durch Muskelschwäche. Magnesium und Diazepam** potenzieren die Wirkung von Muskelrelaxanzien $\Rightarrow$ evtl. Nachbeatmung und postop. Überwachung auf Intensivstation!

Besonderheiten bei speziellen Eingriffen

Atonische Uterusnachblutungen

- Sulproston, PGE_2 (Nalador-500)
  1 Amp. = 500 µg auf 50 ml Perfusor (1 ml = 10 µg) anfangs 120–360 µg/h bis zu 10 h, max. 1000 µg/h jedoch nur kurzfristig
  NW: pulmonale Hypertonie → Lungenödem, Spasmen im Ober- und Mittelbauch, Bronchokonstriktion, ↓ Koronardurchblutung → Myokardinfarkt, Störungen im Wasser-, Elektrolythaushalt)
- evtl. Minprostin $F_{2\alpha}$ (Dinoprost)

Blutung vor und nach Geburt

Die Blutungen treten oft unerwartet auf und können innerhalb weniger Minuten zum Tode führen. (Placenta praevia, vorzeitige Plazentalösung, Uterusruptur, unvollständige Plazentalösung, Uterusatonie, Zervix- u. Vaginaeinrisse)

 ausreichend Blutkonserven transfusionsbereit haben
z. B. 4 EK Blutgruppe 0 Rh-neg

Vorzeitige Plazentalösung

Gefahr der DIC: Thromboplastin aus Plazenta führt zu Thrombinaktivierung, wodurch Fibrinogen zu Fibrin umgewandelt wird. Gleichzeitig wird Plasminogen aktiviert, was zur Fibrinolyse führt

Zangenextraktion

Zur Zangenextraktion ist oft eine gute Relaxierung des Uterus erforderlich ⇒ **tiefe Inhalationsanästhesie (ITN)** mit Isofluran bzw. Halothan bis Gesäß und Füße entwickelt sind. Danach Isofluran ab und Elimination durch mäßige Hyperventilation beschleunigen, wegen Gefahr der atonen Uterusnachblutung

Fruchtwasserembolie

Urs:
- offene Sinusoide an uteroplazentare Verbindung, z. B. bei vorzeitiger Plazentalösung, Sectio, aber auch Verletzung endozervikaler Venen bei Spontangeburt

Sympt:
- Lungenembolie (mechanisch, vasospastisch)
- DIC
- Uterusatonie

Diagnose nur gesichert, wenn fetale Anteile (Lanugohaare, squamöse Zellen,...) im mütterlichen Blut gefunden werden.

Therapie: symptomatisch

Porphyrie und Schwangerschaft

- primär PDA
- in Notfällen auch SPA (**kein Mepivacain** [Scandicain], **kein Lidocain** [Xylocain])
- bei ITN sind folgende Anästhetika anwendbar:
  Fentanyl, Ketamin, N_2O, Desfluran ggf. Isofluran
  (kein Halothan oder Eufluran), Succinylcholin, Vecuronium, Atracurium
- s. auch Porphyrie

Anästhesie während der Schwangerschaft

- schätzungsweise 1–2% der schwangeren Frauen benötigen Anästhesien zur Durchführung von Operationen, unabhängig von der Entbindung. Meistens handelt es sich hierbei um Appendektomien, die Entfernung von Ovarialzysten oder Mamma-Tumore, sowie um die Anlage von Zervikalcerclagen

Probleme

Physiologische Veränderungen in der Schwangerschaft (s. dort)

Teratogenität
Auslösung teratogener Effekte durch Exposition in
- ausreichendem Zeitraum
- ausreichender Dosierung
- spezifischen, hierfür empfindlichen Stadium der Entwicklung
  - 1. Trimenon: Periode der **Organogenese (2.–8. SSW)**, teratogene Effekte am wahrscheinlichsten ⇒ in diesem Zeitraum Ø unnötigen Medikamente verabreichen
  - nach der 16. SSW sind Mißbildungen durch Pharmaka nicht mehr zu befürchten. Myelinisierung des ZNS ab 7. Schwangerschaftsmonat bis erste Lebensmonate. Tierexperimentelle Befunde weisen bei Exposition der Tiere gegenüber einigen Medikamenten zu diesem Zeitpunkt auf die Entwicklung von Lern- und Verhaltensstörungen hin
  - fast alle anästhetischen Medikamente haben teratogene Effekte bei einigen Tierspezies gezeigt, jedoch ist die Übertragung dieser Befunde auf den Menschen sehr schwierig. Tranquilizer, Salicylate, Vitamin A und Opioide können Defekte im 1. Trimenon verursachen

- **Lachgas (Mitosehemmung)** inaktiviert die **Methionin-Synthase** (ein Vitamin B_{12} enthaltendes Enzym, das in die Folsäure- und DNA-Synthese involviert ist) und erhöht die Inzidenz von Abnormalitäten bei Ratten
- **Halothan** erhöht bei **Tieren** die Inzidenz von Gaumendefekten und Spontanaborten
- **Isofluran** verursacht ein erhöhtes Auftreten von Gaumenspaltendefekten bei **Mäusen,** jedoch nicht bei Ratten
- Studien **beim Menschen** haben sich auf die retrospektive Analyse bei geburtshilflichen Patienten und **beim OP-Personal** konzentriert. Bei beiden wurde eine **erhöhte Spontanabortrate** nachgewiesen. Jedoch konnte bis zum jetzigen Zeitpunkt in keiner Studie eine erhöhte Inzidenz kongenitaler Abnormalitäten beim Vergleich von während der Schwangerschaft operierten Kollektiven und entsprechenden Kontrollgruppen gezeigt werden
- **Opioide** in nichtatemdepressiver Dosierung scheinen **keinen teratogenen** Effekt zu haben. **Noscapin,** ein chemisch dem Papaverin verwandtes Opiumalkaloid mit antitussiver, jedoch fehlender analgetischer, atemdepressiver oder obstipierender Wirkung, hat in vitro mutagene Effekte, und sollte deshalb bei Frauen im gebärfähigen Alter vermieden werden (z.B in dem Antitussivum Tiamon enthalten)
- **Lokalanästhetika** scheinen **keine teratogene** Potenz zu besitzen
- **Rauchen und Alkohol** erhöhen beide die Spontanabortrate. Störungen der mütterlichen Oxigenation, der Temperatur sowie des Kohlenhydratstoffwechsels sind mit dem Auftreten teratogener Effekte in Verbindung gebracht worden

Fetale Asphyxie (Hypoxie und Azidose)

durch
- **mütterliche Hypoxie** [maternale Hyperoxie induziert jedoch keine fetale Hyperoxie (Konstriktion der Nabelschnurgefäße bei hohen O_2-Drucken), retrolentale Fibroplasie oder vorzeitiger Ductusverschluß]
- mütterliche Hyperventilation bzw. Hypokapnie
- **mütterliche Hypotension** aufgrund eines Vena cava-Kompressionssyndrom
- Hypovolämie
- Vasodilatation oder
- **myokardiale Depression** durch volatile Anästhetika kann ebenfalls zu einer fetalen Azidose führen

▶ ein uteriner Hypertonus mit Vasokonstriktion der uterinen Gefäße mit der Folge einer fetalen Azidose kann durch Ketamin (> 1,1 mg/kg i.v.), α-adrenerge Vasopressoren (Noradrenalin etc.), toxische Lokalanästhetikakonzentrationen oder durch eine erhöhte sympathomimetische Aktivität aufgrund von Angst, Stress und zu flacher Narkose induziert werden

Vorzeitige Geburtsauslösung

ist hauptsächlich assoziiert mit gynäkologischen Eingriffen, bei denen es zu Manipulationen am Uterus kommt, wie z. B. bei der Entfernung von Ovarialzysten oder der Anlage einer Cerclage. Erhöhte Acetylcholinspiegel nach Gabe von Neostigmin können den Uterustonus erhöhen

Anästhesiologisches Management

- im 1. Trimenon sollten Operationen zur Reduzierung teratogener Effekte vermieden werden
- üblicherweise werden Operationen während der Schwangerschaft nur aus vitaler Indikation seitens der Mutter durchgeführt. Auswirkungen der Anästhetika auf den Feten sind unter diesen Bedingungen von sekundärer Wichtigkeit; auch wurden nach Hypotension der Mutter, Hypothermie und Operationen mit kardiopulmonalem Bypass gesunde Neugeborene entbunden

Voruntersuchung und Prämedikation

Die Prämedikation sollte v. a. auf Reduktion von Stress und Angst der Mutter zielen
- 1. Trimenon. bei Verwendung von N_2O kann die Gabe von Folsäure erwogen werden
- **2. Trimenon bis 1 Woche post partum:** geeignete Maßnahmen zur Reduzierung des intragastralen Volumen und der Azidität des Magensaftes sind zu treffen. Ein nichtpartikuläres Antazidum (z. B. 0,3 M Natriumcitratlösung) sollte kurz vor der Narkoseeinleitung verabreicht werden
- ▶ Von den in der Prämedikation verwendeten Anticholinergika passiert Glykopyrronium (Robinul) im Gegensatz zu Atropin und Scopolamin nicht die Plazentaschranke

Anästhesiedurchführung

- CTG ab 16. Schwangerschaftswoche
- bevorzugt Regionalanästhesien
- Allgemeinanästhesie mit einem hohen F_IO_2, einem volatilen Inhalationsanästhetikum und/oder Fentanyl und einem Muskelrelaxans wird als sicher angesehen. Schwangere sollten gut präoxigeniert werden und ab der 16. SSW sollte eine Ileus-Einleitung mit Krikoid-Druck durchgeführt werden. Zur Vermeidung eine Vena cava-Kompressionssyndrom werden die Patientinnen ab der 20. SSW in die Linksseitenlage gebracht
- bei bestehender Tokolyse: Ø Atropin, Ø DHB, ... (s. Tokolyse)
- Ketamin, Hyperventilation und Vaskonstriktoren vermindern den uterinen Blutfluß und sollten bei Narkosen während der Schwangerschaft vermieden

werden. Bei intraoperativem Auftreten eines fetalen Distress sollte man ein Absetzen volatiler Anästhetika erwägen

- die Applikation von Neostigmin zur Antagonisierung einer neuromuskulären Blockade sollte, wenn überhaupt, langsam und nach vorheriger Atropingabe erfolgen
- postoperative CTG-Überwachung erlaubt das frühzeitige Erkennen und die Behandlung einer vorzeitigen Wehentätigkeit
- evtl. postop. Tokolyse (nach Rücksprache mit dem Gynäkologen)

Spezielle Medikamente während bzw. bei Geburt

Medikamentengruppe	Klinische Wirkung
β_2-Agonisten Fenoterol (Partusisten)	Tachykardie, Cardiac Index $\uparrow$, myokardialer O_2-Verbrauch $\uparrow$, Stimulation des Renin-Angiotensin-Aldosteron Systems $\rightarrow$ Wasser und Natriumretention, Lungenödem mit max. Risiko nach 24–28 h nach Therapiebeginn, Glukose $\uparrow$ und K^+ $\downarrow$, **Cave:** bei Kombination mit Glukokortkoiden
Magnesium (Magnorbin)	arterielle Hypotension, muskelrelaxierende Wirkung: MER $\downarrow$
Oxytocin (Syntocinon)	arterielle Hypertension, Cardiac Index $\uparrow$ bei Bolusgabe, Wasserintoxikation bei höherer Dosierung
$PGF_{2\alpha}$	Vasokonstriktion, Anstieg des intrapulmonalen Shunts, Cardiac output $\uparrow$, Erbrechen
Methylergometrin (Methergin)	arterielle und venöse Vasokonstriktion, Hypertension, Erbrechen relative Kontraindikation: Asthma bronchiale absolute Kontraindikation: Hypertonus, KHK, Vasopressorentherapie

Erstversorgung des Neugeborenen

Umstellung zum Zeitpunkt der Geburt

Atmung
- erster Atemzug (innerhalb 30 s) nach Abklemmen der Nabelschnur durch Stimulation des Atemzentrums ($p_aO_2 \downarrow$, $p_aCO_2 \uparrow$)
- weitere Stimulation durch taktile, thermische und akustische Schmerzreize

Kreislauf
- Atmung $\Rightarrow$ Entfaltung der Lunge, pH $\uparrow$ und $p_aO_2 \uparrow$ $\Rightarrow$ $\downarrow$ pulmonalen Gefäßwiderstand $\Rightarrow$
- $\uparrow$ **Lungendurchblutung** $\Rightarrow$ Druckanstieg im linken Vorhof (LAP) größer als im rechten Vorhof (RAP), also LAP > RAP $\Rightarrow$ Verschluß des Foramen ovale
- gleichzeitig $\uparrow$ **peripherer Gefäßwiderstand** (durch Verschluß der Nabelarterie) $\Rightarrow$ ebenfalls $\uparrow$ Druck im linken Vorhof (LAP) $\Rightarrow$ $\downarrow$ Re-Li-Shunt
- $\uparrow$ **Lungendurchblutung** + $\uparrow$ p_aO_2 $\Rightarrow$ funktioneller Verschluß des Ductus Botalli (Strömungsumkehr)

> ☞ Umschaltung zurück auf fetalen Kreislauf durch Hypoxie, Azidose oder Unterkühlung ist jederzeit möglich (auch beim reifen Neugeborenen). $\approx$ 30% der < 30jährigen und $\approx$ 20% der > 30-jährigen haben ein offenes Foramen ovale, das bei Druckanstieg im re. Vorhof > li. Vorhof bedeutsam werden kann

Neonatale Asphyxie

- **Hypoxämie** (p_aO_2 in nichtmeßbare Bereiche)
- **Hyperkapnie** (p_aCO_2 > 100 mmHg)
- respiratorische und metabolische Azidose (pH < 7,0)
$\Rightarrow$ Myokardinsuffizienz (HF $\downarrow$, HZV $\downarrow$)
$\Rightarrow$ irreversible zerebrale Schäden, Reanimation des Neugeborenen notwendig

Ursachen
- fetale Ashyxie wegen Plazentainsuffizienz
- Versagen der Atemfunktion des Neugeborenen

Erstmaßnahmen nach der Geburt

Sicherung der Atemwege
- absaugen in Kopftieflage → Reihenfolge: Mund, Rachen, Nase, Ösophagus u. Magen
  Cave: Stimulation des Hypopharynx ⇒ Bradykardie u./od. Laryngospasmus

Warmeschutz
Körpertemperatur soll rektal 37–37,5° C betragen
- sofort in warmes Tuch u. vorsichtig trocken reiben, kontrollierte Zufuhr von Wärme (Versorgungstisch mit Wärmematte u. Heizstrahler, Inkubator)
  Cave: Hyperthermie steigert den O_2-Verbrauch

Taktile Stimulation
- viele Neugeborene beginnen erst nach taktiler Stimulation ausreichend zu atmen (Abreiben des Körpers, Beklopfen der Fußsohlen)

Apgar-Index

Einschätzung des Neugeborenen nach 1, 5, 10 Minuten

A = Atmung:	90 s postpartal regelmäße Atmung, Atemfrequenz 30–60/min
	2 = regelmäßig, schreit kräftig
	1 = unregelmäßig, Schnappatmung
	0 = keine
P = Puls:	normale Herzfrequenz: 120–160/min
	2 = > 100
	1 = < 100
	0 = kein Puls
G = Grundtonus:	aktive Bewegungen oder spontan gebeugte Arme u. Beine, die einer Streckung Widerstand entgegensetzen
	2 = aktive Bewegung
	1 = geringe Beugung
	0 = schlaffer Muskeltonus
A = Aussehen:	Hautfarbe nach Geburt blau, am Stamm rasch rosig
	2 = rosig
	1 = Stamm rosig, Extremitäten blau
	0 = blau oder weiß
R = Reflexe:	Beklopfen der Fußsohlen oder Nasenkatheter → Niesen, Husten, Schreien
	2 = niest, hustet, schreit
	1 = grimmasiert
	0 = keine Aktivität

▶ zwischen Hautfarbe und Säure-Base Status der Nabelarterien besteht nur eine schlechte Korrelation, APGAR ohne Hautfarbe zeigt eine gute Korrelation zum Säure-Base Status

Einstufung und klinisches Handeln

Apgar 10–8: lebensfrische Neugeborene, die gut atmen bzw. schreien
- absaugen
- Wärmeschutz
- Kontrolle nach 5 min

Apgar 7–5: leichte Depression
- Atemwege freimachen, absaugen
- Wämeschutz
- taktile Stimulation
- O_2-Spontanatmung
- bei nur schwacher Reaktion Maskenbeatmung (bei Verdacht auf Mekoniumaspiration oder kongenitale Zwerchfellhernie sofort intubieren)

Apgar 4–3: mäßige Depression
- Atemwege freimachen, Absaugen
- Wämeschutz
- taktile Stimulation
- Intubation u. Beatmung
- HF > 100 →
  - Volumenmangel?, ggf. Substitution
  - BGA: Pufferung, wenn pH < 7,20
  - Blutzucker bestimmen und ggf. ausgleichen
- HF < 100 → Reanimation

Apgar 2–0: schwere Depression
- Atemwege freimachen, Absaugen
- Wämeschutz
- taktile Stimulation
- Intubation u. Beatmung
- sofortige Reanimation

Reanimation des Neugeborenen

Intubation: oral bzw. nasal (Kopf in Neutral- bzw. Schnüffelposition)
- Tubus unter Sicht 2 cm über Glottis schieben
- Tubusfixierung am Nasenloch: 6 + kgKG in cm
  z. B. FG 1,5 kg bei 7,5 cm fixieren, Rö-Kontrolle
- Beatmung (Fr. 40/min, meist Drucke zw. 20–30 cm H_2O ausreichend) → p_aO_2 soll 50–80 mmHg sein
- **Kontrolle:** Heben des Brustkorbes, Atemgeräusch bds. gleich laut, HF steigt, Hautfarbe wird rosig

Kardiale Reanimation

extrathorakale Herzmassage: bei HF < 60/min

- Daumen zwischen unterem und mittlerem Sternumdrittel (Fingerbreite unter Intermamillarlinie), restliche Finger umschließen Thorax als Widerlager
- Sternum ≈ 1–2,5 cm eindrücken, Frequenz: 100–150/min
- Beatmung: 40/min

medikamentöse Wiederbelebung:

- Adrenalin (1:10) 0,1 ml/kg (=0,01 mg/kg) endotracheal oder i.v. ≈ 1 ml/kg Adrenalin 1:100 (= 0,01 mg/ml)
- bei Bradykardie: Atropin 0,01–0,03 mg/kg (1 ml/kg Atropin 1:10 [= 0,05 mg/ml])
- niedriges HZV: 100 mg/kg (= 1 ml/kg) Ca-glukonat 10% langsam i.v.
- Defibrillation mit 2 J/kg, bei Wdh. mit 4 J/kg

Azidosekorrektur

Blindpufferung: 1–2 mval/kg $NaHCO_3$ 8,4% (1:1 mit G5% verdünnt), wenn

- Apgar nach 2 min 2 oder weniger
- Apgar nach 5 min 5 oder weniger

Pufferung nach BGA:

- bei pH < 7,0 und pCO_2 normal (reine metabolische Azidose)
- pH < 7,05 trotz ausreichender Beatmung über 5 min

NaHCO3 8,4% (1 ml = 1 mmol)

- Natriumbikarbonat ($NaHCO_3$) **mmol = (-BE) × kg × 0,3**
- **zunächst nur die Hälfte** der errechneten Puffermenge infundieren, danach Blutgasanalyse und Neuorientierung

Tris-Puffer: (bes. wenn Na^+ ↑ oder CO_2 ↑)

- 3 molar: **ml TRIS = (-BE) × 0,1 kg**
- ($^1/_3$ molar: ml TRIS = (-BE) × kg)
- **zunächst nur die Hälfte** der errechneten Puffermenge infundieren, danach Blutgasanalyse und Neuorientierung

Spezielle Neugeborenenversorgung

Hypovolämie

- **Ursachen:** schwere intrauterine Asphyxie führt meist zu Hypovolämie u. Schock (bes. bei Plazenta-, Nabelschnurruptur, Nabelschnurkompression)
- **Therapie:** Bluttransfusion (evtl. Plazentablut) oder 2–5 ml/kg HA 5% bzw. Biseko (salzarmes HA) oder 5–10 ml/kg NaCl 0,9%, wenn kein Blut vorhanden)

Hypoglykämie

- ⇒ HZV ↓ u. RR ↓
- **Therapie** ab folgender BZ-Werte:
  reife NG < 30 mg%, FG < 20 mg% (Norm: 40–110 mg%)
  ⇒ 5–10 ml/kg Glukose 10% i.v.

Hypokalzämie
- $\Rightarrow$ HZV $\downarrow$ u. RR $\downarrow$
- **Therapie:** 100 mg/kg Ca-glukonat 10% langsam i.v.

Mekoniumaspiration
- Absaugen vor Entwicklung des Körpers
- nach Geburt Intubation und endotracheale Absaugung (Tubus dient als Absaug-katheter). Lavage mit NaCl 0,9% bis Aspirat klar, anschließend Magen absaugen
- ▶ gehäuft Pneumothorax, Pneumomediastinum bei Mekoniumaspiration

Unterkühlung
- Aufwärmung langsam im Inkubator: pro h $\approx$ 1,5°C
  (Temp. 2–3°C über Rektaltemperatur)
- meist gleichzeitig Azidose- u. Hypoglykämie-Korrektur erforderlich

Depression durch Opioide
- Naloxon (Narcanti) 0,01 mg/kg bei Atemdepression durch Opioidgabe der Mutter
- ▶ KI bei opioidabhängigen Müttern $\Rightarrow$ akutes Entzugssyndrom beim Neuge-borenen

Magnesiumintoxikation
- durch Magnesium-Gabe bei Eklampsie
  Zeichen: schlaffer Muskeltonus, rosige Haut bei peripherer Vasodilation, nied-riger Blutdruck
- Antidot: Calciumchlorid 10 mg/kg

Lokalanästhetikaintoxikation
- durch zu hohe maternale Blutspiegel (Überdosierung, intravasale Injektion) $\Rightarrow$
  Bradykardie, Hypotonie, Apnoe, schlaffer Muskeltonus, Krämpfe
- **Therapie:** Reanimation, Magenspülung, Austauschtransfusion

Pneumothorax
- durch Überdruckbeatmung, Spontanpneumothorax, bei Mekoniumaspiration,
  Zwerchfellhernie, Lungenhypoplasie
  - $\rightarrow$ flache Atmung, Thorax in Inspirationsstellung, Zyanose, abgeschwächtes
    Atemgeräusch, hypersonorer Klopfschall
    bei Spannungspneu $\rightarrow$ RR $\downarrow$, Bradykardie, Vorwölbung des Abdomens
- **Diagnose:** Aufleuchten unter Kaltlichtlampe, Röntgen Thorax
- **Therapie:** Punktion im 2. ICR (Medioklavikularlinie) u. Aspiration, danach
  Thoraxdrainage

Anästhesie bei Neugeborenen

- s. Anästhesie bei Kindern

Besonderheiten bei speziellen Eingriffen

Ösophagusatresie

- Inzidenz etwa 1:3500. Es werden 5 Formen der Ösophagusatresie und der ösophago-trachealen Fistel eingeteilt. (Vogt I, II, IIIa, IIIb, IIIc)
- 86% Typ IIIb (mit unterer ösophgotrachealer Fistel und blind endendem oberen Ösophagusstumpf) (anamnestisch: Polyhydramnion)
- wenn möglich sollte eine Frühkorrektur erfolgen. Bei schwerder Dehydratation oder Aspirationspneumonie wird primär nur eine Gastrostomie angelegt

Cave:
- **Gefahr der Magenüberblähung** bei Intubation, deshalb möglichst **erst kurz vor Op. intubieren** und **Makenbeatmung möglichst vermeiden.** (Tubusspitze distal der Fistelmündung, aber proximal der Carina positionieren)
- kein N_2O
- die **manuelle Beatmung** sollte der maschinellen vorgezogen werden um plötzliche, operationsbedingte Änderungen der Compliance zu bemerken
- zur Schonung der trachealen Nähte sollte eine postoperative Nachbeatmung, wenn möglich, vermieden werden. Einige Autoren empfehlen jedoch zur Reduzierung der postoperativen latenten Speichelaspirationsgefahr die Intubation und Beatmung des Kindes, bis der Speichelfluß abnimmt

Kongenitale Zwerchfellhernie

- die Inzidenz beträgt $\approx$ 1:5000 (Verhältnis männlich:weiblich von 2:1). Etwa 20% der Kinder mit kongenitaler Zwerchfellhernie haben zusätzlich kardiovaskuläre Defekte. Die Zwerchfellhernie ist häufig mit einer homolateralen Lungenhypoplasie vergesellschaftet. Das Ausmaß der Lungenhypoplasie ist entscheidend für die Prognose dieser Kinder
- Diagnose aufgrund der pulmonalen Funktionsstörung und durch den röntgenologischen Nachweis von Abdominalinhalt im Thorax bestätigt

Cave:
- **keine Maskenbeatmung** (nasogastrale Sonde → Entlastung)
- bei schlechtem Zustand des Neugeborenen umgehend **Intubation** (ggf. im Wachzustand) Beatmung → Risiko eines Barotraumas; Beatmungsdrücke < 25 cm H_2O halten. Die manuelle Ventilation ist der maschinellen Ventilation vorzuziehen
- verdickte A. pulmonalis (Muskularis) → pulmonale Hypertonie (Gefahr der Wiederherstellung fetaler Kreislaufverhältnisse mit lebensbedrohlichem Rechts-Links-Shunt)
  Therapie: Morphin $\Rightarrow$ PAP↓, leichte Hyperventilation
- **Neuroleptanästhesie**
- **kein N_2O** (Diffusion → Darmerweiterung mit Volumenzunahme des Enterothorax)

- **postoperative Nachbeatmung** ist häufig notwendig. Um der hypoplastischen Lunge Zeit zur Reifung zu geben, wurde auch die ECMO (extrakorporale Membranoxygenierung) eingesetzt
- **Monitoring: Arterie** falls möglich, bei dringlicher Op-Indikation reicht auch ein nichtinvasives Blutdruckmonitoring
  endexpiratorische CO_2-Messung und Pulsoxymetrie sind obligat

Omphalozele/Gastrochisis

- eine **Omphalozele** (Inzidenz 1:5000) ist ein embryonaler Defekt bei der ein Teil des Abdominalinhaltes in die Nabelschnur herniert und außerhalb der Abdominalhöhle verlagert ist. Die Omphalozele ist meistens von einer dünnen Membran, die aus Amnion und Peritoneum besteht, umhüllt
- die **Gastroschisis** (Inzidenz 1:30000) wird durch die intrauterine Okklusion der A. omphalomesenterica mit ischämischem Defekt in der vorderen Bauchwand (üblicherweise rechtsseitig) verursacht. Der Darm ist nicht durch parietales Peritoneum bedeckt und eine Gastroschisis ist, anders als eine Omphalozele, nicht mit anderen kongenitalen Abnormitäten assoziiert

Cave:
- „Ileuseinleitung" ohne Maskenbeatmung
- möglichst kein N_2O → Darmerweiterung
- hoher Flüssigkeits- und Wärmeverlust
- hohe intra-abdomiale Drucke nach Rückverlagerung des Abdominalinhaltes können zu einem Abfall des Herzzeitvolumens, zu respiratorischen Störungen, zu Darmischämien und zur Anurie führen
- postoperativ ist häufig eine Nachbeatmung notwendig

Neuroleptanalgesie bei Neugeborenen

Indikationen

- große Operationen, z. B. Gastroschisis,
- ▶ Nachbeatmungsplatz organisieren

Medikamente
- Fentanyl 10–20 µg/kg, Repetition 2–4 µg/kg
- Midazolam 0,1–0,2 mg/kg
- Vecuronium 0,05–0,1 mg/kg, Repetition 0,02 mg/kg
- weiteres s. Anästhesie bei Kindern

Anatomische und physiologische Besonderheiten

Anatomische Besonderheiten

Altersstufen

Neugeborenes (NG)   = 1.–28. Lebenstag
Säugling (SG)   = 1. Lebensjahr
Kleinkind (KK)   = 2.–5. Lebensjahr
Schulkind   = 6.–14. Lebensjahr
Jugendlicher   = > 14.Lebensjahr

Gewicht und Körperoberfläche

Alter	Gewicht (kg)	Länge (cm)	Oberfläche (m²)
NG	3	50	0,2
2J	12	85	0,5
5J	18	110	0,7
9J	30	135	1,0
Erwachsener	70	175	1,73

Physiologische Besonderheiten

Thermoregulation

Hohe Wärmeverluste infolge
- relativ großer Körperoberfläche im Vergleich zum Köpervolumen
- geringer Hautdicke mit geringem subkutanem Fettanteil
- hoher Verdunstungskälte, Wärmeleitung, Wärmestrahlung (z. B. durch Anästhesie bedingter Vasodilatation)

 Anm:
Auch nach Beendigung der Kälteexposition kann die Kerntemperatur noch weiter sinken („after drop")!

Die Wärmeproduktion beim **NG**
- erfolgt durch Metabolismus des **braunen** Fettgewebes (**„non shivering- thermogenesis"**) → Shivering wird erst nach dem **6.** Lebensjahr beobachtet!

Bei **Hypothermie**
- O_2-Verbrauch ↑ mit sinkender Umgebungstemperatur, Stoffwechsel ↑
- respiratorischer Quotient ↓, Atemfrequenz ↓, p_aO_2 ↓
- stärkere O_2-Bindung an Hämoglobin (Linksverschiebung der O_2-Bindungskurve)
- Surfactantproduktion ↓
- Noradrenalinspiegel ↑, PVR ↑, Myokardkontraktilität ↓, HZV und Herzfrequenz ↓ → bei offenem Foramen ovale oder Ductus Botalli besteht die Gefahr des **Rechts-Links-Shunt** unter hypothermen Bedingungen
- Auftreten atropinresistenter Bradykardien (Sinusstillstand bei ca. 10–15° C und spontanes Kammerflimmern bei Temperaturen < 28° C)
- Blutviskosität ↑, pH ↑
- Hypoglykämie
- Gerinnungsstörungen
- MAC-Wert der volatilen Anästhetika ↓, Wirkdauer der Muskelrelaxanzien ↑, Nierenfunktionseinschränkung → renale Fähigkeit zur Harnkonzentrierung nimmt ab

Respiration

- FRC ist klein (30 ml/kg), Closing Capacity > FRC → p_aO_2 –Werte ↓, Gefahr der Atelektasenbildung ↑.
- V_T = 8–10 ml/kg in **allen** Altersklassen
- effektives Zugvolumen (V_T) beim NG beträgt 20 ml → notwendige Berücksichtigung des kompressiblen Volumens bei der Respiratoreinstellung
- Totraum 2 ml/kg (in allen Altersstufen gleich)
- alveoläre Ventilation 100–150 ml/kg/min (vs. 60ml/kg/min beim Erwachsenen) → schnelleres An- und Abfluten von volatilen Anästhetika
- Perspiratio insensibilis über die Luftwege: 15–20 ml/kg/Tag

> Verhältnis von alveolärer Ventilation (V_A) zu funktioneller Residualkapazität (FRC) beträgt beim Erwachsenen **1,5 : 1**; beim NG und Säugling **5 : 1** → geringer intrapulmonaler Speicher → geringe Hypoxietoleranz!

Alter	Atemfrequenz	Widerstand [ml H_2O/l × s]	Compliance [ml/cm H_2O]
Neugeborenes	40–60	40	5
6 Monate	28	20–30	10–20
1 Jahr	24		
3 Jahre	22	20	20–40
5 Jahre	20		
8 Jahre	18	1–2	100

- der Atemwegsdruck, sowie der erforderliche PEEP entspricht bei mechanischer Ventilation dem des Erwachsenen
- Atemmechanik: überwiegende Zwerchfellatmung beim NG und SG → hohe resultierende Atemarbeit, besonders bei Meteorismus und Ileus!
- Atemmuster: periodische Atmung mit Apnoephasen von 2–10 s beim NG, beim FG längere Apnoephasen
- elastischer Thorax → forcierte Spontanatmung (auch über den Tubus) führt zu inspiratorischen Thoraxeinziehungen
- der O_2-Verbrauch des Kindes: ca. **6–7** ml/kg/min → ca. **2–3** × größer als beim Erwachsenen
- p_aO_2 beim NG: 1 h nach Geburt 50–80 mmHg, kurz nach der Spontangeburt ≈ 30 mmHg und intrauterin ≈ 25 mmHg

> **Cave:**
> Gefahr der retrolentalen Fibroplasie bei hohen inspiratorischen O_2-Konzentrationen:
> Gefährdung für Neugeborene mit einem Gestationsalter < 44 Wochen und pO_2 > 80 mmHg für mehr als 3 h oder > 150 mmHg für mehr als 2 h

- durch den hohen Anteil von Hb_F kommt es in den ersten Lebenswochen (bis ≈ 70 Tage) zu einer Linksverschiebung der O_2-Bindungskurve → verzögerte O_2-Abgabe
- schwierigere Atemwege
  - schwierige Maskenbeatmung aufgrund großer Zunge und länglicher Kopfform (nur leichte Reklination des Kopfes!)
  - schwierige Intubation: Kehlkopf des Kindes mit seiner großen U-förmigen Epiglottis steht in Höhe des 3. bis 4. Halswirbels und im Vergleich zum Erwachsenen auch deutlich ventraler → hierdurch schwierigere Laryngoskopie bzw. Intubation
  - empfindliche Schleimhaut, leichte Ödemneigung besonders nach Manipulationen → Strömungwiderstand ↑
- Trachealänge des NG: 4 cm (⌀ 3,6 – 4 mm)
  mit 1 Jahren: 4,5 cm (⌀ 6,5 mm)
  mit 6 Jahren: 6 cm (⌀ 9 mm)
  mit 12 Jahren: 6,5 (⌀10–12 mm)
- **Ringknorpel** ist bis zur Pubertät die **engste Larynxstelle**

Thoraxdrainagengröße im Kindesalter

z. B. postoperativ nach kardiochirurgischen Eingriff oder Trauma

Alter	Größe
Säuglinge	12 – (16) Ch
Kleinkinder	16 – 20 Ch
Schulkinder	20 – 24 Ch

- der Sog an den Thoraxdrainagen sollte bei Kindern nur etwa 10 cm H_2O betragen!

Nottfallmäßige Thorakotomie nach Trauma oder postoperative Revision bei
- Blutverlust über die Thoraxdrainagen von > **5% des Blutvolumens/h** über mehrere Stunden
- primärer Blutverlust von **30% des geschätzten Blutvolumens** oder
- > **10ml/kg/h** Blutverlust über die Drainagen

Herz/Kreislauf

- das kindliche Myokard enthält weniger kontraktile Elemente (30% vs. 60% beim Erwachsenen), die Herzcompliance entspricht der des Erwachsenen
- Schlagvolumen kann im Bedarfsfall kaum gesteigert werden → **HZV stark frequenzabhängig!**
- Herzminutenvolumen (HZV)
  - des Neugeborenen: ca. 250 ml/kg/min
  - des 6 Wochen alten Säuglings: 160 ml/kg/min
  - des Erwachsenen: ca. 80 ml/kg/min
  - → bezogen aufs Körpergewicht höheres Cardiac output (CO) bei Kindern, jedoch entspricht der Herzindex (CI) aufgrund der größeren Körperoberfläche im Verhältnis zum Gewicht dem des Erwachsenen!
- Bradykardien werden schlecht, Tachykardien hingegen gut toleriert
- geringe Neigung zu Kammerflimmern!
  terminaler Herzrhythmus ist die Asystolie!
- Herzfrequenz des   NG: 120–160/min
                      SG: 100–120/min
- Blutdruck

Blutdruck (syst./diast.)	
FG	50/30
NG	70/50
1 Jahr	95/65

- angestrebtes Blutdruckniveau bei SHT im Kindesalter:
  < 10 Jahre sollte **MAP** größer als **40** mmHg und
  > 10 Jahre größer als **50** mmHg betragen!
- **ZVD:** 4–12 cm H_2O (bei Kindern < 6 kg sollte zur Vermeidung einer Flüssigkeitsbelastung statt konventioneller ZVD-Messmethode ein Transducersystem benutzt werden)
- angeborene Herzfehler in 1–2%, aber in 50–80% temporäre Herzgeräusche!

Blutvolumen und Blutersatz

Alter	FG	NG	Säugl./KK	Erwachsene
Blutvolumen	95 ml/kg	85 ml/kg	80 ml/kg	70 ml/kg
Hb-Wert	18–25 g/dl	15–25 g/dl	10–15 g/dl	12–16 g/dl

- Blutersatz bei NG nur mit Erythrozytenkonzentraten, die nicht älter als **4 Tage** sind
- Blutbestellung mit dem Neonatologen abklären → nicht immer ist die kindliche BG auch die geeignetste (Ak der Mutter im kindlichen Blut!)
- Vollblut ist zur Transfusion nicht geeignet, da es bei Isovolämie zur Anämie kommt („Hb" der Konserve ist zu niedrig!)
- die Lagerungszeit des Erythrozytenkonzentrates sollte gering (Hyperkaliämie!) und Zytomegalie-Virus (CMV) frei sein, ggf. bestrahlte EK`s

 Merke:
3–4 ml Erythrozytenkonzentrat (EK) pro kgKG heben den Hb-Wert um ≈ 1 g/dl an!

- Blutersatz bei geringen Blutverlusten mit Ringer und Kolloiden (meist HA 5%)
- Einsatz von künstlichen Kolloide erst bei Kindern ab dem **2. Lebensjahr:**
  - Gelatine (keine Beschränkung) oder
  - HAES (max. 20 ml/kg)
- notfallmäßige Volumentherapie bei Kindern im Schock: 10–20 ml/kg Humanalbumin 5% → bis Defizit abgeschätzt werden kann → sekundäre Gabe von EK nach Hkt und Hb

Hämatokritnormalwerte (HKT) und akzeptabler Grenzwert

Alter	Normaler Hkt (%)	Akzeptabler Hkt (%)
Neugeborene	45–65	30–**40**
3 Monate	30–42	25
1 Jahr	34–42	**20**–25
6 Jahre	35–42	**20**–25

Maximal tolerabler Blutverlust (MTBV)

$$MTBV = \frac{Blutvolumen \times (aktueller\ Hkt - minimaler\ Hkt)}{Hkt\ mittel}$$

Hkt_0= Ausgangs-Hämatokrit, Hkt_{min} = minimaler Hämatokrit
$HKT_{mittel} = (HKT_0 + HKT_{min})$
Blutvolumen s. oben

- ggf. Gabe von Fresch Frozen Plasma (FFP) bei PTT-Verlängerung > 150% der Norm, Quick < 40% und/oder Fibrinogen < 0,75 g/l beziehungsweise spätestens bei 1–1,5 fachen Verlust des geschätzten Blutvolumens → Gabe von **15–20** ml FFP/kg
- ggf. Gabe von Thrombozytenkonzentraten bei Thrombozytenzahlen < 30000/µl: 10 ml/kg (= 0,1–0,3 Einzelspender-TK mit 5–8 × 10^{10} Thrombozyten) bewirkt einen Thrombozytenanstieg von ca. 20–50000/µl

Infusionstherapie

Es gibt verschiedene, im klinischen Alltag angewandte Infusionsregime

1. Erhaltungsbedarf für kleineren Eingriff (Korrektur nach arteriellem Blutdruck, Diurese und eventuell nach ZVD)

Gewicht	pro Stunde	pro Tag
Neugeborene	≈ 2–3 ml (1. Tag)	50–70 ml (1. Tag)
Kinder	4–6 ml/kg (ab 5. Tag)	100–150 ml/kg (ab 5. Tag)
< 10 kg	4 ml/kg	100 ml/kg
10–20 kg	40 ml + 2 ml/kg (pro kg > 10 kg)	1000 ml+50 ml/kg (pro kg >10 kg)
> 20 kg	60 ml + 1 ml/kg (pro kg > 20kg)	1500 ml+20 ml/kg (pro kg > 20 kg)

+ Defizitausgleich für präoperative Nahrungskarenz: Anzahl Stunden × 4 ml/kg/h

2. Perioperatives Infusionsregime nach der „Ringer-Lactatschule"

- **in der ersten Stunde** (Defizitausgleich)
  25 ml/kg unter 20 kg, 15 ml/kg über 20 kg
- **in jeder weiteren Stunde** 4 ml/kg plus Ausgleich von Verschiebungen des EZV
  wenig Gewebstrauma　　2 ml/kg/h
  mittleres Trauma　　　4 ml/kg/h
  großes Trauma　　　　6 ml/kg/h

3. Mischperfusor

- für Säuglinge < **10 kg (ab 10** kg Ringer oder Päd-Lösungen)
- **Mischperfusor I (MPI):** 20 ml HA 5% + 15 ml Ringer + 15 ml Glukose 5%
- **Mischperfusor II (MPII):** 25 ml Ringer + 25 ml Glukose 5%
  - normale Op.:　　　　　MP II　5–6 ml/kg/h
  - bei größerer Bauch-Op.:　MP I　10–15 ml/kg/h
  - postoperativ:　　　　　3 ml/kg/h

Niere

- intrauterin „ruhendes Organ" $\rightarrow$ bei Geburt nicht voll entwickelt
- post partum steigt Nierenperfusion rasch an (SVR $\downarrow$)
- glomeruläre Filtrationsrate (GFR) des NG ist mit 20 ml/min/1,73 m² klein
- GFR und renaler Blutfluß (RBF) verdoppeln sich bis zur 2.-4. Lebenswoche; nach dem ersten Lebensjahr werden, bezogen auf die Körperoberfläche, Erwachsenenwerte erreicht
- bei Geburt kleine Poren der Basalmembran $\rightarrow$ Substanzen mit Molekulargewicht > 15.000 (beim Erwachsenen > 50000 Molekulargewicht) werden kaum mehr filtriert $\rightarrow$ nur geringe klinische Relevanz bezüglich der meisten Medikamentendosierungen (**Cave:** z. B. Dextrane)
- renal filtrierte Medikamente können ab der 1.Lebenswoche auf Kilogramm-Basis wie beim Erwachsenen dosiert werden (z. B. bei Aminoglykosidapplikation)
- ausgeprägte tubuläre Unreife $\rightarrow$ eingeschränkte Fähigkeit zur Harnkonzentrierung (Erwachsenennorm erst mit 2 Jahren) und obligate Na^+-Verluste (bis 2% der filtrierten Menge)
- intraoperativ ist eine minimale Diurese von 1 ml/kg/h anzustreben

Leber
- Lebergewicht: 4% des Körpergewichts beim NG (2% beim Erwachsenen)
- verschiedene Stoffwechselschritte sind noch unausgereift (z. B. die Glukuronsäurekonjugation und die Azetylierungsvorgänge)
- beim NG findet in gewissem Umfang noch Hämatopoese in der Leber statt!
- ▶ Merke:
  - verlängerte HWZ von Diazepam bei FG und NG im Vergleich zum älteren Säugling
  - Theophyllin wird beim NG zu Koffein abgebaut!

Nervensystem
- Nervenleitgeschwindigkeit nimmt mit dem Ausmaß der Myelinisierung zu (bis ≈ 10. Lebensjahr)
- unvollständig ausgebildete Blut-Hirn-Schranke mit der Gefahr der intrazerebralen Bilirubinablagerung (Kernikterus beim NG!)
- beim FG nur eingeschränkter Baroreflex vorhanden $\rightarrow$ keine Tachykardie bei Hypovolämie, sondern eher Blutdruckabfall $\rightarrow$ Orientierung der Flüssigkeitstherapie nach dem systemischen Blutdruck!
- periodische Atmung beim FG infolge Unreife des Atemzentrums (30-95%) $\rightarrow$ häufigste Todesursache im 1.Lebensjahr mit einem Maximum um den 2.-4. Monat: sudden infant death syndrome (SIDS); Inzidenz: 1-3/1000 Neugeborene
- ehemalige FG zeigen gehäuft ausgeprägte Apnoephasen nach Allgemeinanästhesie $\rightarrow$ besonders hohes Risiko bis zur 44. Woche post conceptionem, insgesamt erhöht bis zur 60. Woche post conceptionem $\rightarrow$ obligates **Apnoemonitoring für 24 h** postoperativ!

Anästhesiologisches Management

Präoperative Vorbereitung

Anamnese
- perinatale Besonderheiten
- spezielle anästhesierelevante Vorerkrankungen (Herzvitien, Gerinnungsstörungen, Muskelerkrankungen, Gesichtsdysmorphien, Allergien)
- Infektzeichen (Fieber > 38,5° oder subfebrile Temperaturen, rhinitische Zeichen, Leukozytose, ggf. CRP)
- körperliche „Belastbarkeit"
- Körpermaße
- Medikamente, Impfungen (bei elektiv Eingriffen sollte der Abstand zu Lebendimpfungen > 14 Tage, zu Totimpfungen > 3 Tage betragen)

Untersuchungen
- Inspektion der oberen Luftwege und Ohren
- Auskultation der Lungen
- Auskultation des Herzens (Herzgeräusche?), Blutdruck, Puls
- Körpertemperatur
- Hydratationszustand

Labor
- nach Anamnese, Alter, geplanter Op. und Untersuchungsergebnis
- allgemeiner Grundsatz:

Säuglinge < 6 Monaten	Blutbild ggf. Elektrolyte

Gesunde Kinder für
– kleinere Eingriffe
– größere Eingriffe
	– ∅ Labor notwendig
	– BZ, Elektrolyte, BB,
	   Gerinnung,
	   Blutgruppe ggf. Ek kreuzen lassen

Kranke Kinder	gezielt nach Anamnese und Befund Herzkinder z. B. EKG + Röntgen Thorax

Empfohlene Nüchternheit vor Narkoseinduktion

Alter	feste Nahrung, Milch	klare Flüssigkeit, Tee, Apfelsaft
< 6 Monate	4 h	2 h
6 Mo. – 1 Jahr	6 h	3 h
> 3 Jahre	8 h	3 h

Bei pädiatrischen Notfallpatienten ist die Zeitspanne zwischen letzter Nahrungs-aufnahme und Trauma maßgeblich → Nüchternheit erst nach 8–10 h, wenn Ab-stand zwischen Trauma und letzter Mahlzeit < 2 h beträgt! → bei Nottfalleingriffen von nichtnüchternen Kindern, falls möglich 4 h abwarten!

Pharmakologische Prämedikation

- 20–30 min vor Narkoseinduktion
  - Säuglinge unter 6 Monaten allgemein keine Prämedikation
  - orale Prämedikation mit Midazolam-Saft 0,4 mg/kg (Herzkinder unter Über-wachung ggf. 0,5 mg/kg)
  - ab 25–30 kg orale Prämedikation mit Midazolam-Tablette (3,75–7,5 mg)
- ausnahmsweise bei extrem unkooperativen Kindern: im- oder rektale Prämedi-kation/Narkoseeinleitung unter ständiger anästhesiologischer Überwachung:
  - intramuskulär: Ketamin 4–5–8 mg/kg oder 5%iges Methohexital 7 mg/kg
  - rektal: 10%iges Methohexital 20–30 mg/kg oder 5%iges Thiopental 30 mg/kg
  - nasal: Midazolam 0,2 mg/kg

Narkoseeinleitung

Intravenöse Einleitung	Inhalationseinleitung
- bei allen Kinder mit erhöhtem Aspirations-risiko (nicht nüchternes Kind, Pylorus-stenose, unter Peritonealdialyse etc.) und ab ca. dem 4. Lebensjahr - i.v.-Zugang legen - ggf. Atropin (0,05 mg/ml): 0,01 mg/kg i.v.	- bei Anwesenheit eines zweiten, erfahrenen Anästhesisten

- Injektionsanästhetika
  - Thiopental:
    < 1 Monat: 3–4 mg/kg
    1 Monat – 1 Jahr: 6–8 mg/kg
    > 1 Jahr: 5 mg/kg oder
  - Methohexital 1,5–2 mg/kg (< 1 J: 3 mg/kg)
  - Propofol ab 3 Jahre: 3–5 mg/kg
- Muskelrelaxanzien
  - ggf. Succinylcholin (4 mg/ml): 1–2 mg/kg i.v. für Neugeborene und Säuglinge 4 mg/kg i.m. → Präcurarisierung erst ab dem Schulalter! Strenge Indikationsstellung!
  - Atracurium: 0,3–0,5 mg/kg Bolus oder Dauerinfusion Atracurium 0,3–0,5 mg/kg/h (auch nach langer Op. rasche Erholung)
  - Mivacurium: 0,15 mg/kg oder anderes nichtdepolarisierendes Muskelrelaxans (je nach geplanter Op.-Dauer)
  - Intubation
	- schrittweise Konzentrationserhöhung des volatilen Anästhetikums (Halothan oder Sevofluran) mit 50% N_2O (N_2O induziert Hyposmie! + second-gas-Effect)
	- i.v.-Zugang legen nach Erreichen eines tiefen Anästhesiestadiums

ggf. auch rektale Narkoseinduktion mit 30 mg/kg Thiopental als 1% oder 2,5%ige Lösung (ab 10 kg Körpergewicht)

▶ **Merke:**

- Säuglinge im 1.–6. Lebensmonat benötigen höhere Dosen an Thiopental (6–8 mg/kg)
- Neugeborene (1–28 Tag) hingegen weniger als 3–5 mg/kg Thiopental i.v.

Inhalationsanästhesie

- ggf. in Kombination mit Regionalverfahren (z. B. Kaudalblock)
- oder Gabe eines Nichtopioidanalgetikums nach der Narkoseinduktion (z. B. Paracetamol supp. 10–20 mg/kg)

Balancierte Anästhesie

- Kombination von volatilen Anästhetika, Lachgas, Opioiden und ggf. ndMR
- Medikamente:
  - Fentanyl 1–2 µg/kg initial, Repetition 0,5 µg/kg
  - Halothan, Sevofluran und Isofluran (∅)
  - Lachgas/sauerstoffgemisch (1:1 oder 2:1)
  - Vecuronium 0,05–0,1 mg/kg, Repetition 0,02 mg/kg oder Atracurium initial 0,3–0,5mg, Repetition 0,05–0,15mg/kg

Neuroleptanalgesie

- Indikationen: große Operationen, z. B. Gastroschisis → Nachbeatmungsplatz organisieren!
- Medikamente:
  - Fentanyl 10–20 µg/kg, Repetition 1–2–(4) µg/kg alle 20–30 min
  - Midazolam 0,1–0,2 mg/kg, Repetition 0,02–0,05 mg/kg
  - Vecuronium 0,05–0,1 mg/kg, Repetition 0,02 mg/kg oder Atracurium initial 0,3–0,5mg, Repetition 0,05–0,1

Tubusgrößen
Näherungsformeln ab 2 Jahre:

$$\text{ID (mm)} = 4 + \frac{\text{Alter (Jahre)}}{4} \qquad \text{Ch} = 20 + \text{Alter (Jahre)}$$

Umrechnung ID in Ch: $\text{Ch} = (\text{ID} \times 4) + 2$

Umrechnung Ch in ID: $\text{ID (mm)} = \dfrac{\text{Ch} - 2}{4}$

Alter	Innerer Tubusdurchmesser (mm)
Frühgeborene	2,5
Neugeborene	3
1–6 Monate	3,5
6–12 Monate	4
1–2 Jahre	3,5–4,5
2–3 Jahre	4–5
3–4 Jahre	4,5–5,5
4–5 Jahre	5–6
5–6 Jahre	5,5–6,5
6–7 Jahre	6–6,5
7–9 Jahre	6,5
10–11 Jahre	6,5–7
12 Jahre	7,5

 Anm:
- Verwendung von ungeblockten Tubus bis zum 8. Lebensjahre (ID 6,0)!
- bei jeder Anästhesie sollte die nächstkleinere und nächstgrößere Tubusgröße bereitliegen

Tubuslänge

NG:
Fixierung am Nasenloch: **6 cm + 1 cm pro kg**   (z. B. 1,5 kg bei 7,5 cm)

Kinder:
Fixierung Zahnreihe: **oral (cm) = 12 cm + ½ cm pro Jahr**

- Pädiatrische Doppellumentuben
  Rüsch-Doppellumentubus ab CH **26**; Mallinckroth-Bronchocath ab CH **28**

Anwendung von speziellen Beatmungssystemen
- **Ulmer** Narkosesystem mit speziellen Kinderschläuchen (ID 10,5 mm),
  ab 20 kg Erwachsenenbeatmungsschläuche und 1,5 l Beutel
- **Kuhn**-System (= Mapleson-System **D**) für Kinder bis 15–20 kg
  - mit 0,5 Liter-Beutel bis 10 kg oder 1 Liter-Beutel ab 10 kg
  - Frischgasflow > 3 × Atemminutenvolumen
  - vorteilhafter geringer Totraum und Widerstand
  - trockene, kalte Inspirationsluft, hohe Frischgaskosten, kein Atemmonitoring

Gesichtsmasken nach Rendell-Baker
- aus durchsichtigem Kunststoff zur Beurteilung von Lippenverfärbungen

Alter	Maskengröße	Totraum (ml)
Frühgeborene	0	2
Neugeborene	1	4
1–3 Jahre	2	8
4–8 Jahre	3	15

Gefäßzugänge (je nach Alter)
- 20–24G (Neoflon) ggf. 30–45 min vorab EMLA-Salbe auf beide Handrücken
  - notfalls intraossäre Infusion bei Säuglingen und Kleinkinder
    Punktion des Markraumes ca. 2cm unterhalb der Tuberositas tibiae mit
    Spezialset (Pencil Point Intraosseus Needle), notfalls 16G-Venenkanüle in di-
    staler Richtung → **Cave:** Verletzung der Epiphysenfuge

Maximale Durchflußrate von Braunülen

Größe in Gauge	Flußgeschwindigkeit in ml/min
24	13
22	36
20	61
Interossäre Nadel	10 unter hydrostatischen Druck 40 unter Druckinfusion

Monitoring in der Kinderanästhesie

Pulsoxymetrie (obligat)
- universelles Monitoring zur Bestimmung der O_2-Sättigung, des Herzrhythmus
  und der peripheren Pulswelle → frühzeitiger Nachweis eines Kreislaufstillstand
  bei "weak action" trotz SR im EKG
- Fehlerquellen: Umgebungslicht (Wärmelampen), Artefakte, CO-Intoxikation
  (Anzeige von falsch hohen Werten!), Vitalfarbstoffe wie Methylenblau, Indigo-
  carmin führen kurzzeitig zur falsch niedrigen Anzeigen (s. auch Monitoring)

Kapnometrie/-graphie bei ITN
- Normoventilation anstreben! (pCO_2 36–40 mmHg, 5 Vol.-%)
- zwei kapnometrische Meßverfahren:
  - Hauptstrommessung wegen schwerem Meßkopf nicht für Kinder geeignet!
  - Nebenstrommessung ist handlicher. In Kreissystemen ist Messung auch bei
    SG zuverlässig → möglichst patientennahe Messung → Monitorgerät auf
    Kinderbetrieb umstellen! → an Stelle von 200 ml/min werden nur 60–80 ml
    Atemgas/min zur Analyse abgesaugt!
- ggf. transkutane pCO_2-Messung
  - intraoperativ sehr störanfälliges Meßverfahren, auf NG-Intensivstation
    Monitoring der 1. Wahl

Temperatur (obligat)

- Überwachung der nasalen oder rektalen Körpertemperatur (Auskühlung, Wärmestau, Hinweise auf eine maligne Hyperthermie (Spätzeichen!)

Blutdruck (obligat)

- nichtinvasiv mit Dinamap
- invasiv nach Punktion der Radialarterie

Indikation zur arteriellen Kanülierung:

- voraussichtlich > 3 BGAs
- bei postoperativer Nachbeatmung
- bei Operationen, die einen größeren Blutverlust oder Flüssigkeitsverschiebungen erwarten lassen
- bei Therapie mit vasoaktiven Substanzen
- bei Vorerkrankungen, die mit respiratorischen Störungen verbunden sind (z. B. kongenitale Zwerchfellhernien)

Punktionsort:

- A. radialis bzw. A. femoralis (selten thrombembolische Komplikationen nach Punktion, aber Extremitäten gut beobachten!)
- bei größeren Kindern auch Punktion der A. dorsalis pedis möglich → im Vergleich zu zentraleren Gefäßen ist der systolische Blutdruck höher, der MAP jedoch gleich

Arterielle Dauerspülung:

- NaCl 0,9% + 2 IE Heparin/ml (500ml NaCl + 1000 IE Liquemin) über arterielles System (>10 kg: Intraflow 2–4 ml/h), bei NG + SG: Perfusor mit 100 IE Heparin (1 ml Vetren + 49 ml NaCl 0,9%) mit 1,2 ml/h

EKG-Monitoring

- obligat

Präcordiales Stethoskop

- akustische Beurteilung von Herzrhythmus, Atmung/Beatmung und Volumenstatus → bei kleinen Kindern: gute Korrelation zwischen Lautstärke des 1. Herztons und Blutdruck!

Relaxometrie

- wünschenswert
- im Gegensatz zu Erwachsenen sind bei Kindern höhere Stromstärken zur supramaximalen Stimulation erforderlich
- Nachweis der Relaxationstiefe zur Intubation: Twitch von 1 Hz
- Nachweis der Relaxationstiefe intraoperativ: PTC (post tetanic count) oder TOF (train of four), bei der Spontanisierung: Double burst stimulation (ausreichende Erholung bei zwei gleichgroßen Zuckungen)

▶ **Merke:**
klinisches Zeichen einer ausreichenden Erholung nach Muskelrelaxation ist beim Säugling das kräftiges Beineanziehen (entspricht Kopfheben beim Erwachsenen)

Auswahl an Medikamenten in der Kinderanästhesie

Generic-Name	Präparat	Dosierung i.v. (mg/kg)	Bemerkungen
Atracurium	Tracrium	0,3 (< 3 Mo.) 0,5 (> 3. Mo.)	Repetitionsdosis 0,15 mg/kg kontinuierliche Infusion: 5–10 µg/kg/min
Atropin	Atropin	0,01–0,02	Mindestdosis: 0,1 mg NW: Hyperthermie, Tachykardie, Sekreteindickung
Alfentanil	Rapifen	20 µg/kg ED bei balanc. Anästhesie, 40–80 µg/kg bei Mononarkose	Cave: Thoraxrigidität, Bei SG wg. veränderter Verteilungsvolumina längere HWZ als Fentanyl!
Chloralhydrat	Chloraldurat	30–50 rektal	zur Sedierung
Chlorprotixen	Truxal	2 p.o.	Truxal-Suspension: 1 ml = 20 mg, zur Sedierung bei diagnostischen Eingriffen
Clemastin	Tavegil	0,02	
Diclofenac	Voltaren	0,5–1 p.o./rektal; max. 3 mg/kg/Tag	
Esmolol	Brevibloc	0,2, evtl. Wdh	kurzwirksamer kardioselektiver β-Blocker
Etomidat	Hypno-midate, Etomidat-Lipuro	0,2–0,3	seltene Verwendung bei Kinder, Myoklonien, Erbrechen, Hemmung der Kortisolsynthese
Furosemid	Lasix	0,5–1	Hypokaliämie, langsame Injektion
Heparin		Prophylaxe: 100 IE/kg/Tag Therapie: Bolus von 50 IE/kg, dann 10–25 IE/kg/h	Antithromboseprophylaxe bei Kindern meist erst ab der Pubertät notwendig
Ketamin	Ketanest	i.v. 1–2 i.m. 3–5 rekt. 10–15	Mononarkose Dosis × 1,5 Analgesie 0,5 mg/kg ½ stdl.
Metamizol	Novalgin (2 ml-Amp. = 1 g oder 5 ml-Amp. = 2,5 g)	10–15 oder kontinuierlich 30–75 mg/kg/24h	
Methohexital	Brevimytal	< 1 LJ.: 3 > 1 LJ.: 1,5–2	Injektionsschmerz, Exzitation, sehr kurze HWZ
Midazolam	Dormicum	0,2 + Anal-getikum zur Einleitung Analgosedierung: 0,1–0,3 mg/kg/h + Opioid	HWZ bei Kindern: 1–3 h
Mivacurium	Mivacron	0,15–0,2	Repetitionsdosis 0,1 mg/kg

Auswahl an Medikamenten in der Kinderanästhesie (Fortsetzung)

Generic-Name	Präparat	Dosierung i.v. (mg/kg)	Bemerkungen
Morphin		0,05–0,1 als ED Dauerinfus.: Initialbolus von 0,1–0,15; anschließend 0,01–0,06 mg/kg/h	zur Analgesie bei schweren Schmerzzuständen und zur Analgosedierung von intubierten Kindern; Säuglinge > 6 Monaten: Kombination mit Benzodiazepinen FG+NG nicht >0,03 mg/kg → Auftreten von Krampfanfällen!
Naloxon	Narc. Neonatal, 1 Amp. = 0,04 mg/2 ml	0,01–0,02	
Pancuronium	Pancuronium	0,1	Repetitionsdosis 0,015 mg/kg
Paracetamol	Ben-u-ron Talvosilen (+Codein)	10–20 rektal	ab NG-Alter max. 100 mg/kg/Tag schon bei NG zugelassen, bei Intoxikation bzw. Überdosierung: Lebernekrosen und Leberversagen!
Metoclopramid	Paspertin	0,15–0,25	bei extrapyramidalen NW: Akineton 0,1 mg/kg
Pethidin	Dolantin	0,2–0,5 bei Spontanatmung, 0,5–1,0 i.m.	Mittel der ersten Wahl nach Kolon- und Gallenchirurgie
Piritramid	Dipidolor	0,1–0,2 i.v. 0,2–0,3 i.m.	
Phenobarbital	Luminal; Luminaletten, Lepinaletten: 1 Tbl. = 15 mg	Tagesdosis: 5–10 Loading Dosis: 20 am 1. Tag; dann alle 12 h: 5	Phenobarbitalspiegel: 30–50 ng/ml Enzyminduktion
Physostigmin	Anticholium	0,04	Bradykardien, Bronchospasmus
Propofol	Disoprivan, Klimofol	3–5	ab 3. Lebensjahr für Sedierung während des Anlegens einer Regionalanästhesie: Propofol 1 mg/kg + Ketamin 0,5 mg/kg

Propofol ist für die kontinuierliche pädiatrische Analgosedierung in Europa offiziell nicht zugelassen (Dosierung: 50 μg/kg/min)! → plötzliche Todesfälle beschrieben: 2jähriger Junge mit Croup und Propofolsedierung (10 mg/kg/h für 4 Tage) → Hypotension, Hepatomegalie und Multi-Organversagen, 5 Kinder mit Infektionen des oberen Respirationstraktes → Lipidämie, metabolische Azidose, Hepatomegalie und MOV, 7 Kinder → mit Rhabdomyolyse und pulmonaler Hypertonus

Generic-Name	Präparat	Dosierung i.v. (mg/kg)	Bemerkungen
Propanolol	Dociton	0,01, evtl. Wdh	
Neostigmin	Neostigmin	0,05	immer Kombination mit Atropin 0,02 mg/kg oder + 0,01 mg/kg Glykopyrrolat (Robinul), Antagonisierung erst ab der 2. Antworten bei TOF-Stimulation

Auswahl an Medikamenten in der Kinderanästhesie (Fortsetzung)

Generic-Name	Präparat	Dosierung i.v. (mg/kg)	Bemerkungen
Clonazepam	Rivotril	Anfall: 0,1	Speichelfluß bei Dauertherapie
Rocuronium	Esmeron	0,6	
Succinylcholin	Lysthenon	1–2	Bradykardien, MH-Induktion bei Prädisposition, K^+-Anstieg
Thiopental	Trapanal	4–5 (> 1 J.) 6–8 (1 Mo. bis 1 J.) rektal: 30	Verdünnung: < 10 kg: 10 mg/ml > 10 kg: 25 mg/ml
Tolazolin	Priscol	initial 1,0 in obere Hohlvene, dann 1–2 mg/kg/h	α-Adrenorezeptoren-Blocker
Tramal	Tramadol	0,5–1,0 i.v./p.o. 20 Trp. = 0,5 ml = 50 mg	häufig Emesis
Diazepam	Valium	0,2–0,5 rektal 0,5 i.v. zur Krampfanfalls-coupierung	zur Sedierung, zur Anfallscoupierung
Vecuronium	Norcuron	0,1	Repetitionsdosis 0,02 mg/kg
Verapamil	Isoptin	0,1 (-0,25)	unter EKG-Kontrolle bei SVT

▶ **Merke:**
  • keine **Acetylsalicylsäure bei Kindern** wegen möglichem **Reye**-Syndrom! (akute Enzephalopathie infolge Hirnödem und Leberverfettung mit hepatischer Funktionsstörung bzw. akutem Leberversagen)

Besonderheiten von Anästhetika in der Kinderanästhesie

Inhalationsanästhetika

• rasches Anflutung von volatilen Anästhetika infolge hoher alveolärer Ventilation und niedriger FRC, zusätzlich **geringere Blutlöslichkeit** von Halothan beim NG (schnelleres Anfluten), jedoch **höhere MAC-Werte** (1,2 im 1.–6. Monat vs. 0,76 im 45. Lebensjahr)
• **Halothan** ist in der Kinderanästhesie das verbreiteste volatile Anästhetikum: geeignet zur Maskeneinleitungen
Halothanhepatitis ist bei Kindern absolute Rarität → dennoch möglichst Pause von 3 Monaten nach primärem Einsatz empfohlen, da die Halothanmetabolite noch bis zu 4 Wochen postoperativ nachweisbar sind

- absolute Kontraindikation für Halothananwendung: Maligne Hyperthermiedisposition, unklarer Ikterus und Fieber nach Halothananwendung
- **Cave:** simultane Adrenalinanwendung oder Versuch eine flache Halothannarkose nach endogener Katecholaminausschüttung durch Erhöhung der Halothankonzentration zu vertiefen → Arrhythmien infolge Sensibilisierung von Adrenorezeptoren!
- seit der Markteinführung des **Sevoflurans** ist ein weiteres für die Inhalationseinleitung in der Kinderanästhesie einsetzbares volatiles Anästhetikum vorhanden → angenehmer Geruch und schnelles Anfluten bei guter Anästhesiesteuerbarkeit.

 Merke:
die vorherige Lachgasapplikation führt zu einer Hyposmie bei den Kindern

Muskelrelaxanzien

- Unreife der neuromuskulären Übertragung bei NG und Säuglingen
- die maximale ACh-Freisetzung ist eingeschränkt (Fading bei 100 Hz-Tetanus auch ohne Relaxation!)
- erhöhte Empfindlichkeit gegenüber nichtdepolarisierenden Muskelrelaxanzien (ndMR)
- niedrigere Plasmaspiegel von ndMR infolge des größeren Verteilungsvolumen dieser Substanzen bei Anwendung der Erwachsenendosierung
  → Dosierung ndMR in mg/kg wie Erwachsene
- langsamere renale und hepatische Elimination (außer Succinylcholin und Atracurium)

 Anm:
eine Restrelaxierung ist fatal, da die Atmung beim NG sowieso erschwert ist

Opioide

- im 1. Lebensjahr mit Vorsicht verwenden!
- ausgeprägte Thoraxrigidität bei SG nach Opioidgabe (Opioidapplikation erst nach der Intubation und langsame Injektion, ggf Atropingabe vorab!)
- schwierige Beurteilung eines postoperativen Opioidüberhangs → obligates postoperatives Respirationsmonitoring und Pulsoximetrie!
- veränderte Pharmakokinetik bei NG: Clearance ↓, HWZ ↑ (wird durch intraabdominelle Op., sowie Erhöhung des intraabdominellen Drucks noch verstärkt)
- gestörte Blut-Hirn-Schranke bei SG < 3 Mo. führt infolge eines unreifen Atemzentrums zur erhöhten Apnoe-Inzidenz (bei SG > 3 Monate: Stoffwechselwege voll entwickelt, Plasmaspiegel fallen schnell ab)

Anm:
Auftreten von Entzugssymtomatik im Rahmen der Analgosedierung bei
Kindern (z. B. → 2-(10) µg/kg/h Fentanyl nach initialen Bolus von
5–10 µg/kg):
- bei Gesamtdosis von > 1,5 mg/kg oder kontinuierlicher Infusion über
  5 Tagen ist mit 50%iger Wahrscheinlichkeit mit einer Entzugssymptomatik zurechnen
- bei Gesamtdosis von > 2,5 mg/kg oder kontinuierlicher Infusion über
  9 Tagen lag die Wahrscheinlichkeit bei 100%

Injektionsanästhetika

- Unreife von Zielrezeptoren (GABA-Rezeptor bei Benzodiazepinen)
- altersspezifische Unterschiede bezüglich der Reaktion/Dosierung von Injektionsanästhetika
- verzögerte Elimination

Spezielle Situationen bei Kindern

Behandlung von Hypo-/Hyperglykämien

Symptomatische Hypoglykämie	Minibolus Dauerinfusion	200 mg/kg (1 ml G20%/kg) 10 mg/kg/min (1,5 ml G40%/kg/h)
Asymptomatische Hypoglykämie	Dauerinfusion	5–10 mg/kg/min (0,75–1,5 ml G40%/kg/h)
Therapieresistente Hypoglykämie	Glucagon	0,3 mg/kg i.m. (häufig Kinder diabet. Mütter)
Therapiebedürftige Hyperglykämie	Actrapid	0,1 E/kg i.v. regelmäßige BZ-Kontrollen

Behandlung von Hyperkaliämien

- 10% Calciumglukonat 10–20 mg/kg i.v. → Wirkdauer: 30–60 min oder
  Calciumchlorid 5 mg/kg
- Natriumbikarbonat 1–2 mmol/kg → Wirkdauer ca. 120 min
- Insulin 1 IE/kg → 1 IE Alt-Insulin + 3 g Glukose → verschiebt 1 mmol Kalium
  von extra- nach intrazellulär

Behandlung von postoperative Übelkeit und Erbrechen (PONV)

Altersabhängige Inzidenz

im 1. Lebensjahr	3%
2.–3. Lebensjahr:	4%
4.–6. Lebensjahr:	11%
7.–14. Lebensjahr:	20%

Prophylaxe/Therapie von PONV bei Kindern

Substanz	Anti-dopa-minerg	Anti-musca-rinerg	Anti-hista-minerg	Anti-seroto-ninerg	Dosierung mg/kg i.v.	Neben-wirkungen
DHB	+++	-	+	+	0,05–0,075	μ-Blockade Extrapyramidale NW
Metoclo-pramid	+++	-	+	++	0,1–0,25	Extrapyramidale NW Sedation
Dimen-hydrinat	+	++	++++	-	1,0 für rektal, 2–5 für intravenös	Sedation
Ondan-setron (ab 4. Lj.)	-	-	-	++++	0,06–0,12	Schwindel, Kopfschmerz

Fettgedruckte Medikamentendosierung wird zur besseren Effektivität empfohlen!

Schwerer Stridor post extubationem

- Anfeuchtung der Inspirationsluft
- ggf. Vernebelung von Epinephrin (MicroNefrin 2% 0,4 ml auf 3,6 ml 0,9% NaCl)
- ggf. Prednisolon (Solu-Decortin) 3 mg/kg i.v.
- ggf. Indometacin bei Kinder ab 2 Jahren (Amuno supp 50/100) 1–3 mg/kg/Tag verteilt auf 2–3 Gaben

Laryngospasmus

Ätiologie
- Irritationsstimulus vor allem bei simultaner flacher Narkose: In- und Extuba-tion, Einsetzen des Guedeltubus, der Magensonde, des Laryngoskops oder durch retiniertes Blut/Sekret sowie durch schmerzhafte periphere und vagale Stimuli

Klinik (je nach Verschlußgrad)
- Stridor und diaphragmale forcierte Atmung bis paradoxe Atembewegungen mit apikalen Thoraxeinziehungen

Therapie
- 100% O_2-Gabe über Maske, Freihalten der Atemwege ggf. leichte Kopfreklination oder Esmarch-Handgriff
- vorsichtige Maskenbeatmung (**Cave:** Magenaufblähung → FRC ↓ → Oxygenierung ↓)
- Beseitigung des mutmaßlich auslösenden Stimulus (vorsichtige Sekretabsaugung, Entfernung des Guedeltubus)
- Vermeidung schmerzhafter bzw. jeglicher chirurgischer Stimuli
- Vertiefung der Anästhesie mit Hilfe von kurzwirksamen i.v.-Anästhetika (Propofol, Etomidat)
- ggf. erneute Muskelrelaxation (Succinylcholin ≈ 0,2 mg/kg i.v.)
- ggf. Reintubation

Regionalanästhesie bei Kindern

Indikationen zur Regionalanästhesie

- Verdacht auf maligne Hyperthermie (MH)
- Neugeborene und Frühgeborene mit Tachykardie-Bardykardie-Syndrom
- obstruktive Veränderungen der oberen Luftwege (kraniofaciale Dysmorphien oder laryngeale Veränderungen)
- ggf. neurologische Erkrankungen

Vorteile der Regionalanästhesie

- gute postoperative Analgesie → hohe Patienten- bzw. Elternzufriedenheit
- keine notwendige Applikation von atemdepressiven Opioiden → vor allem bei ehemalige FG bis zur 60. Woche post conceptionem
- Reduktion des Anästhetikabedarfs bei Kombination der Allgemeinanästhesie mit Regionalverfahren
- geringere Inzidenz von Laryngo- u. Bronchospasmen
- geringere Inzidenz von postoperativer Übelkeit und Erbrechen (PONV)

Kontraindikationen

- Ablehnung durch die Eltern, unkooperatives Kind oder eingeschränkte geistige und psychische Reife
- Volumenmangel
- Gerinnungsstörungen

- allergische Reaktionen auf Lokalanästhetika (LA) oder **Konservierungsstoffen** (Paraben)
- Icterus neonatorum
  (Bilirubin verdrängt das LA aus der Eiweißbindung → erhöhte Konzentrationen an freien LA → Gefahr der LA-Intoxikation!)
- Einnahme von bestimmter Medikamente mit hoher Eiweißbindung und der Gefahr der Verdrängung der Aminoamidlokalanästhetika aus deren Proteinbindung (Begünstigung durch niedrige Blutproteinspiegel bis zum 6. Lebensmonat)
  - zu diesen Medikamenten zählen: Diazepam, Phenytoin, Cimetidin, Kalzium-antagonisten (plötzlicher Herztod bei Regionalanästhesien und simultaner Ca-Antagonistentherapie sind beschrieben!)
- Bakteriämie oder Sepsis
- foride, nichtabgeklärte neurologische Erkrankungen oder bei drohender Gefahr der Verschlechterung des Patientenzustandes (ICP-Erhöhung) unter/durch die Regionalanästhesie

Maximaldosen der Lokalanästhetika

Bupivacain	2,5 mg/kg bzw. 0,25 mg/kg/h bei Langzeitapplikation	
Lidocain	7 mg/kg	
Prilocain	7–10 mg/kg	geringe ZNS-Toxizität, hohe Clearance, aber erst nach den 3. Lebensmonat verwenden! → Met-Hb-Reduktase erreicht erst ab dem 4. Monate ihre volle Aktivität → Met-Hämoglobin wird vom Pulsoxymeter als O_2-Hb verkannt!

Anatomische Besonderheiten des Neugeborenen (NG) und Kleinkind (KK)

- Rückenmarkausdehnung
  - Ende des **Rückenmarks** beim NG in Höhe des 3. Lumbalwirbels (**L3**)
  - im **1. Lebensjahr** in Höhe **L2** (beim **Erwachsenen** in Höhe **L1**)
- Periduralraum
  - beim Säugling von gelatinöser Konsistenz → Periduralkatheter kann von kaudal bis thorakal vorgeschoben werden!
  - der Periduralraum verläuft beim Neugeborenen bis zum 4. Sakralwirbel
  - beim 1jährigen Kind bis zum 3. Sakralwirbel
- Liquormenge
  - NG und Säuglinge: 4 ml/kg
  - Kleinkinder: 3 ml/kg
  - Erwachsene: 2 ml/kg

Anm:
Die Verbindungslinie der beiden Beckenkämme schneidet die Wirbelsäule beim Erwachsenen in Höhe 4./5. Lendenwirbel,
beim Neugeborenen in Höhe der Oberkante des Os sacrum

Pharmakokinetische Besonderheiten bei NG und KK

- großes Verteilungsvolumen
- eingeschränkte Clearance des Lokalanästhetikums bis zum 2. Lebensjahr
- Sequestration von Lokalanästhetika durch die Lunge und das epidurale Fett →
  protektiver Effekt bezüglich einer LA-Intoxikation!

Technik der Regionalanästhesie

Spinalanästhesie

Indikation
- kurzdauernde Eingriffe (< 40 min) bis zu einem Anästhesieniveau von Th 10
- besonders bei ehemaligen Frühgeborenen

Methodik
- EMLA-Creme 45–60 min vorher auftragen
- Volumentherapie vor Punktion: 20 ml kristalloide Lösung i.v.
- Punktion im „Sitzen" (Helfer, der das NG/Säugling hält notwendig!)
- Punktionsort: L5/S1 (nicht höher als L4/L5)
- 25 G Spinalnadel
- keine Liquoraspiration → sonst fraglicher Anästhesieeffekt infolge Verdünnung
  der LA-Konzentration
- optimale Injektionsdauer sollte ≈ 20 s betragen → dann maximale Wirkdauer

---

Dosis: isobares Bupivacain 0,5%:
- < 5 kg: 0,2 ml/kg = 1 mg/kg (ggf. plus 0,1 ml)
                   für Konus u. Spritze je nach Set-Typ
- Kleinkinder: 0,1 ml/kg
- Größere Kinder: 0,05 ml/kg

Lumbale Periduralanästhesie

- Risiko neurologischer Schädigung nicht größer als bei Kaudalanästhesie!

Punktion
- Punktionsort: L5/S1 mit 45° Winkel nach kranial
- Spezialzugang: Busoni-Zugang = transsakraler S2/3 Zugang
- 19 G Tuohy-Nadel bei < 6 Jahren
- 18 G Tuohy-Nadel bei > 6 Jahren
- Loss-of-resistance-Technik mit 0,9%NaCl
- ▶ **Cave:** bei Injektion von größeren Luftmengen in den PDR sind neurologische Schäden beschrieben worden!

 Anm:
- Regel nach Busoni: Abstand Haut-Epiduralraum = 10 mm + (Alter × 2) oder 1 mm/kg
- evtl. Herauslaufen des LA an der Kathetereintrittsstelle bei SG und KK mit Katheter-PDA aufgrund eines lockeren Bindegewebes

---

Dosis: intraop.:
- Bupivacain 0,25% isobar mit Adrenalin
  0,5–0,75 ml/kg

postop.:
- Bupivacain 0,125% isobar
  1 ml/Lebensjahr/h als Dauerinfusion oder
- Bupivacain 0,25% isobar
  0,1–0,2 ml/kg/h
  max. 0,5 mg/kg/h Bupivacain 0,25%

thorakal.:
- Bupivacain 0,125% isobar mit Adrenalin
  0,2 ml/kg

ggf. plus epidurale Opioid- oder Clomidingabe
→ dann obligate 24h-Überwachung der Respiration!

 Anm:
- kein postpunktioneller Kopfschmerz bis zum Pubertätsalter
- keine Hypotension bei SPA oder PDA bis zum 8. Lebensjahr

Kaudalanästhesie/Sakralblock

Indikation
- anorektale, vaginale Eingriffe, sowie Eingriffe unterhalb des Nabels bei Kindern mit einem Körpergewicht zwischen 6–25-(30) Kilogramm
- Vorteil: ruhige Aufwachphase infolge Schmerzfreiheit → verbesserte Wundheilung

Punktion
- steriles Lochtuch, sterile Handschuhe + ausgiebige Hautdesinfektion
- stumpfe Kaudalnadeln (22 bis 20G)
- Punktion des Periduralraumes über den Hiatus sacralis nach Passage der lig. sacrococcygeum (Klick-Phänomen) → aufgrund des lockerem Gewebe im PDR kann von einer guten Ausbreitung bis zu thorakalen Segmenten ausgegangen werden.
- "simple shot" oder Kathetertechnik

Dosis: zur Supplementierung einer Allgemeinanästhesie:
Bupivacain 0,175%–0,25% → je nach Anästhesieausbreitung:
- **bis L1:** 0,8 ml/kg
- **bis Th10:** 1 ml/kg (z. B. für Leistenhernien-Operation)
- **bis Th4–6:** 1,2 ml/kg
Injektionsgeschwindigkeit: 1 ml LA-Lösung/Sekunde

 Anm:
Höher konzentrierte LA-Lösungen (z. B. 0,25%iges Bupivacain) führen häufiger zur motorischen Blockaden → wird von Kindern als beängstigend empfunden!

Komplikationen
(insgesamt sehr gering; n. Gunter bei mehr als 150000 Kaudalanästhesien:
Ø Todesfall, Ø epidurales Hämatom, Ø epidurale Infektion)
- hohe Spinalanästhesie bei versehentlicher Duraperforation
- intraossäre Applikation des LA bei Nadelposition unter dem Periost mit schnellem Anfluten des Lokalanästhetikums im Blut → Krampfanfall!
- Perforation des Rektums
- weitere Komplikationen wie bei der Periduralanästhesie (intraossäre Resorption ≈ intravasal) → Beeinflussung der Motorik und des Wasserlassens

Peniswurzelblock

Indikation
- postop. Schmerztherapie für Eingriffe am Penis, z. B. Circumcision

Punktion
- beidseitige Infiltration nach Passage der Buck-Fascie (Widerstandsverlust) und Knochenkontakt mit der Symphyse
- stumpfe 25-G-Nadel

> **Dosis: Kleinkinder:**
> - 1–3 ml (0,2 ml/kg) Bupivacain 0,25% ohne Adrenalin
>
> **Neugeborene:**
> - 0,8–1,0 ml Lidocain 1%

Axilläre Plexusblockade

Punktion
- Aufsuchen des Plexus axillaris mit Hilfe der Nervenstimulation und positiver Reizantwort bei 0,3–0,5 mA Stromstärke

> **Dosis:**
> - Gesamtvolumen abhängig von Alter und Körpergröße
> - Bupivacain 0,5% isobar oder
> - Lidocain 1% oder
> - Prilocain 1%:
>   jeweils 0,5–0,75 ml/kg

Abhängigkeit der Lokalanästhetikamenge bei der axillären Plexusanästhesie vom Alter bzw. Körpergröße

Alter	Volumen (ml)	Volumen (ml)
0–4 Jahre	Größe (in cm) : 12	(75 + Alter × 6) : 12
5–8 Jahre	Größe (in cm) : 10	(75 + Alter × 6) : 10
9–16 Jahre	Größe (in cm) : 7	(75 + Alter × 6) : 7

Intravenöse Regionalanästhesie

- Bier'scher Block

> **Dosis:**
> - Prilocain 0,5% + Natriumbikarbonat 8,4%/10 ml:
>   0,75 ml/kg (≈ 3–4 mg/kg)
>   ▶ Prilocain-Kontraindikationen beachten!

17 Anästhesie in der Hals-Nasen-Ohrenheilkunde

Vorbemerkungen/Grundsätze

- bei Patienten mit Gefährdung der Atemwege (z. B. Tumoren, Schlaf-Apnoe-Syndrom) keine oder nur leichte Sedierung
- evtl. **Prämedikation** mit Atropin 0,25–0,5 mg oder Glykopyrronium (Robinul) 0,1–0,2 mg zur Speichesekretionshemmung (z. B. bei direkter Laryngoskopie/Ösophagoskopie)
- grundsätzlich sind alle **Narkosetechniken** möglich:
  - balancierte Anästhesie
  - TIVA mit Propofol- und Alfentanil-/Remifentanil-Perfusor
  - modifizierte Neuroleptanästhesie (NLA), nur bei großen langen Eingriffen mit postoperativer Überwachung auf Intensivstation
- bei fast allen Eingriffe evtl. Infiltration von Lokalanästhetikum mit Adrenalinzusatz (1:200000 = 5 µg/ml) → **Cave:** Halothan sensibilisiert Myokard gegenüber Katecholamine und Theophyllin → Rhythmusstörungen
- zur **Relaxierung** eignen sich v.a. kürzer wirkende nichtdepolarisierende Muskelrelaxanzien (ndMR) besonders (z. B. Mivacurium, Atracurium, Vecuronium)
- **häufig schwierige Intubationen** (Tumoren, Vorbestrahlung, Abszesse, Weichteilschwellungen etc.)
  HNO-Spiegelbefund in Krankenakte ansehen, ggf. Rücksprache mit Operateur, evtl. bronchoskopische Wachintubation oder in Tracheotomiebereitschaft
- besonders gute **Tubusfixierung**, da hinterher nicht mehr zugänglich
- nach Umlagerungen Tubuslage durch Auskultation immer erneut überprüfen
- bei allen Eingriffen in Nase, Rachen, Larynx und Trachea **Extubation erst wenn Schutzreflexe** vorhanden sind (Entfernung der Rachentamponade nicht vergessen), anschließend stabile Seitenlagerung

Besonderheiten bei speziellen Eingriffen

Ohr-Op. (Tympanoplastik, Stapesplastik, Cholestheatom)

- mögliche Narkosetechniken:
  - TIVA mit Propofol- und Alfentanil-/Remifentanil-Perfusor
  - balancierte Anästhesie

▶ **Cave:**
- Lachgas bei Trommelfellverschluß/Tympanoplastik. Lachgas mindestens 15–20 min vor Trommelfellverschluß abstellen, da Lachgas schneller in das Mittelohr diffundiert, als Stickstoff herausströmt
- evtl. kontrollierte Hypotension, da blutarmes Op.-Gebiet erwünscht ist
- Kopfverband am Op.-Ende (bei Narkoseführung berücksichtigen)

„Kleine" Ohr-Op. (Paracentese, Paukenröhrchen)

- sehr kurzer Eingriff, auch in Maskennarkose oder Larynxmaske möglich
- häufig jedoch Kinder mit chronischem Infekt und oft nicht im infektfreien Intervall zu operieren
- im Zweifelsfall immer Intubationsnarkose
- mögliche Narkosetechniken:
  - balancierte Anästhesie mit kleinen Dosen von Opioiden (z. B. Alfentanil)
  - TIVA mit Propofol- und Alfentanil-/Remifentanil-Perfusor
- zur Relaxierung kurz wirkendes ndMR, wie Mivacurium (Mivacron), bes. geeignet

Adenotomie (AT), Tonsillektomie (TE)

- RAE oder Woodbridge-Tubus (Tubusfixierung an Unterkiefer Mitte)
- **Cave:** Abknicken oder Dislokation des Tubus durch Operateur (einseitige Intubation, akzidentelle Extubation) möglich
- mögliche Narkosetechniken:
  - balancierte Anästhesie mit kleinen Dosen von Opioiden (z. B. Alfentanil)
  - TIVA mit Propofol- und Alfentanil-/Remifentanil-Perfusor
- zur Relaxierung kurz wirkendes ndMR, wie Mivacurium (Mivacron), bes. geeignet
- Nachblutung und Verlegung der Atemwege häufigste postoperative Komplikation in den ersten Stunden

Tonsillen-, Pharyxabszeß („heiße TE")

- Atemwegsverlegung durch Abszeß (schwierige Intubation möglich, **HNO-Spiegelbefund**, ggf. Rücksprache mit Operateur)
- Aufbrechen des Abszesses bei Intubation und Eiteraspiration vermeiden (bei großen Abszessen ggf. vor Narkoseeinleitung Nadelaspiration des Abszesses)
- weiters s. AT, TE

Nasenbluten (Epistaxis), Nachblutung nach AT, TE

- Patienten sind nicht nüchtern (durch verschlucktes Blut)
  ⇒ Magensonde, Rapid sequence induction
- evtl. erschwerte Intubation durch Blutkoagel oder frische Blutung

- Absaugung bereithalten
- evtl. erhebliche Hypovolämie

Kieferhöhlen-, Siebbein-, Stirnhöhlenausräumung (Pansinus-Op.) Nasen-Op. (Septumplastik, funktionelle Rhinoplastik)

- evtl. Einspritzen von Adrenalin → **Cave:** Halothan
- **Rachentamponade** bei allen endonasalen Eingriffen!
- mögliche Narkosetechniken:
  - balancierte Anästhesie
  - TIVA mit Propofol- und Alfentanil-/Remifentanil-Perfusor
- evtl. kontrollierte Hypotension, um den Blutverlust zu reduzieren
- wegen Nasentamponade Atmung nur über den Mund möglich, daher postoperativ erhöhte Aufmerksamkeit bei Überwachung der Atmung
- **bei Siebbeinausräumung keine Augensalbe** (Okulomotorius Überprüfung intraoperativ)
- bei kosmetischen Nasenoperatioenen (funktioneller Rhinoplastik) evtl. RAE Tubus und über Unterkiefermitte ausleiten, damit die Nase nicht verzogen wird

Uvulopalatopharyngoplastik (UPPP)

- habituelle Schnarcher sind gehäuft Patienten mit Schlaf-Apnoe-Syndrom, daher nur leichte oder keine präoperative Sedierung
- häufig schwierige Intubation (kurzer Hals, Adipositas,...)
- RAE oder Woodbridge-Tubus (ID = 7,0)
- mögliche Narkosetechniken:
  - balancierte Anästhesie
  - TIVA mit Propofol- und Alfentanil-/Remifentanil-Perfusor

Parotidektomie (Glandula parotis)

- mögliche Narkosetechniken:
  - balancierte Anästhesie
  - TIVA mit Propofol- und Alfentanil-/Remifentanil-Perfusor
- nur kurz anhaltende Relaxierung zur Intubation, → intraoperativ Überprüfung des N. facialis

Direkte Laryngoskopie, Ösophagoskopie

- evtl. Atropin oder Glykopyrronium zur Prämedikation
- **häufig schwierige Intubationen** (Tumoren, Vorbestrahlung, Abszesse, Weichteilschwellungen, etc.)

HNO-Spiegelbefund in Krankenakte ansehen, ggf. Rücksprache mit Operateur
evtl. bronchoskopische Wachintubation oder in Tracheotomiebereitschaft
- kleiner Woodbridge-Tubus (ID = 6,5)
- **Cave:** Abknicken oder Dislokation des Tubus durch Operateur (einseitige Intubation, akzidentelle Extubation) möglich
- mögliche Narkosetechniken:
  - balancierte Anästhesie
  - TIVA mit Propofol- und Alfentanil-/Remifentanil-Perfusor
- kardiovaskuläre Reaktionen durch Manipulation am Larynx (RR ↑, Tachykardie, Herzrhythmusstörungen) begünstigt durch flache Narkose und Hyperkapnie (Hypoxämie)
- Ödemprophylaxe z. B. mit Dexamethason (Fortecortin) 4–8 mg

Fremdkörperentferung

- evtl. Atropin oder Glykopyrronium zur Prämedikation, keine oder nur leichte
  Sedierung
- **sorgfältige Oberflächenanästhesie** des Larynx mit Oxybuprocain
  (Novesine 1%) oder Lidocain (Xylocain Pumpspray)
- **mehrere Tubusgrößen** müssen vorhanden sein
- mögliche Narkosetechniken:
  - balancierte Anästhesie
  - TIVA mit Propofol- und Alfentanil-/Remifentanil-Perfusor
- kardiovaskuläre Reaktionen durch Manipulation am Larynx (RR ↑, Tachykardie, Herzrhythmusstörungen) begünstigt durch flache Narkose und Hyperkapnie (Hypoxämie)
- evtl. Ödemprophylaxe z. B. mit Dexamethason (Fortecortin) 4–8 mg

Laryngektomie, Neck Dissection

- **häufig schwierige Intubationen** (Tumoren, Vorbestrahlung, Abszesse, Weichteilschwellungen, etc.)
  HNO-Spiegelbefund in Krankenakte ansehen, ggf. Rücksprache mit Operateur
  evtl. bronchoskopische Wachintubation oder in Tracheotomiebereitschaft
- lange Op.-Dauer und größere Blutverluste möglich
- erweitertes Monitoring (Arterie, ZVK, DK, MS, großlumiger venöser Zugang,
  Temperatursonde)
- mögliche Narkosetechniken:
  - modifizierte Neuroleptanästhesie mit postoperativer Überwachung auf
    Intensivstation und ggf. Nachbeatmung
  - balancierte Anästhesie
- auf Umintubation nach Tracheotomie vorbereiten
- bei pectoralis oder fore-arm flap auf Durchblutungsstörungen achten
- zur Prophylaxe von Weichteilschwellungen häufig Gabe von Kortikosteroiden

Laryngeale Laserchirurgie

- evtl. Atropin oder Glykopyrronium zur Prämedikation
- Entzündungsgefahr (0,4–1,5%)
- Tubuswahl:
  - bei Eingriffen < 30 min: Woodbridge-Tubus (ID = 6,5) mit Alufolie umwikkeln (**Cave:** Reflexion der Laserstrahlen möglich)
  - bei Eingriffen > 30 min: Rüsch-Laser-Tubus (sehr teuer)
- tiefe Intubation und sorgfältige Cuffblockung
- Augensalbe, Augen des Patienten abkleben und mit feuchtem Tuch abdecken (Schutzbrille für Personal)
- Ödemprophylaxe z. B. mit Dexamethason (Fortecortin) 4–8 mg (stets auf Schwellung der Atemwege achten)
- bei Tubusbrand Gefahr des Inhalationstraumas
- mögliche Narkosetechniken möglichst ohne Lachgas:
  - balancierte Anästhesie
  - TIVA mit Propofol- und Alfentanil-/Remifentanil-Perfusor
- ▶ O_2-Konzentration so gering wie möglich halten (↑ Brandgefahr)
- Wasser zum löschen bereithalten

Tracheotomie

- **Cave:** Cuffverletzung durch Operateur (Cuff über Schnittstelle schieben, manuelle Beatmung)
- auf Umintubation nach Tracheotomie vorbereiten (Schläuche, Spiraltubus bzw. Trachealkanüle)
- weiteres s. Beatmung

Vorbemerkungen/Grundsätze

- **häufig schwierige Intubation** (Tumoren, Vorbestrahlung, Abszesse, Weichteilschwellungen, Mißbildungen etc.)
  Untersuchungsbefund in Krankenakte ansehen, ggf. Rücksprache mit Operateur, evtl. bronchoskopische Wachintubation oder in Tracheotomiebereitschaft
- Kieferklemme
  - reflektorisch bei schmerzhaften Abszessen
    (nach Analgesie und Relaxierung wird diese meist gelöst)
  - mechanisch nach Entzündungen, bei Tumoren und nach Radiatio (normale Intubation u. U. unmöglich → bronchoskopische Wachintubation)
- **häufig nasale Intubation** notwendig und Ausleitung über Stirn (RAE Tubus), dabei ist auf eine sorgfältige Fixierung zu achten (Abknicken, Druckstellen vermeiden)

> **Cave:** keine nasale Intubation bei schwerem Mittelgesichtstrauma (Liquorfistel)

- grundsätzlich sind alle **Narkosetechniken** möglich,
  - bei kurzen Eingriffen meist balancierte Anästhesie oder TIVA sinnvoll,
  - modifizierte Neuroleptanästhesie nur bei großen langen Eingriffen mit postoperativer Überwachung auf Intensivstation
  - kleine Eingriffe häufig in Lokalanästhesie mit Stand by oder Analgosedierung
- evtl. Infiltration von Lokalanästhetika mit Adrenalinzusatz (s. HNO)
- zur **Relaxierung** eignen sich kürzer wirkende Muskelrelaxanzien besonders (z. B. Mivacurium, Atracurium, Vecuronium)
- besonders gute **Tubusfixierung**, da hinterher nicht mehr zugängig
- nach Umlagerungen Tubuslage durch Auskultation immer erneut überprüfen
- bei allen enoralen Eingriffen und bei **intermaxillärer Verdrahtung Extubation erst wenn Schutzreflexe** vorhanden sind. **Drahtschere** muß immer beim Patienten **griffbereit** sein (Entfernung der Rachentamponade nicht vergessen)

Besonderheiten bei speziellen Eingriffen

Zahnsanierung

- oft ambulante Eingriffe und geistig behinderte Kinder → entsprechende Narkosevorbereitung, -führung. Eine postoperative Überwachung und Betreuung muß gewährleistet sein
- mögliche Narkosetechniken:
  - balancierte Anästhesie
  - TIVA mit Propofol- und Alfentanil-/Remifentanil-Perfusor
- Rachentamponade
- **Extubation erst wenn Schutzreflexe** vorhanden sind (Entfernung der Rachentamponade nicht vergessen)

Zystektomie (Ober- oder Unterkiefer)

- mögliche Narkosetechniken:
  - balancierte Anästhesie
  - TIVA mit Propofol- und Alfentanil-/Remifentanil-Perfusor
- Rachentamponade

Abszeß/Phlegmone im Mundboden-, Kiefer- Wangen- oder Halsbereich

- schwierige Intubation möglich, **Untersuchungsbefund** ansehen ggf. Rücksprache mit Operateur
- Aufbrechen des Abszesses bei Intubation und Eiteraspiration vermeiden
- Kieferklemme
  - reflektorisch bei schmerzhaften Abszessen
    (nach Analgesie und Relaxierung wird diese meist gelöst)
  - mechanisch nach Entzündungen, bei Tumoren und nach Radiatio (normale Intubation u. U. unmöglich → bronchoskopische Wachintubation)
- mögliche Narkosetechniken:
  - balancierte Anästhesie
  - TIVA mit Propofol- und Alfentanil-/Remifentanil-Perfusor
  - kleinere Abszesse auch in Lokalanästhesie und Analgosedierung möglich

Kieferorthopädische Eingriffe (frontobasales Advancement)

- Dysgnathien (Progenie, Retrogenie, Mikrogenie, Prognathie) mit sagitaler Unterkieferspaltung, Segmentosteotomie oder Le Fort I-III Osteotomie und Plattenosteosynthese oder Knochenspantransplantation
- Intubation nach Absprache mit Operateur (nasal, oral)

- mögliche Narkosetechniken:
  - balancierte Anästhesie
  - TIVA mit Propofol- und Alfentanil-/Remifentanil-Perfusor
- erweitertes Monitoring (Arterie, ZVK, DK, MS, Temperatursonde, großlumiger venöser Zugang)
- lange Op.-Dauer und größere Blutverluste möglich

Mittelgesichtsfrakturen, Kieferfrakturen

- bei Kieferfrakturen evtl. erschwerte Intubation und Maskenbeatmung (bronchoskopische Intubation bereithalten, ggf. in Tracheotomiebereitschaft)
- nasale Intubation, bes. wenn intermaxilläre Verdrahtung notwendig
- bei **Verdacht auf frontobasale Schädelfraktur keine nasale Intubation!** (bei Schädelbasisfraktur und notwendiger intermaxillärer Drahtfixation ist eine Tracheotomie erforderlich!)
- ▶ **Cave:** ebenso keine nasale Magen- oder Temperatursonde!
- mögliche Narkosetechniken:
  - balancierte Anästhesie
  - TIVA mit Propofol- und Alfentanil-/Remifentanil-Perfusor
- bei allen enoralen Eingriffen und bei **intermaxillärer Verdrahtung Extubation erst wenn Schutzreflexe** vorhanden sind. **Drahtschere** muß immer beim Patienten **griffbereit** sein (Entfernung der Rachentamponade nicht vergessen)

Kraniofaziale Op.
(Lippen-Kiefer-Gaumenspalte, Pierre-Robin-Syndrom)

- bei Pierre-Robin-Syndrom häufig schwierige Intubation
- ein- oder mehrzeitiger plastischer Verschluß
  - Abguß für Trinkplatte im Säuglingsalter (Stand by)
  - einseitiger Spaltenverschluß mit 4–6 Monaten
  - harter und weicher Gaumen mit 2–3 Jahren
  - Velopharyngoplastik mit 5–6 Jahren
- Woodbridge-Tubus (Tubusfixierung an Unterkiefer Mitte)
- mögliche Narkosetechniken:
  - modifizierte Neuroleptanästhesie
  - balancierte Anästhesie
- erweitertes Monitoring (Arterie, DK, MS, großlumiger venöser Zugang, Temperatursonde, evtl. ZVK)

Tumoren im Kiefer-Gesichtsbereich

- **häufig schwierige Intubationen** (Tumoren, Vorbestrahlung, Abszesse, Weichteilschwellungen, Mißbildungen etc.)

Untersuchungsbefund in Krankenakte ansehen, ggf. Rücksprache mit Operateur evtl. bronchoskopische Wachintubation oder in Tracheotomiebereitschaft
- Kieferklemme
  - reflektorisch bei schmerzhaften Abszessen
    (nach Analgesie und Relaxierung wird diese meist gelöst)
  - mechanisch nach Entzündungen, bei Tumoren und nach Radiatio
    (normale Intubation u. U. unmöglich → bronchoskopische Wachintubation)
- **häufig nasale Intubation** notwendig und Ausleitung über Stirn (RAE Tubus), dabei ist auf eine sorgfältige Fixierung zu achten (Abknicken, Druckstellen vermeiden)
- besonders gute **Tubusfixierung**, da hinterher nicht mehr zugängig
- nach Umlagerungen Tubuslage durch Auskultation immer erneut überprüfen
- mögliche Narkosetechniken:
  - modifizierte Neuroleptanästhesie mit postoperativer Überwachung auf Intensivstation und ggf. Nachbeatmung
  - balancierte Anästhesie
- erweitertes Monitoring (Arterie, ZVK, DK, MS, großlumiger venöser Zugang, Temperatursonde)
- lange Op.-Dauer und größere Blutverluste möglich
- bei pectoralis oder fore-arm flap auf Durchblutungsstörungen achten
- zur Prophylaxe von Weichteilschwellungen häufig Kortikoidgabe
- ggf. auf Umintubation nach Tracheotomie vorbereiten

19 Anästhesie in der Augenheilkunde

Vorbemerkungen/Grundsätze

- sehr häufig alte Patienten mit entsprechenden Vor-, Begleiterkrankungen: die Patienten sind häufig Hypertoniker, relativ hypovolämisch und haben eine eingeschränkte kardiale Funktion (vermindertes HZV mit entsprechend längerer Kreislaufzeit) → vorsichtige Dosierung der Hypnotika, besonders bei der Narkoseeinleitung
- auch häufig Kinder zu diagnostischen Eingriffen oder Schiel-Operationen
- oft kurze Eingriffe, auch in **Larynxmaske** möglich, da jedoch in der Regel intraoperativ die Atemwege nicht mehr zugängig sind, ist im Zweifelsfall (z. B. Op. am offenen Auge, schlechte Lungencompliance, extreme Adipositas,....) immer eine **Intubationsnarkose** vorzuziehen und in jedem Fall auf eine gute Larynxmasken-, Tubusfixierung zu achten.
  (Maskennarkose nur bei diagnostischen Untersuchungen, die jederzeit den Zugang zu den Atemwegen erlauben)
- eine besondere Herausforderung an den Anästhesisten stellt auch die Narkoseführung dar. Einerseits ist eine tiefe Narkose erwünscht, da sich der Patient, gerade bei Operationen am offenen Auge, nicht bewegen darf, andererseits handelt es sich um meist schmerzarme Eingriffe. Dies erschwert die Nakosesteuerung besonders bei alten Patienten mit Hypovolämie. Die Opioidgabe sollte niedrig dosiert erfolgen, um eine postoperative Atemdepression zu vermeiden. Intraoperative Blutdruckabfälle werden primär mit Vasopressoren (z.B. Etilefrin) und nicht mit Volumen therapiert
- mögliche Narkosetechniken:
  - balancierte Anästhesie mit kleinen Dosen von Opioiden (z. B. Alfentanil)
  - TIVA mit Propofol- und Alfentanil-/Remifentanil-Perfusor
  - häufig auch Eingriffe in Lokalanästhesie mit Stand by
- zur **Relaxierung** eignen sich besonders kürzer wirkende nichtdepolarisierende Muskelrelaxanzien (z. B. Mivacurium, Atracurium, Vecuronium); bei Op. am offenen Auge bevorzugen einige Zentren eine Vollrelaxierung (Ø Succinylcholin bei Glaukom oder perforierender Augenverletzung)
- ▶ Beachte die **Beeinflussung des intraoklaren Druckes**
- mit Auftreten des **okulo-kardialen Reflexes** muß gerechnet werden
- auch bei Glaukom ist die Atropingabe niedriger Dosierung durchaus möglich, sobald das Glaukom lokal gut eingestellt ist
- schonende Extubation unter Vermeiden von Husten und Pressen

Okulokardialer Reflex

- Auslösung durch Zug an Augenmuskeln oder Druck auf das Auge (bes. häufig bei Schiel-Op.)
- Trigemino-(ophthalmico)vagaler Reflex mit bradykarden Herzrhythmusstörungen → AV-Bock → Asystolie
- Therapie: Unterbrechung des chirurgischen Reizes, evtl. Atropin

Intraokularer Druck (IOD ≈ 14–20 mmHg) und Narkose

Erhöhung des IOD	Erniedrigung des IOD

• Intubation
• Succinylcholin
• Ketamin
• Husten, Pressen, Erbrechen
• zu flache Narkose
• PEEP-Beatmung
• Anstieg des ZVD
• Hypoventilation ($pCO_2\uparrow$)
• arterielle Hypertonie
• venöse Abflußbehinderung
  im Kopfbereich
	• Sedativa, Tranquilizer
	• Barbiturate
	• Propofol
	• Etomidat (Cave: Myoklonien → IOP $\uparrow$)
	• DHB
	• Inhalationsanästhetika (dosisabhängig)
	• nichtdepolarisierende Muskelrelaxanzien
	• hyperbare Oxygenierung
	• Hyperventilation ($pCO_2\downarrow$)
	• Osmodiuretika
	• Carboanhydrasehemmer:
	  Azetazolamid (Diamox)
	• Oberkörperhochlagerung

Besonderheiten bei speziellen Eingriffen

Katarakt, Vitrektomie

(extra-, intakapsuläre Kattaraktextraktion oder Phakoemulsifikation)
- Op. am teilweise offenen Auge
- mögliche Narkosetechniken:
  - balancierte Anästhesie mit kleinen Dosen von Opioiden (z. B. Alfentanil)
  - TIVA mit Propofol- und Alfentanil-/Remifentanil-Perfusor

Keratoplastik (KPL)

- Op. am offenen Auge
- gerade bei Operationen am offenen Auge, darf sich der Patient nicht bewegen, Augendruckanstiege intraoperativ sind unbedingt zu vermeiden, ebenso intraoperative Blutdruckanstiege, da eine Protusion von Augeninhalt zum Verlust des Auges führen kann
- ggf. kontrollierte Hypotension

- mögliche Narkosetechniken:
  - balancierte Anästhesie mit kleinen Dosen von Opioiden (z. B. Alfentanil)
  - TIVA mit Propofol- und Alfentanil-/Remifentanil-Perfusor
- zur **Relaxierung** eignen sich besonders kürzer wirkende nichtdepolarisierende Muskelrelaxanzien (z. B. Mivacurium, Atracurium, Vecuronium)
  bei Op. am offenen Auge bevorzugen einige Zentren eine Vollrelaxierung bis zur Bindehautnaht

Glaukom-Op.

- Augeninnendruckanstiege unbedingt vermeiden

Amotio-Op., Cerclage, Plombe

- oft länger dauernde Eingriffe, daher eher Intubationsnarkose
- ▶ **Cave:** Lachgas, wenn Gasblase in den Glaskörper eingebracht wird

Tränengangsspülung, Dacrocystorhinostomie

- kurzer Eingriff bei kleinen Kindern
  (Sondierung des Tränennasengangs, aber auch Spülung oder Rekonstruktion)
- Larynxmaske stellt einen Kompromiß zwischen möglicher Maskennarkose und Intubationsnarkose dar, bietet jedoch keinen sicheren Aspirationsschutz (im Zweifelsfall immer intubieren!)

Perforierende Augenverletzung

- Augendruckanstiege sind unbedingt zu vermeiden (Gefahr von Glaskörperaustritt → Visusverlust)
- mögliche Narkosetechniken:
  - balancierte Anästhesie mit kleinen Dosen von Opioiden (z. B. Alfentanil)
  - TIVA mit Propofol- und Alfentanil-/Remifentanil-Perfusor
- zur Relaxierung kurz wirkendes ndMR, wie Mivacurium (Mivacron) besonders geeignet, Ø Succinylcholin

Enukleation

- keine anästhesiologischen Besonderheiten

Strabismus

- meist Kinder
- mögliche Narkosetechniken:
  - balancierte Anästhesie mit kleinen Dosen von Opioiden (z. B. Alfentanil)
  - TIVA mit Propofol- und Alfentanil-/Remifentanil-Perfusor
- oft kurze Eingriffe an den Augenmuskeln, die sehr gut mit **Larynxmaske** möglich sind, da jedoch in der Regel intraoperativ die Atemwege nicht mehr zugängig sind ist in jedem Fall auf eine gute Larynxmaskenfixierung zu achten. Eine Relaxierung ist bei der Larynxmaske nicht notwendig
- ▶ **Cave:** möglichst kein Succinylcholin:
  - gehäuftes Auftreten von Bradykardien durch Succinylcholingabe
  - gehäuftes Vorkommen einer Malignen Hyperthermie bei Schielkindern (10 × häufiger)
- Monitoring: Kapnometrie, Temperatursonde ist obligat
- häufig Auftreten des okulo-kardialen Reflexes

Diagnostische Augenuntersuchung in Narkose

- meist kleine oder behinderte Kinder
- Larynxmaske oder Intubationsnarkose,
  Maskennarkose nur bei kurzen Eingriffen, falls jederzeit der Zugang zu den Atemwegen möglich ist (Absprache mit dem Operateur)
  Cave: bei Untersuchung des Tränennasengangs auch Spülung möglich
- mögliche Narkosetechniken:
  - balancierte Anästhesie mit kleinen Dosen von Opioiden (z. B. Alfentanil)
  - TIVA mit Propofol- und Alfentanil-/Remifentanil-Perfusor
- wegen Augeninnendruckmessung kein Succinylcholin oder Ketamin

20 Anästhesie in der Traumatologie und Orthopädie

Vorbemerkungen/Grundsätze

Patientenkollektiv
- meist ältere Patienten mit zusätzlichen Begleiterkrankungen
  → großzügiger Einsatz von erweitertem intraoperativen hämodynamischen Monitoring (insbesondere invasive Druckmessung)

Anästhesieverfahren
Grundsätzlich sind alle **Narkosetechniken** möglich:
- balancierte Anästhesie mit Opioiden, volatilen Anästhetika und kurz wirksamen nichtdepolarisierenden Muskelrelaxanzien (z. B. Atracurium, Cis-atracurium, Vecuronium, Mivacurium)
- total intravenöse Anästhesie (TIVA) mit Propofol (Disoprivan/Klimofol) und Alfentanil (Rapifen)- oder Remifentanil (Ultiva)-Perfusor
- modifizierte Neuroleptanästhesie (NLA) → nur bei längeren Eingriffen mit postoperativer Überwachung auf Intensivstation
- bei Eingriffen an der unteren Extremität auch häufig **Regionalanästhesien** möglich (SPA > PDA) → **gute Muskelrelaxation**, die bei vielen Eingriffen erwünscht ist
- im Bereich der Handschirurgie Plexusanästhesien (s. Regionalanästhesie)
- oder Kombinationsanästhesien (balancierte Anästhesie + Periduralanästhesie, z. B. bei sehr schmerzhaften Kniegelenkseingriffen)

Operationsverfahren
- Operationen, die mit erhöhtem Blutverlust in kurzer Zeit einhergehen (z. B. Prothesenwechsel, Skoliose-Operationen, Patienten mit Osteoitis)
- Operationen mit der Gefahr der hämodynamischen Dekompensation infolge Palakos-Reaktion
- Operationen, die mit der Gefahr von neurologischen Komplikationen einhergehen (Skoliose-Operationen und Operationen an der Wirbelsäule)

→ großlumige periphere Gefäßzugänge, Anwendung perioperativer fremdblutsparender Maßnahmen, einschließlich Eigenblutspende, erweitertes invasives Monitoring, ggf. Überwachung der Rückenmarkbahnen mittels SSEP

Besonderheiten bei speziellen Eingriffen

Totale Endoprothese (TEP)

Palakos-Reaktion

Einbringen von Knochenzement aus **Polymethylacrylat** → Gefahr von Blutdruck-abfall, Tachykardie und Abfall der O_2-Sättigung

Als Ursache wird angenommen:
- eine Depression der Myokardleistung durch allergoid-toxische Reaktion auf eingeschwemmte Monomerpartikel des Knochenzementes
- Mikroembolien in die Lunge durch Knochenmarkreste mit Fettpartikeln, welche beim Einbringen der Prothese durch den Druck in die offenen Gefäßsinus gepreßt werden
- pulmonale (Mikro-)Luftembolien
- allergische Reaktionen durch vasoaktive Substanzen wie z. B. Histamin
- ▶ **Anm:** die Palakosreaktion kann sich auch erst später (z. B. im AWR) manifestieren! O_2-Gabe über 24 h empfohlen

Prophylaxe der Palakosreaktion
- da die Knochenzement**monomere** größtenteils für die Palakosreaktion verantwortlich gemacht werden, sollte der Knochenzement erst nach Polymerisierung in den Knochenmarkhöhle einbracht werden! (frühestens 2–3 min nach Durchmischung der Teilkomponenten)
- die Knochenhöhle sollte durch eine Drainage oder ein distales Bohrloch entlüftet werden
- eine ausgeglichene Volumenbilanz, respiratorische und hämodynamische Stabilität vor Einbringen des Knochenzement sollte vorliegen → Beatmung mit 100% Sauerstoff während der Zementeinbringung empfohlen!

Therapie der Palakos-Reaktion
- primär assistierte Beatmung mit Maske unter Regionalanästhesie oder kontrollierte mechanische Ventilation mit **100% Sauerstoff** je nach Ausprägung der Palakosreaktion
- angepaßte fraktionierte Vasopressoren- und Volumengabe
- ggf. Adrenalinbolusgaben (z. B. 100 µg-weise)
- ggf. Dopamin über Perfusor

Blutverlust

Infolge der Eröffnung großer Markhöhlen kann es zu hämodynamisch bedeutsamen Blutverlusten kommen (Cave: bei Patienten mit kardialem Risikoprofil oder reduziertem Allgemeinzustand) → Monitoring von zentralem Venendruck (ZVD), Diurese und invasivem systemischen Blutdruck → Vermeidung einer Hypovolämie

Embolien

Bei der Implantation von Hüftprothesen kann es zur Embolisation von Markrauminhalt (Fett, Knochenmarkzellen, Koagel) oder Luft kommen → bei ITN: Registrierung des endexspiratorischen CO_2 und immer pulsoxymetrisches Monitoring!

Anästhesieverfahren
- Spinal- oder Allgemeinanästhesie (PDA wird wegen teils unzureichender Muskelrelaxation nicht empfohlen)
- bei TEP-Wechsel: Bevorzugung der Allgemeinanästhesie
- Bereitstellung von Infusionswärmern, Wärmematte, Cell-Saver und 4–6 Erythrozytenkonzentraten

Knie-TEP

- neben den bei der TEP erwähnten Komplikationen ist hier besonders der **postoperative Blutverlust** im AWR (ausreichende EK-Vorräte!) hervorzuheben. Intraoperativ ist der Blutverlust infolge der angelegten Blutsperre meist gut kompensierbar
- bei Wiedereröffnung der Blutsperre: Anstieg des Blutverlusts, hämodynamische Instabilität und Gefahr der Knochenzementreaktion
- postoperativ ist eine gute Analgesie notwendig (PCA oder PDK) oder

Anästhesieverfahren
- Spinal- oder Allgemeinanästhesie

Wirbelsäulenoperationen

Überprüfung der Rückenmarkfunktion

- da es bei Skolioseoperationen zu operativbedingten Rückenmarkschäden kommen kann (Perfusionsstörung der A. spinalis anterior), wird von einigen Operateuren eine intraoperative Überprüfung der Rückenmarkfunktion gewünscht:
  - **Aufwachtest** (AWT) nach Vauxelle (1973): Entzug des Lachgasanteils während einer flachen Phase einer modifizierten **Neuroleptanästhesie** (Fentanyl/ Midazolam, Lachgas) → nach erfolgter Extremitätenbewegung sofortige intravenöse Vertiefung der Anästhesie;
    → unter reiner Inhalationsanästhesie meist nicht durchführbar
  - Somatosensorisch evozierte Potentiale (SSEP)→ mit dieser elektrophysiologischen Methode ist jedoch nur eine Beurteilung des spinalen Hinterstrangs möglich!
    → eingeschränkte Beurteilbarkeit bei Hypothermie, Hypotonie und Anwendung von volatilen Anästhetika!

Blutverlust

Bei Wirbelsäuleneingriffen muß infolge der starken ossären Vaskularisation mit erhöhten intraoperativen Blutverlusten gerechnet werden → Cell-Saver Einsatz

Hypothermie

- bei langen Operationszeiten → Infusionswärmer, Heizmatten und Heißluft-gebläse

Pulmonale Traumatisierung bei BWS-Eingriffen

- bei Eingriffen an der ventralen Brustwirbelsäule kommt es teils zur Traumatisierung der Lunge mit konsekutiven Oxygenierungsproblemen → zur Verbesserung der Operationsbedingungen wird vom Operateur der Einsatz des Doppellumentubus mit Einlungen-Ventilation (ELV) erwünscht → die aus der ELV resultierenden Besonderheiten: s. Thoraxchirurgie
- bei HWS-Eingriffen: schwierige Intubation bzw. primäre fiberbronchoskopische Intubation zur Vermeidung von sekundären Rückenmarkschäden

Anästhesieverfahren
- bevorzugt balanzierte Allgemeinanästhesie oder NLA
- ggf. in Ein-Lungen-Ventilation bei BWS-Eingriffen

Eingriffe im Beckenbereich

Blutverlust

Der präoperative, sowie der intraoperative Bluverlust bei Beckenfrakturen kann von größerem Ausmaß sein.
- Bereitstellung von Infusionswärmern, Wärmematte, Cell-Saver und einer ausreichenden Anzahl von Erythrozytenkonzentraten, ggf. FFP

Anästhesieverfahren
Allgemeinanästhesie, meist balancierte Anästhesie oder NLA
- ggf. Crash-Einleitung bei retroperitonealem Hämatom (CT-Befund!) und Ileussymptomatik
- auf vaskuläre intraoperative Komplikationen an der unteren Extremität vorbereitet sein, ggf. pulsoxymetrische Sensoren an den Zehen beider Beine anbringen

21 Anästhesie in der Neurochirurgie

Hirndruck (ICP) und Hirndurchblutung (CBF)

Viele Erkrankungen des ZNS führen letztlich über einen erhöhten intrakraniellen Druck (ICP) zu schweren Hirnschäden oder zum Hirntod. Daher kann der Überwachung und Therapie des Hirndrucks eine besondere Bedeutung zu.

Ursachen eines erhöhten ICP

- Trauma/Blutung
- Tumor/Metastase
- Infekt/Abszeß
- Ischämie/Infarkt
- post-Hypoxie-Zustand

- Hydrocephalus
- hypertensive Enzephalopathie
- metabolische Enzephalopathie

Komponenten des intrakraniellen Volumens

- Hirnparenchym ($\approx$ **84%**)
- zerebrales Blutvolumen (CBV) 100–150 ml ($\approx$ **4%**)
- Liquor cerebrospinalis (CSF) 130–150 ml, davon ½ intrakraniell ($\approx$ **12%**)
  - tägliche Sekretionsrate $\approx$ 500 ml (15–30 ml/h) aus Plexus choroideus der Seitenventrikel (70%) und durch Ependym (30%):
    5–6 × Erneuerung des Liquors pro Tag,
  - Abfluß über Subarachnoidalraum (im III. u. IV. Ventrikel, Rückenmark) und Resorption in den Pacchionischen Granulationen

Intrakranielle Compliance

Die intrakranielle Compliance beschreibt die intrakranielle Druck-Volumen-Beziehung.
- als Kurve dargestellt hat sie einen flachen horizontalen Anteil als Ausdruck hoher Compliance (Kompensationsphase) und einen steilen terminalen Abschnitt als Ausdruck niedriger Compliance (Dekompensationsphase)
- bei **intrakraniellen Raumforderungen** (Blutung, Tumor, Ödem) **steigt der ICP nach Ausschöpfung der Kompensationsmechanismen** rasch an. Diese bestehen

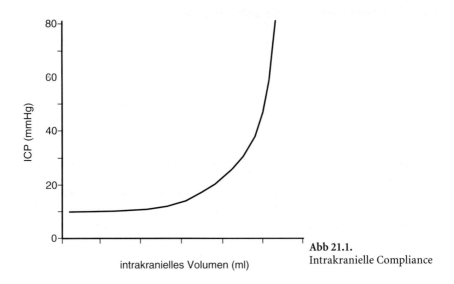

Abb 21.1.
Intrakranielle Compliance

in Verschiebung von Liquor aus dem Schädel in den spinalen Subarachnoidalraum und einer erhöhten Liquorresorption. Da das Gehirn wenig kompressibel ist, wird dieser Kompensationsmechanismus schnell erschöpft, die intrakranielle Compliance nimmt dann rasch ab und jede weitere Volumenzunahme führt zu extensiven Anstiegen des intrazerebralen Druckes. Solche Flüssigkeitsverschiebungen geschehen langsam, sodaß eine rasch zunehmende Läsion (z. B. Blutung) schneller zu einem ↑ ICP führt als ein langsam zunehmender Prozeß (z. B. Tumor)

Hirndurchblutung (CBF) und zerebraler Perfusionsdruck (CPP)

Das intrakranielle zerebrale Blutvolumen (CBV) wird im wesentlichen durch die zerebrale Durchblutung (CBF) bestimmt.

Hirndurchblutung (CBF)

- die **Hirndurchblutung** (CBF) beträgt normal 45–50–65 ml/min/100 g Gehirn ≈ 700 ml/min ≈ 15–20% des HZV (**kritischer Wert 18 ml/min/100 g**)

 Anm: bei einem CBF von 16–20 ml/min/100 g zeigen sich progrediente EEG Veränderungen bis zur EEG Nullinie, bei einem CBF von 12–15 ml/min/100 g sind keine evozierten Potentiale mehr ableitbar (reversibler Neuronenuntergang), ein CBF < 6 ml/min/100 g jedoch führt zum irreversiblen Neuronenuntergang

- die **Hirndurchblutung (CBF) ist abhängig** von:
  - zerebraler Autoregulation (MAP von 50–150 mmHg)
  - Metabolismus = cerebral metabolic rate for oxygen ($CMRO_2$), p_aCO_2 und p_aO_2
  - chemischer Steuerung
  - neurogenen Kontrollen
- der CBF wird innerhalb der Grenzen der **zerebralen Autoregulation (MAP von 50–150 mmHg)** unabhängig vom zerebralen Perfusionsdruck (CPP) durch metabolische (**$CMRO_2$, p_aCO_2, p_aO_2**), chemische und neurogene Faktoren bestimmt. Bei nur 2% des Körpergewichts und 15% des HZV spiegelt dies seinen hohen Metabolismus wieder. Der **regionale CBF** ist eng mit der metabolischen Lage gekoppelt und steigt bei steigendem **$CMRO_2$** dramatisch an. Der CBF steht auch in direktem Verhältnis zum **p_aCO_2** (**p_aCO_2** Anstieg von 40 auf 80 mmHg verdoppelt den CBF, ein p_aCO_2 Abfall von 40 auf 20 mmHg halbiert den CBF)
- außerhalb des Autoregulationsbereichs oder bei gestörter Autoregulation ist der CBF direkt druckabhängig

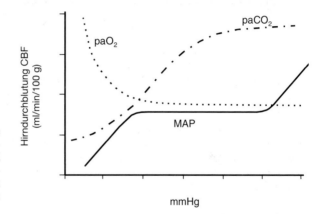

Abb. 21.2. Physiologische Beziehung zwischen Hirndurchblutung (CBF) und mittlerem arteriellen Blutdruck (MAP), arteriellem O_2 (p_aO_2) und CO_2 (p_aCO_2)

▶ eine erhöhte Hirndurchblutung (CBF) sollte vermieden werden, da
  - ↑ CBF → ↑ CBV → ↑ ICP
  - eine Vasodilatation im gesunden Hirngewebe einen Steal-Effekt zu Ungunsten von pathologischen Hirnregionen bewirken kann
  - ein hoher CBF bei defekter Blut-Hirn-Schranke ein Ödem begünstigt

Zerebraler Perfusionsdruck (CPP)

- der **CPP** entspricht dem mittleren arteriellen Druck (MAP) minus der Summe von ICP und ZVD → CPP = MAP – (ICP+ZVD)
- da der zerebral-venöse Druck im Bulbus der V. jugularis normalerweise Null ist, gilt als guter **Näherungswert**

CPP = MAP – ICP

- bei einem MAP < 50 mmHg ist der CBF reduziert und es können schon leichte Symptome zerebraler Ischämie bei einem CPP > 40 mmHg auftreten. Die **untere kritische Grenze des MAP** bei Normothermie liegt bei **50–60 mmHg**, die des **CPP bei 35 mmHg**. Bei länger als 1–2 Monate bestehender Hypertonie können, aufgrund der Verschiebung der Autoregulationsgrenze nach oben, schon bei einem MAP > 50 mmHg zerebrale Ischämien auftreten. Ein ungenügender CBF kann auch hypoxämiebedingt einen ICP-Anstieg verstärken

 Beeinträchtigung der Autoregulation unter folgenden Bedingungen:
- Hypotension
- Hypertension
- Hypoxie
- Hyperkapnie
- zerebrale Ischämie – einschließlich fokaler Ischämie
- zerebraler Vasospasmus
- Trauma
- Krampfaktivitä
- volatile Anästhetika

Häufig beeinträchtigen Prozesse, die zu einem ICP-Anstieg führen, gleichzeitig auch die zerebralen Autoregulationsmechanismen

Neuromonitoring

- Pupillenreaktionen
- intrakranieller Druck (ICP-Messung)
- jugularvenöse O_2-Sättigung ($S_{vj}O_2$)
- intraparenchymatöser Gewebssauerstoffpartialdruck (ptiO$_2$)
- transkranieller Dopplersonographie (TCD)
- Infrarotspektroskopie
- EEG-Registrierung
- Evozierte Potentiale (SSEP, MEP, AEP)
- Neuronenspezifische Enolase (NSE)

ICP-Messung

Normalwert des ICP
- normaler ICP: **5–15 mmHg**
- kurzfristig kann der ICP bei Husten, Pressen usw. auf Spitzenwerte von 50–80 mmHg ansteigen
- die normale ICP-Kurve zeigt langsame respiratorische und schnelle kardiale Schwankungen

Indikationen zur ICP-Messung
- zur ICP-Messung gibt es keine verbindlichen Indikationen.
  Häufigste Indikation: SHT mit Glasgow Coma Scale < 8, sowie abnorme CT-Befunde, bei denen ein erhöhtes Risiko eines ICP-Anstieges besteht. Da diese Patienten meist sediert und beatmet und damit einer klinischen Überwachung entzogen sind, ist die Indikation eher großzügig zu stellen

Art der Messung	Vorteile	Nachteile
intraventrikulär	• „Goldstandard" • Meßgenauigkeit • Liquorentnahme (therapeutisch, diagnostisch) möglich	• invasiv • ↑ Infektions-, Blutungsrisiko • stör-, artefaktanfällig • Rekalibrierung bei Lageänderung
subdural/epidural	• kleines Blutungs-, Infektionsrisiko • keine Hirngewebspenetration	• Fehlmessung bei hohem ICP • stör-, artefaktanfällig • Rekalibrierung bei Lageänderung
fiberoptisch	• versch. Plazierungen möglich • hohe Auflösung • minimal artefaktanfällig	• sehr teuer • keine Rekalibrierung in situ möglich • Faserbruch möglich

Messung der jugularvenösen O_2-Sättigung ($S_{vj}O_2$)

- anhand der Messung der jugularvenösen O_2-Sättigung ($S_{vj}O_2$) können indirekt der intrakranielle O_2-Verbrauch ($CMRO_2$) und der zerebrale Blutfuß (CBF) bestimmt werden
- nach dem Fickschen Prinzip ist der $CMRO_2 = CBF \times {}_{avj}DO_2$

$$_{avj}DO_2 = \frac{CMRO_2}{CBF} = c_aO_2 - c_{vj}O_2$$

(c_aO_2 = arterieller O_2-Gehalt, $c_{vj}O_2$ = hirnvenöser O_2-Gehalt)
normale $_{avj}DO_2$ = 5–9 ml/100 ml
unter der Voraussetzung unveränderter Werte von S_aO_2, p_aO_2 und Hb gilt

$$\text{vereinfacht: } S_{vj}O_2 \approx \frac{CBF}{CMRO_2}$$

- Normwert der $S_{vj}O_2$: 55–75%
  bei Werten < 50% und länger als 10–15 min spricht man von Desaturation oder Desaturationsepisode. Diese korreliert mit einem schlechteren neurologischen Outcome → frühzeitiger Einsatz dieses Monitoring gerade nach Schädel-hirnverletzung, da die meisten Patienten in den ersten Stunden nach Trauma zu Episoden zerebraler Ischämien neigen!

- hohe $S_{vj}O_2 > 75\%$ können bei starker Kontamination von extrazerebralen Blutzuflüssen, bei erhöhtem zerebralen Blutfluß nach Trauma oder bei einer globalen Infarzierung (massiver Verlust von aktivem Hirngewebe) auftreten
▶ **Anm:** ca. 3% des jugular venösen Blutes kommen aus dem extrakraniellen Kreislauf (0–6,6%) und verfälschen den Meßwert, weitere Beeinflussung der Messung durch hohe Einmündung der V. facialis in die V. jugularis → der Meßkatheter sollte sehr hoch plaziert werden → am besten radiologische Kontrolle (Spitze in Höhe des 2. Halswirbels)
- bei diffuser Schädelhirnverletzung: Bevorzugung des rechten Jugularbulbus aufgrund des höheren Flows, ansonsten Plazierung des Katheters auf die Verletzungsseite
- Indentifizierung der V. jugularis mit dem höheren Flow (→ Kompression der zu bevorzugenden Seite führt zu einem größeren Anstieg des ICP)

Grundüberlegung
- unter der Annahme eines konstanten O_2-Verbrauches bedeutet ein Abfall der bulbären O_2-Differenz ein Rückgang der zerebralen Perfusion, → jedoch teils nur schlechte Korrelation zwischen CBF und $S_{vj}O_2$ (0.24 nach Robertson 1989) → Kombination mit jugular venöser Laktatkonzentration (Korrelation 0,74)

Meßtechnik
- gegenwärtiger Einsatz von zwei verschiedenen 4 F fiberoptischen Doppellumenkatheter. Insertion nach retrograder Gefäßpunktion über 5 F- oder 6 F-Schleuse mit 10 cm Länge.
  Geräte: Oximetrix von Abbott (3 Wellenlängengerät: 660, 750, 810 nm) und Edslab II von Baxter Critical Care (2 Wellenlängengerät: 660 und 810 nm)
▶ kontinuierliche Heparinisierung über das Katheterlumen mit 2 IE/h
- Insertion von polarographischen Meßsonden (Paratrend 7-Sonde)
  Meßwertunterschiede zwischen Sonde und aspirierter Blutgasanalyse infolge der Distanz von ca. 4 cm und den damit anatomisch bedingten kaudalen venösen Gefäßzuflüssen

Intraparenchymatöser Gewebssauerstoffpartialdrucks (ptiO$_2$)

- regional und nicht global messendes invasives Verfahren, bei dem Clark-Miniaturelektroden in das Hirngewebe eingebracht werden
- Normalwert: 25–30 mmHg
- Werte < 10 mmHg sprechen für eine ausgeprägte zerebrale Minderperfusion oder eine schwere Hypoxie
- gute Korrelation zur Bulbusoxymetrie
- bis jetzt keine Infektionen oder Blutungen bekannt geworden

Transkranielle Dopplersonographie (TCD)

- s. Monitoring

Infrarotnahe Spektroskopie (NIRS)

- s. Monitoring

EEG-Registrierung

- das EEG erfaßt die Summe elektrischer Aktivitäten **kortikaler Schichten.** Die abgeleitete **EEG-Aktivität stellt** die durch subkortikale Anteile (Thalamuskerne, Formatio reticularis) beeinflußte Summe exzitatorischer und inhibitorischer synaptischer Potentiale der Pyramidenzellen und somit die **zerebrale Gesamt-aktivität dar**
- die Amplitude liegt zwischen 20 und 300 µV und der Frequenzbereich zwischen 0 und 30 Hz (/s) → β-Wellen: 14–30/s, (Ø 20 Hz) α-Wellen: 8–13/s, (Ø 10 Hz) θ-Wellen: 4–7/s, (Ø 6 hz) und δ-Wellen: 0,5–3,5/s, (Ø 3 Hz)
- die computergesteuerte Aufarbeitung des EEG durch: Digitalisierung der Wellen und Fast-Fouriersche Transformation (FFT) → Sinuswellen unterschiedlicher Frequenz und Amplitude → Umwandlung dieser in Powerspektren und nach Glättung und Komprimierung mehrerer Kurven entstehen compressed spectral array (CSA)

Dargestellte Parameter
- DSA (density modulated spectral array): relative Leistung (power) in verschiedenen Frequenzbereichen
- Median Frequenz: Wert bei dem 50% aller Leistungen liegen (50%-Perzentile)
- Spektrale Eckfrequenz (SEF): Werte, die in der 90%- oder 95%-Perzentile liegen
- Delta-Quotient: Leistungen im α- und β-Bereich dividiert durch die Leistungen im δ-Bereich
- ▶ sämtliche Anästhetika beeinflussen dosisabhängig das EEG, bes. Inhalationsanästhetika, Barbiturate, Propofol und Etomidat (Opioide und Benzodiazepine weniger)

Gerätetypen
- Dräger pEEG-Monitor:
  Erfassung der Leistungsspektren mit Hilfe der FFT, globale Beurteilung anästhesiebedingter Auswirkungen, keine Erfassung subkortikaler Funktionsstörungen
- Neurotrac II von Medilab, Würzburg
- Aspekt A-1050 von Space Labs Medical Kaarst
  Messung des sogenannten bispektralen Index (BIS) nach bestimmten Algorithmus der bezüglich der Vigilanz, Analgosedierungstiefe und der Narkosetiefe sehr sensitiv sein soll

- SentiLite von Fa. Pressler Medizintechnik, Kaufbeuren
- Narkograph von Fa. Pallas, Wedemark
  Darstellung eines gemittelten EEG-Leistungsspektrums mit der FFT, der Schlaf-stadien nach Kugler (A-F)

Indikationen
- Überwachung der Narkosetiefe
- Analgosedierung bzw. Überwachung eines Barbituratkomas zur Hirnprotektion (Burst-Supressions EEG)
- Hirntoddiagnostik (isoelektrisches 8-Kanal-Roh-EEG über min. 30 min, auch bei max. Verstärkung)
- zerebrale Minderperfusion unter EKZ
- Überwachung bei Karotis-TEA in Verbindung mit SSEP
- Überwachung bei Op. im Kleinhirnbrückenwinkel in Verbindung mit BAEP
- kontrollierte Hypotension bei geriatrischen Patienten

Evozierte Potentiale (SSEP, MEP, AEP)

- s. Monitoring

Neuronenspezifische Enolase (NSE)

- zytoplasmatisches Enzym der Glykolyse, das in Neuronen und Zellen neuro-ektodermalen Ursprungs vorhanden ist
- Cut off -Wert: > 33 ng/ml bis zum 3. Tag nach dem Ereignis (z. B. nach Reani-mation) gilt als prädiktiver Wert für persistierendes Koma mit einer Spezifität von 100%
- Werte von < 33 ng/ml können jedoch infolge einer Sensitivität von nur 80% eine Restitutio ad integrum nicht absolut vorhersagen!

Erhöhte Werte bei:
- neuronalem Zelluntergang infolge Hypoxie
- kleinzelligem Bronchialkarzinom und Medulloblastom
- ▶ **Cave:** hämolytische Seren, da Erythrozyten **enolasereich** sind

Therapie bei erhöhtem intrakraniellen Druck

Grundsätze

Verhinderung ICP-bedingter Sekundärschäden (Hirndruckanstiege vermeiden)

Sekundärschäden	
intrakraniell	**extrakraniell**
epi-, subdurale Hämatome	Hypoxie
posttraumatische Hirnschädigung	Hyperkapnie
Hirnödem	Hypotension
Meningitis, Abszeß	Anämie

▶ beim SHT sind es, neben der Blutung, meist vaskuläre Faktoren, die über eine Zunahme des CBF den ICP erhöhen, bei der SAB hingegen ist es meist eine CSF Abflußbehinderung, die zum ICP-Anstieg führt. Die Therapie erfolgt, wenn möglich kausal, rasch und aggressiv

▶ bei bestehendem Hirndruck: **ICP nicht zu rasch senken** → da Gefahr der Zerreißung von Hirnbrückenvenen oder Einklemmung

Beeinflussung/Therapie des Hirndrucks

Erhöhung des ICP	Erniedrigung des ICP
• intrakranielle Raumforderung • Hirnödem • Kopftieflagerung • Schmerz Unruhe und Angst • Husten, Pressen, Erbrechen • p_aCO_2 ↑ (Hypoventilation) • $p_aO_2 < 50$ mmHg • Intubation • Succinylcholin • zu flache Narkose • durchblutungssteigernde Anästhetika (Ketamin, Lachgas, Inhalationsanästhetika) • pH ↓ • arterielle Hypertonie • venöse Abflußbehinderung im Kopfbereich • PEEP-Beatmung • Anstieg des ZVD • ↑ intraabdomineller Druck	**unspezifische Maßnahmen:** • Oberkörperhochlagerung ($\approx 30°$) • Normothermie bzw. milde Hypothermie (33–35°C) • adäquate Analgesie und Sedation • suffiziente Respiration • kontrollierte Hyperventilation (p_aCO_2 ↓) • suffiziente Herz-Kreislauf-Situation • Steroide (bei Tumoren) • durchblutungssenkende Anästhetika (Barbiturate, Propofol, Etomidat, Sedativa, DHB) **spezifische Maßnahmen:** • Osmodiuretika (Mannitol, Glycerol) • Liquordrainage • THAM • Lidocain • Dihydroergotamin • Hypertone NaCl-Lösung (?) • Kalziumantagonisten (?) • 21-Aminosteroide (?) • NMDA-Rezeptorantagonisten (?) • neurochirurgische Dekompression

Angestrebte Ziele

- $S_aO_2 > 95\%$
- MAP > 90 mmHg
- Normovolämie
- Normoglykämie
- unter Beatmung $p_aO_2 > 100$ mmHg und p_aCO_2 zwischen 30–35 mmHg
- frühe enterale Ernährung

Unspezifische Maßnahmen

- **Lagerung:**
  Oberkörperhochlagerung ($\approx 30°$), **Cave:** lagerungsbedingten starken MAP-Abfall, ggf. medikamentös anheben; keine starke Flexion oder Rotation des Kopfes ($\rightarrow$ Abflußbehinderung)
- **Normothermie:**
  Der zerebrale O_2-Metabolismus – damit gekoppelt der CBF und das CBV – ist bei febrilen Patienten erhöht. Daher ist eine Normothermie oder gar **milde Hypothermie** 34–36° C anzustreben $\rightarrow$ thermosensorische Deafferenzierung durch Handschuhe und Fußwickeln kann ggf. Zentralisation aufheben
  Die Hypothermietherapie wird nach europäischen Richtlinien als experimentell angesehen, da deren positiven Effekte gegenwärtig noch nicht nachgewiesen sind
- **adäquate Analgesie und Sedation:**
  Schmerz, Unruhe und Angst, sowie Pressen und Husten können den ICP erhöhen. Analgosedierung mit Benzodiazepinen, Opioiden, α_2-Agonisten (führen ebenfalls zur Reduktion des zerebralen Blutflusses um bis zu 40%). Im Gegensatz zu den Hypnotika (Barbiturate, Etomidat, Propofol) kommt es unter den α_2-**Agonisten** (Clonidin, Dexmedetomidin) zu einer **Entkoppelung von CBF und CMRO$_2$**, die CMRO$_2$ bleibt dabei unverändert
- ▶ **Cave:** Epilepsie-bedingter ICP-Anstieg beim sedierten, beatmeten Patienten (Pupillenerweiterungen mit MAP- und ICP-Anstieg)
- **suffiziente Respiration:**
  Hypoxie und Hypoxämie erhöhen über CBF und CBV-Zunahme den ICP ($p_aO_2 < 50$ mmHg $\rightarrow \uparrow$ CBF).
  Der P_{AW} sollte so niedrig wie möglich gehalten werden. Ein ICP-Anstieg unter PEEP-Beatmung ist meist hämodynamisch und nicht respiratorisch bedingt, und somit zur Verbesserung einer ungenügenden Oxygenation auch bei erhöhtem ICP nicht falsch und muß für jeden Patienten individuell ermittel werden. (effizienter und „sicherer" PEEP)
- **moderate kontrollierte Hyperventilation:** (optimaler p_aCO_2 32–35 mmHg)
  Regulation des CBF über p_aCO_2 ($p_aCO_2\downarrow \rightarrow$ CBF $\downarrow$). Über Hyperventilation bzw. eine Reduktion des p_aCO_2 läßt sich innerhalb von Minuten der ICP effektiv senken
- ▶ **Cave:** bei einem $p_aCO_2 < 25$–(30) mmHg muß aufgrund massiver zerebraler Vasokonstriktion mit zerebralen Ischämien gerechnet werden. Die Wirkung ist nur von vorübergehender Dauer (Normalisierung der Hirndurchblutung nach

ca. 12–24 h, trotz fortgesetzter Hyperventilation). Bei akuter Reduktion ist ein Rebound möglich

- **suffiziente Herz-Kreislauf-Situation:**
  Eine Hypovolämie ist mit Volumengabe und falls indiziert mit vasoaktiven Substanzen zu therapieren, um einen kritischen Abfall des MAP und somit des CBF zu verhindern

- **Steroide:**
  haben sich zur Reduktion eines perifokalen und chronischen Ödems und Senkung des ICP **bei Tumoren als erfolgreich** erwiesen, z. B. 6 stdl. 4 mg Dexamethason (Fortecortin). Steroide sind aber **ohne Wirkung auf das akute und diffuse Hirnödem beim SHT** und werden daher nicht empfohlen!

- **Hypnotika:**
  Barbiturate senken den zerebralen Metabolismus ($CMRO_2$), somit den CBF und auch den ICP. Sie können auch durch zerebrale Vasokonstriktion den ICP direkt beeinflussen. Sie stellen **jedoch keine allgemein anwendbare Therapie** dar und sind wenigen Einzelfällen vorbehalten.
  Heutzutage wird auch vermehrt **Propofol** zur ICP-Therapie eingesetzt. (EEG-Veränderungen nach Propofol gleichen denen von Thiopental)
  Etomidat spielt wegen der Unterdrückung der Steroidsynthese keine Rolle

- Vermeidung von
  - Hyperglykämie (> 200 mg/dl)
  - Ringerlaktat (Hypoosmolarität! → 285–295 mosm/l)

Spezifische Maßnahmen

- **Osmodiuretika:**
  Gabe von Mannitol als Bolusinfusion (3–6 × 100–125 ml Osmofundin 15% über 15 min i.v., max. 1,5 g/kg/Tag oder 10 ml/kg/Tag bei 15%iger Lösung)
  Mannitol führt zum osmotischen Wasserentzug haupsächlich aus ödematösen Hirnanteilen und bewirkt eine Reduktion der Blutviskosität, die wahrscheinlich über eine reflektorische Vasokonstriktion eine Abnahme des CBF und ICP bewirkt. Nach ca. 15 min kommt es zu einem leichten ICP ↑. Der maximale ICP senkende Effekt tritt bei normaler Serumosmolarität nach 30 min ein und hält ca. 2–3 h an. Bei ausbleibender oder ungenügender Wirkung kann diese Dosierung wiederholt werden.
  ▶ es muß dabei jedoch auf die Serumosmolarität geachtet werden, die 315–330 mosmol/l nicht überschreiten soll

- **Liquordrainage:**
  Durch Einlage einer **spinalen Drainage** kann das Liquorvolumen und damit der ICP vermindert werden.
  ▶ **Cave:** es muß jedoch bei schon bestehendem erhöhtem ICP das **Risko** einer hierdurch verursachten **Einklemmung** in Erwägung gezogen werden.
  Bei liegendem **intraventrikulärem Katheter** führt das Ablassen von CSF zum sofortigem ICP-Abfall. Dieser Effekt ist nur kurzfristig, kann aber intermittierend oder kontinuierlich erfolgen, besonders bei Liquorabflußstörungen (Shunteinlage)

- **THAM:**
  Tris-Hydroxymethyl-Aminomethan-Puffer beeinflußt sowohl die Liquorazidose als auch ein Hirnödem günstig
- **Lidocain:**
  Ein ICP-Anstieg bei der Intubation kann durch Lidocain verhindert werden. Lidocain (1,5 mg/kg i.v.) führt auch zur Senkung eines erhöhten ICP, vermutlich durch $CMRO_2$-Reduktion
- **Dihydroergotamin** (Dihydergot):
  Hat sich über Verminderung des CBV durch Konstriktion der venösen Kapazitätsgefäße zur ICP-Senkung als wirksam erwiesen. Der Effekt kann über die Wirkdauer von Dihydroergotamin hinaus beobachtet werden, was auf eine gleichzeitige Abnahme des Hirnödems schließen läßt
- **Hypertone NaCl-Lösung:**
  Hat in experimentellen Untersuchungen zur ICP-Senkung geführt, der durch Mannitol nicht oder nicht mehr entsprechend gesenkt werden konnte
- **Kalziumantagonisten:**
  Bei der aneurysmatischen oder traumatischen Subarachnoidalblutung (SAB) kommte es zu zerebralen Vasospasmen (distal der Blutung evtl. durch Ischämie dilatierter Gefäße) → Nimodipin (1 Amp.à 10 mg zu 50 ml; 2 mg/h oder 15–30 µg/kg/a) erweitert die nichtbetroffenen Gefäße und senkt den CPP
- **N-Methyl-D-Aspartat(NMDA)- Rezeptorantagonisten,**
  wie z. B. Ketamin führen experimentell zur Reduktion der Infarktgröße nach fokaler Ischämie und Neurotrauma
- **bei nichtbeherrschbarem Hirndruck:**
  Forcierte Hyperventilation unter Kontrolle der Oxygenierung (Bulbuskatheter) und ggf. neurochirurgische Dekompression

---

▶ Eine ICP-senkende Therapie sollte nur dann durchgeführt werden, wenn
- ein erhöhter Hirndruck über eine Druckmessung nachgewiesen wurde (> 20–25 mmHg ; mittels Ventrikel- oder intraparenchymale Sonde gemessen. Der ICP ist unter Spontanatmung inspiratorisch am geringsten bzw. unter Beatmung endexspiratorisch!)
- eine durchgeführte CT-Untersuchung die Zeichen eines Hirndrucks liefert
- klinische Zeichen eines sich entwickelnden Hirndrucks bestehen (Kopfschmerz, Übelkeit, Erbrechen, Anisokorie bei tentorieller Einklemmung, Atemstillstand bei Foramen magnum-Einklemmung)

Anmerkung: Neuroprotektion durch Hypothermie
- Senkung des zerebralen O_2-Verbrauch ($CMRO_2$) durch Erniedrigung der Körperkerntemperatur → milde (36–34°C), moderate (33–29°C), tiefe (28–17°C) Hypothermie führen zur **Reduktion** des **Hirnstoffwechsels** durch Reduktion des Funktions- (60%) und des Strukturstoffwechsels (40%) im Gegensatz zur Thiopentalgabe, die nur den Funktionsstoffwechsel reduziert → Reduktion der zerebralen Durchblutung infolge Reduktion des HZV's und Zunahme des zerebralen Widerstandes, der Blutviskosität und des Hkt's

- **bei fokalen Insulten** nach zerebralen Ischämien verbessert die **milde** und moderate **Hypothermie** das neurologische Outcome, wobei erstere leicht effektiver sein soll
- die **tiefe** Hypothermie verschlechtert nach **fokalen ischämischen** Insulten die Prognose. Bei **globalen** Ischämien wird durch die Hypothermie das Auftreten von strukturellen zerebralen Veränderungen lediglich verzögert

Wirkungen von Anästhetika auf das ZNS

	zerebraler Blutfluß (CBF)	zerebraler Metabolismus (CMRO$_2$)	Intrakranieller Druck (ICP)	direkte zerebrale Vasodilatation
Halothan	↑↑	↓	↑	+
Isofluran	↑	↓↓	±→↑	+
Lachgas	±→↑	±→↑	↑	+
Fentanyl	±→↓	±→↓	±	−
Sufentanil	±→↓	±→↓	±	−
Thiopental	↓↓	↓↓	↓↓	−
Methohexital	↓↓	↓↓	↓↓	−
Etomidat	↓↓	↓↓	↓↓	−
Propofol	↓↓	↓↓	↓↓	−
Ketamin	↑↑	↑	↑	+
Midazolam	↓	↓	↓	−

- ICP ↓ durch Abnahme des CBF durch alle i.v.-Narkotika, außer Ketamin
- ICP ↑ durch Anstieg des CBF durch alle Inhalationsanästhetika und N$_2$O dosisabhängig und in unterschiedlichem Ausmaß (hochdosiert heben sie die Autoregulation der Hirndurchblutung auf, unter 1 MAC beeinträchtigen sie diese, am geringsten ausgeprägt bei Isofluran bis 0,8 Vol.-%., bei Enfluran zusätzlich Zunahme des Krampfpotential und Steigerung der Liquorproduktion)
- bei akutem Hirndruck mit Gefahr der Einklemmung (dekompensierter Hirndruck) kein N$_2$O oder andere Inhalationsanästhetika
- beim kompensierten Hirndruck (z. B. wache unauffällige Hirntumorpatienten oder nach Entlastung) können N$_2$O und Isofluran bis 0,8 Vol.-% verwendet werden

Durchführung der Anästhesie bei Kraniotomie

Voruntersuchung und Prämedikation

- bei bewußtseinsgestörten Patienten keine sedierenden Medikamente zur Prämedikation
- bei Patienten mit erhöhtem Hirndruck ist die Prämedikation mit Opioiden kontraindiziert (da Atemdepression → p$_a$CO$_2$ ↑ → Anstieg des ICP)
- neurologischen Status unmittelbar vor Einleitung erheben und dokumentieren

Monitoring, Ausstattung

- EKG-Monitoring
- Pulsoxymeter, Kapnometer
- arterielle Blutdruckmessung, insbesondere bei zerebralen Gefäßoperationen, bei denen es zu plötzlichen und ausgedehnten Blutverlusten kommen kann
- ZVK
- Blasenkatheter (Urinausscheidung mind. 0,5–2 ml/kg/h)
- Magensonde
- Temperatursonde, Wärmematte, Blutwärmer

Narkoseeinleitung

- mit Thiopental (Trapanal) evtl. Propofol (Disoprivan), Etomidat (Etomidat-Lipuro)
  Methohexital (→ epileptiforme Veränderungen im EEG) und Ketamin (→ Steigerung des ICP) sollten nicht verwendet werden
- die **Intubation** des voll relaxierten Patienten erfolgt so vorsichtig wie möglich, um Anstiege des MAP (und damit auch des ICP) zu vermeiden (Patient darf weder husten noch pressen, da dies hohe Anstiege des ICP oder eine Einklemmung verursachen kann
- besonders gute **Tubusfixierung,** da hinterher nicht mehr zugängig. Ebeso darauf achten, daß eine Obstruktion des venösen Rückflusses aus der V. jugularis ausgeschlossen ist

Mögliche Narkosetechniken

- **beim dekompensierten Hirndruck**
  - modifizierte Neuroleptanästhesie (NLA)
    (kein Lachgas, keine Inhalationsanästhetika!)
- **beim kompensierten Hirndruck (z. B. wache unauffällige Patienten mit Hirntumor)**
  außerdem
  - balancierte Anästhesie
    (N_2O und Isofluran bis 0,8 Vol.-% können verwendet werden. Isofluran scheint das beste Fluß-Metabolismus-Verhältnis aufzuweisen, und wird aus diesem Grund als das volatile Inhalationsanästhetikum der Wahl bei Kraniotomien angesehen)
  - TIVA mit Propofol-Perfusor und Opioid als Bolusgabe oder Perfusor
  - die Relaxierung wird kontinuierlich fortgeführt und sollte mit Hilfe eines peripheren Nervenstimulators überwacht werden

Beatmung

- **kontrollierte Hyperventilation** auf einen p_aO_2 von 30–35 mmHg führt über eine zerebrale Vasokonstriktion zu einer Reduktion des zerebralen Blutvolumens
- die Anwendung von PEEP ist, da hierdurch der ZVD erhöht und somit der CPP erniedrigt wird, zu vermeiden

Sonstiges

- die **intravenöse Volumenzufuhr** wird restriktiv gehandhabt (2 ml/kg/h). Isotone Elektrolytlösung werden als Volumenersatzmittel bevorzugt. Glukoselösungen sollten vermieden werden, da die Blut-Hirn-Schranke für freies Wasser völlig durchlässig ist und eine Hyperglykämie den einer zerebralen Minderperfusion folgenden Reperfusionsschaden verschlimmert. (Ursächlich hierfür soll die bei hohen Glukosespiegel größere Möglichkeit der zerebralen Laktatproduktion während Minderperfusion sein). Bei BZ > 200 mg% Insulin geben!
- **Diuretika.** Zur Reduzierung des ICP können Schleifendiuretika (z. B. Furosemid 0,3–1 mg/kg) oder osmotisch wirksame Substanzen (z. B. Mannitol 0,5–1,5 g/kg/ Tag) gegeben werden. Damit Mannitol seine volle Wirksamkeit entfaltet und Flüssigkeit aus dem Interstitium eliminiert, ist jedoch eine intakte Blut-Hirn-Schranke erforderlich

Postoperativ

- am Ende der Operation sollte man, um eine vollständige neurologische Untersuchung durchführen zu können, **anstreben, den Patienten wach werden zu lassen.** Patienten ohne vollständige Schutzreflexe sollten jedoch nicht extubiert werden. Neurologische Untersuchungen sollten regelmäßig durchgeführt werden
- jede postoperativ auftretende neurologische Verschlechterung ist verdächtig auf das Vorliegen einer intrakraniellen Blutung oder eines intrakraniellen Ödems und ein CT zum Ausschluß behandelbarer Ursachen ist sofort indiziert

Besonderheiten bei speziellen Eingriffen

Hirntumore

- s. Kraniotomie
- vor Duraeröffnung: 20 mg Dexamethason (Fortecortin), sowie 1 ml/kg Mannitol (Osmofundin 15%)
- ▶ **Cave:** Meningeome sind meist stark vaskularisiert

Aneurysma der Hirngefäße

- s. Kraniotomie
- SAB (Subarachnoidal Blutung) → zerebrale Vasospasmen (distal der Blutung durch Ischämie evtl. dilatierte Gefäße)
- Nimodipin (Nimotop) 15–30 µg/kg/h → erweitert die nichtbetroffenen Gefäße und senkt den CPP (enthält 23,7 Vol.-% Ethanol)
- Vermeiden von starken Bluckdruckanstiegen, da ↑ Gefahr von erneuter Blutung
- vor Duraeröffnung: kontrollierte Hyperventilation und Osmotherapie
- kurz **vor Clipping kontrollierte Hypotension** (MAP bei Normotonikern auf 65- maximal 50 mmHg senken)
- bei bestehendem Hirndruck ICP nicht zu rasch senken, da Gefahr der Zerreißung von Hirnbrückenvenen

Kontrollierte Hypotension
- **Cave:** Hypertoniker, KHK, hohes Alter
- MAP nicht tiefer als 50–60 mmHg
  (Autoregulation Gehirn: MAP ≈ 50–150 mmHg)
- CPP = nicht unter 35 mmHg
- einschleichend beginnen, so kurz wie möglich und ausschleichend beenden
- mindestens 50% O_2-Anteil
- arterielle BGA, SB-Haushalt überwachen

geeignete Maßnahmen
- Narkose vertiefen: Opioid, Barbiturat, DHB, Benzodiazepin
- Nimodipin-Dosis erhöhen
- Urapidil 25–50 mg i.v.
- Nifedipin-Perfusor: (5 mg) beginnend mit 6 ml/h **Cave:** → Gefäßdilatation
- unterstützend: Lagerungsmaßnahmen

▶ **Cave:** Nitroglycerin → Gefäßdilatation bes. venös (↑ CBF → ↑ ICP) → bei intrakraniellen Aneurysmen, daher kein Nitroglycerin

Hypophysentumor

- mögliche Symptome: Gesichtsfeldausfälle (Chiasma opticum), Akromegalie, Cushing-Syndrom
- Intubationsprobleme bei Akromegalie möglich (evtl. überlanger Spatel notwendig)
- 150 mg Hydrokortison in G 5% über 24 h
- mögliche Narkosetechniken:
  - modifizierte Neuroleptanästhesie mit postoperativer Überwachung auf Intensivstation und ggf. Nachbeatmung
  - balancierte Anästhesie
- erweitertes Monitoring (Arterie, ZVK, DK, MS, Temperatursonde, großlumiger venöser Zugang)

- bei transsphenoidalem Zugang:
  - Rachentamponade (mit Operateur absprechen)
  - postoperativ: Nasentamponade
- postoperative Extubation, wenn möglich
- postoperative Komplikationen:
  - Diabetes insipidus
  - unzureichende Substitution mit Kortikosteroiden (Schwächegefühl, Tachykardie, RR $\downarrow$, Temp. $\uparrow$)

Shunt-Op.

- meist Patienten mit erhöhtem Hirndruck (subdurale oder epidurale Hämatome, Hydrozephalus, Shuntinsuffizienz,...)
- bei VA-Shunt (ventrikulo-atrialer Shunt) → intraop. Überprüfung der Shuntlage mittels Alpha-Kard
- bei VP-Shunt (ventrikulo-peritonealer Shunt) → Eröffnung des Peritoneums
- mögliche Narkosetechniken: (ohne N_2O!)
  - TIVA mit Propofol- und Alfentanil-/Remifentanil-Perfusor
  - balancierte Anästhesie
  - postoperative Extubation zur neurologischen Beurteilung angestrebt

Rückenmark-/Wirbelsäulen-Op.

Bandscheiben-Op. (Laminektomie)

- spezielle Lagerungen (Bauchlage/Häschenstellung, Concorde, sitzende Position)
- mögliche Narkosetechniken:
  - balancierte Anästhesie
  - TIVA mit Propofol- und Alfentanil-/Remifentanil-Perfusor

ventrale Fusion (Cloward-Op.)

- bei mechanisch bedingten medullären Syndromen der Wirbelsäule → ventrale fixierende „Verblockung" der Halswirbelsäule durch Knochenspan (meist Beckenkamm)
- mögliche Narkosetechniken:
  - balancierte Anästhesie
  - TIVA mit Propofol- und Alfentanil-/Remifentanil-Perfusor

Spaltbildungen der Wirbelsäule

- meist Neugeborene innerhalb der ersten 24 h
- kombinierte Mißbildung der Wirbelsäule und des spinalen Nervensystems in unterschiedlicher Ausprägung:
  - Spina bifida (offener Wirbelbogen, Rückenmark und -häute unauffällig)
  - Meningozele (Ausstülpung der Rückenmarkhäute bei offenem Wirbelbogen, Rückenmark und Wurzel normal)
  - Meningomyelozele (sackartige Ausstülpung der Rückenmarkhäute, pathologische Rückenmarkanteile und Wurzeln im Bereich der offenen Wirbelbögen mit unvollständiger Überhäutung)
  - Myelozele (wie Meningomyelozele ohne Überhäutung) häufig mit Hydrozephalus
- mögliche Narkosetechniken:
  - balancierte Anästhesie
  - modifizierte NLA mit postop. Nachbeatmung auf Intensivstation

Akute traumatische Wirbelsäulenverletzung mit Querschnitt (Rückenmarktrauma)

- **Cave:** instabile WS-Fraktur (bes. HWS)
- bei HWS-Fraktur: gering bis keine Beugung im HWS Bereich (Kopf darf nur sehr wenig gebeugt od. gestreckt werden), ggf. bronchoskopische Intubation
- **Cave:** Succinylcholin ab 1. Woche bis 6 Monate ($\rightarrow$ Hyperkaliämie)
- Störungen der Atem- und Kreislauffunktion
- bei akutem hohen Querschnitt: Gefahr von Bradykardien u. starken RR-Abfall durch Sympathikolyse
- positiver Effekt nur von **Methylprednisolon** beim Rückenmarktrauma nachgewiesen (**keine** anderen Glukokortikoide!)
- nach dem NASCIS II Schema bei traumatischen Rückenmarkverletzungen: Methylprednisolon (Urbason) 30 mg/kg als Bolus innerhalb 8 h nach Trauma, anschließend 5,4 mg/kg über 23 h führt zu geringerer Rekonvaleszenz- bzw. Rehabilitationsdauer, jedoch auch zu einer längeren Beatmungsdauer und höherer Pneumonierate
  (NASCIS III Studie läuft gegenwärtig $\rightarrow$ Glukokortikoidgabe für 48 h)

Janetta-Op.

- bei Trigeminusneuralgie (Tic douloureux)
  $\rightarrow$ vaskuläre Dekompression der A. cerebelli superior
- mögliche Narkosetechniken:
  - balancierte Anästhesie
  - TIVA mit Propofol- und Alfentanil-/Remifentanil-Perfusor

Sitzende Position

- für Eingriffe bei infratentoriellen Läsionen (z. B. Kleinhirn) und posteriorer Zugang zum Zervikalmark
- ↑ Gefahr der **Luftembolie** (Inzidenz: venöse LE ≈ 30%, paradox venöse (arterielle) ≈ 10%)

Symptome: $p_{et}CO_2$ ↓↓, Tachykardie, Arrhythmien, RR ↓, art. Hypoxämie, HZV ↓, PAP ↑

Monitoring
- **präkordialer Doppler** (re. Vorhof, 3.–4. ICR re) Änderung vom üblichen zu einem donnernden Geräusch, ab 0,01 ml Luft/kg
- $p_{et}CO_2$-Messung (**plötzl.** ↓ bei Luftembolie), ab 0,5–1 ml Luft/kg
- deutl. **ZVD** ↑ bei kontinuierlicher Messung
- plötzlicher **PAP** ↑ (bei liegendem PAK)
- im **EKG** können eine rechtsventrikuläre Belastung und Arrhythmien auftreten
- typisches **Mühlradgeräusch** mittels ösophagealem oder präkordialem Stethoskop, erst ab 1,5–4,0 ml Luft/kg

Prophylaxe
- ZVD: 8 mmHg anstreben
- PEEP: ≈ 2–6 mbar
  Cave: bei offenem foramen ovale (≈ 10–30% der Erw.) arterielle Luftembolie möglich
- ZVK in Vorhof (α-Kard) legen mit Vakuum oder Perfusorspritze zum Luft absaugen
- evtl. N_2O-freie Narkose, da Lachgas das Volumen bei einer Luftembolie vergrößern würde

Therapie
- Verschluß der offenen Venen (OP-Gebiet evtl. mit Kochsalz auffüllen)
- Zufuhr von Lachgas beenden und F_IO_2 auf 1,0 erhöhen
- beidseitige Jugulariskompression behindert den venösen Abfluß und vermeidet somit eine weitere intravasale Luftaufnahme
- **Luft** kann häufig **über einen liegenden ZVK** aspiriert werden
- Linksseitenlage mit gleichzeitiger Kopftieflage kann einen großen Luftembolus daran hindern, vom rechten Ventrikel in die Pulmonalarterie zu wandern
- Medikamente zur **Stützung des kardiovaskulären Systems,** falls notwendig
- ggf. kardiopulmonale Reanimation

▶ präoperativer Ausschluß eines offenen Foramen ovale → paradoxe Emboliegefahr!

Schädel-Hirn-Trauma (SHT)

Einteilungen

A. **offenes SHT** (alle Verletzungen mit Duraeröffnung)
B. **geschlossenes SHT** (Dura unverletzt)

und/oder

Leichtes SHT	Bewußtlosigkeit und Bewußseinseintrübung **bis zu 1 h**, völlige Wiederherstellung **(GCS >12 Pkt.)**
Mittelschweres SHT	Bewußtlosigkeit und Bewußseinseintrübung **bis zu 24 h** **(GCS: 9–12 Pkt.)**
Schweres SHT	Bewußtlosigkeit und Bewußseinseintrübung **> 24 h** oder **> 6 h mit Hirnstammläsion (GCS < 8 Pkt.)**

weitere Einteilungen:

Grad I: (Commotio cerebri)	keine Substanzschäden des Gehirns, kurze Bewußtlosigkeit, neurologische Ausfälle können vorhanden sein, klingen jedoch innerhalb 4 Tage ab
Grad II: (leichte Contusio cerebri)	Substanzschäden des Gehirns, Bewußtlosigkeit bis zu 1 Stunde, neurologische Ausfälle können bis zu 3 Wochen nachweisbar sein
Grad III: (schwere Contusio cerebri)	Substanzschäden des Gehirns, Bewußtlosigkeit meist Tage bis Wochen, neurologische Ausfälle länger als 3 Wochen und bilden sich nur langsam, teilweise od. nicht zurück

Komaeinteilung nach der World Foundation of NeuroSurgery (WFNS, 1976)

Koma I	Bewußtlosigkeit ohne weitere zentrale neurologische Störungen
Koma II	dazu Anisokorie und/oder Paresen
Koma III	dazu Strecksynergismen
Koma IV	Pupillen weit, reaktionslos, Extremitäten schlaff, Spontanatmung kann vorhanden sein

oder

Glasgow Coma Scale (GCS)

Augen öffnen	**Punkte**
spontan	4
auf Ansprache	3
auf Schmerzreiz	2
nicht	1

Beste motorische Antwort (Extremitäten der besseren Seite)	Punkte
befolgt Aufforderungen	6
gezielte Abwehr	5
Wegziehen	4
pathologische Beugung	3
Strecken	2
keine	1

Beste verbale Antwort (beim Intubierten schätzen)	Punkte
orientiert	5
verwirrt	4
Wortsalat	3
unverständliche Laute	2
keine	1

Summe (maximal 15 Punkte, minimal 3 Punkte)

Pathophysiologie

- $ICP \uparrow \rightarrow CBF \downarrow$
  weitere Abnahme des CBF durch die traumatisch-hämorrhagische Hypotension, sowie durch eine zentralnervöse Blutdruckregulationsstörung (neurogener Schock) möglich → **hypotensive Phasen verschlechtern die Prognose des SHT Patienten**
  - kritischer Wert für zerebrale Perfusion: 18 ml/min/100 g Gewebe → unterhalb dieses Wertes ist ATP-Gehalt des Gehirn nahezu null, Abfall der O_2-Ausschöpfung bzw. der O_2-Aufnahme → daher jugularvenöse O_2-Sättigung $(S_{vj}O_2) \uparrow$
- **zerebrale Oxygenierungsstörung** infolge **Hypoventilation** mit sekundärer Hypoxämie (Störung des Atemzentrums bei Hirnstammschädigung) oder infolge eines **neurogenen Lungenödems** (selten, nur ca. 1% der SHT; wahrscheinlich über Stimulation von α-Rezeptoren der Lungenvenen vermittelt)

Symptome
durch erhöhten Hirndruck
- Kopfschmerzen, Übelkeit und Erbrechen, Bewußtseinstrübung, Nackensteifigkeit (Meningismus), Hypertension und Bradykardie (Cushing Reflex)

durch Hirnstammkompression
- Hypotension, tiefes Koma, Bewußtlosigkeit, Streckstellung der Extremitäten, max. Pupillenverengung od. träge Lichtreaktion
- später: Atemstörung (Maschinenatmung, Cheyne-Stokes-Atmung), zunehmende Pupillenerweiterung, Aufhebung der Schmerzreaktion, Versagen von Atmung u. Kreislauf (durch Einklemmung)

Therapieziel

Verhinderung folgender Sekundärschäden

Sekundärschäden	
intrakraniell	**extrakraniell**
epi-, subdurale Hämatome	Hypoxie
posttraumatische Hirnschädigung	Hyperkapnie
Hirnödem	Hypotension
Meningitis, Abszeß	Anämie

Vorgehen beim SHT

- frühzeitige Intubation und **Beatmung** (Normo- oder mäßige Hyperventilation (AMV: 100–120 ml/kg, p_aCO_2 33–35 mmHg). Eine Hyperventilation mit p_aCO_2 von 30–32 mmHg in Sinne einer Hirndruckprophylaxe sollte nicht durchgeführt werden, allenfalls **milde** kontrollierte Hyperventilation, P_{AW} so niedrig wie möglich halten

 Cave: Intubationsprobleme bei Gesichtsverletzungen, HWS-Fraktur

- **Schockbekämpfung** (ausreichend venöse Zugänge legen, adäquate Volumen- und ggf. Katecholamintherapie → angestrebter systolischer Blutdruckwert ≈ 140 mmHg bzw. **MAP > 70–80 mmHg** (für Outcome entscheidend)
  Cave: Überwässerung mit ICP ↑
- möglichst ICP-Monitoring und medikamentöse Therapie von Hirndruck-Krisen
- **Senkung des erhöhten ICP**
  - Oberkörper 30° hochlagern
  - Reduktion des zerebralen, sowie des Gesamtkörper-O_2-Verbrauchs → Therapie **hyper**thermer Phasen und ggf. Durchführung einer **milden Hypothermie** von 34°–36°C (physikalisch, Paracetamol, Muskelrelaxierung senkt Wärmeproduktion)
  - evtl. Osmotherapie: Gabe von Mannitol als Bolusinfusion (3–6 × 100–125 ml Osmofundin 15% über 15 min i.v.) → kurzzeitiger ICP ↑
  - Barbiturate
  - Liquordrainage
  - Kortikosteroide umstritten (Wirkung beim Tumorödem gesichert)
  - operative Entlastung
  - frühzeitige arterielle Kanülierung

Nachweis der Effektivität neuerer Substanzen steht noch aus:

- 21-Aminosteroide
- kompetitive und nichtkomptitive NMDA-Rezeptorantagonisten
- Ca-Antagonisten
- hypertone-hyperonkotische Lösungen

👆 **Merke:**

Vermeide

- Hypoventilation mit Hyperkapnie
- Hyperventilation mit $p_aCO_2 < 30$ mmHg → zerebrale Vasokonstriktion! (1 mmHg p_aCO_2-Erniedrigung → Abnahme der CBF um 3–4%)
- Pressen und Husten
- Hyperglykämie (> 200 mg/dl)
- Hyperthermie und Kältezittern (am besten milde Hypothermie 34–36° C)
- Ringerlaktat (Hypoosmolarität! → 285–295 mosm/l)

22   Anästhesie in der Thoraxchirurgie

Historie

1904   Sauerbruch entwickelt seine Unterdruckkammer
1940   Einführung der endotrachealen Überdruckbeamtmung durch Crafoord
1949   Einführung des Doppellumen-Tubus mit Karinasporn durch Carlens

Prämedikationsvisite

- Ziel der präoperativen Visite sollte insbesondere die Beurteilung des Ausmaßes und des Schweregrades vorbestehender kardiopulmonaler Erkrankungen sein

Anamnese

Dabei stellt sich v. a. die Frage nach folgenden Symptomen:
- **Dyspnoe** (bei welcher Belastung?)
- **Husten** (wie sieht das Sputum aus?, liegt eine Sputumkultur vor?)
- **Rauchen** (tägliche Menge?)

Körperliche Untersuchung

- **respiratorisches System**
  - Zyanose
  - Atemfrequenz und -muster (obstruktiv oder restriktiv)
  - Rasselgeräusche (feucht, trocken)
- **kardiovaskuläres System**
  - Zeichen einer pulmonalvaskulären Hypertension

Standarduntersuchungen

- **EKG** (Zeichen der Rechtsherzbelastung)
- Röntgen Thorax
- **arterielle BGA** (blue bloater – pink puffer)
- **Lungenfunktion** (Aussage über die Resektabilität)
- Ventilations-, Perfusionsszintigramm

Grenzwerte der Lungenfunktion für allgemeinchirurgische Eingriffe, die auf erhöhte Morbititäts- und Mortalitätsrisiken hinweisen

- Vitalkapazität (**VC**) < 50% des Sollwertes oder < 2 l (für einen effektiven Husten-stoß sollte die VC mind. **3mal so groß** wie das Tidalvolumen (V_T) sein)
- forcierte Einsekundenkapazität (**FEV$_1$**) < 50% bzw. < 2 l. Die relative Einsekun-denkapazität (**FEV$_1$/FVC in %**) ist normal bei restriktiven (beide sind niedriger) und kleiner bei obstruktiven (FEV$_1$ ist kleiner) Lungenerkrankungen
- Atemgrenzwert (AGW) < 50% des Sollwertes oder < 50 l/min (normal: 125 l/min)
- Diffusionskapazität der Lunge für CO (DL$_{CO}$) < 50% des Sollwertes
- Verhältnis Residualvolumen zu totaler Lungenkapazität (RV/TLC) > 50%
- arterieller pCO_2 > 46 mmHg und pO_2 < 50 mmHg

Präoperative Funktionsdiagnostik bei thoraxchirurgischen Eingriffen

- der Standard präoperativer pulmonaler Funktionsdiagnostik besteht im We-sentlichen aus der Spirometrie: mit den Parametern VC, FVC, FEV$_1$, FEV$_1$/VC
- bei pulmonalen Eingriffen ist das folgende Flußdiagramm allgemein anerkannt

Flußdiagramm zur Beurteilung der Operabilität bei pulmonalen Eingriffen

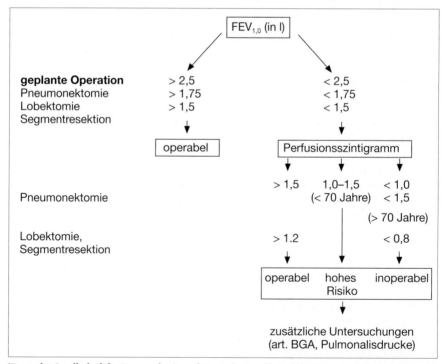

(Deutsche Gesellschaft für Pneumologie und Deutsche Gesellschaft für Herz- und Thoraxchirurgie)

- werden die angegebenen Grenzwerte für die **absolute FEV$_1$** eingehalten, liegt die postoperative 30-Tage-Mortalität < 5%, es ist funktionelle Operabilität gegeben
- werden diese Grenzwerte unterschritten, muß mit Hilfe der **Perfusionsszintigraphie** die **prognostische FEV$_1$** bestimmt werden
- Die prognostische FEV$_1$, v. a. wenn die Relation zum altersabhängigen Soll hergestellt wird, gilt als der **Parameter mit der höchsten prädiktiven Kraft**
- je nach zugrundeliegendem Untersuchungsverfahren fallen die Werte für die prognostische FEV$_1$ zu hoch (Ventilationsszintigraphie) oder zu niedrig (Perfusionsszintigraphie) aus, auch kann die Untergrenze von 0,8–1.0 l nicht mehr als absolut angesehen werden, deshalb sind bei Risikopatienten zusätzliche Untersuchungen notwendig
- statt der absoluten FEV$_1$ Werte sollten besser die körpergewichtsbezogenen Relativwerte verwendet werden
- ▶ **Wichtig:**
  - präoperative Xenon-Szintigraphie vor Pneumonektomie, Lobektomie → Ausschluß der Entfernung von brauchbarem oder benötigtem Lungengewebe!

Zusätzliche Untersuchungsverfahren bei Risikopatienten

Untersuchung des pulmonalen Gaswechsels

Globalinsuffizienz (arterielle Hypoxämie und Hyperkapnie)	inoperabel
Partialinsuffizienz in Ruhe	
• p_aO_2 < 55 mmHg	inoperabel
• p_aO_2 = 56–65 mmHg	
• p_aO_2-Anstieg bei Belastung (geringe V_A/Q-Inhomogenität)	operabel
• p_aO_2-Abfall bei Belastung	
• hoher Q_s/Q_t-Anteil in Op.-Region	operabel
• niedriger p_vO_2 (in Ruhe und bei Belastung)	inoperabel (bei Besserung der kardialen Funktion: bedingt operabel)
• hohe V_A/Q-Inhomogenität	inoperabel
• niedrige DL_{CO}	inoperabel
• p_aO_2 ≥ 66 mmHg, jedoch unter der Altersnorm	operabel (auch bei mäßigem Abfall unter Belastung)
Partialinsuffizienz in Ruhe „Übergang" in Globalinsuffizienz (pCO_2-Anstieg) **unter Belastung**	inoperabel (**Cave:** Fehlinterpretation: pCO_2-Messung nur im steady state der Belastung)

V_A/Q = Ventilations-Perfusions-Verhältnis, Q_s/Q_t = pulmonaler Shunt, DL_{CO} = Diffusionskapazität der Lunge für CO

- 3 Kriterien dienen der weiteren Differenzierung der Operabilität bei Patienten mit vorbestehender Partialinsuffizienz:
  a) körperliche Belastung
  b) Messung des pulmonalen Shunts (Q_s/Q_t):
    der **Nachweis eines pulmonalen Shunts (Q_s/Q_t)** erfolgt unter $F_1O_2 = 1,0 \rightarrow$ der p_aO_2 sollte > 400 mmHg liegen
  c) Bestimmung der Diffusionskapazität:
    die Diffusionskapazität der Lunge für CO (DL_{CO}) kann als Maß für die Güte des pulmonalen Gaswechsels gelten; Ventilations-/Perfusions-(V_A/Q) Inhomogenitäten gehen ebenfalls mit ein. Die DL_{CO} sollte > 81% des altersbezogenen Solls sein

Untersuchung der pulmonalen Hämodynamik und O_2-Aufnahme (VO$_2$)

Parameter	Meßwert	30-Tage-Mortalität nach Pneumonektomie
mittlerer PAP unter Belastung	≤ 40 mmHg > 40 mmHg	< 10% 17%
PVR unter Belastung	≤ 190 dyn × s x cm^{-5}	< 10%
mittlerer PAP unter unilateraler Ballonokklusion	≤ 30 mmHg > 30 mmHg (p_aO_2 < 55 mmHg?)	< 10% 27%
VO$_2$ max.	< 15 ml/kg/min 15–20 ml/kg/min > 20 ml/kg/min	hohes Risiko 10–18% 10%

- die absoluten Werte der hämodynamischen Parameter liefern keine geeignete Aussage, **erst das Verhalten unter Belastung gibt verwertbare Aufschlüsse**
- Pumpinsuffizienz des Herzens und nichteinstellbare höhergradige Rhythmusstörungen bedeuten Inoperabilität
- Einfluß der KHK, arterielle Hypertonie, erhöhter PAP, Verminderung der links-, wie rechtsventrikulären Ejektionsfraktion oder Erhöhung der enddiastolischen Volumina auf den perioperativen Verlauf sind bisher nur qualitativ erarbeitet
- die Messung der maximalen oder der symptomlimitierten submaximalen O_2-Aufnahme (VO$_2$ max.) besitzt vielleicht sogar noch einen höheren prädiktiven Wert bezüglich postoperativer Komplikationen und der 30-Tage-Mortalität als die prognostische FEV_1. Erklären liese sich dies sehr leicht dadurch, daß die kardiale Funktion in bedeutendem Maße Einfluß auf das organbezogene O_2-Angebot hat und damit eine Intergration von pulmonalen und kardialen Faktoren in der präoperativen Risikoerfassung bietet

Präoperative Vorbereitung

folgende Risikofaktoren sollten präoperativ verbessert werden:

- Rauchverbot: Carboxyhämoglobin fällt in 48 h ab, die Verbesserung der Ziliarfunktion und Verminderung der Sputumproduktion erfordert 8–12 Wochen Abstinenz
- bronchiale Sekretion
- Therapie von Atemwegsinfektionen
- Verbesserung der Lungenfunktion nach Gabe von Bronchodilatatoren > 15% ist eine Indikation für eine kontinuierliche präoperative Bronchospasmolyse

Intraoperatives Monitoring

- **Pulsoxymetrie**
- **Kapnometrie**
- **arterielle Druckmessung** am „unten liegenden Arm" vor Einleitung der Narkose erlaubt häufige Blutgasanalysen zur Verifikation der Kapnometrie und Pulsoxymetrie und kontinuierliches Blutdruckmonitoring. Die rechte A. radialis weist auf eine Kompression des Truncus brachiocephalicus („innominate artery") hin. Ausgangs-BGA nicht vergessen!
- ZVK auf der zur Thorakotomie ipsilateralen Seite, reicht bei guter Ventrikelfunktion
- evtl. PAK (die Genauigkeit der Messung hängt von der Katheterposition ab)
- **evtl. TEE**
- **Magensonde, Blasenkatheter**
- **Temperatursonde** (rektal, nasopharyngeal)

Doppellumentubi

Carlens-Tubus	historischer **links**seitiger Tubus **mit Karinasporn**
White-Tubus	**rechts**seitiger Tubus **mit Karinasporn** (Öffnung am Cuff für rechten Oberlappen)
Robertshaw-Tubus	**links- oder rechtsseitiger Tubus ohne Karinasporn**, mit schlitzförmiger Öffnung im distalen Cuff zur Belüftung des rechten Oberlappens, der **endobronchiale Cuff** und der zugehörige Ballon sind **blau** 3 Größen: klein, mittel, groß (ID = 8,0; 9,5; 11 mm)
Mallinckrodt (Bronchocath)-Tubus bzw. Rüsch-Doppellumentubus	**links- oder rechtsseitiger Tubus ohne Karinasporn,** mit schrägverlaufenden **blauen** Cuff und **distaler** Öffnung zur Ventilation des rechten Oberlappens Größen: 35, 37–39 Ch für Frauen, 39 und 41 Ch für Männer Rüsch-Doppellumentubus ab CH **26**; Mallinckroth Bronchocath ab CH **28** erhältlich
Sheridan-I-Tubus	mit zweiteiligen endobronchialen Cuff und großer dazwischenliegender Öffnung
Bronchusblocker (Univent)	**Singlelumentubus mit** dünnem **Seitenkanal** durch den ein Katheter mit Bronchusblockmanschette geführt werden kann (Tubus mit 7,0 mm ID) **Vorteile:** nach OP kein Tubuswechsel notwendig, geringe Kosten, auch für kleine Lumen (ab 20 Ch) anwendbar **Nachteile:** fehlende Absaug- u. Beatmungsmöglichkeit distal des Blockers, unbedingte fiberoptische Lagekontrolle notwendig, leichtes Verrutschen + z. B. mögliche Kontamination der gesunden Lunge bei Abszeß möglich

Indikationen für Doppellumentubus (DLT)

Absolute Indikationen	• **Schutz der gesunden Lunge vor Kontamination**
	• intrapulmonale Abszesse und Brochiektasien
	• massive Hämorrhagien
	• **Beherrschung einseitiger Ventilationsprobleme**
	• Brochopleurale Fistel
	• große einseitige Lungenzyste oder Bulla
	• tracheobonchiale Verletzungen
	• Op. am Bronchus oder Trachea, Lungentransplantation
	• **einseitige bronchoalveoläre Lavage**
	• pulmonale alveoläre Proteinose
Relative Indikationen **– hohe Priorität –** (aus chirurg. Sicht)	• **thorakale Gefäß- und Ösophaguschirurgie** (thorakales Aortenaneurysma) • **Lungeneingriffe** (Pneumonektomie, Oberlappenresektion)
Relative Indikationen **– niedrige Priorität –** (aus chirurg./ anästhesiolog. Sicht)	• Mittel- oder Unterlappenresektion bzw. Segmentresektion • Thorakoskopie • Eingriffe an der thorakalen Wirbelsäule • Training und Ausbildung

▶ wesentlicher Nachteil der Doppellumentubi:
durch einzelne Lumina können nur Fiberoptikbronchoskope mit Außendurch-
messer von max. 4,0 mm eingeführt werden, somit kann kaum zähes Sekret oder
Blutkoagel abgesaugt werden

Doppellumenintubation (praktisches Vorgehen)

Durchführung der Doppellumenintubation
• 1 Amp. Glykopyrronium (Robinul) oder Atropin vorab i.v.
• arterielle Kanüle in Lokalanästhesie und Ausgangs-BGA
• Präoxigenierung
• normale Einleitung
• Intubation:
  • erst blaues (endobronchiales) Ende nach oben
  • beim Passieren der Zähne auf Beschädigung des Cuffs achten
  • nach Passage der Stimmbänder mit der Tubusspitze:
    • Entfernung des Führungstabes und Drehung um 90° nach der Seite, des
    zu intubierenden Hauptbronchus
    • Vorschieben bis zum Auftreten eines mäßigen Widerstandes, entspre-
    chend einer intrabronchialen Lage des distalen Tubusende
  • nach Blocken des trachealen Cuffs und Anschluß des Y-Konnektors folgt die
  Auskultation

Merke:
ein linksseitiger Doppellumentubus ist leichter zu plazieren als ein rechtsseitiger (Länge Hauptbronchus links: ≈ 4–4,5 cm; rechts ≈ 1–2,5 cm lang) und weniger anfällig für Dislokationen. Durch bronchoskopische Intubation ist jedoch auch ein rechtsseitiger Tubus sicher zu plazieren, daher immer bronchialer Teil weg von Op.-Seite, außer bei Empyem

Auskultationsmanöver zur Verifikation der korrekten Tubuslage

- Blocken des trachealen Cuffs   → Ventilation seitengleich?
- Blocken des bronchialen Cuffs   → bei weiterhin seitengleicher Ventilation →
  (ca. 2 ml)   Anzeichen, daß der bronchiale Cuff nicht
                                                           die gegenüberliegende Seite verlegt
- selektives Abklemmen beider   → nur eine Seite ventiliert → Korrekte endo-
  Seiten nacheinander   bronchiale Seitenlokalisation
- Fixierung des Tubus
- bronchoskopische Lagekontrolle → spätestens nach der Lagerung auf dem
                                                           Op.-Tisch muß die Tubuslage noch einmal
                                                           bronchoskopisch überprüft werden!

Bronchoskopie zur Sicherung der korrekten Tubuslage

Linksseitiger Doppellumen-Tubus	• über das tracheale Lumen muß die Karina und gerade darunter der obere Anteil des blauen endobronchialen Cuffs sichtbar sein • über das bronchiale Lumen muß der linke Oberlappenbronchus (ca. 5 cm ab Karina) identifiziert werden
Rechtsseitiger Doppellumen-Tubus	• über das tracheale Lumen muß die Karina gesehen werden • über das bronchiale Lumen muß der rechte Oberlappenbronchus, der 1–1,5 cm nach der Karina kommt, identifiziert werden

 Merke:
- erneute mehrfache Auskultation, besonders nach Seitlagerung im OP
- ebenso erneute bronchoskopische Lagekontrolle nach Lagerung
- das Bronchoskop sollte während der gesamten Op. zur Verfügung stehen
- BGA nach Seitlagerung – spätestens nach Kollaps der obenliegenden Lunge

Besonderheiten der Seitlagerung

- die Lagerung erfolgt abhängig vom operativen Zugang:
  anteriorer Zugang in Rückenlage, anterolateraler Zugang in Halbseitenlage oder posterolateraler Zugang in Seitenlage

Lageabhängige Lungenperfusion
(in % von der Gesamtlungenperfusion)

	Stehen und Liegen	Linksseitenlage	Rechtsseitenlage
rechte Lunge	≈ 55%	≈45%	≈ 65%
linke Lunge	≈ 45%	≈ 55%	≈ 35%

d. h. die **nichtabhängige Lunge** bekommt durchschnittlich ≈ **40%**,
die **abhängige Lunge** durchschnittlich ≈ **60% der Gesamtperfusion**.
Bei Seitenlagerung wird die Perfusion der unten liegenden Lunge um ≈ 10% gesteigert!

- die abhängige Lunge ist überperfundiert und minderventiliert (die obenliegende Lunge wird bei IPPV stärker gebläht) → Atelektasenbildung in der unteren Lunge begünstigt (+ Tendenz zur Flüssigkeitstranssudation und Ödembildung) Therapie s. unten
- Re-Li-Shunt: ≈ 10%, bei Thoraxeröffnung ≈ bis 20%, p_aO_2 ≈ 400 mmHg

Die Verteilung der Perfusion erfolgt in Abhängigkeit von Teilwiderständen
(R1 = Widerstand nichtabhängiger Lunge, R2 = Widerstand abhängiger Lunge)

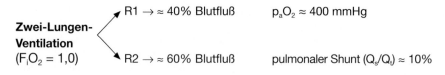

Zwei-Lungen-
Ventilation
($F_iO_2 = 1,0$)

R1 → ≈ 40% Blutfluß p_aO_2 ≈ 400 mmHg

R2 → ≈ 60% Blutfluß   pulmonaler Shunt (Q_s/Q_t) ≈ 10%

Ein-Lungen-Ventilation

Pathophysiologie der Ein-Lungen-Ventilation

- Ein-Lungen-Ventilation führt unweigerlich zu ↑ intrapulmonalen Re-Li-Shunt (das gesamte Blut der nichtbeatmeten Lunge fließt unaufgesättigt zum linken Herzen) zurück → p_aO_2 ↓ → Hypoxie (sehr variabel), CO_2 Elimination meist ungestört
- Halbierung der Alveolarfläche mit konsekutiven p_aO_2-Abfall, der wiederum abhängig ist von
  - **venöser Beimischung** aus perfundierter, aber nichtventilierter Lunge
  - **Effizienz des Gasaustausches der ventilierten Lunge**, sowie dem
  - **HZV**
- 50% nichtventilierter Lungenanteil ergibt rein rechnerisch einen p_aO_2 von 50 mmHg und einen pulmonalen Shunt (Q_s/Q_t) von ≈ 40–50%
- die hypoxische pulmonale Vasokonstriktion (s. unten) ist in der Lage den Blutfluß nichtventilierter Areale um 50% und damit den Shunt (Q_s/Q_t) auf ≈ 20–30% zu senken und somit den p_aO_2 zu erhöhen

Ein-Lungen-Ventilation
$(F_iO_2 = 1,0)$

R1 → ≈ 20% Blutfluß
(Ø ventilierte Lunge)

p_aO_2 ≈ 280 mmHg

R2 → ≈ 80% Blutfluß
(ventilierte Lunge)

pulmonaler Shunt (Q_s/Q_t) ≈ 20%

Hypoxische pulmonale Vasokonstriktion (HPV)

- beschrieben von Euler und Liljestrand 1946
- die hypoxische pulmonale Vasokonstriktion ist ein Mechanismus, der durch eine **lokale Erhöhung des pulmonalvaskulären** (Arteriolen mit Ø von ≈ 200 μm)) **Widerstandes** den Blutfluß von minderventilierten (atelektatischen) Lungenbezirken zu besser ventilierten Lungenarealen umleitet. Dadurch verkleinert sich der funktionelle Re-Li-Shunt, die arterielle Oxygenierung verbessert sich. Der pulmonale Gefäßwiderstand nimmt zu
- die HPV setzt innerhalb von Sekunden ein und erreicht nach ca. 15 min ihr Maximum; der Sensor für die Steuerung der HPV befindet sich präkapillär
- **Hauptstimulans** für die HPV soll zu **zwei Dritteln der alveoläre O_2-Partialdruck** (p_aO_2) und zu **einem Drittel der gemischtvenöse pO_2 (p_vO_2)** sein. In der Folge sollen die alveoloarterielle O_2-Partialdruckdifferenz $(AaDO_2)$ kleiner und der arterielle pO_2 (p_aO_2) größer werden

Vier Hauptwirkungen der HPV

- größere Homogenität des Ventilations-Perfusions-Verhältnisses $(V_A/Q > 0, V_A/Q < \infty)$
- verringerte alveoloarterielle O_2-Partialdruckdifferenz $(AaDO_2)$
- verringerte venöse Beimischung aus perfundierter, aber nichtventilierter Lunge (pulmonaler Shunt)
- erhöhter arterieller O_2-Partialdruck (p_aO_2)

Zwei Theorien zum Mechanismus der HPV

- die Wirkung wird **indirekt über Mediatoren vermittelt.**
  Dabei nimmt man an, daß die **alveoläre Hypoxie zur Freisetzung vasokonstriktorisch wirksamer Substanzen** (z. B. Katecholamine, Histamin und Prostaglandine) ins pulmonale interstitielle Kompartiment und damit zur Vasokonstriktion führt. Es gibt Hinweise für eine Beteiligung jeder dieser Substanzen an der HPV, der Beweis für eine ursächliche Beteiligung an der Entstehung der HPV ist jedoch bislang noch für keine der erwähnten Substanzen erbracht
- die **Hypoxie bewirkt eine direkte Vasokonstriktion.**
  Es gibt Anhalt für eine direkte Wirkung der Hypoxie an der glatten Gefäßmuskulatur über Glykolyse und ATP-Produktion, eine Beeinflussung der Funktion des Calciumions in seiner Vermittlung der elektromechanischen Kopplung, und über eine Hemmung der Kaliumkanäle an pulmonalarteriellen Muskelzellen

HPV modulierende Faktoren

- in erster Linie wird eine verminderte **EDRF**-Freisetzung oder -Aktivität (endo-thelium-derived relaxing factor), chemisch dem NO entsprechend, diskutiert. EDRF führt, nach Diffusion in die Gefäßmuskelzelle, über die Aktivierung der Guanylat-Cyclase zur Produktion von cyklischem Guanosin-Mono-Phosphat (cGMP) und damit zur Relaxation der Gefäßmuskulatur
- desweiteren kommen modulierende Einflüsse der vasokonstriktorisch wirken-den **EDCF** (endothelium-derived contracting factor) und **Endothelin** in Frage
- das **autonome Nervensystem** nimmt über die efferente Kontrolle der pulmona-len Gefäße (α- und β-adrenerge Rezeptoren) Einfluß auf den pulmonalen Gefäßtonus
- eine **hypoxische Stimulation der Chemorezeptoren** in der A. carotis und der Aorta kann reflektorisch zu einer pulmonalen Vasokonstriktion führen
- weitere Beeinflussung der HPV durch **extreme Azidose und Alkalose** (unter hypoxischen Bedingungen führt die Zufuhr von sauren Valenzen zu einer ge-steigerten, die Zufuhr alkalischer Valenzen zu einer deutlich verringerten HPV-Antwort)
- die max. **Reduktion des Blutflusses** bei völlig atelektatischen Lungenbezirk beträgt 60–75%

Beeinflussung der HPV

- **Inhalationsanästhetika** scheinen dosisabhängig mit der hypoxischen pulmo-nalen Vasokonstriktion zu interferieren.
  Wohl schwächen alle Inhalationsanästhetika die HPV-Antwort **in vitro** ab (dosisabhängige Zunahme des Shunts durch Inhalationsanästhetika induzierte Durchblutungssteigerung nichtventilierter Lungenabschnitte), **in vivo** sind die **Befunde widersprüchlich**. Dies liegt vermutlich an der zusätzlichen Überlage-rung durch die gleichzeitige Beeinflussung des HZV durch die Inhalations-anästhetika (HZV $\downarrow \rightarrow p_vO_2 \downarrow \rightarrow$ Shuntabnahme). **Isofluran** bis 0,5 Vol-% hat keinen Einfluß auf die HPV)
  Lachgas wird sowohl mit einer Shuntzunahme, als auch einer Shuntabnahme in Verbindung gebracht
- **Injektionsanästhetika** (Barbiturate, Benzodiazepine) und **Opioide** beeinflussen die HPV nicht
- **Vasodilatanzien** (Nitroglycerin, Nitroprussid-Natrium, Prostaglandin und Prostacyclin) und Calciumantagonisten (Verapamil, Nifedipin etc.) schwächen die HPV ab
- sowohl ein erhöhter als auch ein erniedrigter **PAP** soll den HPV-Effekt verringern
- **Hypokapnie** (z. B. durch Hyperventilation der noch ventilierten Lunge) führt zur Vasodilatation. Ein erhöhter Atemwegsdruck in der vermehrt ventilierten Lunge, der zu einem erhöhten Gefäßwiderstand führt, wirkt der Vasodilatation entgegen. Insgesamt wird der HPV-Effekt verringert
- **Hyperkapnie** führt zur Vasokonstriktion in der ventilierten Lunge und damit zur partiellen Umverteilung des Blutflusses in die nichtventilierte Lunge

- eine deutlich erniedrigte F_IO_2 (z. B. von 1,0 auf 0,3) verringert den HPV-Effekt durch den resultierenden erhöhten Gefäßwiderstand in der ventilierten Lunge und reduziert so den von der nichtventilierten in die ventilierte Lunge umgeleiteten Blutfluß → (Shuntzunahme)
- **PEEP in der ventilierten Lunge** erhöht den intraalveolären Druck und damit den Gefäßwiderstand und vermindert so die HPV

 Merke:
der Effekt der HPV soll unter den Bedingungen eines normalen Pulmonalarteriendruckes, eines normalen p_vO_2, eines normalen p_aCO_2 (> 30 mmHg), einer F_IO_2 von 1,0 und einer Beatmung ohne PEEP maximal ausgeprägt sein

Wahl des Anästhesieverfahrens

- mögliche Narkosetechniken:
  - TIVA mit Propofol-Perfusor (sicher keine Beeinflussung der HPV)
  - balancierte Anästhesie mit Opioiden (Fentanyl, Sufentanil, Alfentanil)
  - evtl. Kombination mit thorakaler PDA
  (**Cave:** erhöhte ateriovenöse O_2-Gehaltsdifferenz bei Kombinationsanästhesie im Vergleich zu NLA oder Inhalationsanästhesie nach Studien von Reinhart oder Seeling)
- bei erhöhter Pneumothoraxgefahr (Lungenzyste, Emphysem), sowie pulmonaler Hypertension → Verzicht auf N_2O (widersprüchliche Beurteilung bezüglich Beeinflussung der HPV)

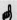 **Beachte:**
- erhöhte Wahrscheinlichkeit einer bronchialen **Hyperreaktivität** (Raucher, chronische Bronchitis, COPD)
- evtl. **Lidocainspray** oder Lidocain i.v. (0,5–1 mg/kg) vor Manipulation an den Atemwegen, um die Gefahr eines Bronchospasmus zu vermindern
- ganz besonders aber muß vor Atemwegsmanipulationen bei Patienten mit einer Hyperreagibilität der Atemwege auf eine **ausreichende Narkosetiefe** geachtet werden

Beatmung unter Ein-Lungen-Ventilation

- größtmöglicher Doppellumentubus
- exakte Tubusplazierung
- TIVA
- V_T: 8–12 ml/kg (5–7 ml/kg bei erhöhtem Beatmungsdruck)
- F_IO_2: 0,8–1,0
- ▶ **Cave:** Gefahr von Resorptionsatelektasen

- Atemfrequenz richtet sich nach dem p_aCO_2 (Normokapnie bei $\approx$ 35 mmHg)
- O_2-Insufflation von 1–4 l/min tief endobronchial in nichtventilierte Lunge
- danach Stufenplan nach Benumof

Stufenplan nach Benumof

1. CPAP von 5 cm H_2O auf die nichtventilierte Lunge (erspart die Notwendigkeit einer permanenten F_iO_2 von 1,0)
2. zusätzlich PEEP von 5 cmH_2O auf die ventilierte Lunge
3. CPAP von 10 cmH_2O
4. PEEP von 10 cmH_2O

☝ **Merke:**
- so lange wie möglich werden beide Lungen ventiliert
- nach Beginn der Ein-Lungen-Ventilation kann der p_aO_2 bis zu 45 min abfallen
- bei Auftreten einer Hypoxie muß eine **Tubusfehllage ausgeschlossen** werden (ein plötzlicher Anstieg des Atemwegsdruckes kann eine Tubusdislokation anzeigen)
- kontinuierliche Auskultation der untenliegenden Lunge kann nützlich sein
- **zögere nicht, auf die Zwei-Lungen-Ventilation überzugehen**, bis ein Patient wieder stabilisiert werden oder die Ursache für die Instabilität des Patienten (Hypoxämie, Hypotension, Arrhythmie) behoben werden kann
- notfalls (bei nicht zu beeinflussender Hypoxie) **Pulmonalisdrosselung** oder Abklemmen der A. pulmonalis durch Chirurgen führt zur Verminderung des Shunts (z. B. bei geplanter Lobektomie oder Pneumonektomie)
- **vor Verschluß des Thorax** beide Lungen **manuell** mit Atembeutel **blähen**, um Atelektasen wieder zu eröffnen
- am Ende der Op., falls postoperative Nachbeatmung erforderlich, Umintubation auf Singlelumentubus (**Cave:** erschwerte Intubation durch ödematöse Weichteilschwellungen)

Anästhesie für spezielle Situationen

- bei bronchopleuralen oder tracheo-ösophagealen Fisteln
- Tracheobronchialchirurgie
- intraoperativ bei z. B. Trachearesektionen, Tracheomalazien
- bei Bestrahlung von Lungentumoren zur Lungenruhigstellung

Hierzu eignet sich die **Hochfrequenz-Jet Ventilation** (s. Beatmung)

Postoperatives Management und Komplikationen

Komplikationen
- bei 40–60% postoperative respiratorische, Störungen, (meist Atelektasen, Pneumonie)
- massive Blutung (Nahtinsuffizienz)
- Ausriß des Bronchusstumpfes (→ bronchopleurale Fistel, Spannungspneumothorax, wenn Drainage unzureichend)
- Herniation des Herzens (nach Perikarderöffnung und Pneumonektomie)
  begünstigend: zu starker Sog über Drainage, ↑ Beatmungsdruck, Lagerung

Postoperative Nachsorge
- postoperative Nachbeatmung im Aufwachraum oder auf Intensivstation
- BGA und Röntgen Thorax bei Aufnahme!

Postoperative Schmerztherapie
Eine programmierte Schmerztherapie nach Thorakotomie (bes. nach lateraler Thorakotomie) ist zur Vermeidung von Atelektasen und einer sekundären Pneumonie äußerst wichtig!
- thorakale PDA mit LA + Opioiden
- PCA mit Opioiden
- Interkostalnervenblockade (hohe Resorptionsrate der LA)
- interkostale oder paravertebrale Nervenblockade (2–3 Zwischenräume ober- und unterhalb der Inzision)
- intrapleurale Blockaden (meist über zweckentfremdeten PDK)

Postoperative Atemtherapie
- Physiotherapie, Atemübungen, Lagerungsdrainagen, Broncho-und Sekretolyse

23 Anästhesie in der Kardiochirurgie

Historie

1953   erste erfolgreiche Herzoperation mit Herz-Lungen-Maschine durch Gibbon

Vorbemerkung

Herzchirurgische Eingriffe werden an Patienten mit angeborenen oder erworbenen Herzfehlern, sowie koronarer Herzerkrankung durchgeführt. Die operative Behandlung der koronaren Herzerkrankung steht dabei an vorrangiger Stelle, während Herzklappenersatz und Klappenrekonstruktion infolge des Rückganges rheumatischer und infektiöser Krankheiten abgenommen haben.

Besonderheiten bei der Prämedikationsvisite

Anamnese

besonders
- instabile Angina pectoris, Orthopnoe, körperliche Belastbarkeit
- Belastbarkeit (NYHA-Klassifikation)
- arterielle Hypo-, Hypertonie
- zerebrale Durchblutungsstörungen, periphere AVK
- Nierenerkrankungen (Kreatinin, Harnstoff, Restausscheidung)
- Diabetes mellitus
- Lebererkrankungen (Bilirubin, GOT, GPT)
- Gerinnungsstörungen, ASS-Einnahme, AT III besonders bei i.v.-Antikoagulation mit Heparin
- allergische Diathese
- Medikamentenanamnese (β-Blocker, letzte ASS-Einnahme, ...)
- Elektrolytstörungen (Hypokaliämie, Hypomagnesiämie $\rightarrow$ Rhythmusstörungen)
- infolge der chronischen Diuretikaeinnahme und des verminderten Plasmavolumens besteht bei vielen dieser Patienten eine relative Hypovolämie, sowie eine Hypokaliämie

Körperliche Untersuchung

- Zeichen kardialer Dekompensation
- Radialis-/Ulnaris-Pulse, Allen-Test (zumindest aus forensischen Gründen), ggf. Femoralis-Pulse
- zu erwartende Intubationsschwierigkeiten

Aktenstudium

- Ruhe-, Belastungs-EKG
- Herzkatheterbefund:
  - Pulmonale Hypertonie (PAP$_{dia}$ > PCWP oder LVEDP $\rightarrow$ Hinweis auf erhöhten pulmonalvaskulären Widerstand
  - Art und Lokalisation der Koronarstenosen
  - Schweregrad des Klappenvitiums, Druckgradient
- Echokardiographie: LV-Funktion
  (systolisch: Akinesien, Hypokinesien; diastolisch: LVEDP)
- Röntgen Thorax, Routinelabor
- Lungenfunktion, BGA
- Karotisbefund (bei einseitiger Karotisstenose venöse Gefäßpunktion kontralateral, bei beidseitiger Stenose ggf. Punktion der V. subclavia). In Einzelfällen kann die Koronarbypass-Operation in Kombination mit einer Karotis-TEA zusammen durchgeführt werden
- Nasen-, Rachenabstrich (Staph. aureus?, $\rightarrow$ Turixin Vorbehandlung)
- urologischer Befund (DK problemlos möglich?)
- EK und evtl. Eigenblut bereitstellen

Medikamentöse Prämedikation der Patienten

- **Fortführung der oralen Medikation am Op.-Tag:** insbesondere β-Blocker und Antihypertensiva, beim schlecht eingestellten Hypertoniker auch ACE-Hemmer. Digitalis bei Tachyarrhythmia, absoluta, ebenso Kalziumantagonisten. i.v.-Nitrate und i.v.-Antikoagulation mit Heparin
- die medikamentöse Prämedikation wird wegen der anxiolytischen Wirkung und der geringen Atem- und Kreislaufdepression vorzugsweise mit Benzodiazepinen durchgeführt
- **starke Prämedikation** beim aufgeregten, hypertonen Koronarpatienten z. B. Flunitrazepam (Rohypnol) 2 mg p.o.
- **zurückhaltende Prämedikation** bei Patienten mit kardialer Kachexie, die an der Schwelle zur Dekompensation stehen, z. B. 10 mg Dikaliumchlorazepat (Tranxilium) p.o.
- **keine orale Prämedikation** bei dekompensierten Patienten
- eine **zusätzliche morgendliche Anxiolyse** bei Patienten, die erst später am Tag auf dem Op.-Programm stehen, z. B. 10–40 mg Dikaliumchlorazepat (Tranxi-

lium) p. o., auf Abruf dann weitere übliche Prämedikation z. B. Flunitrazepam (Rohypnol) 1–2 mg p. o.

- α_2-Agonisten zur Senkung der periop. Myokardischämierate sind derzeit noch in klinischer Erprobung und haben sich noch nicht sicher durchgesetzt z. B. Clonidin (Catapresan) 1 Tbl. à 300 µg p.o. (2–5 µg/kg p.o.)
  $\rightarrow \downarrow$ Anästhetikabedarf um $\approx$ 40%, $\downarrow$ postop. Shivering, stabilere Hämodynamik, $\downarrow$ von periop. Myokardischämien

Prämedikation von Herzkindern
zur Nacht:
- evtl. 3–4 mg/kg Phenobarbital (Luminal) p.o.

Präop.:
- Flunitrazepam (Rohypnol) 0,05–0,1 mg/kg
- oder Midazolamsaft (Dormicum) 0,5 mg/kg p.o. oder 0,2 mg/kg Midazolam rektal

Narkoseführung

Monitoring, Ausstattung

- EKG (Ableitung II und V_5)
- Pulsoxymetrie
- direkte arterielle Blutdruckmessung in Lokalanästhesie vor Einleitung (Arterie mit Verlängerung, da beide Arme angelegt werden)
- oraler Tubus
- endexspiratorische CO_2-Messung
- Magensonde (oral!, da Gefahr des Nasenblutens unter Antikoagulation)
- transurethraler Blasenkatheter ($\rightarrow$ Urinausscheidung, Hämolyse)
- Temperatursonde (rektal, nasopharyngeal und evtl. pulmonalarteriell)
- ZVK
- evtl. Pulmonaliskatheter zur Volumensteuerung und Detektion von Myokardischämien (jedoch weniger sensitiv als TEE)
  - z. B. bei Patienten mit schlechter Ventrikelfunktion, schwere Linksherzinsuffizienz (LVEF < 40%, LVEDP > 20 mmHg), Hauptstammstenose, Infarktanamnese < 6 Monate, KHK + Klappenvitium, pulmonaler Hypertonus, IHSS, Mitralklappenvitium
  - alternativ kann bei Operationen an den Herzklappen und bei kongenitalen Vitien vom Chirurgen ein linksatrialer Katheter ($\rightarrow$ LAP) gelegt werden
  - ▶ besonders die Erfassung von Veränderungen (PCWP, HZV, SVR, PVR) unter entsprechenden therapeutischen Maßnahmen (Volumengabe, Vasodilatoren, Katecholamine) steigert den Wert des PCWP als Überwachungsgröße der linksventrikulären Vorlast
- evtl. TEE (regionale Wandbewegungsstörungen als sensitiver Indikator einer Myokardischämie)

- großlumige venöse Zugänge (mit Verlängerung)
- evtl. Neuromonitoring (Pupillenkontrolle, SSEP, EEG)
- Wärmematte
- Labor (BGA, Hb, Elektrolyte, HC bzw. ACT, ggf. weitere Gerinnungsparameter)

Ziel
- Prävention von Myokardischämien
- größtmögliche kardiale Stabilität, bei gleichzeitiger Ausschaltung zirkulatorischer Gegenregulationsmechanismen
- Blutdruck- und Herzfrequenz sollten ± 30%, besser vielleicht noch innerhalb ± 20% des Ausgangswertes (Mittelwerte der letzten Tage) gehalten werden. Abweichungen hiervon sollten rasch therapiert werden

Prinzip
- Titration der Anästhetika nach Wirkung, nicht nach Gewicht
- **Notfallmedikamente** (wie z. B. Adrenalin, Noradrenalin, Lidocain, Atropin, ...) müssen immer bereitliegen

Einleitung

- mit Opioid, Etomidat und ggf. Midazolam
- vor Laryngoskopie Oberflächenanästhesie mit Lidocain-Spray
- **Relaxation** mit Pancuronium (sympathomimetische Eigenschaften der Substanz kupieren die vagomimetische Opiat-Wirkung) oder ein anderes ndMR

Mögliche Narkosetechniken

- „Fast-track-Anästhesie" (frühe Extubation innerhalb 1–8 h postop.) bei ausgewählten Patienten (abhängig von Alter, Myokardfunktion, geplantem Eingriff) z. B. mit
  - balancierter Anästhesie und niedrig dosierten Opioiden
  - TIVA mit Remifentanil und Propofol über Perfusor bei Patienten mit guter LVF
- **High-opiat-Technik** (Monoanästhesie) mit Fentanyl ($\approx$ 50–100 µg/kg), Sufentanil ($\approx$ 10–20 µg/kg), besonders bei Patienten mit deutlich eingeschränkter LVF, da Opioide kaum kardiodepressiv sind. Bei Patienten mit guter LVF ist es sinnvoll sie mit Benzodiazepinen und/oder Inhalationsanästhetika zu kombinieren, um eine Amnesie und bessere Unterdrückung der Sympathikusaktivität zu erzielen
- **modifizierte Neuroleptanästhesie** mit Benzodiazepinen (z. B. Midazolam $\approx$ 0,3 mg/kg)
- evtl. Kombination mit thorakalem PDK ein Tag präop. zur postoperativen Schmerztherapie

Anm:
- **Lachgas**
  hat bes. bei Patienten mit schon eingeschränkter LVF einen direkten neg. inotropen Effekt, bei gesunden ist dies gering ausgeprägt und kann daher bei Patienten mit guter LVF eingesetzt werden (**wenn, dann jedoch nur vor der EKZ**, da N_2O eine evtl. bestehende Luftembolie in den Koronarien verstärken kann)
- **Inhalationsanästhetika**
  wirken dosisabhängig neg. inotrop, dämpfen die Sympathikusaktivität und bewirken eine Amnesie. In Kombination mit Opioiden können niedrig dosiert alle Inhalationsanästhetika problemlos eingesetzt werden.
  Isofluran
  ist ein ausgeprägter Vasodilatator, ein Coronary-steal-Syndrom ist in hohen Konzentrationen (>1,5 MAC) bei Koronarkranken möglich. Bei < 1 MAC tritt dieser Effekt nicht auf
  Desfluran
  bewirkt bei schneller Konzentrationserhöhung eine starke Sympathikusstimulation

Zwischen Einleitung und Hautschnitt

- die stärksten Reize mit der Gefahr von Blutdruckanstieg, Tachykardie und konsekutiver Myokaridschämie sind Laryngoskopie, Hautinzision, Sternotomie und Kanülierung der großen Gefäße
- umgekehrt sinkt mit Abschluß der Einleitung und der fehlenden Stimulation der Narkotikabedarf und es besteht die Gefahr der Hypotension

Behandlung einer Hypotension
- primär mit Volumengabe, sekundär mit Katecholaminen (s. unten)
- hilfreich dabei ist die ZVD-Messung bereits vor Narkoseeinleitung über einen peripheren zentralen Venenkatheter
- nach Einschwemmen des PA-Katheters Volumensteuerung nach PCWP

Behandlung einer Hypertension
- ausreichende Narkosetiefe (evtl. Addition von Isofluran (0,2–0,6 Vol.-%) oder DHB)
- Antihypertensiva (Nitroglycerin ist das Mittel der ersten Wahl)

Behandlung einer Myokardischämie
- Medikament der 1. Wahl ist Nitroglycerin(1:10 verdünnt) 100 µg weise fraktioniert i.v., anschl. evtl. Perfusor 0,3–5 µg/kg/min (wenn RR > 100–120 mmHg)
- positiv inotrope Substanzen (wenn RR < 90–100 mmHg)
  - Dobutamin (Dobutrex) 1–10 µg/kg/min und/oder
  - Adrenalin (Suprarenin) 0,01–0,4 µg/kg/min und/oder
  - Milrinon (Corotrop) 0,2–0,75 µg/kg/min

- Ca-Antagonisten
  - Verapamil (Isoptin) oder Diltiazem (Dilzem) bei supraventrikulärer Tachykardie, Tachyarrhythmie bei Vorhofflimmern, -flattern
  Cave: neg. inotroper Effekt
  - Nifedipin (Adalat) evtl. zur koronaren Vasodilatation
- evtl. β-Blocker, soweit keine Kontraindikationen

Fremdblutsparende Maßnahmen

s. Blut und Blutprodukte
- präoperative Eigenblutspende (EBS) bei kardiochirurgische Patienten wegen Kontraindikationen meist nicht durchführbar:
  schwere respiratorische Störungen, schwere kardiale Störungen (z. B. KHK mit instabiler AP, Herzinfarkt vor weniger als 6 Wochen, hochgradige Aorten-, Mitralstenose), Anämie (Hb < 11,5 g/dl und Hkt < 34%)
- präoperative Eigenplasmapherese (PPH), auch bei Anämie und sehr alten Patienten durchführbar
- isovolämische Hämodilution vor EKZ
  auch hier Limitierung durch Kontraindikationen:
  Koronar- und Herzinsuffizienz (Herzinfarkt < 3 Mo. Herzklappenfehler), schwere restriktive und obstruktive Lungenerkrankungen, Anämie < 11 g/dl
- maschinelle Autotransfusion (MAT)
- medikamentöse Beeinflussung des Blutverlustes (s. Blutgerinnung)
  - rechtzeitiges Absetzen von Thrombozytenaggregationshemmern und Umstellen auf Heparinperfusor
  - Antifibrinolytika: Aprotinin (Trasylol)
  High-dose Aprotinin (2 Mio. KIE): Hemmung der Fibrinolyse und der durch Thrombozytenaggregationshemmer induzierten Blutungsneigung
  Low-dose Aprotinin (1 Mio. KIE): nur Hemmung von Plasmin
  initial 1–2 Mio. KIE, zusätzlich 1–2 Mio. KIE in die Herz-Lungen-Maschine
  Cave: Anaphylaktische oder anaphylaktoide Reaktionen, verlängert die nach der Hemochron-Methode oder nach vergleichbaren Fremdoberflächen Aktivierungsmethoden bestimmte Vollblutgerinnungszeit → ACT-Bestimmung
  - Desmopressin (Minirin) führt zu einer gesteigerten Thrombozytenausschwemmung aus dem Knochenmark, Dosis: 0,3–0,4 µg/kg i.v., s.c.
- Hämodilution durch EKZ

Ablauf einer Op. mit Herz-Lungen-Maschine (HLM)

Extrakorporale Zirkulation (EKZ), extrakorporaler Kreislauf (EKK)

Der kardiopulmonale Bypass oder die extrakorporale Zirkulation wird für Operationen am flimmernden bzw. nichtschlagenden Herzen eingesetzt

Füllung der EKZ (Priming)
- $\approx$ 2-(4) l bei Erwachsenen
- plasmaisotone Lösungen oft mit Zusatz von Mannitol, Glukose, Dextran oder HÄS $\rightarrow$ Hämodilution
- Blut nur bei deutlich anämischen Patienten oder Kleinkindern
- $\approx$ 2500 IE Heparin pro Liter Primingvolumen ($\approx$ 5000 IE Heparin)

Oxygenatortypen
- **Bubbleoxygenator**
  Arterialisierung des Blutes durch Einblasen von O_2 (Gas in Blutphase) $\rightarrow$ zeitabhängige Erythrozytenschädigung (Hämolyse), gute CO_2 Elimination, Gefahr gasförmiger Mikroembolien $\rightarrow$ heutzutage kaum noch verwendet
- **Membranoxygenator**
  Blut- und Gasphase sind durch eine gaspermeable Membran getrennt $\rightarrow$ (geringe Hämolyse), schlechtere CO_2 Elimination (Verbesserung $\uparrow$ der CO_2-Elimination durch Erhöhung der Durchflußrate des Gases und/oder gesteigerte Blutflußrate)

Pumpen
- das venöse Blut fließt entsprechend dem Druckgefälle passiv in die HLM
- das art. Blut wird mit einer Pumpe in die Aorta bzw. A. femoralis zurückgepumpt
- dazu werden **Multiflow Rollerpumpen** verwendet, mit denen sowohl ein pulsatiler, als auch nichtpulsatiler Blutfluß erzeugt werden kann
- mit einer Rollerpumpe kann auch ein Sog erzeugt werden, sodaß während einer Op. mehrere Rollerpumpen eingesetzt werden, die auch Blut aus dem Operationsgebiet oder speziellen Kanülen absaugen
- bei vorwärts arbeitenden Pumpen wird das Blut nur wenig traumatisiert, bei Sog besteht hingegen eine erhöhte Gefahr der Erythrozyten- oder Thrombozytenschädigung. Daher sollte die Saugung mit möglichst niedriger und konstanter Rollengeschwindigkeit laufen

Kreislauf der EKZ
- das venöse Blut fließt über Kanülen aus den beiden Hohlvenen (Zwei getrennte Kanülen) oder aus dem rechten Vorhof und der unteren Hohlvene (Stufen- oder Two-Stage-Kanüle) in die HLM
- in der HLM wird es mit O_2 angereichert, von CO_2 eliminiert und wie gewünscht temperiert und gelangt über die Aorta oder die A. femoralis in den arteriellen Kreislauf des Patienten zurück

Arterielle Kanülierung
- Kanülierung der Aorta ascendens. Selten der A. femoralis, wenn die Aorta ascendens selbst betroffen (z. B. Aortenaneurysma) oder eine Kanülierung aus anderen Gründen nicht möglich
- ▶ bei Reeingriffen sollte die Leiste immer zum Kanülieren der A. femoralis vorbereitet werden, da mit starken Verwachsungen zu rechnen ist und u. U. die Aorta verletzt werden kann

Venöse Kanülierung
Zwei Kanülen oder Two-Stage Kanülen Technik
a) Zwei Kanülen
- Kanülierung der V. cava superior über das rechte Herzohr und der V. cava inferior ebenfalls über das Herzohr oder über die Vorhofswand durch jeweils eine Kanüle
- beim **totalen Bypass** werden beide Hohlvenen durch ein Tourniquet oder eine Cava-Klemme abgedichtet, sodaß das gesamte venöse Blut in die HLM fließt
- beim **partiellen Bypass** sind die Tourniquets gelockert, bzw. die Cavaklemmen entfernt und ein Teil des venösen Blutes fließt weiterhin durch die Lunge und ein Teil wird durch die HLM gepumpt

b) Stufenkanüle (Two-Stage Kanüle)
- Kanülierung über das rechte Herzohr. Die Stufenkanüle wird mit der Spitze in die V. cava inferior vorgeschoben, sodaß die weiteren Öffnungen der Stufenkanüle im rechten Vorhof zu liegen kommen
- der Zufluß zum rechten Herzen läßt sich dabei nicht vollständig unterbrechen, sodaß Operationen am rechten Herzen oder mit Zugang über den rechten Vorhof (z. B. Trikuspidalklappe, ASD, VSD) nicht durchgeführt werden können, außerdem gelangt ein großer Teil der Kardioplegielösung in die HLM (s. unten)

Kardioplegiekanülierung
- **bei intakter Aortenklappe** erfolgt die Applikation der kardioplegischen Lösung unmittelbar nach Abklemmen der Aorta über eine Kardiolplegiekanüle in die Aortenwurzel
- **bei Aortenklappeninsuffizienz** wird eine Kanüle direkt in die Koronarostien eingeführt
- gelegentlich ist eine retrograde Zufuhr der Kardioplegielösung über den Sinus coronarius notwendig (z. B. ausgeprägte Hauptstammstenose, extrem hypertrophierter Ventrikel)

Entlastungs-, Entlüftungskanülen (Vent)
- um eine Überdehnung durch Überfüllung **des linken Ventrikels** während des Herzstillstandes zu vermeiden, wird eine Entlastungskanüle „LV-Vent" eingelegt. Der LV-Vent wird entweder über eine Pulmonalvene durch den linken Vorhof und die Mitralklappe vorgeschoben oder direkt über die Herzspitze eingeführt. Besonders bei Aorteninsuffizienz muß der LV-Vent frühzeitig gelegt werden
- nach Einleiten der Kardioplegielösung in die Koronarien fließt diese über den **Sinus coronarius** in den rechten Vorhof und kann hier getrennt abgesaugt werden. Man spricht daher auch vom „dirty Vent"
- weitere Absaugmöglichkeiten sind je nach Op. und Operateur möglich (z. B. Pulmonalis-Vent bei Two-Stage Kanüle um einen totalen Bypass zu ermöglichen)
- über einen „Koronarsauger" kann Blut aus dem Operationsgebiet in das Reservoir der HLM abgesaugt werden
- um eine arterielle Luftembolie zu vermeiden, werden je nach Op. (v. a. bei Eröffnung der linken Herzhöhlen) am Ende des kardioplegisches Herzstillstandes **Entlüftungskanülen** in die Aorta ascendens bzw. in die linke Herzspitze eingestochen

Vorgehen vor EKK

Antikoagulation
- vor Anschluß an die HLM wird Heparin (300 IE/kg oder 3 mg/kg) i.v. gegeben
- die Kontrolle des Gerinnungsstatus während der EKZ erfolgt mittels der aktivierten Gerinnungszeit (**ACT**) oder mittels Hemochron (**HC**)
- Ziel: ACT > 500 s bzw. HC > 400 s
- bei ungenügender Heparinwirkung präoperative AT III Werte nachsehen, ggf. AT III-Gabe bes. bei Dauerantikoagulation (Heparinperfusor)
- ACT bzw. HC Kontrollen ≈ alle 30 min
- weitere Heparingaben erfolgen entsprechend der ACT bzw. des HC

Vor Aortenkanülierung
- Beatmung mit 100% O_2
- Pumonaliskatheter etwas zurückziehen
  (bei HTPL und Trikuspidalklappenrekonstruktion bis in obere Hohlvene!)
- ausreichende Narkosetiefe und Relaxierung überprüfen, um **Blutdruckanstiege** zu **vermeiden**, ggf. Blutdrucksenkung mit Propofol oder Nitroglycerin

Nach venöser Kanülierung
- kontinuierliche ZVD-Messung
- auf ZVD-Anstieg und obere Einflußstauung achten (Behinderung des venösen Rückflusses vom Gehirn)

Vorgehen am EKK

Beginn des partiellen Bypasses
- nach Abschluß der arteriellen und venösen Kanülierung kann der Beginn des partiellen Bypasses erfolgen. Während dieser Zeit wird mit 100% Sauerstoff weiterbeatmet

Kühlung
- Kühlung mittels Wärmeaustauscher der HLM (meist 28–32°C)
- mit Beginn des EKK Wärmematte auf Kühlung einstellen
- zur Oberflächenkühlung des Herzens kann dieses mit Eiswasser oder Eisbrei übergossen werden

Beginn des totalen Bypasses
- mit Umleiten des gesamten Blutes über die Herz-Lungen-Maschine beginnt der totale Bypass
- die Beatmung und die Infusionslösungen werden abgestellt

Aortenabklemmung
- nach externer Kühlung des Herzens und Eintreten von Asystolie oder Kammerflimmern wird die Aorta in der Regel 2 cm oberhalb der Klappenebene abgeklemmt (**Cave:** artherosklerotische Trombembolien)
- Beginn der Ischämiezeit des Herzens

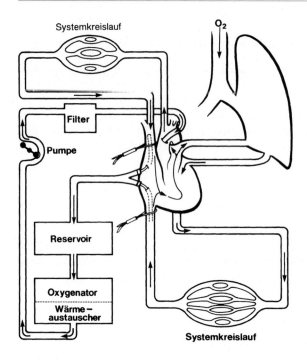

Abb. 23.1. Partieller Herz-Lungen-Bypass. Die beiden Hohlvenenschläuche sind noch nicht fest angeschlungen, so daß nur ein Teil des Blutes in die Maschine fließt und von dort in den Körper zurückgepumpt wird. Der andere Teil des Blutes wird vom Herzen weiter selbst gepumpt

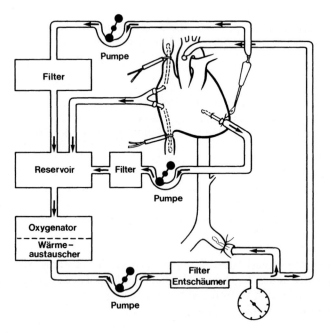

Abb. 23.2. Totaler Herz-Lungen-Bypass. Herz und Lungen sind aus der normalen Zirkulation ausgeschaltet. Die Pfeile geben die Richtung des Blutstroms an. Der arterielle Einstrom erfolgt entweder über die Aorta ascendens oder die A. femoralis

Kardioplegie

- die kardioplegische Lösung soll den Herzstillstand bewirken und den Energieverbrauch des Myokards auf ein Minimum reduzieren. Desweiteren soll sie der Energiegewinnung und Membranstabilisierung dienen, eine anaerobe Azidose puffern und durch Hyperosmolarität, das bei Ischämie entstehende Myokardödem vermindern
- es gibt verschiedene kardioplegische Lösungen, am häufigsten wird die kardioplegische Lösung nach Bretschneider verwendet:

NaCl	15 mmol/l	Kaliumhydrogen-2-	
KCl	9 mmol/l	oxoglutarat	1 mmol/l
MgCl x 6 H$_2$O	9 mmol/l	Histidin	180 mmol/l
Mannit	30 mmol/l	Histidin x HCl x H$_2$O	18 mmol/l
		Tryptophan	2 mmol/l

Elektrolyte:
K$^+$ 11 mmol/l, Na$^+$ 15 mmol/l, Mg^{++} 9 mmol/l, Cl$^-$ 60 mmol/l

myokardialer O$_2$-Verbrauch (MVO$_2$)

▶ **Anm:**
O$_2$-Verbrauch des Myokards bei Hypothermie
Abnahme des **O$_2$-Verbrauches** um 50% vom Ausgangsniveau pro 7–8°C Temperaturerniedrigung, d. h.

Temperatur	% vom Ausgangs-O$_2$-Verbrauch
37° C	100%
30° C	50%
28° C	40%
25° C	25–30%
20° C	20%
10° C	10%

	MVO$_2$ (ml/min/100 g)
Herz bei Normothermie (in Ruhe)	8–10
Herz bei Normothermie (unter Belastung)	bis 40–50
flimmerndes Herz	4–7
leerschlagendes Herz	3
kardioplegisch stillgelegtes Herz bei Normothermie	1,5
kardioplegisch stillgelegtes Herz bei 28–30°C	0,6–1,0
kardioplegisch stillgelegtes Herz bei 17°C	0,1–0,2

- die Blutviskosität steigt pro °C Temperaturabfall um 2%

▶ jedes °C Körpertempertatur < 37°C erhöht den pH um 0,015! ein pH von 7,40 bei 37° ergibt bei 27°C einen pH von 7,55 (selbe Blutprobe!) die Messung erfolgt bei 37°C (Korrektur auf die tatsächliche Patiententemperatur erfolgt bei entsprechender Eingabe automatisch durch das Gerät)

- die **Applikation** der ca. 4°C kalten **Kardioplegielösung** erfolgt in der Regel über die Aortenwurzel, gelegentl. durch direkte Kanülierung der Koronarostien, der Abfluß über den Sinus coronarius in den rechten Vorhof
- bei getrennter Kanülierung kann die Kardioplegie über einen Op.-Sauger abgesaugt werden, bei der Stufenkanüle gelangt sie direkt in die HLM
- gelangt ein Teil der kardioplegen Lösung in die HLM → passagerer Blutdruckabfall

▶ bei der Stufenkanüle (Two-Stage) gelangt die gesamte Kardioplegie (1–2 l) in die HLM → ausgeprägter Blutdruckabfall, Verdünnung des Blutes und Volumenüberladung, Elektrolytverschiebungen: $Na^+\downarrow$, $K^+\uparrow$, $Hb\downarrow$ → auf ausreichende Diurese achten, ggf. Stimulation

▶ vor der Koronarperfusion mit Kardioplegielösung wird z. T. auch eine Oberflächenkühlung mit Eiswasser oder Eisbrei durchgeführt. Bes. bei Verwendung von Eisbrei zur zusätzlichen Oberflächenkühlung besteht die Gefahr, daß die im rechts- und linkslateralen Perikard verlaufenden Nn. phrenici Kälteschäden erleiden können („frost bitten phrenicus" → postop. Zwerchfellähmung)

Perfusionsdruck und Flußrate
- über die **Höhe des anzustrebenden Perfusionsdruckes (MAP)** während der EKZ gibt es unterschiedliche Ansichten. So erachten einige Zentren einen MAP von 30–50 mmHg (Kinder 20–40 mmHg) für ausreichend, andere fordern einen MAP von 60–100 mmHg (Kinder 40–60 mmHg)
- die Höhe des anzustrebenden Perfusionsdruckes (MAP) während der EKZ sollte in jedem Fall **abhängig vom Gefäßzustand** des Patienten (pAVK, Karotis-, Nierenarterienstenosen), der **Flußrate** und der gewählten **Körpertemperatur** erfolgen. In der Regel ist bei voller Flußrate ein MAP von 40–60 mmHg ausreichend, bei Kindern 30–50 mmHg
- kurzfristige Druckabfälle unter 30 mmHg werden bei vollem Fluß in der Regel problemlos toleriert. In den ersten Minuten der EKZ kommt es häufig zu einem niedrigen MAP durch periphere Vasodilatation und Hämodilution (Primingvolumen, Kardioplegielösung). Ein niedriger MAP aufgrund niedriger Flußraten liegt häufig an einem schlechten venösem Rückfluß durch Fehllage der venösen Kanüle oder an einer Hypovolämie des Patienten. Kann trotz voller Flußrate kein ausreichender Perfusionsdruck gehalten werden, ist die Gabe von Vasokonstriktoren notwendig (z. B. Noradrenalin 5–50 μg)
- bei einem zu hohem MAP ist in erster Linie eine ausreichende Narkosetiefe zu überprüfen (z. B. Opioide, Benzodiazepine, Propofol oder Inhalationsanästhetika über Gasmischer der HLM). In seltenen Fällen ist die Gabe von Vasodilatanzien (z. B. Nitroglycerin) notwendig

- die Höhe der **anzustrebenden Flußrate der HLM** ist **abhängig vom Gefäßzu-stand** des Patienten (pAVK, Karotis-, Nierenarterienstenosen), dem **Perfusions-druck** und der gewählten **Körpertemperatur**

Standardflußraten der HLM

	Flußrate der HLM	
	l/min/m²	ml/kg/min
Erwachsene Normothermie	2–2,6	50–80
pro Grad Temp. ↓	≈ 7% ↓	≈ 7% ↓
	mind. 1,4	mind. 34
Kinder Normothermie	2,2–3,5	80–140
pro Grad Temp. ↓	≈ 7% ↓	≈ 7% ↓
	mind. 1,4–1,8	mind. 50

▶ **Anm:**
- CPP = MAP – ICP (5–15 mmHg)
- bei einem MAP < 50 mmHg ist der CBF reduziert und es können schon leichte Symptome zerebraler Ischämie bei einem CPP > 40 mmHg auftreten. Die **untere kritische Grenze** des **MAP bei Normothermie** liegt bei **50–60 mmHg**), die des **CPP** bei **35 mmHg**. Bei länger als 1–2 Monate bestehender Hypertonie können, aufgrund der Verschiebung der Autoregulationsgrenze nach oben, schon bei einem MAP > 50 mmHg zerebrale Ischämien auftreten

Störungen während des EKK
- zu geringer venöser Rückfluß (z. B. Schläuche knicken oder liegen an, Fehl-lage der venösen Kanüle, Reservoir hängt zu hoch, Hypovolämie, venöses Pooling)
- zu geringer arterieller Einstrom (z. B. Fehllage der Aortenkanüle, Schläuche knicken oder liegen an, Koagelbildung in HLM, defekte Rollerpumpe)

Monitoring während des EKK
- arterieller Druck (MAP)
- Urinausscheidung
- Temperaturkontrolle (besonders bei Säuglingen und Kleinkindern ist auch auf die Kopftemperatur zu achten, da bei zu tiefer venöser Kanülierung evtl. eine Seitendifferenz auftreten kann)
- Pupillenkontrolle
- Labor (arterielle und venöse BGA, Hb, Elektrolyte, ACT bzw. HC, Blutzucker bei Diabetikern)

Narkose während des EKK
- bei zunehmender Hypothermie sinkt auch der Narkotikabedarf (jedoch erst beim totalen Kreislaufstillstand in tiefer Hypothermie sind wahrscheinlich keine Medikamente mehr erforderlich)
- bei zunehmender Erwärmung steigt der Narkotikabedarf wieder an
- Blutdruckanstiege oder Schwitzen unter der EKK sind klinische Zeichen eines zusätzlichen Narkotikabedarfs

Totaler Herz-Kreislauf-Stillstand
- einige Operationen wie z. B. Aneurysma-Op's können nur nach Abstellen der EKZ im sogenannten **totalem Kreislaufstillstand** durchgeführt werden. Die tolerable Zeit ist vom Ausmaß der Hypothermie abhängig → bei 18°C Körperkerntemperatur bis max. 60 min
- **Hirnprotektion** vor Induktion des Kreislaufstillstandes
  - Thiopental 10 mg/kg oder Phenobarbital 10 mg/kg → Reduktion zerebralen Stoffwechsels
  - antiödematöse Prophylaxe durch Dexamethason (1 mg/kg Fortecortin i.v.)
  - Vertiefung der Narkose (Opioide + Benzodiazepine)
  - äußere Kühlung des Kopfes mit Eiswickel
  - Verbesserung der rheologischen Eigenschaften durch Dextran 40 (Rheomakrodex oder Longasteril) nach Vorabgabe von Promit
  - Optimierung des kolloidosmotischen Drucks (KOD-Zielwert: mind. 13–15 mmHg)
  - ▶ die Pupillen werden nach Wiederaufnahme der EKZ erst verzögert wieder eng!

Vorgehen beim Beenden des EKK

Aufwärmen
- das Aufwärmen erfolgt nach Anweisung des Operateurs
- Erwärmung mittels Wärmeaustauscher der HLM
- gleichzeitig Wärmematte auf Wärmen einstellen
- Narkosetiefe überprüfen

Beenden der Aortenabklemmung
- durch Öffnen der Aortenklemme kommt es zur Reperfuison des Myokards und „Auswaschen" der kardioplegischen Lösung aus dem Myokard (Reperfusion)

Partieller Bypass
- beim partiellen Bypass wird mit niedrigem Tidalvolumen ($F_IO_2 = 1,0$) mitbeatmet
- ZVD-Messung wieder auf PAP-Messung umstellen
- erneutes Abeichen der Meßkammern auf Herzhöhe
- **nach langer myokardialer Ischämiezeit** (Aortenklemmzeit) **oder** bei schwer **vorgeschädigtem Myokard** benötigt das Myokard zur Erholung eine **längere Reperfusionszeit**

- beginnt das Herz nicht spontan zu schlagen wird es mit 10–60 J defibrilliert
- jetzt sollte man sich das Herz ansehen (Kontraktilität, Größe, Herzrhythmus) und ggf. rechtzeitig zum Abgehen von der EKZ medikamentös unterstützen (Vasodilatanzien, pos. inotrope Medikamente)
- routinemäßig werden temporäre atriale und ventrikuläre Schrittmacherelektroden angelegt. Bei bradykarden Rhythmusstörungen wird über die myokardialen Elektroden ein Schrittmacher angeschlossen

Voraussetzungen zum Beenden des EKK
- Temperatur rektal > 36°C
- ausgeglichener Säure-Basen- und Elektrolythaushalt
- ausreichende Kontraktilität des Herzens
- ggf. kardiovaskuläre Medikamente als Perfusor bereitstellen
- Protamingabe vorbereiten
- ggf. Hämodilutionsblut, EB, EK, FFP und TK bereitstellen

Vorgehen beim Beenden des EKK und mögliche Probleme
- vor Beenden des EKK sollten die **Lungen manuell gebläht** werden, um evtl. noch bestehende atelektatische Bezirke zu öffnen. Danach erfolgt eine die Beatmung mit leicht erhöhten Tidalvolumen und evtl. einem PEEP von 3–6 cm H_2O. Die weiteren Einstellungen werden an der aktuellen BGA orientiert vorgenommen
- langsame **Protamingabe** nach Rücksprache mit dem Operateur (s. unten)

Störungen im Säure-Basen- und Elektrolythaushalt
- Korrektur mit Natriumbikarbonat nach BGA
- **bei K^+ ↑:** forcierte Diurese durch Furosemid, Calciumgabe, ggf. Glukose-Insulin-Infusion (evtl. schon Hämofiltration an HLM)
- **bei K^+ ↓:** Kaliumgabe
- **bei Ca^{++} ↓:** Calciumgabe und evtl. beim Abgehen von EKK

Hypovolämie
- Volumengabe aus der HLM, dabei ist es sinnvoll die HLM soweit wie möglich „leerzufahren", um das darin enthaltene Plasma zu erhalten
- rechtzeitiges Bereitstellen von Hämodilutionsblut, EB und EK

Arrhythmien
supraventrikuläre Tachykardie oder Tachyarrhythmia absoluta
- Korrektur von Elektrolyt- und Säure-Base-Störungen
- ggf. Kardioversion oder Überstimulation
- Verapamil (Isoptin) 2,5–5 mg i.v., **Cave:** neg. inotroper Effekt
- Digitalisierung

rezidiv. Kammerflimmern oder ventrikuläre Tachykardie
- Korrektur von Elektrolyt- und Säure-Base-Störungen (evtl. zusätzlich Magnesium-Gabe)
- Defibrillation

- Lidocain (Xylocain) initial 1–1,5 mg/kg i.v. (50–100 mg), dann weiter 1–4 mg/kg/h über Perfusor
- bei Erfolglosigkeit Amiodaron (Cordarex) initial 5 mg/kg (300–450 mg) in minimal 3 min i.v., dann weiter ca. 1 g/Tag über Perfusor

totaler AV-Block oder Asystolie
- Korrektur von Elektrolyt- und Säure-Base-Störungen (Calcium-Gabe)
- myokardialer Schrittmacher
- evtl. Stimulation mit pos. inotropen Medikamenten (Dobutamin, Adrenalin)

Kontraktilitätsstörungen bei bereits präop. schlechter LVF
- zum Abgehen von der EKZ pos. inotrope Substanzen zur Kontraktilitätsunterstützung verwenden z. B.
  - Dobutamin (Dobutrex) 1–10-(15) µg/kg/min und/oder
  - Adrenalin (Suprarenin) 0,05–0,4-(1) µg/kg/min und/oder
  - Milrinon (Corotrop)   0,3–0,75 µg/kg/min
- bei erhöhter Nachlast Vasodilatanzien z. B.
  - Nitroglycerin (Nitrolingual, Gilustenon) 0,3–5 µg/kg/min und/oder
- Kombination von Vasodilatanzien und pos. inotropen Substanzen
- bei pulmonaler Hypertonie oder Rechtsherzinsuffizienz evtl. zusätzlich
  - Alprostadil/PGE_1 (Minprog) 10–50 ng/kg/min
  - selten inhalatives NO

Differentialdiagnose und Therapie nach EKK

AP	PCWP (LAP)	HZV	wahrscheinliche Ursache	Therapie
↑	↑	↑	Hypervolämie	Volumenreduktion, Diuresesteigerung, Vasodilatanzien
↑	↑	↓	Vasokonstriktion Kontraktionsstörung	Vasodilatanzien, pos. inotrope Medikamente
↑	↓	↑	Hyperdynamik, flache Narkose	Narkose vertiefen evtl. β-Blocker
↑	↓	↓	periphere Vasokonstriktion	Vasodilatanzien und Volumengabe
↓	↑	↑	Hypervolämie	abwarten
↓	↑	↓	linksventrikuläres Versagen, Bypass-Verschluß?	pos. inotrope Medikamente Vasodilatanzien, IABP
↓	↓	↑	Vasodilatation	Vasokonstriktiva
↓	↓	↓	Hypovolämie, Blutung, Allergie (PAP ↑)	Volumengabe

AP = systol. arterieller Druck, PCWP = Wedge-Druck, LAP = links-atrialer Mitteldruck, HZV = Herzzeitvolumen

- ist hierdurch keine Verbesserung der Herzfunktion zu erzielen sollte rechtzeitig die Möglichkeit einer **intraaortalen Ballongegenpulsation** (IABP) zur Verbesserung der Koronarperfusion oder ein **erneuter partieller Bypass** zur Erholung des Myokards und Beseitigung bestehender Probleme in Erwägung gezogen werden

Kontraktilitätsstörungen post EKK
- z. B. durch ungenügenden Fluß in Bypass (zu kleine periphere Gefäße, Vasospasmus, Luft in Koronarien, abgeknickter Bypass,...), periop. Myokardinfarkt
- primär Behandlung der zugrunde liegenden Störung (falls erkennbar)
- ▶ **Wichtig**
  - exaktes (und wiederholtes) Abeichen der Meßkammer auf Herzhöhe
  - immer mehrere Parameter im Zusammenhang und im Verlauf betrachten

Intraaortale Ballonpumpe (IABP)
- Wirkung: Erhöhung der Koronarperfusion in der Diastole, ausgeprägte Reduktion der linksventrikulären Nachlast, MAP und enddiastolischer Druck fallen leicht
- kardiale Restfunktion von > 1,2–1,4 l/min/m² notwendig!
- Einführung eines ca. 15 cm langen Ballons meist über eine Leistenschleuse (A. femoralis)
- Entfaltung des Ballons durch Heliuminsufflation in der Diastole im Verhältnis 1:1 bis 1:3 → Triggerung über Oberflächen-EKG oder arterielle Druckmessung
- radiologische Lagekontrolle obligat → die Spitze des Ballons sollte am Übergang Aortenbogen zu Aorta ascendens liegen, unterhalb des Abganges der linken A. subclavia aus der Aorta → periphere Pulskontrolle der Arteria radialis links, sowie periphere Fußpulse bei Lage über A. femoralis
- Laktatkontrolle → Anstieg des Laktats bei zu tiefer Lage des Ballons mit konsekutiver Verlegung des Abganges des Truncus coeliacus

Gerinnung
- bei **Beenden des kardiopulmonalen Bypasses** wird **Protamin** eingesetzt (1 ml Protamin 1000 antagonisiert 1000 IE Heparin), um die Gerinnung wiederherzustellen
- die Protamingabe sollte **möglichst langsam** und über eine peripheren Zugang gegeben werden, da dadurch die hämodynamischen Auswirkungen geringer sind. Bei **rascher Gabe häufig Blutdruckabfall** durch Vasodilatation (vermutlich Histamin vermittelt), **pulmonale Hypertonie** in 0,2–4% (vermutlich Thromboxan A₂ vermittelt)
- nachdem die Hälfte der errechneten Menge gegeben wurde, sollte der Chirurg und der Kardiotechniker informiert werden, da danach die Absaugung von Blut nicht mehr in die EKZ erfolgen sollte (↑ Gefahr der Koagelbildung in der EKZ)
- ACT bzw. HC Kontrolle nach Protamingabe
- ggf. sind zusätzlich Gerinnungspräparate wie TK, FFP oder Gerinnungsfaktoren erforderlich (bes. nach langer EKK-Zeit)

Flowmessung der Koronarien
- um den Operationserfolg zu überprüfen bzw. zu dokumentieren kann eine Flowmessung der Koronarien durchgeführt werden

Thoraxverschluß
- gelegentlich kommt es bei Thoraxverschluß zu einem passageren Blutdruckabfall
- bleibt der Druckabfall trotz Volumengabe bestehen, sollte u. U. eine Blutung oder ein Abknicken eines Bypasses ausgeschlossen werden

Probleme und Komplikationen post EKK

- Probleme durch operatives Ergebnis (z. B. ungenügende Revaskularisation beim Koronarbypass), veränderte Hämodynamik nach Klappenoperationen oder korrigierten Vitien
- Auswirkungen der EKZ:
  - Gefäßdysregulation
  - Temperaturdysregulation
  - Nachwirkungen der Kardioplegie
  - Störungen der Blutgerinnung (Throbozytopenie-, pathie, Verdünnungs-koagulopathie)
  - Elektrolytimbalancen: Hyperkaliämie, Hyponatriämie, Hypocalcämie, Nieren-, Leberfunktionsstörungen, sowie gastrointestinale und zerebrale Störungen
  - arterielle Embolien (auch durch versprengte artheromatöse Mikroembolisationen der Aorta oder Herzklappen)
- Nachblutung
- Perikardtamponade
- Low-output-Syndrom

Besonderheiten bei speziellen Eingriffen

Koronarer Bypass (MCB oder IMA, ACVB)

Patienten, die zur einer koronaren Bypassoperation anstehen, sind insbesondere durch Myokardischämien gefährdet
- Blutdruckschwankungen sowie tachykarde und bradykarde Rhythmusstörungen sollten vermieden werden, um die meist eingeschränkte Koronarperfusion nicht noch weiter zu gefährden

Herzklappenerkrankungen

Zu den häufigsten Ursachen von Herzklappenerkrankungen zählen kongenitale und rheumatische Klappenveränderungen. Bei chronischen Erkrankungen der Herzklappen treten Kompensationsmechanismen auf, die das Herzzeitvolumen aufrechterhalten, wie gesteigerter Sympathikotonus, Ventrikelhypertrophie und Dilatation. Diese Kompensationsmechanismen können bereits durch Anästhetika in geringer Dosierung beeinflußt werden und zu einem Abfall des Herzzeit-volumens mit konsekutiver Myokardischämie führen.

Aortenstenose

Bei der Aortenstenose ist der Druckgradient zwischen Aorta und linkem Ventri-kel erhöht. Es kommt zur Steigerung des LVEDP und zur konzentrischen Links-herzhypertrophie. Das Herz ist anfällig für Myokardischämien auch ohne KHK. Bei Patienten mit schwerer Aortenstenose können bereits geringe Anästhetikadosen eine Kreislaufdepressionen hervorrufen.
- Tachykardie und RR ↓ vermeiden:
  beides verschlechtert die ohnehin schon gefährdete Koronardurchblutung durch Verkürzung der Diastole bzw. ↓ des diastolischen Druckes
- Behandlung der Hypotension primär mit Volumengabe. Mittel der 2. Wahl α-Stimulation mit Noradrenalin, um einen kurzfristigen MAP-Abfall zu thera-pieren. Vorteil gegenüber anderen Katecholaminen: seltener Tachykardie
- ggf. PA-Katheter, um eine Überinfusion und damit LVEDP ↑ bzw. PCWP ↑ zu vermeiden

> ☝ **Cave:** Die Indikation für einen PAK sollte jedoch streng gestellt werden (bestehende pulmonale Hypertonie oder deutlich eingeschränkter LVF), da beim Legen eines PA-Katheters bei Patienten mit Aortenstenose ↑ Gefahr schwerwiegender Rhythmusstörungen bis hin zum Kammer-flimmern besteht, da der hypertrophe Ventrikel besonders sensibel ist. (Die Reanimation ist wegen der schlechten Koronarperfusion besonders schwierig und häufig erfolglos)

- Behandlung einer Tachykardie: zu flache Narkose ausschließen, Volumenmangel behandeln, O_2-Mangel ausschließen

Sonderfall: idiopathische hypertrophe Subaortenstenose (IHSS)
- β-Mimetika kontraindiziert (aggravieren die Obstruktion)
- endogene Katecholaminfreisetzung durch ausreichend tiefe Narkose verhindern
- bei Tachykardie: β-Blockade
- Füllungsdrücke (PCWP) im oberen Normbereich halten → Hypovolämie aggra-viert die Obstruktion

Aorteninsuffizienz

Bei der Aortenklappeninsuffizienz kommt es durch das Regurgitationsvolumen zwi-schen Aorta und linkem Ventrikel zur Ventrikeldilatation und exzentrischen Hypertro-phie. Bei chronischem Verlauf erhöht sich der LVEDP und der Vorhofdruck steigt an.

- Herzfrequenz-Abfall vermeiden (je länger die Diastole, desto größer das Regurgitationsvolumen)
  ⇒ keine Kombination von Opiaten und Vecuronium (führt oft zur Bradykardie)
- Anstieg des peripheren Widerstands vermeiden (erhöht ebenfalls das Regurgitationsvolumen)
- Hypovolämie vermeiden bzw. vor Narkoseeinleitung ausgleichen.
  Katecholamin der Wahl ist Dobutamin wegen peripherer Vasodilatation
- PCWP < LVEDP aufgrund vorzeitigem Schluß der Mitralklappe

Mitralstenose

Die Mitralstenose zeichnet sich durch eine Verengung der Klappenöffnungsfläche und einen erhöhten Druckgradienten zwischen Vorhof und Ventrikel aus. Mit zunehmendem Schweregrad kann es zum pulmonalen Hypertonus und zur Rechtsherzinsuffizienz kommen. Häufig liegt eine absolute Arrhythmie bei Vorhofflimmern vor.

- Tachykardie vermeiden und therapieren (längere Diastolendauer → bessere Ventrikelfüllung)
- Knotenrhythmen sehr ungünstig (aktive Vorhofkontraktion fällt weg)
- Hypovolämie vermeiden, Volumentherapie aber sehr vorsichtig (**Cave:** Überinfusion! → Lungenödem) streng nach ZVD
- PCWP > LVEDP aufgrund des Gradienten über der Stenose! (eher großzügige Indikation zur Katecholamintherapie, aber nicht bei Hypovolämie)
- bei schwerer Hypotension: α-Stimulation

👉 **Cave:** Indikation für PAK streng stellen, da ↑ Gefahr der Pulmonalarterienruptur, da durch pulmonale Hypertonie starre Gefäße

Mitralinsuffizienz

Die Mitralinsuffizienz führt durch Volumenüberlastung zu Dilatation und Hypertrophie des linken Ventrikels. Anästhetika werden im Allgemeinen gut toleriert.

- Bradykardie und Anstieg des peripheren Widerstandes vermeiden (erhöhen das Regurgitationsvolumen – wie bei Aorteninsuffizienz)
- im Gegensatz zur Mitralstenose ist der linke Ventrikel chronisch volumenüberlastet → weitere Volumenüberladung kann zum Lungenödem führen
- Katecholamin der Wahl ist Dobutamin (Inotropiesteigerung + Senkung des peripheren Widerstands)
- PCWP > LVEDP bei ausgeprägter mitraler Regurgitation

👉 **Cave:** Indikation für PAK streng stellen, da ↑ Gefahr der Perforation, da durch offene Mitralklappe Wedge-Kurve erschwert zu erkennen und Katheter evtl. zu weit vorgeschoben wird

Narkose bei zyanotischen Vitien

- Narkoseeinleitung per inhalationem verläuft langsamer durch Rechts-Links-Shunt: kardiodepressive Effekte können auftreten, bevor das Kind schläft
- bei intrakardialem Rechts-Links-Shunt führt **Ab**nahme des peripheren Gefäßwiderstandes (durch Narkotika) und **Zu**nahme des pulmonalvaskulären Gefäßwiderstandes (durch Überdruckbeatmung) zur Zunahme des Shunts
- Behandlung eines „zyanotischen Anfalls" bei infundibulärer Pulmonalstenose: Volumengabe, α-Stimulation, evtl. Inhalationsanästhetikum, evtl. β-Blockade

Narkose bei Herzbeuteltamponade

Der grenzgradig kompensierte Patient (normoton, tachykard, gestaute Jugular-venen) kann bei der Narkoseeinleitung innerhalb kürzester Zeit dekompensieren: Abnahme des venösen Rückflusses durch venöses Pooling und erhöhten intra-thorakalen Druck unter Beatmung.
- Einleitung auf dem Op.-Tisch, Operateur muß bereitstehen
- Vermeidung hoher Beatmungsdrücke (evtl. Verzicht auf Maskenbeatmung – oft ohnehin Ileuseinleitung erforderlich)
- Anästhetika in reduzierter Dosierung (ggf. Ketamin)
- Volumengabe trotz hohem ZVD bei Narkoseeinleitung

Narkose zur Herztransplantation (HTPL)

Prämedikation und Vorbereitung
- keine medikamentöse Prämedikation
- **Antibiotika:** z. B. Imipenem (Zienam) 500 mg vor EKZ, zweite Dosis nach EKZ
- Aprotinin nach Rücksprache mit Operateur z. B. 1–2 Mio. KIE Trasylol
- **Immunsuppressiva:** Methylprednisolon (Urbason) 1 g i.v. (nach EKZ)

Monitoring, Ausstattung
- wie oben
- ZVK über V. jugularis interna links, (alternativ V. subclavia) Swan-Ganz-Katheter nur bei kardial extrem grenzwertigen Patienten und aus-geprägter pulmonaler Hypertonie

> ☝ Keine Kanülierung der V. jugularis interna rechts, wegen postoperativer Myokardbiopsien!

Narkoseführung
- wie oben
- häufig nichtnüchterne Patienten, ggf. Ileuseinleitung

- bei präop. Antikoagulation (Phenprocoumon [Marcumar] oder Thrombozyten-aggregationshemmer) ist evtl. die Substitution von AT III und PPSB bzw. die Gabe von Desmopressin (Minirin) sinnvoll

Zum Abgehen von der EKZ
- **immer** pos. inotrope Substanzen zur Kontraktilitätsunterstützung verwenden z. B.
  - Dobutamin (Dobutrex) 1–10-(15) µg/kg/min und/oder
  - Adrenalin (Suprarenin) 0,05–0,4-(1) µg/kg/min und/oder
  - Milrinon (Corotrop) 0,3–0,75 µg/kg/min
- bei pulmonaler Hypertonie oder Rechtsherzinsuffizienz zusätzlich Vaso-dilatanzien
  - Nitroglycerin (Nitrolingual, Gilustenon) 0,3–5 µg/kg/min und/oder
  - Alprostadil/PGE$_1$ (Minprog) 10–50 ng/kg/min
  - evtl. inhalatives NO

Chirurgische Anastomosen
- linke und rechte Vorhofanastomose
- Pulmonalarterie
- Aorta

Narkose bei herztranplantierten Patienten für nichtkardiochirurgische Eingriffe

Herztransplantierte Patienten haben ein akzeptables Anästhesie-Risiko für nicht-herzchirurgische Eingriffe und es ist in der Regel kein erhöhtes invasives Monito-ring notwendig

Besonderheiten beim herztransplantierten Patienten

EKG
- EKG oft mit zwei P-Wellen
- beim Empfänger bleibt ein Teil des Vorhofes erhalten und auch innerviert
- beim Spenderherz ist der Vorhof vagal denerviert
- die Herzfrequenz entspricht dem Eigenrhythmus des Spenderherzens ohne Vagotonus (d. h. schneller als normal; Ruhefrequenz ≈ 90–100/min)

Reaktionen auf Hypotonie und Hypovolämie, Steigerung des HZV
- **denerviertes Herz:** sympathoadrenerge und vagale Reaktionen fehlen → feh-lender bzw. verzögerter Herzfrequenzanstieg bei Hypovolämie. Reaktion nur auf zirkulierende Katecholamine
- die normale Reaktionen auf Hypotonie und Hypovolämie mit Reflextachykardie fehlt, das transplantierte Herz reagiert primär mit Erhöhung des Schlagvolumens
- eine Steigerung des HZV ist primär vom venösen Rückfluß abhängig, erst nach 5–6 min reagiert das transplantierte Herz mit Steigerung der Herzfrequenz

durch direkte Stimulation des Sinusknoten mit endogenen Katecholaminen, daher sagt man Herztransplantierte sind „**Vorlast abhängig**", was besonders für die Narkoseeinleitung wichtig ist

Reaktion auf Medikamente

- Herzfrequenzanstieg auf direkt wirkende Katecholamine, wie z. B.:
  Adrenalin, Dopamin, Dobutamin, Ephedrin, Isoprenalin, Orciprenalin
- Herzfrequenzsenkung nach β-Blocker
- keine Herzfrequenzänderung auf:
  Atropin, Digoxin, Na-Nitroprussid, Nifedipin, Pancuronium, Neostigmin, Pyridostigmin, Physostigmin

Herzrhythmusstörungen

- **Ursache** von Herzrhythmusstörungen sind beim Herztransplantierten:
  fehlender Vagotonus, ↑ endogene Katecholaminkonzentration, Transplantat-abstoßung
- **Therapie:**
  - Bradyarrhythmie: direkte β-adrenerge Stimulation mit Orciprenalin (Alupent), Herzschrittmacher
  - supraventrikuläre Tachkardie, Vorhofflimmern, -flattern: Verapamil, Procain
  - ventrikuläre Tachykardie: Lidocain sehr vorsichtig, da negativ inotrop!

Hypertonie

- 75% aller Herztransplantierten haben eine milde Hypertonie (z. T. aufgrund der Ciclosporintherapie)
- **Therapie:**
  - Kalziumantagonist: Diltiazem
    (Nifedipin ist wegen starker Vasodilatation weniger gut geeignet)
  - kombiniert mit ACE-Hemmer (wenn notwendig)
  - Ø β-Blocker, da das transplantierte Herz unter Belastung sehr von endogenen Katecholaminen abhängig ist

Infektion und Immunsuppression

- Indikation für invasives Monitoring zurückhaltend, wenn dann streng aseptisch, da immunsupprimierte Patienten
- Intubation bevorzugt orotracheal
- bei Transfusion auf CMV-negative Konserven achten
- Ciclosporin ist nephrotoxisch, daher Serumspiegel überwachen

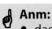
Anm:
- das transplantierte Herz ist besonders anfällig für Koronarsklerose (in 10–20% lassen sich nach 1 Jahr und in 50% nach 5 Jahren angiographisch Koronarsklerosen nachweisen)
- sollte ein ZVK notwendig sein, möglichst die rechte V. jugularis interna meiden (Zugang für Myokardbiopsie)

24 Anästhesie bei Lebertransplantation

Pathophysiologische Besonderheiten

Kardiovaskuläre Veränderungen
- meist hyperdynamer Zustand, HZV > 10 l/min
- ↓ SVR durch erhöhte periphere av-Shunts ⇒ ↓ periphere O_2-Ausschöpfung
- portale Hypertonie

Pulmonale Veränderungen
- meist niedrignormaler p_aO_2 durch
  - ↑ intrapulmonale Rechts-Links-Shunts
  - alveoläre Hypoventilation (Aszites)
  - ↓ Diffusionskapazität (Zunahme der Extrazellulärflüssigkeit)
  - Rechtsverschiebung der O_2-Dissoziationskurve (↑ 2,3-Di-Phosphoglycerat)

Veränderungen der Nierenfunktion
- ↓ Rindenperfusion und intrarenale Shunts ↑
- ↑ Konz. von Renin, Angiotensin, Aldosteron (⇒ Hypokaliämie)
- ↑ ADH durch ↓ SVR und Hypotension

Blutgerinnung
- Thrombozytopenie (durch Knochenmarksdepression, Hypersplenismus, subklinische DIC) bzw. Thrombozytopathie
- Verminderung der in der Leber produzierten Gerinnungsfaktoren (bes. Faktor VII)
- erhöhte fibrinolytische Aktivität

Elektrolytstörungen
- Hypo- oder Hypernatriämie möglich
- Hypokaliämie (↑ Konz. von Aldosteron, inadäquate Zufuhr, Diuretika)
- Kalzium meist vermindert

Säure-Basen-Haushalt
- Alkalose (durch Hyperventilation infolge Hypoxämie) oder
- Azidose möglich (durch Lebernekrose und hämodynamische Störungen)

Glukosestoffwechsel
- Hypoglykämie (gestörte Glukoneogenese, ↓ Glykogenolyse, ↓ Glykogenvorräte) oder
- Hyperglykämie (Insulinresistenz und ↑ Glukagonspiegel)

Enzephalopathie
- Ammoniak ↑ (normal: 11–48 µmol/l)
  ⇒ gesteigerte Empfindlichkeit auf Hypnotika, Benzodiazepine, Opioide

Anästhesiologisches Management

Prämedikation, Vorbereitungungen

- keine medikamentöse Prämedikation
- Cell Saver/RIS- Dienst rechtzeitig informieren
- Narkoseprotokoll, Protokoll für BGA und Labor, Massivtransfusionsprotokoll
- **Antibiotika** z. B. 2 g Ceftriaxon (Rocephin) und 0,5 g Metronidazol (Clont) (zweite Dosis nach 8 h!!)
- evtl. Dopamin-Perfusor auf 3 µg/kg/min während der gesamten Op.-Dauer (Nutzen umstritten)
- evtl. **Aprotinin** (Trasylol) **2 Mio. KIE** unmittelbar nach Narkoseeinleitung und als Erhaltungsdosis während der Operation 500000 KIE über 4 h (Perfusor 12,5 ml/h)
- **AT III** soll bei der LTPL > 70% sein, ggf. Substitution
- **Immunsuppressiva**
  Methylprednisolon (Urbason) 10 mg/kg i.v. in der anhepatischen Phase
  Azathioprin (Imurek) 100 mg i.v. als Kurzinfusion in der anhepatischen Phase
  Ciclosporin (Sandimmun) 1,5 mg/kg, nur nach Absprache mir dem Operateur (wegen inhärenter Nierproblematik)
- **Immunoglobuline** erst gegen Ende der Op. bei stabilen Blutungsverhältnissen bzw. postoperativ auf Intensiv
  Immunglobuline gegen CMV-Viren (Cytotect) 1 ml/kg i.v.
  Immunglobuline gegen Hepatitis B (Hepatect) 1 Amp. à 10 ml i.v. bei Patienten ohne Antikörper gegen Hepatitis B

Monitoring

- EKG
- Pulsoxymetrie
- Kapnometrie
- Magensonde (**Cave:** Ösophagusvarizen)
- 2 arterielle Zugänge: (A. femoralis re., A. radialis re.)
- Multilumenkatheter (12F) V. jug. interna **li.** (alternativ V. subclavia)
- Pulmonaliskatheter über V. jug. interna **re.** (li.)
- Shaldonkatheter in V. femoralis re. (in der anhepat. Phase nicht brauchbar!)
- Temperatursonde (rektal, nasopharyngeal und pulmonalarteriell)
- Blasenkatheter
- ▶ beide Arme werden ausgelagert
  linker Arm nur begrenzt nutzbar, keine venösen Zugänge in untere Extremitäten, außer Shaldon (evtl. VVBP), Wärmematte, Beine in Goldfolie

Narkoseführung

- **modifizierte Ileuseinleitung** mit Präoxygenierung
  Fentanyl, Pancuronium, Etomidat oder Thiopental und Succinylcholin → orale
  Intubation möglichst ohne vorherige Maskenbeatmung (Patient ist nie nüchtern!)
- **mögliche Narkosetechniken:**
  - modifizierte Neuroleptanästhesie
  - balancierte Anästhesie (mit Isofluran)
  - N_2O sollte zumindest während der anhepatischen Phase nicht benutzt werden
    (s. VVBP)
- der **ZVD** sollte bei 5–10 mmHg gehalten werden (keine Volumenüberladung)
  der ZVD ist während des VVBP nicht zuverlässig verwertbar (Orientierung am
  PCWP, PAP$_{dia}$)
- die **Beatmung** sollte nach Eröffnung der Anastomosen möglichst ohne PEEP
  erfolgen (bessere Leberdurchblutung), die Nachbeatmungszeit beträgt etwa 6 h

Chirurgische Technik

5 Anastomosen, davon 4 Gefäßanastomosen
- suprahepatische V. cava
- infrahepatische V. cava
- Pfortader (anschließend Leberperfusion!)
- A. hepatica
- Versorgung des Gallengangsystems (Cholecystektomie, anschl. End-zu-End-
  Anastomose [Choledocho-choledochostomie] mit T-Drain. Bei technischen
  Schwierigkeiten wird eine Roux-Y-Anastomose mit innerer Schienung durch-
  geführt)

Präparationsphase

- Laparatomie ⇒ intraabdominelle Druckentlastung ⇒ Störung des Gleichge-
  wichts zw. Flüssigkeitsabstrom aus Intravasalraum und Ascitesrückresorption.
  Kollateralbildungen und fragile Gefäße ⇒ schwierige chirurgische Blutstillung
  größte kardiovaskuläre Veränderungen durch **Volumenverlust**
- Verschluß von V. portae und V. cava ⇒
  Zunahme der chirurg. Blutung durch erhöhte portale Hypertension
  Therapie: Volumengabe vor und während Abklemmen, ggf. Vasopressoren

Anhepatische Phase

- Abklemmen von V. portae und V. cava ⇒ venöse Rückstrom ↓
  um 50% ⇒ ↓ HZV ⇒ schwere Hypotension
  Therapie: ggf. niedrigdosiert Katecholamine bereits kurz vor Abklemmen, VVBP

- $\downarrow$ der Nierenperfusion, $\uparrow$ portale Hypertension mit diffusen Ödemen im GI-Trakt
- Gabe von Methylprednisolon (Urbason) 10 mg/kg i.v. und Azathioprin (Imurek) 100 mg i.v. als Kurzinfusion. Ciclosporin (Sandimmun) nur nach Absprache mir dem Operateur (wegen inhärenter Nierenproblematik)
- restriktive Volumenzufuhr
- verminderte Erhaltungsdosis von Pancuronium (um 50% $\downarrow$)
- Elektrolyte und SB-Haushalt bis zum Ende der anhepatischen Phase korrigieren

Veno-venöser Bypass (VVBP)

Umleitung des venösen Blutes aus der Pfortader und linker V. femoralis in linke V. axillaris mittels Biopumpe

Gefahren
- Gerinnungsaktivierung bei Fluß < 800 ml/min (Sicherheitsgrenze: 1 l/min)
- Gefahr der Luftembolie $\Rightarrow$ **daher Ø Lachgas**, zumindest während Pumpenphase
- Wärmeverlust
- verlängerte Op.-Dauer bei Präparation von Axilla und Leiste

Veränderungen während der Bypassphase
- Absinken der Körpertemperatur um ca 0,9°C/h
- Absinken des arteriellen Druckes, Anstieg der Herzfrequenz, Anstieg des ZVD
- Abfall des $p_{et}CO_2$
- Konzentration des Blutvolumens
- Ausbildung eines zunehmenden Basendefizits

Probeklemmen
folgende hämodynamische Veränderungen sollten zum Einsatz der VVBP führen:
- MAP-Abfall über 30% und/oder
- HZV-Abfall über 50%

Reperfusion

Ausschwemmung von Kalium, sauren Stoffwechselprodukten, vasoaktiven Substanzen (Kininen), fibrinolytischen Substanzen, Abfall der Körpertemperatur um 2°C

Postreperfusionssyndrom
- Abfall des systemischen Blutdrucks um mindestens 30% für mind. 5 min
- schwere Hypotension (häufigste Ursache Rechtsherzversagen)
- Bradykardie
- supraventrikuläre und ventrikuläre Arrhythmien und elektromechanische Entkopplungen bis hin zum Cardiac Arrest können auftreten (Hyperkaliämie)
- PAP $\uparrow$
- ZVD $\uparrow$

- **Therapie:**
  - diese schwerwiegenden hämodynamischen Veränderungen sind passager und verschwinden ≈ 10–15 min nach Reperfusion (ZVD ↑ und leichte arterielle Hypotension können bestehen bleiben)
  - **Prophylaxe** vor Reperfusion:
    Gabe von Kalziumchlorid 0,5–1 g **und NaHCO$_3$** 1 mmol/kg i. v., um das Postreperfusionssyndrom abzuschwächen ggf. kleine Dosen pos. introper Substanzen (z. B. Adrenalin) und Vasokonstriktoren (z. B. Noradrenalin) bei kardiovaskulärer Depression zur Überbrückung
  - anschließend Gabe von Ca^{++} und NaHCO$_3$ nach Wert
  - der ZVD sollte 5–10 mmHg nicht überschreiten ⇒ besserer venöser Abstrom aus Transplantatleber (nach übermäßigen Volumenbedarf in der anhepatischen Phase kann evtl. ein Nitro-Perfusor indiziert sein)
- in der Reperfusionsphase sind initial häufige Kontrollen von BGA, Kalium, BZ und Gerinnung (→ **Reperfusionskoagulopathie** s. unten) erforderlich

▶ **Anm:**
  - als Ätiologie werden diskutiert: akute Hyperkaliämie, Azidose, Hypothermie, systemische Reflexvasodilation, Prostaglandinfreisetzung

Anästhesiologische Besonderheiten

Transfusion

- Einsatz des RIS (Rapid-Infusion-System), nur Ca^{++}-freie Lösungen (nur NaCl 0,9%, EK, FFP)
- Einsatz des Cell-Savers (bis zu 35% Retransfusion)
- bei Tumorpatienten kein Cell-Saver
- EK-Gabe bei Hb < 8 g% (Gabe von EK und FFP im Verhältnis 1:1)

Gerinnung

- **Ausgangsparameter**
  Quick, PTT, TZ, Fibrinogen, AT III, Thrombozytenzahl, ggf. -funktion
- die Leber produziert folgende Gerinnungsfaktoren:
  Faktor I (Fibrinogen), II (Prothrombin), V, VII, IX, X, XI, XII, außerdem die Gerinnungsinhibitoren Antithrombin III, Plasminogen, α-1-Antitrypsin und α-2-Makroglobin
- **AT III soll bei der LTPL > 70% sein,** da es außer Thrombin noch weitere aktivierte Proteasen inhibiert
- eine LTPL geht häufig mit systemischer Fibrinolyse einher (großer Blutumsatz, chirurgisches Trauma). Daher wird z. T. eine antifibrinolytische Therapie mit dem Proteasehemmer Aprotinin (Trasylol) empfohlen (**2 Mio. KIE Trasylol** unmittelbar **nach Narkoseeinleitung** und als **Erhaltungsdosis** während der Op. **500000 KIE über 4 h**)

Veränderungen durch Massivtransfusion

- Koagulopathie durch Dilution
- Koagulopathie durch Verbrauch

Reperfusionskoagulopathie
Die Konzentration aller Gerinnungsfaktoren fallen mehr oder minder nach der Reperfusion ab, (verstärkt durch instabilen Kreislauf und den Temperaturabfall von 2°C)

Mögliche Ursachen
- Dilutionseffekt durch Spülung
- aktive Fibrinolyse (Freisetzung von Plasminaktivatoren aus Endothel der Spenderleber)
- disseminierte intravasale Gerinnung
  a) Verlust der hepatischen Clearance Funktion
  b) Antigen-Antikörper-Reaktionen
- Freisetzung von Heparin aus der konservierten Leber („Heparineffekt")
- Hypokalzämie

In der Reperfusionsphase häufige Kontrollen folgender Gerinnungparameter:
- Quick, PTT, Thrombinzeit, Reptilasezeit, Fibrinogen, AT III, Hemochron
- außerdem ein Thrombelastogramm
- zur serienmäßigen Beurteilung eignet sich die Clot observation time (COT) →
  3 ml Nativblut in standardisierte Glasröhrchen
  (Norm: Gerinnung nach 8–12 min/22° C; keine Gerinnselauflösung)

Elektrolyte

Kalium
- bei Leberzirrhosepatienten besteht eine chronische Hypokaliämie
- **vor Reperfusion keine Kalium-Substitution** (mit der Reperfusion kommte es zu einem akuten Kalium-Anstieg (Einschwemmung aus ischämischen Hepatozyten, verstärkt durch metab. Azidose)
- vor Freigabe der Transplantatleber werden Kaliumwerte im mittleren bis unteren Normbereich angestrebt. Höhere Werte werden mit Glukose/Insulin therapiert (100 ml 20% Glukose + 10 IE Altinsulin [1 IE/2g] nach 1/2 h Kontrolle), zusätzl. prophylaktische Gabe von Natriumbikarbonat vor Reperfusion (s. oben) ⇒ K^+ ↓
- in der Postreperfusionphase kommt es in der Spenderleber (bei guter Transplantatfunktion) durch Diffusion von Kalium von extra- nach intrazellulär zu einer Kalium-Verschiebung. Es entwickelt sich eine Hypokaliämie. Jetzt kann und sollte ein K^+-Einsatz erfolgen

Kalzium

Kalzium (ionisiertes Kalzium: Normalwert 1,1–1,4 mmol/l)

- bei der LTPL besteht die Gefahr einer Citratintoxikation (Serumcitrat-Anstieg mit Abfall des ionisierten Kalziums und Kreislaufdepression)
- die Leber ist normalerweise in der Lage das 100-fache der normalen Serumcitratkonzentration während einer einzelnen Passage zu metabolisieren. Bei einer Citratüberschwemmung kommt es auch zu einer Hypokalzämie, da Citrat ionisiertes Kalzium bindet
- Hypothermie, verminderte Leberdurchblutung und Hyperventilation erhöhen zusätzlich die Gefahr der Hypokalzämie
- Gesamt-Kalzium-Werte (im Labor gemessen) können irreführend sein
- deutliche Effekte auf die Gerinnung hat die ionisierte Hypokalzämie erst < 0,5 mmol/l
- kardiale Phänomene können schon bei Werten < 0,75 mmol/l Ca^{++} auftreten
- eine Ca^{++}-Substituion erfolgt nicht routinemäßig, sondern nur bei erniedrigtem ionisiertem Kalziumspiegel
- Ca^{++} -Substituion durch $CaCl_2$ (kein Ca-Glukonat, da von Lebermetabolismus abhängig)
- ▶ **Cave:** Ca-Glukonat und $CaCl_2$ haben verschiedene Molarität, bei $CaCl_2$ wird mehr ionisiertes Ca^{++} freigesetzt
  - 10 ml Ca-Glukonat 10% (**0,225 mmol/ml**)
  - 10 ml Ca-Glukonat 20% (0,45 mmol/ml)
  - 10 ml $CaCl_2$ (**0,5 mmol/ml**)

Glukose

- anhepatische Phase: Hypogykämie (fehlende Glukoneogenese und Glykogenolyse kommt erst ab 90 min zum tragen)
- Reperfusionsphase: initial Anstieg durch Glukosefreisetzung aus Spenderleber
- eine persistierende schwere Hyperglykämie ist ein früher prognostischer Parameter für eine schlechte Transplantatfunktion (sensitiver soll der Quotient aus Plasma-Glukosespiegel und Gesamtsauerstoffverbrauch [VO_2] sein)

Säure-Basen-Haushalt

- intraoperativ ist sehr **häufig** eine **Azidose** zu beobachten
  Ursachen
  - Zufuhr saurer Metabolite über Blutprodukte
  - Abklemmen der V.cava inferior
  - reduzierter Abbau von Citrat und Laktat
  - niedrige Körpertemperatur
- die **Korrektur** erfolgt mit Natriumbikarbonat
- **postoperativ** entsteht durch den Citratmetabolismus eine **metabolische Alkalose**, die mehrere Tage anhält (für jedes metabolisierte Mol Citrat entstehen 3 Mol Bikarbonat). Die metabolische Alkalose muß häufig mit HCl ausgeglichen werden

Niere

- eine intraoperative **Oligurie** ist nicht selten
  Ursachen
  - vorbestehendes hepatorenales Syndrom
  - Reduktion der Nierendurchblutung
  - Hypovolämie während großer Flüssigkeitsverschiebungen
  - Nephrotoxizität von Ciclosporin (eher postoperativ)
- zur **Aufrechterhaltung der Diurese** evtl. intraoperativ Dopamin-Perfusor mit 3 µg/kg/h. (Nutzen umstritten)
- rechtzeitige Furosemid-Gaben bzw. Mannit-Infusionen (Osmofundin 15%) können eine adäquate Diurese unterstützen
- die Urinmenge sollte mindestens 1 ml/kg/h betragen

Körpertemperatur

Wärmeverluste durch
- große Wundfläche und hohen Volumenumsatz
- VVBP (beim Bypass ohne systemische Heparinisierung kann kein klassischer Wärmeaustauscher verwendet werden)
- Reperfusion des Spenderorgans (neue Leber ca. 1,5 kg, 4°C) $\Rightarrow$ Temperatursturz um 2°C
$\Rightarrow$ Einsatz von Wämematten und angewärmten Infusionen

O$_2$-Verbrauch

Der O$_2$-Verbrauch (VO$_2$) reduziert sich in der anhepatischen Phase um 25%. Nach der Reperfusion muß der O$_2$-Verbrauch bei initialer Transplantatfunktion um 40–50% ansteigen. Bei fehlendem Anstieg des VO$_2$ besteht der Verdacht auf eine initiale Nichtfunktion des Transplantates. Diese Veränderungen zeigen in Abhängigkeit von der Grunderkrankung unterschiedliche Profile.

VO$_2$ = (c$_a$O$_2$ – c$_v$O$_2$) × HZV × 10 (in ml/min)
c$_a$O$_2$ = (1,39 x Hb × S$_a$O$_2$) + (0,003 × p$_a$O$_2$)
c$_v$O$_2$ = (1,39 x Hb × S$_v$O$_2$) + (0,003 × p$_v$O$_2$)

S$_a$O$_2$ = arterielle O$_2$-Sättigung (Angabe als Absolutwert, z. B. 0,95)
S$_v$O$_2$ = gemischtvenöse O$_2$-Sättigung [aus Pulmonalarterie]

Besonderheiten bei Kindern

- ein Swan-Ganz-Katheter ist in der Regel bei kleinen Kindern nicht nötig. Zur Volumensteuerung reicht meist der ZVD

- der veno-venöse Bypass ist nur bei Kindern größer als 20 kg einsetzbar. Je kleiner die anatomischen Verhältnisse, um so mehr behindern die Bypasschläuche die Operation
- **Reperfusionsprobleme** sind bei Kindern **stärker ausgeprägt** als bei Erwachsenen, d. h. eine akute Hyperkaliämie mit Bradykardie bis Asystolie kommt bei bis zu 10% der Kinder vor

25 Anästhesie bei geriatrischen Patienten

Definition

- Patienten mit einem Alter > 65 Jahren
- ca. 11% der Bevölkerung in Europa sind älter als 65 Jahre, davon werden ca. 50% in ihrer verbleibenden Lebensspanne operativ behandelt (meist Katarakt-Op., TUR-Prostata, osteosynthetische Maßnahmen bei Femur- oder Humerusfrakturen, Herniotomie, Cholezystektomie etc.)

Physiologische Veränderungen

Physiologische Alterungsprozesse

- Lipofuszinablagerungen in den Organen
- Verlust von Parenchymzellen und Zunahme von interstitiellen Gewebe → reduzierte Kompensationsmöglichkeit aller Organsysteme:
  - insbesondere Abnahme des Herzzeitvolumens, der GFR und der tubulären Funktion der Niere um ca. **1% pro Lebensjahr!**
  - zwischen dem 30. und 85. Lebensjahr nimmt die Vitalkapazität (VC) der Lunge um 40% und der Grundumsatz (GU) um 20% ab
  - **Abnahme des Wassergehalts** des Körpers, Zunahme des Fettgehalt (ca. 35% zwischen dem 20. bis 70. Lebensjahr) **und** Abnahme **des Blutvolumens** → veränderte Verteilungsvolumina; besonders für Substanzen, die eine hohe Proteinbindung und/oder Lipophilie aufweisen (Abnahme des zentralen Verteilungsvolumen mit vergleichsweise höheren Konzentrationen im Plasma und ZNS)!

Herz/Kreislauf

- Zunahme des Herzgewichtes mit konsekutiver Abnahme der Ventrikelcompliance
- Linksherzhypertrophie durch erhöhtes Afterload: Zunahme des totalen peripheren Gefäßwiderstands und Verlust der Windkesselfunktion der Aorta → 45% der älteren Patienten haben einen arteriellen Hypertonus
- Abnahme des HZV infolge geringerer Kontraktilitätsleistung

- maximaler koronarer Blutfluß um 65% vermindert
- Abschwächung der adrenergen Stimulation → der maximale Anstieg der Herz-frequenz ist beim 75 jährigen Patienten ca. 20% niedriger als im Alter von 20 Jahren

Respiration

- Abnahme von Vitalkapazität, des exspiratorischen Reservevolumens und der Gesamtcompliance infolge einer Versteifung des Thorax und Abbau der elastischen Lungenfasern → meist restriktive Ventilationsstörungen im Alter
- Abnahme von FEV_1 und FVC und Atemgrenzwert
- Zunahme des Residualvolumens und der funktionellen Residualkapazität (FRC)
- $AaDO_2$ ↑ (alveolärer pO_2 bleibt gleich; p_aO_2 nimmt ab)

Neurologie

- Abnahme der zerebralen Durchblutung ab den 6.-7. Lebensjahrzehnt
- **Abnahme der Neurotransmittersyntheserate** (M. Parkinson: Dopaminmangel; Morbus Alzheimer: Acetylcholinmangel in Rinde und zentralen Kernen)
- **Abnahme der Anzahl der Opiatrezeptoren** bei jedoch erhöhter Sensibilität → **Cave:** länger anhaltende Atemdepression bei normaler Dosierung, das selbe gilt für die Benzodiazepine, deren klinische Wirkung im höheren Lebensalter schlecht abgeschätzt werden kann!

Niere

- GFR ↓, RBF↓, Wirkung von ADH ↓
- verminderte renale Elimination von Medikamenten

Endokrinium

- 50% aller geriatrischen Patienten haben eine **pathologische Glukosetoleranz,** 7% aller Patienten > 70 Jahre und 17–25% der Patienten älter als 85 Jahre haben einen **manifesten Diabetes mellitus**
    - → Beachtung von Begleiterkrankungen, die sich aus der Makro- (pAVK, KHK) und Mikroangiopathie (diabetische Nephropathie und Neuropathie) bei Diabetes mellitus ergeben
    - → Beinflussung der gastralen Motiliät (Aspirationsgefahr!) oder des neuromuskulären Monitoring!

Pharmakologische, altersbedingte Veränderungen

Änderung von Pharmakokinetik

- Aktivitätsabnahme der **Phase- I -metabolisierenden Enzyme** → oxidativer Abbau ↓, Glukuronidierungsvorgänge sind alters**un**abhängig! (Bevorzugung von Lorazepam, Lormetazepam, Temazepam, Oxazepam)
- **Zunahme des Verteilungsvolumen** und somit der Eliminationshalbwertszeit von Flunitrazepam, Midazolam, Diazepam, Chlordiazepoxid, Nitrazepam
- **Abnahme** des Albumins (- 20%) und damit **der Proteinbindung** → **höhere Wirkspiegel** der freien, nichtgebundenen Medikamente

	β-HWZ bei Patienten < 40 Jahre	β-HWZ bei Patienten > 65 Jahre
Fentanyl	3,1–3,65 h	15,4 h
Alfentanil	1,2–1,6 h	2,3 h
Midazolam	2,5 h	4,3 h
Diazepam	32 h	72 h

Änderung von Pharmakodynamik

- erhöhte Rezeptoremfindlichkeit gegenüber Benzodiazepinen und Opioiden

26   Anästhesie bei Adipositas

Definition

- Überschreitung des Normalgewichtes um mehr als 30% oder 50 kg
- Normalgewicht nach Broca-Index (Körpergröße in cm - 100)

Klinische Relevanz der Adipositas
- hohe Koinzidenz von Adipositas mit arterieller Hypertonie, Diabetes mellitus bzw. pathologischer Glukosetoleranz, koronarer Herzkrankheit, kompensierter Herz- und Niereninsuffizienz und plötzlichem Herztod
- erhöhtes Narkoserisiko infolge der obengenannten Grunderkrankungen und der Gefahr einer Aspiration, schwierigen Intubation/Unmöglichkeit der Maskenbeatmung, Obstruktion der oberen Luftwege, intra- und postoperativer Hypoxämie

> **Merke:**
> Anästhetikadosierungen bei Adipositas primär nach Normgewicht **und** nach Wirkung!

Veränderungen der Physiologie bei Adipositas

Lunge
- Abnahme aller Lungenvolumina mit Ausnahme des Residualvolumens (RV) → insbesondere die **funktionelle Residualkapazität** (40–75%) ↓↓
- Überschreiten des Closing volume → $AaDO_2$ und venöse Beimischungen (10–25%) ↑ → schnelle Hypoxie auch nach Denitrogenisierung → Hypoventilation in abhängigen Lungenabschnitten
- Reduktion der Gesamtcompliance der Lunge (überwiegende Verminderung der Thoraxcompliance)
- erhöhter O_2-Bedarf infolge hoher Atemarbeit (bis 30%iger Anstieg)→ normaler O_2-Verbrauch der Atemmuskulatur: 1–2% des Gesamtbedarfes
- meist Hypoxämie und Hyperkapnie

Herz/Kreislauf
- Herzarbeit ↑, HZV ↑ (ca. 0,1 l/min/kg Übergewicht)→ erhöhtes Schlagvolumen (jedoch normalen Schlagvolumen**index** und **Arbeit**)
- **absolutes** Blutvolumen ↑, jedoch relatives Blutvolumen erniedrigt (45 ml/kg → normal 70–75 ml/kg)

Leber
- Fettleber und Leberfunktionsstörungen

Anästhesiemanagement

Prämedikation
- **Cave:** respiratorische Insuffizienz → zurückhaltende bzw. auf Normalgewicht reduzierte pharmakologische Prämedikation
- erhöhtes Aspirationsrisiko (Hiatushernie!) : Gabe von H_2-Blockern z. B. Ranitidin (Zantic) 50 mg 1 h vor Narkoseeinleitung i.v. oder Metoclopramid (Paspertin) 10 mg i.v.!

Anästhesiedurchführung
- Ileuseinleitung nach Präoxygenierung mit erfahrener Hilfperson
- Beatmung mit > 50% F_1O_2
- Muskelrelaxierung (Atracurium empfohlen → normale Pharmakodynamik und -kinetik im Vergleich zum Normalgewichtigen; Erholungszeit für Vecuronium ist verlängert!)
- hohe intraoperative Beatmungsdrücke (→ Pneugefahr!)
- PEEP von > 5 cm H_2O zur Vermeidung einer intraoperativen Atelektasenbildung
- **Cave:** volatile Anästhetika, wie Enfluran (Fluoridionen ↑) oder Halothan (Arrhythmie unter Appetitzüglermedikation)
- leichte Anti-Trendelenburg-Lagerung bei der Narkoseausleitung, späte Extubation nach Wiedererlangen der Schutzreflexe
- postoperative suffiziente Analgesie zur Vermeidung von pulmonalen Komplikationen (Hypoventilation mit Hypoxämie und Hyperkapnie)
- Vermeidung eines Anästhetikaüberhangs, frühzeitige postoperative Mobilisation und intensive Atemtherapie (AT)!

27 Anästhesie bei minimal-invasiver Chirurgie

Indikationen

- Laparoskopische Eingriffe
  - im Bereich der Gynäkologie (Diagnostik, Entfernung von Ovarialzysten, Sterilisation, etc.)
  - im Bereich der Abdominalchirurgie (Cholezystektomie, Appendektomie, Herniotomien bei Inguinalhernien)
  - im Bereich der Urologie (Nephrektomie oder Lymphadenektomie)
- im Bereich der Traumatologie bei Eingriffen am Kniegelenk
- im Bereich der Herzchirurgie (minimal invasive Bypass-Chirurgie)

Anästhesieverfahren

- meist balancierte Anästhesie mit oder ohne Lachgas (**Cave:** Darmdistension und schlechtere Op.-Bedingungen für den Operateur) oder
- TIVA mit Propofol und einem Opioid (z. B. Alfentanil, Remifentanil)

Auswirkungen eines Pneumoperitoneum

durch den Anstieg des intraabdominellen Drucks (IAP) kommt es zu diversen Veränderungen:

Hämodynamik

- Abnahme des Blutflusses in der V. cava inferior um bis zu 50%, meist ≈ 20%
- **Zunahme des totalen peripheren Widerstandes (SVR)** um bis zu 230% aufgrund eines erhöhten Katecholaminspiegels bzw. Anstieg des vasokonstringierend wirkenden Antidiuretischen Hormons (ADH), über intraabdominelle Druck- und Dehnungsrezeptoren ausgelöst
- **Abnahme des HZV** um bis zu 70% (ggf. auch Zunahme des HZV um 10% bei Kopftieflagerung)
- Dehnung des Peritoneums mit vagaler Reizantwort und Bradykardien
- Erhöhung des intrathorakalen Drucks mit Anstieg von ZVD, PAP und PCWP

▶ **Anm:**

damit ähneln die Effekte nach Anlage des Pneumoperitoneums einer Beatmung mit erhöhtem PEEP

> **Merke:** Die Auswirkungen auf die Hämodynamik sind abhängig vom insufflierten Gasvolumen bzw. vom intraabdominellen Druck (IAP), sowie vom intravasalen Volumenstatus
> - IAP ↑ → venöser Rückfluß ↓ → Preload ↓ → **HZV** ↓
> - IAP ↑ → SVR ↑ → Afterload ↑↑ → **HZV** ↓

Respiration

- in Allgemeinanästhesie → Compliance ↓ und FRC ↓ ($\approx$ 18%), sowie Rechts-Links-Shunt ↑ ($\approx$ 17%)
- IAP ↑ → Verstärkung der Auswirkungen der Allgemeinnarkose
- IAP ↑ → Beatmungsspitzen- und -plateudruck ↑
- der Gasaustausch ist nicht beinträchtigt → $AaDO_2$ normal, jedoch Oxygenierungsbeeinträchtigung durch Reduktion der FRC

Endokrinologie

- Anstieg von Vasopressin mit seiner wasserretinierenden und vasokonstringierenden Komponente
- Anstieg der Noradrenalin- und Adrenalinplasmakonzentration

Besonderheiten des Kapnoperitoneums

- die **CO_2-Resorption** ist abhängig von
  - Höhe des intraabdominellen Drucks (die Resorption des insufflierten CO_2 ist bei ↑ IAP infolge einer Kompression der peritonealen Bauchgefäße geringer)
  - Peritonealoberfläche
  - HZV
  - Dauer der CO_2-Insufflation
  - Temperaturdifferenz zwischen Gas und Bauchhöhle bzw. Blut
  - ▶ **Anm:** eine genaue Vorhersage über das Ausmaß der CO_2-Resorption ist aufgrund der obengenannten multiplen Variablen nur schwer möglich!
- **die Elimination** des resorbierten CO_2 erfolgt letztendlich über die alveoläre Ventilation
  - AMV verdoppelt → pCO_2-Halbierung
  - AMV halbiert → pCO_2-Verdoppelung, jedoch mit zeitlicher Verzögerung

CO_2-Speicherkompartimente

- **Speichervermögen** für CO_2 im menschlichen Organismus ≈ 120 l
  - in gelöster Form (abhängig vom Partialdruck)
  - chemisch gebunden (in Form von Bikarbonat): $CO_2 + H_2O \Leftrightarrow HCO_3^- + H^+$
- **Speicherkompartimente**
  - **schnelle Kompartimente:** Blut und parenchymatöse Organe mit hoher Perfusion
  - **mittelschnelle Kompartimente:** Muskulatur und Organe mittlerer Perfusion
  - **langsame Kompartimente:** Knochen, Fett und schlecht perfundierte Organe (erst nach Tagen)
- eine CO_2–Resorption von 2 ml/kg/KG führt rechnerisch bei unverändertem Atemminutenvolumen (AMV) zu einen durchschnittlichen Anstieg des arteriellen pCO_2 um 1 mmHg!
  d. h. bei 75 kg Patient würde bei 6 l CO_2-Insufflation und vollständiger Resorption der pCO_2 um 40 mmHg ansteigen $\rightarrow$ Untersuchungen haben jedoch gezeigt, daß unter einem **Pneumoperitoneum** der **pCO_2 nur um ≈ 10 mmHg** ansteigt, d. h. die tatsächlich aufgenommene Gasmenge ist deutlich geringer (≈ 1500 ml) als die errechnete Menge
- die **CO_2-Resorption** erfolgt nicht gleichmäßig, sondern ist zu Beginn und am Ende der Gasinsufflation am größten (geringere Kapillarkompression)
- bei der **extraperitonealen Insufflation** kommt es zur kontinuierlich hohen CO_2-Resorption aufgrund der erhöhten Resorptionsfläche (erhöhte Resorption bei der Entwicklung eines Hautemphysems)

Elimination des intraperitoneal insufflierten CO_2

- ein Großteil des Gases wird über den Trokar wieder abgelassen.
- Resorption über das Peritoneum (die verbleibende Gasmenge von ≈ 1500 ml wird überwiegend nach Ablassen des Pneumoperitoneums absorbiert) und Abatmung in der postoperativen Phase $\rightarrow$ erhöhte Atemarbeit

Komplikationen des Pneumoperitoneums

- **Übelkeit und Erbrechen** (in 50–60% der Fälle nach Anlage eines Pneumoperitoneums)
- postoperative meist rechtsseitige **Schulterschmerzen**
- **Oxygenierungsstörungen** infolge Abnahme der FRC, Ausbildung von basalgelegenen Atelektasen
- **Rhythmusstörungen** in ca. 10% der Fälle (VES bei Hyperkapnie und Sinusbradykardien bei vagaler Reizantwort auf den peritonealen Zug)
- **kardiale Dekompensation** bei Herzinsuffizienz durch Afterload-Erhöhung
- **respiratorische Dekompensation** durch zusätzliche Erhöhung der Atemarbeit bei schwerer obstruktiver oder restriktiver Ventilationsstörung

- **Verletzung intraabdomineller Strukturen** (bes. beim Einstich des ersten Trokars) → präoperativ Magensonde und Blasenkatheter bei Eingriffen im Unterbauch und kleinen Becken, sowie ausreichende Muskelrelaxierung
- **intraoperative Auskühlung** bei vermehrter und längerer Insufflation von kaltem CO_2-Gas
- **Tubusdislokation:** durch den $\uparrow$ IAP kann es zu einer kranialen Verschiebung des Zwerchfells möglicherweise auch mit Verlagerung des Lungenhilus und dadurch bedingte Dislokation des Tubus in einen Hauptbronchus kommen
- **Spontanpneumothorax** (selten) infolge
  - Alveolarruptur besonders bei bestehender COPD
  - Übertritt von CO_2 vom Abdomen in die Pleurahöhle durch Zwerchfellruptur
  - Diffusion im dünnen Bindegewebebereich des Trigonum lumbocostale
- **CO_2-Embolie:** sehr selten (plötzlicher $p_{et}CO_2\downarrow$, $p_aCO_2\uparrow$, $S_aO_2\downarrow$, Hypotonie)

28 Anästhesie bei Patienten mit Herzschrittmacher oder Defibrillator

Herzschrittmacher

- steigende Zahl von Schrittmacher (SM)-Trägern, welche sich operativen Eingriffen unterziehen müssen!
- im Jahr 1996 wurden in Deutschland 47.000 (!) Schrittmacher implantiert

Historie

1882   erste Stimulation des Herzens durch Zeimsen
1958   erste subkutane Implantation eines Herzschrittmachers durch Senning und Elmquist in Stockholm
1962   erster Einsatz eines transvenösen, subkutan plazierten Schrittmachers

Indikation zur Schrittmachertherapie

Permanenter Schrittmacher
- AV-block III° (fixiert oder intermittierend)
- Sick-sinus-Syndrom (SSS)
- Bradykardie/Bradyarrhythmie mit klinischer Symptomatik
- Synkopen kardialer Genese
- Karotis-Sinus-Syndrom mit klinischer Symptomatik

Passagerer Schrittmacher
- therapierefraktäre Bradykardie mit hämodynamischer Auswirkung (z. B. HF < 40/min oder Pausen > 3 s)
- bifaszikulärer Block mit Synkopen (RSB + linksposteriorer Hemiblock oder linksanteriorer Hemiblock) → Gefahr eines intraoperativen totalen AV-Blocks
- AV-Block I° + Linksschenkelblock (LSB)
- AV-Block II° Typ Mobitz

Klassifikation der Schrittmacher

nach dem Schrittmacher-Code der NASPE/BPEG

Klassifikation der antibradykarden Funktion			Klassifikation der Programmierbarkeit + antitachykarden Funktion	
Position I	**Position II**	**Position III**	**Position IV**	**Position V**
Stimulationsort	Sensingort	Sensingantwort	Programmierbarkeit	Antitachykarde Funktion
O = keine	O = keine	O = keine	O = keine	O = keine
A = Vorhof	A = Vorhof	T = getriggert	P = einfach programmierbar	P = Pacing
V = Ventrikel	V = Ventrikel	I = inhibiert	M = mehrfach programmierbar	S = Schock
D = Doppelt (A+V)	D = Doppelt (A+V)	D = Doppelt (T+I)	C = Telemetrie	D = Doppelt (P+S)
			R = frequenzadaptiert	

z. B. VVI: Position I = V, Position 2 = V, Position 3 = I

Einige Schrittmacherfunktionsmodi und deren Abkürzungen

VVI
- Stimulation des Ventrikels bei Herzfrequenzabfall unterhalb der SM-Frequenz mit der Gefahr der HZV-Reduktion bei SM-Stimulation infolge fehlender Vorhofkontraktion und verminderter Ventrikelfüllung

AOO oder VOO
- starrfrequenter oder asynchroner Modus mit der Gefahr der Induktion von Kammerflimmern und Parasystolie

AAI oder AAT
- Bedarfs- oder Synchronmodus bei dem die Detektion des Vorhofimpulses entweder zu einer Hemmung des Schrittmachers führt (AAI-Modus) oder bei dem der Schrittmacherimpuls nach der Herzeigenaktion in die anschließende Refraktätzeit des Myokards einfällt → Indikation: z. B. eine Sinusknotendysfunktionen bei intakter AV-Überleitungszeit

VVIR, DVIR und DDDR
- **frequenzadaptierte** Schrittmachersysteme bei denen das HZV über die Herzfrequenzänderung an die jeweilige Belastung adaptiert wird.
Die Steuerung erfolgt über:

- Vibrations- oder Bewegungswahrnehmung (Piezo-Elektrokristall) →
  Cave: Shivering z. B. infolge Hypothermie oder durch volatile Anästhetika
  induziert, führt zum Anstieg der Stimulationsfrequenz
- Kerntemperatur/zentralvenöse Bluttemperatur
- QT-Intervall
  Cave: β-Blocker reduzieren die QT-Zeit und führen zu einer inadäquaten Frequenzänderung
- S_vO_2 (Abnahme der S_vO_2 → HF ↑)
- interventrikuläre Impedanz/rechtsventrikuläres Schlagvolumen → Wechsel
  von Spontanatmung auf maschineller Beatmung führt zu Thoraximpedanzveränderungen → HF ↑
- rechtsventrikuläre Druckänderung
- Kombination verschiedener Sensoren

Allgemeine SM-Probleme/Komplikationen

- Gefahr von Vorhofflimmern und Kammerflimmern bei Einfall des SM-Spikes
  in die vulnerable Phase des Myokardaktionspotentials
- Thrombophlebitis und Thrombose
- Auslösung einer SM-Dysfunktion durch Elektrokautern oder andere elektromagnetische Störungen
- Nichtregistrierung eines intravasalen Volumenmangels bei fehlendem Frequenzanstieg
- Myokardperforation und Perikardtamponade
- Elektrodendislokation → Ausfall der SM-Stimulation und ggf. Auslösung von
  Arrhythmien durch Elektrodenspitze
- Diaphragmastimulation
- Ösophagusverletzung bei ösophagealer Stimulation
  (**Cave:** Ösophagusvarizen!)
- Hautreizung beim externen Stimulationsmodus

Möglichkeiten der intraoperativen SM-Stimulation

- mit externen Klebe-Elektroden (ventrale, präkordiale und dorsale, interskalenäre
  Positionierung) → bei der transthorakalen Stimulation sind höhere (40–200 mA)
  und längere (20–40 ms) Reizstromstärken im Vergleich zur transvenösen
  Stimulation notwendig → infolge Muskelkontraktionen und Schmerz sollte unter
  Stimulation mindestens eine Analgosedierung durchgeführt werden!
- über Stimulationskanal eines speziellen 5-Lumigen Pulmonaliskatheter (Chandler-Sonde der Firma Baxter) oder direkte Plazierung einer Stimulationssonde
  über eine 5F-Schleuse
- mit Hilfe einer transösophagealen Sonde → Vorschieben der Sonde bis ≈ 35 cm
  aboral bis eine Kammer- oder Vorhofstimulation nachweisbar ist. Kammerstimulation **nicht** immer möglich! **Cave:** bei AV-Block höheren Grades!

Anstieg der Schrittmacherreizschwelle durch

- Hyperkapnie
- Hypernatriämie
- Hypokaliämie → Negativierung des Ruhepotentials
- Hypoxie
- Mineralokortikoide
- Verkürzung der Impulsdauer → höhere Reizschwelle

Anästhesie zur Anlage eines Herzschrittmacher

- in den meisten Zentren werden die Herzschrittmacher **in Lokalanästhesie**, die vom Kardiochirurgen durchgeführt wird, implantiert
- Alternative Verfahren:
  - **Analgosedierung** z. B. mit Alfentanil- und Midazolamboli
  - **Allgemeinanästhesie** (Inhalationsanästhesie empfohlen)

Mögliche intraoperative Komplikationen
- Luftembolie
- Pneumothorax
- Myokardperforation mit Zeichen der Perikardtamponade oder akuten Blutung
- frühzeitige Elektrodendislokation

Postoperatives Vorgehen
- Ruhiglagerung des Patienten → Gefahr der Elektrodendislokation
- radiologische Lagekontrolle der Elektrodenlage
- Elektrolytkontrolle

Anästhesie bei Patienten mit Herzschrittmacher

Präoperative Vorbereitung

minimale präoperative Diagnostik bei Elektiv-Eingriffen:
- EKG (Bestimmung der SM-Abhängigkeit ggf. nach Abschalten eines passageren Schrittmachers)
- Röntgen Thorax (Nachweis über Anzahl, Lage und Verlauf der Elektrode(n))
- Elektrolyt-Bestimmung (Serumkalium in Normbereich!)
- Einsicht in den Schrittmacher-Ausweis (Implantationszeitpunkt und -grund, derzeitig eingestellter Betriebsmodus und Frequenz, Batteriestatus) → kardiologisches Konsil bei >12 Monaten zurückliegender Kontrolle oder neu-aufgetretenen kardialen Symptomen nach Implantation

Anästhesieverfahren bei Schrittmacherpatienten

- grundsätzlich sind alle modernen Anästhesieverfahren bei SM-Patienten anwendbar!
- bei **Regionalanästhesien** sollte eine mögliche Beeinflussung der Reizschwelle durch das applizierte **Lokalanästhetikum,** sowie eine direkte Irritation des SM durch angewandte **Nervenstimulatoren** bei der Plazierung von Plexusanästhesien berücksichtigt werden
- bei **Allgemeinanästhesien** kann es gelegentlich zu Interaktionen kommen: ausgelöst durch bestimmte **Medikamente wie z. B.**
  - **Etomidat** → Beeinflussung von frequenzadaptierten SM durch **Myoklonien**
  - **depolarisierende Muskelrelaxanzien** → ausgelöste Muskelfaszikulationen führen beim frequenzadaptierten SM-Typ zu Tachykardien (im Falle eines Defibrillators zur Schockauslösung infolge KF-Fehlinterpretation)
  - **Lachgas** → bei frisch implantierten SM kommt es zur Dilatation der Schrittmachertasche mit der Gefahr des Kontaktverlustes des SM-Gehäuses und intermittierendem Funktionsausfall
- weitere Faktoren, welche die Schrittmacherfunktion beeinflussen:
  - **evozierte Potentiale** (z. B. SSEP bei Karotisoperationen) bei implantierten VDD- oder DDD-Schrittmachern → Stimulationsimpuls kann als Vorhofaktion detektiert und fälschlicherweise an den Ventrikel weitergeleitet werden!
  - **Diathermieimpuls** infolge einer Umprogrammierung des SM-Aggregats (Phantomprogrammierung)
  - intraoperatives **Elektrokautering** bei synchronisiertem antibradykardem Schrittmachersystem → Detektion des Kauterings als eigene Herzaktion →

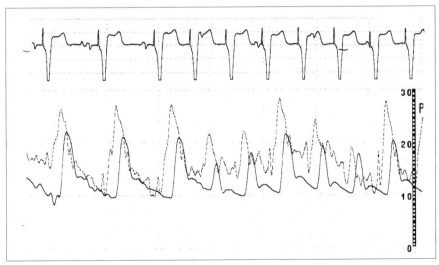

Abb. 28.1. EKG-Beispiel für die Umprogrammierung eines DDD-SM auf VOO-Modus durch Magnetauflegung → hämodynamische Verschlechterung durch Ausfall der Vorhofkontraktion!

Pacingausfall (auch AICD können fälschlicherweise das Kautern als KF interpretieren und eine Defibrillation auslösen! → daher sollten die Dauer des Elektrokautern bei implantiertem Defibrillatoren < 5 s betragen, da die Zeit bis zum Erkennen von Kammerflimmern durch den Defibrillator ≥ 5 s beträgt) → Empfehlung: nur **bipolare** Kauter benutzen (Strom fließt nur durch die Pinzette); im Falle des notwendigen Einsatzes eines **unipolaren** Kauters sollte die indifferente Elektrode möglichst weit von SM-Aggregat (> **15 cm**) geklebt werden!

Perioperatives Monitoring

- von den üblichen Minimal-Monitoring bei Allgemeinanästhesien (EKG, NIBP, Narkosegas-Monitor, $p_{et}CO_2$) empfiehlt sich besonders die **Pulsoxymetrie,** das Ösophagusstetoskop und die manuelle Palpation des peripheren Pulses zur Überwachung der Herz-Kreislauf-Funktion! → Ausschluß einer Fehlinterpretation eines myokardial nicht beantworteten SM-Spikes als Herzaktion durch pulsoxymetrisch oder palpatorisch nachgewiesener peripherer Pulswelle!
- ggf. situationsgerechtes erweitertes Monitoring mit invasiver arterieller und zentralvenöser Druckmessung und pulmonalarteriellem Katheter (PAK)

👉 **Merke:**
- intraoperativ sollte auf jeden Fall ein **Magnetring** bereitliegen → **notfalls** (keine prophylaktische) Umprogrammierung des Schrittmachers während der Operation auf einen **VVO**-Modus durch Auflegen eines **Magneten** auf das SM-Gehäuse
- **frequenzadaptierte** Schrittmacher sollten wenn möglich **präoperativ inaktiviert** werden!
- antitachykarde SM/Defi-Funktionen werden durch Magnetauflagerung **de**aktiviert → Auftreten von **Para**systolie und Gefahr von Kammerflimmern, wenn der SM-Spike in die vulnerable Phase des Myokards fällt!
- zur Vermeidung einer Elektrodenschädigung sollte die **Anlage eines ZVK** auf der **kontralateralen** Seite erfolgen!
- Schrittmacherträger benötigen normalerweise keine Endokarditisprophylaxe!
- keine Kernspintomographie-Untersuchungen bei Schrittmacherträgern!
- im Falle einer Defibrillation eines SM-Trägers dürfen die Padels nicht direkt über dem Gehäuse plaziert werden; der Stromfluß sollte rechtwinklig zum Elektrodenkabel bzw. Gehäuse verlaufen und möglichst gering sein (200 J bei KF)!
- ggf. postoperative SM-Funktionskontrolle

Implantierbare antitachykarde Schrittmachersysteme (Defibrillator)

- andere Abkürzung: **AICD** (automatische implantierte Cardioverter Defibrillator)
- seit 1986 sind AICD auf dem deutschen Markt
- Deutschland ist bezüglich der Anzahl von AICD-Implantation in Europa der Spitzenreiter!

Indikation

- Patienten mit therapie-refräktären höhergradigen Rhythmusstörungen (ventrikuläre Tachykardie)
- Patienten mit ventrikulärer Tachykardie (VT) auf der Warteliste zur Herztransplantation
- Zustand nach Reanimation bei Kammerflimmern und persistierenden malignen Herzrhythmusstörungen unter medikamentöser Therapie

Kontraindikation

- Patienten mit asymptomatischer VT oder eingeschränkter Lebenserwartung (< 6 Monaten)

Klassifikation der AICD

nach dem NASPE/BPEG –Defibrillator-Code

Position I	Position II	Position III	Position IV
Schockort	Antitachykarder Stimulationsort	Tachykardie Detektion	Antibradykarde Stimulationsort
O = keine	O = keine	E = EKG	O = keine
A = Vorhof	A = Vorhof	H = Hämodynamik	A = Vorhof
V = Ventrikel	V = Ventrikel		V = Ventrikel
D = Doppelt (A+V)	D = Doppelt (A+V)		D = Doppelt (A+V)

z. B. DDED: Position I = D, Position 2 = D, Position 3 = E, Position 4 = D

▶ **Merke:**
gegenwärtig werden Defibrillatoren implantiert, deren Elektroden **transvenös** über die meist linke V. cephalica oder V. subclavia in den rechten Ventrikel vorgeschoben werden. Eine Sternotomie, wie bei der Anlage von **epikardialen** Elektrodenspiralen ist daher nicht mehr notwendig!

Anästhesie zur Anlage eines Defibrillators

Wird ein AICD implantiert, dessen Funktion intraoperativ nach iatrogenem Auslösen von Kammerflimmern getestet wird, so kommen 2 Anästhesieverfahren zur Anwendung:

- **Analgosedierung** in Kombination mit einer Lokalanästhesie bei überwiegender Spontanatmung und kurzer Maskenbeatmung nach Vertiefung der Anästhesie zur Schockauslösung z. B.
  - Propofol-Perfusor (2–5 mg/kg/h)
    Perfusor mit 10 mg/ml ≈ 0,2–0,5 ml/kg/h und
  - Remifentanil-Perfusor (2,4–6 µg/kg/h = 0,04–0,1 µg/kg/min)
    Perfusor mit 1 mg auf 50 ml NaCl 0,9% (1 ml = 20 µg) ≈ 0,1–0,3 ml/kg/h
- **Allgemeinanästhesie** mit Medikamenten wie bei der Analgosedierung, nur in geringgradig höherer Dosierung und ggf. Atracurium/Cis-Atracurium als nicht-depolarisierendes Muskelrelaxans zur Intubation

Perioperatives Monitoring

- von den üblichen Minimal-Monitoring bei Allgemeinanästhesien (EKG, NIBP, Narkosegasmonitor, $p_{et}CO_2$ und Pulsoxymetrie) wird eine invasive Druckmessung (A. radialis) und bei deutlich eingeschränkter kardialer Pumpfunktion die Anlage eines ZVK zur evtl. notwendigen Katecholamintherapie empfohlen
- ständige Defibrillationsbereitschaft und bei Spontanatmung Intubationsbereitschaft muß gegeben sein

29   Kontrollierte Hypotension

Definition

- medikamentöse Senkung des arteriellen **Mittel**drucks auf 50–60 mmHg bei einem beatmeten Patienten **unter Allgemeinanästhesie**

Mortalität

- 0,02–0,06% infolge von Ischämien vitaler Organe (Apoplex, Myokardinfarkt)

Ziele

- verbesserte Operationsbedingungen → Reduktion von Blutungen im Op.-Gebiet
- Einsparung von Fremdblut infolge eines geringeren Blutverlustes
- Reduktion der drohenden Rupturgefahr bei Aneurysmen infolge einer geringeren Wandspannung

Kontraindikation

- arterieller Hypertonus
- Karotis-Stenose
- KHK, Herzvitien, Zustand nach Myokardinfarkt
- Hirndruck (CPP↓ [= MAP-ICP]: nicht unter 25–35 mmHg)
- schwere Anämie
- hohes Alter

 Merke:
keine Kombination von isovolämischer Hämodilution und kontrollierter Hypotension!

Allgemeine Therapiekonzepte

- größere Blutverluste umgehend ersetzen, da Hypovolämie unter kontrollierter Hypotension zur Potenzierung des Blutdruckabfalls führen kann!
- einschleichender Therapiebeginn, möglichst kurze Hypotensionszeit, ausschleichendes Therapieende
- kontrollierte Beatmung mit einem F_iO_2-Anteil von > 0,5 und angestrebter Normoventilation
- intermittierende BGA-Kontrollen (bei Minderperfusion: metabolische Azidose, hohes Basendefizit, Hyperlaktatämie)

Monitoring

- EKG (V_2 und V_5-Ableitung und mit ST-Segmentanalyse)
- **invasive** Blutdruckmessung
- Urinvolumenmessung
- Pulsoxymetrie und Kapnometrie
- Temperaturmessung
- Blutgasanalysen (BGA)

Medikamentenanforderung für die kontrollierte Hypotension
- schneller Wirkungseintritt und kurze Wirkdauer
- einfache und sichere Applikationsweise
- kalkulierbare, rasche Metabolisierung und fehlende Akkumulation → gute Steuerbarkeit

Blutdrucksenkende Substanzen

- volatile Anästhetika
- Nitroglycerin
- Nitroprussidnatrium ($Na_2Fe(CN)_5 \times 2H_2O$)
- Urapidil
- Adenosin
- Clonidin
- weitere Substanzen wie z. B. Esmolol, Nifedipin, Magnesium, Phentolamin

Volatile Anästhetika

Einsatz von volatilen Anästhetika zur intaoperativen Blutdrucksenkung:
- Halothan: HZV ↓, SV ↓, LVEDP ↑, SVR konstant, HF konstant oder ↓
- Isofluran: primäre Vasdilatation, SVR↓
- Desfluran: wie Isofluran, nur deutliche Anstiege der Herzfrequenz vorwiegend bei schnellen Konzentrationsänderungen

Nitroglycerin (Nitrolingual inf, Gilustenon)

- 1 Amp. à 5/25/50 ml = 5/25/50 mg

WM:
- NO-Freisetzung
  - → Relaxierung von Venen, Arteriolen, Bronchien, Uterus, Gallengängen
  - → Preload ↓, ZVD ↓, LVEDP ↓, SVR ↓, RR ↓ (systolischer > diastolischer Blutdruckabfall)
- keine Reboundhypertonie

Pha:
- Überführung von Nitroglycerin durch reduzierende SH-Gruppen vorwiegend von Cystein in NO oder durch enzymatische Denitrierung zu Glycerol-di- und -monoverbindungen
- hohe extrahepatische Clearance
- hoher first-pass-Effekt
- HWZ: 2–4 min bzw. (Dinitrat-Verbindungen ca. 40 min; NO einige Sek.)
- **Tachyphylaxie** bei längerer und kontinuierlicher Gabe infolge Erschöpfung der SH-Gruppen enthaltenden Substanzen, welche für die Überführung der Nitrate in NO notwendig sind und/oder Enzyminduktion der Nitratreduktasen!

Ind:
- akuter Myokardinfarkt mit und ohne Linksherzinsuffizienz, subakutes und akutes Lungenödem bei Linksherzinsuffizienz
- kontrollierte Hypotension bei Operationen
- akute Koronarinsuffizienz

Dosis:
- evtl. initialer Bolus 0,05–0,1 mg i.v. (1:10 verdünnt)

Perfusor: (1 ml = 1 mg)
- beginnend mit 0,1–0,5 µg/kg/min

KI:
- Schock, ausgeprägte Hypotension (< 90 mmHg)
- hypertrophe obstruktive Kardiomyopathie, toxisches Lungenödem

NW:
- Reflextachykardie
- Kopfschmerz (Dilatation der Hirngefäße)
- ICP-Anstieg
- Hypotension

 Anm:
alle Vasodilatoren (= NO-Donatoren) erhöhen die intrapulmonale Shuntfraktion!

Nitroprussidnatrium (Nipruss)

- 1 Amp. = 60 mg als Trockensubstanz
- Haltbarkeit 12 Std, vor Licht schützen (Lichtschutzfolie!), nur in G5%-Lösung applizieren!

WM:
- direkt relaxierende Wirkung (bevorzugt auf Arteriolen) und NO-Freisetzung → Stimulation der Guanylatzyklase → cGMP-Konzentration ↑ → Vasodilatation
- gute Steuerbarkeit infolge schnellem Wirkbeginn und kurzer Wirkdauer
- Auswirkungen auf die Hämodynamik:
  - bei Hypovolämie nimmt arterieller Blutdruck, Preload und HZV ab
  - bei Normovolämie nimmt arterieller Blutdruck ab, das Schlag- (SV) und das Herzminutenvolumen (HZV) bleiben konstant

Pha:
- nichtenzymatische Freisetzung von 5 CN-Ionen, wovon ein Molekül an Methämoglobin zum nichttoxischen Zyanmethämoglobin (MetHbCN) bindet und die restlichen Cyanidionen durch die Leber- und Nierenrhodanase (im Überschuß vorhanden) unter Verbrauch von Thiosulfat zum toxisch geringerem Thiozyanat umgewandelt und anschließend renal ausgeschieden werden

Ind:
- Bluthochdruckkrisen jeder Ätiologie, kontrollierte Hypotension bei Operationen
- kontrollierte Nachlastsenkung in der pädiatrischen Kardiologie

---

Dosis: Perfusor: (1 ml = 1,2 mg)
- beginnend mit 0,2 µg/kg/min, allmähliche Dosissteigerung (in 3–5 minütlichen Abständen) bis zum gewünschten steady-state (evtl. bis 10 µg/kg/min)
- bei intraoperativer kontrollierter Hypotension wird empfohlen, die Gesamtmenge von 1,0–1,5 mg/kg nicht zu überschreiten!
- Höchstdosis: 0,5 mg/kg/h oder 1,5 mg/kg/2–3 h → Verminderung der Toxizität durch simultane Gabe von Natriumthiosulfat im Verhältnis 1:10

KI:
- Aortenisthmusstenose, intrapulmonale arteriovenöse Shunts
- Hypothyreose, Vitamin-B_{12}-Mangel, metabolische Azidose
- Opticusatrophie, Amblyopie

NW:
- Gefahr der Zyanidintoxikation
- Reboundhypertonie infolge vermehrter Reninfreisetzung während der Hypotonie
- Tachyphylaxie: Ursache unbekannt
- Reflextachykardie → therapierbar mit kurzwirksamen β-Blockern
- Thrombozytenfunktionsstörung infolge der medikamenteninduzierten NO-Freisetzung
- Schwächegefühl, Schwindel, Erbrechen

Intoxikation durch Zyanidionen (CN)
Bei Intoxikation mit Zyanid kommt es zur Blockierung der Atmungskette bzw. des Enzyms Cytochromoxidase → Gewebshypoxie infolge „innerer Erstickung"

Klinische Zeichen der Zyanid-Intoxikation
- metabolische Azidose
- Tachykardie
- Zunahme der S_vO_2
- Abnahme der $avDO_2$
- Schock

Therapie der Intoxikation
- sofortwirkendes Antidot bei Zyanidvergiftung: 3–4 mg 4-Dimethyl-minophenol (DMAP) zur Methämoglobinbildung, welches die CN-Ionen als nichttoxisches Zyanmethämoglobin (MetHbCN) bindet
- nachfolgend 100–150 mg/kg ($\approx$ 10 g) Natriumthiosulfat als Schwefeldonator
- 0,1 mg/kg Hydroxycobalamin (= nierengängiger Komplexbildner)

Prophykaxe der CN-Intoxikation
- simultane Infusion von Natriumthiosulfat 10%: 0,5 mg/kg/h
  ($\rightarrow$ Bildung von weniger toxischem Thiozyanat)

Urapidil (Ebrantil)

- 1 Amp. à 5 ml = 25 mg, 1 Amp. à 10 ml = 50 mg

WM:
- Blockade von peripheren α_1-Rezeptoren
- **Stimulation** von zentralen α_2- und zentralen **Serotonin**-Rezeptoren (HT_{1A}), hierdurch keine Aktivierung des sympathischen Nervensystems, keine Reflextachykardie und keine Reboundphänome

Pha:
- Wirkbeginn: nach 2–5 min
- HWZ: 3 h nach i.v. und 5 h nach p.o.-Gabe
- Elimination zu 70% renal, zu 15% unverändert und der Rest als aktive Metabolite nach Hydroxylierung und O- u. N-Demethylierung
- Proteinbindung: 80%

Ind:
- hypertensive Notfälle, therapieresistenter Hochdruck
- kontrollierte Hypotension bei Operationen

Dosis:
- fraktionierte Gabe von 10 -50 mg (100 mg) i.v.
  Perfusor: (4 Amp. à 50 mg = 200 mg + 10 ml NaCl 0,9% $\rightarrow$ 1 ml = 4 mg)
- 2–10 µg/kg/min (8–36 mg/h)

KI:
- Aortenisthmusstenose, arteriovenöser Shunt, ausgenommen hämodynamisch nichtwirksamer Dialyse-Shunt

NW:
- Schwindelgefühl, Übelkeit, Erbrechen, Unruhe, Schweißausbruch
- unregelmäßige Herzschlagfolge, Druckgefühl hinter dem Brustbein und Atemnot, Herzklopfen
- allergische Erscheinungen, Müdigkeit, Kopfschmerz

WW:
- Cimetidin und Alkohol verstärken die Urapidilwirkung!

Adenosin (Adrekar)

- 1 Amp. à 2 ml = 6 mg

WM:
- Stimulation von Adenosinrezeptoren (A_1 und A_2)
- **Dilatation der arteriolären Widerstandsgefäße** über Adenosin A_2-Rezeptoren (cGMP $\uparrow$) an Gefäßmyozyten und indirekt über NO-Freisetzung $\rightarrow$ schlagartiger RR-Abfall mit Reflextachykardie und HZV-Anstieg
- **negative Chronotropie** über Adenosin A_1-Rezeptoren im Sinus- und AV-Knotenbereich (cAMP $\downarrow$) $\rightarrow$ Efflux von Kalium und damit Anstieg des Membranpotentials
- **negative Dromotropie,** im AV-Knoten (AV-Block) durch Hemmung der Kalziumkanäle
- keine Wirkung am Ventrikel

Pha:
- Elimination durch
  - Aufnahme in die Erythrozyten und das Gefäßendothel und
  - Verstoffwechselung zu Inosin und Hypoxanthin
- HWZ 1,5 s
- Wirkdauer < 60 s

Ind:
- paroxysmale supraventrikuläre Tachykardie
- atrioventrikuläre Reentry-Tachykardie und AV-Knoten-Tachykardie
- diagnostisch bei nicht sicher klassifizierbaren supraventri. Tachykardien
- kontrollierte Hypotension, kontrollierter kurzzeitiger Herzstillstand

---

Dosis: Arrhythmietherapie:
- initial 3 mg (50–150 µg/kg) **schnell i.v.** (am besten zentralvenös) Steigerung um 3 mg bis max. 12 mg Bolus

kontrollierte Hypotension:
- 100–140 µg/kg/min über Perfusor
- individuelle Dosisaustestung zum induzierten kurzen Kreislaufstillstand intraoperativ bei Anlage eines aortalen Stents im thorakalen Bereich!

KI:
- Sick-Sinus-Syndrom, AV-Block II-III
- obstruktive Lungenerkrankung wie z. B. Asthma bronchiale
- verlängertes QT-Intervall

NW:
- häufig Flush, Dyspnoe, Übelkeit und Schwindel, Bronchospasmus
- gelegentl. Unwohlsein, Benommenheit, Hitzegefühle, Schwitzen, Hyperventilation, Kopfdruck, Brust- und Kopfschmerzen
- Einzelfälle von länger andauernden, potentiell lebensbedrohlichen kardialen Nebenwirkungen (Torsade de pointes, Kammerflimmern, Asystolie, Bradykardie), die teilweise eine Elektrotherapie oder einen temporären Schrittmacher erfordern
- supraventrikuläre und ventrikuläre Extrasystolen, Sinuspause und verschiedene Arten von AV-Blöcken während des Umschlagens von Tachykardien in den Sinusrhythmus wurden beobachtet

WW:
- Dipyridamol: Wirkungsverstärkung von Adenosin
- Theophyllin und andere Xanthinderivate: Wirkungsverringerung von Adenosin
- Interaktionen mit Medikamenten, die die Überleitung hemmen (z. B. β-Blocker, Digitalis, Verapamil) oder beschleunigen (z. B. Sympathomimetika) sind möglich

▶ **Anm:**
- die induzierte Bradykardie prädisponiert zu ventrikulären Extrasystolen bis zu Kammerflimmern

Clonidin (Catapresan)

- 1 Amp. á 1 ml = 0,15 mg

WM:
- Stimulation zentraler, postsynaptischer α_2- Adrenorezeptoren im Nucleus tractus solitarii (Umschaltstelle für den Barorezeptorreflex) → zentrale Sympathikolyse
- Stimulation von **peripheren präsynaptischen** α_2-Rezeptoren → Reduktion der Noradrenalinfreisetzung
- Anlagerung an zentrale, in der rostralen, ventrolateralen Medulla gelegene **Imidazol**-Bindungsstellen mit blutdrucksenkender Effekt
- infolge der **mäßigen** Selektivität ($\alpha_1 : \alpha_2$ = 1:200) → primärer kurzfristiger hypertensiver Effekt über postsynaptische α_1-Rezeptorstimulation
- ADH-Sekretion ↓ → Anstieg von cAMP im Sammelrohr des Nephrons → Hemmung der tubulären Natriumreabsorption
- Freisetzung von atrial natriuretischem Peptid → Förderung der Natriumausscheidung und Hemmung der Sekretion von Aldosteron und Renin
- Stimulation von renalen Imidazolrezeptoren → Austausch von Natriumgegen Wasserstoffionen
- Hemmung der Lipolyse, Steigerung der Thrombozytenaggregation

Pha:
- Wirkbeginn: nach 5–10 min nach i.v.-Gabe
- HWZ: 9–12 h
- Elimination: 20–30% hepatisch und 65% renal
- Proteinbindung: 20–40%

Ind:
- arterielle Hypertonie (mit Einschränkungen beim Phäochromozytom)
- kontrollierte Hypotension → jedoch relativ schlecht steuerbar!
- Einsatz als Sedativum mit anästhetikasparenden Effekt (hypnotisch-sedierende Komponente) → Reduktion des Anästhetikabedarfs um ≈ 30–50% (150–300 µg p.o. zur Prämedikation)
- Therapie der Entzugssymtomatik bei Drogen-, Alkohol- und Nikotinabhängigkeit, sowie bei opioidabhängigen Patienten
- zur „pharmakologischen Sympathektomie" (Diagnostikum bei Phäochromozytom)
- zur Verbesserung der intraoperativen hämodynamischen Stabilität

- zur epiduralen Analgesie als Adjuvans (Hemmung der Schmerzverarbeitung)
- postoperatives Shivering
- ggf. zur Migräneprophylaxe

Dosis: • Bolus: 2–4 µg/kg i.v. zur Blutdrucksenkung
Perfusor: (10 Amp. à 0,15 mg = 1,5 mg + 40 ml NaCl 0,9% ≈ 1 ml = 0,03 mg
  - 1–4 ml/h (30–120 µg/h),
  - evtl. initial 1–2 Amp (= 0,15–0,3 mg) i.v.

KI:
- Hypovolämie
- ausgeprägte Bradykardie
- Obstipation
- Polyneuropathie
- Patienten, die auf einen erhöhten Sympathikotonus angewiesen sind

NW:
- initialer RR ↑, und später Hypotension (ausgeprägt bei Hypertonikern)
- Bradykardie
- Sedierung
- Austrocknen der Schleimhäute (Mundtrockenheit!)
- Rebound-Hypertension
- selten Haarausfall
- selten passagerer Anstieg der Blutzuckerwerte,
- sehr selten Pseudoobstruktion des Dickdarms

▶ **Anm:**
  ggf. bei Hypotension nach Clonidingabe: Naloxon 0,4 mg i.v. als Antidot
- neuere α_2-Adrenorezeptoragonisten:
  Medetomidin und Dexmedetomidin mit ca. 10-fach höherer α_2-Selektivität, sowie das Mivazerol und das Azepoxol

Übersicht der α_2-Agonisten und Antagonisten

Agonisten

α_1	α_2	α_1 und α_2
	Clonidin ($\alpha_2 > \alpha_1$)	Noradrenalin
	Guanabenz	Adrenalin
	Dexmedetomidin Azepoxol	

Antagonisten

Prazosin	Yohimbin	Phentolamin
Doxazosin	Idazoxan	Tolazolin
Trimazosin	Rauwolscin	Piperoxan
Urapidil		Phenoxybenzamin

α- Rezeptorenverteilung

| α_1-Rezeptoren | | α_2-Rezeptoren | |
Vorkommen	Funktion	Vorkommen	Funktion
peripher postsynaptisch:		zentral postsynaptisch:	
Glatte Muskelzellen in:	Kontraktion	Neurone im ZNS	Aktivität $\downarrow$ → Senkung des Sympathikotonus, Steigerung des Vagotonus, Analgesie, Sedierung, Anxiolyse, antiemetisch
Arteriolen	++		
Bronchiolen	+		
Spinkteren	+		
Uterus	+		
M. dilatator pupillae	+		
		peripher präsynaptisch:	
		Noradrenerge Neurone	Hemmung der NA-Freisetzung (Sympathikus)
		peripher postsynaptisch:	
		Darm	Hemmung der Darmmotilität
		Pankreas	Hemmung der Insulinsekretion
		Thrombozyten	Steigerung der Thrombozytenaggregation
		Fettzellen	Lipolyse $\downarrow$

Esmolol (Brevibloc)

- Amp. à 10 ml = 100mg

WM:
- kardio-selektiver β-Blocker ohne intrinsische Aktivität

Pha:
- Metabolisierung durch unspezifische Esterasen (∅ Plasmacholinesterase)
  → Entstehung von **Methanol** und zu 80% freie Carbonsäure (HWZ: 4h)
  → klinisch und toxikologisch ohne Bedeutung!
- HWZ: **9** min
- Proteinbindung: 55%

Ind:
- intraoperativer arterieller Hypertonus und Tachykardie

> **Dosis:** • 0,5–1 mg/kg i.v.
> **Perfusor:**
> • ≈ 0,1 – 0,2 mg/kg/min

KI:
- Herzinsuffizienz, Bradykardie

Nifedipin (Adalat)

- 1 Amp. à 50 ml = 5 mg (Ethanolgehalt: 18 Vol.-%)
- 1 Kps. à 5/10 mg
- lichtempfindliche Substanz → Infusion in schwarzer Perfusorspritze und Infusionsleine

WM:	• Blockade der langsamen Ca^{++}-Kanäle
Pha:	• Wirkbeginn: 5–10 min
	• Wirkdauer: 1–4 h
	• HWZ: 2 h
	• Plasmaeiweißbindung: 90%
Ind:	• Hypertonie, akute hypertensive Krise
	• instabile Angina pectoris infolge von Koronargefäßspasmen

Dosis: Perfusor: (1 Fl. Adalat à 5 mg in 50 ml → 1 ml = 0,1 mg)
- 6–12 ml/h (= 0,6–1,2 mg/h)
- evtl. Bolus 0,5 mg (in 5 min) oder 60 ml/h für 5 min
- sublinguale Gabe von eröffneten Kapseln 5–10 mg

NW:	• Reflextachykardie
	• Übelkeit, Erbrechen, Juckreiz
	• Kopfschmerzen
	• in Einzelfällen: Purpura, Agranulozytose, photosensitive Dermatitis, anaphylaktische Reaktionen, synkopale Episoden
WW:	• gleichzeitige Behandlung mit Rifampicin (beschleunigt die Metabolisierung von Nifedipin)

Magnesium (Magnorbin 10/20%)

- 1 Amp. à 5 ml = 0,5 bzw. 1 g Magnesiumascorbat
  (32,5/65 mg Mg^{2+} bzw. 2,7/5,4 mval Mg^{2+})

WM:	• antihypertensive Wirkung durch kalziumantagonistischen Effekt
Ind:	• Herzrhythmusstörungen (ventrikuläre Extrasystolen, Torsade de pointes)
	• Praeeklampsie/Eklampsie, Tokolyse

Dosis: • Bolus: 1–2 Amp. Magnorbin 20% i.v.

NW:	• muskelrelaxierender und tokolytischer Effekt
WW:	• Verstärkung der Wirkung von nichtdepolarisierenden Muskelrelaxanzien

Phentolamin (Regitin)

- 1 Amp. à 1 ml = 10 mg

WM: • nichtselektiver α-Rezeptorenblocker
Pha: • Wirkdauer: 10–30 min
      • HWZ: 1,5 h
      • Elimination: 10% unverändert renal, 90% hepatische Metabolisation
      • Proteinbindung: 50%
Ind: • akute hypertensive Krise im Rahmen des Phäochromozytoms

---

Dosis: • 2,5–5 mg Bolus
Perfusor:
      • 2–20 µg/kg/min

NW: • barorezeptorvermittelte Tachykardie
      • durch Hemmung der präsynaptischen α_2- Rezeptoren kommt es zur vermehrten Katecholaminfreisetzung (Noradrenalin) mit β_1-vermittelter Tachykardie und Inotropiezunahme
      • Adrenalinumkehr: Blutdruckabfall bei Adrenalingabe über vermehrte Stimulation von vaskulären β_2-Rezeptoren
      • Miosis

30   Anästhesie bei ambulanten Operationen

- 50% der elektiven Eingriff werden in England ambulant durchgeführt
- in Deutschland steigende Zahlen an ambulanten Operationen (innerklinisch, als auch in den Ambulatorien)

Vorteile

- Kostenersparnis
- vermindertes Risiko nosokomialer Infektionen
- verminderte Inzidenz an pulmonalen Komplikationen
- schnelle Rückkehr ins gewohnte soziale Umfeld (bes. für Kinder und geriatrische Patienten von Bedeutung)

Kontraindikationen

Operationsbedingt
- längere operative Eingriffe (relativ)
- Eingriffe mit einem größeren intra- und postoperativen Blutverlust
- Eingriffe mit Eröffnung großer Körperhöhlen (Thorax/Abdomen) mit den daraus resultierenden größeren Gewebstraumata
- Eingriffe mit hohem Nachblutungsrisiko oder längerer Immobilisierung

Patientenbedingt
- Patienten mit schlechtem sozialem Umfeld
- Patienten mit akuter bronchopulmonaler oder gastrointestinaler Infektion (hohe Inzidenz von Laryngo- und Bronchospasmus)
- Patienten mit florider COPD oder steroidpflichtigem Asthma bronchiale
- ehemalige Frühgeborene im ersten Lebensjahr → Gefahr von postoperativen Apnoephasen
- Patienten mit einer höheren ASA-Klassifikation als II (mit einigen Ausnahmen auch ASA III-Patienten)
- Patienten mit medikamentös nicht zufrieden eingestelltem Krampfleiden
- Patienten mit Alkohol-, Drogen- und Medikamentenabusus, sowie Patienten mit deutlicher Adipositas
- Patienten mit Muskelerkrankungen
- Neugeborene und Säuglinge

- Patienten mit eingeschränkter kardialer Reserve (AP-Symptomatik, schlecht eingestellter arterieller Hypertonus, klinische Zeichen der Herzinsuffizienz)
- ggf. Patienten unter MAO-Hemmer Dauertherapie

Prämedikation

- das Aufklärungsgespräch sollte keinesfalls am Op.-Tag selbst stattfinden (am besten einige Tage vor dem geplanten Eingriff), um entsprechende Vorkehrungen (kompetente Begleitperson und weitere Versorgung zu Hause) organisieren zu können
- der Patient sollte mündliche und schriftliche Verhaltensanweisungen erhalten, sowie den Hinweis auf eine möglicherweise längere Überwachungszeit bis hin zur stationären Aufnahme
- die medikamentöse Prämedikation des Patienten (z. B. Midazolam) erfolgt nach seinem Eintreffen am Op.-Tag ca. 20–30 min vor Narkoseeinleitung (sie führt zu keiner Beeinträchtigung der ambulanten Anästhesie)

Bevorzugte Anästhetika zur ambulanten Anästhesie

Inhalationsanästhetika
- Isofluran, Sevofluran und Halothan

Hypnotika
- Propofol, Etomidat

Muskelrelaxanzien
- Atracurium, Cis-Atracurium, Mivacurium, ggf. Rocuronium und Vecuronium

Entlassungskriterien nach ambulanten Eingriffen

Allgemeine Entlassungskriterien nach ambulanten Eingriffen
- hämodynamische Stabilität
- Eupnoe, suffizientes Husten
- intakte Schutzreflexe
- vollständiges Abklingen der regionalen Nervenblockade
- weitgehende Schmerzfreiheit
- keine Übelkeit oder Erbrechen
- intakte Miktion
- unauffällige Wundverhältnisse

Post Anesthetic Discharge Scoring System (PADSS) nach Chung

Punkte	2	1	0
Vitalfunktionen	± 20% des Ausgangswertes	± 20–40% des Ausgangswertes	>± 40% des Ausgangswertes
Aktivität und mentaler Status	orientiert zu Person, Ort, Zeit und stabile Standfestigkeit	orientiert zu Person, Ort, Zeit oder stabile Standfestigkeit	keines von beiden
Schmerz, Übelkeit und/oder Erbrechen	minimal	mäßig	ausgeprägt, erfordert spez. Behandlung
chirurgische Blutung	minimal	mäßig	schwer
Ein- und Ausfuhr	oraleFlüssigkeits- aufnahme und Spontanmiktion	orale Flüssigkeits- aufnahme oder Spontanmiktion	weder orale Flüssigkeits- aufnahme noch Spontanmiktion

maximale Punktzahl 10, Entlassungsfähigkeit ≥ 9 Punkte

Komplikationen bei Entlassung nach PADSS
- Wiederaufnahme 1% wegen Komplikationen
- Probleme bei telefonischer Beratung: 12% Kopfschmerzen, 11% Benommenheit, 7% Übelkeit und Erbrechen, 2% erhebliche Operationsschmerzen
- ▶ **Anm: new PADSS** (ohne Ein- und Ausfuhr) → führt wahrscheinlich zu einer weiteren Verkürzung der postop. Überwachung. Die Evaluierung steht noch aus

Entlassungskriterien nach Regionalanästhesie
- normale Sensibilität (S4-S5)
- Plantarflexion des Fußes
- Propiozeption der großen Zehe
- normale motorische Funktion
- intakte Miktion

Vorgehen bei Entlassung
- Sicherstellung der weiteren Betreuung (niedergelassener Arzt, Anlaufstelle im Krankenhaus)
- **adäquate Schmerzbehandlung** (Schmerzfreiheit auch bei Bewegung, Husten), sowie weitere Anweisungen bei erneut auftretenden Schmerzen (Schmerzmittel bzw. Rezept für postoperative Analgetika mit Einnahmeanweisung)
- der Patient sollte bei Entlassung **Verhaltensregeln** bei postoperativen Komplikationen in mündlicher und schriftlicher Form erhalten (einschließlich einer Telefonnummer, an die er sich 24 h am Tag notfalls wenden kann)
- Patient darf postoperativ für 24 h nicht am Straßenverkehr teilnehmen bzw. Maschinen bedienen (schriftlich fixieren lassen!)

31 Schmerztherapie

Schmerz

A Theorie von **niedrigschwelligen** Mechano- oder Thermorezeptoren mit Auslösung hochfrequenter Impulsfolgen (Intensitätstheorie) bzw. besonderen Impuls-
muster (Mustertheorie)
oder
B **hochschwelligen** Schmerzrezeptoren (Spezifitätstheorie)

Weiterleitung über bestimmte Schmerzfasern

1. **A-δ-Fasern** (gute Schmerzlokalisation, scharf, stechende Schmerzqualität)
   → 15 m/s Leitungsgeschwindigkeit, < 3 μm Durchmesser
2. **C-Fasern** (schlecht lokalisierbare, anhaltende, dumpfe oder brennende Schmerzen) → 1 m/s Leitungsgeschwindigkeit, ≈ 1 μm Durchmesser

Sensibilisierung der Schmerzfasern durch:
- Zellschaden mit Freisetzung von K^+, ATP, H^+
- Freisetzung von Entzündungsmediatoren wie Bradykinin (B1+ B2-Rezeptoren),
  Serotonin, Histamin, Prostaglandinen E u. $F_{2\alpha}$
- Substanz P
- Übertragung der Schmerzinformation im Rückenmark vom peripheren Neu-
  ron auf das Hinterhorn (5 Schichten: nozizeptive Neurone in Lamina I und V)
- Kontrolle durch descendierende Bahnen von großen Raphe-Kernen und den
  periaquäduktalen Höhlengrau sowie Modulation auf Rückenmarkebene über
  N-Methyl-D-Aspartat- (NMDA)-Rezeptoren (verursachen ansteigende Ent-
  ladungsraten → sogenannter „wind-up") und NO-Synthese
▶ **Schmerzbahn** kreuzt in der vorderen Kommissur auf Rückenmarkebene und
  läuft im Tractus spinoreticularis zur Formatio reticularis und von dort zu den
  medialen Thalamuskernen und Nucleus caudatus, sowie über den Tractus
  spinothalamicus zu lateralem Thalamus und von dort zum Cortex
  - **kognitive Schmerzverarbeitung** im Gyrus postcentralis (Lokalisation des
    Schmerzgeschehens)
  - **affektive Schmerzverarbeitung** im limbischen System (Induktion des
    Grundcharakters stechend, bohrend → einfach unangenehm)

Akuter Schmerz

z. B. postoperativ

Chronischer Schmerz

z. B. bei Tumorerkrankung
- tumorbedingt (Inzidenz > 70%) durch z. B. Gewebsinfiltration und Erregung der Nozizeptoren
- therapiebezogen (Chemo-Ratiadiotherapie)
- tumorassoziert

Prinzipien der Schmerztherapie

Präemptive Analgesie (vorbeugende Analgesie)
- erstmals 1988 von Wall vorgestellt; beinhaltet die **Blockade** von nozizeptiven Stimulationen **vor dem Gewebstrauma** → Vermeidung von zentraler Sensibilisierung der Nozizeptoren, von molekularbiologischen Veränderungen: keine Aktivierung von „immediate early genes", welche zu multiplen zellbiologischen Funktionsänderungen führen
- die Freisetzung von Neuropeptiden (Substanz P, Neurokinin A, Calcitonin, Calcitonin gene related peptide) und excitatorischen Aminosäuren Glutamat und Aspartat, welche über den NMDA-Rezeptor wirken, führen zu langanhaltenden Potentialen mit Anstieg der intrazelluären Ca-Konzentration in der Hinterhornzelle mit konsekutiver Aktivierung von Proteinkinasen → Anstieg der Expression von sogenannten frühintermediären Genen, wie c-fos und c-jun („wind-up" Phänomen) → dadurch erhöhte Produktion von schmerzfördernden Substanzen wie Dynorphin

> ☝ Die **präemptive Analgesie** kann **mit NSAID, Opioiden oder Lokalanästhetika** durchgeführt werden → die prophylaktische Gabe von LA hat sich in mehreren Studien nur bezüglich des **Phantomschmerzes nach Amputation** bestätigt

Prinzip der Antezeption
- erneute Analgetikagabe **vor** Wiederauftreten von Schmerzen

Akute Schmerzen
- Gabe von potenten, schnellwirksamen Opioiden intravenös: z. B. Piritramid (titriert)

Chronische Schmerzen
- kontiniurliche Gabe langwirksamer Opioide per os, transdermal oder notfalls intramuskulär

Akute (postoperative) Schmerztherapie

Grundregeln der akuten (medikamentösen) Schmerztherapie

- meist nur Stunden bis wenige Tage notwendig
- Medikamentengabe: i.v., rektal, s.c., Regional-, oder Lokalanästhesie
  → schneller Wirkbeginn erwünscht, gut steuerbar (oral ab 1. postop. Tag)
- Monoanalgesie oder kombinierte Analgesie mit NSAID und/oder Opioiden
- individuelle Dosierung (→ titrieren, PCA, PCEA)
- Zusatzmedikation für Schmerzspitzen
- Weiterführen der Therapie, sowie Kontrolle von Wirkung und Nebenwirkung
  auch auf Normalstation bei Verlegung aus AWR sicherstellen

Prophylaktische Analgetikagabe

z. B.
- Prämedikation mit Clonidin (Catapresan) 2–5 µg/kg p.o.
  bes. bei Risikopatienten (ASA III + IV)
- 1 g Metamizol (Novalgin) intraoperativ als Kurzinfusion
  → 70% Reduktion der postoperativen Schmerzen gegenüber Plazebo oder
  5 g Metamizol (Novalgin) in 50 ml NaCl 0,9% über Perfusor mit 2 ml/h
- Paracetamol (Ben-u-ron) besonders bei Kindern (supp 20 mg/kg nach Einleitung oder kurz vor Op.-Ende)
- bei intraoperativer Regional- oder Lokalanästhesie Ausnutzung der analgetischen Wirkung für die postoperative Phase (evtl. Kathetertechnik, Sakralblock, Peniswurzelblock,...), rechtzeitige Nachinjektion

> ☝ **Cave:** prophylaktische Opioidgabe ist problematisch, da unterschiedliches therapeutisches Fenster und toxische Schwelle, d. h. Nebenwirkungen (bes. Atemdepression) nicht kalkulierbar

Nonsteroidal anti-inflammatory Drugs (NSAID), Nichtopioidanalgetika

auch „periphere Analgetika" genannt
WM: • Hemmung der Prostaglandinfreisetzung bzw. der Prostaglandinsynthese durch unterschiedlicher Enzyme → darauf lassen sich die unterschiedliche antiphlogistische (entzündungshemmende) und antipyretische (fiebersenkende) Wirkung, sowie die unterschiedlichen Nebenwirkungen zurückführen
  • in Entwicklung: selektive Hemmung der **Cyclooxygenase-2**, welche nur unter pathologischen Bedingungen induziert wird und nicht die magenschleimhautschützende Prostaglandin E-Synthese (über **Cyclooxygenase-1**) hemmt

Unterscheidung in:

Saure antiphlogistische und antipyretische NSAID
- hemmen die periphere Cyclooxygenase → Prostaglandin E_2 ↓, → Bradykinin, Histamin und Serotonin können Nozizeptoren schlechter erregen
- Acetylsalicylsäure hemmt irreversibel die Cyclooxygenase in den Thrombozyten für die Lebensdauer der Thrombozyten, die in der Regel 8–10 Tage beträgt
- entzündungshemmend und fiebersenkend
- z. B. Acetylsalicylsäure, Diclofenac, Indometacin, Ketoprofen, Ibuprofen, Piroxicam, Naproxen

Ind:
- besonders entzündliche Schmerzzustände
- Knochen- und Weichteilschmerzen

Nichtsaure antipyretische NSAID
- hemmen die periphere Cyclooxygenase nur wenig, stärkere Hemmung der zentralen Cyclooxygenase, in hohen Dosen Hemmung der Prostaglandinfreisetzung
- vornehmlich fiebersenkend, gering antiphlogistisch
  Metamizol auch spasmolytisch
- z. B. Metamizol, Paracetamol

Ind:
- besonders spastische Schmerzzustände
- schwere Fieberzustände

Nichtopioidanalgetika
- ohne antiphlogistische und antipyretische Wirkung
- z. B. Flupirtin, Nefopam

Einsatz von NSAID in der postoperativen Schmertherapie

- bei geringen Schmerzen
- Knochen- und Weichteilschmerzen
- besonders entzündliche Schmerzzustände
- besonders spastische Schmerzzustände evtl. Kombination mit Spasmolytikum z. B. Butylscopolamin (Buscopan) 10 mg i.v., s.c., i.m., s.c., rektal, p.o. oder in fester Kombination Butylscopolamin + Paracetamol (Buscopan plus)

Dosierung und Wirkdauer von NSAID zur postoperativen Schmerztherapie

Generic name	Handels-name	Analgesie Dosis (mg/70kg)	Analgesie Dosis (mg/kg)	Wirkdauer (Std)	Tageshöchst-dosis (mg)
Paracetamol	Ben-u-ron supp	500–1000	20 supp	4–6	4000 (100 mg/kg/Tag)

Medikament der 1. Wahl bei Kindern, schon bei NG zugelassen, Lebernekrose bei Überdosierung
(ab 7 g/Tag bei Erwachsenen), max. Wirkung erst nach 1–2 h → frühe Gabe

Metamizol	Novalgin	1000–2000 als KI i.v.!	10–15-(30) i.v.	4–6	4000–6000

Kreislaufkollaps (Schocksymtomatik) bei schneller Injektion Allergie,
selten Agranulozytose (1:1 Mio) → sofortige Gabe von G-CSF (Neupogen) 5 µg/kg s.c.;
HWZ: 4–7 h, vorwiegend renale Elimination, selten Rotfärbung des Urins durch den Metaboliten Rubazonsäure, bessere analgetische Potenz als Paracetamol, gut spasmolytisch zugelassen für Kinder > 1 Jahr (< 3 Monate nicht empfohlen)

Diclofenac	Voltaren supp	50–100	0,5–1 supp Kinder 0,1	8–12	150–200 (3 mg/kg/Tag)

Leberschäden, Blutung, Allergie

Indometacin	Amuno supp	50–100	1 supp	4–6	200–300 (3,5 mg/kg/Tag)

Gastrointestinale NW

Acetylsalicyl-säure	Aspisol	500–1000 i.v.		4–6	4000–7000

Thrombozytenaggregationshemmung, gastrointestinale NW, allerg. Reaktion,
bei Kindern: Reye-Syndrom

Ketorolac	Toratex (in BRD nicht mehr im Handel)	30	0,5–1 i.v./p.o.	4–6	120

Gastrointestinale NW, allerg. Reaktion, akute Niereninsuffizienz

Opioide

Einsatz von Opioiden in der postoperativen Schmerztherapie

- nach größeren Abdominal-, Thoraxeingriffen
- bei starken Schmerzen

Generic name	Handels- name	Potenz	Analgesie- Dosis (mg/70 kg i.v.)	Analgesie- Dosis (mg/kg i.v.)	mittl. Wirkdauer (Std)
Piritramid	Dipidolor	0,7	7,5–15	0,1–0,3	4–6
Pethidin	Dolantin	0,1	50–100	0,5–1,5	2–4
Pentazocin	Fortral	0,3–0,5	30–50	0,4–0,7	2–3
Tramadol	Tramal	0,05–0,1	50–100	0,5–2	2–4
Morphin	Morphin Merck	1	5–10	20–100 µg	3–5
Fentanyl	Fentanyl-Janssen	100–300	50–100 µg	1–2 µg	0,3–0,5

Regional- oder Lokalanästhesie

- bei intraoperativer Regional-oder Lokalanästhesie Ausnutzung des analgetischen Effekts für die postoperative Phase
- Kathetertechnik, bes. bei größeren Abdominal- oder Thoraxeingriffen

Mögliche Verfahren
- Periduralanästhesie
- Sakralblock
- Plexusblockaden
  - Plexus-brachialis-Blockade
  - 3-in-1-Block
  - andere Plexusblockaden
- Nervenblockaden
  - Peniswurzelblock
  - andere Nervenblockaden
- intrapleurale Lokalanästhesie
- Wundinfiltration

Programmierte Schmerztherapie über PDK

Ind:
- große Oberbaucheingriffe
- laterale Thorakotomie

Dosis: Bolus:
- z. B. 10–15 ml Bupivacain 0,25%
  + Sufentanil 0,1–0,2 µg/kg (oder Fentanyl 1 µg/kg, Alfentanil 10 µg/kg)

Perfusor kontinuierlich:
- Bupivacain 0,125% + Sufentanil 0,75 µg/ml
  Herstellung: 12,5 ml Bupivacain 0,5% (=62,5 mg) + 37,5 µg
  Sufentanil = 7,5 ml Sufenta epidural + 30 ml NaCl 0,9%
  Dosis: 4–8 (12) ml/Std
- Bupivacain 0,175% + Sufentanil 0,75 µg/ml
  17,5 ml Bupivacain 0,5% (= 87,5 mg) + 37,5 µg Sufentanil
  = 7,5 ml Sufenta epidural + 25 ml NaCl 0,9%
  Dosis: ≈ 6–8 ml/Std
- Ropivacain 0,2% (evtl. + Sufentanil 0,75 µg/ml)
  Dosis: 8–12 ml/h

Kinder:
- Bupivacain 0,175% (0,25% oder 0,125%) ohne Opioid
- Dosis: 0,1–0,2 ml/kg/h (max. 0,5 mg/kg/h Bupivacain)

Nachinjektionen:
- rechtzeitig um Tachyphylaxie zu vermeiden (Gabe über mehrere Tage)
- Lidocain, Mepivacain, Prilocain nach 60 min
- Bupivacain, Etidocain nach 90–120 min
- $^1/_3$ –$^1/_2$ der Ausgangsdosis (Bupivacain max. 2 mg/kg/4h)

„On-demand-Analgesie-Verfahren"

- bei kooperativen Patienten nach umfassender Einweisung (möglichst präop.)
- ausreichend hohe Bolusgaben (Initialbolus)
- gewisser Schutz vor Überdosierung durch Sperrzeiten („lock-out"), abhängig von Wahl des Opioids und Bolushöhe (Richtlinien, Alarmierungsgrenzen festlegen)
- evtl. kontinuierliche Basisinfusion (→ nicht erst Erwachen durch den Schmerz)
- evtl. Kombination mit NSAID bes. bei Knochen- und Weichteilschmerzen
- Ansprechpartner (Schmerzdienst) notwendig
- Schmerzpumpen derzeit noch recht teuer

Intravenöse PCA (patient controlled analgesia)

- PCA (patient controlled analgesia) z. T. auch schon bei älteren Kindern (≈ ab 5 Jahren) einsetzbar, bei Kindern ab 1 Jahr evtl. NCA (nurse controlled analgesia) bei entsprechender Ausbildung der Krankenschwestern in der Schmerzbeurteilung bei Kleinkindern

- eine entsprechende Überwachung ist bei Kleinkindern nach Opioidgabe (Atemfrequenz, Atemtiefe, Sedierung, Pulsoxymetrie, Respirationsmonitor) unbedingt notwendig

Generic-name	Handels-name	Einzeldosis (mg/70 kg i.v.)	Einzeldosis (mg/kg i.v.)	kontinuierlich i.v. (mg/kg/h)	PCA-Bolus (mg/kg)
Morphin	Morphin Merck	2,5–10	0,02–0,1	0,01–0,1	0,01–0,05
Fentanyl	Fentanyl-Janssen	0,025–0,1	1–2 µg	0,3–1,5 µg	0,2–0,7 µg
Pethidin	Dolantin	12,5–50	≈ 0,5	0,1–0,25	0,1–0,2
Piritramid	Dipidolor	3,75–15	0,1–0,2	0,02–0,05	0,02–0,04
Tramadol	Tramal	12,5–50	0,5–1,0	0,1–0,3	0,2–0,3
Pentazocin	Fortral	15–45	0,4–0,7	0,1–0,3	0,1–0,25

Verbrauchs-Anhaltszahlen (mg/70kg/Tag):
Morphin 50 mg, Pethidin 290 mg, Piritramid 50 mg, Tramadol 250–300 mg,
Fentanyl 0,8 mg

Beispiele für einige Medikamente

> **Dosis: Piritramid (Dipidolor) 1,0 mg/ml**
> (3 Amp. Dipidolor à 15 mg (= 45 mg) + 39 ml NaCl 0,9% auf 45 ml)
> - **Basis:** keine (hohe Atemdepressionsgefahr bei geringem Nutzen)
> - **Bolus:** 1,5 mg = 1,5 ml über 2 min
> - **Sperrzeit:** 10–12 min
>
> oder: **Pethidin (Dolantin) 5 mg/ml**
> (5 Amp. Dolantin (= 250 mg) auf 50 ml NaCl)
> - **Basis:** 10 mg/h = 2 ml/h
> - **Bolus:** 10 mg über 2 min = 2 ml
> - **Sperrzeit:** 8–10 min

PCEA (Patient Controlled Epidural Analgesia)

> **Dosis: Bupivacain/Sufentanil:**
> **Bupivacain 0,125% + Sufentanil 0,75 µg/ml**
> Herstellung: 25 ml Bupivacain 0,25% (= 62,5 mg) + 37,5 µg Sufentanil
> = 7,5 ml Sufenta epidural + 17,5 ml NaCl 0,9%
> - **Initialbolus:** z. B. 8–15 ml Bupivacain 0,125% +
>   Sufentanil 0,75 µg/ml
> - **PCEA-Bolus:** 4 ml über 20 min

oder
- 10 ml Bupivacain 0,25% als Initialbolus, dann
  Bupivacain 0,175% + Sufentanil 0,75–1 µg/ml
- Basis: 5 ml/h
- PCEA-Bolus: 2 ml
- Sperrzeit: 20 min
→ Steigerung um jeweils 2 ml/h möglich
▶ Höchstdosis für Erwachsene bei kontinuierlicher Infusion: 0,4 mg/kg/h Bupivacain

oder **Ropivacain/Sufentanil:**
(bessere Motorik im Rahmen der Mobilisierung als Bupivacain)
Ropivacain 0,2% + Sufentanil 0,75–1 µg/ml
- Basis: 5 ml/h
- Bolus: 2 ml
- Sperrzeit: 20 min
Steigerung um jeweils 2 ml/h möglich

oder **Morphin/Clonidin:**
- **Bolus Morphin:** Morphin 50 µg/kg (2–4 mg)
- **Bolus Clonidin:** 4–5 µg/kg (0,15–0,3 mg)
Morphin:
- **Bolus:** 50 µg/kg (2–4 mg)
- **kontinuierlich:** 0,2–0,4 mg/h

Vorteil
- verbesserte Lungenfunktion
- Suppression von Streßparametern
- reduzierte Katabolie
- verminderte Inzidenz von Thrombosen (Gefäßchirurgie)
- produktives, schmerzfreies Abhusten bei Thorax- u. Oberbaucheingriffen

Nachteil
- hoher personeller Bedarf (die Betreuung des Patienten mit PCEA sollte **allein vom „akuten Schmerzdienst"** erfolgen)
▶ **Cave:** Gerinnungsstörungen
- **Gefahr der Atemdepression** (Maximum am 2.–4. postoperativen Tag) Risikokonstellation:
  - Alter > 70 Jahre
  - hohe Infusionsgabe
  - zusätzliche Neuroleptikaapplikation
  - zusätzliche systemische Opioidgabe

Chronische Schmerztherapie

Grundregeln der chronischen (medikamentösen) Schmerztherapie

- meist mehrere Monate oder Jahre (→ lebenslang) notwendig
- Medikamenteneinnahme oral, rektal (→ zu Hause anwendbar, schneller Wirkbeginn nicht oberstes Ziel, lang wirksame Substanzen z. B. Retardform)
- nach einem festen Zeitschema (→ gleichmäßige Plasmaspiegel)
- individuelle Dosierung
- nach WHO-Stufenschema
- evtl. Zusatzmedikation für Schmerzspitzen (→ schnell wirksame Opioide)
- evtl. Begleitmedikation (Cotherapeutika) (→ Kombinationstherapie → Reduktion der Einzeldosis oder Erreichen von Schmerzfreiheit)
- evtl. invasive Maßnahmen
- regelmäßige Kontrolle von Wirkung und Nebenwirkung

WHO-Stufenschema bei chronischen Tumorschmerzen

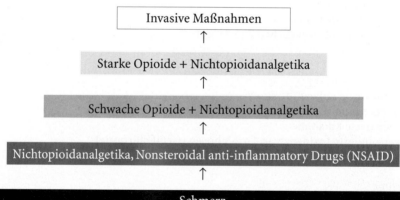

▶ Begleitende Maßnahmen (Cotherapeutika) sind auf jeder Stufe möglich

Nonsteroidal anti-inflammatory Drugs (NSAID), Nichtopioidanalgetik

Wirkmechanismus, Unterteilung und Indikation s. akute Schmerztherapie

Dosierung von NSAID

Generic-name	Handels-name	Analgesie Dosis (mg/70kg)	Analgesie Dosis (mg/kg)	Wirkdauer (Std)	Tageshöchst dosis (mg)
Acetylsalicyl-säure	Aspisol Aspirin	500–1000 i.v. 500–1000 p.o.		4–6	4000–7000
Thrombozytenaggregationshemmung, gastrointestinale NW, allerg. Reaktion bei Kindern: Reye-Syndrom					
Diclofenac	Voltaren, Voltaren supp	50–100	0,5–1 supp Kinder 0,1	8–12	150–200 (3 mg/kg/Tag)
Leberschäden, Blutung, Allergie					
Indometacin	Amuno supp	50–100	1 supp	4–6	200–300 (3,5 mg/kg/Tag)
Gastrointestinale NW					
Ketoprofen	Ketoprofen Orudis	50 (200 retard)		6 24	150
Glottisödem, Asthma, gastrointestinale NW					
Ibuprofen	Tabalon	400–600/ 800 ret.		6–8 12	2400
Hautreaktion, Blutbildung					
Piroxicam	Felden	10–20		24	20
Gerinnungsstörungen, gastrointestinale NW					
Ketorolac	Toratex (in BRD nicht mehr im Handel)	30	0,5–1 i.v./p.o.	4–6	120
Gastrointestinale NW, allerg. Reaktion, akute Niereninsuffizienz					
Naproxen	Proxen	250–500		(8)-12	750
Hautreaktion, Blutbildung					
Paracetamol	Ben-u-ron supp	500–1000	20 supp	4–6	4000 (100 mg/kg/Tag)
Lebernekrose bei Überdosierung (ab 7g/Tag) max. Wirkung erst nach 1–2 h → frühe Gabe					

Generic-name	Handels-name	Analgesie Dosis (mg/70kg)	Analgesie Dosis (mg/kg)	Wirkdauer (Std)	Tageshöchst dosis (mg)
Metamizol	Novalgin	1000–2000 als KI i.v.!	10–15–(30) i.v.	4–6	1000 6000

Kreislaufkollaps (Schocksymtomatik) bei schneller Injektion Allergie,
selten Agranulozytose (1:1 Mio.) → sofortige Gabe von G-CSF (Neupogen) 5 µg/kg s.c.;
HWZ.: 4–7 h, vorwiegend renale Elimination, selten Rotfärbung des Urins durch den Metaboliten
Rubazonsäure, bessere analgetische Potenz als Paracetamol, gut spasmolytisch

Flupiritin	Katadolon	100–200		8	600

Gastrointestinale NW, stärkste muskelrelaxierende Wirkung

▶ **Anm:** ab einer bestimmten Dosis ist keine Steigerung der Schmerzreduktion zu erzielen, wohl aber der Nebenwirkungen

Schwache Opioide

• lang wirksame oral applizierbare Opioide

Dosierung von schwachen Opioiden

Generic name	Handels-name	Dosis (mg)	Wirkdauer (Std)	Potenz (Morphin = 1)	Tageshöchst-dosis (mg)
Dihydro-codein	DHC 60 DHC 9 DHC 120	60–180	8–12	0,1	240
Tilidin/Naloxon	Valoron N	50–100	2–4	0,2	600
Tramadol	Tramal Tramal long	50–100 100–200	2–4 8–12	0,1	400 (nicht dialysierbar!)
Dextropro-poxyphen	Develin	150–300	8–12	0,05	

Starke Opioide

• lang wirksame oral bzw. transdermal applizierbare Opioide

Dosierung von starken Opioiden

Generic name	Handels-name	Dosis (mg)	Wirkdauer (Std)	Potenz (Morphin = 1)
Buprenorphin	Temgesic	0,2–1,2	6–8	30–60
Morphin	Morphin ret	10–500	8–12	1
Fentanyl transdermal	Durogesic	0,025–0,2	72	100–300

Fentanyl TTS (transdermales therapeutisches System)

- Fentanyl transdermal (Durogesic) 25–200 µg/h/cm²
  → kontinuierliche Freisetzung von 2,5 µg/h/cm² Pflaster

Äquipotenz von Fentanyl, Morphin und Fentanyl transdermal (Durogesic)

Fentanyl i.v. (mg/Tag) (PCA)	Morphin i.v. (mg/Tag)	Morphin p.o. (mg/Tag)	Durogesic (µg/h)	Pflastergröße (cm²)
0,9	22	90	25	10
1,5	37	150	50	20
2,1	52	210	75	30
2,7	67	270	100	40
je **weitere 0,6**	je **weitere 15**	je **weitere 60**	je **weitere 25**	je weitere 10

Neueinstellung auf Fentanyl transdermal (Durogesic)
- kleinste Durogesic Pflastergröße (max. Wirkung nach 12–24 h)
- in den ersten 12 h zuvor gegebene Analgetika weitergeben
- bei Bedarf zusätzlich schnell wirksames Morphin p.o.
- nach 3 Tagen Neuberechnung der Pflastergröße anhand des zusätzlichen Morphinbedarfs (s. Tabelle)
- alle 3 Tage neues Pflaster aufkleben
- gegen Schmerzspitzen zusätzlich schnell wirksames Morphin p.o.
- evtl. Kombination mit Nichtopioidanalgetika

Umstellung von Morphin auf Fentanyl transdermal (Durogesic)
- Durogesic Pflastergröße entsprechned der Umrechnung (s. Tabelle)
- letzte Retard-Morphingabe bei Pflasterapplikation
- bei Bedarf zusätzlich schnell wirksames Morphin p.o.
- nach 3 Tagen Neuberechnung der Pflastergröße anhand des zusätzlichen Morphinbedarfs

Nebenwirkungen von Opioiden bei chronischer Schmerztherapie

Übelkeit, Erbrechen und chronische Obstipation (keine Toleranz)
⇒ Gabe von Laxanzien bei chronischer Tumorschmerztherapie obligat

Therapie-/Prophylaxemöglichkeiten
- Laxoberal 1–2 Tbl. (5–10 mg Natriumpicosulfat)
- Agarol 1 Eßlöffel (Paraffin, Phenolphtalein)
- Laxoberal + Agarol oder Bifiteral (Lactulose)
- Supp. + Klysma oder Einlauf
- ▶ Neu: Naloxon oder Papaverin **oral** → keine Beeinflussung der Analgesie
- ▶ **Cave:** Agiolax, Liquidipur, Bekunis-Tee fragl. kanzerogen, gentoxisch

Invasive Therapie

> - i.v.-**Gabe**
> - **spinale oder epidurale** Opioidgabe (bei unstillbaren Erbrechen oder chronischer Subileus)
> - Morphin (Wirkdauer 8–12 h)
>   Morphin 24-h-Dosis: oral : peridural : intrathekal = 100 : 10 : 1
> - Sufentanil (Wirkdauer 3 h)
> - Fentanyl (Wirkdauer 1–2 h)
> - Buprenorphin

Weitere Möglichkeiten

Regionalanästhesie
- rückenmarknahe Regionalanästhesie
  - SPA, PDA, PDK
  - intrathekal oder epidurale Portsysteme (z. B. bei malignen Tumoren)
- Plexus-brachialis-Blockade (z. B. bei M. Raynaud)
- intrapleurale Blockade
- Sympathikusblockade
  z. B. diagnostische intravenöse regionale Sympathikusblockade (IVRSB), Ganglion-stellatum-Blockade oder ganglionäre, lokale Opioidanalgesie (GLOA) des Ganglion stellatum bei sympathischer Reflexdystrophie oder GLOA des Ganglion cervicale superior bei Trigeminusneuralgie
- Plexus-brachialis-Katheter

Neurodestruierende Verfahren (Neurolyse, Kryotherapie)
- 50–100% Alkohol oder 6–10% Phenolinjektion nervennah
- Chordotomie (Höhe C1/C2)
- Coeliacus**neurolyse** (z. B. bei chronischer Pankreatitis oder Tumoren im Oberbauch)
- Neurolyse des lumbalen Sympathikus (z. B. bei Tumoren im Beckenbereich)

Elektrische Nervenstimulation
- mögliche Stimulationstechniken:
  - Reizung über transkutane Hautelektroden = transkutane elektrische Nervenstimulation (TENS)
  - Reizung des Rückenmarks = spinal cord stimulation (SCS)
  - Reizung tiefer Hirnstrukturen über implantierte Elektroden = deep brain stimulation (DBS)

Akupunktur
- bei Migräne und Schmerzen im Bewegungsapparat

Krankengymnastik
- als begleitende Maßnahme bei vielen chronischen Schmerzzuständen

Cotherapeutika (Adjuvante Medikamente)

Trizyklische Antidepressiva
- Amitryptilin (Saroten, Laroxyl), Doxepin (Aponal), Imipramin (Tofranil), Clomipramin (Anafranil)

WM: • eigener indirekter analgetischer Effekt vor der antidepressiven Wirkung
  - 2–3 Wochen Latenzzeit
  - additiver Synergismus zu Opioiden
Ind: • Schlaflosigkeit bei Tumorerkrankung
  - opioidresistente neurogene Tumor-Schmerzen durch Kompression
  - vorwiegend bei **neuropathischen** Schmerzen

Dosis: • Amitriptylin (Saroten, Laroxyl)
  1. Woche abends 10 mg
  2. Woche 3 × 10 mg/Tag
  3. Woche: 3 × 25 mg/Tag
  bei Erfolglosigkeit (frühestens nach 6 Wochen alternativ)**:**
  - Doxepin (Aponal) 3 × 10 mg bis 3 × 50 mg
  - Imipramin (Tofranil) 3 × 10 mg bis 3 × 50 mg
  - Clomipramin (Anafranil) 10–10–0 bis 25–25–0 mg

NW: • anticholinerge Herz-Kreislauf-Wirkungen (s. Anticholinergika)

Antikonvulsiva
- Carbamazepin (Tegretal), Phenytoin (Phenhydan, Zentropil)

WM: • Erhöhung der Depolarisationsschwelle
  - analgetische Eigenwirkung bei neuralgischen Schmerzen
  - additiver Synergismus zu verschiedenen Analgetika
Ind: • attackenformige, einschießende (neuralgiforme) Schmerzen

---

Dosis: • Carbamazepin (Tegretal) 2 × (100)-200 mg bis max. 1600 mg/Tag
  in 3–4 Einzeldosen (Spiegel: 5–10 mg/dl)
  - Phenytoin (Zentropil) 1–3 × 100 mg/Tag (Spiegel: 15 mg/dl)

NW: • teilweise Enzyminduktion

Kortikosteroide (Steroidal Anti-Inflammatory Drugs)
- Prednisolon (Decortin H), Dexamethason (Fortecortin)

WM: • antiphlogistische und antiödematöse Wirkung
Ind: • Kapselschmerzen bei Leber-Metastasen, Kopfschmerz bei Hirnmetastasen
  - neurogene Schmerzen bei Tumorkompression

> **Dosis:** initial Stoßtherapie für 10–14 Tage
>   - Prednisolon (Decortin H) 40–80 mg/Tag
>   - Dexamethason (Fortecortin) 8–20 mg/Tag
>   danach Reduktion möglichst unter Cushingschwelle
>   - Prednisolon: 7,5–10 mg/Tag
>   - Dexamethason: 1–2 mg/Tag

NW: • s. Kortikosteroide
▶ **Anm:** möglichst unter der Cushingschwelle dosieren oder auf 10 Tage beschränken

Spasmolytika
- Butylscopolamin (Buscopan), Metamizol (Novalgin)
- Butylscopolamin + Paracetamol (Buscopan plus)

WM: • Parasympatholytikum
Ind: • Schmerzen von Hohlorganen

> **Dosis:** • 10 mg i.v., i.m., s.c., rektal, p.o.

KI: • Tachyarrhythmie, Engwinkelglaukom,
NW: • s. Anticholinergika (teilweise Enzyminduktion)

Kalzitonin
- Kalzitonin (Karil, Calsynar)

WM: • direkte zentrale analgetische Wirkung
Ind: • bei Knochenmetastasen

> **Dosis:** • 100–200 IE als Kurzinfusion über 30–60 min an 5 Tagen

NW: • Übelkeit, Ertbrechen, Flush mit Hautrötung und RR-Abfall

α_2-Agonisten
- Clonidin (Catapresan)

WM: • zentrale α_2-Rezeptorstimulation
- zentrale Sympathikolyse → Analgesie, Sedierung, Anxiolyse
- additiver Synergismus zu Opioiden und Lokalanästhetika
- bei epiduraler Anwendung kommt es zu einer Hemmung der Schmerzverarbeitung
Ind: • adjuvanter Einsatz bei regionaler (rückenmarknaher) Analgesie

---

Dosis: • 1–2 × 0,15 mg i.m.
       epidural:
       • Bolusinjektion ≈ 5 µg/kg (≈ 0,3–0,45 mg/70kg)
       • Bolusinjektion in Kombination mit Opioid < 5 µg/kg
       • ggf. Bolusinjektion > 5 µg/kg + kontinuierliche Zufuhr 20–40 µg/h

---

KI: • Hypovolämie
      • Bradykardie
NW: • initialer RR ↑
      • RR ↓ bei Hypertonikern ausgeprägter Bradykardie
      • Sedierung
      • Mundtrockenheit
      • Rebound-Hypertension
▶ **Cave:** bei Patienten, die auf einen erhöhten Sympathikotonus angewiesen sind und nur bei Normovolämie erlaubt

Spezielle Krankheitsbilder

Migräne

- **halbseitiger Attackenkopfschmerz** mit/und ohne Aura (Sensibilitäts-,Sprachstörungen, Flimmerskotome)
- mit **Begleitsymptomen:** Übelkeit, Erbrechen, Photo- u. Phonophobie
- begünstigend: Streß, Alkohol, Nahrungsmittel, Hormone, Lärm, Licht, Gerüche
- Langzeitprävalenz: 12% (10 Mio. Bundesbürger)
- Status migraenosus (> 7 Tage anhaltender Kopfschmerz oder anfallsfreies Intervall < 4 h)
- diskutiert wird eine **zentralneurogene Ursache**, mit Stimulation und Modulation des Trigeminuskerns, was zu einer excessiven Vasodilatation aller Blutgefäße des Gehirns und der Dura führt → Freisetzung von Prostaglandinen und Neurotransmittern, sowie Extravasation von Lymphozyten → aseptischer perivaskulärer Entzündung → Stimulation afferenter Schmerzfasern (C-Fasern) mit Projektion auf den Trigeminuskern

Therapie

A. Akuter Anfall
- Metoclopramid (Paspertin) 20 mg p.o. oder
- Domperidon (Motilium) 3–4 × 1(-4) ml/Tbl. 10(-40) mg p.o./supp
nach 20–30 min:
- ASS 1,0 g als Brausetbl (alle 3–4 h; max. 4,0 g/Tag) (ggf. 1 g i.v.)
  oder andere NSAID:
  - Naproxen (Proxen): 2 × 500 mg (max. 1000 mg) p.o./supp
  - Metamizol (Novalgin) 2 × 1 Tabl à 0,5 g oder 1 × 1 supp à 1 g (ggf. 1 g i.v.)
  - Paracetamol (Ben-u-ron) 1000 mg supp

---

bei Unwirksamkeit oder schwerer Attacke:
- Ergotamintartrat (Cafergot) 2 mg
  1×2 Kps. à 1 mg oder 1×1 Supp. à 2 mg
  nach 60 min ggf. erneut 2 mg (max. 4 mg/Tag oder 6 mg/Woche)
- Dihydroergotamin (Dihydergot)
  1 Amp. à 1 ml = 1 mg s.c., i.m. oder, 2×1 Tbl. ret.
  nach 30–60 min wdl. max. 3 ml (evtl. ½ ml sehr langsam i.v.)
- Serotoninagonist Sumatriptan (Imigran)
  (5-HT_{1D}-Agonist) → zerebrale Gefäßkonstriktion
  100 mg p.o. (nach 4 h Repetition möglich, max. 300 mg/Tag!)
  oder 6 mg s.c. (frühestens nach 2 h wdh., max. 12 mg/Tag!)
  ▶ **Cave:** NW: Herzinfarkt (auch Patienten ohne Risikofaktoren) Kontra-indikation: KHK, Risikofaktoren für KHK (Hypertonie, Hypercholeste-rinämie, ...) → nicht zusammen mit Ergotaminpräparaten geben!

B. Prophylaxe
wenn 2 oder mehr schwere Attacken/Monat innerhalb 3 Monate
β-Blocker:
- 50–200 mg Metoprolol (Beloc, Lopresor) p.o. oder
- 30–240 mg Propranolol (Dociton) p.o., Wirkung erst nach 6 Wochen

bei Erfolglosigkeit
- Calciumantagonist Flunarizin (Sibelium) 5–10 mg p.o. (abends)
  Cave: in BRD dafür Ø zugelassen → Appetitsteigerung (HWZ 1–3 Wo!)
  oder
- Serotoninantagonist Pizotifen (Sandomigran, Mosegor)
  (5-HT_{2A} u. 5-HT_{12C} Antagonist)
  1./2. Tag: 1×1 Drg. à 0,5 mg (abends)
  3./4. Tag: 2×1 Drg.
  ab 5. Tag: 3×1 Drg.
  oder
- Calciumantagonist Cyclandelat (Spasmocyclon) 2–3×400 mg p.o. evtl.
- Dihydroergotamin (Dihydergot)
  2×1 Ret Tbl. oder 3×20 Trp. oder 3×2 Tbl. p.o.

„Kurzzeitprophylaxe" der menstruellen Migräne:
- Naproxen (Proxen) 1–2×250 mg – 2×500 mg p.o. (max. 1000 mg)

Medikament der letzten Wahl:
- Methysergid (Deseril) 1–2×2–4 mg/Tag p.o. für max. 3 Monate
  ⇒ bei Langzeitbehandlung → Fibrose (retroperitoneal, perivaskulär, endokardial, pleuropulmonal, peribronchial)

Akupunktur

► **Cave:**
- Dihydroergotamin (Dihydergot) kann ebenso wie Ergotamin (Cafergot) Kopfschmerzen verstärken
- die Indikation zu Intervallprophylaxe sollte nach 3–6 Monaten überprüft werden, nach spätestens 9 Monaten sollte die Therapie ausgeschlichen werden

Spannungskopfschmerz

- **bilateraler überwiegend occipitaler** und/oder suboccipitaler dumpf drückender Kopfschmerz ohne vegetative Begleitsymptome („wie unter einer schweren Haube")
- Beginn nie nachts, Fähigkeit zur Streßbewältigung und Entspannung ist oft reduziert
- wahrscheinlich funktionelles Versagen des „antinozizeptiven Systems", in dem Serotonin, Noradrenalin und Dopamin eine wichtige Rolle spielen

Therapie

A. Akuter Anfall
- ASS 1,0 g als Brausetbl (alle 3–4 h; max 4,0 g/Tag) (ggf. 1 g i.v.) oder andere NSAID:
  - Naproxen (Proxen): 2 × 250–500 mg (max. 1000 mg) p.o./supp
  - Ibuprofen (Optalidon) 2 × 1 Tbl à 200 mg p.o. (400–1200 mg/Tag)
  - Diclofenac (Voltaren) 3 × 50–100 mg p.o./supp

B. Prophylaxe
trizyklische Antidepressiva
- Amitriptylin (Saroten, Laroxyl)
  1. Woche: abends 10 mg p.o.
  2. Woche: 3 × 10 mg/Tag p.o.
  3. Woche: 3 × 25 mg/Tag p.o.

bei Erfolglosigkeit (frühestens nach 6 Wochen alternativ):
- Doxepin (Aponal) 3 × 10 mg bis 3 × 50 mg p.o.
- Imipramin (Tofranil) 3 × 10 mg bis 3 × 50 mg p.o.
- Clomipramin (Anafranil) 10–10–0 bis 25–25–0 mg p.o.

- die Therapie sollte mindestens 6 Monate beibehalten und dann über 4–6 Wochen ausgeschlichen werden

Cluster Headache

- **streng einseitiger Vernichtungskopfschmerz** (brennend, bohrend) mit motorischer Unruhe Þ suizidale Gefährdung
- gel. ipsilaterale Lakrimation oder Rhinorrhoe, selten Horner Syndrom
- meist nächtliche Anfälle
- beginnen schnell, Dauer 30–180 min, brechen recht unvermittelt ab
- Männer > Frauen = 8 : 1
- jahreszeitliche Betonung (Frühjahr, Herbst)
- vaskuläre und zentrale Ursachen werden diskutiert

Therapie

A. Akuter Anfall
- Inhalation von Sauerstoff (> 7 l/min) in sitzender Position (15–20 min) evtl. ASS-Infusion 1,0 g

bei Nichtansprechen:
- Ergotamintartrat-**Aerosol** (Ergotamin Medihaler, Cafergot) 1 Sprühstoß à 0,45 mg alle 3 min (max. 3 ×, Tageshöchstdosis 6 ×)

bei Erfolglosigkeit:
- Dihydroergotamin (Dihydergot) 1 mg i.m.

alternativ:
- Sumatriptan (Imigran) 6 mg s.c. (max. 12 mg/Tag)

B. Prophylaxe
- Verapamil (Isoptin) in ansteigender Dosierung
  (bis 3 × 80 mg ab 5. Tag)
  1./2. Tag 0 – 0 – 80 mg p.o.
  3./4. Tag 80 – 0 – 80 mg p.o.
  > 5. Tag 3 × 80 mg p.o.
  nach 6 Wochen ausschleichen

bei Erfolglosigkeit:
- Verapamil + Lithium (Quilonum ret. oblong.) 1 × 1 Tbl. à 450 mg p.o. oder
- Lithium allein 600–1500 mg p.o. (Serumspiegel < 1,2 mmol/l)

alternativ bei episodischem Clusterkopfschmerz:
- Methysergid (Deseril) 1–2 × 2–4 mg/Tag p.o. für max. 3 Monate
  ⇒ retroperitoneale, endokardiale, pleuropulmonale Fibrose

bei therapiresitentem episodischem Clusterkopfschmerz:
- Prednison (Decortin)-Stoßtherapie 40–80 mg p.o. für 10–14 Tage
  dann in 10 mg-Schritten alle 5 Tage ausschleichen

bei therapiresitentem chronischem Clusterkopfschmerz:
- Prednison (Decortin)-Stoßtherapie 40–80 mg für 10–14 Tage
  + Lithium (Quilonum ret. oblong.) 1 × 1 Tbl. à 450 mg/Tag p.o.
  dann in 10 mg-Schritten alle 5 Tage ausschleichen

Medikamenteninduzierter Kopfschmerz

- häufige (tägliche) Einnahme von Analgetika und oder Ergotaminpräparaten kann selbst einen Dauerkopfschmerz auslösen
- dumpf, drückend, auch pulsierender Dauerkopfschmerz bereits beim Aufstehen

Therapie

> - Motivation zur Entzugsbehandlung
>   mit konsequenter und unfassender Betreuung (Verhaltenstherapie)
>
> **medikamentös unterstützend:**
> - Naproxen (Proxen) 2 × 500 mg p.o. über 10 Tage
>   ggf. + Metoclopramid (Paspertin) 20 mg p.o.

Zervikaler Kopfschmerz

Therapie

> - Krankengymnastik + Ibuprofen (Optalidon, Opturem)
>   1–2 ret. Tbl à 800mg /Tag (400–1200 mg/Tag)
>
> **alternativ:**
> - Naproxen (Proxen) 1–2 × 250 mg – 2 × 500 mg p.o.
> - Diclofenac (Voltaren) 3 × 50–100 mg p.o./supp
> - Flupirtin (Katadolon) 3–4 × 200 mg p.o., 3–4 × 150 mg supp
>   (max. 900 mg)

Trigeminusneuralgie (Tic douloureux)

- einseitiger, elektrisierender, einschießender starker Schmerz, **durch Trigger auslösbar**
- meist **V** II (35%) oder **V** III (44%) lokalisiert
- Patientenalter: meist 40–70 Jahre

DD: Trigeminusneuropathie

Therapie

- Carbamazepin (Tegretal) 2 × (100)-200 mg p.o. bis max. 1600 mg/Tag
  in 3–4 Einzeldosen (Spiegel: 5–10 mg/dl) und
- **GLOA** (**G**anglionäre, **l**okale **O**pioidanalgesie) des Ganglion cervicale
  superior:
  5–10 Infiltrationen (bei Erfolgseinstellung bis zum 4.mal)
  mit 0,03 mg Buprenorphin in 5–10 ml NaCl 0,9%

bei unzureichender Schmerzreduktion:
- Carbamazepin + Baclofen (Lioresal) 3 × 5–10 mg p.o. (Steigerung alle
  3 Tage um 5–10 mg auf 60 mg/Tag; max. 80 mg/Tag)
  oder
- Phenytoin (Zentropil) 100–300 mg/Tag p.o. (Spiegel: 15 mg/dl) oder
  Doxepin (Aponal) 3 × 10–50 mg p.o.

evtl.operative Verfahren:
- Janetta-Op. (vaskuläre Dekompression der A. cerebelli sup.)
  bei jüngeren Patienten
- Blockade des Ganglion Gasseri mit Glycerol oder Elektrokoagulation
  bei älteren Patienten

Trigeminusneuropathie

- fehlender Cornealreflex, sensible und/oder motorische Störungen!

Therapie

- Amitriptylin (Saroten, Laroxyl) p.o.
  1.Woche abends 10 mg, 2.Woche 3 × 10 mg/Tag,
  alternativ abends 25 mg
  3–4.Woche: 3 × 25 mg/Tag, alternativ abends 50 mg
  ab 5.Woche : Dosierung nach Wirkung

bei Erfolglosigkeit (frühestens nach 6 Wochen alternativ):
- Doxepin (Aponal) 3 × 10 mg bis 3 × 50 mg p.o.
- Imipramin (Tofranil) 3 × 10 mg bis 3 × 50 mg p.o.

bei Erfolglosigkeit:
- **GLOA** (**G**anglionäre, **l**okale **O**pioidanalgesie) des Ganglion cervicale
  sup.: 5–10 Infiltrationen (bei Erfolgseinstellung bis zum 4. mal)
  oder:
- diagnostische Lidocaininfusion:
  1. Infusion 1 mg/kg, 2.+3. Infusion 4 mg/kg
  bei positiven Verlauf: Umstellung auf Mexitil 2 × 100 mg p.o.
  (max. 10 mg/kg)

Sympathische Reflexdystrophie (SRD)

Synonyme
Komplexes regionales Schmerzsyndrom, **M. Sudeck, Algodystrophie, posttrauma-tisches Ödem**

2 Formen:
I. **Frische** SRD (< 8 Wochen)
II. **Alte** SRD (> 8 Wochen)

Symptome

- **Autonomie:** distale generalisierete Schwellung, systematische Temperaturseiten-differenz, differente Schweißsekretion
- **Motorik:** Ruhe- und Aktionstremor, grobe Kraft ↓, Beweglichkeit ↓
- **Sensibilität:** Hyper- oder Hypalgesie, Hypo- oder Hyperästhesie
- Schmerzlinderung beim Hochlagern (**Orthostasephänomen**)
- suprasystolische Kompression → in 1–2 min Schmerzfreiheit (**Ischämietest**)

Therapie

- **Physiotherapie**
- diagnostische **intravenöse regionale Sympathikusblockade (IVRSB):** 1,25–2,5 mg Guanethidin in 30–40 ml NaCl 0,9%

bei gutem Effekt:
- 3 weitere IVRSBs innerhalb von 2 Wochen

alternativ:
- GLOA (Ganglionäre, lokale Opioidanalgesie) des Ganglion stellatum mit 0,03 mg Buprenorphin in 10 ml NaCl 0,9%

bei Erfolglosigkeit nach 7 Injektionen:
- Ganglion-stellatum-Blockade mit 5–10 ml Bupivacain 0,25%

bei weiterer Erfolglosigkeit nach 7 Injektionen:
- Plexus-brachialis-Katheter

Therapie an der unteren Extremität

- s. oben

alternativ:
- Katheterepiduralanalgesie (PDK) < 2 Wochen oder Spinalkatheter

Akute/chronische Pankreatitis

Therapie

- Coeliacus**blockade** mit 10 ml Bupivacain 0,5% + 80 mg Methylprednisolon

alternativ:
- Periduralanästhesie bei Th1

oder
- NSAID (Metamizol, Paracetamol, Naproxen)
- PCA mit Pethidin
- Procain Perfusor: 2 Amp. Novocain 1% à 20 ml (= 400 mg) pur = 40 ml
  2–4 ml/h (max. 2 g/24 h = 8 ml/h)

bei chronischer Pankreatitis nach
- diagnostischer Coeliacus**blockade** ggf.
- Coeliacus**neurolyse** mit 10 ml Prilocain 2% + 10 ml Ethanol 96%

Anästhesierelevante Krankheitsbilder

Myasthenia gravis

Definition

- die Myasthenia gravis ist eine **Autoimmunerkrankung**, bei der **Antikörper gegen die ACh-Rezeptoren der motorischen Endplatte** auftreten. Dadurch ist die Anzahl funktionierender Rezeptoren reduziert und die Struktur der postsynaptischen Membran gestört. Sie kann kongenital (selten diaplazentarer Transport von AK der myasthenischen Mutter zum Foeten) oder erworben sein
- **Inzidenz:** 1:20000–30000.
  Ein Zusammenhang mit Thymomen ist häufig (10%)
- 3–4% der Patienten haben andere Autoimmunerkrankungen, wie z. B. eine rheumatoide Arthritis, eine perniziöse Anämie oder eine Thyreotoxikose

Symptome

- Doppelbilder
- Ptosis
- Muskelschwäche und Muskelermüdung
  Initial: Unfähigkeit der Elevation des Armes über Kopfhöhe. Die Muskelschwäche verschlimmert sich mit zunehmender Anstrengung und verbessert sich nach Ruhephasen

Diagnose

- ergibt sich aus der Anamnese und wird durch einen hohen Titer von Anti-Acetylcholinrezeptorantikörpern (polyklonale IgG-AK) im Immunoassay oder durch einen positiven „Tensilon-Test" bestätigt
  - nach Gabe von Edrophonium (Tensilon), einem Cholinesterasehemmer, kommt es zu einer Verbesserung der Muskelfunktion. Objektive Kriterien einer verbesserten Muskelfunktion beinhalten Veränderungen der Ptosis oder der Spirometrie. Neurophysiologische Untersuchungen (EMG) zeigen eine Läsion an der neuromuskulären Endplatte mit Fading und einer posttetanischen Potenzierung

Probleme

- **Muskelrelaxanzien:** Myastheniker reagieren **extrem sensibel** auf nichtdepolarisierende Muskelrelaxanzien. Ihre Wirkung kann verlängert und die Rückbildung inkomplett sein. Die Reaktion auf Succinylcholin ist ebenfalls abnorm (Unempfindlichkeit oder rasche Entwicklung eines Phase-II-Blocks möglich)
- **respiratorische Schwäche,** die bei manchen Patienten eine postoperative Beatmung erfordert macht
- **Immunsuppression** als Resultat der medikamentösen Therapie
- **myasthenische Krise:** akute Verschlechterung der klinischen Situation, häufig ausgelöst durch Infektionen
- **cholinerge Krise:** akute Verschlechterung durch eine Überdosierung von Cholinesterasehemmern
  Symptome: Schwitzen, Salivation, Abdominalkrämpfe und Diarrhoe

Therapie

- Gabe von Cholinesterasehemmern, z. B. Pyridostigmin (Mestinon)
- Thymektomie, sowohl bei Patienten mit einem Thymom, als auch bei Patienten mit einer antikörperproduzierenden Thymusdrüse
- evtl. Intensivtherapie im Rahmen einer myasthenischen oder einer cholinergen Krise
- die Behandlung einer myasthenischen Krise kann die Durchführung einer Plasmapherese und die Applikation von Steroiden und Azathioprin oder anderer Immunsuppressiva erfordern

Anästhesiologisches Management

Voruntersuchung und Prämedikation
- Untersuchung der Schluckfähigkeit, da die Bulbärmuskulatur betroffen sein kann
- im Röntgen-Thorax evtl. Zeichen einer Aspiration oder eine Verbreiterung des oberen Mediastinums bzw. im Seitenbild eine anteriore Raumforderung (bei Thymom)
- Lungenfunktionsuntersuchungen → Schwäche der Atemmuskulatur (präop. arterielle BGA)
- eine Therapie mit Pyridostigmin sollte präoperativ um ca. 20% reduziert oder am Operationstag abgesetzt werden (einige Autoren 1–4 Tage vorher); die Patienten sollten eher leicht myasthenisch als cholinergisch gehalten werden
- Prämedikation mit geringen Benzodiazepindosen und Atropin (zur Reduktion der Salivation)

Narkoseführung
- Intubation in tiefer Inhalationsnarkose und Einsprühen des Larynx mit Lokalanästhetika. Alternativ evtl. eine einzige Dosis Succinylcholin (**Cave:** Unempfindlichkeit oder Phase-II Block möglich)
- die Überwachung der neuromuskulären Funktion mit einem Nervenstimulator ist essentiell, jedoch sollte das präoperative Muster vor Applikation von Muskelrelaxanzien bekannt sein. Nichtdepolarisierende Muskelrelaxanzien sollten wenn möglich vermieden werden
- sind Muskelrelaxanzien erforderlich, **nur** in **kleinen Bolusdosen.** z. B. Vecuronium 0,002–0,005 mg/kg, Atracurium 0,09–0,21 mg/kg, Pancuronium 0,003 mg/kg. Atracurium ist das Medikament der 1. Wahl: sicherste Anwendung unter Überwachung mit einem Nervenstimulator. Die Rückkehr der neuromuskulären Funktion sollte spontan erfolgen; der Einsatz von Cholinesterasehemmern sollte aufgrund der hierdurch auslösbaren cholinergen Krise vermieden werden
- während einer Thymektomie besteht die Gefahr einer Verletzung der V. cava superior und des Auftretens eines Pneumothorax. Um die systemische Applikation von Medikamenten und Flüssigkeit zu gewährleisten, sollte aus diesem Grund auch eine Fußrückenvene vor Operationsbeginn punktiert sein
- **Cholinesterasehemmer** wegen Gefahr der cholinergen Krise **meiden** (evtl. max. 0,25–0,5 mg Neostigmin)
- eine myasthenische Schwäche kann durch Hypokaliämie, Aminoglykoside und Ciprofloxacin exazerbieren

Postoperativ
- evtl. Nachbeatmung mit allmählicher Entwöhnung
- die präoperative Therapie sollte postoperativ wieder begonnen werden, jedoch ist der initiale Dosisbedarf häufig niedriger als präoperativ

Lambert-Eaton-Syndrom (paraneoplastische Myasthenie)

Definition

Das Lambert-Eaton-Syndrom ist gekennzeichnet durch **Antikörper gegen präsynaptische ACh-Rezeptoren** gehäuft bei paraneoplastischen Erkrankungen (z. B. Brochialkarzinom, Malignome,...). **Unter Belastung bessert sich vorübergehend** die daraus entstehende **Muskelschwäche.** Cholinesterasehemmer bewirken keine Besserung. Die Patienten reagieren äußerst sensibel auf depolarisierende und nichtdepolarisierende Muskelrelaxanzien

Narkoseführung

- wie bei Myasthenie
- die Wirkung von nichtdepolarisierenden Muskelrelaxanzien ist noch ausgeprägter als bei der Myasthenia gravis

Myotonien und Muskeldystrophien

Progressive Muskeldystrophie (Typ Duchenne)
- häufigste Form (3:100.000)
- Beginn im frühen Kindesalter (1.–3. Lebensjahr), betrifft zunächst die Becken-gürtel- u. Beinmuskulatur
- Beugekontakturen und Fußdeformitäten führen Ende des ersten Lebensjahr-zehnts zur Gehunfähigkeit

Myotonia dystrophica
- die Patienten mit **Myotonia dystrophica** weisen eine charakteristische Fazies auf (frühzeitige Frontalglatzenbildung, fliehende Stirn, Ptosis und häufig Katarakte)
- später kommt es zu einer Muskelhypertrophie im Bereich des Nackens (beson-ders des M. sternomastoideus), der Schultern und des M. quadriceps. Der Muskeltonus und die Reflexe sind jedoch reduziert
- die Erkrankung ist mit niedrigem IQ, Hodenatrophie, Diabetes mellitus, mus-kulär-bedingtem respiratorischem Versagen, kardialen Überleitungsstörungen und einer Kardomyopathie assoziiert. Die betroffenen Patienten sind meistens zwischen 20 und 40 Jahre alt und sterben gewöhnlich in der 6. Lebensdekade im Rahmen kardialer Störungen oder Bulbärbeteiligung

Symptome

- **gemeinsames Symptom aller Myotonien** ist die **verzögerte Erschlaffung** der Skelettmuskulatur **nach einer willkürlichen Kontraktion.** Jede Stimulation führt zu einer langanhaltenden Kontraktion
- bei den **Muskeldystrophien** steht die progredierte Muskelschwäche im Vorder-grund

Diagnose

- die klinische Diagnose wird durch ein EMG bestätigt

Probleme

- Auslösung der Myotonie durch Kälte, Anstrengung, Zittern, Hyperkaliämie, Succinylcholin und Neostigmin
- respiratorische und kardiale Beteiligung
- gehäuft mit der **Malignen Hyperthermie assoziiert** (s. Maligne Hyperthermie)

Anästhesiologisches Management

Voruntersuchung und Prämedikation
- wegen kardialer und respiratorischer Beteiligung wenn möglich auch ein **24-h-EKG**, eine **Lungenfunktionsuntersuchung** (reduzierte Vitalkapazität und reduziertes expiratorisches Reservevolumen) und eine **Kaliumbestimmung**
- die Patienten reagieren **sehr sensibel auf alle depressorischen Medikamente**, sodaß eine Prämedikation vermieden werden sollte

Narkoseführung
- die Indikation eines invasiven kardiovaskulären Monitorings (inklusive Pulmonaliskatheters) sollte großzügig gestellt werden. Weiterhin sollten die Körpertemperatur und die neuromuskuläre Blockade überwacht werden
- durch **Regionalanästhesien** können bekannte auslösende Medikamente vermieden werden, jedoch wird der myotonische Reflex nicht unterdrückt
- sollte eine Allgemeinanästhesie unumgänglich sein, dann sollten die bekannten **Triggersubstanzen Succinylcholin, Neostigmin und Inhalationsanästhetika vermieden** werden
- die Patienten **reagieren sehr sensibel auf** Opioide, Barbiturate und volatile Inhalationsanästhetika. Bereits 1,5 mg/kg Thiopental-Na kann eine Apnoe verursachen. Der Einsatz von Propofol bei Myotonia dystrophica wurde als sicher beschrieben
- eine Auskühlung der Patienten muß vermieden werden
- durch die Verwendung von **Inhalationsanästhetika und Succinylcholin** wurden besonders bei Myopathien **schwere Rhabdomyolysen, Hyperkaliämien sowie Maligne Hyperthermien** beobachtet.
  Succinylcholin verursacht bei Myotonikern **Muskelkontrakturen,** die eine Beatmung für 2–4 min unmöglich machen und läßt sich durch nichtdepol. Muskelrelaxanzien nicht durchbrechen. **Nichtdepolarisierende Muskelrelaxanzien können eingesetzt werden,** mit einer verstärkten Reaktionsweise ist jedoch zu rechnen. Sinnvoll ist die **Überwachung der neuromuskulären Funktion** mit einem Nervenstimulator. Als Relaxans der Wahl wird Atracurium angesehen; die Erholung der neuromuskulären Funktion sollte spontan erfolgen

Postoperativ
- bei kardiovaskulärer Instabilität oder verzögertem Aufwachen sowie verzögerter Wiederkehr der normalen neuromuskulären Funktion ist eine Verlegung der Patienten auf eine Intensivstation erforderlich
- Cholinesterasehemmer zur Antagonisierung haben bei Patienten mit Dystrophia myotonica zu einer Verstärkung der neuromuskulären Blockade statt zur Aufhebung geführt
- Opioide sollten vorsichtig nach Effekt titriert werden
- das Schlucken ist häufig beeinträchtig und die Magenentleerung verzögert. Da stille Aspirationen bei diesen Patienten häufig sind, sollte eine frühzeitige orale Ernährung vermieden werden

Multiple Sklerose

Definition

- die **multiple Sklerose** ist eine erworbenen Erkrankung des ZNS, bei der es willkürlich an zahlreichen Stellen im Bereich des Gehirns und des Rückenmarks zu einer **Demyelinisierung** kommt (**Encephalomyelitis disseminata**)

Ätiologiehypothesen

- Virusätiologie „Slow-virus-Infektion"
- Autoimmunisation postinfektiös
- ↑ Inzidenz in gemäßigten Temperaturzonen, bei Stadtbevölkerung und unter wohlhabenden sozio-ökonomischen Bevölkerungsgruppen im Alter zwischen 15 und 40 Jahren (0,5–1‰), gehäuft HLA-DW2

Symptome

- aszendierende **spastische Parese** der quergestreiften Muskulatur, ↑ Häufigkeit an Krampfleiden, Gangstörungen (Kleinhirn), **Sensibilitätsstörungen**, ↓ **Sehschärfe**, gestörte Pupillenreaktion (Neuritis nervi optici), **Augenmuskellähmungen** (Doppelbilder), Nystagmus (Nervenbahnen im Hirnstamm), **Schwäche der Extremitäten**, Urininkontinenz, sexuelle Impotenz (Rückenmark), Sprachstörungen
- schubweiser Verlauf (bei Auftreten nach dem 35. Lebensjahr langsame Progredienz)

Diagnose

- keine spezifischen Labortests; visuell-, akustisch- und somatosensorisch-evozierte Potentiale → **verlangsamte Nervenleitgeschwindigkeit**
- Computertomographie: **demyelinisierte Plaques**
- Eintauchen in 40°C heißes Wasser provoziert Symptome
- Liquor zerebrospinalis: IgG ↑, „**myelin basic protein**" ↑ (im RIA)

Therapie

- keine kurative Therapie möglich; **ACTH** oder **Koritikosteroide** verkürzen einen akuten Schub, ein Einfluß auf die Progredienz ist aber fraglich
- evtl. immunsuppressive Therapie mit **Azathioprin** und Cyclophosphamid
- Vermeidung von extremer Erschöpfung, emotionaler Streß und starken Temperaturveränderungen

- Behandlung der Spastik mit Diazepam, Dantrolen und Baclofen; Behandlung schmerzvoller Dysästhesien, toxischer Krampfanfälle und von Attacken einer paroxysmalen Dysarthrie und Ataxie mit Carbamazepin

Anästhesiologisches Management

- beachte Auswirkungen von perioperativen Streß; Vermeide postoperative Temperaturerhöhung (**Temperaturmonitoring**)
- bei Spinalanästhesie scheint die Neurotoxizität des Lokalanästhetikums höher zu sein als bei PDA
- normalerweise wird eine Allgemeinanästhesie durchgeführt. Es sind keine speziellen Interaktionen zwischen Narkotika und MS bekannt

 Cave:
- erhöhte Kaliumfreisetzung nach Succinylcholin
- eventuell **verlängerte Wirkung von nichtdepolarisierenden Muskelrelaxanzien** (myasthenieartige Muskelschwäche, verminderte Muskelmasse), aber auch Relaxanzienresistenz möglich (cholinerge Rezeptoren außerhalb der motorischen Endplatte); Hydrokortisonersatz bei Kortisondauertherapie; neurologische Nachuntersuchung zur Erfassung neu aufgetretener Symptome

Merke:
- **bei allen** neuromuskulärer Erkrankungen ist die Verwendung eines **Nervenstimulators** zu empfehlen
- tritt eine unerwünscht lange neuromuskuläre Blockade auf sollte auf eine Antagonisierung mit Cholinesterasehemmern verzichtet und der Patient bis zum spontanen Abklingen der Muskelrelaxation nachbeatmet werden

Übersicht neuromuskulärer Erkrankungen und Muskelrelaxanzien

Erkrankung	Succinylcholin	nichtdepolarisierende Muskelrelaxanzien	Bemerkung
akute Denervierung	vermeiden ($\Rightarrow$ Hyperkaliämie)	teilweise Resistenz	Ausbildung cholinerger Rezeptoren über gesamter Muskelmembran (extrajunktionale ACh-Rezeptoren) abhänig von denervierter Muskelmasse nach 2–4 Tagen (max . 10–14 Tage)
chronische Denervierung	fraglich	möglich	extrajunktionale ACh-Rezeptoren
Schädigung des 1. Motoneurons (Apoplex)		Resistenz der betroffenen Körperhälfte möglich	
Schädigung des 2. Motoneurons (amyotrophe Lateralsklerose)		Überempfindlichkeit	
Multiple Sklerose (Encephalomyelitis disseminata)	vermeiden ($\Rightarrow$ Hyperkaliämie)	verlängerte Wirkung, aber auch Resistenz möglich	extrajunktionale ACh-Rezeptoren
Erkrankungen der motorischen Endplatte		vermeiden $\Rightarrow$ Überempfindlichkeit	
Myasthenia gravis	ohne Probleme möglich (**Cave:** Unempfindlichkeit oder Phase-II Block möglich)	Vecuronium 0,002–0,005 mg/kg, Atracurium 0,09–0,21 mg/kg, Pancuronium 0,003 mg/kg	nur in kleinen Bolusdosen; Cholinesterasehemmer wegen Gefahr der cholinergen Krise meiden (evtl. max. 0,25–0,5 mg Neostigmin)
Lambert-Eaton-Syndrom	vermeiden ($\Rightarrow$ Hyperkaliämie)	vermeiden $\Rightarrow$ Überempfindlichkeit	extremere Überempfindlichkeit; Cholinesterasehemmer bei Überhang wenig wirksam
Erkrankungen des Muskels		möglich (**Cave:** Überempfindlichkeit)	
Muskeldystrophie Duchenne	vermeiden (Hyperkaliämie, Rhabdomyolyse, Maligne Hyperthermie)		
Dystrophia myotonica (Curshmann Steinert)	vermeiden (verursacht Muskelkontrakturen)	anhaltende Myotonien möglich	Antagonisierung $\Rightarrow$ Verstärkung der neuromuskulären Blockade

Phäochromozytom

Definition

- meist benigner, endokrinaktiver Tumor des chromaffinen Gewebes mit Noradrenalin- und Adrenalinsekretion

Lokalisation

- 80–90% adrenal im Nebennierenmark (10–15% der Fälle bilateral)
- 10–20% extraadrenal (Grenzstrang, Pankreas,...)

Diagnose

- **Messung der Plasmakatecholamine** > 2000 ng/l (= sichere Diagnose), 1000–2000 ng/l: Borderline → Durchführung des Clonidintest (0,3 mg p.o.) → bewirkt bei Phäochromozytom **keinen** Abfall des Katecholaminspiegels, während beim Gesunden es zu einem Abfall der Plasmawerte kommt
- **Messung der Katecholamin-Abbauprodukte** (Vanillinmandelsäure) im Urin (gilt als unzuverlässig bezüglich der Diagnosesicherung)
- weitere Diagnostik: Sono, CT, Metaiodobenzylguanidin-Szintigraphie

Vorkommen

- isoliert oder
- kombiniert mit
  - Hyperparthyreoidismus und medullärem Schilddrüsen-Ca (multiple Endokrine Neoplasie Typ II) → Calcitonin ↑
  - Neurofibromatose v. Recklinghausen, medullärem Schilddrüsen-Ca und Phäochromozytom oder
  - Hippel-Lindau-Syndrom (Angiomatose des Kleinhirn und Retina, Nieren-Pankreaszysten und Hypernephrom)

Symptome

- paroxysmale Hypertension, Tachykardie, Arrhythmie, ST-Streckenveränderung, orthostatische Dysregulation
- Schwitzen, Zittern, Glukoseintoleranz

Letalität

- von 25–45% auf 6% ↓ durch präoperative α-Blockung

Anästhesiologisches Management

Behandlung der Hypertonie

- Phentolamin (Regitin) → lange HWZ, schlecht steuerbar, Tachykardie
- Natriumnitroprussid (s. kontrollierte Hypotension)
- Adenosin (0,2–1 mg/kg/min)
- Magnesiumsulfatinfusion (40 mg/kg Bolus, dann 1–2 g/h)
- ggf. Urapidil (Ebrantil)

Prämedikation

- ausreichende α-Blockade bis zum Vorabend der Op. mit:
    - Phenoxybenzamin (Dibenzyran): 2–3 × 20–40-(80) mg p.o. (Tagesdosis: bis 250 mg)
    - Prazosin (Minipress): 3 × 1 mg p.o. (Tagesdosis: 8–12 mg)
- gute Anxiolyse am Op.-Tag: z. B. Flumitrazepam 1–2 mg p.o., Midazolam 5–15 mg p.o.

 Cave:
- keine β-Blockade **vor** α-Blockade → linksventrikuläres Pumpversagen
- kein Atropin!

Narkoseführung
- balancierte Anästhesie
- alle Einleitungsnarkotika, mit Ausnahme von Ketamin möglich
- Muskelrelaxierung: Vecuronium, Alcuronium, **kein** Pancuronium (HF ↑), **kein** Atracurium (Fälle von RR-Anstiege beschrieben!)
- **kein** Halothan (Sensibilisierung gegenüber Katecholaminen) oder Desfluran (Tachykardie)
- **kein** DHB (α-Blockierung mit konsekutiver Hypotonie oder RR-Anstiege)
- bei Arrhythmie oder zur Intubation: 2% Lidocain i.v.
- nach Venenabklemmung: Volumen und Noradrenalingabe (Boli oder Perfusor)

Merke:
auf jeden Fall postoperative Überwachung auf Intensiv- oder Intermedi-ate-care-Station wegen erhöhter Inzidenz von postoperativen hämo-dynamischen Komplikationen!

Karzinoid

Definition

- enterochromaffiner Tumor, der Serotonin, Prostaglandine, Histamin, Kallikrein (aktiviert wiederum Bradykinin) sezerniert

Lokalisation

- am häufigsten im Dünndarm, Appendix, gelegentlich in Pankreas, Magen, Lunge oder Schilddrüse

Karzinoidsyndrom

in 5% der Fälle **Karzinoidsyndrom:** bei Überschreiten des hepatischen Metabolismus oder Leber-Lungenmetastasen:
- Flush
- Hypotension
- Bronchokonstriktion bzw. asthmoide Beschwerden
- Trikuspidalinsuffizienz (Veränderung der ZVD-Kurve mit hoher a-Welle)
- Endokardfibrose des rechten Ventrikel
- SVES
- abdominelle Schmerzen und Diarrhoen
- Hyperglykämien

Diagnose

- Bestimmung der 5-Hydroxyindolessigsäure im Urin

Anästhesiologisches Management

- präoperative Durchführung einer Spirometrie und Echokardiographie zur Feststellung der rechtsventrikulären Funktion (RVF) und Auschluß einer Trikuspidalinsuffizienz
- gute Prämedikation, da Aufregung und Streß einen Anfall auslösen können (Sympathikus↑)

- Gabe eines Serotoninantagonisten Cyproheptadin (Peritol) mit sedierendem Effekt (!) vor dem Op.-Tag: 3 x 4 mg p.o.
- H_1-H_2-Blocker 10–20 min vor der Narkoseeinleitung
- balancierte Anästhesie unter Vermeidung von Barbituraten, Atracurium, Suxamethonium und Mivacurium bzw. alle Substanzen die zu einer Histaminfreisetzung führen!

 Cave:
Unter Regionalanästhesie: Sympathikolyse mit Vasodilatation und Hypotension kann zu reflektorischer Steigerung des Sympathikotonus führen und einen Anfall auslösen! → **adäquate Hydratation des Patienten**

Diabetes mellitus (DM)

Definition

- chronische Systemerkrankung mit absolutem (Typ I) oder relativem (Typ II) Insulinmangel
- Inzidenz: ca. 3% der deutschen Bevölkerung

Einteilung des DM

In 2 Typen:
- **Typ I: IDDM** (insuline dependent diabetes mellitus)
- **Typ II: NIDDM**
  IIA ohne Adipositas
  IIB mit Adipositas

Möglichkeiten der Einstellungskontrolle

- Messung von HbA_1 bzw. HbA_{1C}
  (spiegelt den BZ-Verlauf der letzten 6 Wochen wider)
- Anfertigung von 3 BZ-Tagesprofilen →
- Umrechnungsfaktor des BZ: mmol/l x 18 = mg/dl
- Diagnostik einer Glukos- und/oder Acetonurie, sowie Mikroalbuminurie
- endogene Insulinproduktion anhand des C-Peptids
  (endogen sezerniertes Proinsulin = C-Peptid + Insulin)
  (Normale Tagesproduktion: 40–50 IE/Tag sezerniert der Pankreas)
- ein gut eingestellter DM Typ I ist gekennzeichnet durch Normoglykämie, ∅ Glukosurie, ∅ Ketonurie

▶ **Anm:**
es gibt 3 verschiedene exogen applizierbare Insulinarten:
- Rinderinsulin (3 unterschiedliche AS im Vgl. zu Humaninsulin)
- Schweineinsulin (1 unterschiedliche AS im Vgl. zu Humaninsulin)
- rekombinantes Humaninsulin

Anästhesiologisches Management

Anästhesiologisch relevante Begleiterkrankungen
- Mikro- und Makroangiopathie → Wundheilungsstörungen, KHK mit der Gefahr eines stummen Myokardinfarktes, eingeschränkte Pumpfunktion, erhöhte Infektionsgefahr → perioperative Antibiotikatherapie
- autonome Neuropathie:
  - Gastroparese → Ileuseinleitung bei hohem Aspirationsrisiko
  - reduzierter Herzfrequenzanstieg bei Belastung
- periphere Polyneuropathie (Verlust des Vibrationsempfinden und des Achillessehnenreflexes) → trophische Störungen mit Fettgewebsnekrosen
- Niereninsuffizienz (Kimmelstiel-Wilson Glomerulonephritis)
- diabetische Retinopathie

Vorgehen

- diabetische Patienten sollten bei elektiven Eingriffen am Anfang des Op-Programmes stehen! → kurze Phase der präoperativen Nüchternheit und schnelle Aufnahme des gewöhnten Ernährungsschemas (wenn möglich)

Prämedikation

- orale Antidiabetika bzw. Retard-Insulin werden bis Vortag normal eingenommen
- bei Verdacht auf schlecht eingestellten Diabetes mellitus evtl. Anfertigung eines BZ-Tagesprofils
- Umstellung von Verzögerungsinsulin (Retard, Lente, Ultralente) auf Altinsulin → perioperative BZ-Kontrollen (stdl.)

Nichtinsulinpflichtiger DM
- am Op.-Tag → engmaschige BZ-Kontrollen und ggf. Gabe von G10% oder Altinsulin nach BZ

Insulinpflichtiger DM, sowie nichtinsulinpflichtiger DM vor größeren Eingriffen
- **Bolustechnik:**
  - am Op.-Tag: Nüchtern BZ-Kontrolle → G 10%-Infusion mit 100–125 ml/h und die ½ der normalen Tagesdosis s.c. → 2–4 stdl. BZ-Kontrolle oder

- **Infusionstechnik:**
  - am Op.-Tag: Nüchtern BZ-Kontrolle, anschl. G 10%-Infusion mit 125 ml/h (für 75 kg), und Insulin Perfusor (1,5 IE/h) → 2-stdl. BZ-Kontrolle:

bei beiden Methoden je nach BZ zusätzliche Gabe von Alt-Insulin oder Glukose notwendig
  - BZ > 200 mg/dl → 4–8 IE i.v.
  - BZ < 100 mg/dl → dann Infusiongeschwindigkeit erhöhen
  - BZ < 70 mg/dl → 20–40 ml G 20% i.v. (4–8 g Glukose)

Hyper- und Hypothyreose

Hyperthyreose

 Merke: elektive Eingriffe nur im euthyreoten Zustand (anamnestisch ∅ Tachkardie Schwitzen, ∅ Diarrho, ∅ Hypertonus, ∅ Tremor), da sonst exzessive Schilddrüsenmengen intraoperativ freigesetzt werden können → **Cave:** jodhaltige Kontrastmittel!

Ursachen

- primäre Hyperthyreosen
  - Immunhyperthyreosen (M. Basedow durch Antikörpern mit intrinsischer Aktivität gegen TSH-Rezeptoren)
  - thyreoidale Autonomie (autonomes Adenom oder disseminierte thyreoidale Autonomie)
- sekundäre Hyperthyreosen (TSH-Sekretion↑)
- tertiäre Hyperthyreosen (TRH-Sekretion↑)

Anästhesiologisches Management

- präoperative Medikation mit β-Blocker und Thyreostatika nicht absetzen!
- adäquate pharmakologische Prämedikation
- Narkoseeinleitung mit Thiopental (antithyreoidale Eigenschaft), ∅ Ketamin → Tachykardien
- Narkoseaufrechterhaltung als balancierte Anästhesie mit Isofluran/Lachgas und Atracurium oder Vecuronium
  (∅ Desfluran, ∅ Halothan oder Enfluran → verstärkter Metabolismus, ∅ Pancuronium wegen Vagolyse)
- vorsichtige Dosierung von Sympathomimetika
- ▶ **Anm:** HWZ: T_3:1–2 Tage und T_4: 6–7 Tage

Hypothyreose

- Inzidenz ist viel seltener als die der Hyperthyreose

Ursachen

- primäre (thyreogene) Hypothyreose bei Autoimmunerkrankung (meist Hashimoto-Thyreoiditis), nach Strumaresektion (iatrogen), nach Radiojodtherapie, nach thyreostatischer Therapie
- sekundäre (hypophysäre) Hypothyreose bei Hypophysen**vorderlappen**insuffizienz (meist noch andere Releasing-Hormone betroffen)
- tertiäre (hypothalamische) Hypothyreose

Anästhesiologisch relevante Begleiterkrankungen
- digitalisrefraktäre Herzinsuffizienz (Myxödemherz → HZV↓), bradykarde Rhythmusstörungen (ggf. passagerer Schrittmacher), evtl. Perikarderguß
- Störung der Lungenperfusion und des Atemantriebs (p_aO_2↓, Myxödemkoma mit CO_2-Narkose infolge Hypoventilation)
- Nebennieren- und Niereninsuffizienz
- Leberfunktionsstörungen (Medikamentenmetabolismus↓ → Narkoseüberhang!)
- evtl. Makroglossie (Intubationsprobleme!), verzögerte gastrale Entleerung (Aspirationsgefahr!)
- Kälteintoleranz und Gefahr der Hypothermie

Anästhesiologisches Management

- zurückhaltende bzw. dosisreduzierte pharmakologische Prämedikation
- ggf. beginnende orale Hormonsubstitution mit 25 μg/Tag L-Thyroxin (T4) und wöchentlicher Steigerung um jeweils 25 μg/Tag, evtl. bis Maximaldosis von 150 μg/Tag
- bei Myxödemkoma:
  1. frühzeitige mechanische Ventilation
  2. L-Thyroxinsubstitution (1.Tag: 500 mg i.v., 2–7. Tag: 100 μg/Tag i.v., in der 2. Woche **oral** 100–150 mg/Tag),
  3. Hydrokortisontherapie mit 100–200 mg/Tag (immer vor der Schilddrüsenhormongabe)
- prinzipiell alle Anästhesieverfahren anwendbar → vorher Volumensubstitution bei Hypovolämie
- Elektrolytsubstitution (meist Na^+ ↓ und Cl^- ↓)
- großzügige Indikation zur postoperativen Nachbeatmung bei Verdacht auf Anästhetikaüberhang
- Intensivüberwachung/therapie

Merke:
- vorsichtige Hormonsubstitution bei **koronarkranken Patienten** (Gefahr der kardialen Dekompensation und des Herzinfaktes)
- erhöhte **Katecholaminempfindlichkeit** auch bei **Hypo**thyreose

Patienten mit Glukokortikoiddauermedikation

 Merke:
- normalerweise werden unter Ruhebedingungen 20–30 mg Kortisol pro 24 h produziert. **Unter Streß** steigt die **Kortisolproduktion** bis zum **2–10fachen** an

Indikationen zur perioperativen Glukokortikoidsubstitution

- bei Patienten, die eine **Dauertherapie** von Glukokortikoiden über der Cushing-Schwelle erhalten
- Patienten, die eine Kortisondauertherapie für länger als einen Monat innerhalb der letzten 6–12 Monate vor dem chirurgischen Eingriff hatten
- Patienten zur **Hypophysektomie**
- Patient mit bekanntem **Morbus Addison**

Hydrokortison (Kortisol)-Substitution bei Kortikoiddauertherapie

Die zu substituierende Hydrokortrisondosis ist abhängig vom perioperativen Streß und operativen Trauma
bei kleinen atraumatischen Operationen
genügt die Substitution von 100 mg Hydrokortison am Op.-Tag, u. U. kann auf eine zusätzliche Substitution verzichtet werden (z. B. normale Erhaltungsdosis bei schmerzlosen diagnostischen Eingriffen)
bei großen Operationen
muß die Dosis auf bis zu 300 mg Hydrokortison/24 h perioperativ gesteigert werden z. B.
   100 mg Hydrokortison als Prämedikation
   100 mg Hydrokortison intraoperativ
   100 mg Hydrokortison postoperativ

 Merke:
- postoperativ ausschleichende Dosisreduktion auf das präoperative Glukokortikoidausgangsniveau!
- bei einseitiger Adrenalektomie ist bei präoperative intakter NNR-Syntheseleistung keine Glukokortikoidsubstitution notwendig

Glukokortikoidsubstitution bei Akutsituationen

Schock (kardiogen, anaphylaktisch, septisch)	Initialdosis i.v.
Prednisolon (Solu-Decortin H)	1–2 g
Methylprednisolon (Urbason)	1–2 g
Dexamethason (Fortecortin)	100–200 mg

Akutes Hirnödem (tumorbedingt)	
Prednisolon (Solu-Decortin H)	250–1000 mg
Methylprednisolon (Urbason)	500–1000 mg
Dexamethason (Fortecortin)	40– 120 mg

Status asthmaticus	
Prednisolon (Solu-Decortin H)	250–1000 mg
Methylprednisolon(Urbason)	250– 500 mg
Dexamethason (Fortecortin)	40– 120 mg

Inhalative Vergiftung	
Prednisolon (Solu-Decortin H)	1–2 g
Methylprednisolon (Urbason)	1–2 g
Dexamethason (Fortecortin)	100–200 mg

Akute Nebenniereninsuffizienz	
Hydrokortison	100–300 mg
Prednisolon (Solu-Decortin H)	50–100 mg
Methylprednisolon (Urbason)	250–500 mg
Dexamethason (Fortecortin)	8– 16 mg

Äquivalenzdosen von Kortikosteroiden

Kortiko-steroide	Handelsname	mineralo-kortikoide Potenz	glukokor-tikoide Potenz	Wirkdauer (h)	Cushing-Schwelle (mg/Tag)
Hydrokortison (≈ Kortisol)	Hydrokortison	1	1	8–12	30–50
Prednisolon	Decortin H Solu Decortin H	0,8	4–5	12–36	7,5–10
Prednison	Decortin	0,8	4– 5	18–36	7,5–10
Methyl-prednisolon	Urbason	0,5	5– 8	12–36	6–8
Triamcinolon	Volon, Volon A	0	5– 8	12–36	6–8
Betamethason	Celestan	0	25–30	36–54	1–2
Dexamethason	Fortecortin Decadron	0	25–30	36–54	1–2
Fludrokortison	Astinon H	125	10	24	

▶ **Anm:** Das natürlich vorkommende Glukokortikoid Kortisol hat neben der glukokortikoiden auch noch eine mineralokortikoide Wirkung. Die synthetischen Glukokortikosteroide haben mit steigender Potenz keine mineralokortikoide Wirkung

ACTH-Stimulationstest

- zur Morbus Addison Diagnostik
- am Testtag selbst und am darauffolgenden Tag sollte ein Dexamethason-Schutz durchgeführt werden. Dazu werden 2 x täglich 0,5 mg Dexamethason per os verabreicht. Das Testergebniss wird dadurch nicht beeinflußt

Testablauf Kurztest
1. Basalwertbestimmung von Kortisol und ACTH: Abnahme von Kortisol-basal und ACTH-basal
2. Injektion von 0,25 mg ACTH (Synacthen) i.v.
3. 30 und 60 min nach Injektion erneute Abnahme von Kortisol und ACTH

Testablauf Infusionstest
1. Basalwertbestimmung von Kortisol und ACTH: Abnahme von Kortisol-basal und ACTH-basal
2. Infusion von 0,5 mg ACTH (Synacthen) über 4–8 h
3. 30 und 60 min nach Infusion erneute Abnahme von Kortisol und ACTH

Bewertung
- der Basalwert von Kortisol sollte sich bei normaler Funktion mind. verdoppeln
- bei einem Kortisol-Anstieg > 7 µg/dl kann von einer uneingeschränkten NNR-Funktion ausgegangen werden

Normale Dauertherapie bei M. Addison

- 20–30 mg Hydrokortison + 0,05–0,2 mg Fludrokortison (Astinon H) tgl. entsprechend dem physiologischen Rhythmus (15–5–10 mg)
- bei Belastungen (Op., Infekte u. a.) Dosissteigerung auf das 2–10fache

34 Chronisch obstruktive Atemwegserkrankungen

Chronische Atemwegsobstruktion

Zur Erkrankungsgruppe der chronischen Atemwegsobstruktionen (chronic airflow obstruction = CAO) zählen
- chronische Bronchitis
- Lungenemphysem
- Bronchiolitis
- Bronchiektasen
- chronisches Asthma bronchiale

Zur **obstruktiven** Lungenerkrankung (= COLD = COPD) zählen:
- chronische Bronchitis
- Lungenemphysem

Die beiden Erkrankungen sind durch eine Progredienz und **partielle Reversibilität** charakterisiert!

Ätiologie der COPD

- Rauchen
- bronchiale Hyperreaktivität
- Umweltfaktoren: Luftverschmutzung (Smog, Ozon)
- rezidivierende virale und bakterielle Infekte
- selten α_1-Antitrypsinmangel (**Cave:** Koinzidenz von COPD und Leberinsuffizienz)

Pathophysiologie

1. Lungenemphysem
- Induktion durch Imbalance zwischen Proteasen (freigesetzt durch aktivierte Leukozyten im Rahmen von Infekten) und Anti-Proteasen (Elastase-Inhibitoren), sowie Beeinträchtigung der Elastinneusynthese
  → Schädigung des elastischen Lungengerüstes → irreversible Erweiterung der Lufträume distal der terminalen Bronchiolen

Einteilung des Emphysems in
- **pan**lobuläres Emphysem (alle Lufträume eines Lobulus vergrößert)
- **zentri**lobuläres Emphysem (zentrale Höhlenbildung: Alveolardestruktion um den respiratorischen Bronchiolus herum beginnend)

Klinische Einteilung des Emphysematikers in 2 Typen
- **Typ A (pink puffer):** asthenischer Habitus, blaß-rosige Haut, Leitsymptom ist **Dyspnoe**
- **Typ B (blue bloater):** pyknischer Habitus, Husten, Auswurf, **Zyanose** und plethorischen Gesicht

2. Bronchitis
- Hypertrophie und Hyperplasie der Bronchialwanddrüsen, Hyperkrinie und Dyskrinie, Umbau des Flimmer- und Zylinderepithels in funktionsloses Plattenepithel → mukoziliare Clearance ↓ → Entzündung der Bronchialwand infolge bakterieller Infiltration
- Obstruktion der kleinen Atemwege durch Schleim und erhöhtem Bronchialmuskeltonus führt zur Überblähung und Atelektasenbildung

Folgen der COPD

- Abnahme des Atemflows und der alveolären Ventilation → Verteilungsstörungen der Atemluft → Störungen des **Ventilations-Perfusions-Verhältnisses** → Verschlechterung des pulmonalen Gasaustausches
- Zunahme des **Atemwegwiderstandes (R)** und Erhöhung der **Atemarbeit** mit der Gefahr der Erschöpfung der Atempumpe → maximale Kraft der Atemmuskulatur nimmt ab
- **Rechtsherzbelastung** infolge Rarefizierung des Kapillarbetts und der Zunahme des pulmonalvaskulären Widerstandes (PVR) unter alveolärer Hypoxie durch den Euler-Lijestrand-Reflex → chronisches Cor pulmonale nach Hypertrophie der rechten Herzkammer → eventuell Zeichen der Rechtsherzinsuffizienz (Beinödeme, gestaute Halsvenen, Hepatomegalie etc.)
- **Air trapping** bei frühzeitigem Alveolarkollaps und Behinderung der Alveolenentleerung durch zähes Sekret → Überblähung der Lunge und Gefahr des Barotraumas (Pneumothorax besonders unter mechanischer Ventilation) → Ausbildung eines Intrinsic- oder Auto-PEEP (erkennbar unter Beatmung an der veränderten Flow-Zeit-Kurve, s. Abb. 34.1.)

Veränderung folgender Lungenparameter als Zeichen der Obstruktion
- Anstieg des Atemwegwiderstands (**R**): R > 3,5 cm $H_2O/l/s$
- Zunahme des Residualvolumens (**RV**)
- Abnahme der absoluten **und** relativen Ein-Sekunden-Kapazität (**FEV_1 bzw. FEV_1/FVC in %**) → bei Abfall der **FEV_1 unter** den Wert von **1 Liter** muß mit dem Auftreten eines hyperkapnischen Atemversagen gerechnet werden!

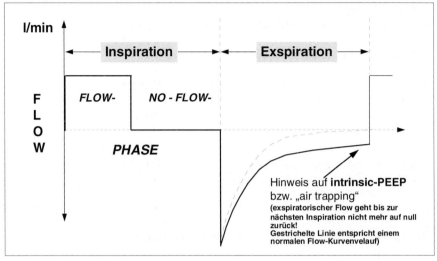

Abb. 34.1. Flow-Zeit-Diagramm unter volumenkontrollierter Beatmung bei COPD

- Zunahme der totalen Lungenkapazität (**TLC**): beim Lungenemphysem > als beim Asthma bronchiale
- Abnahme der Vitalkapazität (**VC**)
- Abnahme des maximalen exspiratorischen Flow (**PEF**) [normal: 8–10 l/s] und des maximalen mittleren exspiratorischen Flow (**MMEF**) [normal: 4,5–5,5 l/s] → Veränderung der Flow-Volumen-Kurve (s. Physiologie der Atmung)
- Abnahme der statische Compliance (**C**): C < 100 ml/H$_2$O

Asthma bronchiale

Definition

- **Asthma bronchiale:** variable und reversible Atemwegsobstruktion infolge Entzündung und Hyperreaktivität durch bestimmte Auslöser: physikalische und chemische Reize, Pharmaka (ASS, β-Blocker, Opioide), körperliche Belastung und psychischer Streß
- **chronisches** oder **Dauerasthma:** länger (Wochen bis Monate) anhaltende Asthmasymptome unterschiedlicher Ausprägung
- **Status asthmaticus:** anhaltender (> 24 h) schwerer Asthmaanfall, der mit den üblichen Standardmedikamenten nicht durchbrochen werden kann

Obstruktion beim Asthmaanfall wird ausgelöst durch:
- Bronchospasmus
- entzündliches Schleimhautödem
- Verstopfung der Atemwege mit zähem Schleim (Hyper- und Dyskrinie)

- Letalität: $\approx 10\%$
- Inzidenz: ≈ 4–5% der Bevölkerung

Einteilung des Status asthmaticus nach Blutgaswerten

Stadium I: p_aO_2 normal, p_aCO_2 infolge Hyperventilation $\downarrow$
Stadium II: p_aO_2 : 53–68 mmHg, p_aCO_2 normal
Stadium III: p_aO_2 < 53 mmHg, p_aCO_2 > 49 mmHg, respiratorische Azidose: pH < 7,35

> ☝ **Merke:** Normalisierung eines initial erniedrigten p_aCO_2 und pH-Abfall sind Zeichen der beginnender Erschöpfung!

Therapie eines akuten Anfalls bzw. des Status asthmaticus

- vorsichtige **Sedierung:** Promethacin (Atosil) 10–25 -(50) mg oder Midazolam (Dormicum) 2–5 -(10) mg i.v. unter Intubationsbereitschaft
- O_2-Sonde (2–4 l/min) bei starker Zyanose

> ☝ **Cave:**
> Atemantrieb wird über Sauerstoff reguliert! O_2-Gabe kann infolge der Hemmung des hypoxischen Atemantriebs, der Veränderung des V_A/Q-Verhältnisses durch Aufhebung der hypoxischen pulmonalen Vasokonstriktion zu einer Verschlechterung der Oxygenierung führen!

Glukokortikoide
- initial: 250 mg Prednisolon (Decortin-H) alle 4–6 h i.v. (bis 2 g/24h), „rasche" Dosisreduktion auf 10 mg/Tag (bis zum 5./6. Tag)
  Kortikoid-Sprays sind beim Status asthmaticus **ineffektiv**

▶ **Merke:**
  1 Hub bei Sanasth**max** =0,25 mg Beclometason-17,21-dipropionat
  1 Hub bei Sanasth**myl**-Dosier-Aerosol = 0,05 mg Beclometasondipropionat
  1 Hub Pulmicort = 0,2 mg Budesonid

Bronchospasmolytika
a) Parasympatholytika
  inhalativ:
  - Atrovent -Aerosol: 1 Aerosolstoß enthält 0,02 mg Ipratropiumbromid
  - Berodual-Dosier-Aerosol: 1 Aerosolstoß enthält 0,02 mg Ipratropiumbromid **und** 0,05 mg Fenoterol-HBr

b) β_2-Sympathomimetika

subcutan:

- Terbutalin (Bricanyl) 0,25–0,5 mg s.c. alle 4–6 h

inhalativ:

- Salbutamol (Sultanol)
  zur Akutbehandlung plötzlich auftretender Bronchialkrämpfe 1–2 Sprühstöße (= 0,1–0,2 mg) inhalativ;
  zur Dauerbehandlung werden 1–2 Sprühstöße 3 bis 4 mal tgl. inhaliert
- Fenoterol (Berotec)
  zur Akutbehandlung 1 × 1 Hub des Dosier-Aerosol (DA) 100 oder 200 µg;
  zur Dauerbehandlung 1–2 Sprühstöße Berotec 100/200 DA
- Reproterol (Bronchospasmin)
  zur Akutbehandlung 2 Sprühstöße (= 0,05 mg/Hub)
  zur Dauerbehandlung: 1–2 Sprühstöße 3–4 mal tgl., wobei der Abstand zwischen den Inhalationen mind. 3 h betragen soll

Intravenös:

- Reproterol (Bronchospasmin) 0,09 mg (1 Amp.) langsam i.v., evtl. Repetition nach 10 min oder Perfusorgabe mit einer Dosierung von 0,018–0,09 mg/h
- Salbutamol (Sultanol) 0,25–0,5 mg i.v. und Perfusor mit 1–5 mg/h

c) Methylxanthinderivate

- Aminophyllin (Euphylong)
  1. ohne Vorbehandlung: 5 mg/kg i.v., anschließend 0,5 mg/kg/h
  2. mit Vorbehandlung: 0,3 mg/kg/h, anschließend intermittierend Spiegelkontrolle (Normalwert: 10–15 µg/ml)
  Cave: Tachykardie, Rhythmusstörungen

▶ **Merke:**
bei einem „**therapierefraktären**", **schweren Asthmaanfall** kann ggf. durch Ketamin oder Adrenalin eine Beatmung umgangen werden

- Ketamin (Ketanest) 0,5–1 mg/kg i.v.
  (**Cave:** Steigerung der Schleimsekretion)
- Adrenalin (Suprarenin):
  50–100 µg über Maskenvernebelung oder 5–10 µg i.v.
  (**Cave:** Hypertonie, Arrhythmie)

Respiratortherapie als ultima ratio
Indikationen zur Beatmung bei Status asthmaticus:
- Bradypnoe, Schnappatmung, Atemstillstand
- neurologische Komplikationen: Kopfschmerz, Verwirrtheit, Koma
- rascher p_aCO_2-Anstieg (5 mmHg/h und/oder pCO_2-Werte von 55–70 mmHg und respiratorische Azidose)

Anästhesiologisches Management bei CAO

Präoperative Diagnostik

- Röntgen Thorax
  - erhöhte Strahlentransparenz (dunkles Bild) und waagrechtverlaufende tief-
    stehende Zwerchfelle bei Emphysem
  - ggf. horizontalverlaufende Rippen, evtl. prominenter Pulmonalhilus und
    verstärkte Gefäßzeichnung in den apikalen Lungenfeldern bei pulmonaler
    Hypertonie
  - rechtsbetonte Herzsilhouette, Einengung des retrosternalen Raum bei Cor
    pulmonale, vermehrte bronchovaskuläre Zeichnung bei chronischer Bron-
    chitis (retikulär)
- Lungenfunktion (typische Flow-Volumen-Kurve: s. Physiologie der Atmung) →
  Einschätzung des Schweregrades der COPD
- infektiologisches Monitoring
  - anamnestisch: Husten, eitriger Auswurf
  - Auskultationsbefund (verlängertes Exspirium, Giemen, Brummen, Pfeifen)
  - laborchemisch: Leukozytenzahl, Diff.-Blutbild (Linksverschiebung), C-reak-
    tives Protein
  - Körpertemperatur
- arterielle Blutgas-Analyse (BGA) bei entsprechender klinischer Symptomatik
  → Bestimmung des Ausmaßes der respiratorischen Insuffizienz
- ggf. echokardiographische Untersuchung zur Beurteilung der kardialen (rechtsventrikulären) Herzfunktion

Anästhesieverfahren

- Bevorzugung von **Regionalanästhesieverfahren**, wenn die Funktion der Atemmuskulatur erhalten bleibt (auch bei Flachlagerung!)

- ▶ **Merke:**
  - bei stark eingeschränkter Lungenfunktion Verzicht auf präoperative Seda-
    tiva/Anxiolytika → Gefahr der vital bedrohlichen Hypoxie
  - keine elektive Anästhesieeinleitung bei manifestem Asthmaanfall

Bei Narkoseinduktion und mechanischer Beatmung
- **Etomidat** (Hypnomidate), Propofol (Disoprivan) oder **Ketamin** (Ketanest
  oder Ketamin S) → Bronchospasmolyse, **Cave:** Hypersalivation, ggf. Atropingabe vorab; sonst eher zurückhaltende Atropinapplikation wegen Sekretein-
  dickung)
- **keine** (Oxy- oder Thio)-**Barbiturate** wegen Histaminliberation
- zurückhaltende Muskelrelaxation
  mit nichtdepolarisierenden Muskelrelaxanzien (ndMR) vom Steroidtyp (Vecuronium, Rocuronium, Pancuronium) oder Cis-Atracurium als nicht histaminfrei-

setzendes Benzylisochinolin → Vermeidung eines Relaxanzienüberhangs (keine
MR-Antagonisierung, da die Cholinesterasehemmer (z. B. Neostigmin) zur
Bronchokonstriktion und gesteigerter Speichel- und Bronchialsekretion führen.
Bei notwendiger Crash-Einleitung kein Succinylcholin (gel. Histaminfrei-
setzung, Speichel- u. Bronchialsekretion ↑), sondern Verwendung von Rocuro-
nium (Esmeron) mit 2–3facher ED_{95}-Dosis

- **Inhalationsanästhesie**
  mit **Halothan** (besonders bronchodilatorisch, in Kombination mit Euphyllin
  gelegentlich Rhythmusstörungen) **oder Isofluran**
  oder
- **balancierte Anästhesie** ohne histaminfreisetzende **Opioide** (Ø Morphin!)
- Intubation mit großem orotrachealem Tubus und bei **ausreichender** Narkosetiefe → Vermeidung von Pressen gegen den Tubus → Gefahr des Rechtsherzversagens bei akuter **rechtsventrikulärer Nachlasterhöhung!**
- Frühextubation nach Wiedererlangung der Schluckreflexe ohne endotracheales
  Absaugen! → geringere Inzidenz von Broncho- und Laryngospasmus
- ausreichende Volumentherapie → adäquateVorlast für den hypertrophierten
  rechten Ventrikel essentiell! → Abnahme der Vorlast durch Überdruckbeatmung
  und Hypovolämie
- Anwärmung und Befeuchtung der Atemgase
- perioperative Antibiotikatherapie zur Vermeidung von pulmonalen Infekten, die
  zur akuten respiratorischen Dekompensation infolge Compliancereduktion bei
  Pneumonie führen können
- postoperative vorsichtige O_2-Zufuhr (2–4 l/min über Nasensonde) →
  S_aO_2 > 90% bei ausreichenden Hämoglobingehalt oder p_aO_2 > 50–60 mmHg
- postoperative Frühmobilisation und Schmerzfreiheit anstreben (→ bessere Ventilation basaler Lungenbezirke)
- postoperative intensive Atemtherapie (Masken- oder Nasen-CPAP, Lagerungsdrainagen, Ø Trigger)
- perioperative Antikoagulation wegen erhöhter Thrombemboliegefahr (abnorme Thrombozytenfunktion und gesteigerte Gerinnungsaktivität) bei COPD-
  Patienten

Intraoperatives Monitoring

- Kapnographie (Obstruktionsnachweis/-beurteilung)
- Pulsoxymetrie (auch postoperativ)
- Überwachung des Beatmungsdrucks
- invasive Blutdruckmessung → intermittierende BGA's
- ggf. ZVD-Messung (Anstieg des ZVD bei Rechtsherzversagen und Spannungspneumothorax!)
- Cuff-Druckmessung

Bei obstruktiven Komplikationen

- s. Therapie des akuten Asthmaanfalls
- intraoperative Inhalation/Vernebelung erfolgt über Tubusadapter oder spezieller Vernebelungskammer

▶ Vermeidung von Faktoren, welche zur Einschränkung der „Atempumpe" führen:
  - Elektrolytstörungen
    (Hypokaliämie, Hypophosphatämie, Hypomagnesiämie, Hypokalziämie)
  - hochdosierte Glukokortikoide
  - Fieber, kohlenhydratreiche Ernährung → erhöhten CO_2-Produktion
  - Dys- und Atelektasen, Ergüsse → erhöhten Atemarbeit

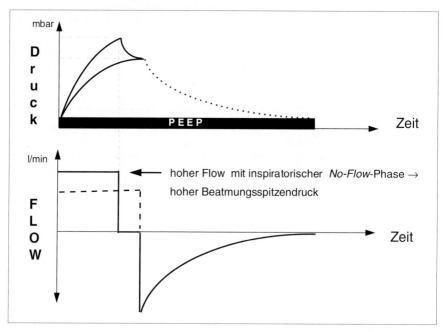

Abb. 34.2. Druck- und Flow-Kurve bei volumenkontrollierter Beatmung ohne Obstruktion

Respiratoreinstellung bei Atemwegsobstruktion
- Atemfrequenz: 12–18/min
- Atemzugvolumen: 8–12 ml/kg (physiologischer Totraum ↑ bei COPD) → Tolerierung höherer p_aCO_2 bei COPD-Patienten
- Atemwegsspitzendruck: < 30–35 mmHg
- bei augmentierenden Beatmungsformen mit dezelerierendem Gasflow sollte der inspiratorische Spitzenflow möglichst hoch sein (≈ 80–100 l/min) → Verlängerung der Exspirationsphase

- bei kontrollierten Beatmungsformen mit konstanter Flowkurve möglichst geringen inspiratorischen Flow einstellen → zur Reduktion des Atemspitzendrucks und Vermeidung von Turbulenzen in den Atemwegen (ggf. Verzicht auf No-flow-Phase) → s. Abb. 34.2.
- Atemzeitverhältnis: 1:2 bis 1:3 einstellen
- F_iO_2-Höhe so einstellen, daß die O_2-Sättigung > 90% beträgt
- bei hohem Intrinsic-PEEP keine PEEP-Beatmung, ansonsten geringer PEEP (3 –5 mbar) zur Vermeidung eines endexspiratorischen Alveolarkollaps möglich

35 Anästhesie bei Niereninsuffizienz

Vorbemerkungen/Grundsätze

- häufige Begleiterkrankungen: renale Hypertonie und Anämie, Perikarditis
- Anamnese: Restausscheidung, letzte Dialyse?, metabolische Azidose
- restriktive Volumentherapie bei Patienten mit deutlich eingeschränkter Diurese oder dialysepflichtiger Niereninsuffizienz (NaCl 0,9%, da meist K^+ ↑)

▶ **Cave: Shuntarm** in Watte einwickeln und besonders vorsichtig lagern, keine venösen Zugänge, Arterie nur wenn unbedingt notwendig, postop. Überprüfung des Shunts
auch anderen Arm möglichst schonen, da bei Transplantatabstoßung und Shuntinsuffizienz dieser benötigt wird!

Niereninsuffizienz und Anästhetika

Injektionsanästhetika

- **Thiopental, Methohexital:** aufgrund der hohen Proteinbindung (> 90%) wird nur < 1% unverändert renal ausgeschieden, aber verminderte Proteinbindung bei urämischen Patienten → eine um 5% geringere Plasmaeiweißbindung bewirkt 50%ige Zunahme der wirksamen Konzentration → **Dosisreduktion** oder anderes Injektionsanästhetikum
- **Etomidat** wird rasch metabolisiert problemlos anwendbar
- **Propofol:** wird in Leber metabolisiert, Ausscheidung **inaktiver** Metabolite zu 88% über die Niere
- **Ketamin:** nur 4% unveränderte Ausscheidung über die Niere
- **Benzodiazepine:** hohe Proteinbindung von 80–90% → Wirkungsverlängerung bei Niereninsuffizienz → **Dosisreduktion**, evtl. Akkumulation aktiver Metabolite

Opioide

- **Fentanyl:** unveränderte renale Ausscheidung (≈ 4–6%), **Alfentanil** (nur 0,4%) und **Remifentanil** (5–10%) sind problemlos anwendbar
- **Sufentanil: Cave:** aktiver Metabolit, der renal ausgeschieden wird

- **Pethidin:** weniger als 5% werden renal ausgeschieden ⇒ pH abgängig: Urin-pH < 5 → 25%ige renale Ausscheidung, aber der neurotoxische Metabolit **Norpethidin** ist von der Nierenausscheidung abhängig
- **Piritramid:** 10% unveränderte renale Ausscheidung
- **Morphin:** unveränderte renale Ausscheidung ≈ 1–2%, jedoch Morphin-6-glukuronid akkumuliert bei Niereninsuffizienz

Muskelrelaxanzien

Ohne Probleme anwendbar sind wahrscheinlich
- **Atracurium:** $^1/_3$ Hofmann-Elimination von Leber- und Nierenfunktion unabhängig, jedoch pH- und temperaturabhängig, $^2/_3$ Spaltung durch unspezifische Plasmaesterasen (nicht Pseudocholinesterase!) als Abbauprodukt entsteht u. a. Laudanosin (ZNS-stimulierend und vasodilatierend), das einer renalen Ausscheidung unterliegt
- **Mivacurium:** zu 95–99% rascher Abbau über Plasma-CHE, nur < 5% renale Ausscheidung
- **Cis-Atracurium:** zu 70–80% Abbau über die Hofmann-Elimination und nur zu einen geringen Teil über unspezifische Esterhydrolyse → 80–90% weniger Laudanosin, bei Nierengesunden konnte aber bis zu 15% Cisatracurium im Urin nachgewiesen werden → organabhängige hepatische und renale Elimination!

Vorsicht ist geboten bei
- **Succinylcholin:** bei K^+ ↑ Gefahr der Hyperkaliämie
- **Rocuronium:** wird zu 10–30% renal ausgeschieden
- **Vecuronium:** wird zu 40–50% renal ausgeschieden → Intubationsdosis führt zu ≈ 50% Wirkungsverlängerung bei Niereninsuffizienz
- **Alcuronium:** wird zu 80–85% renal ausgeschieden
- **Pancuronium:** wird zu 85% renal ausgeschieden
- **Pipecuronium:** wird > 90% renal ausgeschieden

Inhalationsanästhetika

- **Enfluran:** wird zu 2% metabolisiert (Abbauprodukt Fluorid) normalerweise werden keine nierentoxischen Fluoridwerte erreicht, jedoch **potentiell nephrotoxisch** (Fluoridwerte > 50 µM/l führen zu high-output renal failure → nephrotoxisches Potential bei ↑↑ Dosierung)
- **Sevofluran:** Metabolisierungsrate (3–6%), Abbau zu Fluoridionen und reagiert mit Atemkalk zu Compound A mit nephrotoxischem Potential ab 100 ppm. Im klinischen Alltag muß mit maximal 40 ppm gerechnet werden. Eine Nephrotoxizität ist bis heute nicht erwiesen, auch nicht bei Niereninsuffizienz
- alle **anderen sind unabhängig von Nierenfunktion**
  - **Isofluran:** geringe Metabolisierung (0,2%)
  - **Halothan:** Metabolisierung ≈ 20% (11–55%)

- **Desfluran:** sehr stabil (Metabolisierung ≈ 0,02–0,03%)
- **Lachgas:** keine Biotransformation

Anästhesie zur Nierentransplantation (NTPL)

- s. Anästhesie in der Urologie

36 Anästhesie bei Leberinsuffizienz

Vorbemerkungen/Grundsätze

Zu beachten sind bei Leberinsuffizienz
- die **veränderten Wirkspiegel** von **Anästhetika mit hoher Eiweißbindung** und die **verlängerte Wirkdauer** von Anästhetika, die einer ausschließlichen oder überwiegenden hepatischen Elimination unterliegen
- **erhöhtes Aspirationsrisiko** bei Patienten mit Leberveränderungen und portaler Hypertension → Narkoseeinleitung ggf. als **rapid sequence induction** aufgrund des erhöhten Aspirationsrisiko infolge Aszites oder reduzierter Vigilanz
- ggf. Verzicht auf eine Magensonde aufgrund erhöhter Blutungsgefahr infolge Ösophagusvarizen
- erhöhte Blutungsgefahr bei Anlage von Gefäßzugängen (z. B. ZVK) bei reduzierter plasmatischer Gerinnung und Thrombozytopenie (Hypersplenismus)
- ggf. Niereninsuffizienz infolge eines hepato-renalen Syndroms
- ggf., eingeschränkte Oxygenierung bei portaler Hpertension mit Aszites → funktionelle Residualkapazität der Lunge (FRC) ↓

▶ Merke:
- **kein elektiver** Eingriff bei akuter Hepatitis! ® hohe perioperative Komplikationsrate von ca. 10%

Leberinsuffizienz und Anästhetika

Injektionsanästhetika

- **Thiopental:** erhöhte freie Wirkspiegel aufgrund der bei Leberinsuffizienz geringeren Plasmaeiweißbindung, verlängerte β-HWZ und Reduktion der Leberdurchblutung → nur eingeschränkt anwendbar
- dasselbe gilt für **Propofol** und **Etomidat**
- **Ketamin** bei Leberinsuffizienz von Vorteil → ∅ Beeinflussung der Leberperfusion oder normale Wirkdauer
- **Benzodiazepine** verlängerte Wirkdauer bei Substanzen, die einer primären Hydroxylierung unterliegen (wie z. B. Midazolam, Flurazepam) → keine Wirkverlängerung von Lorazepam und Oxazepam

Opioide

- obwohl eine hepatische Elimination aller Opioide stattfindet, tritt nur bei **Alfentanil** eine **Wirkungsverlängerung** bei Leberinsuffizienz auf (dieser Effekt wird durch Erythromycin- und Propofolgabe noch verstärkt → P$_{450}$-Interaktion)
- Morphin: nur Glukuronidierung zu Morphin-3-glukuronid und Morphin-6-Glukuronid im Verhältnis 10:1
- Fentanyl: überwiegende hepatische N-Dealkylierung und Hydroxylierung (nur 6–10% unveränderte renale Elimination)
- Sufentanil: überwiegende hepatische Dealkylierung und O-Methylierung zu Desmethysufentanil, nur 5–10% unveränderte renale Elimination
- Remifentanil: plasmatischer Abbau durch unspezifische Esterasen

Muskelrelaxanzien

- die Anschlagzeit der nichtdepolarisierenden Muskelrelaxanzien (ndMR) kann ggf. infolge eines erhöhtem Verteilungsvolumens verlängert sein
- Wirkungsverlängerung von ndMR, die einer hepatischen Verstoffwechselung unterliegen: Hydroxylierung von Pancuronium und Vecuronium, 70% unveränderte Elimination über die Galle von Rocuronium
- plasmatischer Abbau durch Pseudocholinesterase von Mivacurium und Succinylcholin → ggf. Wirkung verlängert bei **Leberversagen**
  (Succinylcholin kann bei **Leberinsuffizienz** uneingeschränkt angewendet werden, da die Restaktivität der **normalen** Pseudocholinesterase für eine Inaktivierung des depolarisierenden Muskelrelaxans völlig ausreicht.
  Cave: nur bei atypischer Pseudocholinesterase)
- **keine Wirkverlängerung** bei Atracurium, Cis-Atracurium, Pipecuronium, Doxacurium

Volatile Anästhetika

- Hepatotoxizität der älteren volatilen Anästhetika infolge hoher Metabolisierungsrate → Anstieg der Transaminasen nach 1–3 Tagen
- **Halothan:** hohe hepatische Verstoffwechselung und Gefahr der weiteren Verschlechterung der Leberfunktion durch „Halothanhepatitis", Senkung der Glukoneogeneserate der Hepatozyten und Hemmung der Proteinsynthese, Hemmung der Glukoseaufnahme und Abfall der Faktor VII-Aktivität
- meist Abnahme der Leberperfusion durch alle volatilen Anästhetika
- allgemein können Inhalationsanästhetika die **Phase-I und -II- Biotransformation** in der Leber hemmen und somit die Clearance von Fentanyl, Ketamin, Lidocain, Pancuronium, Diazepam und Propanolol verlängern
- **Lachgas:** vernachläßigbare Beeinflussung der Leberperfusion, Steigerung der Glykogenolyse infolge Sympathikusstimulation

37 Maligne Hyperthermie

Historie

1900   erste veröffentlichte Berichte über das Problem der Hyperthermie während Narkose

1916   Moschkowitz publizierte eine Übersicht über 12 Fälle mit ungeklärtem postoperativen Temperaturanstieg, welche als Hitzeschlag interpretiert wurden

1960   Erstbeschreibung der MH als **eigenständiges** Krankheitsbild durch **Denborough** und **Lovell**

1966   Etablierung des Schweinemodells in der MH-Forschung durch Hall

1967   Snyder und Mitarbeiter synthethisieren das **Hydantoinderivat Dantrolen** als neue Klasse von Muskelrelaxanzien

1970   Einführung des **Halothan-Koffein-Kontraktionstest (HKKT)** von **Kalow** und **Britt** zum Nachweis einer MH-Disposition

1975   Nachweis der Wirksamkeit von Dantrolen zur Therapie der MH durch Harrison

1979   **Einführung von löslichem Dantrolen-Natrium** in die klinische Praxis

1984   Einführung eines **standartisierten Testprotokolls in Europa** durch die ein Jahr zuvor gegründete European Malignant Hyperpyrexia Group (EMHG)

1987   Einführung eines von der EMHG abweichenden Testprotokolls durch die Nordamerikanische MH-Gruppe

1991   erster Nachweis eines genetischen **Ryanodinrezeptordefekts** (= Kalziumkanal des Skelettmuskels) als MH-Ursache bei **allen** disponierten Schweinen durch Fujii und Mitarbeiter. Der Defekt beruht auf dem Austausch einer einzigen Aminosäure (Arginin durch Cystein) an der 615 AS-Stelle des Rezeptorproteins (Punktmutation der DNA mit Austausch von Cytidin an Position 1843 gegen Tymidin).
Ein ähnlicher Ryanodindefekt konnte im selben Jahr von Gillard EF und Mitarbeiter bei ca. 5–10% der MH-disponierten Personen nachgewiesen werden

Definition

- die maligne Hyperthermie ist eine **pharmakogenetische, subklinische** Erkrankung, mit einer Störung der zellulären Kalziumhomöostase nach Triggerung durch bestimmte Anästhetika und anderer Faktoren (Streß, Lösungsmittel, Drogen, Alkohol)

→ die Störung des myoplasmatischen Kalziumstoffwechsels offenbart sich in einer **hypermetabolischen Stoffwechselentgleisung** mit gesteigerter Glykogenolyse und aerobem Stoffwechsel

Epidemiologie

Die MH tritt auf
- bei allen Menschenrassen
- bei beiden Geschlechtern mit Präferenz zum männlichen Geschlecht (m:w = 3:1)
- in allen Altersklassen (vom Neugeborenen – bis zum Greisenalter), jedoch mit Bevorzugung des **Kindesalter** → 60% aller MH-Episoden bei Kindern < 10 J.
- weltweite Verbreitung mit geographischer Häufung (gehäufte MH-Inzidenz z.B. in Bludenz/Österreich oder Palmerstone/Neuseeland)

Inzidenz

Die Inzidenz der MH zeigte **große geographische und ethnische Unterschiede!**
- 1:15000 für Kinder und 1:50000 für Erwachsene in Nordamerika nach Britt
- 1:60000 für Deutschland nach Hartung
- 1:33400 für den Stadtbereich Wien bzw. 1:37500 für Gesamtösterreich nach Hackl
- 1:250000 in allen Altersgruppen für die skandinavischen Länder nach Ording
- 1:1300–2600 für das Vorarlberg-Gebiet nach Mauritz
- 1:50 bei Kindern mit Strabismus unter Halothan-Succinylcholin-Narkose nach Caroll
- 1:50–1:100 für das Stadtgebiet Palmerstone/Neuseeland nach Pollock

Letalität

- vor Dantroleneinführung in den 70er Jahren: 60–70%
- ab Mitte der 80iger Jahren: 20–30% → Rückgang bedingt durch frühere Diagnosestellung und effektivere Therapiemöglichkeit
- gegenwärtige Letalität für die fulminante MH-Krise: ≈ 10–15%

Letalitätsbeeinflußende Faktoren
Die Letalität einer MH-krise ist nach Mauritz von folgenden Faktoren abhängig:
- Operationsdringlichkeit (bei Elektiveingriffen < Akuteingriffen)
- Narkosedauer (geringere Letalität bei Eingriffen < 60 min vs. Operationen > 60 min) → fraglich längere Expositionszeit der Triggersubstanz
- maximale Temperaturentwicklung (höhere Letalität bei Temperaturen von > 39°C → spiegelt das Ausmaß der Stoffwechselentgleisung wider!)
- Patientenalter (geringere Letalität bei Patienten < 20 Jahren (8,7%) vs. Patienten älter als 20 Jahren (36,8%)
- kein Einfluß des Gechlechts auf die Mortalität (w: 11,1% und m: 19,2%)

Merke:
je später die Diagnose gestellt und die Therapie eingeleitet wird, desto schlechter die Prognose des Patienten!

Pathogenese

- bei der MH nimmt man eine **Störung der Erregungs-Kontraktions-Koppelung** an, welche letztendlich nach Applikation von Triggersubstanzen beim genetisch disponierten Patienten zu einer **Dysregulation der Kalziumhomöostase** mit konsekutiver **Erhöhung der myoplasmatischen Kalziumkonzentration** führt. Zusätzlich wird ein genereller Verlust des Sakolemms zur Kontrolle von Kalzium-Kanäle während der MH-Krise postuliert
- die erhöhte myoplasmatische Ca^{++}-Konzentration führt nach Erreichen einer Schwellenkonzentration zu einer **Aktivierung des kontraktilen Apparates** ($\rightarrow$ Muskelrigidität, Masseterspasmus) mit **ATP-Verbrauch und Wärmeproduktion**, sowie zur **Aktivierung von Schlüsselenzymen** des Stoffwechsels mit **erhöhter Glykogenolyse** und resultierender nicht Hypoxie bedingter **Hyperlaktatämie**
- **Zusammenbruch der zellulären Energiebereitstellung und Verlust der zellulären Integrität** aufgrund eines erhöhten ATP-Verbrauchs der SR-Kalziumpumpen, einer Laktatazidose und einer intramitochondrialen Kalziumakkumulation mit Entkoppelung der oxidativen Phosporylierung $\rightarrow$ Zeichen der Rhabdomyolyse (Kalium $\uparrow$, GOT $\uparrow$, Myoglobinämie/urie, Kreatinkinase $\uparrow$)

Ätiologie

- die Maligne Hyperthermie zeigt eine familiäre Häufung infolge eines heterogenetischen **autosomal-dominanten** Erbgangs mit **inkompletter Penetranz und unterschiedlicher Expressivität**
- das genetische Korrelat der malignen Hyperthermie beruht bei **50%** der Patienten auf gegenwärtig 8 verschiedenen Punktmutationen innerhalb des Gens, welches den kalziumabhängigen Kalziumkanal des sarkoplasmatischen Retikulums der Skelettmuskulatur kodiert. Die Gensequenz, dieses auch als **Ryanodinrezeptor (RYR1)** bezeichneten Kalziumkanals, liegt auf dem langen Arm des **Chromosoms Nr. 19**
- neben einen Gendefekt des Ryanodinrezeptors auf dem Chromosom 19 wurden bei MH-disponierten Personen auf anderen Chromosomen (17, 7 und 3) ebenfalls Veränderungen nachgewiesen, welche letztlich auch zu einer Störung der intrazellulären Kalziumregulation führen. Auf Chromosom 17 befindet sich die Gensequenz des sogenannten **Dihydroperidinrezeptors** des sarkolemmalen T-Systems, der das einlaufende Aktionspotential in einen niedrigen Ca^{++}-Einstrom umwandelt, der wiederum zu einer massiven Kalziumfreisetzung über den sarkoplasmatischen Ryanodinrezeptorkanal führt

- neuerdings gibt es Hinweise auf eine Mitbeteiligung des **Serotonin$_2$-(HT$_2$)-Rezeptoren**-System des Skelettmuskels bei der Pathogenese der MH, da im Tiermodell durch die Gabe eines Serotoninrezeptor**agonist** eine MH-Episode induziert und durch die Vorbehandlung MH-sensibler Schweine mit dem Serotonin**antagonisten** Ketanserin der Ausbruch einer MH verhindert werden kann. Die Stimulation des HT$_2$-Rezeptors führt über die Aktivierung der Phospholipase C zur Produktion des second messengers **Inositoltriphosphat (IP$_3$)**, welche eine Ca^{++}-freisetzende Wirkung aufweist. Ryanodinrezeptor und IP$_3$-Zielrezeptor besitzen wie 1989 Mignery und Mitarbeiter zeigete ähnliche Aminosäuresequenz. In der Sklelettmuskulatur von Schweinen und MH-disponierter Patienten konnten desweiteren erhöhte IP$_3$-Werte nachgewiesen werden

Koppelung der MH-Disposition mit bestimmten Muskelerkrankungen
- klinische MH-Episoden bei Patienten mit **verschiedenen Muskelerkrankungen** wie z.B. Dystrophien (Duchenne oder Becker), Myotonien (Myotonia congenita Thompson), Arthrogryposis multiplex congenita, mitochondriale Myopathien, Myadenylatdeaminase-Mangel, SR-Adenosintriphosphat-Defizit-Syndrom sind beschrieben worden. Es gibt jedoch keine nachgewiesene Korrelation der malignen Hyperthermie mit **diesen** Muskelerkrankungen!
- die nachfolgend aufgeführten **beiden** Muskelerkrankungen sind hingegen **immer** mit der MH-Anlage gekoppelt:
  - die autosomal dominant vererbte „**Central Core Disease**" (CCD), bei der die AS Arginin durch Cystein an Position 163 des Ryanodinrezeptors ersetzt ist und welche mit einer generalisierten Muskelschwäche einhergeht
  - das in Australien vorkommende **King-Denborough**-Syndroms (multiple kongenitale Dsymorphien und eine unspezifische Myopathie)

MH-Auslöser

- die MH wird durch **pharmakologische** und **nicht-pharmakologische** Trigger ausgelöst. Auf welche Weise die Trigger im Detail bei MH-Disposition eine Krise induzieren, ist gegenwärtig nicht bekannt!

Trigger der Malignen Hyperthermie

Triggersubstanzen	fraglich	sichere Medikamente

• sämtliche **volatile Anästhetika** (Halothan, Enfluran, Isofluran, Desfluran, Sevofluran, Methoxyfluran, Chloroform, Äther, Cyclopropan)
• **depolarisierende Muskelrelaxantien** vom Typ Succinylcholin
• **Psychostimulantien** wie Cocain und Antidepressiva, Alkohol
	physische und psychische Belastungen	• Lachgas
		• Xenon (?)
		• **Injektionsanästhetika**
		  • Barbiturate
		  • Benzodiazepine
		  • Etomidate
		  • Propofol
		  • Ketamin (Razemat und S-Ketamin)

Triggersubstanzen	fraglich	sichere Medikamente
• galenische **Hilfsmittel** wie z.B. das in Insulinpräparaten als Lösungsvermittler vorkommende 4-Chloro-m-Kresol		• sämtliche **Opioide** und Opioidantagonisten • sämtliche **nicht-depolarisierenden Muskelrelaxanzien** • Neuroleptika von Butyrophenon- und Phenothiazintyp (DHB, Haldol) • Lokalanästhetika vom Ester- und Amidtyp • Cholinesterasehemmer und Parasympathgolytika (**Cave:** die Gabe mit Atropin kann besonders bei Kindern infolge Hemmung der Schweißsekretion zum Temperaturanstieg führten!) • Katecholamine (bei fulminanter Krise jedoch zurückhaltend einsetzen!) • MAO-Hemmer

- die einzelnen Inhalationsanästhetika besitzen unterschiedliche Triggerpotenz. So ist Isofluran in einer Untersuchung nach Mauritz ein geringerer Trigger als Halothan. Halothan ist mit 70-80% in Kombination mit Succinylcholin die häufigste Ursache einer MH-Auslösung!
- ein MH-ähnliches Krankheitsbild ist nach Einnahme von Butyrophenon- und Phenothiazin-Neuroleptika-als **malignes neuroleptisches Syndrom** (MNS) bekannt, daher sollte auf substanzen wie DHB, Promethazin oder Haloperidol bei MH-Disposition aus differentiladiagnostischen Gründen verzichtet werden!
- **Streß** wird ebenfalls als auslösender Faktor der malignen Hyperthermie diskutiert, obwohl bisher unklar ist, ob die sympathische Hyperaktivität in der akuten Phase ein primäres oder ein sekundäres Phänomen darstellt → adäquate Prämedikation mit Benzodiazepinen zur Vermeidung des humane stress -Syndroms

Symptome

Das klinische Erscheinungsbild der MH ist äußerst variabel und kann in 4 Kategorien eingeteilt werden:
1. zu 57% der Fälle **abortive Verlaufformen** mit nur geringer MH-Symptomatik (z.B. diskreter Masseterspasmus und postoperatives Fieber)
2. in 21% der Fälle **isolierter Masseterspasmus** als einzige MH-Manifestation
3. **fulminante Krise** mit wenigsten 3 der folgenden Symptome: Hyperkapnie, kardiale Symptome, metabolische Azidose, Fieber und generalisierte Muskelrigidität (unterschiedliche Angaben bzgl. der Inzidenz: 6,5-22% nach Ording und Mauritz)
4. perioperative **ungeklärte Todesfälle / Herzstillstände**

Frühsymptome

- **Masseterspasmus** in **50%** der Fälle nach Succinylcholingabe
- in **> 80%** aller MH-Episoden unklare **Tachykardie/Tachyarrhythmie**, instabile Blutdruckverhältnisse, sowie plötzliche Herzstillstände ⟩ Ursache: exzessive Sympathikusaktivierung und endogene Katecholaminausschüttung (HZV↑, SVR↓ während der MH-Krise)
- massive **Steigerung der CO_2-Produktion:**
  - → ausgeprägte Hyperventilation unter Spontanatmung
  - → Anstieg der $p_{et}CO_2$ und abnorm starke Erwärmung des CO_2-Absorbers unter volumenkontrollierter Beatmung, violette Verfärbung des CO_2-Absorbers
- in nur **45–60%** der Fälle **generalisierter Rigor der Skelettmuskulatur** → nicht obligates, aber typisches Zeichen der MH!
- ausgeprägte **metabolische Azidose**, primär nicht Hypoxie bedingte **Hyperlaktatämie, Hypoxämie** (SaO_2 ↓) und massive **Hyperkapnie** in der BGA
  - → bei p_aCO_2 > 60 mmHg und BE > als –5 bis – 7 mmol/l ist eine MH nach Ausschluß anderer Ursachen wahrscheinlich!
- **Zyanose** (in 70% der Fälle), **fleckige Rötung** bzw. Marmorierung der Haut und Schwitzen

> **Merke:**
> eine **unklare Zyanose mit Tachykardie** bei einem suffizient beatmeten Patienten ist **pathognomonisch** für die MH!

Spätsymptome

- unterschiedlicher **Anstieg der Körpertemperatur** (von 2°C/h bis 1°C/5 min) → jedoch Temperaturen von 37,5–39°C in 50% der MH-Krisen; > 39°C in 27% der MH-Krisen
- komplexe Arrhythmien
- **Rhabdomyolyse** mit **Hyperkaliämie, Myoglobinämie und Myoglobinurie, Tansaminasen- und CK-Anstieg** im Plasma → CK-Anstiege in nur 50% der MH-Krisen! (durchschnittlich: 350 U/l [92-160000] nach Hackl)

> **Cave:**
> - die MH-Symptome können auch in einem größeren zeitlichem Abstand (bis zu 24 h) nach Narkosebeginn auftreten!
> - nicht jeder Kontakt eines MH-Disponoierten muß zur klinischen MH-Episode/Krise führen!

Komplikationen in der Spätphase
- Nierenversagen infolge Myoglobinämie,-urie
- zerebrale Krampfanfälle infolge Hirnödem
- generalisierte Blutungsneigung infolge Verbrauchskoagulopathie (DIC)
- Oxygenierungsstörungen infolge Lungenödem
- Leberversagen

Klinische Gradeinteilung der MH-Episoden

• um die Schwere bzw. den Ausprägungsgrad einer MH-Krise objektiv erfassen zu können und um bei retrospektiver wissenschaftlicher Aufarbeitung die verschiedenen MH- Fälle miteinander vergleichen zu können, wurde 1991 von der NAMHG ein Score-System vorgestellt. Hierbei wird die klinische Symptomatik in 6 Bereiche (von ausgeschlossen bis höchst wahrscheinlich) anhand verschiedener Kriterien (Muskelrigidität, Muskelalteration, Azidose, Temperaturerhöhung, Herzrhythmusstörung) eingeteilt

Clinical Grading Scale für MH-Verdachtsfälle nach M. Larach

Parameter	Indikator	Punkte
I. Muskelrigidität	• generalisierte Muskelrigidität	15
	• Massterspasmus unmittelbar nach Succinylcholingabe	15
II. Muskelalteration	• CK im Serum > 20000 U/l nach Anästhesie **mit** Succinylcholin	15
	• CK im Serum > 10000 U/l nach Anästhesie **ohne** Succinylcholin	15
	• colafarbener Urin in der postoperativen Phase	10
	• Myoglobin im Urin > 60 µg/l	5
	• Myoglobin im Serum > 170 µg/l	5
	• Kalium i.S. > 6,0 mval/l (bei normaler Nierenfunktion)	3
III. respiratorische Azidose	• $p_{et}CO_2$ > 55 mm Hg unter Normoventilation	15
	• p_aCO_2 > 60 mm Hg unter Normoventilation	15
	• $p_{et}CO_2$ > 60 mm Hg unter Spontanatmung	15
	• p_aCO_2 > 65 mm Hg unter Spontanatmung	15
	• unklare Hyperkapnie (nach Einschätzung des Anästhesisten)	15
	• Tachypnoe (nach Ausschluß anderer Ursachen)	10
IV. Temperaturanstieg	• unverhältnismäßig schneller Temperaturanstieg	15
	• Temperatur > 38,8°C perioperativ aus unklarer Ursache	10
V. Herzrhythmusstörungen	• Sinustachykardie	3
	• ventrikuläre Tachykardie/Arrhythmie oder Kammerflimmern	3
VI. Familienanamnese	• positive Familienanamnese bei Verwandten 1. Grades	15
	• positive Familienanamnese bei Verwandten höheren Grades	5
VII. weitere Faktoren	• arterieller BE negativer als – 8 mval/l	10
	• arterieller pH-Wert < 7,25	10
	• rapide Besserung der Azidosae nach i.v.-Dantrolen-Applikation	5
	• CK-Wert in Ruhe erhöht (bei Patienten mit positiver MH-Familienanamnese)	10
	• positive MH-Familienanamnese zusammen mit weiteren Indikatoren aus der Eigenanamnese in Bezug auf Narkosen (∅ CK-Erhöhung in Ruhe)	10

Einstufung der MH-Episode

MH-Rang	Punktebereich	resultierende Wahrscheinlichkeit
1	0	ausgeschlossen
2	3-9	unwahrscheinlich
3	10-19	etwas weniger als wahrscheinlich
4	20-34	etwas mehr als wahrscheinlich
5	35-49	sehr wahrscheinlich
6	50 +	so gut wie sicher

▶ **Merke:**
die Ranghöhe der klinischen Gradeinteilung läßt jedoch keinen direkten Rückschluß auf eine Veranlagung der MH zu! (geringe Korrelation der Ranghöhe mit dem Ergebnis des nachhinein durchgeführten In Vitro-Kontraktur Tests!)

Therapie

- bereits der **Verdacht** auf eine intraoperative MH-Krise zwingt zum sofortigen Handeln, da die Prognose des Patienten von einem frühzeitigem Therapiebeginn abhängt d.h. die Therapie der MH muß am Ort der Diagnosestellung eingeleitet werden → keine inner- oder außerklinische Verlegung des Patienten während der MH-Krise!

Sofortmaßnahmen bei klinischem Verdacht auf maligne Hyperthermie

- Zufuhr von **Triggersubstanzen sofort beenden** und Wechsel des Anästhesieverfahrens (TIVA mit triggerfreien Anästhetika z.B. Propofol, Opioid, nichtdepolarisierenden Muskelrelaxanzien)
- Erhöhung der alveolären **Ventilation** zur Anpassung an den gesteigerten Stoffwechsel (AMV um das 3–4fache erhöhen, reiner O_2-Frischgasflow > 15 l/min → Ziel: $p_{et}CO_2$: ca. 5 Vol.-% und eine funktionelle Sauerstoffsättigung (> 96%)
- sofortige Infusion von **Dantrolen (Initialdosis: 2,5 mg/kg i.v.)** (bei 70 kg Patienten: 175 mg = 8,75 Flaschen Dantrolen!)
- → unverzügliche Repetition von 2,5 mg/kg bei fehlender, primärer Dantrolenwirkung; bei positivem Dantroleneffekt weitere Dantroleninfusion in einer am Erfolg orientierten Dosis (Normalisierung von Herzfrequenz, Atemminutenvolumen, Muskeltonus und pH-Wert der BGA)
  ggf. prophylaktische Repetition von 1,0 mg/kg Dantrolen nach 10–12 h
- → in Einzelfällen betrug die bis zum Persistieren der MH-Symptome notwendige Dantrolendosierung 30–40 mg/kg innerhalb von 24 Stunden und lag somit weit über der vom Hersteller angegebenen Höchstdosis von 10 mg/kg/24h, welche in diesen Fällen überschritten werden muß!

→ die Diagnose „MH" sollte überdacht werden, wenn mit Erreichen einer kumulativen Dosis von 10 mg/kg innerhalb von 30 min keine Besserung der klinischen Symptomatik auftritt!

- **Austausch des Beatmungsgerätes,** mindestens der Schläuche und des CO_2-Absorbers und Spülung des Kreissystems (nach 5–10 minütiger Spülung des Kreissystems mit 10–12 l/min O_2 → Halothankonzentration < 1 ppm)
- **Azidoseausgleich** durch Blindpufferung beim fulminaten Verlauf mit 8,4% HCO_3 (2 mmol/kg) vor erster BGA, sonst nach ermittelten Basendefizit unter pH-Berüchsichtigung (ph < 7,1)
- ggf. **antiarrhythmische Behandlung** mit ß-Blockern (Esmolol 0,25 mg/kg i.v.) bei sympathomimetischer Überstimulation oder mit Lidocain 2% (1 mg/kg i.v.) bei ventrikulären Arrhythmien → nicht mit Digitalis (Erhöhung des intrazellulären Kalziumspiegels)
  Cave: Calciumantagonisten (Verapamil, Nifedipin, Diltiazem) + Dantrolen → hyperkaliämischer Kreislaufstillstand
- möglichst rasche Beendigung des operativen Eingriffs und Verlegung des Patienten auf die anästhesiologische Intensivstation (ggf. Nachbeatmung notwendig, da die muskelrelaxierende Wirkung durch Dantrolen verstärkt wird)

Sekundärmaßnahmen

- **aktive physikalische Kühlung** mit Eisbeutel und gastraler Instillation von kaltem Wasser
- **Anlage mehrerer venöser Zugänge,** ggf ZVK-Anlage für die Dantrolenrepetition und arterieller Zugang für Blutgasanalysen
- Anlage eines **Dauerkatheters** und Aufrechterhaltung einer ausreichenden Diurese (> 1,5 ml/kg/h) ggf. mittels Schleifendiuretika
- ggf. Therapie einer vital bedrohlichen Hyperkaliämie mit **Glukose/Insulin-**Infusion (100 ml G20% + 20 IE Altinsulin)
- ggf. i.v.-Heparinisierung (100–150 IE/kg/24h) nach Rücksprache mit dem Operateur → Vermeidung einer Verbrauchskoagulopathie
- anschließend **48 Stunden Überwachung** des Patienten auf einer anästhesiologisch geführten Intermediate Care Station oder Intensivstation zur Vermeidung/Therapie einer erneuten MH-Episode (10% Rezidive in den ersten 36 Stunden; typischerweise nach 4–8 Stunden!)
- Kontrolle der Kreatinkinase 6–12–24 Stunden nach MH-Episode, sowie Bestimmung weiterer Laborparameter wie Elektrolyte, Glukose, Gerinnungswerte, LDH, Transaminasen, Laktat und Myoglobin

Dantrolen

- einzige pharmakologische Therapiemöglichkeit der MH ist gegenwärtig die Applikation von Dantrolennatrium - eine **orange**farbene **kristalline,** schlecht lösliche Substanz

- 1 Inj. Flasche enthält 20 mg Dantrolen-Natrium, 3 g Mannit und 0,8–1,2 mg Natriumhydroxid → pH der Lösung ca. 9,5 (Cave: **Gewebsnekrosen bei extravasaler Injektion!** → wenn möglich sollte die alkalische Lösung zentralvenös appliziert werden!)
- Haltbarkeit: 3 Jahre

WM:
- direkte Wirkung auf die **quergestreifte Muskulatur** infolge Hemmung der sarkoplasmatischen Kalzium**freisetzung!** (genauer Wirkort gegenwärtig nicht bekannt), Reuptake von zytosolischen Kalzium ins sarkoplasmatische Retikulum wird nicht beeinflußt!
- **keine** Beeinflußung der **glatten Muskulatur** oder **Herzmuskulatur!** → entgegen früheren Befürchtungen **keine Beeinflußung der Uterusmuskulatur** der Schwangeren! Wirkort ist nicht der Ryanodinrezeptor!

Pha:
- orale Verfügbarkeit: ≈ 70% (sehr variabel!)
  → Versagen einer oralen Dantrolenprophylaxe aufgrund einer unterschiedlichen Resorption und zu geringer Dantrolenwirkspiegel!
- HWZ: 7–8 h
- Elimination: renale Ausscheidung von zum Teil noch aktiven Metaboliten (u. a. 5-Hydroxy-Dantrolen)

Ind:
- Maligne Hyperthermie

Dosis: Initialdosis:
- 2,5 mg/kg i.v.

bei fehlender, primärer Dantrolenwirkung:
- Repetition von 2,5 mg/kg i.v.

bei positiven Dantroleneffekt:
- weitere am Erfolg orientierte Dosis (Normalisierung von Herzfrequenz, Atemminutenvolumen, Muskeltonus und pH-Wert der BGA)

ggf. prophylaktische Repetition
- von 1,0 mg/kg Dantrolen nach 10–12 h

NW:
- hyperkaliämischer Kreislaufstillstand infolge Interaktion von Dantrolen mit Kalziumantagonisten (Verapamil, Nifedipin, Diltiazem)
- Verstärkung der muskelrelaxierenden Wirkung von ndMR durch Dantrolen (→ ggf. Nachbeatmung des Patienten nach höheren Dantrolendosen notwendig)
- „Gefühl der Muskelschwäche" bei wachen Patienten unter Dantrolenwirkung

Screening-Verfahren

Gegenwärtig gibt es zum Nachweis der MH-Disposition **keine validen Screening-Verfahren!**
Unspezifische Hinweise bzgl. einer MH-Veranlagung können sein:
- anamnestisch erhobene, sogenannte **Wachsymptome**
- rezidivierenden Myalgien

- Muskelkrämpfe
- grippale Beschwerden
- unklares rezidivierendes Fieber
- Cola-farbener Urin nach körperlicher Belastung als Zeichen der Rhabdomyolyse
- erhöhte **Kreatinkinase**-Werte → als Screeningverfahren können sie aber aufgrund einer geringen diagnostischen Sezifität und Sensitivität (ca. 70%) nicht empfohlen werden! Retrospektiv finden sich zwar bei 50–70% der Patienten mit klinischer MH-Episode erhöhte CK-Werte. Jedoch können bei ca. 10–22% gesunder Personen oberhalb des Normbereichs liegende CK-Werte nachgewiesen werden!

Diagnose / Testung

- da der malignen Hyperthermie eine molekulargenetische Heterogenität zugrunde liegt, kann an einem zukünftigen Einsatz von speziellen Gensonden zum Nachweis einer MH-Veranlagung nicht gedacht werden
- der Nachweis eines im Vergleich zum normalen Muskel **gesteigertem Kontraktionsverhalten des MH-Muskels** unter dem **Einfluß von Koffein und Halothan**, ist gegenwärtig die einzige Möglichkeit eine MH-Veranlagung sicher nachzuweisen
- der Test wird als **Halothan-Koffein-Kontraktur-Test (HKKT)** oder In-Vitro-Kontraktur-Test (**IVKT**) bezeichnet

Indikationen zur Durchführung des In Vitro-Kontraktur-Tests (IVKT)
- **alle** Patienten mit MH-suspektem **Narkosezwischenfall** nach einem 3-monatigem Intervall
- **alle** Patienten mit aufgetretenem **Masseterspasmus** bei Narkoseinduktion und postoperativem CK-Anstieg (postoperativer CK-Wert > 20000 U/l → Wahrscheinlichkeit der MH-Disposition 80–100%)
- Personen mit isolierter, aber **familiärer** CK-Erhöhung
- ggf. möglichst **alle** Blutsverwandte und Nachkommen eines nachgewiesenen Anlageträgers
- Patienten mit bestimmten **hereditären Muskelkrankheiten** im Falle einer Muskeluntersuchung im Rahmen der Grunderkrankung

Muskelbiopsie und Halothan-Koffein-Kontrakturtest (in vitro-Kontrakturtest - IVCT)
Nach Auftreten einer klinisch manifesten malignen Hyperthermie sollte der Patient sich einer Muskelbiopsie in einem der 9 deutschen oder 2 österreichischen (Innsbruck, Wien) MH-Zentren bzw., oder dem MH-Zentrum in Basel unterziehen.
- Entnahme von **vitalen Muskelgewebe** (Länge 15–25 mm und Durchmesser > 3,5 mm) aus dem Vastus lateralis und medialis des Musculus quadriceps femoris
- Konservierung des Muskelpräparates in Krebs-Ringer-Lösung bei Raumtemperatur und unverzüglicher Transport ins Testlabor
- Testdurchführung innerhalb von **5 Stunden** nach Muskelentnahme

- operative Gewinnung der **Muskelbiopsie** (Narkoseführung s. unten)
- **Durchführung** von 4 Tests:
  2 statische Koffein- und 2 Halothankontrakturtests, welche beide statisch oder
  je einer statisch und einer dynamisch durchgeführt werden. Beim dynamischen
  Test erfält der Muskel während des Untersuchungsvorganges eine zunehmende Vorspannung infolge kontinuierlicher Dehnung (4 mm/min) bis zu einem
  Maximum von 30 mN, welche für eine Minute beibehalten wird. Anschließend
  wird der Muskel innerhalb von 1,5 Minuten auf seine Ausgangsspannung zurückgeführt. Nach einer 3-minütiger Pause beginnt der Dehnungszyklus von
  Neuem
- nach Vorspannung des Muskelstücks mit 2 mN (=0,2 g) werden die Muskelfaser-
  bündel in Europa für jeweils 3 Minuten 7 verschiedenen Koffeinkonzentrationen
  (0,5; 1,0; 1,5; 2,0; 3,0; 4,0 und 32 mmol/l) und 3 verschiedenen Halothankonzentration (0,11–0,22–0,44 mmol/l bzw. 0,5–1,0-2,0 Vol.%) ausgesetzt. Nach dem
  Nordamerikanischem Testprotokoll wird nur eine einzige Halothankonzentration getestet (3%)!
- die Sensitivität des in vitro-Kontraktur-Tests (**IVCT**) ist 99%, die Spezifität liegt
  bei 93%

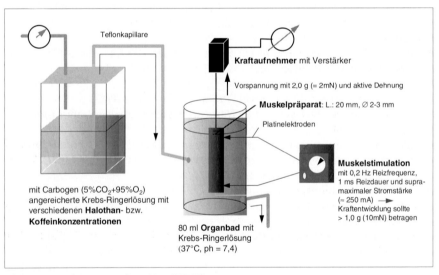

Abb. 37. 1. In Vitro-Kontraktur-Test (IVKT)

Europäische Einteilung nach dem IVK-Ergebnis in 3 Gruppen

MHS (susceptible = MH-Anlage anzunehmen)
- das entnommene Muskelstück entwickelt jeweils eine **Kontraktur** von > 0,2 g (2 mN), wenn es **geringen Halothan-** (≤ 0,44 mmol/l) **oder** geringen **Koffein-konzentrationen** (≤ 2 mmol/l) ausgesetzt wird → Diagnose MH-Disposition sicher

MHN (nonsuseptible = MH-Anlage ausgeschlossen)
- tritt eine **Spannungsentwicklung** (> 2 mN) **erst bei hohen Konzentrationen** von Halothan (> 0,44 mmol/l) und Koffein (> 3 mmol/l) auf, so gilt die MH-Disposition als ausgeschlossen

MHE (equivocal = MH Anlage ungeklärt)
- tritt die Kontraktur hingegen entweder nur bei der Halothan- (MHEh) oder nur bei der Koffeinschwellenkonzentration (MHEc) auf, so kann eine MH-Veranlagung weder eindeutig bestätigt noch ausgeschlossen werden. Die Häufigkeit dieser Konstellation in Europa beträgt ca. 13% und in Deutschland 10%
→ Patienten mit diesem Ergebnis werden aus Sicherheitsgründen wie solche mit positivem Testergebnis (MHS) beraten und behandelt

Nordamerikanischer Kontraktionstest

Vom Europäischen Untersuchungsprotokoll abweichend, wurde 1987 in Nordamerika folgendes Kontraktionstest-Protokoll eingeführt:
1. **Halothan**-Kontraktur-Test
   mit einer **einzigen** Halothankonzentration (**0,66 mmol/l** bzw. **3,0 Vol.-%**) für 10 min
2. **Koffein**-Kontraktur-Test
   mit 5 oder 6 verschiedene Konzentrationen (0,5-1-2-4-ggf. 8 mmol/l (wenn die Kontraktionskraft bei 4 mmol/l < 1 g ist) für jeweils ≥ 4 min und 32 mmol für ≥ 10 min
3. **Kombinierter Halothan-Koffein**-Test
   mit einer primären Halothaninkubation mit 1,0 Vol.-% für 10 min und anschließend verschiedene Koffeinkonzentrationen für 4 min (0,25–0,5–1–2–4) und 32 mmol/l für 10 min → **positives Testergebnis** bei Kontraktion ≥ 1 g nach Exposition von Koffein ≤ 1 mmol/l
   - die Kontraktionsschwelle beträgt in Nordamerika nicht einheitlich 0,2 g, sondern für den Koffeintest 0,3 g (früher 0,2 g) und für den Halothantest 0,5 g (früher 0,7 g)

Optionale Tests

Um die unbefriedigende Zwischengruppe der **MHE**-Patienten zukünftig eindeutig in die Gruppe MHS und MHN differenzieren zukönnen, werden gegewärtig mehrere Zusatztests validiert, welche in Zukunft ggf. den HKKT bei der MH-Diagnostik ergänzen werden.

Ryanodin-Test

Die kumulative Applikation verschiedener Konzentrationen von **Ryanodin** (0,4-0,8-1,6-10,0 µmol/l), einem aus Tobago stammenden Pflanzenalkaloid führt im Vergleich zum normalen Muskel bei MHS-Disposition zu einer signifikant **früher** einsetzenden und schnelleren Muskelkontraktion

4-Chlor-m-Kresol-Test (4-CmK)

Kresol, eine als Konservierungsmittel in verschiedenen Insulin-Präparaten enthaltene Substanz setzt wie Koffein Kalziumionen aus dem sarkoplasmatischen Retikulum frei. Die Applikation von 4-Chlor-m-Kresol in 6 verschiedenen Konzentrationen (25-50-75-100-150-200 µmol/l) mit einer Expositionszeit von 6 min führt bei MHS-Patienten in allen Konzentrationen zu einer gegenüber normalen Personen signifikant höheren Kontraktion. Das Ausmaß der Kontraktion unter 75 µmol/l 4-CmK bei MHS entspricht der Kontraktionsstärke des selben Muskels unter dem Einfluß von 2,0 mmol/l Koffein. Alle Muskelbiopsien von MHN-Patienten zeigen erst ab Konzentrationen $\geq$ 100 µmol/l eine signifikante Kontraktion!

DOI-Test

- die Zugabe eines speziellen **Serotonin** (HT_2)-**Agonisten** [1-(2,5-dimethoxy-4-iodophenyl)-2-aminopropan] zum Krebs-Ringerbad führt bei **allen** Muskelproben zu einer Kontraktion, welche in der MHS-Gruppe signifikant **früher** und stärker erfolgt als in der MHN-Gruppe. Hinsichtlich des Kontraktionszeitpunkt gab es keine Überlappung der beiden Patientengruppen
- nach 60minütiger Vorinkubation der Muskelprobe mit DOI kommt es im anschließend durchgeführten Halothantest zu einer **Kontraktionssteigerung** bei MHS-Konstellation während der Kontraktionsbeginn in der MHN-Gruppe nach Halothanexposition noch verzögert wird

	DOI (0,02 mmol/l)		DOI (0,02 mmol/l) + **Halothan-Test**	
	MHS (n=22)	MHN (n=17)	MHS (n=22)	MHN (n=17)
Beginn der Kontraktion (min)	16,8 ± 1,7*	66,3 ± 5,6	15,1 ± 1,8*	89,7 ± 5,6
maximale Kontraktion (mN)	12,9 ± 1,1*	5,3 ± 0,6	15,9 ± 0,9*	3,1 ± 0,4

* $p < 0,05$ versus MHN

Anästhesiologisches Vorgehen bei MH-Verdacht

Voruntersuchung und Prämedikation

- ruhiges und informatives Aufklärungsgespräch
- adäquate Prämedikation mit Benzodiazepinen ($\varnothing$ Atropin, ggf. β-Blocker zur Unterdrückung einer streßbedingten Sympathikusaktivierung)

- Umstellung einer Kalziumantagonisten-Dauertherapie auf ß-Blocker (lebensbedrohliche Hyperkaliämien nach Dantrolengabe unter Kalziumantagonistentherapie!)
- Absetzen und Verzicht auf Neuroleptika (Haloperidol, DHB) aufgrund differentialdiagnostischer Gründe und Beeinflußung des In-vitro Kontraktur-Tests
- präoperativ Bestimmung der Transaminasen und des CK-Wertes bei MH-Verdacht als Verlaufskontrolle

Narkoseführung

- **Regional- und Lokalanästhesie** (Anästhesieverfahren der 1.Wahl zur Muskelbiopsie), z.B. SPA / PDA , Plexusanästhesie der oberen Extremität oder 3-in-1-Block (ggf. in Kombination mit einer Infiltrationsanästhesie des N. cutaneus femoris lateralis)
- **triggerfreie Allgemeinanästhesie** (bevorzugt bei Kindern < 10 Jahren). Als **sichere Substanzen** gelten: Barbiturate, Propofol, Benzodiazepine, Opioide, Lachgas und nicht-depolarisierende Muskelrelaxanzien
- die **prophylaktische** intravenöse Gabe von **Dantrolen** (2,5 mg/kg) 45 Minuten vor OP-Beginn wird gegenwärtig in Europa **nicht** mehr **empfohlen !** → Hackl konnte 1990 anhand von 30 Fällen aufzeigen, daß auch ohne Dantrolenprophylaxe bei Patienten mit MH eine sichere Anästhesie durchgeführt werden kann. Ording aus Kopenhagen führte bei 119 MH-disponierten Patienten komplikationslose triggerfreie Anästhesien durch.
  Die prophylaktische Dantrolengabe im Rahmen einer **Muskelbiopsiegewinnung** führt sogar zu einer negativen Beeinflußung des Kontrakturtests! Die Inzidenz der MH bei Disposition während/nach triggerfreier Narkose lag in einer kanadischen Studie bei 0,6%
- Bereitstellung einer sofort verfügbaren und **ausreichenden Dantrolenmenge** im Falle einer MH-Krise (> **36 Flaschen** à 20 mg am Ort der Anästhesieausführung → keine Lagerung in der Zentralapotheke, keine Kooperation mit benachbarten Krankenhäusern) Bereitstellung eines **state-of-the-art-Monitoring** (EKG, MAP, **SaO$_2$, p$_{et}$CO$_2$**, Temperatur, ggf. arterielle oder venöse BGA)
- Einsatz eines **Narkosegerät, das nicht mit volatilen Anästhetika kontaminiert ist** → Verdampfer muß entfernt sein. Ist kein Gerät vorhanden: 10-minütige Spülung eines mit Halothan kontaminierten Gerätes mit 10-12 l/min O$_2$ reduziert die Konzentration des volatilen Anästhetikums auf < 1 ppm → am sichersten ist die Verwendung eines Intensiv-Beatmungsgerätes!
- Bereitstellung von kalten Infusionslösungen und Coll-Packs

> ☞ Die **Kapnometrie** ist sowohl für die Früh- als auch Differentialdiagnose das entscheidende Monitoring und bei Patienten mit Disposition zur MH **unverzichtbar!**

Differentialdiagnose MH

Eine ganze Reihe von Ursachen kann zu einem perioperativen Temperaturanstieg, Tachykardie, Arrhythmien führen. Hierzu gehören:

- pyrogene Substanzen / Endotoxine
- allergische Reaktionen auf Medikamente oder Bluttransfusionen (Histaminausschüttung)
- Atropin in der Prämedikation
- Schädel-Hirn-Trauma
- endokrine Störungen z.B. bedingt durch Phäochromozytom und Thyreotoxikose, Porphyrie
- Überwärmung, besonders von Neugeborenen
- fehlerhafte Geräte, z.B. Befeuchter, Absorber, überheizte Wärmematte
- Hypoxie (Brochospasmus, einseitige Intubation, Lungenembolie)
- flache Anästhesieführung
- Hypovolämie

1
2
3
4
5
6
7
8
9
10
11
12
13
14
15
16
17
18
19
20
21
22
23
24
25
26
27
28
29
30
31
32
33
34
35
36
37
38
39
40
41
42
43
44
45
46

38 Porphyrie

Definition

- Porphyrien sind **genetisch bedingte Defekte** im Porphyrinstoffwechsel (Häm-biosythese), mit **autosomal dominantem** Erbgang
- für die Anästhesie relavant sind nur die akuten hepatischen Formen:
  1. **akut intermittierende Porphyrie** → Enzym: Uroporhyrinogen-I-Synthetase-Defekt (= Phorphobilinogen-Deaminase) [1: 50000 in Skandinavien]
  2. **hereditäre Koproporphyrie** → Enzym: Koproporphyrinogen-Oxidase-Defekt
  3. **Porphyria variegata** (vorwiegend in Südafrika: 1:300) → Enzym: Protopor-phyrinogen-Oxidase-Defekt
- die chronischen kutanen Porphyrien wie z. B. die Porphyria cutanea tarda sind primär für den Dermatologen von Interesse

Ätiologie und Pathogenese

- die hepatischen Porpyhrien werden **autosomal dominant** vererbt
- die klinischen Symptome der Porphyrie beruhen auf einer **Akkumulation der Porphyrinpräkursoren δ-Aminolävulinsäure und Porphobilinogen**, die zu einer **Stimulation präsynaptischer GABA-Rezeptoren** führen können
- **akute Schübe** können **durch Alkohol, Streß, Fieber, Sexualhormone oder Fasten** ausgelöst werden. Insbesondere kommen jedoch **Medikamente** wie Barbiturate, Sulfonamide und Griseofulvin, Phenytoin, Lidocain Furosemid, Metoclopramid, Diclofenac und andere als Auslöser in Frage
- bei akuter hepatischer Porphyrie kann durch inadäquate Anästhetikagabe (z. B. Barbiturate) die latente Phase der Erkrankung in einen akuten Schub mit einer Letalität von bis zu 30% übergehen

Symptome

- ein solcher **akuter Schub** ist charakterisiert durch **akute abdominelle Schmer-zen** (bedingt durch die autonome Neuropathie), Übelkeit und Erbrechen, **Verwirrungszustände, Psychosen, Krampfanfälle**, motorische Neuropathien und **Hypotension in Kombination mit Tachykardie und Schwitzen**
- die **akut intermittierende** Porphyrie läßt sich in ihrer latenten Phase durch die Bestimmung der **Aminolävulinsäure im Urin** erkennen, die **Porphyria varie-gata** wird durch die charakteristischen **fäkalen Porphyrine** diagnostiziert

Anästhesiologisches Management

Beurteilung und Prämedikation

- die Diagnose der Porphyrie wurde in der Regel bereits vorher gestellt. Es muß sichergestellt werden, daß eine Narkose absolut notwendig ist. Porphyrine im Urin lassen sich nur während eines akuten Schubes nachweisen. Als Prämedikation zur Streßreduktion kommt z. B. Promethazin in Frage
- die Vorgehensweise beim akuten Schub beinhaltet die Gabe von Kohlenhydraten (400 g/Tag) und ggf. Häm-Arginat (Normosang über internationale Apotheke) → Feedback-Hemmung der ALA-Synthetase, β-Blockern (Propanolol), Analgetika und Flüssigkeit

▶ **Grundsatz:** Vermeide Medikamente, die einer Phase-I-Metabolisierung (Hydroxylierung, Oxydierung) unterliegen und bevorzuge Substanzen, die z. B. nur glukuroniert werden!

Anästhesiedurchführung

- die Durchführung einer **Regionalanästhesie** reduziert das Risiko der Gabe einer Triggersubstanz. **Bupivacain und Prilocain** gelten als sichere Substanzen, **kein Mepivacain (Scandicain), kein Lidocain (Xylocain)**
- im Falle einer Allgemeinanästhesie, müssen Thiopental und andere Barbiturate unbedingt vermieden werden

 Sichere Substanzen:
- **Analgetika:** Morphin, Fentanyl, Buprenorphin, Paracetamol, Acetylsalicylsäure, Ibuprofen
- **Einleitungsanästhetika:** Propofol, ggf. Ketanest
- **Inhalationsanästhetika:** Lachgas, Desfluran, ggf. Isofluran, kein Enfluran oder Halothan
- **Muskelrelaxanzien:** Succinylcholin, cis-cis-Atracurium, Vecuronium
- **Psychotrope Substanzen:** Dehydrobenzperidol
- **Andere**: Atropin, Neostigmin, Propranolol, Penicilline, Cephalosporine, Oxytocin, Etacyrnsäure (kein Furosemid!)

Postoperativ

- besonderes Augenmerk sollte postoperativ auf eine **suffiziente Analgesie** gerichtet werden, da schmerzbedingter Streß schubauslösend wirken kann. Falls ein solcher Schub auftreten sollte, muß der Patient auf die Intensivstation verlegt werden, wo eine Beatmungstherapie erforderlich werden kann

Medikamentenliste bei Porphyrie

„Sicher"	„Umstritten"	„Unsicher"
Injektionsanästhetika		
Propofol, Chloralhydrat	← Ketamin Midazolam Etomidat →	Barbiturate, Diazepam, Clonazepam, Flunitrazepam
Analgetika		
Morphin, Fentanyl, Sufentanil?, Alfentanil?, Remifentanil?, Buprenorphin, Kodein, Paracetamol, Acetylsalicylsäure, Indometacin, Ibuprofen	Pethidin	Pentazosin, Diclofenac
Muskelrelaxanzien, Parasympathomimetika, Anticholinergika		
Succinylcholin, Gallamin, Tubocurarin, Atropin, Neostigmin	Vecuronium, Atracurium, Cis-Atracurium?	Pancuronium
Inhalationsanästhetika		
Lachgas, Desfluran?, Diäthyläther	Halothan, Enfluran → ← Isofluran	
Lokalanästhetika		
Bupivacain, Prilocain, Procain		Lidocain
Neuroleptika		
DHB, Prometazin		
Antibiotika		
Penicilline, Cephalosporine	Chloramphenicol, Tetrazykline	Sulfonamide, Erythromycin, Griseofulvin
Kardiaka, Sympathomimetika		
Labetalol, Propranolol, Digoxin, Nitroglycerin, Nitroprussid, Adrenalin, Dopamin,		Nifedipin, Clonidin, Methyldopa
Diuretika		
Etacyrynsäure, Osmofundin		Furosemid, Spironolacton
Hormone		
Glukokortikoide, Oxytocin, Thyroxin		Östrogene
sonstige Medikamente, Substanzen		
Heparin, Dicumarol	Cimetidin	Phenytoin, Metoclopramid, Danazol, Ergotalkaloide, Äthanol, Sulfonylharnstoffe, Theophyllin

Komplikationen

Mortalität

Bei Angaben von Mortalitätszahlen, sind folgende Aspekte zu berücksichtigen:
- Gesamtmortalität
- primär patientenbedingte Mortalität
- Operation als beitragender Faktor
- primär operationsbedingte Mortalität
- Anästhesie als beitragender Faktor
- primär anästhesiebedingte Mortalität

Gesamtmortalität und primär anästhesiebedingte Mortalität

	Gesamtmortalität	primär anästhesiebedingte Mortalität
Allgemeinchirurgie	6 ‰	0,07–0,09 ‰
Geburtshilfe	0,1–0,2 ‰	0,013–0,017 ‰ (6–12% der Todesfälle)

Patientenbedingte 7-Tage-Mortalität nach ASA-Klassifizierung

ASA I	ASA II	ASA III	ASA IV
0%	0,04%	0,6%	8%

Primär anästhesiebedingte Mortalität

vor 1960	1960	1970	1980	1995
0,4 ‰	0,2 ‰	0,1 ‰	0,08 ‰	0,05 ‰

Myokardischämie-Raten
- präoperativ: 25%
- intraoperativ: 20–75%
- postoperativ: 30–40%

▶ **Cave:** die meisten Myokardischämien verlaufen stumm und werden nicht registriert!

Myokardinfarkt-Raten
- Allgemeinanästhesie: 0,1–0,7%
- Gefäßchirurgie: 1–15%

Perioperative Reinfarktrate bei nichtkardiochirurgischen Eingriffen

| Zeitintervall nach Myokardinfarkt | | | Mortalität des | |
0–3 Monate (%)	4–6 Monate (%)	> 6 Monate (%)	Reinfarktes (%)	Jahr
37	16	5	66	1972
27	11	4,1	69	1978
5,8	2,3	1–1,7	36	1983
4,3	4,7	5,7	23	1990

 erhöhtes Risiko für perioperativen Myokardinkarkt bei Patienten mit: arterieller Hypertonie, Linksherzinsuffizienz, bekannter KHK, weniger als 6 Monate zurückliegendem Myokardinfarkt

40 Anaphylaktische Reaktion

Definitionen

- **Anaphylaktische Reaktion:** humorale Allergie vom Soforttyp (Typ I) durch präformierte, membranständige IgE-Antikörper, welche zur Freisetzung von Histamin und anderen Mediatoren führt
- **Anaphylaxie:** Maximalvariante einer akuten allergischen Reaktion
- **Anaphylaktoide Reaktion:** direkte, nichtantikörpervermittelte Reaktion des allergischen Substrates mit der Mastzelle etc. Es ist keine vorhergehende Exposition notwendig!
- Inzidenz schwerer anaphylaktoider Reaktionen während Narkose: 1:6000–1:28000

Auslösende Agenzien (intraop.)

- 60–70% Muskelrelaxanzien
  (pro 1 Mio. Anwendungen: Succinylcholin 38, Alcuronium 33, Atracurium 14, Vecuronium 14, Pancuronium 8)
- Latexallergie ist die zweithäufigste Ursache intraoperativer anaphylaktischer Reaktionen (ca. 18% → zunehmend)
- Barbiturate, Dextrane, Antibiotika, Kontrastmittel, Protamin, Palakos
- Lösungsvermittler (Cremophor in Propanidid und Althesin, Propylenglykol im früheren Hypnomidate → Osmolalität 4900 mosm/kg ↑, Paraben in LA-Flaschen etc.)

Pathophysiologie

- nach Exposition mit bestimmten Fremdkörpern (auslösendes Agens) kommt es zur Bildung von IgE-Antikörpern, die sich an Mastzellen, basophilen Granulozyten, Endothelzellen und Thrombozyten binden. Durch Reexposition kommt es zur Freisetzung präformierter (z. B. Histamin) und neugenerierter Mediatoren (z. B. Leukotriene, PAF), welche letztlich zu den Symptomen einer anaphylaktischen Reaktion führen

- die eine allergische Reaktion auslösenden tertiären und quartären Stickstoffgruppen von Muskelrelaxanzien kommen auch bei anderen Substanzen (Kosmetika, Nahrungs- und Konservierungsmittel, Desinfektionsmittel,..) vor, sodaß dadurch eine Sensibilisierung durch kreuzreagierende Antikörper erfolgen kann

Präformierte Mediatoren
- **Histamin**
  die Wirkungen von Histamin werden über H_1- und H_2-Rezeptoren vermittelt

Wirkung auf H1-Rezeptoren
$\Rightarrow$ Bronchokonstriktion
$\Rightarrow$ Konstriktion von Gefäßen > 80 µm, Dilatation von Gefäßen < 80 µm
$\Rightarrow$ Gefäßpermeabilitätszunahme
$\Rightarrow$ Koronararterienkonstriktion
$\Rightarrow$ kurz: cholinerge Wirkung der H_1-Blocker

Wirkung auf H2-Rezeptoren (cAMP-Messenger-System)
$\Rightarrow$ Tachykardie
$\Rightarrow$ Gefäßpermeabilitätszunahme
$\Rightarrow$ Koronararteriendilatation
$\Rightarrow$ Zunahme der Myokardkontraktilität
$\Rightarrow$ Herzrhythmusstörungen
$\Rightarrow$ Bronchodilatation
$\Rightarrow$ erhöhte gastrale Säuresekretion
$\Rightarrow$ kurz: β-vermittelte Wirkung der H_2-Blocker

H_3-Rezeptoren in der Lunge und histaminergen Nervenendigungen im ZNS
$\Rightarrow$ Funktion bis jetzt unbekannt

- Proteasen (Tryptase, Chymase)
- neutrophiler chemotaktischer Faktor (NCF)

Neugenerierte Mediatoren
- PAF
- Prostaglandine E_2, I_2, $F_{2\alpha}$
- Thromboxan A_2
- Leukotriene C_4, D_4, E_4

Diagnostik

- der Nachweis einer stattgefunden allergischen Reaktion läßt sich nur durch Bestimmung der Plasmahistaminspiegel, das Abbauprodukt Methylhistamin im Urin oder Serumspiegel der Serinprotease Tryptase (HWZ ca. 2 h) stellen

Zur Identifizierung des Allergens stehen verschiedene Tests zur Verfügung
- Prick-Test, Scratch-Test, Intracutan-Test
- ELISA
- RAST

Symptome

je nach Stadium (s. Tabelle)

Therapie

Allgemeinmaßnahmen

- Stoppen der Allergenzufuhr
- O_2-Gabe (bzw. Beatmung mit F_IO_2 von 1,0)
- Volumengabe (500–2000 ml Vollelekrolytlösung oder Gelatinepräparate). Elektrolytlösungen können ein interstitielles Ödem begünstigen, Dextrane und Stärke können selbst allergische Reaktionen auslösen; gereinigte Gelatinelösungen haben ein deutlich geringeres Allergiepotential

Medikamentöse Therapie

unter Berücksichtigung des Allergiestadiums

Katecholamine
Adrenalin (Suprarenin)
- Nutzung der α- und β-mimetischen Wirkung ($\alpha \rightarrow$ Vasokonstrtiktion, antiödematöse Wirkung, $\beta_2 \rightarrow$ Bronchodilatation)
- Dosierung je nach Stadium und Wirkung: intrabronchial oder inhalativ (Adrenalin-Medihaler) oder 1:100 verdünnt 0,5 ml (0,5 µg)-weise oder kontinuierlich i.v., je nach Wirkung

Dopamin
- Nutzung der dosisabhängigen α- und β-mimetischen Wirkung. Bei einen mit Adrenalin vergleichbaren α-mimetischen Effekt geringere β-mimetische Wirkungen
- 3–7 µg/kg/min!
- ▶ der therapeutische Vorteil gegenüber Adrenalin ist bisher nur tierexperimentell erwiesen

Noradrenalin (Arterenol)
- Nutzung der α-mimetischen Wirkung ($\alpha \rightarrow$ Vasokonstrtiktion, antiödematöse Wirkung)
- 1:10–1:100 verdünnt (1–100 µg) i.v., wenn mit Adrenalin kein Erfolg zu erzielen ist

Histaminrezeptorenblocker

H₁-Blocker

- Dimetinden (Fenestil): 0,1 mg/kg ≈ 1–2 Amp. à 4 mg (4 ml) langsam i.v.
- Clemastin (Tavegil): 0,05 mg/kg ≈ 1–2 Amp. à 2 mg (5 ml) langsam i.v.

H₂-Blocker

- Cimetidin (Tagamet): 5 mg/kg ≈ 2 Amp. à 200 mg (2 ml) mg i.v.
  schnellster Wirkungsbeginn aller H₂-Blocker, jedoch Enzyminduktion (P_{450}) und zentral wirksam
- ▶ **Merke:**
  Durch Blockierung nur eines Histaminrezeptors (H₁ oder H₂) kann nur mit einer unvollständigen Blockade der Histaminreaktion gerechnet werden. H₁-Blocker immer vor H₂-Blocker!

Glukokortikoide

- spezifischer Effekt: Hemmung der Phospholipase A₂ über Lipocortin →
  Leukotriene-Neusynthese ↓, Wirkung erst nach 1–2 h
- unspezifischer Effekt (nicht zweifelsfrei belegt): membranstabilisierend und gefäßabdichtend bereits nach 10–30 min. Hierbei ist die Anzahl der Moleküle und nicht die glukokortikoide Potenz entscheidend!
  z. B. präop.: Methylprednisolon (Urbason) 1 mg/kg p.o.
- Dosis je nach Stadium
  50–250–1000 mg Prednisolon (Solu-Decortin H) i.v. oder
  8–40–120 mg Dexamethason (Fortecortin) i.v.
- ▶ **Cave:** langsam spritzen oder als Kurzinfusion über mind. 5 min!
  Bolusgabe selbst kann Histamin freisetzen!

Theophyllin

- bei schwerer Bronchospastik, die auf β-Mimetika und Kortikoide nicht anspricht
- initial 5 mg/kg i.v., anschließend 0,8–1 mg/kg/h

▶ **kein Kalzium im Schock**
  - Zellschaden nimmt zu, Myokardkontraktur, irreversibles Kammerflimmern

Prophylaktische Maßnahmen

- aufgrund der Dosisabhängigkeit der unspezifischen Histaminfreisetzung, sind **Dosisreduktion** und **langsame Injektion** über 30–60 s wirkungsvolle Maßnahmen zur Verminderung lokaler oder systemischer Histaminwirkungen
- die prophylaktische Gabe von Antihistaminika und Kortikosteroide reduziert ebenfalls die freigesetzte Menge von Histamin. Echte allergische Reaktionen werden weder durch eine langsame Injektion noch durch eine Rezeptorblockade mit Antihistaminika beeinflußt

Medikamentöse Prämedikation bei anaphylaktischer Prädisposition

---

Antihistaminika (H₁/H₂-Antagonisten), Kortikosteroide

Vorabend:
- Dimetinden (Fenistil) 2 Tbl. à 1 mg oder 1 Ret. Kps. à 2,5 mg und
- Cimetidin (Tagamet) 1 Kps. à 200 oder 400 mg und
- Prednisolon (Decortin H) 1 Tbl. à 50 mg

morgens:
- Dimetinden (Fenistil) 2 Tbl. à 1 mg oder 1 Ret.Kps. à 2,5 mg und
- Cimetidin (Tagamet) 1 Kps. à 200 oder 400 mg und
- Prednisolon (Decortin H) 1 Tbl. à 50 mg

oder vor Einleitung:
- Dimetinden (Fenistil) 0,1 mg/kg ≈ 2 Amp. à 4 mg als Kurzinfusion und
- Cimetidin (Tagamet) 5 mg/kg ≈ 2 Amp. à 200 mg i.v. und
- Prednisolon (Solu-Decortin H) 100–250 mg i.v.

Prophylaktische Gabe empfohlen bei
- Patienten mit anamnestischer Überempfindlichkeit gegenüber Kontrastmittel (10,9% Rezidivrate für schwere Reaktionen) und i.v.-Anästhetika
- Patienten mit allergischer Diathese (15,1% Rezidivrate für schwere Reaktionen beim Asthmatiker)
- bei erhöhten Plasmahistaminspiegel wie z. B. nach Chemonukleolyse mit Chymopapain bei Bandscheibenvorfall
- während spezieller chirurgischer Eingriffe (Verwendung von Palakos, Operation am Pankreas, nekrot. Gallenblase, Ösophagus, Lunge, Dickdarm), EK-Gabe älteren Datums

Latexallergie

- Latex besteht aus Isoprenmolekülen, welche durch den sogenannten „rubber elongation factor" zu Polyisopren (Naturkautschuk) und anschließend künstlich durch Erhitzen mit Schwefel zu Gummi verarbeitet wird (Vulkanisation)
- 60% der Latexallergien sind Typ I-Reaktionen und 40% Typ IV-Reaktionen nach Coombs und Gells
  bei Typ I: Freisetzung von Histamin (> 1 ng/ml) mit Spitzenspiegel schon nach 5–15 min, gelegentlich erst nach 3–8 h
- Reaktion meist beim primären Austasten der Bauchhöhle mit Latexhandschuhen
- ▶ **Cave:** medizinisches Personal hat hohe Sensibilisierungsrate bezüglich Antibiotika oder Latexderivate (-24% bei atopisch veranlagten Patienten, 11% der Zahnärzte oder 30–40% der Patienten mit Spina bifida)

Stadien, Symtome und Therapie anaphylaktischer und anaphylaktoider Reaktionen

Stadium	0	I	II	III	IV
Symptome	lokal begrenzte kutane Reaktion (Quaddeln)	leichte Allgemeinreaktion disseminierte kutane Reaktionen (Flush, Puritus, generalisierte Urtikaria) Schleinhautreaktionen, Ödeme (Nase, Konjunktivitis) Allgemeinreaktion (Kopfschmerz, Unruhe, Erbrechen)	ausgeprägte Allgemeinreaktion (pulmonale und/ oder kardiovaskuläre Reaktion) Kreislaufdysregulation (Tachykardie, Blutdruckabfall, Rhythmusstörungen) Quincke-Ödem, Kehlkopfödem, Dyspnoe, beginnender Bronchospasmus, Stuhl-Harndrang	bedrohliche Allgemeinreaktion Schock, Bronchospasmus, Bewußtseinstrübung, -verlust	vitales Organversagen Atem- und Herz-Kreislauf-Stillstand
allgemeine Therapie	Stoppen der Allergenzufuhr, Beruhigung evtl. i.v.-Zugang	Stoppen der Allergenzufuhr Beruhigung O₂-Gabe i.v.-Zugang Volumengabe (500 ml)	Stoppen der Allergenzufuhr O₂-Gabe, rechtzeitge Beatmung i.v.-Zugang Volumengabe (500–1000ml)	Stoppen der Allergenzufuhr Beatmung mit 100% Sauerstoff i.v.-Zugang Volumengabe (1000–2000 ml)	Stoppen der Allergenzufuhr Beatmung mit 100% Sauerstoff i.v.-Zugang Volumengabe (2000–3000 ml)
spezielle Therapie			Katecholamine Adrenalin-Medihaler inhalativ oder Adrenalin (Suprarenin) 1:100 verdünnt 0,5–5 ml (5–50 μg) i.v. je nach Wirkung	Katecholamine Adrenalin-Medihaler inhalativ oder Adrenalin (Suprarenin) 1:100 verdünnt 0,5–5 ml (5–50 μg) i.v. je nach Wirkung (Dopamin 3–7 μg/kg/min) Noradrenalin (Arterenol) 1:10–1:100 verdünnt (10–50 μg) i.v., wenn Adrenalin unzureichend	Katecholamine Adrenalin (Suprarenin) 1:10–1:100 verdünnt 1–10 ml (10–1000 μg) i.v. je nach Wirkung Noradrenalin (Arterenol) 1:10–1:100 verdünnt (10–50 μg) i.v., wenn Adrenalin unzureichend

Stadien, Symtome und Therapie anaphylaktischer und anaphylaktoider Reaktionen (Fortsetzung)

Stadium	0	I	II	III	IV
	evtl. Antihistaminika	**Kortikosteroide** Solu-Decortin 50–250 mg i.v. od. Fortecortin 8–40 mg i.v. **Antihistaminika** je 1–2 Amp. i.v. H_1: Fenistil (0,1 mg/kg) H_2: Tagamet (5 mg/kg) besonders bei allerg. Disposition oder zu erwarteter Progredienz	**Kortikosteroide** Solu-Decortin 250–500 mg i.v. od. Fortecortin 40–80 mg i.v. **Antihistaminika** je 1–2 Amp. i.v. H_1: Fenistil (0,1 mg/kg) H_2: Tagamet (5 mg/kg) **β_2-Mimetika** Dosieraerosole (Terbutalin, Fenoterol, Salbutamol) **Theophyllin** Euphylong 0,2–0,4 g i.v. (5 mg/kg)	**Kortikosteroide** Solu-Decortin 500–1000 mg i.v. od. Fortecortin 80–120 mg i.v. **Antihistaminika** je 1–2 Amp. i.v. H_1: Fenistil (0,1 mg/kg) H_2: Tagamet (5 mg/kg) **Vasopressorgabe** (Akrinor, Effortil, Arterenol) **Theophyllin** Euphylong 0,2–0,4 g i.v. (5 mg/kg)	**Kortikosteroide** Solu-Decortin 1000 mg i.v. od. Fortecortin 1200 mg i.v. **Antihistaminika** je 1–2 Amp. i.v. H_1: Fenistil (0,1 mg/kg) H_2: Tagamet (5 mg/kg) **Allgemeine Reanimation** A–B–C–Regel

- **Kreuzreaktion** mit Kastanien und Bananen möglich!
- **Risikofaktoren**
  - Spina bifida (60% dieser Patientengruppe)
  - berufliche Latexexposition, medizinisches Personal
  - Allergiker, Asthmatiker
  - bestehende bekannte Nahrungsmittelallergie
  - multiple Medikamentenallergien
  - Patienten mit chronischen Erkrankungen und Zustand nach rezidivieren-den Katheteranlagen

41 Aspiration

Definition: Eindringen von Fremdkörpern in die Trachea
Inzidenz: ≈ 1:3200 bei Allgemeinanästhesien
(1:900 bei Notfalleingriffen, 1:4000 bei Elektiveingriffen)
nur ca. $^1/_3$ davon wird symptomatisch,
≈ 10% benötigen eine Beatmung > 24 h, 4,5% entwickeln ein ARDS
Mortalität: war in den letzten 4 Jahrzehnten konstant
1946 nach Mendelson **3%** und
1993 nach Warner **4,5%**
⇒ 1–3 Todesfälle/100000 Anästhesien

Zeitpunkt der Aspiration

- ≈ $^1/_3$ präoperativ (bei Laryngoskopie)
- ≈ $^1/_3$ postoperativ (bei Extubation)
- ≈ $^1/_4$ intraoperativ (stille Aspiration)
- außerhalb des OP-Saales wird die Aspirationsinzidenz mit 1:25 angegeben

Symptome

- 71% Husten, Giemen, Brummen, Zyanose, RR ↓, Tachykardie, Dyspnoe, Tachypnoe bei Spontanatmung
- 50% Infiltratnachweis im Röntgen Thorax (oft erst nach Stunden erkennbar)
- 42% S_aO_2-Abfall > 10%
- 22% Entwicklung eines ARDS in 22%

 Merke: postoperative Beobachtung, da es in den nächsten Stunden (mit Maximum 4–6 h) zu einer pulmonalen Verschlechterung kommen kann

Auswirkungen

- **mechanische Verlegung** der oberen Luftwege durch Nahrungspartikel
- **Mendelsonsyndrom** (1946): Aspiration von saurem Magensaft
- **Aspirationspneumonie** bei Aspiration von saurem Magensaft mit Volumina > 0,4 ml/kg (> 25 ml, in neueren Arbeiten > 0,8 ml/kg) und einem pH-Wert von < 2,5
- ▶ abzugrenzen von der sekundären Aspirationspneumonie ist die **chemische Pneumonitis**

Therapie

- sofortiges blindes Absaugen vor der ersten Beatmung
- Intubation + endotracheal Absaugen
- **keine** blinde Lavage!
- evtl. Bronchoskopie
  nur bei festen Partikeln und Obstruktion indiziert und zur Diagnose-sicherung (sonst meistens ineffektive Maßnahme, da das Aspirat sich sofort auf der Trachealschleimhaut verteilt)
- Bronchiallavage nur bronchoskopisch und nur wenn feste Teile mit-aspiriert (nicht bei reinem Magensaft → Streuung)
- pH-Bestimmung des Aspirats (falls möglich)
- bei Bronchospasmus: Bronchodilatanzien (Euphylong, Bricanyl)
- ggf. Antibiotikagabe:
  - nicht bei asymptomatischer Aspiration
  - zurückhaltend bei Patienten, die noch nicht lange hospitalisiert sind (erst nach 3–4 Tagen Verlust der physiologischen Rachenflora durch typische gramnegativen Krankenhausflora), d. h. Patienten von „zu Hause" eher keine Antibiotikaprophylaxe
  - sichere Aspiration und Symptomatik:
    2. Gen. Cephalosporin (Zinacef, Spizef) + Metronidazol (Clont) oder 3. Gen. Cephalosporin (Rocephin, Claforan) + Clindamycin (Sobelin) oder Ureidopenicillin mit Betalactamase-Inhibitor (Tazobac)
  - bei Aspiration von Darminhalt:
    Carbapenem (Zienam, Meronem) + Metronidazol (Clont)
- Blutgasanalyse
- Röntgen Thorax
- Überwachung mind. 4–6 h
- Beatmung nicht immer notwendig (im Zweifelsfall „ja")
- wenn Beatmung notwendig, dann nach den Prinzipien des Innsbrucker Stufenschemas

▶ **Anm:**
Untersuchung bei Kindern zeigt konstante pH-Werte des Magensafts mit zunehmender Nüchternzeit bei leicht abnehmendem Magensaftvolumen 1,1 ml/kg (0–4 h); 0,51 ml/kg (4–8 h); 0,28 ml/kg (> 8 h)

Prophylaktische Maßnahmen

- präoperative Nüchternheit (bei Elektiveingriffen > 6 h)
- evtl. Magensonde schon auf Station (z. B. bei Ileus)
- medikamentöse Prophylaxe
- rapid sequence induction (Ileuseinleitung)
- evtl. Ballonmagensonde (Aspisafe)

Medikamentöse Prophylaxe bei aspirationsgefährdeten Patienten

am Vorabend:
- Ranitidin (Zantic) 300 mg p.o.
- oder Cimetidin (Tagamet) 400 mg p.o.

45 min. präop.:
- Ranitidin (Zantic) 150 mg (3 Amp. à 50 mg) als Kurzinfusion oder
- Cimetidin (Tagamet) 1–2 Amp. à 200 mg (5 mg/kg) als Kurzinfusion

ind. 20 min präop.:
- Metoclopramid (Paspertin) 1 Amp. à 10 mg i.v.

5–10 min präop.:
- 3 Kps. Na-Citrat (0,3 molar) = 30 ml oder
- Na-Citrat Pulver in 20–30 ml Wasser lösen und p.o.

H_2-Blocker (Zantic, Tagamet)
- Hemmung der Pentagastrin vermittelten Säuresekretion bzw. der basalen nächtlichen und der Histamin vermittelten Sekretion, d. h. bei 85–90% der Patienten steigt der pH des Magensaftes über die kritische Grenze von 2,5. Eine Reduktion des Magensaftvolumens ist nur bei vorabendlicher und morgendlicher Applikation erreichbar!
- Wirkdauer bei Cimetidin: 60–120 min

Metoclopramid (Paspertin)
- Erhöhung der gastralen Peristaltik und des unteren Osophagusverschlußdruckes
- **Kontraindikation:** obstruktiver Ileus, Kinder < 10 Jahren (Parkinsonoid und Akinetosen), manifester Parkinsonismus

Natriumcitrat (Na-Citrat)
- hohe Konzentration (0,3 molar) und Volumen (> 20 ml) für gute Wirkung notwendig! Ebenso wie Timing (mindesten 5 besser 10 min vor Narkoseeinleitung) ⇒ pH ↑ > 2,5, wenn Magensaftvolumen < 250 ml
- Wirkungsdauer: maximal 60 min
- ▶ **Cave:** Versagerquote (pH weiter < 3,0) von 17%

Protonenpumpenblocker (Antra)
- die einmalige vorabendliche Gabe von Omeprazol (Antra) (bis 80 mg p.o.) kann infolge eines hohen Anteils an Non-respondern (bis 35%) zur Aspirationsprophylaxe nicht empfohlen werden!

rapid sequence induction (Ileuseinleitung)

Indikation
- nichtnüchterner Patient (Verdacht auf akutes Abdomen, traumatisierte Patienten)
- Ileus, obere gastrointestinale Blutung, Magenatonie, Pylorusstenose, Hiatushernie, Refluxosophagitis, Ösophagusdivertikel, Ösophagusatresie, aufgetriebener Bauch
- Schwangere ab 2. Trimenon
- Alkoholisierte, Komatöse
- manifeste Hypothyreose

Vorgehen
- i.v.-Zugang
- **Magensonde** legen + absaugen
- Magensonde zurückziehen oder ganz entfernen
- Oberkörper hochlagern
- evtl. 2,5–5 mg DHB i.v. (antiemetisch)
- 5–10 min **präoxygenieren** mit hohem Flow
- präcurarisieren
- Sauger laufend bereithalten
- **Krikoiddruck** durch Helfer (Sellickscher Handgriff)
- Injektionsanästhetikum + Succinylcholin bzw. Rocuronium rasch nacheinander i.v.
- **keine Zwischenbeatmung** (Vermeidung von gastraler Luftinsufflation bei der Maskenbeatmung ⇒ Gefahr der Magenüberblähung mit Regurgitation)
- immer **mit Führungsstab** unter Krikoiddruck intubieren und sofort blocken

Ballonmagensonde (Aspisafe)

- spezielle Magensonde der Firma Braun (Aspisafe) mit aufblasbarem Ballon zur Anwendung der kontrollierten Kardiaokklusion
- geht auf die 1903 von Kausch vorgestellte Kardiaabschlußsonde zurück
- Kontraindikation für den Einsatz: Hiatusgleithernie, Magentumore

42 Herzrhythmusstörungen

Differentialdiagnose und Therapie

Bradykarde Rhythmusstörungen

- Frequenz < 60/min, kritische Grenze < 40/min

1. Sinusbradykardie

- Frequenz < 60/min regelmäßig

Urs:
- physiologisch im Schlaf, Sportler
- ↑ Vagotonus (reflektorisch bei Karotisdruck, ↑ Liquordruck)
- toxisch: Digitalis, β-Blocker, Chinidin
- Sick-Sinus-Syndrom

Therapie
- Digitalispause bei ↑ Digitalisspiegel
- Atropin 0,5–1 mg i.v.
- evtl. Orciprenalin (Alupent) 0,5 mg (1:10 verdünnt, 5–10 ml)

2. Sick-Sinus-Syndrom: Bradykardie-Tachykardie
(isoliert oder kombiniert)

a) Sinusbradykardie
b) SA-Block
c) Sinusstillstand
d) SVES mit Tachykardie
e) Vorhofflimmern

Diag:
- Sinusknotenerholungszeit nach Vorhofstimulation verlängert
- unzureichender Frequenzanstieg nach Atropin; Belastungs-EKG ⇒ Frequenz ↑

Urs:
- ischämische/rheumatische Herzerkrankung

Therapie
- Grunderkrankung
- Schrittmacher bei Symptomen (Schwindel, Synkopen)

3. Reizleitungsstörungen (SA-/AV-Block)

Urs: • Digitalis oder andere Antiarrhythmika, KHK, Herzinfarkt, Myokarditis

SA-/AV-Block I°
EKG: • PQ konstant verlängert > 0,2 s (SA-Block nicht zu sehen)

Therapie
- Digitalisspiegel überprüfen
- Grunderkrankung

SA-/AV-Block II°
Typ Wenckebach (I)
EKG: • PQ wird länger, bis eine Überleitung ausfällt

Therapie
- Digitalisspiegel überprüfen
- Atropin 0,5–1 mg i.v.
- evtl. Orciprenalin (Alupent) 0,5 mg i.v. (1:10 verdünnt, 5–10 ml)

Typ Mobitz (II)
EKG: • fixiertes Blockverhältnis 2:1/3:1, PQ konstant (normal oder verlängert)

Therapie
- Digitalis überprüfen
- Schrittmacher
- Atropin 0,5–1 mg i.v.
- evtl. Orciprenalin (Alupent) 0,5 mg (1:10 verdünnt, 5–10 ml)

SA-/AV-Block III° (totaler)
Frequenz
- < 40/min Kammerrhythmus
- 40–60/min Knotenrhythmus
- evtl. Adam-Stokes Anfall, wenn lange Zeit bis Ersatzrhythmus

Therapie
- Schrittmacher
- ggf. Orciprenalin (Alupent) 0,5 mg i.v. (1:10 verdünnt, 5–10 ml)
- Reanimation

Tachykarde Rhythmusstörungen

1. Sinustachykardie

* Frequenz > 90/min (120–140/min), kritische Grenze > 170/min

EKG: • normale P-Welle, PQ normal
Urs: • physiologisch: Kindern, körperliche/seelische Belastung
  • regulatorisch: RR ↓, Fieber, Anämie, Herzinsuffizienz
  • toxisch: Atropin, Kaffee (Coffein), Nikotin, Hyperthyreose

Therapie
* Ursache suchen und beseitigen
* selten Verapamil (Isoptin) 5–10 mg i.v.
* oder β-Blocker: Esmolol (Brevibloc), Metoprolol (Lopresor, Beloc)

2. Paroxysmale supraventrikuläre Tachykardie

  • Frequenz 160–220/min (über Minuten bis Stunden)
EKG: • P-Welle nicht immer eindeutig sichtbar
  • QRS normal oder funktioneller Schenkelblock meist RSB (evtl. Rückbildungsstörungen)
  • **DD:** Kammertachykardie
Urs: • vegetativ labile Patienten, kongenitale Anomalie (WPW-, LGL-Syndrom)
  • Herzerkrankungen (KHK, Infarkt, Myokarditis)

Therapie
* nur bei klinischer Symptomatik
* Vagusreiz (einseitiger Karotisdruck, kalte Getränke, Valsalva Preßversuch)
* Verapamil (Isoptin) 5 mg langsam i.v., (**Cave:** RR ↓)
* Digitalis bei Herzinsuffizienz (z. B. 0,4 mg Novodigal)
* selten β-Blocker: Esmolol (Breribloc) 0,5 mg/kg i.v. oder Gilurytmal (Ajmalin) 50 mg langsam i.v. unter EKG-Kontrolle
* Adenosin (Akrekar) 3 mg schnell i.v.
* ▶ Ajmalin besonders bei WPW-Syndrom
  kein Verapamil, wenn unklar, ob supraventrikuläre oder ventrikuläre Tachykardie

3. Vorhoftachykardie mit Block

  • meist Digitalis induziert! (evtl. gleichzeitig K⁺ ↓)
EKG: • P-Welle deformiert im Gegensatz zu Vorhofflattern isoelektrisch zw. P-Wellen
  • wechselnde AV-Überleitungsstörungen 2:1/3:1/totaler AV-Block

Therapie
- Digitalispause (evtl. K$^+$ auf hochnormale Werte bringen)
- Phenhydan, Zentropil (Phenytoin) 100–150 mg i.v. bei Digitalisüberdosierung
- Digitalis, wenn nicht dadurch ausgelöst

4. Vorhofflattern, Vorhofflimmern

Vorhofflattern: Frequenz: 220–350/min
EKG: • P-Wellen sägezahnartig

Vorhofflimmern: Frequenz: > 350/min
EKG: • grobe Flimmerwellen, absolute Arrhythmie
Urs: • Mitralvitien, KHK bes. Infarkt, dilatative Cardiomyopathie
- Hyperthyreose, Sick-Sinus-Syndrom

Therapie
1. Frequenzsenkung:
   - Digitalis i.v. (bis 1,6 mg Novodigal/24h)
   - ▶ **Cave:** Vorhofflattern ohne Digitalisierung (Gefahr der 1:1 Überleitung)
   - oder Verapamil (Isoptin) 5–10 mg i.v
     oder Diltiazem (Dilzem) 25–50 mg i.v.
   - selten β-Blocker (Cave: Herzinsuffizienz)
2. Regularisierung:
   - Chinidin Testdosis 0,2 mg p.o. (Allergie), dann 2,0 mg/Tag
   - oder Propaferon (Rytmonorm) 0,5–1 mg/kg i.v. über 3–5 min
   - evtl. Elektrokonversion
3. Rezidivprophylaxe:
   - 2/3 der Rhythmisierungsdosis für 6 Wo, dann reduziere
   - bei reziidiv. Vorhofflimmern evtl. Dauerprophylaxe

5. Ventrikuläre Tachykardie (VT)

- Frequenz > 160/min
Urs: • meist bei vorgeschädigtem Herzen (KHK, Infarkt, Myokarditis u. a.)
EKG: • QRS verbreitert (schenkelblockartig),
- fehlende Zuordnung von P-Wellen + QRS-Komplex (AV-Dissoziation)

Therapie
  bei pulsloser VT
- sofortige Defibrillation (2–3 J/kg)
  ansonsten Antiarrhythmika der Klasse Ib (Ia, III)
- Ib Lidocain (Xylocain) 100 mg i.v., ggf. wdh., dann Perfusor mit 2–4 mg/min
  oder

- Ib Mexiletin (Mexitil) 100–200 mg i.v. oder
- Ia Propafenon (Rytmonorm) 0,5–1 mg/kg i.v. oder
- III Amiodaron (Cordarex) 5 mg/kg i.v. über 20–120 min, dann weitere Aufsättigung mit ≈ 1g/Tag
- ggf. Defibrillation

6. Kammerflattern, Kammerflimmern

- Kammerflattern Frequenz 180–250/min (Haarnadelkurve im EKG)
- Kammerflimmern Frequenz >250/min

Urs: • meist schwere Herzerkrankungen
↑ Risiko bei VES höherer Lown-Klassifizierung (Salven, R auf T Phänomen)
- Stromunfall

Therapie
- Defibrillation (wenn nicht möglich präkordialer Faustschlag) + Antiarrhythmika der Klasse Ib (Lidocain) oder III (Amiodaron)
- bei wiederholt erfolgloser Defibrillation ggf. Suprarenin (Adrenalin) 0,5–1 mg i.v.

Arrhythmien

1. Respiratorische Sinusarrhythmien

- Inspiration ↑, Exspiration ↓
- physiologisch bei jungen Patienten

2. Regellose Sinusarrhythmie

- atemunabhängig

Urs: • Sick-Sinus-Syndrom (Bradykardie und Tachykardie)
- ischämische Herzerkrankungen

Therapie
- Grunderkrankung
- ggf. Schrittmacher

3. Supraventrikuläre Extrasystolie

EKG:
- **Sinusknoten-ES:** P normal, PQ-Zeit normal, post-ES-Intervall normal, QRS normal
- **Vorhof-ES:** P deformiert, PQ verlängert, post-ES-Intervall verlängert
- **AV-Knoten-ES:** mit retrograder Vorhofserregung: P neg. (in II, III)
  - obere: P vor QRS-Komplex, PQ-Zeit verkürzt
  - mittlere: P im QRS-Komplex
  - untere: P nach QRS-Komplex

Urs:
- KHK, Vitien mit vergrößerten Vorhöfen, Cor pulmonale
- Digitalis
- Hyperthyreose
- Elektrolytstörungen

Therapie
- Behandlung erst, wenn sie gehäuft auftreten, dann möglichst kausal
- Digitalis bei Herzinsuffizienz
- Antiarrhythmika der Klasse Ia (Chinidin, Propafenon)

4. Vorhofflimmern, Vorhofflattern

- s. tachykarde Rhythmusstörungen

5. Ventrikuläre Extrasystolie

EKG:
- QRS deformiert (außer bei Bündelstamm-ES)
- post ES: kompensatorische Pause, außer bei
  1. interpolierter VES (nur bei rel. Bradykardie, PQ-Zeit der post. ES-Erregung $\uparrow$)
  2. VES mit retrograder Vorhoferregung (P hinter QRS, P neg. in II,III)

Einteilung nach Lown

Klasse		n : ES	
0	Ø ES	1:1	Bigeminus
1	monotope ES < 30/h oder < 1/min	1:2	Trigeminus
2	monotope ES > 30/h oder > 1/min	2:1	2:1-Extrasystolie
3a	multiforme ES (= polytope ES)	n:1	vereinzelte ES
3b	Bigeminus	1:n	Salven
4a	Couplets (gekoppelte ES)		
4b	Salven (gehäuftes Auftreten)		
5	frühzeitig einfallende ES mit R auf T-Phänomen		

▶ ab Klasse 4 erhöhte Gefahr von Kammerflimmern

Urs: • KHK, Herzinsuffizienz, -infarkt, Myokarditis, Vitien, Hypertonie, Digitalis
  • Halothan
  • Elektrolytstörungen

Therapie
  • **monotope ES ohne Krankheitswert: Ø Therapie**
  • **monotope ES mit subjektiver Beeinträchtigung:**
    milde „Sedieren" (verbal/medikamentös)
  • **ES bei Herzinsuffizienz:** Digitalisierung (Novodigal 0,4 mg i.v.)
  • **ES bei Digitalisüberdosierung:**
    Digitalis absetzen, Phenytoin (Phenhydan) initial 125 mg i.v.
    K^+, wenn AV-Block
  • **„maligne" ES: gehäufte (>5/min), Salven von ES, polymorphe ES oder früheinfallende ES (R auf T):**
    Antiarrhythmika der Klasse Ib (Ia, III)
    Ib: Lidocain (Xylocain), Mexiletin (Mexitil)
    Ia: Propafenon (Rytmonorm)
    III: Amiodaron (Cordarex)
    zusätzlich: Magnesium (Magmorbin) 1–2 Amp. i.v.

43 Hypothermie

Definition der Hypothermie

- Körperkerntemperatur < 35°C (Meßmethoden s. Monitoring)

Steuerung der Körpertemperatur

Regulation der Körpertemperatur durch den **Hypothalamus** über den engen Bereich (36,5–37,5°C Kerntemperatur) im Rahmen eines zirkadianen Rhythmus (± 1°) und bei Frauen noch zyklusabhängig (± 0,5°C)

Ursachen der Hypothermie

- operative Auskühlung des Patienten durch inadäquate Raumtemperatur und lange Op.-Zeiten, verstärkt durch Verdunstungskälte bei eröffneten Körperhöhlen, Konvektion und Wärmeleitung
- Insufflation von kalten Endoskopiegasen bei laparoskopischen Eingriffen
- Verlust des physiologischen Wärmeschutzes duch Verbrennungen
- Wärmeverluste bei extrakorporalen Kreisläufen (Plasmapherese, kontinuierliche Hämofiltration/Dialyseverfahren etc.)
- zerebrale Temperaturregulationsstörungen
- intravenöse Infusion von kalten Lösungen und Blutprodukten
- Wärmeverluste über den Respirationstrakt bei Beatmung mit kalten inspiratorischen Gasgemischen (besonders bei hohem Frischgasflow)
- durch das **Anästhesieverfahren und Anästhetika**
  - alle Anästhesieverfahren führen über ein **Umverteilungsphänomen** des Blutes vom Körperkern zur dilatierten Körperperipherie, zu einem Abfall der Kerntemperatur mit Maximum in der ersten Stunde (bis 0,8°C/1. h, dann ca. 0,4°C/in weiteren 2 h) → Abgabe der Wärme über die Haut via Strahlung und Konvektion
    - unter Allgemeinanästhesie fällt die Körperkerntemperatur ab der 3.–5. Anästhesiestunde meist nicht weiter ab → Wärmeverlust = Wärmeproduktion bzw. thermoregulatorische **Vasokonstriktion** der Peripherie → meist beginnende Fehlfunktion der Pulsoxymetrie

- im Vergleich zur Allgemeinanästhesie kommt es bei der Peridural- u. Spinalanästhesie zu einer kontinuierlichen Wärmeabgabe über den **gesamten Anästhesiezeitraum**
- neben dem Umverteilungsphänomen kommt es unter Allgemeinanästhesie zu einer Erhöhung der Temperaturschwelle für Schwitzen und Vasodilatation um ca. 1°C und zu einer Erniedrigung der Schwelle für Shivering und Vasokonstriktion um ca. 3°C
- die Erniedrigung der Schwelle für Shivering und Vasokonstriktion ist für Opioide und Propofol linear, d.h kontinuierliche Abnahme der Temperaturschwelle mit der Anästhetikakonzentration
- unter Anwendung von volatilen Anästhetika kommt es zu einer immer stärkeren Temperaturschwellenabnahme im höheren Konzentrationsbereich!

▶ **Anm:**
Eine Thermogenese durch Shivering wird durch die Allgemeinanästhesie sowohl beim Kleinkind, als auch beim Erwachsenen blockiert!

Klinische Relevanz der Hypothermie

- **verlängerte Wirkung von Anästhetika** durch veränderte Metabolisierung, z. B.
  - Atracurium: chirurgische Wirkdauer↑; Erholungsindex nahezu konstant
  - Propofol: höhere Plasmaspiegel unter Hypothermie infolge Reduktion der Leberperfusion um ca. 30%
- Reduktion der MAC-Werte von Inhalationsanästhetika
- Reduktion der Citratmetabolisierung nach Massivtransfusion
- **Reduktion des Körperstoffwechsels** (Abnahme des Metabolismus um 6–7% pro Grad Temperaturabnahme) bzw. Abnahme des O_2-**Verbrauchs** um 50% vom Ausgangsniveau pro 7 bis 8°C – Temperaturerniedrigung:

Körperkerntemperatur	O_2-Bedarf in Bezug auf den Ausgangswert von 37° C = 100%
30° C:	50%
28° C:	40%
25° C:	25–30%
20° C:	20%
10° C:	10%

- **Linksverschiebung der O_2-Bindungskurve** →
  Verschlechterung der Gewebsoxygenierung infolge verminderter O_2-Abgabe (könnte ggf. der Grund dafür sein, daß SHT-Patienten unter mäßiger Hypothermietherapie einen Anstieg der Serumlipase bzw. eine laborchemische akute Pankreatitis zeigen)
- Veränderung des Säure/Basen-Haushalts (jedes Grad Celsius unter der Körpertemperatur von 37°C erhöht den pH um 0,015! → bei 37° und einem pH von 7,40 bedeutet dies, daß bei 27°C ein pH von 7,55 zu messen wäre)

- Anstieg der Blutviskosität und des Hämatokrits durch Sequestration intravasaler Flüssigkeit → Blutviskosität steigt pro °C-Temperaturabfall um 2% an
- erhöhte postoperative Katabolie in den ersten Tagen und verminderte Kollagensynthese
- erhöhte intraoperative Blutverluste aufgrund von potentiell reversiblen plasmatischen **Gerinnungsstörungen und Thrombozytenfunktionsstörungen**
  Cave: Gerinnungstest werden bei 37°C durchgeführt
- erhöhte Rate an Wundinfektionen → Hemmung der Granulozytenfunktion (Abnahme der Mobilität und Phagozytoseaktivität bzw. O_2-Radikalenbildung der Granulozyten) und Abnahme der Hautdurchblutung
- Glukoseverwertungsstörung → meist Hyperglykämien intraoperativ und Hypoglykämien postoperativ
- Kältediurese durch Hemmung der ADH-Freisetzung
- Abnahme der **Atemfrequenz** bei Spontanatmung
- erhöhte Flimmerbereitschaft des Herzens:
  < 30°C Kerntemperatur: Rhythmusstörungen
  < 28°C Kerntemperatur: spontanes Kammerflimmern
- Hämolyse unter Hypothermie bei Präexistenz von **Kälteagglutinine** vom IgM-Typ z. B. bei Mykoplasmenpneumonie, Mononukleose mit polyklonaler IgM-Vermehrung oder Morbus Waldenström (Non Hodgkin Lymphom mit monoklonaler IgM-Vermehrung)
- Mydriasis in tiefer Hypothermie während der EKZ → Effekt hält nach Wiedererwärmen noch einige Zeit an!
- EKG-Veränderungen
  QRS-Verbreiterung, PQ-Verlängerung, ST-Hebung, T-Inversion, intraventrikuläre Erregungsausbreitungsstörungen (J-Welle im absteigendem Schenkel der R-Zacke)

 Merke:
Die iatrogen induzierte milde Hypothermie (34–36° C) scheint bei Patienten mit traumatischer Hirnverletzung (Glasgow-Komaskala 5–7) bezüglich des neurologischen Outcomes von Vorteil zu sein!

Maßnahmen zur Vermeidung von intraoperativen Wärmeverlusten

- Anwendung von Warmluftsystemen (Bair Hugger, WarmAir oder WarmTouch)
- Anästhesien mit reduziertem Frischgasflow (Low-Flow, Minimal-Flow)
- Anwärmen von Infusionslösungen
- Anwendung von Wärme- u. Feuchtigkeitsatemfilter am Tubusansatz
- Anwendung von Wärmematten, wärmereflektierenden Folien (Rettungsgoldfolie), warme Tücher und Infrarotlampen
- Gabe von Aminosäuren → führt zu gesteigertem Energieumsatz und Wärmebildung
- Anwendung von Nifedipin am Operationsvortag → präoperative maximale Vasodilation, welche nicht weiter gesteigert werden kann

Kältezittern (Shivering)

Zur Wärmeproduktion bzw. Temperaturerhaltung reagiert der Körper mit Kältezittern und Vasokonstriktion (das Shivering ist nicht immer gleich erkennbar)

Inzidenz
- 40% der hypothermen Patienten nach Allgemeinanästhesie zeigen Kältezittern

Therapie
- Pethidin (Dolantin) 25–50 mg bzw. 0,3 mg/kg i.v.
  - höhere Effektivität bezüglich der Unterdrückung des Kältezittern durch
    Pethidin als durch andere Opioide (wahrscheinlich spielt die Interaktion mit
    κ-Opioidrezeptoren eine Rolle)
  - Clonidin (Catapresan) 75–150 μg bzw. 2 μg/kg i.v. (geringere, als die oben-
    genannten Clonidindosen sind oft ineffektiv)
  - keine Beeinflussung der Aufwachzeiten oder der postoperativen Vigilanz
  - **Wirkprinzip:** wahrscheinlich durch ein Resetting der zentralen Schwelle zur
    Auslösung von Kältezittern,
- ▶ bei Wiedererwärmung besteht eine erhöhte Gefahr von Myokardischämien
  durch erhöhten O_2-Verbrauch, infolge von Muskelzittern und erhöhten Noradre-
  nalinspiegeln (SVR ↑, PAP ↑).
  Cave: bei Säuglingen kann daraus ein R-L-Shunt resultieren (Wiedereröffnung
  des Ductus botalli und Foramen ovale)

44   TUR-Syndrom

Definition

- Einschwemmung größerer Mengen von hypotoner Spüllösung über den Plexus prostaticus ins Gefäßsystem mit klinischer Symptomatik

Inzidenz

- 2–10% aller TUR-Prostata-Operationen
  ($\rightarrow$ perioperative Mortalität von 0,2–0,8%)

Zusammensetzung der Spüllösung
- früher: isotone nichthämolytische Lösung mit Harnstoff, Glukose oder Mannit
- gegenwärtig werden halbisoosmolare Lösungen wie z. B. Purisole SM verwendet:
  27 g Sorbit + 5,4 g Mannit pro Liter Spüllösung (= 195 mosmol/l)
- ▶ da die Spüllösungen auch 1,5%iges Glycin (= 212 mosmol/l) enthalten, können nach Einschwemmung von glycinhaltigen Lösungen infolge Stimulation der NMDA-Rezeptoren Krämpfe und Sehstörungen (temporäre Blindheit) auftreten!

Klinik

- **zentralnervöse Störungen** (Unruhe, Übelkeit, Desorientiertheit, Halluzinationen, zerebrale Krämpfe; bedingt durch zunehmendes Hirnödem unter Hypoosmolarität)
- kardial bedingte Symptome (systolische + diastolische arterielle **Hypertonie**, primär Tachykardie, **Reflexbradykardie** und Zentralisation)
- intravasale hypoosmolare Hyperhydratation mit **ZVD-Anstieg** und **Hyponatriämie** ($\rightarrow$ Dyspnoe, Hypoxämie bei Lungenödem)
- **Gerinnungsstörungen** (Verdünnungsthrombozytopenie, Aktivierung der plasmatischen Gerinnung durch Einschwemmung von Gewebsthrombokinase)

Ausprägung des TUR-Syndroms ist abhängig von
- Einschwemmvolumen und Einschwemmrate bzw. dem Überschreiten der Kompensationsmöglichkeit (> 230 ml/10 min)
- Druck der Spüllösung (Höhe der Spülflüssigkeit sollte < 60 cm betragen!)
- intravasaler Druck (abhängig vom intravasalen Volumen und Patienten-lagerung, z. B. Kopftieflagerung → Abnahme des Druckes im Plexus prostaticus → höhere Einschwemmrate)
- Ausmaß der Adenomresektion
- Resektionsdauer (**Cave:** Resektionszeit > 60 min)
- Erfahrung des Operateurs
- Alter des Patienten (Hydratationsstatus nimmt mit dem Alter ab → hierdurch höhere Einschwemmraten)
- intravesikaler Druck (< 15 cm H_2O) → Entlastung der Blase durch suprapu-bische Drainage

Intraoperative Überwachung
- ZVD → am besten kontinuierliche Überwachung beim beatmeten Patienten
- Serumnatriumkonzentration → Durchführung intermittierender BGA´s
  leichtes TUR-S.: Na^+ 135 – 125 mmol/l
  mittleres TUR-S.: Na^+ 125 – 120 mmol/l
  schweres TUR-S.: Na^+ 110 – 120 mmol/l
  sehr schweres TUR-S.: Na^+ < 110 mmol/l
- Zeichen einer intravasalen Hämolyse mit Urinverfärbung, LDH ↑, freies Hb↑, Haptoglobin ↑, Serumkalium ↑, Hkt
- Abfall der Serumosmolarität
- Nachweis exspiratorischer Äthanolkonzentration mit dem Alkometer (2% Äthanol als Tracer) ab Einschwemmmengen von 100 ml/10 min
- neurologische Überwachung beim wachen Patienten mit rückenmarknaher Anästhesie → beste und einfachste Überwachungsmethode
- Berechnung des absorbierten Volumens nach folgender Formel:

$$\text{reabsorbiertes Volumen} = \frac{\text{präop. Serumnatrium}}{\text{postop. Serumnatrium} \times \text{ECF}} - \text{ECF}$$

wobei ECF = 0,6 × kgKG

Therapie

- schnellstmögliche Beendigung der Operation
- Erhöhung der inspiratorische O_2-Konzentration
- Einschränkung der Flüssigkeitszufuhr
- Gabe von Schleifendiuretika (Furosemid 20–40 mg i.v.); ggf. Dopaminperfusor, Mannitol
- **Ausgleich des Serumnatriums** mit 3%iger NaCl-Lösung (513 mmol/l) < 100 ml/h bzw. 1,5–2,0 mmol/l/h bis Na^+-Konzentration > 125 mval/l → **nicht** bei asymptoma-tischen Patienten mit **normaler Osmolarität**

▶ **Cave:** langsamer Elektrolytausgleich! Sonst Gefahr der zentralen pontinen Mye-
linolyse (osmotisches Demyelinisierungssyndrom); ggf. Substitution von Kalzium und Magnesium nach Serumkonzentration

NaCl-Substitution: Na^+-Bedarf (mval) = 0,2 × (Na^+_{SOLL} - Na^+_{IST}) × kgKG)

- Ausgleich der metabolischen Azidose mit 8,4%igem Natriumbikarbonat über
  ZVK
- kardiale Unterstützung (Vorlastsenkung mit Nitroglycerin und Verbesserung
  der Inotropie mit Katecholaminen [Dobutamin])
- bei repiratorischer Dekompensation: Masken-CPAP, ggf. Intubation und CMV
  + PEEP

 Merke:
ein TUR-Syndrom kann auch nach Stunden (–24 h) durch sekundäre
Einschwemmung nach Perforation oder nach primärer Einschwemmung
ins perivesikale Gewebe und anschließender Reabsorption (z. B. im Aufwachraum) auftreten

45 Übelkeit und Erbrechen

Ursachen

- Irritationen durch Chirurgie bzw. Anästhesie (s. beeinflussende Faktoren)
- Medikamente (z. B. Antibiotika, Dopamin)
- Erkrankungen des Magens, des Gallesystems, des Pankreas, bei akuten gastrointestinalen Infektionen, bei Nierenkoliken, bei Hirndruck (frühmorgendliches, schwallartiges Erbrechen), in der Frühschwangerschaft (Vomitus matutinus oder Hyperemesis gravidarum), unter Chemo- oder Strahlentherapie
- psychisch ausgelöstes Erbrechen
- Erbrechen bei Hypotension
- Kinetosen

Pathophysiologie

Erbrechen wird ausgelöst durch:
- direkte Stimulation der Chemorezeptive-Triggerzone (CTZ) im Bereich der Area postrema am Boden des vierten Ventrikels durch Substanzen wie z. B. Opioide, Herzglykoside, Zytostatika (Cisplatin) oder Stimulation über zentrale dopaminerge (DA_2)- Rezeptoren, sowie serotoninerge ($5\text{-}HT_3$), histaminerge (H_1, H_2) und muskarinische (M_1) Afferenzen
- afferente Impulse aus dem Gastrointestinaltrakt → Dehnungsreize und enterale Serotoninfreisetzung (Stimulation von peripheren Serotoninrezeptoren
- afferente Reize aus den Vestibularisgebieten, welche zu einer Stimulation zentraler muskarinerger M_2-Rezeptoren führt (z. B. bei Kinetosen, nach N_2O-Gabe)

Inzidenz von PONV (postoperative nausea and vomiting)

- 35–52% der Patienten klagen über postoperative Übelkeit, davon erbrechen ≈ 25 %

Beeinflussende Faktoren für Inzidenz und Ausmaß von PONV

Patientenabhängige Faktoren
- Alter: pädiatrische Patienten > Erwachsene
  (Maximum der Emesisrate zwischen dem 11.–14. Lebensjahr; Kinder unter 2 Jahren erbrechen selten)
- Geschlecht: Frauen > Männer
  (Maximum bei Frauen in der Menstruationsphase)
- Konstitution: adipöse Patienten > normalgewichtige Patienten
  (größere Speicher für volatile Anästhetika, größeres gastrales Volumen, gesteigerte Refluxneigung)
- Psyche: gefördert durch psychologischenTrigger
  (Zustand nach früherem postoperativen Erbrechen)
- Patienten mit anamnestischer Reise- und Seekrankheit

Chirurgische Faktoren
- Art des operativen Eingriffs
  hohe Inzidenz des PONV bei
  - laparoskopischen und/oder gynäkologischen Eingriffen (35% bzw. 60%)
  - abdominelle Eingriffe (bes. Operationen an Gallenwegen, Magen und Duodenum
  → Dilatation von Hohlorganen als Trigger)
  - Eingriffen im Trigeminusbereich
  - Eingriffe am Auge oder Ohr
  - Zahnextraktionen
  - ESWL
  - gastrale Irritationen (z. B. Blutaspiration)

Anästhesiologische Faktoren
- Medikamente mit emetogenen Effekt
  - Lachgas (Mittelohrdruckveränderungen, Magendistension, Interaktion mit Opioidrezeptoren)
  - Opioide (höhere Emesisinzidenz bei höherer Opioiddosis) → Stimulation der Opioidrezeptoren im CTZ oder Sensibilisierung des Vestibularorgans
  - volatile Anästhetika
  - Ketamin
  - Naloxon
  - Cholinesterase-Hemmer
- nach intraoperativen hypotensiven Phasen
- gastrale Irritationen (z. B. Luftinsufflation bei Maskenbeatmung oder Fehlintubation)

Komplikationen von schwerer postoperativer Übelkeit und Erbrechen

- Dehydratation (bes. bei Kindern)
- Elektrolytstörungen (bes. bei Kindern)
- verzögerte Entlassung aus dem Aufwachraum oder bei ambulanten Patienten nach Hause → Mehrkosten!
- erhöhte Inzidenz von Nahtinsuffizienzen und Nachblutungen (Zustand nach Karotis-Op., Hautlappentransplantation etc.)
- Gefahr der Aspiration
- psychische Belastung

> **Merke:**
> die Qualität der geleisteten Anästhesie wird vom Patienten anhand seines **postoperativen Befindens** beurteilt (Schmerzfreiheit, Fehlen von Übelkeit, Erbrechen, Muskelschmerzen nach Succinylcholin!, Punktionshämatomen, sowie z. T. vom Vigilanzstatus)

Therapie

- eine generelle medikamentöse Prophylaxe hinsichtlich der PONV kann nicht empfohlen werden!
- gegebenfalls **Prophylaxe** bei:
  - laparoskopischen Eingriffen im gynäkologischen Bereich
  - Strabismus-Operationen und Operationen im HNO-Bereich
  - Patienten mit vorangegangener PONV
  - Patienten zur ESWL
  - Patienten mit Kinetosen

Therapie bei PONV

Neuroleptika
- Blockade von Dopaminrezeptoren (**DA₂**) in der Area postrema mit hoher Affinität
- Butyrophenone:
  - DHB (**De**hydro**b**enzperidol, Droperidol) 1,25 mg i.v. (20–75 μg/kg)
- Phenothiazine:
  - Triflupromazin (Psyquil) 5–10 (-20) mg i.v.
  - Thiethylperazin (Torecan): 1 × 1 Drg. (=6,5mg) p.o.

Benzamid- und Benzimidazolon-Derivate:
- Metoclopramid (Paspertin): Erwachs. 10 mg i.v.; Kinder: 0,15–0,25 mg/kg i.v.
- Bromoprid (Cascapride): 3 × 1 Kps (=10 mg) p.o.
- Domperidon (Motilium): 3 × 1 Tbl. (=10 mg) p.o.

Propofol (Disoprivan)
- guter antiemetischer Effekt für einige Stunden bezüglich PONV bei **kontinu-ierlicher** Propofolapplikation (> 1 mg/kg/h), kleinere Boli-Gaben bei Narkose-ausleitung sind größtenteils ineffektiv

5-HT$_3$-Rezeptorenblocker (Serotoninrezeptorantagonisten)
- strenge Indikationsstellung bei PONV (sehr teuer)

Präparateübersicht der 5-HT$_3$-Rezeptorenblocker

Präparat	Protein-bindung (%)	HWZ (Std)	Dosierung (mg)	Nebenwirkungen
Ondansetron (Zofran)	70–76	3–3,5	4–8 (Kinder > 4 J.: 50–100 µg/kg; nach Chemotherapie: 150 µg/kg)	Müdigkeit, Kopfschmerzen Transaminasenerhöhung, selten extrapyramidale NW, Plazentagängigkeit und Transfer in Muttermilch
Tropisetron (Navoban)	59–71	7,3–8,6	2–5 Kinder: 100 µg/kg	Pruritus, Kopfschmerzen, Appetitlosigkeit
Granisetron (Kevatril) nur i.v. möglich	65	10,6	1–3	Kopfschmerzen, Obstipation, Flush, epigastr. Wärmegefühl
Dolasetron (Anemet)	70	9,7	12,5–25	Kopfschmerzen, Bradykardie, Transaminasenerhöhung

▶ **Anm:**
4 mg Ondansetron ist nach klinischen Untersuchungen beim PONV **nicht** bes-ser wirksam als **1,25 mg Droperidol,** aber **effektiver als 10 mg Metoclopramid.** Im Falle von rezidivierendem PONV sollten mehrere Antiemetika im Sinne ei-ner „balancierten" antiemetischen Therapie angewandt werden!

Therapie bei Kinetosen

- **Scopolamin** als Pflaster (Tropanalkaloid) (Scopoderm TTS)
  - nach einer Anfangsdosis von 140 µg wird für ca. 72 h kontinuierlich 5 µg/h Scopolamin freigesetzt!
  - nach Entfernung des Pflasters sinkt der Plasmawirkspiegel innerhalb von 24 h auf ca. 30% des Ausgangswertes ab

- **Antihistaminika**
  - Dimenhydrinat (Vomex): 1–2 × 1 Amp à 62 mg/Tag i.v., s.c., i.m. oder rektal
  - Meclozin (Bonamine): 1–4 × 1 Tbl à 25 mg/Tag p.o.

- Rodavan (Mischung aus 24 mg Chlorphenoxamin, 20 mg Coffein, 16 mg Chlortheophyllin):
  2.–5. Lebensjahr 1–2 × 1 Supp/Tag
  6.–12. Lebensjahr 2–3 × 1 Supp/Tag

Anhang: Serotoninrezeptoren

Einteilung der Serotoninrezeptoren in 4 Gruppen:

- 5-HT_1–Rezeptor → Wirkung: Gefäßerweiterung und Tachykardie
  - 5-HT_{1A}-Rezeptoragonisten erniedrigen über hemmendes G-Protein die intrazelluläre cAMP-Konzentration → Anxiolyse und antidepressive Wirkung (z. B. Azapirone)
  - Urapidil entfaltet über diesen Rezeptortyp auch seine antihypertensive Wirkung als selektiver Agonist
  - der 5-HT_{1D}-Rezeptoragonist Sumatriptan steht seit 1993 als Migränemittel zur Verfügung

- 5-HT_2–Rezeptor → Wirkung: Vasokonstriktion, Schmerzverarbeitung, Regulation von Schlaf- und Sexualverhalten
  - second messenger des Rezeptors ist IP_3
  - Methylsergid (Deseril) ist ein Antagonist am 5-HT_{2C}–Rezeptor und Pizotifen (Sandomigran) ist ein 5-HT_{2A} und 5-HT_{2C}–Rezeptorantagonist; beide Präparate sind Migränemittel

- 5-HT_3-Rezeptor: Blockade wirkt antiemetisch, anxiolytisch, antipsychotisch
  - 5-HT_3-Rezeptorantagonisten: Ondansetron, Granisetron, Tropisetron und Dolasetron

- 5-HT_4-Rezeptor: G-Protein gekoppelter Rezeptor, der die Acetylcholin-Freisetzung und damit die Darmperistaltik kontrolliert → Agonisten sind Gastrokinetika (z. B. Cisaprid p.o. [Propulsin])

46   Zentrales anticholinerges Syndrom

Ursache

- das zentrale anticholinerge Syndrom (ZAS) wird durch Blockierung zentraler, **muskarin-cholinerger Neurone** bzw. ein vermindertes Angebot von Acetylcholin (ACh) im ZNS ausgelöst
- es führt zu einem unterschiedlichen klinischen Erscheinungsbild mit Symptomen, die von psychomotorischer Unruhe und Agitation bis zu Zeichen eines reduzierten Vigilanzniveaus mit neurologischen Ausfällen reichen

Pathophysiologie

- über die **Pathophysiologie** der zentralanticholinergen Symptomatik ist bislang aufgrund der Komplexität neuronaler Informationsübertragung und der gegenseitigen inhibitorischen und excitatorischen Verschaltung verschiedener Neurotransmittersysteme wenig bekannt
- eine Therorie beruht in der Annahme, daß neben den zentralgängigen Anticholinergika, durch andere zentral wirksame Pharmaka eine Imbalance in der neurogenen Verschaltung der verschiedenen Transmittersysteme ausgelöst wird, und so an dem relativen Mangel von Ach beteiligt sein können. Die Stimulation des GABA-Systems durch Benzodiazepine soll eine Hemmung der Aktivität cholinerger Neurone bewirken
  Anm: die Einteilung von Pharmaka mit direkter und indirekter anticholinerger Wirkung ist neuropharmakologischer Natur

Auslösende Medikamente

- Anticholinergika (Atropin, Scopolamin, Pirenzepin [Gastrozepin])
- Phenothiazine (z. B. Promethazin), Butyrophenone (z. B. DHB)
- Benzodiazepine
- Opioide
- Injektionsanästhetika (z. B. Ketamin, Propofol)
- H_1 u. H_2-Antagonisten
- Inhalationsanästhetika
- Lokalanästhetika
- Alkohol

Häufigkeit
- 2–5% postnarkotisch
- < 5% in der Intensivmedizin
- andere Angaben: 9,4% nach Vollnarkose, 3,3% nach Regionalanästhesie in Kombination mit Sedativa

Symptomatik

Bei der Diagnostik sind **zentrale und periphere Symptome** zu untzerscheiden. Die Diagnose eines ZAS wird zusätzlich dadurch erschwert, daß **2 verschiedene Ausprägungen** möglich sind. Es kann sowohl mit Zeichen einer zentralen **Erregung ("agitierte Form")** als auch mit einer **Vigilanzminderung ("komatöse Form")** einhergehen

Symtomatik ZAS

zentrale Symptome (Erregung aber auch Dämpfung möglich)	periphere Symptome
• Desorientiertheit • Schläfrigkeit ($\rightarrow$ Somnolenz $\rightarrow$ Koma) • Schwindel • Ataxie (motorische Dyskoordination) • Halluzinationen • Erregbarkeit (Hyperaktivität, Unruhe, Angst) • Krämpfe • Störungen des Kurzzeitgedächtnisses • Amnesie • zentrale Hyperpyrexie	• Tachykardie (Arrhythmie) • Mydriasis • Sprachschwierigkeiten • $\downarrow$ Schleim- und Schweißsekretion • trockene, rote Haut (Gesichtsrötung) • Hyperthermie • $\downarrow$ Speichelsekretion (Mundtrockenheit) • Harnretention • $\downarrow$ Magen- und Darmmotorik

Diagnose

- **erst nach Ausschluß** der unten genannten differentialdiagnostisch genannten Möglichkeiten mit spezieller Beachtung der durch andere Medikamente ausgelösten Psychosen darf die Diagnose eines ZAS in Erwägung gezogen werden. Dies ist z. B. bei inadäqutem verzögerten Erwachen aus der Narkose der Fall (Somnolenz unklarer Genese od. motorische Unruhe und psychische Agitiertheit). Beim Intensivpatienten bei Vigilanzminderung evtl. kombiniert mit neurologischen Defiziten unklarer Ätiologie, v. a. nach längerer Gabe psycho-vegetativ dämpfender Pharmaka
- zur Sicherung der Diagnose wird mindestens **1 zentrales Zeichen** und mindestens **2 periphere Zeichen** gefordert

▶ **Cave:** nach Narkose und Antagonisierung mit Cholinesterasehemmern (Neostigmin, Pyridostigmin) können die peripheren Zeichen fehlen!

DD: unklarer Vigilanzstörungen und psychischer Verwirrtheitszustände

- Überhang (Opioide, Muskelrelaxans)
- respiratorische Störungen (Hypoxie, Hyperkapnie)
- Störungen im Wasser-, od. Elektrolythaushalt
- SHT oder zerebrale Raumforderung
- Störungen der hormonellen Homöostase
- chronische Kortikoidtherapie
- psychiatrische Krankheitsbilder

Therapie

Die Indikation zur Behandlung ist gegeben, wenn die Symptome des ZAS den Patienten vital gefährden oder eine schwerwiegende subjektive Belastung darstellen. Dann ist der zentrale Cholinesterasehemmer Physostigmin (Anticholium) indiziert

Physostigmin (Anticholium)

- zentraler Cholinesterasehemmer
- 1 ml = 1 mg (1 Amp. à 5 ml = 5 mg)

Pha:
- HWZ = 22 min
- Wirkung nach 5–15 min
- Wirkdauer: 20–45 min

Ind:
- ZAS (Zentrales Anticholinerges Syndrom)
- akute und chronische Vergiftungen mit Atropin, Phenothiazinen, Antidepressiva, Alkohol

---

Dosis:
- **initial:** 2 mg langsam i.v. (0,03–0,04 mg/kg), Kinder 0,5–1 mg
- nach Wiederauftreten der Symptome (aufgrund der kurzen HWZ) Wdh. 1 mg/20 (30–90) min
- bei Intensivpatienten evtl. Perfusor mit 1–2 mg/h bis zum Sistieren der Symptomatik

---

KI:
- Glaukom (→Retinaschäden)
- frisches SHT (hohe Ach-Konz. im ZNS)
- Myotone Muskeldystrophie
  (→ Muskelspasmen, respiratorische Insuffizienz)
- Vergiftung mit Arylphosphaten (Synergismus)
- relativ: Bradykardie, chronisch obstruktive Atemwegserkrankung, M. Parkinson

NW:
- bes. im Falle einer Überdosierung oder zu raschen Injektion
- Bradykardie (aber auch Tachykardien, tachykarde Arrhythmien)
- zerebrale Krämpfe
- überschießende Bronchialdrüsensekretion und Bronchokonstriktion

- Übelkeit und Erbrechen
- Miosis

▶ **Anm:**
eventuelle weitere Wirkungen von Physostigmin:
- Interaktion mit Serotonintransmittern ($5\text{-}HT_3$) $\rightarrow$ spinale Inhibition der Schmerzverarbeitung
- Behandlung einer Opioid-Intoxikation mit Physostigmin $\rightarrow$ psychomotorisch angenehmer empfunden als nach Naloxon ($\rightarrow$ Dysphorie)
- im Tierexperiment verlängert Physostigmin im Falle einer Gehirnhypoxie die Überlebenszeit

Intensivmedizin

47   Beatmung

Indikationen für maschinelle Beatmung

1. Hypoventilation

- Hypoventilation bei Störungen von Atemantrieb oder Atemmechanik → **Versagen der „Atempumpe"** oder „Pumpschwäche" mit konsekutiver Hypoxämie bei normaler alveoloarterieller O_2-Partialdruckdifferenz (**$AaDO_2$**)
- anfangs Normokapnie oder Hypokapnie (= partielle respiratorische Insuffizienz), später dann Hyperkapnie bei globaler respiratorischer Insuffizienz

Die Ursachen des „Pumpversagens" können **zentral** oder **peripher** bedingt sein.

zentrale Ursachen
- medikamentöse **Depression des Atemzentrums** z. B. durch Opioide, Barbiturate oder
- **zerebrale Schädigungen** wie Trauma, Tumor, Infektion

peripher bedingte Ventilationsstörungen
- **neuromuskuläre Störungen** wie Lähmung des N. phrenicus, hohe Querschnittslähmung, Guillain-Barré-Syndrom, critical illness polyneuropathy oder Muskelrelaxanzien-Überhang
- **Muskelerkrankungen und -schwächen** wie Polymyositis, Myasthenia gravis, Muskelatrophie und Dyskoordination der Atemmuskulatur
- **Störungen der Atemmechanik** bei obstruktiven oder restriktiven Ventilationsstörungen mit Erhöhung der zu leistenden Atemarbeit
- **schmerzbedingte Hypoventilation** insbesondere nach Oberbaucheingriffen oder lateralen Thorakotomien

2. Gasaustauschstörungen

- aufgrund von Erkrankungen des **Lungenparenchyms**
    - mit **pathologischem Ventilations/Perfusionsverhältnis** und Ausbildung eines intrapulmonalen R-L-Shunts
    - mit einer **alveolokapillären Diffusionsstörung**, bedingt durch chronisch interstitielle, inflammatorische Prozesse oder durch **Reduktion der Alveolaroberfläche** im Rahmen von Lungenteilresektionen oder Pneumektomien

- infolge von **Perfusionsstörungen**
- infolge anatomischer oder funktioneller **intrapulmonaler Rechts-Links-Shunts** ($V_A/Q \rightarrow 0$), **Lungenembolie** ($V_A/Q \rightarrow \infty$) oder **kardialem Pumpversagen**

Innsbrucker Stufenschema

Unter Berücksichtigung der zugrundeliegenden Atemstörung und dessen Grad kommen verschiedene **Atemhilfen** zum Einsatz, welche nach dem **Innsbrucker Stufenschema** in **3 Sektoren** (A-C) eingeteilt werden. Sektor B gliedert sich wiederum in verschiedene Teilschritte:

Sektor A (Physiotherapie)
- die Basis aller Atemhilfen ist die mehrmals täglich durchgeführte, intensive Physiotherapie

Sektor B
- **STEP 1 (Spontan-CPAP)**
  - steht bei erhaltener Spontanatmung eine Oxygenierungsstörung im Mittelpunkt der respiratorischen Insuffizienz, so kommen Atemhilfen ohne mechanische Ventilationshilfe zur Anwendung, wie z. B. die continuous positive airway pressure-Therapie (CPAP)

- **STEP 2 (mechanische Ventilationshilfe)**
  - ist die Spontanatmung hingegen in ihrer Effektivität eingeschränkt, sind Atemhilfen mit mechanischer Ventilationshilfe anzuwenden, wie z. B. assisted spontanuous breathing (ASB) oder BIPAP

- **STEP 3 (kontrollierte Beatmung)**
  - handelt es sich um eine ausgeprägte Oxygenierungsstörung oder ein respiratorisches Pumpversagen, so sollte auf kontrollierte Beatmungsformen mit Anwendung eines endexspiratorischen positiven Drucks übergegangen werden

- **STEP 4 (Änderung des Atemzeitverhältnisses)**
  - eine weitere Steigerung der Invasivität der Atemhilfen stellt die Veränderung des Atemzeitverhältnisses zugunsten der Inspirationszeit dar

Sektor C (additive Maßnahmen)
- ist mit den vorangegangenen Atemhilfen eine adäquate Oxygenierung nicht erreichbar, sollten additive Maßnahmen wie z. B. die etablierte **kinetische Therapie** und die teils noch **experimentellen** Verfahren wie **NO-Beatmung, Prostazyklinvernebelung** oder die aus der Pädiatrie stammende **Flüssigkeitsbeatmung** zusätzlich durchgeführt werden

Nachteile der maschinellen Beatmung

- Erhöhung des intrathorakalen Drucks mit sekundärer Beeinflussung der Hämodynamik → Beeinflussung der kardialen Füllung ↓
- Beeinflussung der Nierenfunktion mit Gefahr der Hyperhydratation (RBF ↓ bei Anstieg des renalen Venendruckes und Abfall des arteriellen Perfusionsdrucks, Stimulation des Renin-Angiotensin-Aldosteron-Systems, atrialer natriuretischer Faktor (ANF) ↓, erhöhte ADH-Plasmaspiegel)
- Überdruckschädigung der Lunge (Barotrauma) durch hohe Atemwegspitzendrücke (PIP) → Pneumothoraxgefahr
- Beeinflussung der mukoziliaren Clearancefunktion mit der Gefahr des distalen Sekretverhaltes mit konsekutiven Obstruktionsatelektasen- und Pneumoniegefahr
- erhöhtes Pneumonierisiko in Abhängigkeit in der Beatmungsdauer < 24 h: 5,5%; > 24 h 26,6%; >10 Tagen: > 80% (50% der Pneumonien entwickeln sich in den ersten 4 Tagen!)
- Beeinflussung der Splanchnikusperfusion
- Schädigung des Surfactants durch shear stress trauma

Einige Grundbegriffe der Beatmung

Resistance (Atemwegswiderstand)
- bei laminarer Strömung (Normalwert: 2–4 mbar/l/s für Erwachsene)

$$R = \frac{P_{Tubus} - P_{Alveole}}{\dot{V}}$$

▶ bei hoher (turbulenter) Strömung steigt der Atemwegswiderstand mit dem Quadrat der Strömung an

Inspiratorische Resistance

$$R_{AW} = \frac{P_{max} - P_{Plat.}}{\dot{V}}$$

P_{max}: Beatmungsspitzendruck, $P_{Plat.}$: Plateaudruck, $\dot{V}$: insp. Flow (l/sec)
Normalwert für den intubierten erwachsenen Patienten: 4–6 mbar/l/sec

Beatmungsdruck

$$\Delta P = V_T \times \frac{1}{C} + \dot{V} \times R$$

▶ d. h. der Beatmungsdruck steigt bei Erhöhung des Atemzugvolumens (V_T), bei Zunahme des inspiratorischen Flows ($\dot{V}$) z. B. bei volumenkontrollierter Beatmung oder bei Zunahme des Atemwegwiderstandes (R), sowie bei Abnahme der Compliance (C)

Compliance (C)

$$C = \frac{\Delta V \ (ml)}{\Delta P \ (mbar \ oder \ cm \ H_2O)}$$

Statische Compliance

$$C_{stat} = \frac{exp. \ V_T}{P_{Plat} - P_{endexspiar.}}$$

Normalwert für den erwachsenen Patienten: 80–100 ml/cm H$_2$O
▶ zur Berechnung der statischen Compliance müssen In- und Exspirationsventile nach der Inspiration für 2–3 s geschlossen werden
   Voraussetzung: völlig erschlaffte Atemmuskulatur und Flow = 0

Dynamische Compliance

$$C_{Dyn} = \frac{V_T}{P_{Peak} - PEEP}$$

Effektive Compliance
- Messung im Respirator (inklusive der Compliance der Beatmungsschläuche + Beatmungssystem) → nur als Verlaufsparameter sinnvoll

Spezifische Compliance
- Compliance bezogen auf die funktionelle Residualkapazität
→ Berücksichtigung der Abhängigkeit der Compliance von der FRC

Lungen-Compliance

$$C_{Lunge} = \frac{V_T}{P_{AW} - P_{Pleura}}$$

▶ Abnahme der Compliance → Atemarbeit ↑ bei gleicher alveolärer Ventilation → chronische Ermüdung der Atemmuskulatur; Störung des Ventilations/Perfusionsverhältnisses

Reduktion der Compliance durch
- ARDS
- Pneumonie (interstitielle, alveoläre)
- Lungenfibrose (bei Kollagenosen, Sarkoidose, chronische Alveolitiden)
- Lungenödem
- Aspiration
- Zwerchfellhochstand (z. B. ausgeprägter Meteorismus, Z. n. Oberbaucheingriff, Pleuraerguß, Hämato(pneumo)thorax)

Zeitkonstante (τ)

$\tau = R \times C$

R = Resistance (cm H_2O/l/s), C = Compliance (l/cm H_2O)

- Zeit in der die Alveole eine 63%ige Änderung ihres Volumens erfährt.
  3 × Zeitkonstante: 95%ige Füllung bzw. Entleerung der Alveole in dieser Zeit
  7 × Zeitkonstante: 99,9%ige Füllung bzw. Entleerung der Alveole in dieser Zeit
- Normalwert für gesunde Lunge: 0,2 s
- bei COPD: 0,9 s

Inflection Points

- entsprechen den Übergangspunkten vom flachen in den steilen Teil der Druck-Volumen-Kurve der Lunge (lower inflection point) oder vom Steilen in den flachen oberen Abschnitt des Kurvenverlaufs (upper inflection point)
- Kurvenverlauf links vom unteren inflection point → niedrige Compliance
- die Druck-Volumen-Kurve der ARDS-Lunge wird im Rahmen der Erkrankung nach rechts verschoben und ist durch einen deutlich flacheren Kurvenverlauf bzw. einer geringeren Compliance gekennzeichnet
- Registrierung der Druck-Volumen-Kurve am sedierten und relaxierten Patienten nach der Methode von Levy et al.

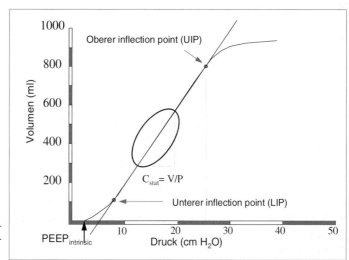

Abb. 48.1. Pulmonale Druckvolumenkurve

Intrinsic PEEP

- oder Auto-PEEP (endogener PEEP), der bei Lungenerkrankungen mit vorwiegend obstruktiver Komponente oder bei mechanischer Ventilation mit verlängerter Inspirationszeit vorwiegend in Lungenarealen mit langer Zeitkonstante auftritt
- die Höhe des Intrinsic-PEEP, sowie das korrespondierende "airtrapped volume" können mit modernen Respiratoren wie z. B. Evita 4 durch die Okklusionsmethode gemessen werden → während einer kompletten maschinellen Inspirationsphase werden In- als auch Exspirationsventil geschlossen und der leicht ansteigende Druckverlauf von Respirator registriert → Wert am Ende der Verschlußzeit ist der Gesamt-PEEP (= effektiver PEEP)
- Gesamt-PEEP minus am Beatmungsgerät eingestellter PEEP = intrinsic-PEEP
- die Ausbildung eines intrinsic- oder Auto-PEEP unter mechanischer Beatmung kann bei Verwendung eines Bildschirms anhand einer veränderten **Flow-Zeit-Kurve** erkannt werden (s. Abb. 48.2.)

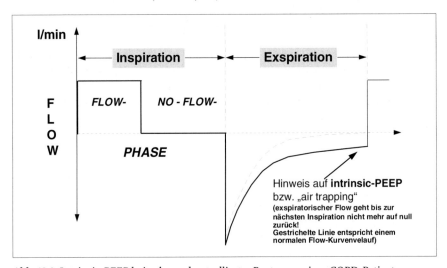

Abb. 48.2. Intrinsic-PEEP bei volumenkontrollierter Beatmung eines COPD-Patienten

Beatmungsformen

werden charakterisiert durch
- den zeitlichen Verlauf von Fluß, Volumen und Druck (druck-, volumenkontrolliert)
- das Verhältnis von In- zu Exspiration (z. B. inverse ratio ventilation oder verlängerte Exspiration)
- die Höhe des Patienten-Atemanteils (kontrollierte, mandatorische, augmentierende und spontane Beatmungsformen)

Atemzyklus

- Zeitdauer von Beginn einer Inspiration bis zum Ende der anschließenden Exspiration
  - Aufteilung in Inspirationszeit mit inspiratorischer Fluß-, und Pausenphase sowie in Exspirationszeit mit Flußphase
  - das Verhältnis von In- zu Exspiration wird als **Atemzeitverhältnis** bezeichnet (normalerweise 1:1,7 bis 1:2)

Beatmungsmuster

Das Beatmungsmuster beschreibt den zeitlichen Ablauf eines einzelnen Atemzyklus

Beispiele für Beatmungsformen

Spontan-CPAP (continuous positive airway pressure)

- bei der **CPAP**-Therapie atmet der Patient spontan auf einem bestimmten Druckniveau → während des Atemzyklus wird ein kontinuierlicher positiver Druck (meist 5 bis 10 mbar) in den Luftwegen aufrechterhalten
  - ▶ normalerweise ist der intraalveoläre Druck bei Spontanatmung:
    - bei Inspiration immer negativ
    - bei Exspiration null bis leicht positiv

CPAP-Effekte
- Anhebung der Atemmittellage mit Verhinderung eines vorzeitigen Alveolenkollaps bei der Exspiration
- ggf. Eröffnung von verlegten Luftwegen (prophylaktische und therapeutische Wirkung auf Atelektasen)
- Erhöhung der FRC (Luft- und O_2-Puffer, der bei normaler Exspiration in der Lunge verbleibt)
- Verbesserung der Lungencompliance
- Abnahme des intrapulmonalen Rechts-Links-Shunt
- Abnahme der inspiratorischen Atemarbeit
- Abnahme der Atemfrequenz bei gleichzeitiger Zunahme des Zugvolumens und Verlängerung der Exspirationszeit
- Abnahme des Atemminutenvolumens (AMV) → p_aCO_2 bleibt dennoch konstant, da die Totraumventilation ebenfalls abnimmt

Nebenwirkungen der CPAP-Therapie
- der mittlere Atemwegsdruck wird nach oben verschoben → venöser Rückstrom zum Herz ↓ → ggf. RR ↓ und HZV ↓
- hohe Perspiratio insensibilis durch Zufuhr kalter, trockener Frischgase, zusätzlich Gefahr der Auskühlung

- Gefahr des Barotraumas und Überdehnung der Alveole bei Anwendung hoher PEEP-Niveaus
- hoher Gasverbrauch bei Continuous-flow-Systemen
- die CPAP- Applikation muß immer über ein dicht sitzendes System erfolgen, was vom Patienten häufig als beängstigend empfunden wird

CPAP-Systeme
Es werden zwei große Gruppen unterschieden
- **Demand-flow-CPAP** und **Continuous-flow-CPAP**
    - beim Demand-System (z. B. Servo 900C, Servo 300, Evita) muß der Patient Respiratorventile antriggern, um den Flow zu aktivieren
    - beim Continuous-System (früher CPAP-Ballon, heute FDF-Gerät) wird der Flow kontinuierlich generiert

▶ **Anm:**
- CPAP muß ohne Leckage appliziert werden (Überprüfung der Masken-dichtigkeit)
- Einstellung eines adäquat hohen Frischgasflows
  → während der Inspiration erreicht der Spitzenfluß eines normal atmenden Patienten Werte von 30- 50 l/min. Bei forcierter Einatmung werden Werte von 100 l/min und mehr erreicht. Der Flowgenerator sollte diesen Fluß liefern, da sonst – auch bei Existenz eines Reservoirbeutels – der positive Druck im System absinken kann → ca. 40–50 l/min am CPAP-Gerät einstellen; der O_2-Gehalt kann beim FDF-Gerät durch Mischen von Druckluft und Sauerstoff reguliert werden
- die Höhe des CPAP-Niveaus muß individuell bestimmt werden:
    - 5 cm H_2O gilt als unterste Grenze mit therapeutischer Wirkung
    - empfohlenes PEEP-Niveau: 7 bis 10 cm H_2O
    - 10 cm H_2O werden von vielen Patienten bereits schlecht toleriert
    - 15 cm H_2O sind nur ausnahmsweise anzuwenden

Besonderheiten der CPAP-Therapie bei Kindern

- nach Extubation ist es bei Säuglingen und Kleinkindern manchmal sehr hilf-reich einen kontinuierlichen positiven Druck in den Luftwegen aufrechtzu-erhalten. Dies läßt sich am einfachsten über ein Rachen-CPAP erreichen, wel-ches von Kleinkindern in der Regel gut toleriert wird → (CPAP-Masken sind außerdem erst für größere Kindern verfügbar)
- **Durchführung:**
  nötige Tubuslänge bestimmen (≈ Distanz Nasenloch – Ohransatz), Tubus mit Lidocain-Gel einreiben und unter angeschlossenem Flow in ein Nasenloch ein-führen und fixieren
- Einstellung des Continuous-flow-Systems (FDF-Gerät):
- Flow ca. 10 l/min, CPAP-Niveau ca. 5 cm H_2O, ggf. Anwärmen der Luft mit Hilfe der Heizung des Beatmungsgerätes um Auskühlen der Kinder zu verhindern

Augmentierende Beatmungsformen

Nichtinvasive Überdruckbeatmung (NIPPV)

* unabdingbare Voraussetzung für die Durchführung von NIPPV:
  adäquate Neurologie des Patienten!

Durchführung
* dem Patient wird mittels dichtsitzender Gesichtsmaske mit Hilfe eines augmentierenden Beatmungsverfahren (z. B. ASB) die Atmung erleichtert

Vorteile
* erhaltener Hustenstoß
* Vermeidung der Intubation, sowie Intubationschäden oder sekundären Trachealstenosen
* Vermeidung von beatmungsinduzierten Lungenschäden bei niedriger Druckunterstützung
* unbehinderte Sekretmobilisation und normale Abwehrfunktion
* kürzere Beatmungszeiten
* Reduktion der Atemarbeit
  durch inspiratory pressure support (IPS) und PEEP
  (Reduktion des O_2-Verbrauchs, Wiederherstellung der koordinierten Atemmechanik, Reduktion des Einsatzes der Atemhilfsmuskulatur, Vermeidung der Erschöpfung des Zwerchfells)

Nachteile
* Aspirationsgefahr (gerade bei inadäquater Neorologie)
* Aerophagie
* teils schlechte Patientenakzeptanz

IMV, SIMV, MMV

* diese Beatmungsformen gewährleisten eines Atemmindestvolumen, das durch die Spontanatmung des Patienten (meist unter Druckunterstützung von > 5 mbar) noch gesteigert werden kann. Die kontrollierten Beatmungszyklen werden **synchronisiert** (z. B. SIMV) oder **asynchron** (z. B. IMV) bzw. **druck-** oder **volumen**kontrolliert ausgeführt (SIMV-PC oder SIMV-VC beim Respirator Servo 300)

SIMV (Synchronized Intermittend Mandatory Ventilation)
* Vorgabe einer SIMV-Frequenz ($\approx$ 6–8/min), eines Atemzugvolumen ($\approx$500 ml) bei volumenkontrolliertem Modus oder eines oberen Druckniveaus ($\approx$ 20–25 mbar) unter druckkontrollierter Form, sowie einer Druckunterstützung während der Spontanatmung ($\approx$ 5–20 mbar) und einer Triggerschwelle, die der Patient zur Auslösung der Druckunterstützung überwinden muß
* zwischen den maschinellen Beatmungshüben kann der Patient spontan atmen

MMV (Mandatory Minute Ventilation)
- garantiert ein voreingestelltes Atemminutenvolumen und vergleicht es intermittierend mit dem vom Patienten geleisteten Atemminutenvolumen
- bei ausreichender Spontanatmung wird auf eine maschinelle Unterstützung ganz verzichtet; bei Unterschreiten des Atemmindestvolumen werden solange eingestellte Atemhübe über das Atemgerät appliziert bis das vorgegebene MMV erreicht wird
- Nachteil: eine Hechelatmung (hohe Frequenz bei kleinen Atemvolumen und somit erhöhter Totraumventilation) wird nicht registriert!

ASB bzw. PSV
(Assisted Spontanuous Breathing, Pressure Support Ventilation)

- meist angewandte Beatmungsform im Rahmen der Spontanisierung, deren Grundprinzip 1962 von Taylor entwickelt wurde
- nach Antriggerung des Gerätes erfolgt bis zum Erreichung des eingestellten Druckniveaus eine inspiratorische Gasströmung ($\approx$ 30–60 l/min)
- die Flowform ist dezelerierend (s. Abb. 48.3)
- die passive Exspiration erfolgt bei einem Flowabfall von 75% des Spitzenflusses, bei Gegenatmen des Patienten (Flow < 0) oder spätestens nach 4 s
- die Dauer der Inspiration ist abhängig von der inspiratorischen Atemarbeit, die vom Patienten erbracht wird
- Voraussetzung zur Anwendung dieser Beatmungsform: intakte zentrale Atmungsregulation und neuromuskuläre Steuerung der respiratorischen Muskulatur

Anm:
ist die inspiratorische Gasströmung des Gerätes kleiner als der spontane Gasfluß des Patienten, kann Dyspnoe entstehen $\rightarrow$ Steuerung am besten über das Meßverfahren $P_{0,1}$. Bei COPD-Patienten sollte ein hoher inspiratorischer Flow (ca. 100 l/min) angewandt werden, da hierdurch der Gasaustausch infolge verlängerter Exspiration verbessert werden kann

IPPV (Intermittent Positive Pressure Ventilation, kontrollierte Beatmungsformen [CMV])

entweder als
- **volumenkontrolliert** (Evita, Servo 300 [ggf. druckreguliert]) mit **konstantem** Flow (s. Abb. 48.5)
  oder
- **druckkontrolliert** (Servo 300) mit **dezelerierendem** Flow (s. Abb. 48.4)
- bei Anwendung von PEEP wird aus IPPV $\rightarrow$ CPPV (**Continuous** positive pressure ventilation)

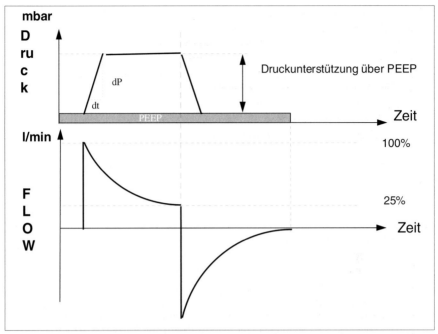

Abb. 48.3. Druck- und Flowkurve bei „assisted spontaneous breathing" (ASB)

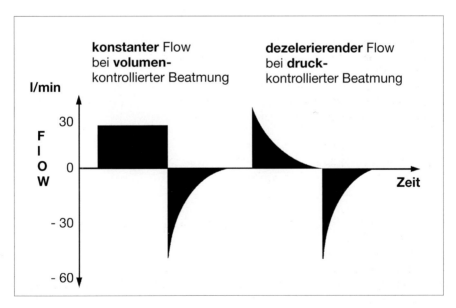

Abb. 48.4. Flow - Zeit- Kurven

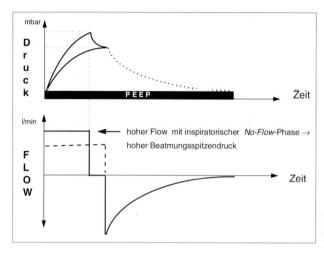

Abb. 48.5. Druck- und Flowkurve bei volumenkontrollierter Beatmung

Druckkontrollierte Beatmung bzw. PCV (Pressure Controlled Ventilation)

- Einstellung eines oberen Druckniveaus, der Atemfrequenz, des Atemzeitverhältnisses → der Beatmungsspizendruck sollte möglichst < 30–35 cm H_2O betragen
- Beatmungsform mit dezelerierendem Flow
- Atemzugvolumen ergibt sich als sogenannter Freiheitsgrad aus der Compliance der Lunge und Faktoren wie Patientenlagerung, „Bauchbinde" etc.
- geringere Gefahr des Barotraumas
- jedes Kompartiment füllt sich gemäß seiner bestimmten Zeitkonstante

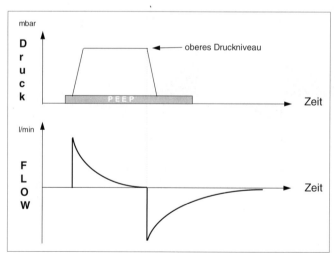

Abb 48.6. Druck- und Flowkurve bei druckkontrollierter Beatmung

BIPAP (Biphasic Positive Airway Pressure)

- 1989 von Baum und Benzer aus Innsbruck in die klinische Praxis eingeführte Beatmungsform
- Kombination aus **zeitgesteuerter, druckkontrollierter** Beatmung und **Spontanatmung,** meist mit Druckunterstützung auf dem unterem Druckniveau (BIPAP/ASB bei Respiratoren wie z. B. Evita 2 und 4)
- Respirator wechselt zwischen zwei Druckniveaus, was einer druckkontrollierten Beatmung entspricht
- Spontanatmung meist auf dem unteren Druckniveau beginnend, jedoch zu jedem Zeitpunkt des Atemzyklus möglich

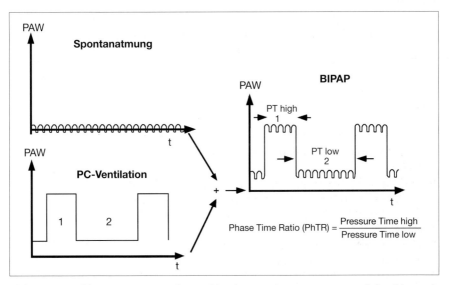

Abb. 48.7. Druckkurve von BIPAP, als Kombination von Spontanatmung und druckkontrollierter Beatmung

Nach dem Anteil der Atemarbeit, welche vom Patienten erbracht wird, werden 4 verschiedene **Formen der BIPAP-Beatmung** unterschieden:

1. **CMV-BIPAP:** keine Spontanatmung, reine druckkontrollierte Beatmung
2. **IMV-BIPAP:** Spontanatmung auf dem unteren Druckniveau
3. **Genuiner BIPAP:** Spontanatmung auf beiden Druckniveaus
4. **CPAP:** oberes Druckniveau wurde kontinuierlich dem unterem Druckniveau angepaßt

APRV (Airway Pressure Release Ventilation)

- Airway pressure release ventilation ist eine 1987 von Downs und Stock vorgestellte Beatmungsform
- Spontanatmung mit hohem CPAP-Niveau (20–30 cm H_2O) und kurzzeitige (10–15 mal/min) Absenkung des oberen Druckniveaus auf ein niedrigeres Niveau für die Dauer von ca. 1–2 s → Absenken des Beatmungsdruckes auf das untere Niveau entspricht einer kurzen Exspiration, wobei die exspiratorischen Atemzugvolumina bis zu 2,0 l betragen können. Bei Wegfall der Spontanatmung stellt APRV eine druckkontrollierte Beatmungsform mit umgekehrtem Atemzeitverhältnis dar (= BIPAP mit IRV)

Vorteile
- Reduktion des pulmonalen Shuntanteils bei gleichzeitig geringerer Totraumventilation unter APRV im Vergleich zur SIMV-Beatmung
- höherer p_aO_2, geringerer pulmonaler Shunt und ein um 30% geringerer Atemwegspitzendruck unter APRV im Vergleich zur volumenkontrollierten inverse ratio ventilation
- einzige Kontraindikation für eine APRV-Beatmung: obstruktive Ventilationsstörung

IRV (Inverse(d) Ratio Ventilation, I:E ≥ 1:1)

- Verlängerung der Inspirationszeit (bis zum 4-fachen der Exspirationszeit) → auch Kompartimente mit großer Zeitkonstante (= R × C) füllen sich

Vorteile
- aufgrund der Ausbildung eines regional unterschiedlichen Intrinsic-PEEP wird ein endexspiratorischer Alveolarkollaps verhindert
- Erhaltung der Surfactantfunktion ⇒ Vergrößerung der FRC durch alveoläres Recruitment
- Abnahme des intrapulmonalen R-L-Shunts durch Verbesserung des V/Q-Verhältnisses
- längere Kontaktzeiten zwischen frischem Alveolargas und Kapillarblut

Nachteile
- arterielle Hypotonie durch Abnahme der Vorlast (ausgeprägt bei intravasaler Hypotonie)
- Zunahme der rechtsventrikulären Nachlast aufgrund eines Anstiegs des Beatmungs**mittel**drucks
- Gefahr des pulmonalen Barotraumas infolge der kürzeren Exspirationszeit mit konsekutivem "air-trapping" und Ausbildung eines **intrinsic-PEEP**→ besonders bei einer volumenkontrollierten IRV
  → Bestimmung der Höhe des intrinsischen PEEP mit automatischen Meßmanövern bei Evita 2 und 4 möglich!
- Notwendigkeit einer tiefen Analgosedierung

PEEP (Positive Endexpiratory Pressure)

Vorteile
- Vergrößerung der funktionellen Residualkapazität
  (**FRC** $\uparrow$ $\rightarrow$ Vergrößerung der Gasaustauschfläche und Verbesserung des Ventilations-Perfusions-Verhältnisses $\rightarrow$ **Abnahme des intrapulmonalen Re-Li-Shunts** $\rightarrow$ p_aO_2 $\uparrow$)
- Aufhebung intermittierender Bronchialverschlüsse
- Verhinderung oder Auflösung von **Atelektasen**
- Verlagerung der Atemschleife in den steilen Teil der Druck-Volumen-Kurve der Lunge infolge Erhöhung der FRC $\rightarrow$ Compliance $\uparrow$ $\rightarrow$ Atemarbeit $\downarrow$
- „Verdrängung" von interstitiell eingelagertem Wasser
- Vermeidung von sekundären Lungenschäden infolge permanenten Recruitment/**De**-Recruitment, da der Atemzyklus aufgrund der PEEP-Anwendung oberhalb des unteren inflection points stattfindet

Nachteile
- Gefahr des Barotrauma bei hohem PEEP-Niveau
- **intrathorakaler** Mitteldruck $\uparrow$ $\rightarrow$ venöser Rückstrom $\downarrow$ $\rightarrow$ **HZV** $\downarrow$
- **renale Funktion** $\downarrow$ (Cavadruck $\uparrow$ $\rightarrow$ venöser Rückstroms $\downarrow$ $\rightarrow$ renaler Abfluß $\downarrow$ $\rightarrow$ arterio-venöse Druckdifferenz $\downarrow$ $\rightarrow$ GFR $\downarrow$ $\rightarrow$ Na^+- u. Wasser-Retention $\rightarrow$ intravasales Volumen $\uparrow$ $\rightarrow$ Gefahr des interstitiellen Lungenödems $\uparrow$)
- Beeinträchtigung der LVF durch interventrikuläre Septumdeviation $\rightarrow$ Coronarperfusion $\downarrow$
- Erhöhung des intrapulmonalen Drucks mit Anstieg der rechtsventrikulären Nachlast und Kompression der Kapillaren von ventilierten Alveolen $\rightarrow$ PAP $\uparrow$
- Abnahme der Compliance und Überdehnung der alveolokapillären Membran bei zu hohem PEEP-Niveau
- PEEP $\rightarrow$ ADH $\uparrow$, Renin $\uparrow$ $\rightarrow$ Wasser-Retention
- Leberfunktionsstörung infolge venöser Abflußbehinderung
- intrakranieller Druck $\uparrow$ durch Behinderung des venösen Abstroms
- Anstieg des extravaskulären Lungenwassers bei hohem PEEP-Niveau infolge einer Störung der Lymphdrainage via Ductus thoracicus, sowie pleuralen und mediastinalen Lymphgefäßen
- PCWP $\uparrow$ (Korrelation zu LVEDP wird verschlechtert, besonders ab PEEP-Niveau > 10 cm H_2O!)

Optimaler PEEP

Best-PEEP nach Suter oder Gallagher
$\rightarrow$ s. Beatmungskonzept bei ARDS

Merke:
Patienten mit initial **erhöhter FRC** ohne PEEP und Lungenemphysem profitieren nicht von einer PEEP-Erhöhung über das physiologische Maß hinaus, da es hierunter zu einem starken Abfall von HZV und O_2-Angebot kommt.
Patienten mit einer **reduzierten FRC** infolge ausgeprägten Alveolarkollaps profitieren von der Anwendung eines positiven endexspiratorischen Drucks

Hochfrequenzbeatmung (HFV)

Definition
- Beatmungsform, bei der die Atemfrequenz > 60/min und das Atemzugvolumen ≈ **2–3 ml/kgKG** (≤ Totraumgröße) beträgt

Indikation
- intraoperativ bei z. B. Treachearesektionen, Tracheomalazien, bei laryngoskopischen Eingriffen
- bei Bestrahlung von Lungentumoren zur „Lungenruhigstellung"
- bei bronchopleuralen oder tracheo-ösophagealen Fisteln
- zur Sekretmobilisation und Lösen von Resorptionsatelektasen
- zur Notfallbeatmung bei Intubationsproblemen (ggf. über spezielle Kanüle nach Ravussin)
- pädiatrisches Beatmungskonzept (bei IRDS)

Vorteile
- kleines V_T und geringere Thoraxexkursion, Ventilation über das Op.-Gebiet hinweg möglich (z. B. beim Anlegen von trachealen Anastomosen)
- geringere Beeinträchtigung der Hämodynamik → Verbesserung des HZV mit Blutdruckanstieg
- intrakranielle Drucksenkung im Vergleich zur Überdruckbeatmung
- wirksamere pulmonale Gasverteilung
- positiver intratrachealer und negativer pleuraler Druck während des gesamten Atemzyklus
- dezelerierender Inspirationsfluß ohne endexspiratorisches Plateau

Nachteile
- zum teil schwierige technische Handhabung
- eingeschränktes Monitoring (AMV, Beatmungsdrücke, inspiratorische O_2-Konzentration) → obligate Pulsoxymetrie + intraoperative BGA´s
- keine Atemgasklimatisierung
- Gefahr des Barotraumas

▶ **Anm:**
Positiver Effekt auf die Oxygenierung während der HF-Beatmung beruht auf einer Generierung eines intrinsic-PEEP, der Erhöhung des mittleren intrapulmonalen Drucks und Erhöhung der FRC bzw. des durchschnittlichen intrapulmonalen Gasvolumens!

Einteilung der Hochfrequenzventilation nach Smith in:
1. **Hochfrequenz-Überdruckbeatmung (HFPPV)** mit 60–110/min
2. **Hochfrequenz-Jet-Beatmung (HFJV)** mit 110–400/min → mittlere Beatmungsdrücke während HFJV sollten denen während konventioneller mechanischer Beatmung ensprechen → bessere Oxygenierung
3. **Hochfrequenz-Oszillation (HFO)** mit 400–2400/min → die **Exspiration** erfolgt ebenfalls im Unterschied zu allen anderen HF-Formen **aktiv** (durch Sogwirkung der mechanischen Kolbenpumpe)

Formen der HF-Beatmung
(V_T–Angaben gelten für den normalgewichtigen Erwachsenen; Angabe durchschnittlicher Ventilationsfrequenzen)

HFPPV (High-frequency-positive-pressure-ventilation)
- (konventionelle Beatmung mit hoher Frequenz [60–100/min] und niedrigen V_T (150–250 ml)

HFJV (High-frequency-jet-ventilation)
→ Einleitung eines schmalen Gasstrahls mit hohem Druck
- Frequenz: 150–300/min
- V_T: 150–250 ml

HFP (Hochfrequenzpulsation)
- s. HFJV

HFJO (Hochfrequenz-Jet-Oszillation)
→ über Kolbenpumpe werden sinusartige Druckschwankungen in die Trachea geleitet, Frischgasflow wird quer zur Richtung eingeleitet
- Frequenz: -700/min
- V_T: 70–150 ml

FDV (Forcierte Dilutionsventilation)
- Frequenz: 500–1800/min
- V_T: 30–50 ml

HFO (Hochfrequenz-Oszillationsventilation)
- Frequenz: 600–3000/min
- V_T: 60–150 ml

Verbesserung der CO$_2$-Elimination unter HF-Beatmung durch
- Senkung der Beatmungsfrequenz
- Erhöhung des Betriebsdrucks
- Verlängerung der Inspirationszeit (bis max. 50%)

Verbesserung der Oxygenierung durch
- Verlängerung der Inspirationszeit in kleinen Schritten (bis max. 50%)
- Erhöhung der F$_1$O$_2$

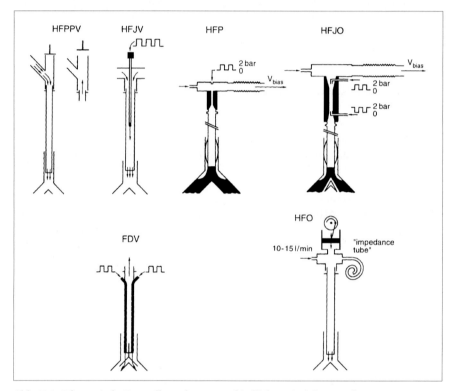

Abb. 48.8. Schematische Darstellung der unterschiedlichen Hochfrequenzbeatmungssysteme

Seitendifferente Beatmung (DLV)

Indikationen
- unilaterale Lungenprozesse wie z. B. seitenbetontes ARDS, Lungenveränderungen mit seitendifferenter Compliance oder Resistenz, Lungenabszeß, Bronchiektasien etc.
- große bronchopulmonale Fisteln z. B. bei Barotrauma im Rahmen des ARDS → Blähung der mazerierten Lunge mit einem Druck, der kleiner als der Fistelöffnungsdruck ist

Beatmung mit Hilfe von:

- 2 unabhängig voneinander arbeitenden Respiratoren (asynchron)
- 2 miteinander gekoppelten Respiratoren (synchrones master-and-slave-Prinzip)
- 1 konventionellem Respirator und 1 Hochfrequenzbeatmungsgerät
- 1 konventionellem Respirator und 1 Continuous-flow-CPAP-System

☝ Anwendung **gleicher** Zugvolumina mit **unterschiedlicher** PEEP-Applikation, welche synchron oder asynchron appliziert werden können

Atemunterstützung mit konstantem Flow

Hierzu gehören:
1. **apnoeische Oxygenierung** (s. Physiologie der Atmung)

2. **tracheale O_2-Insufflation (TRIO)**
   - kontinuierlich O_2-Insufflation von 2l/min ≈ 1 cm oberhalb der Karina
   - Indikation: schwierige Intubation, massive Verlegung der oberen Luftwege (→ Punktion der Membrana cricothyreoidea und darüber Einlegen der O_2-Sonde)

3. **constant flow ventilation (CFV)**
   - ähnlich wie TRIO, jedoch O_2-Gabe über 2 getrennte Sonden in jeden Hauptbronchus mit einem hohem Flow von 1l/kg/min → Jet-Effekt und Gastransport infolge Turbulenzen, kardiale Oszillationen und kollaterale Ventilation

Additive Maßnahmen

Kinetische Therapie

- Nachweis eines günstigen Effektes von Lagerungsdrainagen auf die Lungenfunktion durch Blair und Hickham (1955)
- im Vergleich zur konventionellen Beatmungstherapie ohne Lagerungsmaßnahmen kommt es unter der kinetischen Therapie mit einer drucklimitierten Beatmung und permissiver Hyperkapnie (PHC) [p_aCO_2 –Werte: 46,5 bis 116 mmHg] zu einer Reduktion der nach dem APACHE II-Score vorhergesagten Mortalität von ARDS-Patienten um ein Drittel (12% vs. 35,4%)

Kinetische Therapiemodi
1. **dorsoventrale Wechsellagerung** bei dorsobasalen Atelektasen (z. B. 2 × pro Tag für jeweils 4–6 h)
2. **kontinuierliche axiale Rotation** z. B. im RotoRest-Spezialbett bei interstitiell-alveolärem Ödem mit erhöhter Sekretproduktion

3. **intermittierende Seitenlagerung** bei unilateralen Lungenprozeßen, wobei der Patient nach dem Motto von Herrn Fishman **"Down with the good lung"** auf die gesunde Lunge gelagert werden sollte

4. überdrehte Seitenlagerung (135°)

Die Verbesserung des pulmonalen Gasaustausches unter kinetischer Therapie beruht auf einem **Sofort-Effekt** mit

- verbesserter Mobilisierung von tracheobronchialem Sekret
- Reduktion von Ventilations/Perfusionsstörungen → Umverteilung des Blutflusses in weniger geschädigte gesunde Areale
- Rekrutierung von Kompressionsatelektasen → pulmonale venöse Beimischungen ↓

und **Späteffekt** (nach 2–4 h)

- Anstieg der FRC
- Rückgang von Lungenödemen infolge der Veränderung des hydrostatischen Drucks
- Reduktion nosokomialer Infektionen und pulmonaler Komplikationen

Nachteile
- Auftreten von Lagerungsschäden
- Gesichtsödemen
- akzidentelle Extubation und Katheterdislokationen
- hoher personeller Aufwand
- zeitlich limitierte Durchführbarkeit
- z. T. nur positiver Effekt in Bauchlagerung, der nach dem Drehen nicht anhält

Anwendung von Expektoranzien

Sekretolytika

- Ätherische Öle (Transpulmin, Pulmotin, Soledum, Gelomyrtol) →
  direkte Steigerung der Bronchialsekretion, sowie Anregung der Zilientätigkeit
- Ammoniumchlorid und Kaliumiodid →
  direkte und reflektorische Wirkung auf schleimproduzierende Zellen, keine Langzeitanwendung von KJ wegen Iodvergiftung!
- Bromhexin (Bisolvon) →
  vermehrte Schleimbildung durch seröse Drüsenzellen bei gleichzeitiger Abnahme der Sputumviskosität durch gesteigerten Abbau saurer Mucopolysaccharide und
- dessen Metabolit Ambroxol (Mucosolvan, Ambrohexal, Mucobroxol, etc.) →
  Stimulation der Surfactantbildung → Reduktion der Oberflächenspannung, Verhinderung von Dys- und Atelektasen → Reduktion der Schleimadhärenz am Bronchialepithel (Dosis: 3–6 g/24 h i.v.)

Mukolytika
- Acetylcystein (Fluimucil, ASS, Acetylcystein ratiopharm, Bromuc, Mucret)
→ Erniedrigung der Schleimviskosität durch Aufspaltung von Disulfidbrücken durch Cystein (Dosis: 3 × 1 Amp à 200 mg)

- Carbocistein (Transbronchin, Pulmoclase, Pectox, Mucopront)
  → intrazelluläre Beinflussung der Schleimsynthese und Bildung von gering viskösem Sekret, leichte Abnahme der Sekretproduktion

Sekretomotorika
- β_2-Sympathomimetika
  → Anregung der Zilienmotilität und Broncholyse

Sekretmindernde Medikamente

Bei Hypersekretion ggf. Gabe von Parasympatholytika:
- Belladonnablätter (Belladonysat): 3 × ¼ –1 Meßlöffel
- Hyoscyaminhaltige Lösung (Olren N): 1 × 1 Tbl. oder 3 × 15 Trp.

Stickstoffmonoxidbeatmung (NO)

NO – Molekül des Jahres **1992** (Zeitschrift: Science)

Historie
- 1980: Furchgott + Zawadzki entdecken einen Stoff, den sie als endothelial-derived-relaxing-factor (EDRF) bezeichnen
- 1987: Ignarro und Palmer/Moncada wiesen nach, daß EDRF = NO
- 1991: Frostell zeigt klinischen Effekt von NO an Probanden unter hypoxischen Bedingungen

Indikationen für exogene NO-Gabe
- **Oxygenierungsverbesserung** beim **ARDS** (Shuntabnahme bzw. Umverteilung des Blutflusses zu **ventilierten** Alveolen)
  - ▶ **Merke: hohe** NO-Konzentrationen können jedoch zu einer Verschlechterung der Oxygenierung führen, da es infolge einer Diffusion von NO in nicht-ventilierte Alveolen zu einem konsekutiven Perfusionsanstieg nicht- oder minder ventilierter Lungenbezirke kommen kann!
- Therapie des Rechtsherzversagens bei Herztransplantationen (HTPL)
- pulmonaler Hypertonus (**PH**) wie z. B. die persistierende pulmonale Hypertension des Neugeborenen (**PPHN**) oder der PH des Erwachsenen

Weitere Indikationen:
- Diagnostik der pulmonalen Vasoreaktivität z. B. vor Transplantation
- Therapie des Höhenlungenödems

> **Dosis:** **zur Oxygenierungsverbesserung** reichen schon geringe NO-Konzentrationen von **5 bis 15 ppm** (ml/m³) aus, während **zur pulmonalarteriellen Drucksenkung** höhere NO-Konzentrationen eingesetzt werden müssen (durchschnittlich 20–40 ppm)!

- **Inaktivierung von NO** im Sekundenbereich durch Hämoglobin $\rightarrow$ Nitrosylhämoglobin $\rightarrow$ Methämoglobin $\rightarrow$ obligates NO_2-Monitoring und Methämoglobinmessung

NO-Applikation
- **Inhalative NO-Applikation** als selektiver pulmonaler Vasodilatator durch folgende Geräte:
  - NO-Domo als Aufsatz für eine Evita 2 von der Firma Dräger
  - Pulmonox-Apparat der Firma Messer Giesheim
  - kontinuierliche NO-Einspeisung in den inspiratorischen Schenkel des Babylog-Respirators über ein spezielles Rotameter nach der Formel:

$$\frac{\text{applizierte NO-Konzentration}}{\text{(ppm)}} = \frac{\text{NO-Kon. der Flasche (ppm)} \times \text{NO-Flow}}{\text{Beatmungsgerätflow} + \text{NO-Flow}}$$

NO-Uptake
- inhalative Aufnahme von ca. 90% der zugeführten NO-Menge
- der NO-uptake ist anhängig vom:
  - Volumenanteil gut-ventilierter Lungenbezirke (lineare Korrelation)
  - Ausmaß der alveolären Totraumventilation (inverse Korrelation)
  - ▶ **Anm:**
    - NO wird auch beim Menschen in geringen Mengen im Nasopharynx gebildet und nachfolgend inhaliert (physiologische Aufgabe?)
    - dem intubiertem Patienten wird „physiologisches NO" somit vorenthalten!

Formen der NO-Synthetase
- **konstitutionelle** NO-Synthetase (**cNOS**):
  Ca^{2+}- u. Calmodulinabhängig; Syntheserate in **picomol**; kontinuierliche Syntheserate $\rightarrow$ Regulation von Blutdruck bzw. Gefäßweite
  - Vorkommen: Endothel, Endocard, Myocard, Neuron, Thrombozyten
  - wiederum 2 **Unterarten**: **eNOS** (endothelial) und **bNOS** (brain)
- **induzierbare** NO-Synthetase (**iNOS**):
  Ca^{2+}- u. Calmodulin**un**abhängig; höhere Syntheserate als cNOS (**nanomol**); durch Mediatoren (TNF,IL-1) nach 8–12 h induzierbar $\rightarrow$ verzögerter Anstieg nach Stimulation ist durch Genexpression und Neusynthese bedingt. Erhöhte Serumkonzentrationen von cGMP und Nitrat bei septischen Patienten deutet auf eine generell gesteigerte NO-Produktion hin
- **Substrat der NO-Synthetase: L-Arginin** wird durch NO-Synthetase zu **Citrullin und NO** umgewandelt, welches wiederum die intracelluläre Guanylatzyklase (cGMP) aktiviert, wodurch die Ca^{++}-Konzentration abfällt $\rightarrow$ Relaxation der Gefäßmuskulatur

Effekte
- Anstieg des p_aO_2 bzw. des Oxygenierungsindex infolge Perfusionszunahme der ventilierten Alveolen → $V_a/\mathbf{Q}$ -Verbesserung
- RVEF ↑, PAP↓, PVR ↓ → insgesamt verbesserte Lungenperfusion
- CO ↑, Reduktion des pulmonalkapillären Drucks (PCP)
- bei höheren NO-Konzentrationen (NO >10 ppm) → evtl. Reduktion eines Lungenödems
- Unterschiedliche Reaktivität auf NO → Einteilung der Patienten in zwei kollektive **Responder** und **Non-responder** (Verhältnis ca. 60:40) → Ursache unklar:
  - fragliche Beeinflussung der vaskulären Reaktivität auf NO durch extravaskuläres Lungenwasser und/oder Katecholamintherapie
  - Gasaustauschstörung durch ausgeprägtes diffuses interstitielles und intraalveoläres Lungenödem

---

👆 **Merke:**
- trotz der klinischen Verbesserung der Oxygenierung, ist bis zum gegenwärtigen Zeitpunkt ein positiver Effekt der NO-Beatmung auf die Letalität des ARDS **nicht** nachgewiesen!
- bei pädiatrischen Patienten mit akutem Lungenversagen konnte in einer großangelegten Studie eine Reduktion der ECMO-Frequenz nachgewiesen werden!

Nebenwirkungen
- **Methämoglobinbildung** (MetHb wird durch die **NADH-Methämoglobinreduktase** wieder zu funktionstüchtigem Hb reduziert → **Cave:** angeborener Enzymmangel!
  Es gibt drei weitere Enzyme bezüglich der Reduktion des MetHb, welche jedoch klinisch von geringer Relevanz sind: NADPH- Dehydrogenase, Ascorbinsäure und reduziertes Gluthation) → Andidot bei Methämoglobinämie: **Methylenblau** 1 mg/kgKG i.v.
- Enstehung von **Nitraten** und **Nitriten** bzw. ihre wässrigen Verbindungen (Salpeter- und salpetrige Säuren) → NO_2 und NO_x
- ▶ **Anm:** unter klinischer NO-Applikation kann die NO_2-Konzentration durch den Einsatz eines CO_2-Absorbers (NaOH, $(CaOH)_2$ und KOH) reduziert werden, wobei mit steigenden KOH-Konzentrationen im Absorber mehr NO_2 eliminiert wird
- Auslösung von
  - Bronchokonstriktion bei höheren NO_2-Konzentrationen (> 0,6 ppm)
  - proinflammatorischen pulmonalen Effekten (> 2,25 ppm)
- Hemmung der Schilddrüsenfunktion
- Surfactantschädigung durch NO_2
- epitheliale Hyperplasien
- entzündliche Veränderungen der Atemwege

- Entstehung eines zähen, klebrigen Trachealsekrets nach längerer NO-Beatmung (eigene Erfahrungen)
- Hemmung der Thrombozytenaggregation (klinisch nicht relevant)
- Hemmung der Granulozytenaktivität, sowie der HLA-DR-Expression auf Leukozyten → immunsuppressive Wirkung (fragliche klinische Relevanz)
- Beeinträchtigung des interzellulären Zellkontakts (tight-junktion) → spielt im Rahmen der septischen bakteriellen, Translokation wahrscheinlich eine Rolle!
- Reboundphänomen nach abrupten Absetzen höherer NO-Konzentrationen

▶ **Anm:**
- Vorsicht bei der Anwendung von NO bei Patienten mit manifester Linksherzinsuffizienz durch Anstieg des pulmonalen Okklusionsdrucks! → bedingt durch erhöhtes Blutangebot an das linke Herz!

Beeinflussung der endogenen NO-Produktion durch
- Antagonisten (falsche Metabolite)
  1. N-Methl-L-Arginin
  2. N-Argininmethylester
- Hemmung der Guanylatzyklase durch **Methylenblau**

> **Merke:**
> Stickstoffmonoxid (NO) ist zum gegenwärtigen Zeitpunkt kein zugelassenes Medikament und die Anwendung sollte sich auf kontrollierte Studien oder Heilversuche beschränken!

Neuere Kombinationen der NO-Inhalation mit anderen Substanzen

Kombination von NO und intravenösem Almitrin
- die Kombination von NO und intravenösem **Almitrin** (Vectarion) führt z. B. nach Puybasset aus Paris zur Verbesserung der Oxygenierung → $p_aO_2\uparrow$, $Q_S/Q_T\downarrow$, Totraumventilation ↓
- Almitrin gehört zur Gruppe der **Analeptika**, wie z. B. Dopram oder Daptazile
- **Dosierung:** in Konzentrationen von 2–4 µg/kg/min intravenös; bis max. 16 µg/kg/min → Plateau-Effekt bezüglich der Oxygenierung bei 4 µg/kg/min

Wirkung von Almitrin
- Verstärkung des physiologischen Euler-Liljestrand-Reflexes vorwiegend in Arealen mit abgeschwächter hypoxischer pulmonaler Vasokonstriktion (HPV) → Konstriktion nur der pulmonalen **Arterien** (dadurch keine Gefahr eines Lungenödems infolge des PAP-Anstieges zu erwarten!)
- teils Anstieg des **HZVs** (durch simultane inhalative NO-Gabe ist dieser Effekt noch zu verstärken!)
- benötigte Serumkonzentration: 300 ng/ml

Nebenwirkungen
- MPAP + PVRI ↑ und Oxygenierung ↓ (**Cave:** Abschwächung des Euler-L.-Reflexes bei hoher Dosierungen)
- z. T. irreversible **Polyneuropathie** bei Langzeitanwendung (> 1 Woche Dauer und Konzentrationen > 10 µg/kg/min)
- Nausea, Vomitus, Diarrhoe

Metabolisierung
- hepatisch → geringe Clearance von 4 ml/kg/min → lange β-HWZ (40 h bis 4 Wochen unter Langzeitanwendung bei Leberinsuffizienz)

Interaktion mit anderen Substanzen
- Interaktion von Almitrin und Nifedipin → Abschwächung der Almitrinwirkung

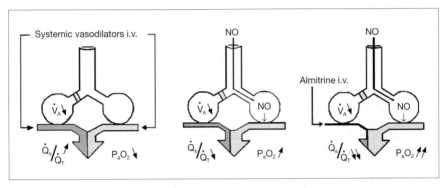

Abb. 48.9. Überblick über die Effekte von systemischen Vasodilatoren, inhalativem NO und die Kombination von NO und Almitrine bezüglich intrapulmonalem Shunt (Q_S/Q_T) und p_aO_2

Kombination von NO und Perfluorcarbon (PFC)

- die Kombination der partiellen **Flüssigkeitsbeatmung** mit Perfluorcarbon **und** der **NO-Inhalation** führt nach Houmes aus Rotterdam zu einer gesteigerten Oxygenierung im Sinne eines kumulativen Effektes bei simultaner Reduktion des pulmonalarteriellen Drucks
- die Oxygenierung ist dabei von der NO-Konzentration linear abhängig, wobei tierexperimentell bei 30 ppm NO ein Maximum erreicht war
- Unterbrechung der NO-Applikation führt zu einem fast verzögerungsfreien Abfall des arteriellen O_2-Partialdrucks → **keine** Speicherung von NO in der PFC-Lösung!
- ▶ **Anm:** die Interaktion zwischen Stickstoffmonoxid (NO) und der Perfluorcarbonflüssigkeit ist gegenwärtig noch nicht ausreichend untersucht!

Prostazyklin (PGI₂)-Aerosol

- **PGI₂** ist ein **Arachidonsäuremetabolit,** der in den 70er Jahren entdeckt wurde und in physiologischer Weise im Endothel (vorwiegend der Lunge) gebildet wird.
  → Anstieg der rezeptorvermittelten, intrazellulären cAMP-Produktion (Adenylatzyklase) mit konsekutivem Abfall des intrazellulären Kalziums
- endogene Prostazyklinproduktion durch Endothel- und glatten Muskelzellen (totale PGI₂-Syntheserate: 60 pg/kg/min bzw. Serumkonzentrationen von 5–18 ng/l bzw. 0,2–0,5 nmol/l)
- HWZ: 180 s
- Stabilität von PGI₂-Lösung ist pH- und temperaturabhängig! → pH der Lösung: 10–11!
- meßbarer Metabolit: PGF₁α

Wirkung
- die Vernebelung von **Prostazyklin (Flolan)** im Rahmen des **ARDS** führt zu einer Verbesserung der Oxygenierung durch
  - signifikante **Reduktion des intrapulmonalen Shunts** aufgrund der Dilatation von pulmonalen Gefäßen ventilierter Alveolen (im **Gegensatz zur intravenösen Prostazyklingabe** mit Erhöhung des R-L-Shunts durch Beeinflussung der hypoxischen Vasokonstriktion und Verschlechterung des intrapulmonalen Gasaustauschs)
- Reduktion des MPAP und des PVR
- Vasodilatation und Abfall des SVR (Effekt bei intravenöser Gabe > als bei Vernebelung)
- geringer Anstieg des HZV (Effekt bei intravenöser Gabe ausgeprägter als bei Vernebelung)
- Thrombozytenaggregationshemmung (→ Einsatz bei extrakorporalen Eliminationsverfahren: ≈ 5–15 ng/kg/min)
- Hemmung der Leukozytenadhäsion und Aktivierung bei inflammatorischen Prozessen, sowie die Freisetzung von lysosomalen Enzymen aus den Leukozyten
- ▶ Verbesserung der Mikrozirkulation (→ Anstieg des pHᵢ), im Tiermodell führt die **PGI₂-Infusion** beim Endotoxinschock zu einem Anstieg des HZV, des O₂-Angebots und der Urinproduktion bei gleichzeitigem Abfall des Cathepsinspiegels und der clotting activity

Dosis:	5–15 ng/kg/min über Spezialvernebler (z. B. Ultraschallvernebler des Servo 300 von der Firma Siemens → PGI₂-Partikel < 5 μm → keine Tachyphylaxie unter der Prostazyklingabe, jedoch Reboundphänomene → Ausschleichen der Therapie!

Vorteil der Prostazyklinvernebelung
- „einfache" Applikationsmethode
- keine toxischen Metabolite (wie z. B. bei NO: NO₂ und NOₓ, MetHb)

Nebenwirkung
- Hypotension nach systemischer Resorption des Aerosols
- Hustenreiz, Flush, Kopfschmerzen
- abdominelle Schmerzen, Diarrhoe
- Hemmung der Thrombozytenfunktion (für ca. 30 min nach Infusionsstop)
- Hemmung der Leukozytenaktivität- bzw. Adhärenz am Endothel (Immunsuppression?)

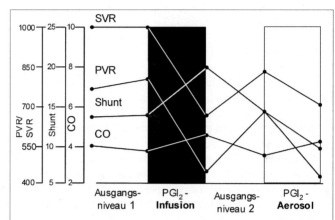

Abb. 48.10. Hämodynamik nach intravenöser und transbronchialer Applikation von PGI₂

▶ **Anm:**
- systemisch appliziertes Prostazyklin (PGI₂) erreicht den Systemkreislauf, da es im Gegensatz zu den anderen Eikosanoiden (z. B. PGE₁) **nicht** in der Lunge enzymatisch durch 15-Hydroxyprostaglandin-Dehydrogenase [PGDH] u. Prostaglandin L¹³-Reduktase [PGR] abgebaut wird!

▶ das **Eventerationssyndrom** ist durch die Freisetzung von Prostazyklinen aus dem Darm bedingt. Die PGI₂-Synthese kann durch Ibuprofen inhibiert werden
→ führt jedoch zu einer veränderten intestinalen Perfusion, erhöhter bakterieller Translokation in die mesenterialen Lymphknoten und zu einem erhöhten Endotoxinspiegel!
→ Pentoxifyllin (Trental) ist ein potenter Stimulus für die Prostazyklinbildung in den Blutgefäßen und kann ggf. den Reperfusionsschaden durch Störung der Mikrozirkulation vermindern!

Surfactant

Surfactantstörung

- durch erhöhte Inaktivierung von sezerniertem Surfactant durch intraalveoläre Ansammlung von Serumproteinen und Entzündungsmediatoren, als auch Proteasen und O₂-Radikalen

- durch Störung des Metabolismus der Pneumozyten Typ II (Bildungsort des endogenen Surfactant)
- ▶ beim ARDS kommt es zu Veränderungen des Surfactant, welche auf quantitativer und qualitativer Basis beruhen:
  Phosphatidylcholin ↓, Phosphatidylglycerol ↓, Phosphatidylinositol ↑, Phosphatidylethanolamin ↑, Sphingomyelin ↑; Surfactanprotein-A und B ↓
- → einige Autoren empfehlen deshalb die **intrapulmonale Applikation von Surfactant**

Surfactanteffekt

- in kleineren Studien kam es nach bronchoskopischer Applikation von **hochdosiertem natürlichen** Surfactantpräparaten (bis 300 mg/kg) bei ARDS-Patienten zu einem raschen Anstieg des Oxygenierungsindex (z. B. von 85 ± 7 auf 200 ± 20 mmHg in einer Untersuchung von Walmrath) → Reduktion des pulmonalen Shuntanteils um mehr als die Hälfte
- eine im Frühjahr 1996 veröffentlichte Multicenter- Studie konnte bei 5-tägiger Vernebelung eines **synthetischen** Surfactantpräparates bei 725 septischen ARDS- Patienten keinen positiven Effekt bezüglich der 30-Tage-Überlebensrate, der Dauer des Intensivaufenthaltes, sowie bezüglich der Beatmungsdauer nachweisen
- in der Pädiatrie hingegen ist die Surfactantapplikation im Rahmen des IRDS bei Früh- und unreifen Neugeborenen ein anerkanntes Therapiekonzept → signifikante Reduktion der Mortalität!
- ▶ bei der **Vernebelung** von Surfactant erreichen nur ca. 4–5% der Ausgangsmenge die Alveole!

Zusammensetzung des natürlichen Surfactant
- 80% Phospholipide, 8% Neutralfette und 12% Proteine, wovon 50% spezifische Surfactantproteine sind
- die **Phospholipide** bestehen wiederum zu 60% aus gesättigten **Phosphatidylcholin**verbindungen [80% hiervon sind Dipalmitoylphosphatidylcholine **(DPPC)**], 25% ungesättigte Phospatidylcholinverbindungen und 15% Phosphatidylglycerol
- zu den **Proteinen** zählen die Surfactant-**Apoproteine (SP) A, B, C** und **D**
  - SP-B + SP-C sind lipophile niedermolekulare Proteine, welche die Absorption und Ausbreitung der Phospolipide an der Luft-Flüssigkeitsgrenzfläche fördern
  - SP-A fördert die Bildung von tubulären, myelinartigen Strukturen der neu sezernierten Phospholipiden
  - die Funktion des SP-D scheint die lokale Immunabwehr zu sein

Surfactantapplikation

Zwei verschiedene **Applikationsformen**
- **intrabronchiale Instillation** über Katheter oder bronchoskopisch
- **inhalative Applikation** über spezielle Vernebler

Die aktuellen klinisch einsetzbaren Präparate werden in **natürliche** und **synthetische** Surfactantpräparate eingeteilt:

Natürliche Surfactantpräparate
- Alveofact (aus bovinen Lungen gewonnen, enthält wie die meisten natürlichen Surfactantpräparate kein SP-A.
  Dosierung 100 mg/kg in der Pädiatrie mit 3 Repetitionen)
- Survanta (zusätzliche Anreicherung mit DPPC, Palmitinsäure und Triglyceriden, aus bovinen Lungen gewonnen, enthält SP B + C)
- Curosurf (Neutralfette sind chromatographisch entfernt worden, wird aus Schweinelungen gewonnen)

Künstliche Surfactantpräparate
- Exosurf (DPPC, Hexadecanol und dem Lösungsmittel Tyloxapol)
- ALEC (besteht zu 70% aus DPPC und 30% Phosphatidylcholin)
→ künstliche Surfactantpräparate enthalten **keine Apolipoproteine (SP)!**

In Entwicklung befindliche neuere Beatmungsmodi und Konzepte

Flüssigkeitsbeatmung (Liquidventilation)

Historie
1966 Clark und Gollan ließen über eine Stunde eine in Perfluorcarbon (FX80™) eingetauchte Maus spontan atmen
1976 Shaffer: Totale Liquidventilation (TLV) an Lämmern
1990 erste klinische Anwendung durch Greenspann

- ein neues aus dem pädiatrischen Bereich stammendes experimentelles Verfahren zur Oxygenierungsverbesserung ist die **Flüssigkeitsbeatmung**
- Durchführung der Flüssigkeitsbeatmung auf 2 verschiedene Weisen
  - als **totale Liquidventilation (TLV)**, bei dem man die Lunge komplett mit Perfluorcarbonen (LiquiVent) auffüllt und anschließend über einen speziellen Liquidventilator normale Atemzugvolumina mit niedriger Frequenz appliziert werden oder
  - als **partielle Flüssigkeitsbeatmung (PLV)**, wobei die Lunge in der Größenordnung der FRC (= 30 ml/kg) mit Perfluorooctylbromid (LiquiVent) gefüllt werden. Anschließend wird eine konventionelle Beatmung durchgeführt → PFC-assoziierter Gasaustausch

Eigenschaften von Perfluorcarbon (PFC)
- farb- u. geruchlose Flüssigkeit, bestehend aus einer Kette von 8 C-Atomen, die mit einem Bromatom und sonst nur Fluor-Atomen substituiert ist
- biologisch inert, keine Metabolisierung → Verdampfung (geringer Dampfdruck)
- hohe physikalische Löslichkeit von Sauerstoff (53 ml O_2/dl ≙ der 2,5fachen Löslichkeit des Blutes) und CO_2 (160–210 ml/dl)
- hohes spezifisches Gewicht (ca. doppelt so groß wie H_2O) → Sekret schwimmt obenauf und PFC reichert sich in den dorsobasal-gelegenen Lungenbezirken an!
- hoher Spreitungskoeffizient → PFC breitet sich spontan auf der Lungenoberfläche aus
- antiinflammatorische Wirkung
- „Tamponadeneffekt" → Reduktion einer erhöhten pulmonalvaskulären Permeabilität
- Verbesserung der Compliance durch surfactant-ähnliche Erniedrigung der Oberflächenspannung
- Röntgendichtigkeit der PFC → früher wurden PFC als Röntgenkontrastmittel eingesetzt

 Nach Instillation ist eine radiologische Diagnostik in den nächsten Tagen nicht mehr möglich!

Wirkung
- Recruitment von kollabierten Lungenbezirken → das schwere und O_2-transportierende PFC gelangt nach Instillation in die dorsobasalen, atelektatischen Alveolen und „dehnt" diese auf
- Umverteilung des Blutes von den komprimierten basalgelegenen Gefäßen zu ventralen gut ventilierten Lungenbereichen → Reduktion des intrapulmonalen R-L-Shunt → kein Anstieg des MPAP, da es durch Wiedereröffnung der Alveolen zur Reduktion der hypoxischen pulmonalen Vasokonstriktion kommt!
- Reduktion von pulmonalen, inflammatorischen Infiltraten
- Reduktion eines Permeabilitätslungenödem durch tamponadenähnlichen Effekt
- Reduktion der Oberflächenspannung (auch in den apikalen ventilierten Alveolen nach Verdampfung von Fluorcarbon)
- Erhöhung der Compliance durch surfactantähnliche Eigenschaften (18 dyn/cm) → die Druck-Volumen-Kurve einer flüssigkeitsgefüllten Lunge verläuft viel steiler → Verbesserung der Lungenmechanik, die durch **vorherige** Surfactant- und anschließender PFC-Instillation noch gesteigert werden kann!
- Stimulation der endogenen Surfactantproduktion
- **Anm:** die PLV scheint nach gegenwärtiger Beurteilbarkeit beim Lungenversagen des Neugeborenen von Vorteil zu sein!

Proportional Assist Ventilation (PAV)

- augmentierende Beatmungsform, ähnlich wie ASB, die 1992 von Younes vorge-stellt wurde und bei der die Höhe des **inspiratorischen Flusses** und des **Tidalvolumens individuell von den inspiratorischen Atembemühungen des Patienten** abhängig sind → bessere Abstimmung von Respirator und Patient
- Prototyp: Winnipeg-Ventilator

ALV (Adaptive Lung Ventilation)

- druckkontrollierte, synchonisierte intermittierende Beatmungsform (PCSIMV), bei der die Beatmungsfrequenz nach der Formel von Mead und Otis aus der Compliance und der alveolären bzw. Totraumventilation berechnet wird
- die Exspirationszeit wird vom Respirator automatisch so gewählt, daß sie dem 2fachen der exspiratorischen Zeitkonstante entspricht → dadurch Vermeidung eines Intrinsic-PEEP

Trachealgasinsufflation

- neue, noch experimentelle Beatmungsform, bei der durch einen **intratrachealen Zusatzgasfluß** die Totraumventilation vermindert und simultan, bei gleicher CO_2-Eliminationskapazität im Vergleich zur konventionellen Ventilation, der Druckanteil des Ventilators reduziert werden kann

Lungenersatzverfahren

Ist das Ziel einer adäquaten Oxygenierung mit den konventionellen Atemhilfen nicht erreichbar, können in einigen Zentren sogenannte **Lungenersatzverfahren** durchgeführt werden.

Zu diesen zählen:
- die aus der Pädiatrie kommende **extrakorporale Membranoxygenierung (ECMO)**
- die 1977 von Kolobow entwickelte **extrakorporale CO_2-Elimination (ECCO$_2$R)**, welche 1980 von Gattinoni mit einer niedrigfrequenten Überdruckbeatmung kombiniert wurde
- die 1992 von Mortensen vorgestellte **intravenöse Membranoxygenierung (IVOX)**

Die Lungenersatzverfahren werden im anglo-amerikanischen Bereich auch als **extracorporal lung assist**, kurz **ECLA** bezeichnet

Extrakorporale Membranoxygenierung (ECMO)

Historie
1937   Gibbon unternimmt ersten Einsatz eines Bubble-Oxygenators
1965   Clowes entwickelte den Membranoxygenator
1971   erster erfolgreicher ECMO-Einsatz von Hill bei polytraumatisiertem 24jäh-
        rigen Patienten

Methode
- bei der ECMO des Erwachsenen wird venöses Blut über größere Gefäßzugänge
  und heparinbeschichtete Schläuche aus der Vena cava inferior entnommen und
  nach Äquilibrierung durch 2 parallel geschaltete Membranoxygenatoren von
  jeweils 2 m² Austauschoberfläche zur Vena cava superior zurückgeleitet. Die
  Patienten werden gegenwärtig simultan mit normaler Atemfrequenz (5–10/min)
  bei deutlich reduziertem Atemwegsspitzendruck (max. 25–30 mmHg) und
  hohem PEEP-Niveau (10–15 cm H_2O → PEEP-Niveau sollte oberhalb des unteren
  inflection point sein) konventionell beatmet
- angestrebter p_aO_2: > 70 mmHg bei möglichst niedriger F_IO_2
- **Überlebensrate** unter ECMO-Therapie in 13 europäischen Zentren betrug bei
  erwachsenen ARDS-Patienten (bis 12/1996): **54%**
- die Letalitätsraten unter ECMO waren bei früheren Studien deutlich höher →
  Zapol et al. (1979): 90% und Morris et al. (1994): 62%
- 2 größere, kontrollierte Studien bezüglich der Mortalitätbeeinflussung des
  ARDS durch die ECMO-Anwendung (multizentrische US-ECMO-Studie
  [1974–1976] bzw. monozentrische Salt-Lake-City-Studie) konnten **keinen**
  positiven Effekt der ECMO im Vergleich zur **konventionellen** Therapie nachweisen! In beiden Studien wurde jedoch der Beatmungsdruck und die
  inspiratorische O_2-Konzentration nicht unter ein ungefährliches Niveau gesenkt!
- angesichts der sehr hohen ECMO-Therapiekosten (ca. 40–50000 DM Mehrkosten im Vergleich zur konventionellen Beatmungstherapie) und des fehlenden
  Effektivitätsnachweises wurde in einigen Ländern das ECMO-Programm bereits
  gestoppt (z. B. 1993 in Schweden)

ECMO bei pädiatrischen Patienten
→ 50–70%ige Überlebensraten bei IRDS-Kindern

Kontraindikationen:
- Gestationsalter von weniger als 35 Wochen
- Gewicht < 2000 g
- vorbestehende intrakranielle Blutung
- kongenitale Anomalien z. B. neurologischer Art, die eine günstige Prognose ausschließen,
- Z. n. > 1 Woche konventioneller Beatmungstherapie
- angeborene Herzerkrankungen

Komplikationen der ECMO

A. Patientenbezogene Komplikationen:
- Pneumothoraces (mechanisch unabhängig, Auftreten von Bullae in abhängigen, schlecht ventilierten Lungenarealen)
- Blutungen (infolge Heparin-beschichteter Schläuche in der Inzidenz deutlich zurückgegangen → angestrebte PTT= 40–50 s oder ACT = 120–150 s bei Benutzung heparinisierter Membranlungen und Schläuchen)
- Thrombozytopenie
- Infektion
- DIC
- Hämolyse und Anämie (durchschnittliche Transfusionsrate: 1,3 EK pro ECMO-Tag; Priming der ECMO mit EK und FFP im Verhältnis 2:1)
- neurologische und vaskuläre Komplikationen

B. Technische Komplikationen:
- Thrombenbildung im Bypass-System
- kanülenassoziierte Probleme
- Schlauchruptur und Fehlfunktion der Rollerpumpe oder des Wärmeaustauschers

Kontraindikationen bei Erwachsenen
- **absolut:** malignes Grundleiden, septischer Schock bei nichtbereinigter Infektionsquelle, ZNS-Schädigung, Gerinnungsstörungen, progrediente chronische Lungenerkrankung, Immunsuppression, primäre kardiale Insuffizienz
- **relativ:** Alter > 60 Jahren, Vorbeatmung > 21 Tage

Einschlußkriterien
- **Slow-entry-Kriterien** nach 24–96 h-konventionelle Beatmung:
  - Oxygenierungsindex < 150 mmHg bei PEEP > 5 mbar
  - semi-statische Compliance < 30 ml/mbar
  - R-L-Shunt > 30%
- **Fast-entry-Kriterien** bei akuter Hypoxie:
  - p_aO_2 < 50 mmHg unter Beatmung mit F_IO_2 = 1,0 und PEEP > 5 mbar für > 2 h Dauer

Effekte
- Reduktion von F_IO_2, Atemwegsdrücken und Beatmungsvolumina bei gleichzeitiger Beseitigung der Hypoxämie → geringere Invasivität der Beatmung
- Abfall des pulmonalarteriellen Druckes → wahrscheinlich bedingt durch präpulmonale Oxygenierung und Aufhebung der pulmonalen, hypoxischen Vasokonstriktion unter ECMO

Weaning von der ECMO
- schrittweise Reduktion des Blut- und O_2-Flusses im extrakorporalen Bypass, nachdem die inspiratorische O_2-Konzent. (F_IO_2) am Beatmungsgerät reduziert wurde

Beendigung der ECMO
- wenn $p_aO_2 > 70$ mmHg, pH > 7,3 und die F_IO_2 für mindestens 24 h ohne ECMO-Unterstützung

Erneuerung der im Einsatz befindlichen ECMO-Membranen
- pO_2 am rückführenden Blutschenkel < 300 mmHg bei 100% Sauerstoff
- extrakorporaler Blutfluß < 2,5l/min
- makroskopisch sichtbare Thrombenbildung → i.v.-Heparinisierung während ECMO mit 5000–12500 IE/Tag nach PTT 40–55 s
- Membranleakage > 50 ml/h
- Anstieg des Membranwiderstandes (P_{mean} > 200 mmHg für länger als 1 h)
- Anstieg von Fibrinogenspaltprodukten (FSP) auf 50 mg/l über dem Ausgangslevel

Extrakorporale CO₂-Entfernung mit niedrigfrequenter Überdruckbeatmung (ECCO₂-LFPPV)

- Kolobow stellt die extrakorporale CO_2-Elimination bei niedrigem Blutfluß (0,5–2 l/min) und gleichzeitiger apnoischer Oxygenierung vor → erster Einsatz durch Gattinoni 1979 in Mailand
- keine verbesserte Letalitätsrate nach der Salt-Lake-City-Studie von 1994 (67% vs. 58%)

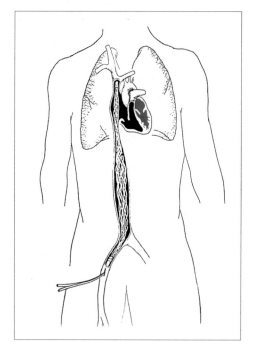

Abb 48.11. Lage des intravenösen Membranoxygenators

Intravenöse Membranoxygenierung (IVOX)

- Erstanwendung durch Mortensen 1992
- ein aus ca. 600–1000 kleinen Hohlfasern bestehenden **intravenösen** Membranoxygenator mit 0,2–0,5 m² Oberfläche, der nach chirurgischer Implantation und Vorschieben bis zum rechten Vorhof den Gasaustausch auf der **venösen Blutseite** unterstützt
- unter **Sog** wird **reiner Sauerstoff** durch die Hohlfasern geleitet
- nur geringe durchschnittliche O_2-Transferrate von ca. 66 ml/min für Sauerstoff und 74 ml für Kohlendioxid → von IVOX werden nur etwa 25–33% des notwendigen Gasaustausches gewährleistet!
- Nachteile der Methode
  - zu geringer Gasaustausch
  - notwendige **Vollheparinisierung** mit Blutungsgefahr
- ▶ **Anm:** IVOX konnte sich in den letzten Jahren in der klinischen Praxis nicht etablieren!

Weaning

Definition
- schrittweise Reduktion der Invasivität der Beatmung mit dem Endziel der Spontanatmung
- ▶ Reduktion der F_IO_2, Normalisierung des Atemzeitverhältnisses, Reduktion des PEEP-Niveaus in kleinen Schritten (3 cm H_2O), Reduktion der inspiratorischen Unterstützung bei augmentierenden Beatmungsverfahren wie z. B. ASB

Weaningvoraussetzungen
- hämodynamische Stabilität (∅ low-output-syndrom, ∅ Lungenödem, ∅ hämodynamisch relevanten Arrhythmien, ∅ Blutungzeichen)
- kompensierte Infektiologie (∅ Fieber)
- keine weiteren geplanten operativen Eingriffe
- suffizienter Atemapparat (keine Thoraxinstabilität, medikamentöse Atemdepression, keine Mangelernährung)
- ausgeglichener Säure-Basen-Haushalt
- kein ausgeprägter Meteorismus (→ FRC und Compliance ↓ → Atemarbeit ↑)
- pulmonale Parameter
  - VC: > 5 ml/kg (zur Extubation: > 10–15 ml/kg)
  - inspiratorischer Sog: > 10 cm H_2O (zur Extubation: > 25 cm H_2O)
  - PEEP < 15 cm H_2O (zur Extubation : < 5 cm H_2O)
  - pH-Wert: > 7,3
  - Atemfrequenz: < 45 min (zur Extubation: < 25/min)
  - AMV: < 18 l/min (zur Extubation: < 10 l/min)
  - $AaDO_2^{1,0}$ sollte zu Beginn des Weanings > 300–350 mmHg betragen

Prognostische Parameter für erfolgreiches Weaning

- **Yang-Index** < 100 (f/V_T), wobei V_T in Liter angegeben wird $\rightarrow$ in 80% der Fälle erfolgreicher Verlauf nach Extubation bei Werten < 100
- $P_{0,1}$ bei COPD-Patienten größer bzw. positiver als -5 cm H_2O ($P_{0,1}$: Parameter zur Beurteilung des Atemantriebs $\rightarrow$ negativer Druck der 100 ms nach Inspirationsbemühung bei geschlossenem Ventil gemessen wird)
- **CROP-Index** (Compliance/Rate/Oxygenierung/Pressure) > 13 ml/Atemzug:

$$\text{CROP (ml/Atemzug)} = \frac{C + P_{fmax} + \left(p_aO_2/p_AO_2\right)}{f}$$

C = effektive Compliance; f = Atemfrequenz; P_{imax} = maximale inspiratorischer Atemwegsdruck

Weaning-Methoden (diskontinuierliche oder kontinuierliche)

- bei kurzfristiger postoperative Nachbeatmung $\rightarrow$ kurzer Spontanatemversuch bei ausreichender Vigilanz über T-Stück oder Demand-CPAP
- bei postoperativer Entwöhnung nach längerer Beatmung (> 24 h) $\rightarrow$ augmentierende Beatmungsformen wie SIMV, BIPAP/ASB, ASB; Kinder über CPAP/ASB
- Entwöhnung nach Langzeitbeatmung $\rightarrow$ BIPAP/ASB oder SIMV/ASB
- bei prolongierter Entwöhnung $\rightarrow$ Anwendung intermittierender Spontanatmungsversuche unter O_2-Insufflation mit zunehmender Dauer (z. B. Spontanatmung 8.00, 11.00, 14.00, 17.00, 20.00 Uhr; initial 5–10 min, dann 15, 30, 60, 120 min Dauer etc.)
- bei COPD-Patienten $\rightarrow$ rasche Extubation **ohne** Spontanatemversuch, ggf. nach einer Ruhephase (CMV > 24 h) $\rightarrow$ Wiederauffüllen der Glykogenspeicher der Atemmuskulatur!
- beim tracheotomierten Patienten entweder über T-Stück oder nach Insertion einer Silberkanüle intermittierend bzw. kontinuierlich spontan atmen lassen

▶ **Anm:**
Inzidenz der definitiv nichtentwöhnbaren Patienten nach Langzeitbeatmung beträgt ca. **4,2%!**

- bei folgenden Erkrankungen rechnet man mit einer erschwerten Entwöhnung
  - Patienten mit COLD
  - Lungenfibrose
  - hohem Rüchenmarkquerschnitt und anderen neurologischen Störungen
  - Störungen der Atemmuskulatur

Komplikationen und Nebenwirkungen der Entwöhnung
- Hyperkapnie (Anstieg des p_aCO_2 um 5–8 mmHg in den ersten Stunden nach Extubation) $\rightarrow$ Anstieg der Pulsfrequenz und des Blutdruckes $\rightarrow$ O_2-Verbrauch

und linksventrikuläre Nachlast steigen an! (kann auch durch Angst des Patienten bedingt sein → Extubation dann unter leichter Sedierung empfohlen)
- Hypoxämie durch Shuntzunahme nach der Extubation
- entweder Zunahme des PVR infolge Abnahme der FRC nach Extubation möglich (bei konstanter FRC kommt es zu einer Abnahme des PVR infolge Abnahme des intraalveolären Druckes)

Gründe des Weaning-Versagens
- ungenügende Atemmechanik (Diskoordination der Atemmuskulatur, Proteinkatabolismus, Sedativaüberhang, diaphragmale Minderperfusion, Elektrolytstörungen etc.)
- erhöhte Atemarbeit oder erhöhter Bedarf an alveolärer Ventilation (reduzierte Lungencompliance, Hyperthermie etc.)
- psychologische Komponente nach rezidivierenden Reintubationen (mentale Abhängigkeit vom Beatmungsgerät)

Flankierende Maßnahmen

Maßnahmen, die das Weaningverfahren optimieren sollen:
- Ausgleich von metabolischen Störungen (Elektrolytimbalancen wie Hypophosphatämie <0,4 mmol/l, Hypokaliämie, Mangelernährung)
- Reduzierung der Atemarbeit durch kohlenhydratarme Diät → pCO_2-Anfall ↓
- Vermeidung von zu hoher Fettapplikation bei der totalen parenteralen Ernährung mit fat overload syndrome → Hypoxämien infolge Störung des Eicosanoidstoffwechsels (Thromboxan A_2 + Leukotriene B_4) und Perfusionsstörungen der Lunge
- Applikation eines höheren Aminosäure- oder Proteinanteils der Ernährung → Stimulation des Atemzentrums
- Dehydrierung des Patienten → Lemaire konnte nachweisen, daß Patienten mit kardiovaskulärer Insuffizienz und COPD beim Übergang von mechanischer Beatmung auf Spontanatmung die akute Erhöhung der linksventrikulären Vor- und Nachlast erst nach mehrtägiger schonender negativer Flüssigkeitsbilanzierung (und ggf. Katecholamintherapie) tolerierten!
- Steigerung der diaphragmalen Kontraktilität durch Theophyllinpräparate (unspezifische PDE-Hemmer) und Verbesserung der diaphragmalen Perfusion → Einsatz von Katecholaminen (zusätzlich anabole Wirkung) und/oder Phosphodiesterase-III-Hemmer
- ggf. Einsatz von weiteren Analeptika (z. B. Theophyllin, Anabolika)
- bei ängstlichen Patienten: psychische Ünterstützung und pharmakologische Anxiolyse
- ▶ Merke:
  Hauptfaktoren des respiratorischen „Pumpversagens" sind:
  - die diaphragmalen Durchblutungsstörungen mit myofibrillärer Verarmung an energiereichen Verbindungen (ATP) und Veränderung des intrazellulären pH-Wertes infolge Laktatakkumulation

- erhöhte Atemarbeit bei obstruktiven und/oder restriktiven Ventilations-störungen
- reduzierte Compliance der Lunge infolge Atelektasen, interstitiellem und alveolärem Lungenödem etc.

Tracheotomien

Historie
Erstbeschreibung der Tracheotomie 1909 von Jackson

Indikation

- Langzeitbeatmung infolge prolongiertem Weaning (> 10 Tage) → zur Vermeidung von laryngealen Schäden müßte jedoch schon am 5. Tag tracheotomiert werden!
- Zustand nach mehreren erfolglosen Weaningversuchen
- Ulcerationen im oralen Bereich
- neuromuskuläre Erkrankungen
- ggf. intraoperativ nach größeren collaren Operationen im HNO- oder MKG-Gebiet → Sicherung der Atemwege bei zu erwartenden längeranhaltenden Schwellungen im Bereich der oberen Luftwege

Vorteile
- schnelleres Weaning
- Möglichkeit eines unproblematischen Wechsels zwischen Silberkanüle und Tracheoflex bei respiratorischer Erschöpfung
- anatomischer Totraumreduktion → verbesserte alveoläre Ventilation
- verbesserter Sekretabsaugung
- geringerer Atemarbeit durch im Innendurchmesser größere (> 8,5 mm) und kürzere Tuben
- geringere Beweglichkeit des Tracheoflexes im Vergleich zu einem translaryn-gealen Tubus (bis zu 3,5 cm bei Flexion und Extension des Kopfes) → geringere Larynxschäden nach Tracheotomie
- ▶ **Anm:** Kompression der Schleimhaut durch den Tubus (Mukosaperfusionsdruck nur 30 mmHg!), dadurch Stenosierungen im posterioren Stimmbanddrittel und bis zu 10% subglottische Vernarbungen und Stenosen
- bessere Möglichkeit der Mundpflege
- geringerer Bedarf an Analgosedierung
- höherer Patientenkomfort (Patienten kann über spezielle Känule sprechen oder kann leichter oralisiert werden)

Nachteile
- Blutungen durch Verletzung oder spätere Arrosion von Gefäßen
- Blutaspiration und sekundäre Ventilationsprobleme
- Pneumothorax (4%), Mediastinalemphysem

- Verletzung des N. recurrens bei falscher Operationstechnik
- Infektion (bis 36%), Mediastinitis- und Mediastinalemphysem
- Trachealstenosen (bis zu 60%)

 Anm:
Bei Blutungen im Tracheostomabereich und sekundären Ventilations-
problemen **muß** intermittierend eine Bronchoskopie zur Vermeidung
eines Bronchusausgußkoagels durchgeführt werden!

Methoden

chirurgische Methoden
- epithelialisierendes (plastisches) Tracheostoma

bettseitige Methoden
- **perkutane Dilatationstracheotomie** (PDT) mit Dilatationsstäben der Firma
  Cook nach der Methode von **Ciaglia**
- **Dissektionstracheotomie** nach der Methode von **Schachner** bzw. **Griggs** mit
  speziellem Spreizer der Firma Portex
  - Punktion zwischen 2./3. oder 3./4. Trachealknorpel (in der Mittellinie punk-
    tieren; horizontale Schnittführung zeigt bessere kosmetische Ergebnisse,
    geringere Verletzungsrate des Krikoidknorpels → keine Trachealstenosen)
  - Seldinger-Technik mit obligater bronchoskopischer Lagekontrolle des
    Drahtes
  - spontaner Verschluß des Tracheostomas nach Dekanülierung in ca. 3–4 Tagen
- **Minitracheostoma** nur zur Sekretabsaugung (Punktion zwischen Schild- und
  Ringknorpel)

▶ **Anm:**
Erster Kanülenwechsel nicht vor dem 5.–7. Tag! → in Seldinger-Technik ggf. mit
Cook-Führungsstab.
Bei akzidenteller Entfernung der Trachealkanüle innerhalb der ersten beiden
Tage → keine Rekanülierungsversuche, sondern notfalls konventionelle Intu-
bation!

Kontraindikationen für bettseitige Tracheotomien
- Kinder und Jugendliche
- Patienten mit massiven Gerinnungsstörungen
- Patienten mit disloziertem Tracheaverlauf, mit Struma, mit schlecht zu identi-
  fizierenden anatomischen Verhältnissen
- schwierig oder gar nicht zu intubierende Patienten
  (**Cave:** Dislokation des Tracheostomas!)

Anhang: Pulmonaler Hypertonus (PH)

Physiologie
Der Druck in der Arteria pulmonalis bleibt normalerweise weitgehend konstant
→ Umverteilung eines vermehrten Blutflusses in gering perfundierte apikale
Lungenbezirke und aktive Gefäßerweiterung der pulmonalen Strombahn → Steue-
rung wahrscheinlich über Stickstoffmonoxid (NO) und Prostazyklin (PGI_2), die
vom Endothel produziert und sezerniert werden

Definition
• MPAP > 20 mmHg in Ruhe und > 30 mmHg unter Belastung

Ätiologie
• Dysfunktion des Lungengefäßbettes mit **Imbalance** zwischen den endothelialen
  Relaxationsfaktoren (PGI_2, EDRF=NO und endothelabhängiger Hyperpolari-
  sationsfaktor) und den **Kontraktionsfaktoren** (TXA_2, Endothelin, Angiotensin
  II und endothelabhängiger Kontraktionsfaktor)
▶ **Anm:**
  Stimulus für NO-Freisetzung sind:
  • intraluminäre Scherkräfte
  • Thrombin
  • Adenosin
  • Bradykinin

Ursachen des PH

Präkapillär:
• chronisch-obstruktive Bronchopneumopathien → Peribronchitis → Perivasku-
  litis → Bindegewebsvermehrung → Einengung der Gefäße
• interstitielle Lungenerkrankungen (Lungenfibrose, Sarkoidose, Silikosen, Mu-
  koviszidose)
• extrapulmonal bedingte chronische Hypoxämien → Hyperplasie der glatten
  Gefäßmuskeln (remodeling)
• angeborene und erworbene Herzfehler (sog. Rezirkulationsvitium mit erhöhter
  Lungenperfusion [Links/rechts-Shunt-Vitium, pulmonalvenöse Hypertension])
• persistierende pulmonale Hypertension des Neugeborenen
• rezidivierende chronische Lungenembolien
• Autoimmunerkrankungen (Sklerodermie, CREST-Syndrom)
• primäre pulmonale Hypertonie (selten; Inzidenz 2 Fälle pro 1 Mill. Einwohner
  und Jahr; familiäre Häufung)
▶ **Cave:** medikamentös induzierter pulmonaler Hypertonus durch den Appetit-
  zügler Fenfluramin [Ponderax]! → eine Woche vor geplanter Anästhesie absetzen! → Interaktion mit volativem Anästhetikum Halothan und Katecholaminen
  Verstärkung von blutdruck- und blutzuckersenkenden Medikamenten

Kapillär:
- schwere COPD mit Alveolarüberblähung
- Langzeit-Beatmung mit PEEP

Postkapillär:
- sekundäre pulmonale Hypertonien in Rahmen von chronisch erhöhten, kardialen Füllungsdrücken (LA- oder LV-Druck $\uparrow$)

Klinik der PH
- rasche Ermüdbarkeit
- Belastungsdyspnoe
- Tachykardie
- Synkopen
- Zeichen der Rechtsherzinsuffizienz (Hepatomegalie, Stauunghepatitis, etc.)
- EKG-Veränderungen mit Zeichen der Rechtsbelastung in ca. 50% der Fälle
- Röntgen-Thorax: verstärkte Lungengefäßzeichnung in den oberen Lungenzonen, Kalibersprünge der pulmonalen Gefäße in der Peripherie

Therapie

- Vermeidung von hypoxischen Bedingungen (Höhenlage, Flugreisen etc.)
- Langzeitsauerstoffgabe (24 h) → Senkung der Letalität
  Cave: möglicher Anstieg des p_aCO_2 unter O_2-Gabe
- Vermeidung von Substanzen, die zu einer pulmonalen Vasokonstriktion führen (z. B. Noradrenalin)
- ggf. Prostazyklin-Vernebelung
- Antikoagulation zur Vermeidung von thromboembolischen Komplikationen (Marcumar oder präoperative i.v.-Heparinisierung)
- ggf. Stickstoffmonoxidgabe
- ggf. Adenosingabe
- Gabe von L-Arginin bei erniedrigtem Serumspiegel
- Optimierung der Vorlast des rechten Ventrikels (Vermeidung von Hypovolämie)
- ggf. Digitalisierung oder Gabe von Kalziumantagonisten zur Vermeidung von pulmonalen Vasospasmen (Langzeiteffekt jedoch fraglich)

48 ARDS („acute respiratory distress syndrome")

Historie
- das früher als adult, heute besser als **acute** bezeichnete respiratory distress syndrome (ARDS) wurde 1967 erstmals von **Ashbaugh et al.** bei Patienten mit Dyspnoe, Tachypnoe und Zyanose im Lancet beschrieben

Klinisches Bild dieser Patienten
- trotz hoher F_IO_2 ausgeprägte **Hypoxie** infolge eines intrapulmonalen R-L-Shunts und Störung des Ventilations-/Perfusionsverhältnisses
- **erniedrigte pulmonale Compliance** infolge der Entstehung einer "wet lung" durch Zunahme des extravaskulären Lungenwassers
  (normal: $\approx$ 5 ml/kg; ARDS: > 15 ml/kg)
- erhöhter Atemwegsdruck
- im Röntgenbild des Thorax die für dieses Krankheitsbild typischen **bilateralen, diffusen Lungeninfiltrate** infolge eines nichtkardialen Lungenödems → Vollbild ist die „**weiße Lunge**" (Herzgröße unverändert, keine Pleuraergüsse!)

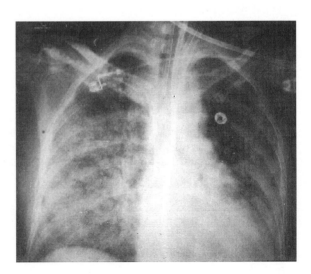

Abb. 49.1. a.-p. Röntgenthoraxaufnahme eines Patienten mit ARDS

Definition

1992 wurde im Rahmen einer amerikanisch-europäischen Consensus-Konferenz (AECC) in Spanien das **ARDS** durch folgende **4 Kriterien** charakterisiert:

1. akutes Auftreten der Erkrankung
2. p_aO_2/F_IO_2(Horovitz)-Quotient < 200 mmHg unabhängig vom verwendeten PEEP
3. bilaterale Infiltrate im a.p.-Röntgen-Thoraxbild
4. Pulmonal-kapillärer Verschlußdruck (PCWP) < 18 mmHg → Ausschluß eines kardialen Lungenödems

Kritikpunkte bezüglich der Definition ARDS:
- bei der Beurteilung der Oxygenierung wird die Höhe des angewandten PEEP nicht berücksichtigt
- **erhöhte Wedgedrücke** bei ARDS-Patienten mit septischer Kardiomyopathie und Linksherzinsuffizienz oder nach übermäßiger Volumentherapie möglich!

▶ **Anm:**
das ARDS wird heutzutage auch als pulmonale Manifestation eines Multiorgan-Dysfunktion-Syndroms (MODS) aufgefaßt!

Ursache des ARDS

- **direkte** oder **indirekte** Schädigung von Lungenparenchym
- die häufigsten Ursachen eines ARDS sind SIRS/Sepsis und die Aspiration
- weitere Ursachen:
  - verschiedene Schockformen
  - Pankreatitis
  - Polytrauma
  - Lungenschädigungen, wie Lungenkontusion
  - Massivtransfusion
  - Inhalationstrauma
  - Pneumonien

Verlauf
- die Erkrankung beginnt relativ rasch; die meisten Fälle entwickeln sich innerhalb von 24 h nach der initialen Schädigung. Das klinische Bild besteht aus Tachypnoe, angestrengtem Atmen, Zyanose und zunehmender Hypoxämie

Inzidenz des ARDS
- nach Lewandowski (Berlin):   3,0   Fälle pro 100.000 Einwohner
- in Europa: 1,5–4,5 Fälle pro 100.000 Einwohner
- in USA (in Utah):   4,8–8,3 Fälle pro 100.000 Einwohner
bzw. je nach Grunderkrankung 12–36% bei Pneumonie und 11–38% bei Sepsis

Letalität
- sehr unterschiedliche Zahlenangaben: bis 53 ± 22%
  Letalitätsrate in den letzten 10 Jahren leicht fallend! → nach Milberg et al. hatte
  das ARDS eine **Überlebensrate** von 47% im Jahr 1983, welche bis zum Jahr 1993
  auf **64%** anstieg!
- im Jahr 1997 veröffentlichte Zahlen von der Berliner Arbeitsgruppe um Lewandowski zeigten eine **Gesamtüberlebensrate** von **75%**
  89%ige Überlebensrate im Patientenkollektiv, das **ohne ECMO**-Einsatz konventionell mit druckkontrollierter PEEP-Beatmung, permissiver Hyperkapnie,
  negativer Flüssigkeitsbilanzierung und optionaler kinetischer Therapie, DLV
  oder NO-Beatmung behandelt werden konnte und 55%ige Überlebensrate im
  Patientenkollektiv, das infolge der massiven Lungenfunktionseinschränkung
  sich einer ECMO-Therapie unterziehen mußte!

▶ **Merke:**
  die Letalität des ARDS ist von Faktoren wie Patientenalter, Grunderkrankung,
  Anzahl der Organdysfunktionen, sowie von einer begleitenden Sepsis abhängig → jüngere Trauma-induzierte ARDS-Patienten haben z. B. eine bessere Prognose als ältere Sepsispatienten mit ARDS!

Schweregrad des ARDS
- Einteilung nach dem Scoresystem von Murray (s. Scoresysteme im Anhang)

Differentialdiagnose
- kardiales Lungenödem
- primär bakterielle oder virale Pneumonien
- hypersensitive oder eosinophile Peumonien
- idiopathische fibrosierende Alveolitiden
- medikamenteninduzierte Lungenveränderungen (Cordarex-Lunge)

Pathophysiologie

Mediatorenaktivierung
Im Rahmen des ARDS kommt es zu einer unkontrollierten Aktivierung verschiedener Kaskadensysteme:
- Mediatoren: IL-1, TNF, IL-6, IL-8
- Aktivierung der Phospholipase A_2 mit konsekutiver Freisetzung von Arachidonsäure, die durch die Cyclo- und Lipooxygenase vermehrt Thromboxan A_2, LTB_4
  und PAF entstehen läßt → starke Aktivierung von neutrophilen Granulozyten
  mit konsekutiver Freisetzung von O_2-Radikalen und Proteasen, sowie Substanzen mit vasokonstringierendem Effekt (TxA_2)
- Kallikreinsystem
- Komplementsystem: C3b,C5b
- neutrophile Granulozyten → konsekutive Elastasefreisetzung

Pathophysiologische Charakteristika des ARDS:

- anfänglicher Epithelschaden mit **Erhöhung der pulmonalen Kapillarpermeabilität** → schweres, proteinhaltiges **alveoläres Ödem** mit entzündlichen Infiltraten (hauptsächlich neutrophile Granulozyten)
- Denaturierung des Surfactant durch Proteinverlust in die Alveolen → Ausbildung von Atelektasen, Reduktion der funktionellen Residualkapazität (FRC)
- im späteren ARDS-Verlauf pulmonale Fibroblasteninfiltration und Kollagenproliferation → Enstehung einer fibrosierenden Alveolitis und Ausbildung einer mikrovaskulären Obstruktion → Lungencompliance ↓, pulmonal-arterieller Druck ↑, intrapulmonaler Rechts-Links-Shunt ↑, AaDO$_2$↑

Morphologie der ARDS-Lunge

- erstmaliger Nachweis von **bilateralen dorsobasalgelegenen Atelektasen** bei 22 ARDS-Patienten durch Herrn **Gattinoni** aus Mailand mit Hilfe einer thorakalen computertomographischen Untersuchung im Jahr 1988 → durch Anwendung eines hohen PEEP-Niveaus von 15 cm H$_2$O konnten diese atelektatischen Lungenbezirke zum größten Teil wieder eröffnet werden

Die Lungen der ARDS-Patienten zeigen eine **morphologische Drei**teilung:
1. **dorsal** gelegene **atelektatische Bezirke,** in denen aufgrund alveolärer und vaskulärer Okklusion kein pulmonaler Gasaustausch stattfindet und die somit die wesentlichen Komponenten des intrapulmonalen Shunts darstellen → als Zone **D** (diseased) bezeichnet

2. im **mittleren Bereich** befindet sich eine Übergangszone mit potentiell für den pulmonalen Gasaustausch rekrutierbarem Lungengewebe → Zone **R** (recruitable)

3. **ventral** gelegen befindet sich im Volumen stark reduziertes **gesundes Lungengewebe** mit normaler Compliance und nichtpathologischem Ventilation/Perfusionsverhältnis → Zone **H** (healthy)

> **Merke:**
> das gesunde, am Gasaustausch teilnehmende Lungengewebe ist im Rahmen des ARDS auf etwa 20–30% seines Ausgangsvolumens reduziert.
> Gattinoni prägte für diese Lungenmorphologie den Begriff der **baby lung**

Therapie

- möglichst Therapie der auslösenden Ursache/Erkrankung
- bei zunehmender Oxygenierungsstörung frühzeitige CPAP-Therapie oder maschinelle Beatmung mit **PEEP** und andere additive Maßnahmen

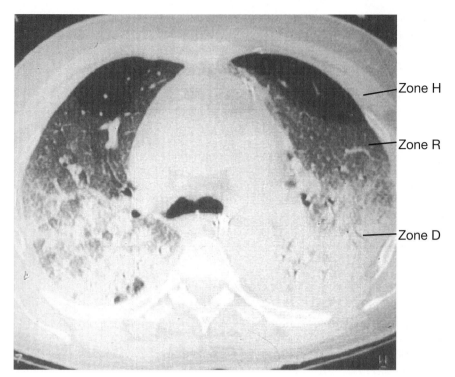

Zone H

Zone R

Zone D

Abb. 49.2. Computertomographische Aufnahme einer ARDS-Lunge

Aktuelles Beatmungskonzept bei ARDS

- das aktuelle Beatmungskonzept bei ARDS muß darauf ausgerichtet sein, die dorsobasalgelegenen Atelektasen durch geeignete Beatmungsformen und PEEP-Anwendung zu rekrutieren und gleichzeitig die ventral gelegenen gesunden Lungenbezirke mit ihrer auf ca. 20–30% reduzierten Atemoberfläche nicht weiter zu schädigen

> ▶ Vermeidung von beatmungsinduzierten Lungenschäden
> (**VALI** = ventilation associated lung injury)

- **Reduktion** des **Atemzugvolumen** (V_T) nach den Empfehlungen des American College of Chest Physicians (ACCP) aus dem Jahre 1993 bei ARDS auf **5–6 ml/kg** Körpergewicht (im Vergleich zu einem **Zugvolumen** von 8–10 ml/kg bei der Beatmung einer nicht geschädigten Lunge)
- **Limitierung des Atemwegsspitzendrucks** bei normaler Lungen/Thoraxcompliance auf **unter 35 cmH$_2$O**
  → beste Beatmungsform zur Einhaltung dieser Richtlinien: **drucklimitierte** oder besser eine **druckkontrollierte Beatmungsform** mit dezelerierendem Flow!

- durch druckkontrollierte Beatmungsformen mit reduzierten Atemzugvolumina können weitere **beatmungsinduzierte Lungenschäden** vermieden werden. Zu diesen zählen das durch hohe Atemzugvolumina und den daraus resultierenden hohen Scherkräften ausgelöste **Volutrauma,** sowie das durch hohe Beatmungsdrücke induzierte **Barotrauma**
- da die Lungenschädigung letztendlich durch den Transfer von exogener Energie induziert wird, wurde für das Volu- und Barotrauma vor kurzem (von Pison) der Begriff **Ergo-Trauma** eingeführt

▶ hoher Beatmungsdruck in Verbindung mit großen Volumenschwankungen führt zu vermehrter epithelialer Nekrose, Permeabilitätssteigerung der alveolokapillären Membran, zu interstitiellen Ödemen und pulmonalem Emphysem, sowie zur Ausbildung von hyalinen Membranen (Hickling 1990 und Kolobow 1988) → Vermeide **längerdauernde** hohe Scherkräfte und große intrapulmonale Volumenschwankungen mit ständigem Kollabieren und Wiedereröffnen von Lungenkompartimenten infolge hoher Atemzugvolumina!

PEEP

- die eingeschränkte Oxygenierung kann zusätzlich durch **PEEP** verbessert werden → Erhöhung der FRC
- die **Höhe des einzustellenden PEEP-Niveaus** richtet sich nach dem **Best-PEEP** von **Suter:** PEEP-Niveau, bei dem die besten kardiopulmonalen Funktionen vorhanden sind:
  - maximaler O_2-Transport (HZV × C_aO_2)
  - kleinst-mögliche Totraumfraktion
  - größtmögliche totale statische Compliance
- oder nach den **Best-PEEP-Kriterien** nach **Gallagher**
  - PEEP, der den Shuntanteil auf 15% reduziert **oder** einen Anstieg des p_aO_2/F_1O_2-Quotient auf > 300 mmHg bewirkt → PEEP sollte jedoch zur Vermeidung eines Barotraumas < 15 mmHg betragen

Beatmungsregime nach Stewart und Slutsky

das Beatmungsregime bei ARDS kann durch folgende Therapieformel charakterisiert werden

$$P^2 \ R^2$$

Protect the ventilated lung, **P**revent oxygen toxicity
Recruit the atelectatic, infltrated and consolidated lung
Reduce the anatomic and alveolar dead space

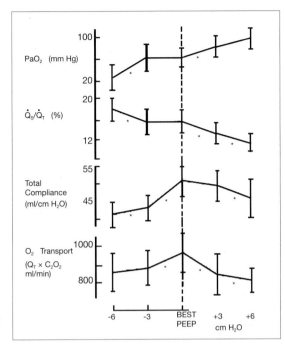

Abb. 49.3. Best-PEEP nach Suter (Q_S/Q_T = pulmonaler Shunt)

Beatmungskonzept nach Lachmann („Open-lung"-Konzept)

- das Ziel der Rekrutierung der dorsobasalgelegenen Atelektasen kann neben dem PEEP-Einsatz durch die Anwendung des Konzeptes von Herrn Lachmann **„Open the lung and keep the lung open"** erreicht werden. Dieses Beatmungskonzept beginnt mit einem hohen Druckniveau (bis 80 mmHg!!) mit PEEP – jedoch nur für wenige Atemzyklen, um dann rasch in den Normalbereich reduziert zu werden
- beim erneutem Kollabieren von Lungenbezirken → kurzfristig Repetition des hohen Beatmungsdruckniveaus
- Reduktion der Indikation zur Bronchialtoilette auf ein Minimum (intratracheales Absaugen nur bei Verlegung der Atemwege durch Schleim)
- ▶ durch dieses Konzept kann erwiesenermaßen die Traumatisierung von gesundem Lungengewebe auf ein Minimum reduziert werden

Permissive Hyperkapnie (PHC)

- 1990 veröffentlichte Herr Hickling aus Neuseeland die Ergebnisse einer retrospektiven Studie von 50 beatmungspflichtigen ARDS-Patienten, welche mit **geringen Atemzugvolumina** und einem angestrebten **Beatmungsspitzendruck**

von maximal 30 cm H$_2$O beatmet wurden $\rightarrow$ durch dieses Beatmungskonzept war die Mortalität mit **16%** signifikant geringer als die über den APACHE II-Score prognostizierte Mortalität von **39,6%**

- infolge der geringen Atemzugvolumina und der daraus resultierenden alveolären Hypoventilation kam es zu einem klinisch nicht nachteiligen Anstieg des p$_a$CO$_2$ auf durchschnittlich 62 mmHg, mit einzelnen Höchstwerten von 129 mmHg
- diese iatrogen tolerierte Hyperkapnie wird als **permissive Hyperkapnie (PHC)** bezeichnet und ist ein mittlerweile erfolgreiches Beatmungskonzept bei ARDS-Patienten
- die ggf. entstehende respiratorische Azidose sollte bei pH-Werten < 7,2 mit THAM-Lsg. gepuffert werden. Bei langsamen pCO$_2$-Anstieg (über Stunden!) kommt es nur zu einem geringen intrazellulären pH-Abfall, da dann intrazelluläre Kompensationsmechanismen (Pufferung, Abbau von organischen Säuren, wandständige Protonenpumpen (H$^+$/Na$^+$ oder HCO$_3$/Cl$^-$) zur Wirkung kommen

Auswirkungen der PHC
- zentrale Sympathikusstimulation und erhöhte Katecholaminspiegel $\rightarrow$ HZV ↑, SVR ↑ und Neigung zu kardialen Arrhythmien
- Verschlechterung der Oxygenierung aufgrund einer Zunahme des intrapulmonalen Shunts durch alveoläres **De**-Recruitment infolge geringem V$_T$
- Abschwächung der pulmonalen Vasokonstriktion $\rightarrow$ Verschlechterung des Ventilations-Perfusionsverhältnis vorwiegend bei septischen ARDS-Patienten
- Abnahme der alveolären Ventilation $\rightarrow$ p$_a$O$_2$ ↓
- Abnahme der pulmonalen Perfusion und Anstieg des pulmonalen Drucks (MPAP ↑)
- respiratorische Azidose (**Cave:** Hyperkaliämie, Rechtsverschiebung der O$_2$-Bindungskurve in der Lunge, reduzierte Katecholaminwirkung)
- Zunahme des O$_2$-Angebotes (HZV↑) bei gleichbleibendem O$_2$-Verbrauch $\rightarrow$ p$_v$O$_2$ ↑ und Gewebeoxygenierung ↑
- Zunahme der Splanchnikusdurchblutung
- Koronardilatation (fragliches coronary steal-Phänomen)

Indikationen für die Anwendung der PHC
- Beatmung von ARDS-Patienten mit reduzierter Lungencompliance und erhöhtem Beatmungsdruck > 30 cm H$_2$O
- Patienten mit Status athmaticus
- bei chronischen Lungenerkrankungen

Kontraindikationen für PHC
- pulmonale Hypertonie (PVR und MPAP ↑↑) **Cave:** Rechtsherzversagen unter PHC!
- katecholaminpflichtige Herzinsuffizienz (systemische Vasodilatation und verminderte Myokardkontraktilität)
- Hirnödem mit erhöhtem intrakraniellen Druck
- zerebrales Krampfleiden $\rightarrow$ hyperkapnische Krampfanfälle bei hohen pCO$_2$-Werten (> 150–200 mmHg), auch ohne Krampfanamnese!

▶ **Anm:**
Von einigen Autoren wird neuerdings empfohlen, die **PHC** mit einer **moderaten Hypothermie** zu kombinieren → geringere CO_2-Produktion und geringere Nebenwirkungen der PHC!
→ auf jeden Fall sollte während der Durchführung der PHC der Patient tief **analgosediert** und ggf. muskelrelaxiert werden; erhöhte **Körpertemperaturen** sollten rasch physikalisch und medikamentös therapiert werden und die **Ernährung** sollte **kohlenhydratarm** sein (CO_2-Produktion ↓)

Weitere Therapiekonzepte bei ARDS

Inverse-ratio-Ventilation (IRV)
- weitere Verbesserung der Oxygenierung bei ARDS durch Inverse-ratio-Ventilation (Atemzeitverhältnis I:E > 1:1) → längere Kontaktzeit der Atemgase in der Alveole, Eröffnung von alveolären Gebieten mit hoher Zeitkonstante (= R × C), Aufbau eines Intrinsic-PEEP (Offenhalten der Alveole, da FRC > Closing capacity) → Reduktion der F_iO_2 möglich (Vermeidung von Resorptionsatelektasen oder Surfactantschädigung)

Augmentierende Beatmungsformen
- frühest möglicher Einsatz von augmentierenden Beatmungsmodi (am besten BIPAP/APRV n. Putensen) → Cardiac Index ↑, p_aO_2 ↑, DO$_2$ ↑, Totraumventilation und Shunt ↓

Additive Maßnahmen

- Unterstützung der konventionellen Therapie durch additive Maßnahmen wie z. B. die etablierte **kinetische Therapie**, sowie die z. T. noch experimentellen Verfahren der **NO- und Prostazyklinapplikation, Surfactantgabe** oder neuerdings die **Flüssigkeitsbeatmung** mit Perflurcarbonen

Inhalation von NO oder Prostazyklin
s. Beatmung

Flüssigkeitsbeatmung
s. Beatmung

Pharmakologische Therapie des ARDS

Glukokortkoidtherapie in der Spätphase des ARDS

- einzelne Kasuistiken berichten vom Vorteil einer Glukokortkoidtherapie während der **Spät**phase des ARDS → klinische Verbesserung ab dem 5.–7. Behand-

lungstag → Vermeidung von Spätkomplikationen wie z. B. dem fibro-prolife-
rativen Umbau der Lunge:

- Gabe von Hydrokortison mit einer primären Dosierung von 0,18 mg/kg/h und konsekutiver Senkung in den folgenden Tagen → bessere Oxygenierung erst ab dem 11. Behandlungstag oder
- Hochdosistherapie mit 4–8 mg/kg/Tag Prednisolon oder
- Gabe von Methylprednisolon in einer Dosierung von 32 mg 6-stündlich (= 2,5 mg/kg/Tag) und konsekutiver Reduktion in den folgenden Tagen (alle 3–4 Tage) → Verbesserung der Lungenfunktion

1
2
3
4
5
6
7
8
9
10
11
12
13
14
15
16
17
18
19
20
21
22
23
24
25
26
27
28
29
30
31
32
33
34
35
36
37
38
39
40
41
42
43
44
45
46

49   Antibiotika und Antimykotika

Bakteriologie

Einteilung der Bakterien nach der Gramfärbung
(Hans Gram, Arzt, Kopenhagen, 1850–1938)

Grampositive Bakterien
- färben sich **blauschwarz**
- Zellwand besteht aus Zytoplasmamembran und Murein (Peptidoglykan)
- grampositive Bakterien: z. B. Staphylokokken, Streptokokken, Pneumokokken, Laktobakterien, Clostridien, Corynebakterien, Listerien, Bacillus anthracis, Erysipelothrix, Actinomyceten, Nokardien, Streptomyceten

Gramnegative Bakterien
- färben sich **rot**
- Zellwand besteht aus Zytoplasmamembran, Murein, Lipoproteine, äußere Bakterienmembran und Lipopolysaccharide
- gramnegative Bakterien: z. B. Pseudomonaden, Klebsiellen, Proteus, Escherichia coli, Shigellen, Salmonellen, Vibrionen, Neisserien, Fusobakterien, Haemophilus, Moraxella, Brucellen
- ▶ **Anm:** Säurefeste Stäbchen (Mykobakterien) nehmen den Farbstoff nur sehr schwer auf → Spezialfärbung nach Ziehl-Neelsen notwendig

Normale Bakterienflora des Menschen

Auf der Haut
aerobe und anaerobe diphteroide Stäbchen (Corynebakterien), aerobe und anaerobe Staphylokokken (Staph. epidermidis) und vergrünende Streptokokken. Hoher Keimgehalt auf der behaarten Kopfhaut $10^6/cm^2$

In der Mundhöhle
Streptokokken, Staphylokokken, diphteroide Stäbchen, gramnegative Diplokokken, Nokardien, Milchsäurebakterien, anaerobe Spirochäten, fusiforme Stäbchen, vereinzelt Sproßpilze und Bacteroides-Arten. Keimgehalt: 10^{7-8} Keime/ml

Im Intestinaltrakt
ab Jejunum: Enterokokken, Lactobacillen; im Ileum vorwiegend Aerobacter aerogenes, Enterokokken und Escherichia coli; ab Colon: 99% Anaerobier (Bacteroides, Lactobacillen, Clostridien), Enterokokken und Enterobakterien nur in geringem Prozentsatz

In der Urethra
Staphylokoccus epidermidis und Enterokokken

In der Vagina
aerobe Lactusbazillen (Döderlein'sche Stäbchen), koagulase negative Staphylokokken, Enterokokken, vergrünende Streptokokken, Corynebakterien und Escherichia coli

Antibiotika

Einteilung der Antibiotika

1. Nach Wirktyp

Bakterizid wirksam (d. h. 99% d. Bakterien werden in 4–8 h abgetötet)	Bakteriostatisch wirksam (Verhinderung des Wachstums ohne Abtötung)
Penicilline	Tetrazykline
Cephalosporine	Makrolide
Chinolone	Lincomycin
Aminoglykoside	Fusidinsäure
Glykopeptide	Sulfonamide
Rifampicin	Trimethoprim
Isoniazid	Chloramphenicol
Nitroimidazole	Ethambutol

Die **Kombination** von verschiedenen Antibiotika ist aus folgenden Gründen von Vorteil:
- erweitertes Wirkspektrum
- verzögerte Resistenzentwicklung
- Wirkverstärkung (Potenzierung)
- geringere Toxizität bei niedriger Einzeldosierung der jeweiligen Substanz

 Merke:
Keine Kombination von **bakteriziden** und **bakteriostatischen** Antibiotika!

2. Nach Wirkmechanismus

* Hemmung der Murein-Zellwandbiosynthese (Mureinsynthetase = Penicillin bindendes Protein) durch Penicilline, Cephalosporine, Glykopeptide, Bacitracin, Monobactam
* Zytoplasmamembranschädigung durch Polymyxine
* Hemmung der Proteinbiosynthese durch Tetrazykline, Aminoglykoside, Lincomycine, Makrolide, Fusidinsäure, Chloramphenicol
* Hemmung der Nukleinsäurebiosynthese durch Rifampicin, Nalidixinsäure, Chinolone
* Hemmung der Intermediärstoffwechselreaktionen durch Sulfonamide, Trimethoprim, Isoniazid

3. Nach chemischer Struktur

Benzyl-Penicilline	Phenoxy-Penicilline (Oralpenicilline)	Isoxazolyl-Penicilline (Staphykokokken-Penicilline)
Penicillin G (Penicillin G)	Penicillin V (Isocillin) Propicillin (Baycillin)	Oxacillin (Stapenor) Dicloxacillin (Dichlor-Stapenor) Flucloxacillin (Staphylex)

Amino-Penicilline	Carboxy-Penicilline	Ureido-Penicilline (Azylaminopenicilline)
Ampicillin (Binotal) Amoxicillin (Clamoxyl) Bacampicillin (Penglobe)	Ticarcillin (Betabactyl) Temocillin (Temopen)	Azlocillin (Securopen) Mezlocillin (Baypen) Piperacillin (Pipril) Apalcillin (Lumota)

Cephalosporine 1.Gen.	Cephalosporine 2. Gen.	Cephalosporine 3. Gen.
Cefazolin (Gramaxin) Cefazedon (Refosporin) Cefalexin (Ceporexin) (oral) Cefadroxil (Bidocef) (oral) Cefaclor (Panoral) (oral)	Cefamandol (Mandokef) Cefuroxim (Zinacef) Cefotiam (Spizef) Cefoxitin (Mefoxitin) Cefotetan (Apatef) Cefuroximaxetil (Zinnat) (oral) Cefoperazon (Cefobis) Ceftibuten (Keimax) (oral) Cefixim (Cephoral)(oral)	Cefotaxim (Claforan) Ceftriaxon (Rocephin) Cefmenoxim (Tacef) Ceftizoxim (Ceftix) Ceftazidim (Fortum) Cefsoludin (Pseudocef)

Monobactame	Carbapeneme (Thienamycine)	Aminoglykoside
Aztreonam (Azactam)	Imipenem (Zienam) Meropenem (Meronem)	Streptomycin (Streptomycin) Gentamicin (Refobacin) Tobramycin (Gernebcin) Netilmicin (Certomycin) Amikacin (Biklin)

Tetracycline	Chinolone (Fluorochinolone, Gyrasehemmer)	Lincosamine
Doxycyclin (Vibramycin) Tetracyclin (Hostacyclin) (oral) Oxytetracyclin (Terravenös) Rolitetracyclin (Reverin) Minocyclin (Klinomycin)	Ofloxacin (Tarivid) Ciprofloxacin (Ciprobay) Pefloxacin (Peflacin) Enoxacin (Gyramid) Norfloxacin (Barazan)	Clindamycin (Sobelin) Lincomycin (Albiotic)

Azole	Nitroimidazole	Glykopeptide
Miconazol (Daktar) Ketoconazol (Nizoral) Fluconacol (Diflucan) Itraconacol (Sempera)	Metronidazol (Clont) Tinidazol (Simblotan)	Vancomycin (Vancomycin) Teicoplanin (Targocid)

Makrolide	Polyene	Tuberkulostatika
Erythromycin (Erythrocin) Roxithromycin (Rulid) Clarithromycin (Klacid) Spiramycin (Rovamycine) Azithromycin (Zithromax) Josamycin (Wilprafen)	Amphotericin B (Amphotericin B, Amphomoronal) Nystatin (Moronal)	Isoniazid (Isozid) Rifamycin (Rifa) Ethambutol (Myambutol) Streptomycin

β-Lactamantibiotika

sind Antibiotika mit einem β-Lactamring. Zu ihnen zählen:
- Penicilline
- Cephalosporine (1.–3. Generation)
- Carbapeneme
- Monobactame

die **Resistenzentwicklung** gegenüber β-Lactamantibiotika beruht auf:
- Bildung von β-Lactamasen (Resistenz ist chromosomal- oder plasmidgespeichert) → Gabe von Isoxazolylpenicillinen oder β-Lactamaseinhibitoren)
- unempfindliche Penicillinbindeproteine
- bakterielle Membranveränderungen

Charakteristika der Antibiotikagruppen

Penicilline

- **Wirkspektrum:** grampositive und gramnegative Kokken;
  Mittel der ersten Wahl bei Streptokokken, Pneumokokken, Meningokokken,
  Borrelien, Leptospiren, Clostridien
- **Wirklücke:** Enterokokken und Enterobakterien (gilt nicht für die Breitspek-
  trum-Penicilline), Bacteroides fragilis, Pseudomonas aeruginosa, Legionellen,
  Mykoplasmen, Chlamydien
- HWZ: 0,5–1,5 h; Verteilungsvolumen: 0,2 l/kg; Plasmaproteinbindung: 60%
- Elimination: bis zu 90% unverändert renal (**tubuläre Sekretion**)
- dialysierbar (Zusatzdosis bei HD: ≈ 1–2 Mio. IE)

Cephalosporine (1.–3. Generation)

- **Wirkspektrum:**
  - **1. und 2. Generation:** überwiegend grampositive Kokken: Staphylokokken,
    Streptokokken und Gono- und Meningokokken, Hämphilus influenzae
    (2. Gen.), indolpositive Proteus-Arten
  - **3. Generation:** Verschiebung des Wirkspektrums in den gramnegativen Bereich
- **Wirklücke** (1.–3. Gen.): Enterokokken, Anaerobier (Ausnahme: Cefotetan und
  Cefoxitin!) und methicillinresistente Staphylokokken (MRSA)
- HWZ: 1–2 h; Verteilungsvolumen: 0,2–0,3 l/kg; Plasmaproteinbindung: 30–50%
- Elimination: vorwiegend renal → relative Nephrotoxizität der Cephalosporine
  der 1. Generation

▶ **Cave:** Kreuzresistenz bei Penicillinallergie möglich (ca. 10%)

Aminoglykoside

- **Wirkspektrum:** gramnegative Bakterien, sowie Staphylokokken und Pseudomonas aeruginosa
- **Wirklücke:** Enterokokken, Anaerobier, Streptokokken, Pneumokokken und bestimmte **Pseudomonas** Arten (Pseudomonas cepacia und Stenotrophomonas
  maltophilia)
- sinnvolle Kombination mit β-Laktamantibiotikum oder Fluorochinolon
- HWZ: 2–3 h; Verteilungsvolumen: 0,25 l/kg, Plasmaproteinbinding: 10–25%
- Elimination: nahezu vollständig renal, **potentiell ototoxisch** und **nephrotoxisch**
  (rezeptorgekoppelte Anreicherung an die Nierentubuli)

▶ **Cave:** Interaktion mit Diuretika, Amphotericin B und Cisplatin!
  Verstärkung der Wirkung von nichtdepolarisierenden Muskelrelaxanzien

- gegenwärtiges Dosierungsregime: nur noch 1 × Gabe, aufgrund des Phänomens der ersten Dosis → Abnahme der Antibiotikapenetration ins Bakterium nach der ersten Antibiotikagabe!
- geringe therapeutische Breite → **Drugmonitoring:** Bestimmung des Talspiegels (< 0,5 mg/dl)

Glykopeptidantibiotika

- **Wirkspektrum:** Staphylokokken, Streptokokken (auch S. faecalis), Corynebacterien, Listeria monocytogenes und Clostridien
- **Wirklücke:** gramnegative Bakterien
- **Nebenwirkung: Nephro- und Ototoxizität**→ Dosisreduktion bei Niereninsuffizienz → **Drugmonitoring**: Bestimmung von Tal- (5–10 mg/l) und Spitzenspiegel (30–40 mg/l)

Chinolone (Gyrasehemmer)

- **Wirkspektrum:** Hämophilus influenzae (Ofloxacin/Fleroxacin → hohe Konzentration im Bronchialsekret), Enterobacterien, Salmonellen, Shigellen, Legionellen, Yersinien, Campylobacter
- **Wirklücke:** Streptokokken, Enterokokken, Anaerobier, Clostridium difficile, Pseudomonas cepacia, Stenotrophomonas maltophilia. E. faecium, Nocardien
- **HWZ:** 3–4 h (Ciprobay), 6 h (Tarivid), Verteilungsvolumen 2–2,5 l/kg, Plasmaproteinbindung: 20–30%
- **Nebenwirkung:** Diarrhoe, Krampfanfall, Vigilanzstörung, Halluzination, Phototoxizität, Hypotonie, Granulo- und Thrombopenie, AP-, Transaminasen- und Bilirubin-Anstiege

Tetracycline

- **Wirkspektrum:** grampositive (Strepto- Pneumokokken, Listerien) und zahlreiche gramnegative Bakterien (Hämophilus, Brucellen, Yersinien, Neisserien, Campylobacter), **Spirochäten** und intrazelluläre Keime wie **Mykoplasmen und Chlamydien** sowie Plasmodium falciparum (**Cave:** Photosensibilisierung im Urlaub!)
- **Wirklücke:** Proteus, Enterobacter, Serratia Arten und Pseudomonas aeruginosa
- **HWZ:** 12–24 h (Doxycyclin und Minocyclin), 10 h (Tetrazyklin)
- Biotransformation bis zu 30%, Elimination biliär und renal
- **Nebenwirkungen:** Diarrhoe, Krampfanfall, Vigilanzstörung, Halluzination, Phototoxizität, RR↓, Granulo-Thrombopenie, AP-, Transaminasen-, Bilirubin-Anstiege, Speicherung in Knochen (Wachstumsstörung!) und Zähnen (Zahnschmelzhypoplasie, Verfärbung der Zähne) → Anwendung nur bei Kinder > 8 J.

Makrolide

- **Wirkspektrum:** Legionellen-, Chlamydien- und Mykoplasmeninfektionen (Mittel der ersten Wahl bei **atypischer Pneumonie**), sowie bei Penicillinallergie
- **Wirklücke:** Enterobakterien, Pseudomonas und Enterokokken, Bacteroides fragilis, Haemophilus influenzae, Fusobakterien
- ▶ **Cave:** Akkumulation bei ausgeprägten Leberfunktionsstörungen

Bakterizide Antibiotika

	Dosis	Bemerkungen
Biosynthetische Penicilline		
Penicillin G (Penicillin 5/10)	3 × 10–20 Mega i.v. (bei offener Fraktur) Kinder: 3 × 50000 IE/kg/Tag Niedrige Dosis: 3–4 × 0,5–1,0 Mio. IE i.v.	1Mio. IE = 0,6 g hohe Na⁺- Belastung! (1 Mio. IE = 1,86 mmol Na⁺) gut wirksam gegen: Streptokokken, Pneumokokken, Meningokokken und Borrelien Wirklücke bei: Enterokokken, Enterobakterien, Bacteroides fragilis, Pseudomonas aeruginosa Zusatzdosis bei HD: 1–2 Mio. IE
Semisynthetische Penicilline (Derivate der 6-Aminopenicillansäure)		
Propicillin (Baycillin Mega)	p.o.: 3 × 1,0 Mio. IE	
Staphylokokken-Penicilline (Penicillinase-fest)		
Oxacillin (Stapenor)	4 × 0,5–1 g i.v. oder p.o. (1 h vor dem Essen) Max.: 8 g tägl. Kinder (> 1 Wo): 100 mg/ kg/Tag in 4 Dosen	nicht bei Infektion durch Methicillin-resististente Staphylococcen (MRST), dann Clindamycin, Vancomycin, Teicoplanin, Fosfomycin oder Fusidinsäure bevorzugen NW.: GOT, GPT, AP, γ-GT ↑
Dicloxacillin (Dichlor-Stapenor)	4 × (0,25-) 0,5 g p.o., i.m., i.v.	bessere Resorption als Oxacillin
Flucloxacillin (Staphylex)	4 × 0,5–1–2 g p.o., i.m., i.v.	
Breitspektrum-Penicilline		
Ampicillin (Binotal, Amblosin)	3–4 × (0,5-) 2,0 g i.v. Kinder: 150–200 (400) mg/ kg/Tag in 4 ED oral: nur 40% Resorptionquote → Schädigung der Darmflora	wirkt nicht bei: Staph. aureus, Klebsiellen typischer Selektionskeim: Klebsiellen wirkt gut auf Enterokokken!

Die Na⁺-Angaben wie im Original wiedergegeben.

	Dosis	Bemerkungen
Amoxicillin (Amoxypen·Clamoxyl)	3–4 × 750 mg p.o. 3 × 1(-2) g i.v. 4 × 500 mg p.o. bei Ulcus und Heliobacter pylorii-Nachweis - 80% orale Resorption	Mittel der ersten Wahl bei Enterokokken-, Listerien- und Salmonelleninfektionen. Amoxicillin + Clavulansäure s. unten 2–3 × bessere enterale Resorption als Ampicillin, weniger GIT-Störungen
Mezlocillin (Baypen)	3 × 2–5 g i.v.	gallengängig Spektrum: Anaerobier, Enterococcen, Enterobacterien, Pseudomonas aeruginosa Wirklücke: Klebsiellen und Staph.

Pseudomonas – aktive Penicilline

	Dosis	Bemerkungen
Azlocillin (Securopen)	3–4 × 2–5 g i.v.	Wirklücke: Staph.aureus, Klebsiellen; Enterococcus faecium
Piperacillin (Pipril)	3 × 2–4 g i.v. K: 100–300 mg/kg/Tag in 4 Einzeldosen	Piperacillin + Tazobactam→Tazobac breites Wirkspektrum Wirklücke: Methicillin-resist.Staph., Enterokokken, Clostridium diff., Listeria mono., Campylobacter. Empfindlichkeit variiert: Pseudomonas spp., Acinetobacter spp.

s. auch Ceftazidim, Aminoglykoside

β-Lactamaseinhibitor + Penicillin

	Dosis	Bemerkungen
Piperacillin 4 g + Tazobactam 0,5 g (Tazobac 4,5 g)	2 (–3) × 4,5 g i.v. ab Krea 3,3 mg/dl 2 × tgl.	unterschiedlich empfindlich auf: Pseudomonas aeruginosa (8–15% resistent), Bacteroides frag. (1% resistent), Serratia marcescens; Enterobacter und Klebsiellen (10–20% resistent!) Wirklücke: methicillin-resistente Staphylokokkus aureus, Enterococcus faecium
Amoxicillin + Clavulansäure (Augmentan)	3 × 625–1250 mg p.o.; 1Tbl.= 0,5 g Amoxicillin + 0,125 g Clavulansäure 3–4 × 1,2–2,2 g i.v.	Wirkspektrum wie Ampicillin, erweitert auf Anaerobier und β-Lactamase-Bildner (Staphyl.) wirkt nicht auf Citrobacter spp., Enterobacter, Pseudomonas spp., Serratia spp., Providentia spp., Morganella morganii
Ticarcillin + Clavulansäure (Betabactyl)	3–4 × 3,2–5,2 g i.v.	

Carboxypenicillin

	Dosis	Bemerkungen
Temocillin (Temopen)	2 × 0,5–2 g i.v./i.m.	lange HWZ

	Dosis	Bemerkungen
Parenterale Cephalosporine		
Cephazolin (1.Gen.) (Gramaxin)	3 × 1–2 g i.v. Kinder: 25–100 mg/kg/Tag in 3–4 Dosen	gutes grampositives Wirkspektrum
Cefamandol (2.Gen.) (Mandokef)	3 × 2 g i.v.	Vitamin K-Stoffwechselstörung (Gerinnungstörung) → Konakion-Gabe, bevorzugt in der Gefäßchirurgie
Cefoxitin (2.Gen.) (Mefoxitin)	3 × 1–2 g i.v.	wirkt auch auf Anaerobier, inklusive Bacteroides fragilis
Cefuroxim (2.Gen.) Zinacef	3 × 1,5 g i.v. (Kinder: 100 mg/kg/Tag in 2–3 ED)	perioperativ bei ACVB/MCB (2 × 1,5 g), bei Klappen-Op. und Fremdmaterial-implantation für 3 Tage! Resistenzen bei: Pseudomonas spp., Legionellen, Serratia, Acinetobacter, Bacteroides, Listerien, indol-pos. Proteus, Clostridien, Enterokokken, Campylbacter und MRSA
Cefotiam (2.Gen.) (Spizef)	3 × 2 g i.v.	wirkt auch auf Enterobakterien
Ceftriaxon (3.Gen.) (Rocephin)	am 1. Tag 2 × 2 g, dann 1 × 2 g i.v. Kinder: 50–100 mg/kg/Tag in 1× Dosis	gallengängig (35–40%), Kombination meist mit Metronidazol längste HWZ d. Cephalosporine: 6–9 h gegenüber 1–2 h bei den anderen Cephalosporinen
Cefotaxim (3.Gen.) (Claforan)	3 × 2 g i.v. Kinder: 50–200 mg/kg/Tag in 3–4 Dosen	
Cefmenoxim (3.Gen.) (Tacef)	3 × 1–2 g i.v.	
Ceftazidim (3.Gen.) (Fortum)	2 (–3) × 2 g i.v.	„Pseudomonas-Antibiotikum", bei vermutlicher Anaerobier- bzw. Staph.-Beteiligung mit Clindamycin
Orale Cephalosporine		
Cefalexin (1. Gen) (Cefporexin oder Oracef)	4 × 0,5–1,0 g p.o.	
Cefaclor (1. Gen.) (Panoral)	3 × 0,5–1,0 g p.o.	Aktivität gegenüber Hämophilus influenzae
Cefuroxim-Axetil (2. Gen.) (Elobact, Zinnat)	2 × 250–500 mg p.o. (bezogen auf Cefuroxim)	Einnahme nach dem Essen. (höhere Bioverfügbarkeit!), gute Aktivität gegen Haemophilus influenzae und gramneg. Keime
Cefixim (3. Gen.) (Cephoral)	2 × 200 mg oder 1 × 400 mg p.o.	Wirklücke: Enterokokken, Staphylokokken, Bacteroides fragilis, Pseudomonas aeruginosa bessere Aktivität gegenüber gramneg. Keimen
Cefadroxil (Bidocef)	2 × 1–2 g p.o.	lange HWZ

	Dosis	Bemerkungen
Carbapeneme bzw. Thienamycine		
Imipenem + Cilastatin (Zienam)	3 × 0,5 g – 3 × 1 g i.v. Kinder: 60 mg/kg/Tag in 3 Dosen	**Cave:** Selektion von Stenotropomomas maltophilia!! Lücke bei: Enterokokken, Legionellen, Pseodomonas maltophilia u. cepacia, sowie methicillin resist. Staphylokokken → Kombination mit Gykopeptidantibiotikum Vancomycin oder Teicoplanin **Cave:** Krampfanfälle! Antibiotikum der engeren Wahl bei nekrotisierender Pankreatitis
Meropenem (Meronem)	3 × 0,5 g – 3 × 1 g i.v.	(kein Cilastatin notwendig)
β-Lactamasehemmer		
Sulbactam (Combactam)	3–4 × 1,0 g i.v. mit oder vor der eigentlichen Antibiotikagabe	nur in Kombination sinnvoll (mit Meclozillin, Piperacillin, Cefotaxim), da **selbst keine antibakterielle Wirkung**
Clavulansäure		in Augmentan
Tazobactam		in Tazobac
Monobactame		
Aztreonam (Azactam)	2–3 × 1–2 g i.v.	wirkt nur auf gramnegative Keime! Alternative zu den Aminoglykosiden, keine Anaerobierwirkung
Aminoglykoside		
Gentamycin (Refobacin)	1 × 340–400 mg/Tag i.v. (3–5 mg/kg/Tag), dann nach Spiegel	**Talspiegel:** < 0,5 mg/l, bei Niereninsuffizienz deutl. Dosisreduktion
Tobramycin (Gernebcin)	1 × 340–400 mg/Tag i.v. (3–5 mg/kg/Tag), dann nach Spiegel (intratracheal 3 × 50 mg)	**Talspiegel:** < 0,5 mg/l, bei Niereninsuffizienz deutl. Dosisreduktion gelegentlich auch intratracheale Anwendung oder Vernebelung (4 × 80 mg) Wirkung nicht einheitlich beurteilt! Gute Wirkung auf Pseudomonas aeruginosa
Netilmicin (Certomycin)	1 × 400 mg/Tag i.v. (6 mg/kg/Tag), dann nach Spiegel Kinder: 6–7,5 mg/kg (intratracheal 3 × 50 mg)	**Talspiegel:** < 0,5 mg/l, bei Niereninsuffizienz deutl. Dosisreduktion wirkt gut auf E. coli, Klebsiellen, Proteus, Citroba. Pseudomonas aerug. und MRST ; vollständige Kreuzresistenz mit Gentamycin und partiell einseitig mit Amikacin
Paromomycin (Humatin)	2,0 g p.o. verteilt auf 4 Dosen	Therapie der hepatischen Enzephalopathie und bei NH_3 ↑

	Dosis	Bemerkungen

Glykopeptide

| Vancomycin (Vancomycin) | 3 × 0,5–1 g i.v. (40 mg/kg/Tag) über 60 min Kinder: 20–40 mg/kg/Tag in 2 Dosen (bei pseudo- membranöser Colitis orale Gabe von 3–4 × 250 mg für 7–10 Tage) | **Talspiegel:** 5–10 mg/l; **Spitzenspiegel:** 30–40 mg/l (bei 0,5 g 1 h, bei 1 g 2 h nach Gabe) bei zu schneller Infusion red-neck-Syndrom (Histaminfrei- setzung) nicht dialysierbar, bei Anurie 1,0 g alle 1–2 Wochen; unter HF ist eine häufigere Gabe notwendig! |
| Teicoplanin (Targocid) | initial 800 mg, dann 1 × (200-) 400 mg/Tag i.v. (ca. 6 mg/kg) CVVHD: 1.T: 800 mg; 2+3 T.: 400 mg, dann 400 mg jeden 2–3 Tag. **Kinder:** SD: 2 × 10 mg/kg/Tag ED: 1 × 10 mg/kg/Tag | **Talspiegel:** 5–15 mg/l Gabe mind. 3 Tage über Entfieberung hinaus wirkt nicht auf gramnegative Bakterien! |

Fosfomycin (Reserveantibiotikum)

| Fosfomycin (Fosfocin) | 2–3 × 3–5 g i.v. | Spektrum: Staphylokokken, Streptokokken Kl: Hypernatriämie |

Gyrasehemmer (Chinolone, Fluorochinolone)

Ofloxacin (Tarivid)	2 × 200–400 mg/Tag p.o. oder i.v.	gute orale Resorption **Wirklücke:** Stenotrophomonas maltophilia, Pseudomonas cepacia, Entercoccus faecalis, Clostridium difficile, Nocardia
Ciprofloxacin (Ciprobay)	2(–3) × 400 mg i.v. 2 × 0,5 g (0,25) p.o. Unter HDF bzw. HF nur 1 × Gabe	Enteritis, Harnwegsinfekt NW: zentralnervöse Störungen, (Verwirrtheit), in Einzelfällen zerebrale Krampfanfälle
Enoxacin (Gyramid)	2 × 400 mg p.o.	
Fleroxacin (Quinodis)	1 × 400 mg p.o. (Tbl.: 200/400 mg) Unkompl. HWI: 1 × 200–400 mg/ Tag od. einmalig 1 × 400 i.v.	akute Exazerbationen einer chron. Bronchitis, kompl. HWI einschl. Pyelonephritis, Haut- u. Weichteilinf. Zusätzl. Filmtbl.: unkompl. HWI, Gonorrhoe, gastrointest. Infektion, Typhus abdominalis
Pefloxacin (Peflacin)	einmalig 2 Tbl. (= 400 mg) p.o.	einmalige Behandlung der unkompli- zierten Zystitis und perioperative Prophylaxe bei transurethralen Eingriffen bei erhöhter Gefährdung des Patienten durch Infektionen
Norfloxacin (Barazan)	2 × 400 mg p.o.	Urologische Infektion mit multi- resistenten Keimen, Prophylaxe Reisediarrhoe **Wirklücke:** Anaerobier, Chlamydien, Mykoplasmen

	Dosis	Bemerkungen
Nitroimidazole		
Metronidazol (Clont, Flagyl)	3 × 0,5 g i.v. Kinder: 3 × 10 mg/kg/Tag Behandlungsdauer: < 10 Tage	wirkt gut auf: obligate Anaerobier, Amöben und Flagellaten Wirkmechanisus: Ausbildung von DNA-Strangbrüchen und Entspiralisierung der Doppelhelix
Sonstige		
Rifampicin (Rifa)	10 mg/kg/Tag mind. 450 mg, max. 700 mg i.v. oder p.o. Sgl ab 3. Mo. → Kleink.: 15 mg/kg	Wirkspektrum: Mycobacterien, Streptokokken, Staphylokken, (auch Legionellen) Keine prophylaktische Gabe oder Single-Therapie mit Rifa bei Tuberkuloseanamnese!! hohe Resistenzentwicklung bei Staphylokokkeninfektionen NW.: GOT/GPT↑(5–20% der Fälle), bei GOT > 100 U/l Rifa absetzen! Gefahr der akuten Leberdystrophie, Neutro-Thrombopenie, zentralnervöse Störungen, interst. Nephritis, Enzyminduktion! (**Cave:** Pille, Marcumartherapie)

Bakteriostatische Antibiotika

	Dosis	Bemerkungen
Sulfonamide		
Trimethoprim + Sulfamethoxazol = Cotrimoxazol (Bactrim, Eusaprim)	2 × 2 Tbl. p.o. 2 × 80 mg TMP/400 mg SMZ i.v.	Harnwegsinfekt, Bronchitis, Enteritis, Typhus, Pneumocystis carinii, Toxoplasmose
Makrolide		
Roxithromycin (Rulid)	2 × 150 mg p.o.	höhere Serumspiegel als die anderen Makrolide. (75% Bioverfügbarkeit)
Clarithromycin (Klacid)	2 × 250 (-500mg) p.o.	gute Gewebegängigkeit (55% Bioverfügbarkeit)
Erythromycin (Erythrocin)	3–(4) × 0,5 g p.o., i.v. als KI in 250 ml Kochsalz über 45 min	Ersatzantibiotikum bei Penicillinallergie. Mittel der Wahl bei Legionellen, Chlamydien, Mycoplasmen vorwiegend hepatische (je 10% renal und biliär) Elimin. HWZ: 1,5 h; nicht dialysierbar
Azithromycin (Zithromax)	1 × 250–500 mg p.o.	

	Dosis	Bemerkungen
Fusidinsäure		
Fusidinsäure (Fucidine)	3 × 0,5 g i.v. als KI über 2–4 h Kinder: 20–30 mg/kg in 3 Dosen	Einsatz bei methicillinresistenten Staphylokokken und gestörte Nierenfunktion; bakteriostatisch, unter Monotherapie: rasche Resistenzentwicklung
Lincomycine		
Clindamycin (Sobelin)	3 × 600 mg i.v. als KI über mind. 15 min, oder 3 × 100–300 mg p.o. Kinder: 20 mg/kg/Tag in 3 Dosen	wirkt gut gegen Anaerobier, multiresistente Staphylokokken und Streptokokken, Corynebac., gute Penetration in den Knochen und Abszeßgebiete (Anreicherung in Leukozyten), Verstoffwechselung über die Leber! **nicht** wirksam gegen:Enterokokken, Enterobactericae; E coli, Klebsiellen, Haemophilus inf., Neisserien, Ureoplasma ureolyticum ▶ **Cave:** Selektion von Clostridien difficile (**blutige** Durchfälle), selten hepatotoxisch
Tetrazykline		
Doxycyclin (Vibravenös, Vibramycin N)	initial 200 mg, dann 1 × 100–200 mg i.v. p.o.: 1 × 200 mg Kinder: initial 4 mg/kg i.v./p.o., dann 2 mg/kg in 1 Dosis	bevorzugt bei Rickettsien-, Chlamydien- und Mykoplasmen- infektionen; Wirklücke: Pseudomonas aerug., Proteus, Serratia, Providentia

Antimykotika

Polyene (Amphotericin B)

- **Wirkspektrum:** Organmykosen und generalisierte Mykosen, besonders Candi-damykose, Aspergillose, Histoplasmose, Kryptokokkose, Kokkidioidomykose, Blastomykose
- **Wirklücke:** Candida lusitaniae
- **Wirkmechanismus:** Permeationsänderung der Pilzmembran durch Komplex-bildung mit Ergosterol (= essentieller Bestandteil der Zellmembran von Pilzen)
- **Nebenwirkungen:** Fieber (80%), **Nephrotoxizität** (jedoch **keine** Dosisreduktion bei Niereninsuffizienz notwendig! → Nierenschädigung kann durch hohe Serum-Natriumkonzentration vermindert werden), Leuko- und Thrombopenie, Transaminasenanstieg, GIT-Störungen (50%), Blutgerinnungsstörungen,

Thrombozytopenie, Leukopenie, Agranulozytose, Eosinophilie, Leukozytose, periphere Neuropathie, Konvulsionen
- **Wechselwirkung:** Herzglykoside, Muskelrelaxanzien, Antiarrhythmika, etc. – Wirkung durch Hypokaliämie verstärkt. Diuretika → Nephrotoxizität und Hyperkaliämie verstärkt. Corticoide, ACTH → Verstärkung einer Hypokaliämie; Flucytosin → Synergismus
- ▶ Keine Kombination mit Azolderivaten → Antagonismus

Azolderivate (Fluconacol, Itraconacol, ...)

- **Wirkspektrum:** Sprosspilze (Systemcandidosen, Candidosen oberflächlicher Schleimhäute wie rezidivierende oropharyngeale und ösophageale Candidosen, Behandlungsversuch zur Vorbeugung der Kryptokokken-Meningitis bei AIDS-Patienten und von Candidosen bei der Chemo- oder Strahlentherapie und bei abwehrgeschwächten Patienten)
- **Wirklücke:** Candida glabrata und Candida tropicalis
- **Nebenwirkungen:** GIT-Störungen, Hautausschlag, Kopfschmerzen, periphere Nervenstörungen; Veränderungen der Werte von hepatischen, renalen sowie hämatologischen Laborparametern wie Leukopenie, Thrombopenie
- **Wirkmechanismus:** Hemmung der Ergosterolsynthese der Pilze → fungi**statische** Wirkung!
- **Wechselwirkung:** Wirkungsverstärkung von Cumarinderivaten, oralen Antidiabetika vom Sulfonylharnstoff-Typ, Theophyllin und Phenytoin. Bei gleichzeitiger Gabe von Rifampicin können die Fluconazol-Spiegel erniedrigt sein

	Dosis	Bemerkungen
Polyenantimykotika		
Amphotericin B (Amphotericin B, AmBisome)	• vor 1. Gabe evtl. Testdosis 1 mg/100ml NaCl 0,9% über 30 min danach • Initialdosis 0,1–0,5 mg/kg über 6 h i.v. • Steigerung innerhalb von 2 Tagen auf 1 mg/kg, • nach 14 Tagen jeden 2. Tag 1 mg/kg • in Kombination mit Flucytosin ist eine Dosierung von 0,4–0,6 mg/kg/Tag ausreichend • Therapiedauer: 3–6 Wochen • evtl. Blasenspülung: 50 mg pro Liter aqua dest. Gesamtdosis: 2–4 g	Gabe bei: Aspergillose, Blastomykose, Kryptokokkose, Hiostoplasmose und systemischer Candidiasis (Nachweis im **Urin** + positive Mykoserologie) NW: Fieber (80%), **Nephrotoxizität** (jedoch **keine** Dosisreduktion bei Niereninsuffizienz notwendig! → Abbau im Gewebe, Ausscheidung über Niere), Leuko-, Thrombopenie, Transaminasen ↑, GIT-Störungen (50%) nicht dialysierbar **nie mit Azolderivaten kombinieren!**

▶ **Anm:**
- Metabolisierung von Amphotericin B in der Leber (34 Metabolite), 5% werden über die Nieren eliminiert
- HWZ: 15 Tage
Verminderung der Nephrotoxizität von Amphotericin B durch
- Anheben der Serumnatriumkonzentration (> 140 mmol/l)
- Pentoxifyllin-Gabe (Trental) 5–10 mg/kg
- Gabe in
  - Lipidlösung (Lipofundin) → Nephrotoxizität ↓
  - als Liposome (AmBisome): 3–7 mg/kg (sehr teuer)
  - als Cholesterin-Dispersion: 100 nm große Scheibchenmoleküle
    3–5 mg/kg (in klinischer Erprobung)
    als Lipidkomplex: 160–1000 nm große Bänder,
    3–5 mg/kg (in klinischer Erprobung)

	Dosis	Bemerkungen
Amphotericin B (Ampho-moronal Salbe/Creme)	3–4 × tgl.	bei lokaler Infektion (oral, inguinal)
Nystatin (Candio-Hermal)	3–4 × 1 Pipette p.o.	wirkt nur lokal, keine Resorption
Flucytosin (Ancotil)	4 × 37,5mg/kg als KI i.v. 100–200 mg/kg p.o.	**mit Amphotericin B kombinieren** NW: Leuko-, Thrombopenie, Transaminasen ↑ renale Elimination: > 90% → Zusatzdosis nach Dialyse
Azolderivate		
Fluconazol (Diflucan)	1–2 × 200–400 mg i.v. bei CVVH: 4 × 200 mg i.v. Schleimhaut: 1 × 50–100 mg/ Tag p.o.	wirkt **nicht** bei Candida glabrata und C. tropicalis hohe Liquorgängigkeit! bei Niereninsuffizienz: GFR 21–40 ml: alle 48 h 1x, GFR 10–20 ml alle 72 h (renale Elimination > 80%) Bioverfügbarkeit: > 90%, hohe Liquorgängigkeit NW: GIT-Störungen zunehmende Resistenzentwicklung
Itraconazol (Sempera) Sporanox-Saft)	1–2 × 200 (-400) mg p.o.	wirkt auch gegen Aspergillen: Bioverfügbarkeit: 55%
Miconalzol (Daktar)		Cremophorlösungsvermittler!
Ketoconazol (Nizoral)	1 × 200 mg p.o.	NW.: Leberschädigung (Hepatitis); **Cave:** bei GOT/GPT-Anstieg → Absetzen der Medikation

Infektiologie

Pneumonie

Pneumoniekriterien

- purulentes Trachealsekret, positiver bakterieller Befund
- Temperatur > 38,5°C
- Leukozyten > 12000/µl, CRP-Anstieg, ggf. Anstieg von Procalcitonin
- typischer Auskultationsbefund (fein bis mittelblasige RG´s)
- Verschlechterung des Röntgen-Thoraxbildes (positives Bronchoaerogramm, retikuläre Zeichnung bei Pilzpneumonien)
- Nachweis von Keimen im Trachealsekret (Keimzahl > 10⁶/ml)
- positive Serologie bei viralen oder mykotischen Pneumonien

Therapie

Allgemeinmaßnahmen
- Bettruhe + Thromboseprophylaxe
- ausreichende Flüssigkeitszufuhr (hohe Flüssigkeitsverluste durch Fieber)
- evtl. Analgetika bei Pleuritis (Piritramid, Pethidin oder Metamizol)
  Cave: Morphinderivate: Atemdepression, Bronchokonstriktion
- Sekretolytika: Acetylystein (Fluimucil), Bromchexin (Bisolvon)
- Physiotherapie, Inhalationstherapie
- bei Hypoxämie: O_2-Gabe über Nasensonde oder Gesichtsmaske mit Reservoir, ggf. augmentierte oder kontrollierte Beatmung
- bei begleitender Herzinsuffizienz: differenzierte Katecholamintherapie

Antibiotikatherapie
- primär Sputumkultur bzw. bronchoskopische **Gewinnung von Bronchialsekret** mit Hilfe der bronchoalveolären Lavage (BAL) oder der geschützten Bronchial-bürste → orientierende Gram-Färbung und Anlage einer Kultur, ggf. Abnahme von Blutkulturen bei Hinweis auf Bakteriämie
- wenn möglich gezielte Antibiotikatherapie nach Antibiogramm
- **bei unbekanntem Erreger:** kalkulierte Antibiotikatherapie
  - **außerhalb der Klinik erworbene Pneumonie: z. B.** Ampicillin+Clavulansäure (Augmentan) → Penicillaseresistenz: 3 × 1 Tbl. à 500 mg oder 750 mg p.o. oder Makrolidantibiotikum z. B. Roxithromycin (Rulid) 2 × 150 mg/Tag bzw. Clarithromycin (Klacid) 2 × 250 mg p.o. oder bei sekundärer Pneumonie 2. Gen. Cephalosporin z. B. Cefuroxim (Zinacef) 3 × 1,5 g i.v.
- innerhalb der Klinik erworbene Pneumonie unter Berücksichtigung des Hospital-keimspektrums: z. B. Piperacillin + Tazobactam (Tazobac) 2–3 × 4,5 g i.v.
- bei **Pseudomonaspneumonie:** Ceftazidim (Fortum) 3 × 2 g i.v. evtl. mit Amino-glykosid Netilmicin (Certomycin) 1 × 6 mg/kg i.v.

- bei **Verdacht auf atypische Pneumonie** (Mykoplasmen, Chlamydien): Erythromycin (Erythrocin) 3 × 0,5 g i.v.
- bei reduzierter Immunabwehr und V. a. Pneumocystis carinii: Cotrimoxazol (Bactrim, Eusaprim) 2 × 2 Tbl p.o. oder 2 × 1 Amp. i.v.
- bei **Verdacht auf Pilzpneumonie:** Fluconazol (Diflucan) oder Itraconazol (Sempera-Kps. oder Sporonox-Saft) bei Pneumonie mit Sproßpilzen oder Amphotericin B bei Schimmelpilzpneumonie
- bei **Aspirationspneumonie:**
  3. Gen. Cephalosporin, z. B. Cefotaxim (Claforan) **und** Metronidazol (Clont)
  oder Clindamycin (Sobelin) statt Metronidazol
  ggf. Piperacillin + Tazobactam und Metronidazol

Katheterassozierte Infektionen

Inzidenz
- Kolonisationshäufigkeit: 5–25%
- katheterassoziierte Infektionen: 1–10%
- Sepsisrate: 1% mit 50% Letalität

Einteilung

Kontamination
- sekundäre Besiedelung des Katheters (∅ klinische Relevanz)

Kolonisation
durch **biofilm**bildende Bakterien (< 15 Keime in der Ausrollkultur des Kathetersegments)
- extraluminäre Kolonisation (vorwiegend bei traumatologisch-postoperativen Patienten von der Kathetereintrittsstelle ausgehend → lokale Infektionszeichen; jedoch nur 50% der Katheterinfektionen gehen mit lokalen Infektionszeichen einher)
- intraluminäre Kolonisation (vom Katheteransatzstück ausgehend; vorwiegend bei langzeitkatheterisierten Patienten und hämatologisch-onkologischen Patienten)
- hämatogene Streuung (Kolonisation nach vorangegangener Bakteriämie)

Infektion
> 15 Keime in der Ausrollkultur des Kathetersegments (Definition nach Maki 1977) oder Bestimmung der Keimzahl nach intraluminärem Ausspülen und ultraschallgetriggerter Keimablösung → 90% Spezifität und Sensitivität

Häufigstes Keimspektrum
- koagulase negative Staphylokokken (Staphylococcus epidermidis)
- Staphylococcus aureus

Risikofaktoren

- verminderte Abwehrlage des Patienten
- Zugangsweg (Keimbesiedelung des V. subclavia-Katheter < V. jugularis < V. femoralis)
- Nichtbenutzung von Bakterienfilter (< 0,2 µm) und Katheterschleusen (z. B. Pulmonaliskatheter-Introducer) → signifikante Reduktion der Rate an katheterassoziierten Infektionen durch diese Maßnahmen
- Kathetermaterialien (hydrophile Materialien aus Polyurethan sind zu bevorzugen)
- Verbandstechnik (Mullbinden und Pflaster sind günstiger als Okklusionsverbände [feuchte Kammern!])
- Verwendung von geschlossenen Spülsystemen → Reduktion der Infektionsrate

Diagnostik

- klinische Kriterien (Fieber, Leukozytose, CRP-Anstieg, lokale Infektionszeichen, ...)
- mikrobiologische Kriterien
- Kultur des Kathetersegmentes in Nährbouillon und später Bestimmung der Kolonieanzahl
- Blutkultur aus liegendem Katheter

Therapie

- Katheterwechsel
- Antibiotikatherapie möglichst nach Antibiogramm

Infektion mit methicillinresistentem Staphylococcus aureus (MRSA)

- methicillinresistente Staphylokokken (Staphylococcus aureus) sind grampositve Haufenkokken, die **koagulase positiv** sind und eine goldgelbe Pigmentierung in der Kultur zeigen
- ▶ Methicillin: ein 1956 in England eingeführtes Antibiotikum, das wegen Knochenmark- und Nephrotixizität nicht mehr im Handel ist
- Staphylococcus aureus ist normaler Bestandteil der menschlichen Mikroflora (Nachweis bei 30% gesunder Erwachsener, vorwiegend in Nasenhöhlen und Rachen)

Inzidenz

- bis zu 60% der während einer Infektion isolierten Staphylococcus-aureus-Kolonien sind **methicillinresistent**

Resistenz

- beruht auf → **Bildung von β-Laktamasen,** die den β-Laktamring spalten **oder Veränderung der Zielstruktur des Antibiotikums** (Penicillinbindendes Protein = PBP2A)
- häufig ist er MRSA auch gegen weitere Antibiotika wie Chinolone, Aminoglykoside resistent → Bezeichnung „**multiresistenter Staphylococcus aureus"**

Reservoir

- meist asymptomatischer Patient aus Pflegeheim oder anderem Krankenhaus (meist mit Dermatitis), selten Übertragung durch kolonisiertes Pflegepersonal (< 2%)
- Infektionsweg: transient kolonisierte Hände (Händedesinfektion; Wasser und Seife würde sogar grundsätzlich reichen); selten, aber v. a. auf Stationen mit Brandverletzten oder Patienten mit Tracheostoma kann die Infektion über die Luft übertragen werden

Hygienemaßnahmen

nach Krueger und Unertl vom Ort der Kolonisation/Infektion abhängig:

Ort	Isolierungs-maßnahmen	Handschuhe	Schutzkittel	Mundschutz
Nasale/rektale Kolonisation	JA	JA	NEIN	NEIN
Wunde, Tracheostoma, Harnwege	JA	JA	bei direktem Kontakt	wenn Aerosolisierung oder Verspritzen von Sekret wahrscheinlich
Verbrennungen, Infek. des unteren Respirationstrakt	JA	JA	JA	JA

Therapie

- systemische Gabe von **Vancomycin** (bei Kolonisation des nasopharyngealen Bereichs ist die alleinige Gabe eines Glykopeptidantibiotikums infolge einer

geringen Konzentration im Sekret wirkungslos → **Mupirocin (Turixin Nasen-salbe)** 2–3 × tägl. für 5 Tage, dann mikrobiologische Kontrolle!
alternativ ggf. systemische Gabe von **Rifampicin** (2 × 300 mg i.v., bei alleiniger Gabe hohe Resistenzentwicklung!) oder **Trimethoprim/Sulfamethoxazol** (2 × 80/400 mg i.v.)

- bei extranasaler, dermatologischer Besiedlung → Bäder mit **Hexachlorophen**

▶ **Anm:**
Turixin Nasensalbe (2% Mupirocin) ist ein von Pseudomonas fluorescens gebildetes bakteriostatisches Antibiotikum, das die bakterielle Proteinsynthese durch Hemmung der Isoleucin-t-RNA-Synthetase verhindert (< 1% der Substanz wird resorbiert)
bei Risikopatienten mit Staphylokokkus aureus Nachweis im Nasenabstrich präoperative Gabe von Mupirocin-Nasensalbe

Pilzinfektionen

- die häufigsten Pilzinfektionen in unseren Breiten ist die Sproßpilzinfektion (Candida, Cryptococcus)

Inzidenz

- Verdoppelung der Pilzinfektionen zwischen den Jahren 1980–1990 von 9 auf 20,5 Erkrankungen pro 10000 Patienten
- häufigste Isolationen: C. albicans (60%), gefolgt von C. glabrata und selten Aspergillus species

 Anm:
Candida species gehört zur normalen Flora des Gastrointestinaltraktes

Candidainfektion

Sproßpilzarten

- über 81 Species sind bekannt → Unterscheidung aufgrund ihres Zucker- und Aminosäuremetabolismus
- klinisch am wichtigsten sind:
  - C. albicans, C. tropicalis, C. pseudotropicalis
  - C. glabrata (= Torulopsis glabrata), C. parapsilosis, C. krusei sind alle resistent auf Fluconacol
  - C. lusitaniae: resistent gegen Amphotericin B

Klinik

sehr unterschiedliches klinisches Bild
- blander Verlauf (subfebrile Temp.)
- Candidämie: positive Blutkultur
- Candida-Sepsis: Candidämie + SIRS
- disseminierte Candidiasis: Befall eines oder mehrerer Organe → Biopsie, Bestimmung des Candida-Hämagglutinationstiters und Antigennachweis, Spiegelung des Augenhintergrundes → Nachweis von Cotton-wool-Herden (bei okulärem Befall → Enukleation des befallenen Auges!)
- Candida-Pneumonie: in der BAL Candida > 10^6/ml mit Ausbildung von Pseudohyphen

Diagnostik

Direkter Erregernachweis
- Methylenblaufärbung
- histologisches Präparat als Goldstandard
- Kultur auf Spezialnährböden

Indirekter Erregernachweis
- **Candida Antigen** (> 1:16)
- **Candida-Antikörpern**
- ▶ **Anm:** Mykoserologie (Titeranstiege sind wichtig!) → evtl. Routinelabor 1 ×/Woche für „Langlieger"
- ▶ Hämagglutinationstest: Cut-off bei ≥ 1:1280 bzw. Anstieg um 4 Titerstufen in kurzer Zeit

Therapie

- mit Antimykotika nach Erregerspektrum
- bei positiver Blutkultur oder Erregernachweis an Kathetern zusätzlich Wechsel aller Katheter
  → Pilzprophylaxe nur bei Patienten mit Zustand nach Knochenmarktransplantation, zytostatischer Therapie und Granulozytopenie, nach LTPL

Selektive Darmdekontamination (SDD)

Historie
Einführung der SDD durch Stoutenbeek im Jahr 1984

Ziel
- **Elimination aerober gramnegativer** Bakterien und Pilze bei Erhaltung der Anaerobier mit ihrer Platzhalterfunktion

Medikation
- **nasoorale und gastrale Gabe** eines Gemisches aus
  - einem **Polymyxin B**
  - einem **Aminoglykosid** z. B. Tobramycin (Gernebcin)
  - und **Amphotericin B**
- sowie nach dem Groningen-Regime die **systemische Gabe** von
  - **Cefotaxim** (Claforan) 3 × 2 g bzw. 4 × 1 g i.v. für 96 h

Durchführung
- 4 × tgl. nach Durchführung der Nasen- und Mundpflege:
  1. Polymyxin B
  50 mg mit 8 ml NaCl 0,9% auflösen und dazu 2 ml Tobramycin (= 80 mg) in 10 ml Spritze aufziehen; von der Mischlösung je 1 ml in rechtes und linkes Nasenloch, 3 ml in Mundhöhle und 5 ml in Magensonde und
  2. Amphotericin B
  Suspension 3 ml mittels Tupferklemme in der Mundhöhle verteilen

Ergebnis
- Reduzierung der Pneumonierate, jedoch keine Beeinflussung der Gesamtmortalität und Häufigkeit des Multiorganversagens!
- Kostenanstieg!
- ▶ **Cave:** Selektion von tobramycin-resistenten Enterobakterien, Staphylokokken (vor allem MRSA) und Pseudomonaden, sowie erhöhte Rate an grampositiven Bakteriämien! Interaktion der SDD-Substanzen mit Sucralfat (Ulcogant)

 Merke:
- eine SDD ist aufgrund der klinischen Ineffektivität, der hohen Behandlungskosten und Gefahr der Keimselektion gegenwärtig sehr umstritten!
- eventuell profitiert fogendes Patientenkollektiv von einer SDD:
  - Polytrauma (jedoch frühzeitiger Einsatz, sonst wirkungslos!)
  - thorakale Ösophaguschirurgie → intraoperative erste Gabe

Endokarditisprophylaxe

Indikationen zur Endokarditisprophylaxe

Mäßiges Infektionsrisiko:
- kongenitale und erworbene Herzvitien (einschließlich bikuspidale Aortenklappe)
- Mitralklappenprolaps **mit** Insuffizienzzeichen
- hypertrophe obstruktive Kardiomyopathie (HOCM)

Hohes Infektionsrisiko:
- prothetischer Herzklappenersatz (einschließlich Bioprothesen und Homocrafts)
- Zustand nach bakterieller Endokarditis (auch ohne persistierendem Herzfehler)
- Patienten mit bekannten Herzvitium oder pathologischem Herzgeräusch
- Patienten mit intrakardialem oder systemisch-pulmonalem Shunt (z. B. bei VSD oder Zustand nach aortopulmonaler Shuntanlage)
- Patienten mit klappentragendem Conduit
- Patienten mit Zustand nach Fremdmaterialimplantation im Gefäßsystem

Keine Endokarditisprophylaxe bei:
- Mitralklappenprolaps **ohne** Klappeninsuffizienz
- funktionellen Herzgeräuschen
- ASD vom Sekundum-Typ
- Schrittmacherträgern
- Patienten mit Zustand nach aortokoronarem Bybass
- > 6 Monate nach chirurgischer Revision eines VSD, ASD

Klinische Ausgangssituation wird in 3 Operationsbereiche gegliedert:
A: zähnärztliche Eingriffe, Operationen an den oberen Luftwegen einschließlich starre Bronchoskopie, Intubation, endoskopische Eingriffe
B: Operationen am Darm, Gallenwegen, Urogenitalorganen, Zystokopien, Blasenkatheter, Rektoskopien
C: Eingriffe an infektiösen Herden (Abszeßspaltung, Exzision von infiziertem Gewebe)

Therapeutische Richtlinien

Bei vorgeschlagenen Therapiekonzepten bitte individuelle Kontraindikationen beachten!

Standardprophylaxe

A Eingriffe an Zähnen, Atemwege	
Amoxicillin (Amoxypen) p.o. oder Ampicillin (Binotal) i.v.	3 g p.o. 1 h präop. und 1,5 g 6 h danach 2 g i.v. 30 min präop. und 1g i.v. 6 h danach
bei Penicillinallergie	
Erythromycin (Erythrocin) p.o./i.v. oder Clindamycin (Sobelin) p.o./i.v.	1 g p.o. 2 h präop. (i.v. 30 min) und 0,5 g 6 h danach (auch während der Schwangerschaft nach strenger Indikationsstellung anwendbar!) 300 mg p.o. 1 h präop. (i.v. 30 min) und 150 mg p.o. 6 h danach

B urogenitale oder gastrointestinale Eingriffe

Ampicillin (Binotal) i.v. und	2 g i.v. 30 min präop. und 1,5 g Amoxicillin p.o. 6 h danach (Binotal auch während der Schwangerschaft anwendbar!)
Gentamycin (Refobacin) i.v.	1–3 mg/kg i.v. 30 min präop.

bei Penicillinallergie

Vancomycin (Vancomycin) i.v. und	1 g i.v. 30 min präop.
Gentamycin (Refobacin) i.v.	1,5 mg/kg i.v. 30 min präop., ggf. nach 8 h Repetition

bei geringem Risiko

Amoxicillin (Amoxypen) p.o.	3 g p.o. 1 h präop. und 1,5 g 6 h danach

C kardiochirurgische Eingriffe

Cephalosporin der I. oder II. Generation:
z. B. Cefuroxim (Zinacef) i.v. 3 × 1,5 g i.v. für 24 h (1. Gabe 30 min präop.)

D bei Zustand nach rheumatischen Fieber oder rheumatischen Herzfehler (einschließl. Zustand nach Klappenersatz)

Penicillin V p.o.	LEBENSLANGE Prophylaxe 200–300000 IE/24 h vor dem Essen

bei Penicillinallergie

Erythromycin (Erythrocin) p.o./i.v.	2–3 × 2 Tbl. à 250 mg oder 500 mg i.v. präop. und 500 mg 6–8 h danach

Endokarditisprophylaxe bei Kindern

Indikationen zur Endokarditisprophylaxe
- s. Endokarditisprophylaxe des Erwachsenen

Therapeutische Richtlinien

Bei vorgeschlagenen Therapiekonzepte bitte individuelle Kontraindikationen beachten!

Standardprophylaxe

Eingriffe an Zähnen, Atemwege	
Propicillin (Baycillin) p.o./i.v. oder	50000 IE/kg p.o./i.v. (max. 2 Mega) 1 h präop.
Amoxicillin (Amoxypen) p.o. oder	50 mg/kg p.o./i.v. (max. 2 g) 1 h präop.
Ampicillin (Binotal) i.v.	50 mg/kg p.o./i.v. (max. 2 g) 1 h präop.

bei Penicillinallergie	
Clindamycin (Sobelin) p.o./i.v.	Lebensalter > 4. Wochen: 2–6 mg/kg p.o./i.v., (Sgl. und Kleinkind wegen besserer Dosierbarkeit Sobelin Granulat) bei Kinder < 10 kg: mind. 2 × ½ Meßl. (37,5 mg)

„Hochrisiko-Prophylaxe"	
Propicillin (Baycillin) i.v. und	50000 IE/kg i.v. (max. 2 Mega) 1 h präop. und 8 h danach
Gentamycin (Refobacin) i.v.	2 mg/kg i.v. (max. 80 mg) 1 h präop. und 8 h. danach

bei Penicillinallergie	
Clindamycin (Sobelin) i.v. und	Lebensalter > 4. Wochen: 6–15 mg/kg i.v.
Gentamycin (Refobacin) i.v.	2 mg/kg i.v. (max. 80 mg) 1 h präop. und 8 h danach

alternativ	
Vancomycin (Vancomycin) i.v. und	20 mg/kg i.v. über 1 h (max. 1 g) 1 h präop. und 8 h danach
Gentamycin (Refobacin) i.v.	2 mg/kg i.v. (max. 80 mg) 1 h präop. und 8 h. danach

Klinische Anwendung der wichtigsten Antibiotika

Legende:

- : Mittel der ersten Wahl, sehr gut wirksam
- : gute Wirksamkeit, Reserveantibiotikum mit gewissen Nachteilen
- + : ebenfalls wirksam, nur in Sonderfällen anwenden
- : unwirksam

Keimart-Gruppen und Keime:

GRAM-POSITIV: Streptokokken, Pneumokokken, Staph. aureus, Staph. epidermidis, Enterokokken, Listerien

GRAM-NEGATIV: E. coli, Klebsiella pneumoniae, Enterobacter aerogenes, Enterobacter cloacae, Proteus vulgaris, Proteus mirabilis, Haemophilus influenzae, Serratia marcescens, Pseudomonas species, Pseudomonas aer.

ANAEROB: Bacteroides fragilis, Bacteroides melano., Clostridien

Enterobac.: Yersinia enterocolica, Shigellen, Salmonella typhi, Salmonella typhimurium

Meningokokken, Gonokokken, Treponema pallidum

atypische: Legionella pneumoniae, Mycoplasma pneumon., Chlamydia psittaci, Chlamydia trachomatis

Antibiotika:

- Penicillin G
- Dicloxacillin, Flucloxacillin
- Ampicillin, Amoxycillin
- Azlocillin
- Mezlocillin
- Piperacillin
- Ureidopenicillin+ β-Lac.Inh.
- Cefaclor (I)
- Cefazolin, Cefazedon (I)
- Cefuroxim, Cefotiam (II)
- Cefoxitin (II)
- Cefotaxim (III)
- Ceftazidim (III)
- Imipenem, Meropenem
- Gentamicin, Tobramycin
- Amikacin
- Ofloxacin,-Ciprofloxacin
- Clindamycin
- Vancomycin, Teicoplanin
- Erythromycin
- Doxycyclin
- Cotrimoxazol

Pneumokokken (Strept. pneumoniae), Meningokokken (Neisseria meningitidis), Gonokokken (Neisseria gonorrhoae)

SIRS

Definition

nach Konsensuskonferenz des American College of Chest physicians/Society of Critical Care Medicine (ACCP/SCCM) im Jahr 1991
- systemische inflammatorische Antwort auf verschiedene Schädigungen (Pankreatitis, schweres Trauma, Ischämie, große Weichteilverletzung etc.), welche durch folgende Kriterien gekennzeichnet sind → mindestens **2 der nachfolgenden Kriterien** müssen für SIRS-Definition erfüllt sein:
- Temperatur > 38°C oder < 36°C
- Tachykardie > 90 Schläge/min
- respiratorische Insuffizienz (eines der folgenden 3 Kriterien)
  - Atemfrequenz > 20/min
  - Hyperventilation p_aCO_2 < 32 mmHg (bei Spontanatmung)
  - p_aO_2 < 70 mmHg (bei Spontanatmung)
  - oder p_aO_2/F_iO_2 < 175 (bei maschineller Beatmung und fehlender pulmonaler Vorerkrankung)
- Leukozyten > 12000/µl oder < 4000/µl oder > 10% unreife neutrophile Granulozyten

Sepsis

Historie
1909   Beschreibung einer E. coli-Sepsis durch Jakob
1914   Erstbeschreibung durch Schottmüller: die Sepsis als ein Herd innerhalb des Körpers, von dem kontinuierlich oder periodisch pathogene Bakterien in den Blutkreislauf ausgeschüttet werden!

Definition

- **systemische inflammatorische Antwort** (SIRS) auf eine **nachgewiesene Infektionsquelle** bzw. eine überschießende Aktivierung von primär protektiven

Defensivsystemen des septischen Patienten im Sinne einer host defence failure disease

▶ Die Begriffe Sepsissyndrom und Septikämie sind verlassen worden!

Inzidenz

- 5 Erkrankungen pro 1000 Krankenhauspatienten
- im intensivmedizinischen Bereich ca. 10 × höhere Sepsisinzidenz → 5,5% bei kardiologischen Intensivpatienten und 6,3% bei chirurgischen Intensivpatienten

Definition „schwere Sepsis"

- **Sepsis-Kriterien + Zeichen der Organdysfunktion, Hypoperfusion oder die septisch induzierte Hypotension**
  verminderte Organperfusion → Laktatazidose (gestörte hepatische Laktatclearance), Oligurie, Störungen der Bewußtseinslage:
  - metabolische Azidose: Laktat > 20 mg/dl
  - Oligurie: Urinausscheidung < 30 ml/h oder < 0,5 ml/kg/h länger als 2 h persistierend
  - Enzephalophathie: akute Verwirrtheit und Bewußtseinsstörungen
  - Thrombozyten < 100000/μl oder Thrombozytensturz (> 30% Abfall innerhalb 24 h)

  ▶ **Anm:**
  Bei immunsupprimierten Patienten z. B. nach Organtransplantation ist das Kriterium „Temperaturerhöhung" und „Leukozytose/Leukopenie" nicht verwertbar. Gleiches gilt für das Kriterium „Temperaturerhöhung" bei Hämofiltration. In besonderen Fällen wird die Diagnose „Sepsis" mittels eines Pulmonalarterienkatheters gestellt bzw. erhärtet (HZV ↑ und SVR ↓)

Definition „septischer Schock"

Zeichen von Sepsis und arterielle Hypotension (syst. RR <90 mmHg und Dauer > 1 h) trotz ausreichender Volumensubstitution, begleitet von verminderter Organperfusion oder Organdysfunktion

Pathophysiologie

- Aktivierung körpereigener **plasmatischer** (Komplement, Gerinnung, Mediatoren) und **zellulärer** (Makrophagen, Endothel, Mastzellen, Granulozyten, Thrombozyten) **Systeme** mit überschießender Reaktion
- erhöhte Serumkonzentrationen von

- **Zytokinen** (Tumor-Nekrose-Faktor [**α-TNF**], Interleukinen [**IL**] 1,6,8): Störung der Gefäßpermeabilität, Erhöhung der zellulären Adhäsion, kaskadenartige Aktivierung verschiedener weiterer Mediatorsystemen mit Konzentrationsänderungen von Bradykinin, Histamin, Eikosanoiden (Prostaglandine, Thromboxan, Prostazykline), Komplementfraktionen (C_{3a} u. C_{5a}), Plättchenaktivierendem Faktor (**PAF**) mit Thrombenbildung und Gerinnungsfaktoren
- **Stickstoffmonoxid (NO)**: Störung der Vasomotorik und Mikrozirkulation → Aktivierung der induzierbaren NO-Synthetase (iNOS) durch IL-1 und 6, Endotoxin und TNF
- gesteigerte Expression von leukozytären Integrinen (CD11/CD18) und endothelialen Adhäsionsmolekülen (E-, P-Selektine auf der Endothelzelle und L-Selektine auf Granulozyten; sowie ICAM-1 u. -2 auf den Endothelzellen und VCAM-1 auf Lymphozyten)

Funktionsstörungen bei Sepsis

- **hyperdynamer** Kreislauf (CI > 4,0 l/min/m²) mit
  - Tachykardie bei normalem oder niedrigem Blutdruck (HZV steigt jedoch dem SVR entsprechend nicht adäquat an)
- **reduzierter** peripherer Systemwiderstand (SVR < 600 dyn × s × cm⁻⁵) → periphere Mikrozirkulationsstörungen: Vasodilatation bei Fehlregulation und Dichteabnahme der **α-Adrenorezeptoren** bei simultan **erhöhter NO-Freisetzung**
- **Störungen der Kontraktilität** (linksventrikuläre Dyskinesie) mit erhöhten enddiastolischen und endsystolischen Volumina, LVEF ↓, LWSI ↓ infolge
  - **myokardial depressant factor** (Molekulargewicht 10–30 × 10³ → Elimination durch Hämo**filtration**), jedoch ist der PCWP meist < 8 mmHg
  - myokarddepressive Wirkung durch Mediatoren (TNF), Toxine (z. B. Endotoxin)
  - Downregulation der β-Rezeptoren und fraglicher metabolischer Defekt der Myozyten
- **Störung der O$_2$-Extraktion** (gemischtvenöse Sättigung) → vermehrte Diffusionsstrecke durch interstitielle Flüssigkeitsvermehrung, zell. Defekt der Aufnahme und Verwertung des Sauerstoffs, Ausfall der Perfusionssteuerung nach metabolischen Erfordernissen → lineare Abhängigkeit der O$_2$-Aufnahme vom O$_2$-Angebot
- **Störung der Gefäßpermeabilität** → intravasale Hypovolämie und generalisierte Ödembildung
- Steigerung der **Darmpermeabilität** mit bakterieller Translokation
- **Nierenfunktionsstörung**
  - prärenales ANV, bedingt durch Hypovolämie oder tubuläre Nekrosen, Verminderung des renalen Blutflusses bzw. der glomerulären Filtration
- **Störungen der Hämostase**
  - Störung der plasmatischen Gerinnung und **Thrombozytopenie**, evtl. DIC (Thrombozyten ↓, Fibrinogen ↓) mit reaktiver Fibrinolyse (**AT III** ↓, TZ ↑, D-Dimere ↑)

- gestörte Neurologie
  - septische Enzephalopathie (fokale Defizite) → Mechanismus unbekannt
  - critical illness polyneuropathy (axonale Degeneration) bei längerem Verlauf

Monitoring

- arterielle Druckmessung
- Pulmonaliskatheter mit kontinuierlicher HZV- und S_vO_2-Messung
- intramukosale pH_i-Messung
- ggf. Messung des extravaskulären Lungenwasser mit COLD-System
- infektiologisches Monitoring: Abstriche, Blutkulturen, Bultbild, CRP, Procalcitonin

Anm:
Zur Verlaufsbeurteilung sollte täglich mind. 1 × der APACHE II Score evtl. und der Score nach Elebute und Stoner erhoben werden

Therapie bei Sepsis

Standardtherapie

- **Nachweis des Sepsisherdes und dessen Sanierung z. B.**
  - chirurgische oder radiologisch-interventionelle Abszeßdrainage
  - programmierte Lavage/Etappenlavage
  - offene Peritonitisbehandlung

- **begleitende antimikrobielle Therapie**
  - initial kalkulierte Antibiotikatherapie oder De-Eskalationstherapie
    z. B. als Zweifachkombination
    Aminoglykosid Netilmicin (Certomycin) **und**
    Ureidopenicillin Piperacillin + Tacobactam (Tazobac)
    oder
    Carbapenem Imipenem/Cilastatin (Zienam) **und**
    Glykopeptid Teicoplanin (Targocid) bzw. Vancomycin (Vancomycin) oder
    als Dreifachkombination
    Ceftriaxon (Rocephin)
    + Metronidazol (Clont)
    + Aminoglykosid Netilmicinum (Certomycin) oder Gentamycin (Refobacin)
  - nach Erregerindentifizierung Antibiotikatherapie **nach Antibiogramm**
  - ggf. Entfernung oder Wechsel aller intrakorporalen/intravasalen Katheter

Vor Antibiotikatherapie Abnahme von Infektionsparametern
(CRP, Procalcitonin) und mehrerer Blutkulturen!

- Optimierung des O_2-Angebots
  - O_2-Angebot (DO_2 = HZV × C_aO_2) → Zielgröße bei Sepsis: **> 600 ml/min/m²**
  - bei gestörtem pulmonalen Gasaustausch → adäquate **Respiratortherapie**
  - bei niedrigen Hb-Gehalt des Blutes (Zielgröße > 12–14 g/dl) → **Bluttransfusion**
  - bei niedrigen HZV → differenzierte **Volumentherapie** (Kristalloide + kolloidale Lösungen nach PCWP, zurückhaltende Proteinzufuhr [Permeabilitätserhöhungen, schlechte interstitielle Mobilisierung nach Restitution der Schrankenstörung], ggf. Gabe von FFP) und differenzierte **Katecholamintherapie** (Behandlungsziel: **CI > 4,5 l/min/m², MAP > 75 mmHg**) → Gabe von Dobutamin bei hypodynamischer Kreislaufsituation und Tonisierung des Gefäßsystems durch Noradrenalin mit dem Ziel SVR > 800 dyn × s × cm⁻⁵

▶ **Cave:** keine hochdosierte Noradrenalin**mono**therapie → sonst nur Nachlasterhöhung

👆 **Merke:**
Prinzipiell sollte die Erhöhung des O_2-Angebotes nicht um jeden Preis durch erhöhte Katecholamintherapie erstrebt werden → Hayes et al. konnten eine erhöhte Mortalität (54 vs. 34%) unter z. T. extrem hohe Dobutamindosen (5–200 µg/kg/h) nachweisen

- Begrenzung des peripheren O_2-Bedarfs (VO_2) durch
  - Temperatursenkung (physikalisch mit Eispacks, COLD-Touch-Gebläsedecken, medikamentös mit Metamizol, Paracetamol, lytischem Cocktail)
  - ausreichende Sedierung und Analgesie
- Reduktion der Atemarbeit durch frühzeitige Anwendung augmentierender Beatmungsverfahren

Adjuvante und experimentelle Sepsistherapie

Viele der anschließend erwähnten Maßnahmen haben gegenwärtig teils nur experimentelle Bedeutung – könnten jedoch in den nächsten Jahren an Bedeutung gewinnen

Unterstützung der Abwehrmechanismen
- hochdosierte **Immunglobulingabe** [IgG-, IgM-AK]:
  z. B. polyklonale Immunoglobuline (Pentaglobin IgM angereichert) in einer Dosierung von 300 ml über 6 h am Tag 1, 2 und 3
  Wirkung:
  - Neutralisation von Endo- und Exotoxine
    (Wirkung durch hohe Proteinkonzentrationen von IgM in vitro)
  - Inhibition der Produktion von TNF und IL-1
  - Steigerung der Phagozytoseaktivität der Leukozyten
  - Synergismus mit β-Lactamantibiotika (gramnegative Keimen)

- signifikante Hemmung der sepsisinduzierten Hypotension → signifikant verbesserte Überlebensrate in kleineren randomisierten Doppelblindstudien bei **nachgewiesener Endotoxinämie** und septischem Schock!
- **Gabe von monoklonalen AK** gegen Endotoxin
  - humaner HA-1A (Centoxin) oder muriner E5-AK
    (Studie mit Centoxin wurde 1993 abgebrochen, da eine erhöhte Mortalität bei Patienten mit **nichtgramnegativer** Sepsis unter Centoxintherapie im Vergleich zur Placebogruppe auftrat!)
  - polyklonalen E.coli-Antikörper
- **Fibronectin**gaben (2 Studien kleineren Umfangs konnten bis heute keinen positiven Effektv nachweisen!)
- **Applikation von Endotoxin bindenden Proteinen**
  → **Endotoxin** (MG: 100000) besteht aus variablen O-Antigenanteil, dem Core-Anteil und einem bei den meisten Keimen strukturgleichen Lipidanteil – das Lipid A-, welches für die anschließenden Reaktionen verantwortlich ist → Nachweis durch den Limulus-Amöbozyten-Lysat-Test (LAL)
  - **Lipopolysaccharid-bindendes Protein (LBP)**
    - wird physiologisch in der Leber synthetisiert, 58 kDa-Glykoprotein, 456 Aminosäuren, Bindung an Lipoprotein-A-Anteil → 2 Aufgaben:
    1. Verstärkung geringer LPS durch Transport zum zellulären, nichttransmembranösen CD-14-Rezeptor
    2. Detoxifikation großer LPS-Mengen durch Transport und Bindung an neutralisierenden HDL's
  - **löslicher CD14-Rezeptor (sCD14)**
    - Neutralisierung des LPS-LBP-Komplex im Serum, weiterhin Bindung von Endotoxin an HDL- Apolipoproteinen und einem Endoxin-Inhibitor-Protein, welche die Endotoxinämieauswirkungen abschwächen kann
  - **Bactericidal/permeability increasing protein (BPI)**
    - wird von LPS-aktivierten neutrophilen Granulozyten aus azurophilen Granula freigesetzt und besitzt LPS-neutralisierende Eigenschaften → proinflammatorische Zytokinproduktion ↓
  - **Endotoxin neutralisierendes Protein (ENP)**
    - von Limulus polyphemus (Arthropodenart) produziertes, LPS-neutralisierendes Protein, das seit 1991 rekombinant verfügbar ist
  - **Endotoxinantagonisten**
    - synthetisches, tetraacetyliertes Lipid A (Präparat 406) hemmt LPS-induzierte Mediatorenfreisetzung

Mediatorenblockade
- **Glukokortikoide**
  - Hydrokortison induziert die Bildung von Lipocortinen, die die Phospholipase A_2-Aktivität hemmen (Phospholipase A_2 führt zur Synthese von vasoaktiven Eikosanoiden (TXB_2, 6-keto $PGF_{1\alpha}$ → Vasodilatation, Thrombozytenaggregation)
  - nach Briegel führt die Applikation von Hydrokortison (100 mg Hydrokortison Bolus und anschließend kontinuierliche Infusion von 0,18 mg/kg/h = ca. 300 mg/Tag) zur hämodynamischen Stabilisierung und zu einer Ab-

schwächung der systemischen Inflammmation → Reduzierung des Katecholaminbedarfes im septischen Schock

- der inadäquater Anstieg des Kortisolspiegels nach ACTH-Stimulation beim septischem Schock ist signifikant mit einer höheren Letalität assoziert → relative Nebenniereninsuffizienz
  → Hydrokortisonapplikation in einer Dosierung von 300 mg/24h als Dauerinfusion am Tag 1–3
- **Naloxon**
  - Reduktion von erhöhten, hämodynamisch wirksamen Plasmaendorphinspiegeln bei septischen Patienten → fraglicher Therapieerfolg
- **Pentoxifyllin**
  - Hemmung der Transkription von TNF-mRNA infolge cAMP-Anstieg in Makrophagen/Monozyten → Suppression der Granulozytenadhärenz und Aktivierung, sowie Reduktion der endotoxininduzierten TNF-Synthese
  - keine Hemmung von IL-6 oder antiinflammatorisch wirkenden IL-4 und IL-10
- **Cyclo- und Lipooxygenasehemmer (z. B. Ibuprofen, Ketoprofen)**
  - Modifikation der Cyclooxygenase- und Lipooxygenase-Aktivität → Reduktion der Letalität im Tierexperiment; jedoch nur zu einem geringen Teil auf den Menschen übertragbar
- **Thromboxansyntheseinhibitor (Ketoconazol)**
  - geringere Thrombozytenadhärenz infolge Syntheseminderung von Thromboxan A$_2$
- **NO-Syntheseinhibitoren (L-MMLA oder NAME)**
  - unselektive Hemmung der induzierbaren Stickstoffmonoxid-Synthetase (iNOS) durch Glukokortkoide und falsche Argininanaloga (L-NMMA, L-NAME) oder neuerdings selektive Hemmung nur der iNOS und nicht der cNOS durch S-Methy- oder S-Ethylisothioharnstoff → der Nachweis bezüglich der Mortalitätsreduktion muß in klinischen Studien noch bewiesen werden!
    Die unselektive Hemmung der NO-Synthetase führt zu Vasokonstriktion und Störung der Mikrozirkulation!
- **Antikörper (AK) gegen Mediatoren**
  - Anti-TNF-AK
  - Anti-IL-1-AK
  - Anti-PAF
  - Anti-C5a-polyklonaler AK
- **Rezeptorantagonisten**
  - IL-1 Rezeptorantagonist (IL-1 ra)
  - TNF-Rezeptorantikörper
  - PAF-Rezeptorantagonist
- **Lösliche Rezeptoren**
  - IL-1 (dosisabhängige Reduktion der Mortalitätsrate, Folgestudie zeigte keinen Effekt)
  - TNF
- Reduktion der Komplementaktivierung
  - durch Gabe eines löslichen Komplementrezeptor 1 (CR1) oder C1-Esterase-Inhibitors

Mediatorelimination
- durch Hämofiltration (**CVVHF**) infolge Ultrafiltration und Adsorption an der Filtermembran → die Reduktion der Letalitätrate durch CVVHF ist nach Storck et al. von der Filtratmenge abhängig! ($<$ 7,5 l Filtrat → 6%; bei $>$ 15 l Filtrat → 26% Überlebensrate)
  Weitere Kriterien für den Einsatz des Hämofilters:
  - renale Insuffizienz mit Urinausscheidung $<$ 30 ml/h länger als 3 h trotz max. Stimulation
  - radiologisch bilaterale pulmonale Infiltrate, charakteristisch für ein Lungenödem in Verbindung mit einem $F_IO_2 > 0,6$
- ▶ **Anm:**
  - keine Elimination von TNF (MG zwar 17000, liegt jedoch als Trimer oder Pentamer vor und kann daher nicht eliminiert werden!)
- durch Plasmapherese
- Hämoperfusion
  - mit blutverträglichem Absorberharz Amberlite XAD-4 (750 m²/g) oder mit Polymyxin B beschichtete Kunststoffasern

Gegenspieler des SIRS

Nach einer initialen proinflammatorischen Phase kommt es zu in einer Gegenreaktion zu einer kompensatorischen antiinflammatorischen Antwort (CARS). Diese Antwort kann überschießend sein und zur Immunsuppression bzw. Anergie führen.

CARS (compensatory antiinflammatoric response syndrome)

gekennzeichnet durch **anti**-inflammatorische Mediatoren wie z. B. Interleukin (IL)-4, IL-10, IL-13, IL-Rezeptorantagonisten oder durch Mediatoren, die sowohl proinflammatorisch und auch antiinflammatorisch wirken wie z. B. IL-6 und IL-8.

MARS (mixed antagonistic response syndrome)

Der wechselnde Ablauf von SIRS und CARS wird als **MARS** bezeichnet

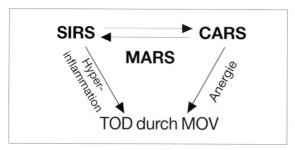

Abb. 51.1. Wechselnder Ablauf von SIRS und CARS

Multiorganversagen (MOV)

Definition

- simultanes oder sequentielles Versagen von zwei oder mehreren vitalen Organsystemen (meist mit Sepsis verbunden)
- die Schwierigkeit der Definition hat in den letzten Jahren zu zahlreichen neuen Namen geführt, wie multiple progressive or sequential·system organ failure oder multiple system organ failure
- der Begriff **Multiple Organ Dysfunction Syndrome (MODS)**, der in letzter Zeit häufiger verwendet wird, soll zum Ausdruck bringen, daß es sich beim MOV nicht um ein statisches Syndrom, sondern um **dynamische** Veränderungen der einzelnen Organfunktionen handelt

▶ MOV-Kriterien werden zum gegenwärtigen Zeitpunkt von der European Society of Intensive Care Medicine noch erarbeitet!

Einteilung

- **primäres MODS** entsteht unmittelbar als Folge einer direktem Organschädigung, infolge Trauma und/oder Hypoxie z. B. ARDS nach Lungenkontusion
- **sekundäres MODS** entwickelt sich nach einer zeitlichen Verzögerung von 4–14 Tagen nach dem primären Ereignis als Folge eines SIRS z. B. nach schwerer Infektion, Sepsis oder Polytrauma mit Schock

Mortalität

- die **Mortalität** steigt mit der Anzahl der betroffenen Organsysteme, der Zeitdauer des Organversagens und dem Alter der Patienten deutlich an.
  - in den ersten 24 h liegt die Mortalität bei 22%, in den folgenden Tagen steigt sie bis zum 7. Tag auf 41% an
  - bei Versagen von **einem Organsystem** liegt die Mortalität zwischen **20 und 40%**, bei **zwei** Organsystemen steigt sie auf **60%** und bei **drei und mehr** Organsystemen auf **90 bis 100%**
  - bei Patienten über 65 Jahren steigt die Mortalität um weitere 20% in jeder Gruppe

Pathophysiologie

- die Aktivierung verschiedener **Mediatorsysteme** führt zu **Perfusionsstörungen** und einem **capillary leak** in verschiedenen Organsystemen infolge einer generalisierten Endothelzellschädigung → Permeabilitätszunahme mit Entwicklung eines perivaskulären und später eines interstitiellen Ödems

- dabei scheint dem Gastrointestinaltrakt eine entscheidende Rolle in der Entstehung oder Aufrechterhaltung des Multiorganversagens zuzukommen → intestinale Minderperfusion als auch die nachfolgende Reperfusion mit vermehrter Radikalenbildung führt zu einer Mukosaschädigung → erhöhte Permeabilität der Darmschleimhaut → Verlust der Barrierefunktion der Darmwand → Translokation von Bakterien und Endotoxinen → weitere Aktivierung verschiedener Mediatorsysteme → Ausbildung eines toxischen oder septischen Krankheitsbildes

 Anm:
der Gastrointestinaltrakt wird als „undrainierter Abszeß" oder als „Motor" des Multiorganversagens angesehen (Marschall und Meakins, 1986)!

- um Störungen der O_2-Versorgung der Magen- bzw. Darmmukosa aufzudecken, hat sich in letzter Zeit zunehmend die **Messung des pH-Wertes der Magenmukosa (pH$_i$)** etabliert. In einigen Studien konnte gezeigt werden, daß ein pH$_i$ < 7,35 besser mit der Letalität bei großen operativen Eingriffen, Sepsis und Multiorganversagen korreliert, als gängige Parameter wie Laktat, zentralvenöse O_2-Sättigung, APACHE II Score oder O_2-Angebot bzw. -verbrauch

Beurteilung der Schwere des MOV

Beurteilung nach Zahl der ausgefallenen Organe oder nach Punkten (errechnet nach dem MOV-Score nach Goris:

Punkte	0 nicht nachweisbar	1 mittelschwer	2 schwer
Lungen-versagen	keine Beatmung	Beatmung mit PEEP =10 cm H_2O und F_iO_2 = 0,4	Beatmung mit PEEP >10 cm H_2O und/oder F_iO_2 > 0,4
Herz-Kreislauf-Versagen	normaler Blutdruck ohne vasoaktive Substanzen	Therapie erforderlich, um syst. RR > 100 mmHg zu halten: Volumensubstitution oder Dopamin = 10 µg/kg/min oder Nitroglycerin = 20 µg/kg/min	Phasen arterieller Hypotension mit Blutdruck unter 100 mmHg und/oder Dopamin > 10 µg/kg/min und/oder Nitroglycerin > 20 µg/kg/min
Nierenversagen	Serumkreatinin < 2 mg/dl	Serumkreatinin = 2 mg/dl	Hämodialyse/ Hämofiltration
Leberversagen	SGOT < 25 U/L Bilirubin < 2 mg/dl	SGOT > 25 U/L oder Bilirubin > 2 mg/dl, < 6 mg/dl	SGOT > 50 U/L Bilirubin > 6 mg/dl
Blutgerinnungs-störung	Thrombozyten normal Leukozyten normal	Thrombozyten < 50000 und/oder Leukozyten > 3000 u. < 6000	Hämorrhagische Diathese oder Leukozyten < 2000 oder > 6000

MOV-Score (Fortsetzung)

Punkte	0 nicht nachweisbar	1 mittelschwer	2 schwer
ZNS-Versagen	normale Funktion	eindeutig eingeschränktes Reaktionsvermögen	schwer gestörtes Reaktionsvermögen
Gastro-intestinales Versagen	normale Funktion	Cholecystitis und Streßulcus	Streßblutung und Transfusion mit > 2 EK/ 24 h und/oder nekrot. Enterokolitis und/oder Pankreatitis, und/oder Gallenblasenperforation

Punkte 0–2 je nach Schwere der Organeinschränkung von 7 Organen

Klinik

Pulmonale Dysfunktion
- Hypoxämie bzw. acute lung injury (ALI): p_aO_2/F_iO_2 -Quotient < 300 mmHg und PCWP < 18 mmHg
- radiologischer Befund mit bilateralen pulmonalen Infiltraten und Lungenödemzeichen

Renale Dysfunktion
- Anstieg des Plasma-Kreatinins > 1,4 mg/dl oder erneuter Anstieg um 2,0 mg/dl bei vorbestehender Niereninsuffizienz → Ausschluß prärenaler (Dehydratation, Blutung) und postrenaler (obstruktiver) Ursachen

Hepatische Dysfunktion
- Plasmabilirubin > 2,0 mg/dl in Verbindung mit AP-, γ-GT-, GOT, GPT-Erhöhung über den **doppelten Normwert** bei Ausschluß einer zugrundeliegenden spezifischen hepatischen Ursache

Hämostatische Dysfunktion
- Disseminierte intravasale Koagulopathie (DIC)
- Hinweise FDP > 1:40 oder D-Dimere > 2,0 µg/dl in Verbindung mit Thrombozytopenie < 50 -80000/µl oder Abfall der Thrombozyten um mehr als 30% des Ausgangswertes. Zusätzlich entweder Quick < 60% oder PTT > 45 s oder klinischer Nachweis einer abnormen Blutungsneigung. Ausschluß gleichzeitiger hepatischer Funktionstörungen, existenten großen Hämatomen oder Antikoagulanzientherapie

Zerebrale Dysfunktion
- Glasgow Coma Scale < 15 Punkte bei Patienten mit normaler Ausgangsfunktion des ZNS oder zumindest Absenkung um einen Punkt bei Patienten mit primär eingeschränkter ZNS-Funktion

Klinische Parameter

- respiratorische Insuffizienz (Partialinsuffizienz mit $p_aO_2\downarrow$ und $p_aCO_2\downarrow$)
- kardiale Instabilität mit erhöhtem Volumen- u. Katecholaminbedarf
- Hinweis auf Mikrozirkulationsstörungen ($pH_i\downarrow$, Laktat $\uparrow$, $S_vO_2\downarrow$)
- Leukozytose bei 60–70% der Patienten, in 10% der Fälle Leukopenie, Akut-Phase-Proteine $\uparrow$
- Fieber in 60–80% der Fälle, jeder 3. bis 4. Patient mit Schüttelfrost, in 10% Hypothermie
- Hypermetabolismus: BZ $\uparrow$ bei peripherer Insulinresistenz, negative Stickstoffbilanz

Laborchemische, noch experimentelle Parameter

- Anstieg der Leukozytenelastase (> 500 ng/ml am 3.Tag)
- Neopterinfreisetzung ins Plasma der Makrophagen
- Exprimierung von LAF und LECAM auf Granulozyten und Gewebefaktoren auf Monozyten

Therapie des MOV

- die Intensivtherapie basiert primär auf der Behandlung der Symptome, die aus dem Ausfall der betroffenen Organsysteme resultieren: bei Nierenversagen CVVHF bzw. CVVDHF, bei Lungenversagen positive Überdruckbeatmung, kinetische Therapie, NO-Beatmung etc.
- Verbesserung der Perfusion der betroffenen Organe und Optimierung des O_2-Angebots
- Optimierung
  - der Oxygenierung ($p_aO_2\uparrow$)
  - des Volumenstatus durch Gabe von Kristalloiden und Kolloiden (ZVD > 4 cm H_2O)
  - des O_2-Gehaltes des Blutes (O_2-Sättigung, Hämoglobingehalt) durch Gabe von Erythrozytenkonzentrate (Hb > 12 g/dl)
  - des O_2-Angebots (HZV und regionale Perfusion) durch differenzierte Katecholamintherapie → die bei Intensivpatienten zur Stabilisierung des Kreislaufs oft notwendige Katecholamintherapie kann jedoch auch dazu führen, daß im Splanchnikusgebiet unter der Stimulation der α-Rezeptoren eine Verschlechterung der Perfusion eintritt! Ob durch die Kombination von Vasopressoren mit dem Katecholamin Dopexamin oder mit Phosphodiesterase-III-Hemmern die vasopressorbedingte mesenteriale Vasokonstriktion abgeschwächt und eine relevante Senkung des intestinalen Gefäßwiderstandes erreicht werden kann, ist derzeit noch nicht sicher geklärt
- Reduktion des O_2-Verbrauchs des betroffenen Organs z. B. Furosemidgabe bei Niereninsuffizienz
- adjuvante Therapiemaßnahmen wie z. B. die frühe enterale Ernährung (auch nach vielen abdominellen chirurgischen Eingriffen) → **Immunnutrition**

Polyneuropathie im Rahmen der Sepsis/MOV

Bei einem hohem Prozentsatz der Patienten mit schwerer Sepsis und/oder Multiorganversagen ist eine **Polyneuropathie** unterschiedlicher Ausprägung und klinischer Relevanz nachzuweisen → 1984 von Bolton erstmals beschrieben und mittlerweile als **criticall illness polyneuropathy (CIP)** bezeichnet

Inzidenz

- nach Witt (1991) sollen ≈ 70% der **MODS**-Patienten diese Polyneuropathie entwickeln → jedoch nur bei 50% der Patienten sind klinische Symptome vorhanden

Mortalität

- durchschnittlich 35% (0–73% in der gegenwärtigen Literatur)

Pathophysiologie

Axonale Degeneration von **motorischen und sensiblen Nervenfasern** mit Denervierungszeichen (Fibrillationen und scharfe positive Wellen) → Nervenleitgeschwindigkeit ist intakt, die evozierten Muskelpotentiale und sensorischen Nervenaktionspotentiale sind häufig erniedrigt; ggf. Normalbefund zu Beginn der CIP

Ätiologie

- **Ursache** dieser Erkrankung gegenwärtig nicht bekannt; man vermutet:
  - Störungen des Kohlenhydratstoffwechsels bei parenteraler und enteraler Hyperalimentation mit intrazellulärer Glukose- u. Phosphatanreicherung (Akkumulation von phosphorylierten Zwischenprodukten der Glykolyse) → Hemmung der neuronalen Energiekaskade
  - länger andauernde Phasen von intrazellulärer Hyperosmolarität, die über ein Zellödem eine neuronale Schädigung induzieren
  - direkte neuronale Schädigung durch humoral freigesetzte Toxine

▶ **Anm:**
von der CIP müsssen Myopathien nach Kortison- und längeren Muskelrelaxanziengaben (Steroidderivate) unterschieden werden!

Bester Diagnosezeitpunkt für CIP
3 Wochen nach Beginn der Beatmungspflichtigkeit bzw. nach Beginn der Intensivbehandlung

Therapie

- symptomatisch, ggf Vitamingabe der B-Reihe
- Durch die CIP wird die postoperative Mobilisation des Patienten und die zeitgerechte Entwöhnung vom Respirator erschwert bzw. z. T. unmöglich gemacht → protrahierter intensivmedizinischer Verlauf

Akutes Nierenversagen (ANV)

Definition

- abrupte, jedoch **prinzipiell reversible** Abnahme der glomerulären Filtrationsrate (GFR) der Nieren mit Störung des Säure-Basen-, Elektrolyt- und Wasserhaushaltes, sowie Akkumulation von Stoffwechselendprodukten wie z. B. Harnstoff (= Azotämie)

Postoperative Inzidenz

- 2–4% bei kardiochirurgischen Patienten
- bis 1% bei allgemeinchirurgischen Patienten
- 15–25% bei notfallmäßigen Operationen eines Aortenaneurysmas (Elektiveingriff 2–5%)
- ▶ die Letalität im Rahmen des isolierten Nierenversagens liegt bei 8%

Phasen des ANV

1. Induktionsphase (Nierendurchblutung ↓ beim prärenalen NV, GFR ↓, Beginn eines Tubulusschadens)
2. Erhaltungsphase (Oligurie oder primäre Polyurie)
3. Erholungsphase (bei 95% der überlebenden Intensivpatienten ist eine Restitutio ad integrum zu erwarten!)

Formen des ANV

Einteilung in
- oligo-urisches NV (< 500 ml Harnmenge/Tag)
- nicht oligo-urisches NV (500–3000 ml/Tag)
- polyurisches Nierenversagen (> 3000 ml/Tag)

oder
- prärenales NV
- renales NV
- postrenales NV

Prärenales NV
Ursachen:
- Hypotonie, kardiale Insuffizienz mit Abnahme des renalen Perfusionsdruck
- intravasale Hypovolämie

Renales NV
Ursachen:
- Niere als „Opfer": z. B. im Rahmen von Sepsis, Schock
- intrinsisches ANV: primär renoparenchymatöse Erkrankungen (akute Glomerulonephritis, interstitielle Nephritis, Cytomegalie- oder Hantavirus-Infektionen)
- tubulotoxische Noxen (Crushniere mit vermehrtem Anfall von Myo-, Hämoglobin, Schädigung durch Medikamente oder Kontrastmittel)
- vaskuläre Ursachen: Embolie, Thrombosen, Nierenarterienstenosen

Postrenales NV
Ursachen:
- Obstruktion der harnableitenden Systeme

Ätiologie

- **Hypovolämie** im Rahmen der beabsichtigten Dehydratation bei pulmonaler Insuffizienz (hohe Konzentrations- und Rückresorptionsleistung führen zu hohem O_2-Bedarf der Niere), Hämorrhagien, Fehlbilanzierungen (z. B. unter CVVHDF), intraoperative Fehleinschätzung des Volumenbedarfs
- **hypotensive Episoden** bei z. B. Herzinsuffizienz oder kardialem low-output Syndrom → renaler Perfusionsdruck und renaler Blutfluß ↓
- **Überdruckbeatmung** (führt zu vermehrter ADH-Freisetzung, Aktivierung des Renin-Angiotensin-Aldosteronsystems, ANP-Sekretionsminderung durch Senkung des transmuralen Vorhofdrucks → höherer renaler O_2-Bedarf, Aktivierung des renalen Sympathikus über Barorezeptoren, da gegebenenfalls RR-Abfall unter Beatmung)
- **Sepsis, Pankreatitis** und akute sowie chronische **Leberinsuffizienz** → maximale systemische Vasodilatation → MAP ↓ → reflektorische renale Vasokonstriktion
- Anwendung **nephrotoxischer Substanzen** wie z. B. Glykopeptidantibiotika, Aminoglykoside, Amphotericin B, Immunsuppressiva (Ciclosporin, Cisplatin), NSAID (PGE_2-Synthese ↓ → Nierendurchblutung ↓ → Gabe von NSAID sind bei Kreatininserumwerten > 2 mg/dl kontraindiziert!)

- Gabe von hochosmolarem, ionischem **Kontrastmitteln:**
  - GFR ↓ infolge Vasokonstriktion des Vas afferens + Beeinflussung der mesangialen Kontraktion → Umverteilung des renalen Blutfluß von kortikalen Nephronen zu Nephronen im Mark → obengenannte Reaktionen sind nicht vegetativ sympathisch, sondern Endothelin vermittelt
  - erhöhte osmotische Belastung der Niere führt zu höherem Verbrauch von ATP → Beeinflussung der renalen Funktion durch anfallendes Adenosin
- unbemerkte Erhöhung des intraabdominellen Drucks (> 30 mmHg)
- im Rahmen von aortalen operativen Eingriffen wie z. B. Operation eines Bauchaortenaneurysma mit Aortenabklemmung und konsekutiver renaler Ischämie:
- **kurzzeitige Ischämie:** passagere Isosthenurie mit Polyurie
- **längerdauernde Ischämie:** GFR-Abfall auf 1% der Norm, Oligurie + Tubulusschaden
- meist vorbestehende Nierenerkrankungen (rezid. Pyelonephritiden, Kimmelstiel-Wilson-GN bei Diabetes mellitus, Nephrokalzinosen bei Hyperparathyreoidismus, generalisierte Atherosklerose)
- Elektrolytstörungen (Hypokaliämie und Hypophosphatämien)
- Beeinflussung der Autoregulation der Nierendurchblutung durch vasoaktive Medikamente (Katecholamine, Kalziumantagonisten) oder hepatorenales Syndrom

▶ Beim Intensivpatienten ist das ANV **meist Folge einer Summation** verschiedener Risikofaktoren, die im Verlauf mehrerer Tage zum manifesten Organversagen führen!
Beispiel: septischer Patient + Beatmung + nephrotoxische Medikamente

Pathophysiologie des ANV

gegenwärtig nicht eindeutig geklärt!
- primäre Abnahme der Nierendurchblutung → reflektorische Sympathikusaktivierung → renale Vasokonstriktion mit resultierender Minderperfusion → Anstieg des präglomerulären Widerstands → Aktivierung des Renin-Angiotensin-Aldosteronsystems (Erhöhung des renalen O_2-Bedarfs durch tubuläre Rückresorption) → Aktivierung der ADH-Sekretion → klinische Oligurie
- gestörte renale Perfusion führt zur veränderten glomerulären Permeabilität (↓) → infolge erhöhtem Anteil an rückresorbierten Ultrafiltrates kommt es zur tubulären Obstruktion → beim ischämiebedingten Nierenschaden:
- Abfall der GFR
- Störung der Reabsortion von Natrium
- Störung der Exkretion von Kalium
- Dilatation der Tubuli
- Verlust des Bürstensaums der proximalen Tubuluszellen
- tubuläre Obstruktion durch hypoxische Zellschwellung und Eiweißpräzipitation in den Sammelrohren

▶ Aufhebung der renalen Autoregulation beim ANV (Nierenperfusion ist vom Systemdruck/HZV abhängig!)

Diagnostik

Harnuntersuchung

	Normbereich	Prärenales NV	Renales NV	Postrenales NV
Harnosmolarität (mosmol/kg)	500–900	> 500	< 350	< 450
Urin-Kreatinin/ Serum-Kreatinin	≈ 10	> 20	< 20	< 20
Urin-Na$^+$ (mmol/l)	40–80	< 20	> 30	> 40
Fraktionierte Na-Elimination (%)*	1–3	< 1	> 3	> 3

$$*\text{Fraktionierte Na-Elimination } (FE_{Na}) = \frac{\text{Urin-Na} \times \text{Serum-Krea} \times 100}{\text{Serum-Na} \times \text{Urin-Krea}}$$

Harnsediment
- Nachweis von **Erythrozyten:**
  - dysmorphe Erys: Hinweis auf glomeruläre Schädigung
  - eumorphe Erys: Hinweis auf Blutung aus den ableitenden Harnwegen
  - Eryhrozytenzylinder: beweisend für glomeruläre Schädigung
- **Leukozytenzylinder** Hinweis auf Infektion
  bei interstitieller Nephritis: in 30% der Fälle Nachweis von eosinophile Leukozyten im Urin
- **Proteingehalt:**
  Mikro- oder Makroproteinurie
- Nachweis einer **Glukosurie**
- Nachweis von **tubulären Enzymen** im Harn:
  - im Bürstensaum befindliche Alaninaminopeptidasen
  - in der Membran verankerte Glutamyl-Transpeptidasen
  - α-Glutathion-S-Transferase → Hinweis für proximalen Tubulusschaden (selektiv erhöhte Werte im Rahmen der Ciclosporinnephrotoxizität)
  - π-Glutathion-S-Transferase → Hinweis für distalen Tubulusschaden und selektiv erhöhte Werte im Rahmen der Nierentransplantatabstoßung
  - in den tubulären Lysosomen befindliche N-Acetyl-β-D-glukosaminidasen

Harnkultur
- Nachweis einer Infektion bei einer **Keimzahl > 10^6/ml**

Kreatinin-Clearance
- Normalwert: 90–130 ml/min (altersabhängig)
- **berechnet** aus dem 24-Stundensammelurin:

$$\text{Krea-Clearance} = \frac{\text{Urin-Kreatinin} \times \text{Urinvolumen}}{\text{Serum-Kreatinin} \times \text{Zeit (min)}}$$

- geschätzt nach der Cockcroft-Formel:

$$\text{Krea-Clearance} = \frac{(140 - \text{Alter}) \times \text{kgKG}}{72 \times \text{Serum-Kreatinin}} = \times F$$

$$F = 1{,}0 \text{ für Männer bzw. } 0{,}85 \text{ für Frauen}$$

Virusserologie
- Nachweis von CMV oder Hanta-Viren

Therapie

Dopamin
- in „Nierendosis" (2–4 µg/kg/min)
- führt zur renalen Vasodilatation → RBF ↑ und GFR ↑, Diurese ↑ und Reduktion der **Na⁺/K⁺-ATPase-Aktivität** im proximalen Tubulus [führt zu geringerem renalen O_2-Verbrauch] → Natriurese ↑ → Anstieg der Urinproduktion → Umwandlung eines oligourischen in ein polyurisches NI mit besserer Prognose
- ▶ **Anm:**
  - es gibt jedoch gegenwärtig keine **klinische Studie** aus den Bereichen Transplantations-, Gefäß-, Kardio- und Allgemeinchirurgie, die einen Vorteil der Dopaminapplikation bezüglich der Verbesserung oder Vermeidung eines dialysepflichtigen ANV nachgewiesen hat!
  - Ausnahme hiervon sind das ANV im Rahmen einer Malaria und einer Interleukin 2-Therapie.
  - einige Arbeiten berichten sogar von einer **negativen** Beeinträchtigung der Perfusion und der O_2-Aufnahme der **gastrointestinalen Mukosa** wahrscheinlich infolge präkapillärer Vasokonstriktion (tierexperimentelle Ergebnisse!), sowie negative Auswirkungen auf **verschiedene Hormonsysteme** (STH ↓, Prolaktin ↓ und Thyreotropin ↓ bei **Kindern**)

Schleifendiuretika (Furosemid, Ectarynsäure)
- Anstieg der Urinproduktion, Abfall der Urinosmolarität, Abnahme des O_2-Verbrauchs des Nierenmarkbereiches und Verminderung der tubulären Obstruktion

Furosemid (Lasix):
  - Wirkbeginn: 2–5 min
  - Wirkmaximum: 60–90 min

- Wirkdauer: 4 h
- HWZ: 60 min
- 50% des Furosemid werden unverändert über die Niere ausgeschieden; 10% unverändert über Fäzes und ca. 40% werden glukuronidiert
- max. Dosis: 1,5 g/24 h

▶ **Cave:** primäre Nephro- und Ototoxizität, Verstärkung der Nebenwirkung anderer nierenschädigender Substanzen!

Osmodiuretika
- Reduktion der tubulären Zellschwellung nach renaler Ischämie, Vermeidung von Tubulusokklusionen durch Anstieg des tubulären Flusses, Anstieg der PGE_2-Konzentration, vermehrte ANP-Ausschüttung

Mannitol (Osmofundin 15–20%):
- Zuckeralkohol, der kaum metabolisiert wird
- HWZ: 120 min; bei urämischen Patienten 11,5 h
- nicht anwenden bei anurischen Nierenversagen!

Calziumantagonisten (Diltiazem)
- Vasodilatation der afferenten Arteriolen durch Inhibierung des Kalziumeinstroms, Anstieg des renalen Blutflusses und GFR
- positiver Effekt bezüglich der Vermeidung des ANV **nach Nierentransplantation** (Antagonisierung der durch Ciclosporin induzierten arteriolären Vasokonstriktion mit Hypertonie) und **nephrotoxin-induziertem ANV** (Kontrastmittel und Aminoglykoside)

Urodilatin (experimentell)
- ist mit dem atrial natriuretischem Hormon (ANP) bzw. Cardiodilatin verwandt
- besitzt jedoch 4 AS mehr = 32 AS
- wirkt auf 3 Rezeptortypen:
  A und B sind mit intrazellulärer Guanylatzyklase gekoppelt → cGMP ↑→ Vasodilatation
  Typ C: sogenannter Clearance-Rezeptor, da kein Signal ausgelöst wird
- Bildungort: distaler Tubulus und Sezernierung ins Lumen → daher nur im Urin zu finden!
- Regelung wahrscheinlich über einen kardiorenalen Reflexbogen, der intakte Innervierung des Herzen voraussetzt
- renale Elimination
- Indikation: Therapie des drohenden Nierenversagens nach HTPL oder LTPL zur Aufhebung der durch Ciclosporin-induzierten Vasokonstriktion

Atrial-natriuretischer Faktor (ANP, experimentell)
- 2 Peptide (Atriopeptid I und II)
- bewirkt einen Anstieg der GFR durch Dilatation der afferenten Arteriolen und Konstriktion der efferenten Arteriolen → Filtrationsdruck ↑, Anstieg der glomerulären Permeabilität → Salz- u. Wasserverlust ↑, Hemmung von Aldosteron

- bei **herztransplantierten Patienten mit Ciclosporintherapie** und eingeschränkter GFR führte die ANP-Gabe (100 ng/kg/min) zu einer Steigerung der GFR (70%), des Ultrafiltrates (240%) und des renalen Blutflusses (50%)
- Nebenwirkungen:
  - systemische Hypotension
  - Freisetzung durch Volumenzufuhr

Fenoldopam (experimentell)
- Razemat, wobei nur das R-Enantiomer die renalen und vasodilatorischen Effekte bewirkt
- bewirkt anhaltende Diurese über D_1-Rezeptor
- Wirkdauer: 5 h
- HWZ: ca. 10 min
- Metabolisierung zu Methoxymetaboliten, sowie zu Sulfat-und Glucuronidkonjugaten

8,4%iges Natriumbikarbonat
- protektiver Effekt der Alkalisierung bei ANV bedingt durch Hämolyse/Myolyse, Paraproteinämie und Aminoglykosid-induziertem NV

Theophyllin
- der **unspezifische Phosphodiesterasehemmer** soll in einer Dosierung von 0,5– 1 mg/kg/h über eine **adenosinantagonistische Wirkung** verhindern, daß Adenosin bei ischämischen Nierenschaden die Angiotensin II-Wirkung verstärkt und damit die präglomeruläre Vasokonstriktion erhöht

Durchführung eines Renal-rescue-Programms
- Anstreben von **Normovolämie** durch Volumengabe und simultaner, niedrig dosierter Nitroglycerinapplikation (bis 2 mg/h) → Auffüllen des venösen Pools
- Zielkriterien sind nicht nur das strikte Einhalten des Normbereiches von bestimmten Meßwerten wie ZVD (> 5 mmHg), PCWP (12–16 mmHg), sondern auch klinische Aspekte wie ausreichend Urinproduktion (> 2 ml/kg/h) und Farbe (konzentriert, hämolytisch, etc.), gute periphere Durchblutung, Herzrate, Verlauf der arteriellen Druckkurve (Vermeiden des cardiac cyclings)
- Anstreben einer **Normotension** (MAP > 70 mmHg) → Verbesserung der renalen Perfusion
- Optimierung des O_2-**Angebotes** (> 550 ml/min/m²) und der **Herzleistung** (CI > 4,0 l/min/m²)
- Vermeidung von nephrotoxischen Substanzen
- Vermeidung einer **hyperkalorischen** Ernährung in der Akutphase des ANV (Erhöhung des O_2-Bedarfs der Niere) → s. Ernährungstherapie
- ▶ bei Niereninsuffizienz werden Medikamente, welche renal eliminiert werden primär als loading dosis ganz normal dosiert und anschließend entweder nach **Wirkspiegel** (drug monitoring z. B. bei Glykopeptidantibiotika und Aminoglykoside) oder nach der sogenannten **Freiburger Liste** (nach E. Keller, Anästhesiologie und Intensivmedizin 11/95) dosiert!

Kontrastmittelinduzierte Nephropathie

Zur **Vermeidung der kontrastmittelinduzierten Nephropathien** (Anstieg des Kreatinin > 1 mg/dl innerhalb von 2–3 Tagen) sollten folgende Maßnahmen durchgeführt werden:

- **Verwendung** von nichtionisiertem, niedrig osmolarem KM (Osmolarität immer noch um 600 mosm/kg) → Verwendung alternativer KM (Gadolinium) oder neuerer KM (z. B. Iodixanol = isoosmolares, dimeres Kontrastmittel)
- Dosisreduktion des Kontrastmittels
- gute Hydratation (Zufuhr von **0,45%** NaCl-Lösung i.v. oder kochsalzarme Flüssigkeit per os)
- Aufrechterhaltung einer adäquaten Diurese mittels Diuretika (**Cave:** Dehydraration!)
- Entfernung des applizierten Kontrastmittel durch **Hämodialyse** (keine Peritonealdialyse) bei deutlich eingeschränkter Nierenfunktion (fraglicher positiver Effekt, da die Dialyse erst 1–2 h nach der KM-Gabe durchgeführt wird und das KM schon den renalen Schaden induziert ha)
- ggf. Gabe von Dopamin, Theophyllin beginnend 1 Tag vor KM-Gabe, atrialem natriuretischen Peptid (ANP) und Ca-Antagonisten (fraglicher positiver Effekt)

Nierenersatzverfahren

Historie

1977   erster Einsatz einer arterio-venösen **Hämofiltration** (CAVHF) durch Kramer in Göttingen
1981   Einführung der CVVHF durch Bischoff
1985   Einführung der CAVHD durch Geronemus
1987   Einführung der CVVHD durch Uldall

Indikation

- akute **Oligo-Anurie mit Anstieg der harnpflichtigen Substanzen** (Kreatinin 600–800 µmol/l [= 7–9 mg/dl, Umrechnungsfaktor: 88,4]; Harnstoff 30–35 mmol/l [= 200 mg/dl, Umrechnungsfaktor: 0,17) **unter adäquater Behandlung** mit Schleifendiuretika, differenzierter Volumen- und Katecholamintherapie
- bei **erhöhten Harnstoffwerten** > 50 mmol/l [290 mg/dl] ist auch **bei Polyurie** (> 2,5 l/Tag) eine Nierenersatztherapie indiziert
- **akute Elektrolytstörungen** (Hyperkaliämie → Hämodialyse)
- Hyperhydratation und pulmonales Ödem mit respiratorischen Störungen
- **Intoxikationen** z. B. Lithium, Methanol, Procainamid
- Entfernung von Medikamenten z. B. postoperative Elimination von Hirudin (Refludan)

Erweiterte Indikation
- SIRS bzw. Sepsis, Pankreatitis → Elimination von Toxinen (z. B. Streptokokken-enterotoxin), proinflammatorischen Zytokinen, myocard- depressant factor
- Steigerung der immunologischen Abwehr infolge der Entfernung eines Granulocyten-inhibierenden Proteins (**GIP**)

▶ **Anm:**
eine Beeinflussung der Letalität durch den Einsatz von Nierenersatzverfahren bei Intensivpatienten mit MOV konnte bis heute nicht nachgewiesen werden!

Kontraindikationen

absolute: prärenales oder postrenales ANV, welche therapierbar sind

relative: von Willebrandt-Jürgens Syndrom und andere Gerinnungsstörungen, frische intrakranielle Blutungen, allgemeine Blutungsneigungen

Komplikationen

- Hypotonie, Herzrhythmusstörungen, Hämolyse, Muskelkrämpfe, Luftembolie, Dysäquilibriumssyndrom (tritt nicht auf bei kontinuierlichen Eliminationsverfahren), Hartwassersyndrom (Hyperkalziämie durch unzureichend enthärtes Wasser oder sek. Hyperparathyreoidismus → heutezutage selten geworden), Blutungen, Thrombozytopenien, Bilanzierungsfehler, teils erwünschte Hypothermie (Energieverluste bis zu 750 kcal/Tag)
- Katheterkomplikationen
  - Thrombosen (bis zu 17% bei A.+V. femoralis-Anlage)
  - Embolie (2%)
  - Fistelbildung
  - Kathetersepsis (2–20%)
  - Peritonitis bei Peritonealdialyse
- Dialyseflüssigkeitskomplikationen: Verunreinigungen: oft mit Moraxella

Grundprinzipien der extrakorporalen Eliminationsverfahren

Gefäßkanülierung
- **Shaldon-Katheter** 8–11,5 F bei Erwachsenen und 6,5–7 F für Kinder, bevorzugt in die V. jugularis interna, V. femoralis
- die V. subclavia sollte aufgrund der Gefahr der Thrombosierung mit späterer Beeinflussung eines operativ angelegten Dialyseshunt nicht bevorzugt werden!
- Tenckhoff-Katheter für Peritonealdialyse (PD) bei Kindern

Hämodialyse

- Clearance erfolgt durch **Diffusion** von Stoffen mit einer **Molekulargröße** < **7000**; angestrebt wird der Konzentrationsausgleich von Stoffen beidseits der semipermeablen Membran → beim Dialyseprinzip werden zwei Lösungen mit unterschiedlichen Konzentrationen im Gegenstromprinzip aneinander vorbei geleitet

Hämofiltration

- Clearance erfolgt durch **Konvektion** von Stoffen mit einer **Molekulargröße** < **50000**; hierbei werden die gelösten Substanzen durch einen Filtrationsprozeß mit Hilfe eines Druckgefälles gemeinsam mit einem Lösungsmittel als Carrier durch die Membran geschleust
- → Entfernung von **Kalzium, Magnesium und Bikarbonat**, das ersetzt werden sollte

Hämodiafiltration

- Kombination aus Diffusion + Konvektion über eine hochpermeable Membran

Membranmaterialien

Zellulosemembranen
(Cuprophan, Hemophan):
- biologisch **nichtinert** → Freisetzung von Mediatoren, Komplementaktivierung, klinisch teilweise ausgeprägte Leukozytose, resultierende kardiopulmonale Instabilität
- werden auch als sogenannte **Low-Flux**-Membranen bezeichnet:
  - Wandstärke: 5–15μm, symmetrische Struktur und uniforme Porengröße
  - Prinzip: Ultrafiltration, **keine** Rückresorption
  - Vorteil: kostengünstig, gute Effizienz im kleinmolekularen Bereich

Polysulfon-, Polyacrylnitril- oder Polyamidmembranen
- biologisch **inerte Membran,** welche eine höhere Überlebensrate der Patienten und eine schnellere renale Erholung ermöglicht
- werden auch als sogenannte **High-Flux**-Membran bezeichnet:
  - Wandstärke: 40–100 μm; dünne innere Trennmembran und schwammartige äußere Stützschicht, große Membranporen und hoher Siebkoeffizient
  - Prinzip: proximal überwiegt die Filtration und distal die **Rückresorption**
  - Elimination von Stoffen auch im mittleren und großmolekularen Bereich (evtl. Elimination von Mediatoren)

Dialyselösungen

- **Bikarbonat-Lösungen:** bessere hämodynamische Stabilität, muß jedoch kurz vor dem Einsatz hergestellt werden
- **Azetat-Lösungen:** sollten nicht mehr verwendet werden → Nachteil: Vasodilatation, Einschränkung der myokardialen Kontraktilität
- **Laktat-Lösungen:** Zufuhr von großen Laktatmengen (bis 2000 mmol/24 h) mit folgenden Nebenwirkungen: Einschränkung der myokardialen Kontraktilität, Hemmung der endogenen Laktatverwertung, Verstärkung der Glukoseintoleranz, fragliche Steigerung des Proteinkatabolismus.
  Kontraindikation: erhöhte endogene Laktatproduktion (Schock, Sepsis) und Leberinsuffizienz

Filtrationsmodi

Intermittierende Verfahren:

Hämodialyse (HD)
- Indikation: akute Intoxikation von bestimmtem dialysablen, **kleinmolekularen** Substanzen, bei akuter Elektrolytentgleisung (lebensbedrohliche Hyperkaliämie) und hoher Blutungsgefahr (dann Dialyse „ohne" Heparin!)

▶ **Cave:** Hyperphosphatämie und Dysäquilibriumsyndrom durch stärkere intra-extrazelluläre Harnstoffschwankungen!

Kontinuierliche Verfahren:
CAVHF (kontinuierliche arterio-venöse Hämofiltration bzw. Spontanfiltration)
- MAP sollte > 80 mmHg betragen → Blutdruck = effektiver Filtrationsdruck, der Filter sollte < 15 cm Länge aufweisen, um Hämokonzentration entlang des Filters zu vermeiden, Hämatokrit sollte max. bis 40% betragen, PTT > 50 s
- durchschnittliche tägliche Ultrafiltratmenge: 12–15 l

Nachteile:
- Filtrationsrate ist vom Blutfluß (40–200 ml/min) bzw. Blutdruck abhängig
- keine Überwachung von Luft und Thromben im System
- Gefahr des unbemerkten Blutverlustes bei Diskonnektion
- Notwendigkeit einer arteriellen **und** venösen Punktion
- höhere Antikoagulation in Vergleich zu anderen Verfahren notwendig
- ständig schwankende Filtrationsrate, welche die Bilanzierung erschwert (→ Filtrationsmenge abhängig vom arteriellen Blutdruck)

CVVHF (kontinuierliche veno-venöse Hämofiltration)
- Blutflußrate von ca. 125–200 ml/min wird über eine Rollerpumpe sichergestellt
- Filtrationsvolumen bis zu 48 l/Tag
- Gewährleistung einer besseren hämodynamischen Stabilität

Nachteile:
- gerätetechnischer Aufwand und Notwendigkeit von ausgebildetem Personal
- Möglichkeit von exzessiven Flüssigkeitsschwankungen durch Bilanzierungsfehler → genaue Flüssigkeitsbilanzierung (Zwischenbilanzen!)
- benötigt zusätzlich eine Luftfalle
- nur langsame Harnstoff- und Kaliumelimination

CVVHDF (kontinuierliche veno-venöse Hämodiafiltration)
- Kombination von Filtration und Dialyseverfahren

CAVHD (kontinuierliche arterio-venöse Hämodialyse)
- bessere Clearance im kleinmolekularen Bereich

▶ **Merke:**
- Glukoseverlust unter kontinuierlichen Eliminationsverfahren: 40–80 g/Tag
- AS-Verluste unter kontinuierlichen Eliminationsverfahren ca. 6–15 g/Tag
- kein Verlust von Fetten

Gerinnungshemmung während extrakorporaler Eliminationsverfahren
durch
Unfraktioniertes Heparin (UFH)
- Durchspülen und Benetzen der Filter mit 2500–5000 IE Heparin
- initial 20–50 IE/kg in den zuführenden Schenkel
- anschl. 10–30 IE/kg/h (bei ↑ Blutungsgefahr 5–15 IE/kg/h) nach PTT (PTT 40–60 s oder ACT 180–240 s)

oder
Niedermolekulares Heparin (NMH)
- 5–10 Anti-FXa-Einheiten als Bolus, anschließend 4–40 E/kg/h nach Anti-FXa-Aktivität (→ Anti-FXa-Aktivität: 0,2–0,4 U/ml)

oder
Prostaglandin
- Prostazyklin (Flolan): 3–5(-15) ng/kg/min (systemische Nebenwirkung, Medikament ist teuer! [ca. $ 176 vs. $ 3 beim Heparin])

Leberfunktionen

Hepatische Synthese

- Plasmaproteine (Albumin, Gerinnungsfaktoren, AT III, Cholinesterase, Komplementfaktoren, Akut-Phase-Proteine, Lipoproteine)
- Glykogensynthese- und speicherung
- Glukoneogenese
- Harnstoffsynthese und Gallenproduktion

Hepatischer Stoffwechsel

- Protein- und Lipoproteinstoffwechsel
- Fettsäuremetabolismus und Ketogenese
- Häm-Abbau
- Bilirubinkonjugation
- Vitaminstoffwechsel
- Biotransformation von Pharmaka (Demethylierung und Glukuronidierung)

Hepatische Exkretion

- Bilirubin
- Steroide (Hormone, Gallensäuren)
- Pharmaka wie z. B. Rocuronium, Vecuronium, Ceftriaxonauscheidung

Hepatische Klärfunktion für Substanzen
- Endotoxine
- FSP
- Plasminogenaktivatoren

Leberhistologie

- Leberläppchen oder Leberazinus → zonale Gliederung des Leberazinus:
  1. periportal → sauerstoff- und nährstoffreiches sinusoidales Blut, viele Mitochondrien in den Hepatozyten (oxydativer Metabolismus, Glykoneogenese)
  2. intermediär: Ausdehnung dieser Zone vom O_2-Angebot abhängig
  3. perizentral: Biotransformation von Pharmaka (Schädigung dieser Zellen durch toxische Zwischenprodukte

Hepatische Perfusion

- Perfusion: 25% vom HZV, davon 70–80% durch die V. portae, 20–30% durch die A. hepatica
- die hepatische O_2-Versorgung erfolgt aber nur zu ca. 50% durch die V. portae, da die O_2-Sättigung nur 70% beträgt (desoxygeniertes Blut)
- Sättigung in den Lebervenen ($S_{hv}O_2$) nur ca. 35% ± 9,4 (19–59% n. Lampert) → mögliche zukünftige Überwachung der gastrointestinalen Perfusion und des hepatischen O_2-Verbrauchs mit Hilfe eines fiberoptischen Katheters in der Lebervene → $S_{hv}O_2 < 45\%$ unter Therapie scheint mit schlechten Outcome verbunden zu sein

Steuerung der Leberperfusion

durch intrinsische **und** extrinsische **Mechanismen:**
- **intrinsche** Regulationmechanismen:
  1. Druck-Fluß-Autoregulation
     - in Narkose aufgehoben, da die Autoregulation der A. hepatica vom Grad der Nahrungsaufnahme abhängig ist und im Nüchterzustand außer Kraft tritt → ein Blutdruckabfall führt zur Abnahme der arteriellen Leberdurchblutung
  2. hepatic arterial-buffer-response-Mechanismen
     - semireziproke Beziehung zwischen V. portae und A. hepatica: Abfall oder Anstieg der Pfordaderperfusion führt zu einer gegensätzlichen Reaktion in der Leberarterie, jedoch Abfall der Leberarteriendurchblutung kann nicht von der V. portae kompensiert werden

▶ **Anm:**
Steuerung der Leberarteriendurchblutung wahrscheinlich durch die Adenosinkonzentration!

  3. metabolische Kontrollmechanismen
     - Regelung der Leberperfusion durch
     - pH (metabolische Azidose führt zu Vasokonstriktion im präportalen und leberarteriellen Gebiet, Alkalose keine Auswirkung bzgl. Leberperfusion)

- p_aO_2
- p_aCO_2: Hypokapnie $\rightarrow$ hepatischer Blutfluß $\downarrow$, Hyperkapnie $\rightarrow$ hepatischer Blutfluß $\uparrow$)
- Temperaturabfall : Rückgang der O_2-Aufnahme
- Hb
- **extrinsische** Regulationmechanismen:
  1. humorale Steuermechanismen:
     - Katecholaminspiegel (Konstriktion in V. portae über β-Rezeptoren; primäre Konstriktion und sekundäre Dilatation der A. hepatica über α- und β-Rezeptoren)
     - Glukagon (Dilatation der Leberarterie)
     - vasoaktives intestinales Peptid (VIP)
     - Angiotensin II (Vasokonstriktion in Vena portae und Arteria hepatica)
  2. Steuerung über vegetatives Nervensystem (Parasymphatikus)

Beeinflussung der Leberperfusion

bzw. des hepatischen O_2-Angebots durch Anästhetika:
- **volatile Anästhetika:** Halothan, Enfluran und Isofluran erniedrigen den Blutfluß in der Pfortader, während unter Isofluran ein kompensatorischer Blutflußanstieg in der A. hepatica auftritt $\rightarrow$ nicht unter Desfluran und Sevofluran!
- **Lachgas isoliert** zeigt nur geringen Effekt auf Leberdurchblutung
- **Injektionsanästhetika:** Thiopental, Etomidat, Propofol reduzieren die Gesamtdurchblutung der Leber, bei Midazolam erst initialer Anstieg der Pfortaderdurchblutung mit sekundärem Abfall. Unter Ketamin bleibt die Leberperfusion nahezu unverändert oder steigt ggf. leicht an
- **Opioide:** Reduktion des Blutflusses in der Leberarterie durch Alfentanil, keine Beeinflussung durch Fentanyl
- weitere **Beeinflussung der Leberperfusion** (Reduktion des Blutflusses) durch
  - PEEP-Beatmung
  - Art des chirurgischen Eingriffs (Oberbaucheingriffe reduzieren die Leberperfusion am ausgeprägtesten!)
- **keine Beeinflussung der Leberdurchblutung** durch
  - Muskelrelaxanzien wie z. B. Pancuronium und Vecuronium
  - Vasodilatanzien (Nitroglycerin, Nitroprussidnatrium)
- **Steigerung der Leberperfusion** durch
  - Adenosingaben (experimentell)

Veränderungen des hepatischen O_2-Angebotes

- **Reduktion** des hepatischen O_2-Angebotes durch
  - anämische Hypoxie (Hb $\downarrow$)
  - hypoxische Hypoxie ($sO_2 \downarrow, pO_2 \downarrow$)
  - ischämische Hypoxie (Perfusion $\downarrow$)

- **Steigerung** des hepatischen O_2-Angebotes durch:
  - Dopamin und Dobutamin
  - evtl. Dopexamin (unter diversen klinischen Bedingungen)

▶ **Anm:**
keine Beeinflussung des O_2-Angebotes durch hämodilutive Verfahren mit HES (Hkt-Senkung bis max. 30% vom Ausgangswert) durch kompensatorische Erhöhung der **Lebergesamtdurchblutung** und **erhöhte O_2-Ausschöpfung.**
Cave: Vakuolisierung der Hepatozyten durch HES-Speicherung und somit ggf. Beeinflussung der Mikrozirkulation durch Zellschwellung!

Klinische Zeichen einer Leberschädigung

- Ikterus
- Palmarerythem, Spider-Naevi, Gynäkomastie, Caput medusae
- Splenomegalie, Aszites
- allgemeine Ödemneigung bei verminderter Eiweißsynthese (onkot. Druck↓)
- klinische und subklinische Zeichen der Enzephalopathie (→ Asterixis, reduzierte Leistung im Number-Connection-Test, veränderte Handschrift)
- Koagulopathie mit Hämatomen
- Kachexie
- Juckreiz (vorwiegend bei der primär, biliären Zirrhose)
- Übelkeit und Erbrechen
- erhöhtes HZV (z. B. 8–10 l/min) infolge multipler arterio-venöser Shunts und Oxygenierungsstörungen bei intrapulmonalen Shunts im Rahmen der Leberinsuffizienz

Laborchemie und Funktionstests bei Leberstörungen

- Albumin ↓ (HWZ: 14–21 Tage), Präalbumin ↓ (HWZ: 1,5 Tage)
- Quick ↓ (HWZ: VII 1,5–6 h, Faktor II: 2–3 Tage)
- Cholinesterase ↓ (HWZ: ≈ 12 Tage)
  - Glykoprotein, das von der Leber synthetisiert wird, effektivstes Enzym im menschlichen Körper, dessen physiologische Funktion unbekannt ist
  - Reduktion der klinischen Aktivität der CHE durch:
    - Cyclophosphamid, Thiotepa, Bambuterol (Asthmamittel), sowie bei Urämie, Verbrennung, Bronchial-Ca und Finalstadium eines Leberschadens
- AT III ↓
- GOT-, GPT-Veränderungen (gute Korrelation mit der Schwere des akuten Leberzellschadens)
- Hepatitisserologie (HBsAg, HB_C-IgM+IgG, HBC-Antikörper)
- γ-GT-, LDH-, sowie meist MCV-Erhöhung bei Alkoholabusus
- Bilirubin und AP-Erhöhung als Hinweis auf Cholestase

- Beurteilung der Leberfunktion anhand von Funktionstests:
  - **MEGX**-Test
  - **MEGX = Mono-Ethyl-Glycin-Xylidid,** ist der primäre Metabolit von Lidocain; entsteht durch Deethylierung aus Lidocain, hat fast dieselbe pharmakodynamische Potenz wie Lidocain; MEGX-Bildung ist abhängig von mikrosomaler Cytochrom P_{450} **3A**-Aktivität und Leberdurchblutung
  - Durchführung des Tests
    - 1. Blutentnahme: → arterielle Entnahme von 5 ml Blut in Serumröhrchen **(0-Wert)**
    - Testsubstanz : **Gabe von 1 mg/kg Lidocain** (Xylocain) in ZVK über 2 min
    - 2. Blutentnahme **15 min nach Lidocaingabe** → arterielle Entnahme von 5 ml in Serumröhrchen **(Zeitpunkt 1)**
    - 3. Blutentnahme **30 min nach Lidocaingabe** → arterielle Entnahme von 5 ml in Serumröhrchen **(Zeitpunkt 2)**
  - Galaktose-Eliminationstest
  - ICG (Indocyaningrün)-Test
- Blutbildveränderungen bei Hypersplenismus, sowie direkte toxische Wirkung auf das Knochenmark bei hepatischer Insuffizienz: Anämie und Thrombozytopenie → gff. zur Beurteilung einer Thrombopathie sollte am besten ein TEG durchgeführt werden

Auswirkungen einer gestörten Leberfunktion

- bedingt durch eingeschränkte Syntheseleistung kommt es zu
  - **Hypo- und Dysproteinämien** → erhöhte freie, pharmakologisch wirksame Pharmakakonzentrationen von z. B. Thiopental oder Midazolam infolge geringer Plasmaeiweißbindung
  - einen Mangel an **Plasmacholinesterase** → evtl. Wirkverlängerung von Succinylcholin, Mivacurium, LA vom Estertyp
  - verminderte Synthese von **Gerinnungsfaktoren** → Blutungsgefahr
- bedingt durch **eingeschränkte metabolische und exkretorische Funktion** kommt es zu
  - **Störung des Glukosestoffwechsel** infolge einer peripheren Insulinresistenz mit Hyperglykämien, selten Hypoglykämien bei eingeschränter Glukoneogenese (erst bei massiven Leberparenchymverlust zurechnen)
  - einer Akkumulation bestimmter Substanzen
    - neurotoxische Substanzen wie z. B. **Ammoniak, Phenole**
    - **Laktat** aufgrund einer verminderten Laktataufnahme und Verwertung (Hyperlaktatämie meist ohne metabolischer Azidose)
    - **Plasminogenaktivatoren** und **aktivierten Gerinnungsfaktoren** → FSP ↑ → intravasale Gerinnung ↑ infolge einer geringeren Elimination
    - **Endotoxinen** aufgrund einer eingeschränkten RES-Clearancefunktion
  - Störung der **Arzneimittelbiotransfomation** → Phase-I-Reaktion ↓ (Hydroxylierungsvorgänge), weniger Phase-II- bzw. Glucuronidierungsvorgänge

Hepatische Enzephalopathie

Inzidenz

- 50–70% der Patienten mit Leberzirrhose weisen eine hepatisch bedingte, subtile zerebrale Störung auf, welche jedoch in den meisten Fälle subklinisch ist
- Nachweisbar nur durch psychomimetische Tests!

Ursachen der hepatischen Enzephalopathie

- Akkumulation von nicht metabolisiertem Ammoniak infolge stark reduzierter Leberfunktion oder infolge eines portosystemischen Shunts
- Produktion falscher Transmitter infolge einer Anreicherung von aromatischen Aminosäuren (Tyrosin, Phenylalanin, Tryptophan)
- Aktivierung von zentralen Gamma-Aminobuttersäure-Benzodiazepin-Rezeptoren durch endogenen Liganden → veränderter zerebraler Metabolismus und Störung der Aktivität der Na^+/K^+-ATPase
- Abnahme der Enzymaktivität innerhalb des Harnstoffzyklus infolge Zinkmangels
- Ablagerung von Mangan in den basalen Ganglien

Therapie

- Reduktion der Ammoniaksynthese durch reduzierte Aminosäurezufuhr von maximal 0,8-bis 1,0 g/Tag, beginnend mit 20 g/Tag und Steigerung um 10 g/Tag nach jeweils 3–5 Tagen
- die Zufuhr von pflanzlichen Proteinen führt zur Verbesserung der Stickstoffbilanz (ohne negative Beeinflussung der hepatischen Enzephalopathie)
- Resorptionshemmung des intestinalen, intraluminalen Ammoniaks infolge pH-Erniedrigung durch den Einsatz von Lactulose und Lactitol (durchschnittlich 30–60 g/Tag → richtet sich nach der Stuhlfrequenz. Ziel: 2–4 weiche Stühle mit einem pH < 6)
- Reduzierung der Ammoniak-produzierenden bakteriellen Darmflora durch die orale Applikation von Antibiotika (Paromomycin 6 g/Tag oder 800 mg/Tag Metronidazol p.o. bzw. 1200 mg Rifaximin, ein nichtresorbierbarer Abkömmling von Rifampicin)
- enterale oder parenterale Applikation von Ornithinaspartat (nicht Ornithin-α-ketoglutarat!) → führt zur verbesserten Harnstoffsynthese
  Dosierung 3 × 3 g/Tag p.o.
- Gabe von Zinkverbindungen, da 2 der 5 Enzyme des Harnstoffzyklus zinkabhängig sind
  Dosierung: 600 mg/Tag p.o.
- Gabe von Flumazenil (Anexate) zur Beeinflussung einer GABA-Benzodiazepin-Interaktion
- Beeinflussung der Manganresorption durch ETDA-Calcium-Komplexbildner

- Verbesserung der zerebralen Perfusion und O_2-Bilanz durch kontinuierliche Infusion von Acetylcystein
- Ultima ratio: orthotope Lebertransplantation

▶ **Anm:**
bei akutem Leberversagen und schwerer hepatischer Enzephalopathie (Grades 3–4) sollte aufgrund eines zerebralen Ödems eine frühzeitige kontrollierte Beatmung und zur Vermeidung von psychomotorischen Agitationen ($\rightarrow$ ICP-Anstieg!) eine Analgosedierung mit Fentanyl erfolgen $\rightarrow$ ggf. Hirndruckmonitoring, Gabe von Mannitol (0,5 g/kg über 10 min) bei akuten Hirndruck

- die Ernährung des Intensivpatienten sollte so früh wie möglich mit einer physiologischen, **enteralen** Ernährung begonnen werden, welche ggf. durch eine gemäßigte parenterale Ernährungstherapie unterstützt wird
- ist eine enterale Ernährung kontrainduziert, sollte ausnahmsweise eine totale parenterale Ernährung (TPE) als überbrückende Therapie durchgeführt werden

Parenterale Ernährung (PE)

Definition

- Zufuhr von Energieträgern und für den Stoffwechsel notwendigen Substraten über einen (zentral-)venösen Zugang

- Formen der parenteralen Therapie:
  - **totale parenterale Ernährungstherapie** (TPE): intravenöse Zufuhr **aller** Komponenten der täglichen Ernährung ohne zusätzliche orale Nahrungs- oder Flüssigkeitsaufnahme
  - **partielle parenterale Ernährung:** bei nicht bedarfsdeckender oralen/enteralen Ernährung wird diese durch eine parenterale Zufuhr von Nährstoffen ergänzt
  - **krankheitsadaptierte Ernährung:** Ernährungsform, welche den geänderten Bedarf einzelner Ernährungskomponenten in Gegenwart von Stoffwechselstörungen (z.B. Leber- und Nierenerkrankungen) berücksichtigt und zu korrigieren versucht

Ziele der parenteralen Ernährung

- Energie zur Verfügung stellen (Kohlenhydrate, Fette, Proteine)
- Strukturbausteine liefern z. B. für Membranlipide
- Proteinbausteine für reparative, humorale und immunologische Leistungen anbieten
- Anabolismus fördern: Effizienz der Proteinutilisation erhöhen
- Katabolie mindern: Reduktion des endogenen Proteinanteils an der Deckung des Energiebedarfes

Indikation zur PE

- wer längerfristig nicht essen will, kann oder darf, bzw. bei dem die enterale Ernährung temporär kontraindiziert ist!

Kriterien
- Ernährungsstatus, ggf. präoperativer Aufbau bei reduziertem Ernährungszustand (EZ)
- Dauer der behinderten Nahrungsaufnahme (> 5 Tage)
- Ausmaß der Katabolie
- Art der Operation
- Organinsuffizienzen
- postoperative Komplikationen

Komplikationen der PE
- Katheterkomplikationen (Infektion, SIRS, Sepsis, ...)
- metabolische Entgleisungen:
  - Säure-Basen-, Elektrolytstörungen
  - Glukose-Homöostasestörung
  - Erhöhung der Triglyceride (TG) oder freien Fettsäuren (FFS)
  - Harnstoffanstieg
- Vitamin-, Spurenelementmangel/-überdosierung
- Dekompensation des Herz-Kreislauf-Systems infolge Volumenbelastung
- Leberfunktionsstörungen
- respiratorische Störungen → erhöhte Atemarbeit bei Kohlenhydratmast!

Beginn der PE

Beginn der parenteralen Therapie nach Beendigung des Postaggressionstoffwechsels mit seinen neurohumoralen Imbalancen wie STH ↑, Insulinsekretion ↓ und periphere Insulinresistenz

Monitoring der parenteralen Therapie

Überwachung infundierter Substrate	Glukose (BZ)	Calcium
	Triglyzeride (TG)	Magnesium
	Kalium	Phosphat
	Natrium	Chlorid
Überwachung von Organfunktionen	SGPT	LDH
	alk.Phosphatase	Erythrozyten
	Bilirubin	Hämoglobin
	Kreatinin	Leukozyten
	Harnstoff	Blutgase
		Quickwert

Postaggressionsstoffwechsel

krankheitsbedingte metabolische Antwort zur Bereitstellung von Energie bzw.
Substraten
- erhöhte hepatische Glukoneogenese (z. B. nach Trauma und Sepsis) → Hyper-
  glykämie
- Gesamtkörperumsatz von Eiweiß erhöht
  - negative Stickstoffbilanz
  - Harnstoffsynthese erhöht
  - Muskelproteolyse
  - Aminosäure-Aufnahme in der Muskulatur vermindert
- Akutphasenproteinsynthese erhöht
  - Aminosäure-Fluß von der Peripherie zu den viszeralen Organen

Mediatoren des Postaggressionsstoffwechsels

- katabole Hormone:
  - Katecholamine (Adrenalin ↑)
  - Glukagon ↑
  - ACTH ↑ → Kortisol ↑
- Proteine aus Makrophagen:
  - Interleukin 1, TNF

Phasen des Postaggressionstoffwechsels
Akutphase
- Mobilisierung freier FS aus dem Fettgewebe
- Aktivierung des Cori-Zyklus durch hormonelle Konstellation
- Zunahme der Laktat- und Pyruvatproduktion

Postaggressionsphase
- Hypermetabolismus
- gesteigerte Proteolyse (Hyperkatabolismus)
- gesteigerte Lipolyse

Reparationsphase
- anabole Stoffwechsellage

Berechnung des Energiebedarfs

Gleichung von Harris und Benedikt
- nach der Gleichung von Harris und Benedikt (1919):

durchschnittlicher Tagesenergiebedarf in kcal (nach Harris und Benedikt)

Männer: 66,47 + (13,74 × kgKG) + (5 × Größe in cm)- (6,75 × Alter in Jahren)
Frauen: 655,1 + (9,56 × kgKG) + (1,85 × Größe in cm)- (4,67 × Alter in Jahren)

Indirekte Kalorimetrie
- mit Hilfe der **indirekten Kalorimetrie** (z. B. mit Hilfe des Deltatrac)
  → die simultane Ermittlung des **R**espiratorischen **Q**uotienten (RQ) gibt Hinweise auf die vorwiegende Nährstoffverwertung:

$$RQ = \frac{VCO_2}{VO_2} \text{ (Normwert: 0,83)}$$

- Hungerzustand: RQ ≈ 0,70
- reine KH-Verwertung: RQ ≈ 1,0
- Ketonkörperverbrennung: RQ < 0,7
- Lipogenese: RQ > 1,0

Formel von Weir
- nach der **Weir-Formel** und deren Modifikation unter Berücksichtigung der Temperatur, der Mobilität und des Verletzungsmusters

Ruheumsatz (REE) nach der Formel von Weir:

$$REE = (3,94 \times VO_2 + 1,11 \times VCO_2) \times 1,44$$

→ **Aktueller Energiebedarf (AEE)** = REE × AF × IF × TF

AF = Aktivitätsfaktor:

strikte Bettruhe	1,2
gelockerte Bettruhe	1,25
stationäre Bettruhe	1,3

TF = Thermalfaktor:

- 38°C	1,1
- 39°C	1,2
- 40°C	1,3
- 41°C	1,4

IF = Traumafaktor:

unkomplizierte Verletzung	1,0
postop. Phase	1,1
Frakturen	1,2
Sepsis	1,3
Peritonitis	1,4
Polytrauma	1,5
Verbrennungen III°	1,7–2,0

Schätzung des Energiebedarfs

Bedarf	kcal/kg	Durchschnitt. kcal/Tag
Grundumsatz	25	1600–1800
mittl. postoperativer	25–30	1900–2300
gesteigerter (Sepsis, Polytrauma)	30–35	2400–3300
maximaler (Verbrennung)	40–50	3400–5500

O₂-Verbrauchsmessung

- mittels Pulmonalarterien-Katheter kann durch Bestimmung der $_{av}DO_2 \times HZV$ (= VO_2) der O_2-Verbrauch berechnet werden
- unter Annahme eines mittleren kalorischen Äquivalent von 4,85 kcal/l O_2 läßt sich der Energiebedarf abschätzen:

$$_{av}DO_2 = C_aO_2 - C_vO_2$$
$$(C_xO_2 = s_xO_2 \times cHb \times 1,39 + p_xO_2 \times 0,003)$$

z. B. HZV = 6,4 l/min, $_{av}DO_2$ = 8 ml/100 ml (= 80 ml/l)
$\Rightarrow O_2$-Verbrauch 512 ml/min = 30,72 l/h = 737 l/Tag
$\Rightarrow$ **Energieverbrauch:** 737 × 4,85 = 3574 kcal/Tag

- Energieverbrauch bei **Fieber:** pro 1° > 38°: +10%
- Energieverbrauch bei Sepsis und Multiorganversagen (MOV)
  - Steigerung des Energiebedarfs bei **Sepsis** um ca. **50%** [Giovannini (1983): +45%; Shangraw (1989): + 48%; Frankenfield (1994): + 91%]
  - Steigerung des Energiebedarfs bei **MOV** [Forsberg (1991)]: Überlebende Patienten: +41%, verstorbene Patienten: nur +26%

Notwendige durchschnittliche Nährstoffzusammensetzung

- 50–60% Kohlenhydrate (KH)
- 20–35% Fette
- 10–15% Eiweiß

Nährstoffsubstrate der parenteralen Therapie

Substrat	Anfangsdosis (g/kg/Tag)	Steigerungsdosis (g/kg/Tag)	max. Infusionsrate (g/kg/h)	Maximaldosis (g/kg/Tag)
Glukose	1,5–2,0	1,0	0,25	**5,0–6,0**
Xylit	0,5–1,0		0,125	3,0
Eiweiß	0,5–1,0	0,5	0,25	1,5–2,0
Fette	0,5–1,0	0,25–0,5	0,15	1,5 (2,0)

Glukose

- Glukose ist Hauptenergielieferant
- die menschlichen Glukosespeicher (300 g) sind nach 12–16 h erschöpft
- Umwandlung von FFS in Glukose nicht möglich
  - → alle Zellen können jedoch Glukose verwerten!
- ZNS, Erys und RES sind auf Glukose als Energieträger angewiesen

- BZ-Spiegel ist normalerweise eine streng geregelte Meßgröße und kann leicht laborchemisch erfaßt werden
- die Glukoseaufnahme in Muskulatur und Fett erfolgt **insulinabhängig**
- die Glukoseaufnahme in Neurone, Erys und Leber erfolgt insulin**un**abhängig
- hoher proteinsparender Effekt durch Hemmung der endogenen Glukose-produktion aus **glukoplastischen** Aminosäuren
  → 100 g Glukose führt zu 50% Reduktion des Proteinverlustes; ein weitere Glukose-Zufuhr ohne Aminosäuren-Applikation ist diesbezüglich ineffektiv
- hochprozentige Lösungen sind hyperosmolar → > G10% sollten zentralvenös infundiert werden

---

1 g Glukose hat einen Energiewert von ca. **4 kcal**

Nebenwirkungen zu hoher Glukosezufuhr (Hyperglykämie)

- osmotische Diurese
  - Dehydratation
  - Elektrolytstörungen
  - hyperosmolares Koma
- Insulinstimulation
  - beschleunigte Lipogenese
  - verminderte Lipolyse
  - verstärkter AS-Abtransport von der Leber
  - Leberverfettung bei höherer und längerer Glukosedosierung (> 6 g/kg/Tag)
- erhöhte Infektionsgefahr → Harnwegsinfekte infolge Glukosurie (Nierenschwelle: 180 mg/dl) → bei Glukosurie des Intensivpatienten Reduktion der KH-Zufuhr
- Wundheilungsstörungen
- Hypoglykämie bei zu hoher Insulingabe

▶ **Merke:**
  - der Blutzucker sollte daher unter niedriger KH-Zufuhr < 200 mg/dl sein → sonst Reduktion der täglichen Kohlenhydratzufuhr
  - ist bei mittlerer KH-Dosierung der BZ >250 mg/dl → dann ggf. Altinsulin-Perfusor (max.-4 IE/h)

Folgen eines BZ über 250 mg/dl
- Phagozytose vermindert
- Morbidität und Mortalität erhöht
  - nach zerebraler Ischämie und
  - nach Herz-Kreislauf-Stillstand mit CPR
- Gefahr der Leberverfettung
- nutzlose Energieumsatzsteigerung („futile cycles")
- Anstieg der Atemarbeit durch vermehrte CO_2-Produktion

▶ **Glukosestoffwechselstörung** auch ohne externe Glukosezufuhr infolge erhöhter hepatischer Glukoneogenese aus Glykogen und sekundär aus glukoplastischen AS (–300 g/Tag) → eine Unterdrückung dieses Vorganges ist nur mit hohen Glukose- und Insulindosen (-50 IE/h) möglich und wird allgemein nicht empfohlen werden.

Die hepatische Glukoneogenese ist ein äußerst energieverbrauchender Prozeß! (ca. 50% des hepatischen O_2-Verbrauchs → in Analogie zur Kardiologie: metabolische „Nachlast" der Leber ↑)

Xylit

- physiologisches Substrat des Pentose-Phosphat-Weges
- nur 10%ige Lösung empfohlen!
- Vorteile:
  - insulinunabhängige Verstoffwechselung, proteinsparender Effekt
  - keine endoge Insulinstimulation
  - verbesserte viszerale Proteinaufnahme
  - geringere FFS-Mobilisation
  - Glukoneogenese vermindert
  - verbesserte Gesamtstickstoffbilanz

---

1 g Xylit hat einen Energiewert von **4 kcal**

Überdosierung von Xylit
- Hyperlaktatämie, metabolische Azidose
- osmotische Diurese
- **Oxalatablagerungen** in Leber, Niere und ZNS → max. 3,0 g/kg/Tag oder maximale Infusionsrate 0,125 g/kg/h → keine Plasmaspiegelbestimmung möglich!
- akutes Leber- und Nierenversagen

▶ **Merke:**
keine anderen Zuckeraustauschstoffe wie **Sorbit und Fruktose**
- wegen der Gefahr einer letal endenden hereditären Fruktoseintoleranz (Prävalenz 20000–360000) mit
  - Hypoglykämie (Hemmung der Glykogenolyse und Glukoneogenese)
  - Hypophosphatämie
  - schweren Leber- und Nierenschäden → zugrunde liegende Stoffwechselstörung: **Aldolase-B-Mangel**

Aminosäuren (AS)

- 20 Aminosäuren, davon 8 essentiell, d. h. vom Körper nicht synthetisierbar – unter hypermetabolischen Konditionen können auch andere AS wie Histidin, Arginin, Tyrosin, Zystein, Glutamin, Taurin und Ornithin und Ornithin-Ketoglutarsäure essentiell bzw. semiessentiell werden

- zur Verstoffwechselung der zugeführten AS sind Nichtproteinkalorien notwendig: pro Gramm Stickstoff ca. 100–150 kcal (1 g N = 6,25 g AS = 30 g Muskelprotein)

---

1 g Protein hat einen Energiewert von **4 kcal**

Indikation für spezielle stoffwechseladaptierte AS-Lösungen

Leberfunktionsstörungen
Leberzerfall- und -ausfallskoma mit erhöhten NH_3 → Anwendung spezieller Leberlösungen wie z. B. Aminoplasmal Hepa:
- verzweigtkettige AS ↑ [Valin, Leucin, Isoleucin] und aromatische AS ↓ [Phenylalanin, Tyrosin und Tryptophan]
▶ verzweigtkettige AS werden für die Synthese von Glutamin zur Ammoniakentgiftung benötigt!
- bei Leberfunktionsstörungen weiterhin:
  - Flüssigkeitsreduktion (bei Überwässerung)
  - ausreichendes Energieangebot (30 kcal/kg/Tag)
  - nur Glukoselösungen als KH (kein Xylit)
  - Fett 0,7 g/kg wenn TG < 3 mmol/l
  - AS 0,5–1,5 g/kg unter Harnstoff-, und Ammoniakspiegelmonitoring

Nierenfunktionsstörungen
bei eingeschränkter Krea-Clearence (< 50ml/min) → Anwendung spezieller Nierenlösungen wie z. B. Aminoplasmal nephro:
- aromatische AS ↓ [Methionin, Phenylalanin] und verzweigtkettige AS↑ [Leuzin, Isoleuzin, Valin sowie Threonin und Lysin]

- bei Nierenfunktionsstörungen weiterhin:
  - Flüssigkeitsreduktion (nur bei Oligurie ohne Nierenersatzverfahren)
  - ausreichendes Energieangebot mit KH und Fett (30%)
  - ausreichendes Aminosäurenangebot:
    - Dialyse, HF: 1–1,5 g/kg/Tag
    - ohne Dialyse: 0,5–1 g/kg/Tag
  - zu hohe AS-Gabe verstärkt Azotämie

▶ **Beachte AS-Verluste bei extrakorporale Eliminationsverfahren:**
- Dialyse: 1,5–2,0 g AS pro Stunde
- CVVHF: Filtrationsvolumen (l) × 0,3 = g AS
- Peritonealdialyse: 0,2–0,3 g/l Peritoneallösung

Zustand nach Trauma
- Traumalösungen mit hohem Anteil an verzweigtkettigen AS [Valin, Leucin, Isoleucin], da diese ausschließlich in der Muskulatur abgebaut werden → Vorstellung, daß eine Proteinkatabolie der Muskulatur hiermit verhindert werden kann, hat sich jedoch nicht bestätigt!

Konditionen bei Sepsis
- **erhöhter Proteinkatabolismus** bei Sepsis (septischer Autokanibalismus) zur Bereitstellung von:
  - Akut-Phase-Proteinen und Mediatoren
- Versorgung von Darmepithelien und Lymphozyten mit Glutamin
  - Bereitstellung von Alanin (C_3-Körper) zur Glukoneogenese
  - Energieversorgung der Muskelzelle
- hohe, nicht beeinflußbare **negative** N-Bilanz (- 40 g/Tag!) bei Sepsis → 60% der zugeführten AS fließen in die Proteinsynthese ein und 40% unterliegen dem katabolen Stoffwechsel
- Änderung des **intrazellulären** AS-Musters unter Sepsis, während das extrazelluläre AS-Muster nur geringen Veränderungen unterliegt → einige glukoplastische AS ↓, verzweigtkettige AS + Phenylalanin ↑; jedoch drastischer intrazellulärer **Glutamin**abfall!

Glutamin

- Glutamin kann unter intensivmedizinischen Konditionen (Stress, Sepsis) essentiell werden und sollte in einer Größenordnung von **20–40 g pro Tag** substituiert werden: z. B. als 20%iges Dipeptamin (100 ml enthalten 20 g AS bzw. N(2)-L-Alanyl-L-Glutamin; pH 5,4–6,0; mit APL 10% zu infundieren)
- für intestinale Barrierefunktion, insbesondere Dünndarm relevant → Anwendung bei intestinaler Minderperfusion und Langzeittherapie (> 4 Tage), sowie bei reduziertem Ernährungszustand

Glutamineffekte
- proteinsparend (negative Stickstoffbilanz ↓), Konservierung eigener Glutaminreserven der Skelettmuskulatur
- Aufrechterhaltung der intestinalen Barrierefunktion → Förderung der Proliferation der Enterozyten
- Unterstützung der zellulären Immunabwehr
- Erhalt der hepatischen Glutathionreserven (antioxidative Funktion)
- verbesserter Säure-Basenhaushalt (Bildung der renalen Puffersubstanz „Ammoniak")
- ▶ **Cave:**
  Glutaminsäure ist ein **ineffektiver Ersatz für Glutamin**, da es nur zu 5–7% in Glutamin umgewandelt wird! → Ersatz von Glutamin durch α-Ketoglutarat oder Ornithin, die zu Glutamin umgewandelt werden können!
- gegenwärtig konnte ein **positiver** Effekt von parenteral zugeführten **Glutamin** nur bei Patienten nach **Knochenmarktransplantation** nachgewiesen werden → Verkürzung des Krankenhausaufenthaltes (Ziegler 1992)
- ▶ ob letztendlich die Mortalität/Letalität anderer Kollektive durch Glutamin beeinflußt werden kann, muß in größeren kontrollierten Studien noch bewiesen werden!

Fette

- hohe Energiedichte (90% des Naßgewichts) bei geringem Volumen:

> **1 g Fett** hat einen Energiewert von **9,3 kcal**

- günstiger Energiespeicher
- Hauptenergiedepot (15 kg = 141000 kcal)
- geringe Osmolalität: 280–355 mosmol/l → periphere Applikation möglich
- **energetische** Funktion: Energiespeicher bzw. -lieferanten
- **nichtenergetische** Funktionen:
  - Funktionsträger: Träger von fettlöslichen Vitaminen (Ausnahme: Cernevit!)
  - Bestandteil von Zellmembranen
  - Präkursoren von Mediatoren der verschiedenen Reihen → **Immunmodulation** durch die Applikation bestimmter Fette!
- Auftreten eines sogenannten substrate cycling, zwischen Triglyzeriden (TG) und Fettsäuren → verstärkte periphere Lipolyse und anschließende, energieverbrauchende Reveresterung der freigesetzten FS in der Leber → Ruheumsatz (RU) ↑

Unterschiede der verwendeten Fettlösungen:
- Ölsorten: Sojabohnenöl, Safloröl
- Konzentrationen: 10%, 20% → höherprozentige Fettlösungen (20%) sind aufgrund eines besseren Emulgator (Eiphospholipid)-Triglyzerid-Verhältnisses zu bevorzugen → dadurch bessere Fettclearance und geringere Triglyzeridspiegel
- Verhältnis der Anteile von lang (LCT)- und mittelkettigen (MCT)-Triglyzeriden → 1:1 Mischung von mittelkettigen (MCT) und langkettigen (LCT) Fettsäuren empfohlen → proteinsparender Effekt, carnitin**un**abhängige Verstoffwechselung von **MCT** (**Cave:** Überladung der Mitochondrien!), minimale Reveresterung, höhere Clearancerate, geringere Beeinflussung des Retikulo-endothelialen-Systems (RES), geringere Inzidenz von hepatischen Cholestasen unter Fettapplikation
- **LCT** müssen über Carnitin-Shuttle ins Mitochondrium eingeschleust werden Die Carnitinsynthese ist von einem ausreichenden Angebot an Methionin, Lysin und Vitamin C abhängig → bei Verdacht auf Mangel z. B. unter chronischer Dialyse: Gabe von Carnitin (Biocarn)
- MCT sind keine Substrate des Eikosanoidstoffwechsels!
- Art und Konzentration der Emulgatoren: Ei-, Sojaphosphatid
- Zusätze zur Erlangung der Blutisotonie: Xylit, Glycerin
- Zufuhr von **essentiellen** Fettsäuren → wichtig als Membranbausteine, jedoch Präkursoren für den Eikosanoidstoffwechsel, weniger für den Energiestoffwechsel → 5–10 g Fett/Tag sind für den Erwachsenen nach 3 Wochen und für das Neugeborene bereits nach 7 Tagen essentiell!

Essentielle Fettsäuren

Linolsäure (C18:2)

- Vorstufe für Prostaglandin- u. Prostazyklinstoffwechsel:
- Bildung von **Arachidonsäure (C20:4)**, aus der über die Lipooxygenase die **Leukotriene** der 4er-Reihe (Chemotaxis und endotheliale Permeabilitätserhöhung durch LTB_4, LTC_4, LTD_4) und über die Cyclooxygenase die **Prostaglandine** der 2er-Reihe (PGD_2, PGE_2, PGF_2) sowie Thromboxan A_2 und PGI_2 synthetisiert werden → Broncho- und Vasokonstriktion sowie Thrombozytenaggregationsförderung
- Tagesmindestbedarf: 10 g; bei Postaggressionsstoffwechel: bis zu 50 g

α-Linolensäure (C18:3)

- Präkursor für die **antiinflammatorisch** wirkenden **Omega-3-Fettsäuren** (Eikosapentaensäure (C20:5) [EPA] und die Docosahexaensäure (C22:5) [DHA], welche vorallem im Fischöl enthalten sind) → Synthese von **Leukotrienen** der 5er-Reihe und **Prostaglandinen** der 3er-Reihe bei gleichzeitiger kompetitiver Hemmung der **δ-6-Desaturase** → Eikosanoidsynthese ↓
- Tagesmindestbedarf: 1,2 g
- bei 2–6 g/Tag: Plasmatriglyzeridspiegel ↓, HDL steigt leicht an, Gesamtcholesterin und LDL bleibt konstant oder fällt geringgradig ab
- ▶ die einfach-ungesättigte Ölsäure (C18:1) ist **nichtessentiell** und kann im Unterschied zu den mehrfach ungesättigten Fettsäuren vom Körper synthetisiert werden!

Folgen des Mangels an essentiellen Fettsäuren
- Dermatitis
- erhöhte Thrombozytenaggregation und Thrombozytopenie
- Wundheilungsstörungen
- Störungen der Hämatopoese (Anämie)
- Fettleber
- Infektanfälligkeit
- ▶ **Merke:**
  - unter Fettapplikation sollten die Serumtriglyzeridwerte unter 350 mg% liegen, sonst Fettreduktion (ggf. Aktivierung der Lipoproteinlipase durch Heparin!)
  - bei zu hoher Fettzufuhr droht das sogenannte **fat overload syndrome**: massive Funktionsstörungen der **Lunge**, der **Leber** und des **Gerinnungssystems** → **kontinuierliche Applikation** der Fette über 24 h!

Kontraindikationen der Fettapplikation
- Störungen der Mikrozirkulation: Schock, dekompensierte Herzinsuffizienz, Hyperlipidämie (> 350 mg%), sowie alle Zustände mit verminderter O_2-Zufuhr ans Gewebe (obligate aerobe Fettverwertung zu ATP!)

▶ **Anm:** die **akute Pankreatitis** stellt **keine** Kontraindikation für niedrig dosierte, parenteral applizierte Fette dar → 0,5–1,0g/kg/Tag

Kurzkettige Fettsäuren (SCFA)

- In Zukunft könnte die Gabe von kurzkettige Fettsäuren (**SCFA**) eine zunehmende Rolle spielen:
  Zu den kurzkettige Fettsäuren (**SCFA**) zählen:
  Acetat, Proprionat, Butyrat: bakterielle Abbauprodukte von Ballaststoffen, welche für den oxidativen Stoffwechsel des Colons wichtig sind → **trophische und antiinflammatorische Effekte von SCFA**

Infusionslösungen

	Osmolarität (mosm/l)	Energiedichte (kcal/500 ml)	Bemerkung
NaCl 0,9%	285	–	NaCl 9 g/l; Na$^+$ 154 mmol/l, Cl$^-$ 154 mmol/l (1 g NaCl = 17,1 mmol)
G 5%	278	100	
G 10%	523	200	
G 20%	1250	400	
G 30%	2100	600	
G 50%	3800	1000	
Xylit 10%	658	200	max. 3 g/kg Xylit
Kaloplasmal 30%	1770	600	Mischung aus G20% und Xylit 10%
Aminoplasmal PO-10%	990	200	Gesamtstickstoff 15,5 g/l
Aminomel nephro.	510	111	Gesamtstickstoff 8,6 g/l, L-AS 60 g/l
Aminosteril N-Hepa 8%	770	160	80 g AS/l, Gesamtstickstoff 12,9 g/l max. 1,5 g/kg/Tag
Primene 10%	780	200	für Früh- und Neugeborene, Säuglinge. etc.
Lipide 10% MCT	345	529	12 g Phosphatidylcholin + 25,0 g Glycerol in 1,0 l 50% LCT in Form von Sojaöl + 50% MCT
Lipide 20% MCT	380	954	12 g Phosphatidylcholin + 25,0 g Glycerol in 1,0 l

Substitution von Vitaminen bei Langzeit-TPE

	Menge pro Tag	Zeit bis zum klin. Vitamin- mangel	Funktion	Bemerkung
Vit. A (Retinol)	4000 IE = 1800 µg	1–2 Jahre	Sehvorgang: Rhodopsinbildung, Epithelialisierung	
Vit. D_2	400 IE = 5 µg		Kalziumstoffwechsel	
Vit. E (Tocopherol)	20–40 mg		Antioxidanzien- wirkung	
Vit. C (Ascorbinsäure)	100– 300 mg	1–2 Monate	Wundheilung, Antioxidantium	
Vit. K (Chinon)	100–150 µg		Vit. K-abhängige Gerinnungs- faktoren: II, VII, IX, X, Protein C, S und Z	10 mg als Kurzinfusion, Wirkungsbeginn erst nach 24–48 h
Vit. B_1 (Thiamin)	3–5 mg	4–10 Tage	C1-Stoffwechsel	Bei Mangel: Korsakow-Syndrom, schwere Laktatazidose durch Störung der Umwandlung Laktat, Pyruvat zu Acetyl-CoA, meist bei C_2H_5OH-Abusus
Vit. B_2 (Riboflavin)	3–5 mg	1–2 Monate		
Vit. B_6 (Pyridoxin)	4–6 mg	2–6 Wochen	Koenzym	
Vit. B_{12} (Cobalamin)	2–6 µg	3–5 Jahre	Häm-Synthese	Bei Mangel: ggf. Anämie + funikuläre Myelose
Folsäure	160–400 µg	3–4 Monate		Störungen der Tiefensensibilität
Panthoten- säure	10–20 mg			
Biotin	60–120 µg			
Niazin	40–50 mg	2–6 Wochen		

Substitution von Elektrolyten und Spurenelementen

Element	Menge µmol/Tag	Menge pro Tag	Bemerkung
Kalzium	10000–20000	1,0–2,0 g	Normalwert des ion. Ca++:1,12 ± 0,02 mmol/l Tagesbedarf für Kinder: 0,1–0,5 mmol/kg CaCl$_2$ oder 50–250 mg/kg Ca-glukonat
Magnesium	7000–14000	2,0–4,0 mg	Kinder: 0,05–0,1 mmol/kg/Tag, Kinder: 0,125–0,25 mmol/kg/Tag Gesamtkörperbestand: 12–16 mmol/kg oder 300–400 mg/kg Kofaktor von Enzymen, Phosphorylierungsprozeße, Neuromuskuläre Übertragung
Phoshat	15000–30000	0,5–1,0 g	0,25–0,5 mmol/kg/Tag Energiereiche Phosphatverbindungen (ATP), → 40 mval KPO$_4$, in Basislösung bei Ph-Mangel: Hemmung der Glycerinaldehyd-3-Phosphatdehydrogenase: Parästhesien; Muskelschwäche, ggf. Krampfanfälle
Zink	25 –75 µmol/kg/Tag	2,0–6,0 mg	Kinder: 0,1–0,3 mg/kg/Tag Wichtig für Wundheilung, Wirkung von Insulin, Förderung einer positiven Stickstoffbilanz, hohe Verluste bei Diarrhoen, Bestandteil von Metalloenzymen (Metallothionein); Bei Mangel: Wundheilung, Alopezie, ekzem. Dermatitis, Diarrhoe, Parakeratose der Zunge
Chrom	0,2–0,4	20–100 µg	Bei Mangel: periphere Neuropathie, Glukosetoleranz ↓, Gewichtsabnahme
Mangan	5–15	0,1–0,4 mg	Manganmangel beim Menschen selten, Einfluß auf Knorpel- und Knochenwachstum → für die Synthese von Mucopolysacchariden notwendig, Prothrombinzeit ↑, Hypocholesterinämie
Molybdän	0,2–1,0	20–200 µg	Bestandteil von Xanthinoxidase, Nitratreduktase und Sulfitoxidase
Fluor	50–100	1,0–2,0 mg	Fluorgaben (z. B. D-Fluoretten, Zymafluor 1000 [=0,25mg]) zur Kariesprophylaxe bei Säuglingen und zum Knochenaufbau
Eisen	10–75	2,0–4,0 mg	Bei Mangel: hypochrome, mikrozytäre Anämie (MCV und Hb$_E$ ↓)
Selen	0,5–2,0	50–200 µg	Bestandteil der Gluthathionperoxidase, einem zellulärem Radikalenfänger: 1000x potenter als Vitamin E, bei Mangel: schwere Kardiomyopathie, schmerzhafte Myopathie, Pseudoalbinismus sowie Makrozytose Selenplasmaspiegel: 80–120 ng/ml bzw. Messung der erythrozytären oder thrombozytären Gluthathionperoxidaseaktivität
Cobalt	?	?	Bestandteil des Cobalamin (Vitamin B$_{12}$)
Kupfer	5–25	1,0–1,5 mg	Kupferhaltige Enzyme:Cytochromoxidase, Monoaminooxydase, Ferrooxyidase I, Katalase, Uricase Bei Kupfermangel: Zeichen der Eisenmangelanämie, die durch die singuläre Gabe von Eisen nicht behoben werden kann! Koppelung des Eisenstoffwechsels an Coeruloplasmin,Leuko- Neutropenie, Hypoalbuminämie, Diarrhoe, Ödeme
Nickel		300–500 µg	Vermindertes Wachstum, Anämie
Jod	0,8–1,6	0,1–0,2 mg	Bestandteil von T3 und T4, (Jodierung des Hormons), Strumaprophylaxe, erhöhter Bedarf während der Schwangerschaft,Gabe von hohen Jodiddosen zum Plummern bei hyperthreoter Krise wird nicht mehr durchgeführt

Enterale Ernährung

Sondenkost (SK)

Einteilung der SK

Selbst hergestellte SK
sogenannte „Home made" – Sondenkost (nur gastrale Applikation möglich!)

Industriell gefertigte Sondennahrung
(Formuladiät) → wiederum untergliedert in:
- **hochmolekulare** nährstoffdefinierte Diät (NDD):
  - standardisiert (z. B. Fresubin plus) oder
  - modifiziert (z. B. Fresubin hepa, Salvipeptid Nephro, Pulmocare)
- **niedermolekulare** chemisch definierte Diät (CDD):
  - Elementardiät oder Astronautenkost (nur L-AS, unangenehmer Geschmack, hohe Osmolarität > 600 mosm/l)
  - Oligopeptiddiät (Di- oder Tripeptide werden besser resorbiert als einzelne AS, daher vorteilhaft)

▶ niedermolekulare chemisch definierte Diäten enthalten **keine** Ballaststoffe

- Gehalt an **Vitaminen** und **Spurenelementen** in den Sondennahrungen entspricht bei voller enteraler Therapie dem durchschnitttlichen Tagesbedarf. Bei extremer Katabolie sollte jedoch zusätzlich Zink, Eisen, Vit. B und C substituiert werden
- die Komplementierung der SK mit **Ballaststoffen** ist bezüglich der Darmmotilität zu empfehlen. Wenn keine Ballaststoffe in der enteralen Therapie vorhanden sind, sollten Ballaststoffkonzentrate wie z. B. Nutrivital (1 Beutel enthält 5,0 g Hemicellulose, Cellulose, Pektin/Gummen, Lignin → Dosierung 30 g Ballaststoffe am Tag) zugeführt werden

Applikationsmodus
Die Sondenkost wird entweder
- **bolusweise oder kontinuierlich gastral** (bis max. 6 × 300 ml nach langsamer kontinuierlicher Steigerung der Bolusmengen von 50 ml aufwärts) über eine nasogastrale Magensonde oder einer perkutan, endoskopisch gelegten Gastrostomie (PEG) appliziert oder
- **kontinuierlich** über eine **duodenal-jejunalen** Sonde (Freka- oder Nutritub-Ernährungssonden) mit einer maximalen Infusionsrate von 80 ml/h appliziert

▶ die Dünndarmsonden werden gastroskopisch oder intraoperativ mit Hilfe einer Feinnadel-Katheterjejunostomie, z. B. Intestofix-System bei thorakoabdominaler Ösophagusresektionen, gelegt

Vorteile der SK-Ernährung

- der frühzeitige Beginn der enteralen Ernährung innerhalb 24 h postop. unter Berücksichtigung von meist chirurgischen Kontraindikationen führt zu einer verbesserten Wundheilung
- Abnahme der Inzidenz von septischen Komplikationen (geringere bakterielle Translokation, s. Gastrointestinale Probleme)
- geringere Kosten
- geringere Katheterkomplikationen (Infektion, Blutung, Pneumothorax)
- Erhaltung der gastrointestinalen Motilität

Nachteile der SK-Ernährung

- Gefahr der Regurgitation und **Aspiration** von SK bei gastroösophagealem Reflux des beatmeten oder bewußtseinsgestörten Patienten → Reduktion der Inzidenz durch leichte Oberkörperhochlagerung, Gabe von Prokinetika (Metoclopramid oder Erythromycin)
- **bakterielle Kontamination** bei selbsthergstellter Sondennahrung oder unsachgemäßer Anwendung kommerzieller Lösungen
- **Schleimhautläsionen/Druckschäden** der Sonden (Nasenulcera, Magenulcera) oder Schäden infolge von Fehllagen der Sonden (pulmonale Sondenlage oder zerebrale bei frontobasalen Läsionen! → radiologische Kontrolle der Sondenlage vor Beginn der enteralen Ernährung obligat!)
- durch die erhöhte Osmolarität oder Applikationsmodus der SK ausgelöste **Diarrhoe** (bis zum 20%) → Wechsel der Sondennahrung, Reduktion der Menge und Verdünnung der SK mit Wasser auf maximal die Hälfte
- Tube feeding-Syndrom: akute Niereninsuffizienz durch Hyperosmolarität oder Hypernatriämie (Zufuhr von bis zum 15 g/Tag) infolge Diuretikatherapie und SK-Hyperosmolarität
- diabetische Entgleisung durch leicht aufschließbare Stärkeabbauprodukte

Kontraindikationen für enterale Ernährung

- nichtüberwindbare Stenose des Gastrointestinaltraktes (entzündlich oder neoplastisch bedingt)
- hochgradige Resorptionsstörungen (ausgiebige floride Darmentzündungen, Kurzdarmsyndrom)
- akute Stoffwechselentgleisungen (Coma diabeticum, Coma hepaticum)
- Perforationsgefahr (Z. n. Verätzung) oder manifeste Perforation
- Peritonitis oder toxisches Megacolon
- frische Darmanastomose
- akute Herz- und Niereninsuffizienz (Natrium- und Flüssigkeitsbelastung!)
- ggf. bei inter-enterischen Fisteln

Semiessentielle Nährstoffsubstrate

Arginin
- die Aminosäure **Arginin** kann unter intensivmedizinischen Bedingungen **essentiell** werden und sollte vorallem bei Sepsis substituiert werden!
  Arginin wird benötigt bei der Biosynthese anderer Aminosäuren, im Rahmen des Harnstoffzyklus, beider Synthese von Kreatinin und Stickstoffmonoxid, für den Transport, Speicherung und Elimination von Stickstoffverbindungen
- die Gabe von Arginin führt zur
  - Stimulation des Zellwachstums (verbesserte Wundheilung)
  - verbesserte Immunität durch Anstieg der NK-Zytotoxizität, der IL-2 –Synthese und der Makrophagenaktivität
  - Stimulation der STH-, Insulin-, Glucagon-, Prolactin- und Somatostatin-sekretion, sowie der Katecholaminesekretion
  - Stimulation der hepatischen Fibrinogensynthese und Kollagenbildung

Glycin
- **Glycin**-angereicherte SK haben den Vorteil, daß sie experimentell den hypoxie-bedingten Zelluntergang verhindern. Desweiteren konnte durch Glycingaben der Endotoxin induzierte Anstieg der hepatischen Transaminasen, sowie des TNF-Spiegel verhindert werden

Nukleotide
- **Nukleotide** (Purine + Pyrimidine) führen nach Applikation in Form von RNA-Fragmenten zu einer verbesserten Immunabwehr (zellulärer turn-over ist gesteigert!)

Einige Beispiele für in Deutschland erhältliche Sondennahrung

Name	Verhältnis von KH : Fett : Eiweiß	Energie (kcal/ml)	Ballaststoffe	Indikation	Besonderheiten	Osmolarität (mosmol/l)
OSMOLITE mit Ballaststoffen von Abbott	51:32:17 KH: 124 g/l Fette: 35 g/l Eiw: 42 g/l	1.0	+++ 13,6 g/ 1000 ml	nährstoffdefinierte, hochmolekulare Diät, reich an Omega-3-Fettsäuren	besonders geeignet bei Diarrhoe u. Obstipation, ballaststoffreich, reich *an* **Omega-3-Fettsäuren** *(1,0 g/1000 ml,* Omega-3 : Omega-6 = 1 : 4,4 *1,47 g* Arginin/1000 ml, 146 kcal/g N	280
IMPACT von Wander	53:25:22 KH: 134 g/l Fette: 28g/l Eiw: 56g/l	1.0	Ø	nährstoffdefinierte, hochmolekulare, immunmodulierende Spezialdiät für Patienten im Stress	**Arginin** ↑ *(12,4 g/1000 ml)*, **Nukleotide, Selen** (46 µg/1000 ml) und **Omega-3-Fettsäuren** (3,3 g/1000 ml) aus Fischöl; *kein Glutamin* Omega-3 : Omega-6= 1,4 : 1; *91 kcal/g N*	296
NUTRICOMP IMMUN von Braun	55:25:20 KH: 183 g/l Fette: 37 g/l Eiw: 67 g/l	1.3	+++ 13,5 g/ 1000 ml	glutaminhaltige, nährstoffmodifizierte, stoffwechseladaptierte Spezialdiät bei eingeschränkter Immunfunktion oder Karzinom	**Antioxidanzien** ↑ (Vit. C, E, Selen, β-Carotin) **Glutamin** ↑ (10,6 g/1000ml); ausgewogenes Verhältnis der **Omega-3** (2,1 g/1000ml), Omega-6 und Omega-9 Fettsäuren, Cave: *Zoeliakie (Glutenhaltig)*	400
SALVIPEPTID NEPHRO von Clintec salvia	Relation individuell je nach Beutel I und II-Kombinationen: (63–75):(20–23): (3–18)	nach Tabelle: 0.95–2.2	Ø	Komponentenkost für niereninsuffiziente Patienten: *Eiweißkomponente I:* Proteine, Oligopeptide, AS, Mineralstoffe *Energiekomponente II:* KH, Fette, Vitamine, Spurenelemente	geringe Mengen an: Na, K, Cl, P, Ca, Mg → Serumkontrollen, Vitamin A-Gehalt gering → Substitution bei Langzeiternährung; Eiweißgehalt bzw. 0,3–1,5 g/kg/Tag regulierbar	184–666
RECONVAN von Fresenius	48:30:22 KH: 120 g/l Fette: 34 g/l Eiw: 55 g/l	1.0	Ø	glutaminhaltige, nährstoffmodifizierte, stoffwechseladaptierte Spezialdiät für kritisch Kranke	reich an **Glutamin** (10 g/1000 ml), mit **Arginin** angereichert (6,7 g/1000 ml) reich an **Omega-3-Fettsäuren** (3,0 g/l), **selenhaltig** 50 µg/l), hoher MCT-Gehalt (56%)	270
FRESUBIN PLUS von Fresenius	55:30:15 (60% LCT: 40% MCT) KH: 138 g/l Fette: 34 g/l Eiw: 38 g/l	1.0	++ 10 g/ 1000 ml	nährstoffdefinierte, hochmolekulare Standarddiät mit MCT	geschmacksneutral, auch mit Müsli und Gemüsesuppe erhältlich	250/400

Einige Beispiele für in Deutschland erhältliche Sondennahrung (Fortsetzung)

Name	Verhältnis von KH : Fett : Eiweiß	Energie (kcal/ml)	Ballaststoffe	Indikation	Besonderheiten	Osmolarität (mosmol/l)
FRESUBIN DIABETES	53 : 32 : 15	0.9	+++ 15 g/1000 ml	Diabeteskost, vorteilhafte KH aus Stärke + *Fruktose*	1 Flasche = 5 BE oder 60 g Glukose	320
PERATIVE von Abbott	54,5: 25,2: 20,3 42% MCT KH: 184 g/l Fette: 37,4 g/l Eiw.: 68,5 g/l	1.4	∅	nährstoffdefinierte, hochmolekulare Spezialdiät für frühstmögliche enter. Ernäh.	mit **Arginin** (*8,3 g/1000 ml*), β-Carotin, **L-Carnitin** (170 mg/l), Taurin, Cholin angereichert, 123 kcal/g N; *kein Glutamin*, Omega-3 : Omega-6= 1 : 4,8; **Omega-3-Fettsäuren:** 1,6 g/1000 ml, jodhaltig	304
SUPLENA von Abbott	51 : 43 : 6 KH: 256 g/l Fette: 96 g/l Eiw.: 30g/l	2.0	∅	Kost für niereninsuffiziente Patienten ab 4 Jahre	L-Carnitin u. Taurin angereichert, Cave: jodhaltig → max. 5 Dosen/Tag, natriumarm	427
FRESUBIN HEPA	55 : 33 : 12 (66% LCT : 33% MCT)	1.3	++ 10 g/1000 ml	nährstoffmodifizierte, stoffwechseladaptierte Spezialdiät bei Leberinsuffizienz	reich an verzweigtkettigen AS (44%), natriumarm, hochkalorisch, flüssigkeitsreduziert,	400
PULMOCARE von Abbott	28 : 55 : 17	1.5	∅	nährstoffdefinierte, hochmolekulare Spezialdiät mit hohem Fettanteil	evtl. Fettstühle und Diarrhoe infolge hoher Fettbelastung, 0,88 BE/100ml, 5,0 g Linolsäure/100 ml, 150 kcal/g N	375
FRESUBIN 750 MCT	45 : 35 : 20 (40% LCT : 60% MCT) KH: 170 g/l Fette: 60 g/l Eiw.: 75 g/l	1.5	∅	nährstoffmodifizierte, stoffwechseladaptierte, *hochkalorische, eiweißreiche,* Spezialdiät	volumen- und flüssigkeitsreduziert; bei SHT, COPD, Polytrauma, Verbrennung; *natriumarm*	300
SUPPORTAN von Fresenius	32 : 50 : 18 (70% LCT : 30% MCT) KH: 104 g/l Fette: 72 g/l Eiw.: 59 g/l	1.3	+++ 13,0 g/1000 ml	nährstoffmodifizierte, stoffwechseladaptierte, onkologische Spezialdiät	reich an **Omega-3-Fettsäuren** aus Fischöl (3,0 g/1000ml) und **Nukleotiden** (RNS), MCT-haltig; Vitamine (A, C, E) ↑	390

Einige Beispiele für in Deutschland erhältliche Sondennahrung (Fortsetzung)

Name	Verhältnis von KH : Fett : Eiweiß	Energie (kcal/ml)	Ballast-stoffe	Indikation	Besonderheiten	Osmolarität (mosmol/l)
SURVIMED RENAL von Fresenius	84 : 10 : 6	1.3	∅	eiweiß- und elektrolytarme Spezialdiät bei Niereninsuffizienz	eiweiß- und elektrolytarm, hochkalorisch, kein Vitamin D; 1 Beutel (80 g) auf 200 ml auflösen	470
PEPTISORB von Pfrimmer/Nutricia	75 : 10 : 15 KH: 188 g/l Fette: 10 g/l Eiw.: 38 g/l	1.0	∅	Oligopeptid-Diät bei Maldigestion oder Malabsoption	Gluten-, purin-, fruktosefrei, cholesterinarm direkte Aufnahme der Di- und Tripeptide in die Mukosa und intrazelluläre Spaltung (Peptidasen) in freie AS	340
SONDEN-NAHRUNG Glutaminreich Pfrimmer/Nutricia	41 : 35 : 24	1,25	∅	glutaminhaltige, nährstoffmodifizierte, stoffwechsel adaptierte Spezialdiät für kritisch Kranke	**Glutamin** ↑↑ (15,3 g/1000 ml), **Omega-3-Fettsäuren** (2,3 g/1000 ml), angereichert mit Vitamin A, E, C	367
SUROGAT von Wander	49 : 35 : 16 KH: 123 g/l Fette: 35 g/l Eiw.: 40 g/l	1.0	∅	hochmolekulare, nährstoff definierte, Spezialdiät bei Milcheiweißunverträglichkeit	**selenhaltig,** purin-, gluten- und laktosefrei, **Omega-3-Fettsäuren** (2,0 g/1000 ml)	240
MODULEN LIPID Clintec salvia	26 : 57 : 17 KH: 104 g/l Fette: 101 g/l Eiw.: 68 g/l	1.6	∅	kohlenhydratreduzierte, fettreiche, nährstoffdefinierte hochmolekulare Diät	KH reduzierte Diät (100 ml Sondenkost = 0,87 BE)	290
GLUCERNA von Abbott	32,4 : 50,7 : 16,9 KH: 80,1 g/l Fette: 55,8 g/l Eiw.: 41,8 g/l	1,0	+++ 13,6 g/ 1000 ml	natriumarme, bilanzierte Diät bei verminderter Glukosetoleranz	13,6 mg Fe/Liter, **selenhaltig,** enthält **L-Carnitin** (140 mg/l), Cholin, Taurin und Myoinosit	375
BESSAU-REIS SCHLEIM		0.26	∅	bei Durchfallerkrankungen	glukosehaltig; auch für Säuglinge und Kinder	220

Vorbemerkung
- Komplikationen dieses Organsystems haben einen erheblichen Einfluß auf die Mortalität
- Inzidenz abdomineller Komplikationen z. B. nach herzchirurgischen Eingriffen 0,3–2,9%
- treten Probleme auf sind sie mit einer hohen Mortalität verbunden
- (11–59% gegen über 4% ohne), bei einer Mesenterialischämie gar mit einer Mortalität von 60-85%

Motilitätsstörungen

Störungen der Magem-Darm-Motilität sind eines der zentralen Probleme, da sie bei Intensivpatienten sehr häufig anzutreffen sind.

Physiologie (Peristaltik von Magen, Dünndarm, Dickdarm)

Steuerung der gastrointestinalen Motilität

- digestive und interdigestive Peristaltik
- die gastrointestinale (GI) Motilität ist ein **komplexes Geschehen** an dem das extrinsische und intrinsische Nervensystem, sowie GI-Hormone beteiligt sind

Intrinsisches Nervensystem
- zentrales Regulationssystem der GI-Motilität
- Plexus myentericus (Meissner) zwischen Längs- und Ringmuskulatur
- Plexus submucosus (Auerbach) in der Submucosa
- Verarbeitung von Signalen aus den übergeordneten Steuersystemen, sowie aus den lokalen Rezeptoren
- Funktionsfähigkeit beider Plexen ist eine Voraussetzung für die Transport- und Mischvorgänge

Extrinsisches Nervensystem
- übergeordnete nervale Strukturen des extrinsichen Nervensystems
  - Parasympathikus (N. vagus, Nn. sacrales)
  - Sympathikus (thorakolumbaler Grenzstrang, Nn. splanchnici)
- greifen nur modulierend ein, deren Innervation ist jedoch für Funktionsfähigkeit der Erregung nicht erforderlich

GI-Hormone
- freigesetzt durch Erregung von Mechano- und Chemorezeptoren in der Magen- und Darmwand
- wirken stimulierend oder hemmend auf verschiedene Segmente des GI-Trakts

Einflüsse auf die Magenmotilität

Neuroendokrine Steuerung der GI-Motilität

Stimulation (Tonus/Motilität)	
Acetylcholin (Parasympathikotonus)	
Gastrin	gastrale Säuresekretion ↑ gastrointestinale Motilität ↑ Pepsinogensekretion ↑ Regulation des Mucosawachstums
Motilin	gastrale Motilität ↑
Cholecystokinin (Dünndarm, Dickdarm)	Tonus des Ösophagussphinkter ↓ Dünndarm-, Dickdarmmotilität ↑ Gallenblasenkontraktion ↑ Pankreassekretion ↑ Relaxation des Sphinkter Odii
PP (pankreatic polypeptide)	Pankreassekretion ↓ Gallengangsmotilität ↓ Gastrale Motilität ↑
Thyroxin, Trijodthyronin	

Hemmung (Tonus/Motilität)	
Adrenalin, Noradrenalin (Sympathikotonus)	
Sekretin (Magen)	gastrale Säuresekretion ↓ gastrale Motilität ↓ Pankreassekretion ↑ hepat. Gallensekretion ↑ Regulation des Pankreaswachstums
Glukagon	
Cholecystokinin (Magen) feed back	gastrale Säuresekretion ↓ gastrale Motilität ↓
GIP (gastric inhibitory peptide) feed back	Insulinsekretion bei Hyperglykämie ↑ Dünndarmsekretion ↑ gastrale Säuresekretion ↓
Somatostatin	gastrale Säuresekretion ↓ gastrointestinale Motilität ↓ Gastrinsekretion des Magens ↓ Pankreassekretion ↓ Gallenblasenkontraktion ↓

Motilität des Magens

„Gastrointestinaler Schrittmacher"

- **autonome Muskelzellen** im Korpusbereich des Magens, die ähnlich wie am Herz, rhythmische elektrische Potentiale aussenden → **spontane Depolarisationen (ECA = "electrical control activity")** mit einer Frequenz von 2–3/min bei Erreichen eines Schwellenwertes → Aktionspotential mit Kontraktionen = ERA = "electrical response activity". Ob und wie oft dieser Erregungswelle Kontraktionen folgen, hängt von der Summe der neuronalen und humoralen Einflüsse ab. Gastrin und Cholecystokinin erhöhen die Antworthäufigkeit und Schrittmacherfrequenz, andere Peptidhormone wie z. B. GIP (gastro inhibitory peptide) hemmen diese Motilität
- die resultierenden peristaltischen Wellen laufen mit zunehmender Geschwindigkeit auf Antrum und Pylorus zu. Aufbau eines aboralen Druckgradienten, peristaltische Wellen von Cardia zu Pylorus (0,5–4 cm/s)
  - die meisten peristaltischen Wellen führen zur **Durchmischung** des Speisebreis und kommen im Antrum zum Stillstand
  - intensive Peristaltik im Antrum führt zu einer **portionsweisen Entleerung** des Mageninhalts in das Duodenum. Übertritt von Nahrungsbestandteilen (< 1 mm) ins Duodenum (Siebfunktion des Pylorus)
- die interdigestive Peristaltik vom Magen über das Duodenum bis zum Ileum wird als „interdigestiver Motorkomplex" (MMC = "migrating motility complex") bezeichnet
- im Dünndarm nimmt die Frequenz der langsamen Potentialschwankungen der glatten Muskulatur analwärts ab. Dadurch laufen die peristaltischen Wellen nur von oral nach anal
- Wandergeschwindigkeit vom Magen bis Ileum 90–120 min

Motilität des Dünndarms

- neben den **perisaltischen Wellen** noch weitere rhythmische Spontandepolarisationen
- Kontraktionen bewirken einerseits eine **rhythmische Segmentation** und andererseits **Pendelbewegungen,** die der Durchmischung des Chymus dienen
- rhythmische Spontandepolarisationen 11–12/min im Jejunum und 8–9/min im Ileum
- Passagezeit: 90–300 min

Motilität des Dickdarms

- autonome Erregungen, jedoch nicht durchgehend und synchronisiert
- 2–3 mal/Tag sogenannte **Massenbewegungen** von Darmabschnitten in Richtung Rektum, häufig nach Nahrungsaufnahme → **gastro-colischer Reflex**

- wird das obere Rektum zunehmend mit Darminhalt gefüllt, werden dort Druckrezeptoren erregt. Bei Erreichen eines kritischen Füllungsdrucks kommt es zum zentral ausgelösten Stuhlgang
- Passagezeit: 12–72 h
- normale Stuhlfrequenz: 3 × pro Tag bis 3 × pro Woche

Allgemeine Überwachung/Diagnostik

Anamnestische Hinweise

- bekanntes Ulcus ventriculi, Gallensteine, Angina visceralis, Zustand nach Mesenterialinfarkt bei absoluter Arrhythmie
- vorausgegangenes Abdominaltrauma (Verdacht auf typische Spätkomplikationen wie gedeckte Perforation oder zweizeitige Milzruptur), ...

Physikalische Untersuchung

▶ **besonders im Verlauf wichtig,** sollte möglichst vom selben Untersucher **mehrfach täglich** erfolgen, um Veränderungen zu erfassen

- **abdominelle Schmerzen**
  Art, Lokalisation, Ausstrahlung und Dauer von abdominellen Schmerzen können beim Intensivpatienten nur in Ausnahmefällen zufriedenstellend beantwortet werden und einen Hinweis auf die Ursache geben
  - Charakter: konstant (peritonitisch); rhythmisch (Kolik)
  - Beginn: perakut: (Perforation, akuter Gefäßverschluß)
  - Ausstrahlung: gürtelförmig (Pankreatitis), ins äußere Genitale (Ureterstein)

- **Darmgeräusche**
  die Auskultation des Abdomens sollte über mindestens 2–5 min erfolgen, um Darmgeräusche nachzuweisen, da es z. T. extrem erschwert ist, wie z. B. bei intraaortaler Ballonpumpe
  - „Totenstille" → paralytischer Ileus
  - „klingende Geräusche" → mechanischer Ileus

- **Palpation**
  - Abwehrspannung: bretthart bei generalisierte Peritonitis, bei Pankreatitis eher elastischer Widerstand („Gummibauch")
  - Meteorismus (Ileus)
  - rektale Untersuchung

- **Inspektion**
  - Flankenhämatome? (Hinweis auf retroperitoneale Blutung, können auch spontan unter Antikoagulation auftreten) → Gefahr eines paralytischen Ileus

Zusatzinformationen

- über Darmfunktion (Verdauung/Passagestörung)
  - Reflux/Erbrechen
    Verlust aus Magen-, Duodenalsonde und Drainagen (Menge und Aussehen).
    Ein Verlust von 1000 ml Sekret/24 h aus der Magensonde ist bei Oberbauch-
    atonie durchaus normal. Fördert die Magensonde weniger, so wird ein Teil
    des Magensekrets über den Dünndarm weitergefördert.
    Ist das Magensekret grünlich gefärbt, so zeigt der Gehalt an Gallenflüssig-
    keit die weiter bestehende Oberbauchatonie an.
    Bei zunehmender Motilität im Bereich von Magen und Dünndarm wird das
    Sekret hellbräunlich
  - Stuhlgang? (Zeitpunkt, Aussehen)
- Körpertemperatur ($\rightarrow$ Infektion?)
- Mikrobiologie ($\rightarrow$ Infektion?)
- Parameter der Perfusion und Oxygenierung
  - Hämodynamik (arterieller Blutdruck, Urinausscheidung, ZVD, PCWP, HZV)
  - Gewebeoxygenierung (O_2-Angebot und -verbrauch)
  - metabolische Parameter (arterieller pH-Wert, BE, Laktat)
- Laboruntersuchungen
  sind in der Regel nicht spezifisch, jedoch wichtige Bausteine in der Diagnostik
  - Elektrolytverschiebungen ($\rightarrow$ Atonie)
  - Gesamt Eiweiß ($\rightarrow$ Darmwandödeme)
  - Leukozytose ($\rightarrow$ Infektion?)
  - Laktat (-azidose) ($\rightarrow$ Gewebeoxygenierung?)
  - metabolische Azidose ($\rightarrow$ Gewebeoxygenierung?)
  - Amylase, Lipase, Transaminasen ($\rightarrow$ Pankreatitis, Hepatitis, Cholestase?)
  - CK/CKMB ($\rightarrow$ DD: Myokardinfarkt bei abdominellen Schmerzen)

Bildgebende Verfahren

Röntgennativaufnahme des Abdomen
in Linksseitenlage (wenn möglich)
  - freie Luft im Abdomen
  - Gas-, Luft-, Flüssigkeitsspiegel
- bei dringendem Perforationsverdacht und fehlendem Nachweis von freier Luft
  kann auch über die Magensonde oder bei einer Endoskopie Luft insuffliert
  werden (ca. 200 ml) und die Aufnahme kann dann wiederholt werden

Abdomensonographie

▶ die Sonographie wird grundsätzlich bei ausgeprägtem Meteorismus, extrem
  adipösen Patienten oder durch liegende Drainagen erschwert oder eingeschränkt. Die Aussagekraft hängt aber auch stark von der Erfahrung des Unter-
  suchers ab

direkte Darstellung des erkrankten Organs
- intraparenchymatöse Veränderungen von Leber, Milz, Gallenblase und mit Einschränkung auch des Pankreas
- Fettleber, Cholestase (intra-, extrahepatisch, Gallensteine), Stauungsleber, Pfortaderthrombose, Cholezystitis, Sludge
- Pankreatitis
- zweizeitige Milzruptur

indirekte Hinweise für intraabdominelle Prozesse
- freie Flüssigkeit ab 200 ml nachweisbar
- Nachweis von Darmbewegungen
- flüssigkeitsgefüllte atonische Darmschlingen mit Wandverdickung (Ileus)
- retroperitoneales Hämatom (Bauchwandhämatom)

Duplexsonographie der Mesenterialgefäße
- die Duplexsonographie erlaubt nur die Darstellung des **Truncus coeliacus und der A. mesenterica superior**. Periphere Durchblutungsstörungen und Stenosen im Bereich der A. mesenterica inferior können nicht erkannt werden

CT des Abdomen
- bessere räumliche Auflösung als Sonographie unabhängig von überlagernden Strukturen
- durch Dichtemessung Unterscheidung zwischen Hämatom, Serum und Abszeß möglich
- ▶ **Nachteil:** Transport notwendig (instabile Patienten)

Angiographie
- zum einen bei Verdacht auf intestinale Ischämie (A. mesenterica superior und inferior) indiziert, um embolische oder thrombotische Gefäßverschlüsse von einer "non occlusive disease" zu unterscheiden. Bei der "non occlusive disease" sollte der Katheter zur lokalen vasodilatorischen Therapie belassen werden
- zum anderen bei endoskopisch ungeklärten Gastrointestinal- oder Retroperitonealblutungen und ggf. Embolisierung
- Nachteil: Transport notwendig: (instabile Patienten) und Dauer der Untersuchung

Weitere Untersuchungen

Leukozyten-Scan
- der nuklearmedizinische Nachweis eines entzündlichen intraabdominellen Prozesses mit Indium markierten Leukozyten ist eine Methode mit hoher diagnostischer Effizienz
- wiederholte Transporte in die Diagnoseeinheit, sowie das lange Zeitintervall bis zur Diagnosestellung führen dazu, daß dieses Verfahren für den Intensivpatienten in der Regel keine Bedeutung hat

Endoskopie

Gastroskopie

- besonders zur Differentialdiagnostik oberer GI-Blutungen
- auch therapeutisch zur Sklerosierung bei Ulcus ventriculi, aber auch
- gezielte Plazierung von Sonden (Duodenalsonde, PEG)

Rekto-, Sigmoidoskopie

- bis ca. 60 cm ab ano
- nicht ausreichend zu Darmischämiediagnostik, da mit Ischämien insbesondere im Versorgungsgebiet der A. mesenterica sup. gerechnet werden muß

Coloskopie

- eine Coloskopie mit Einschluß des terminalen Ileum könnte die diagnostische Treffsicherheit erhöhen, ist jedoch nur zum Ausschluß einer ischämischen Colitis geeignet, nicht jedoch bei Dünndarmbeteiligung
- Diagnose einer unteren GI-Blutung (z. B. Divertikelblutung)
- endoskopische Luftabsaugung und Darmausräumung des Colons
- Diagnose einer pseudomembranösen Colitis

Explorative Laparatomie

- nach wie vor der sicherste Weg jeder intraabdominellen Diagnostik und sollte daher großzügig und um so eher durchgeführt werden, je kritischer der Zustand des Patienten ist

Zusätzliche Überwachung/Diagnostik

Laktat

Laktatstoffwechsel
- Laktat stammt aus dem Stoffwechsel von Pyruvat, das aus der Verstoffwechlung von Glukose und Aminosäuren (bes. Alanin) entsteht. Normalerweise werden pro Tag ca. 115 g produziert. Die Verwertungskapazität der Leber (durch Glukoneogenese) liegt mit bis zu 240 g deutlich höher als die normale Tagesproduktion, zudem werden geringe Mengen in den Nieren zu $HCO_3^- + CO_2 + H_2O$ umgewandelt
- Bestimmung des Serumlaktatspiegel (normal: 6–20 mg/dl; 0,5–2,2 mmol/l)

Pathophysiologie
- **erhöhte Laktatspiegel** könne **durch erhöhte Produktion und/oder verminderte Verwertung** bedingt sein. Dies erschwert zusätzlich die Interpretation erhöhter Laktatwerte, bes. im Schockgeschehen und schränkt die Wertigkeit des Serumlaktats als Zielgröße der Therapie zumindest ein

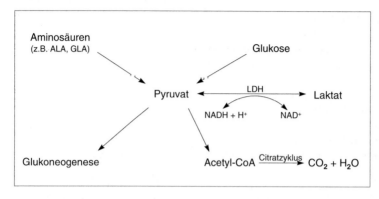

Abb. 55. 1.
Laktatstoff-
wechsel

Zum Anstieg des Serum Laktatspiegels kann es kommen, bei
- **Laktatazidose Typ A:** unter **anaeroben** Bedingungen wird **in der Peripherie** (z. B. Darm, Muskulatur, ...) vermehrt Laktat gebildet
- **sogenannte Laktatazidose Typ B$_1$:** eine schwere **Leberfunktionsstörung** kann bei Patienten **ohne Gewebehypoxie** zur Laktatämie oder Laktatazidose führen. Darüber hinaus kann sie eine bestehende hypoxische Laktatazidose verstärken
- **Laktatazidose Typ B$_2$:** außerdem kann die **Leber** im Rahmen schwerer Mikrozirkulationsstörungen durch vermehrte eigene Energiegewinnung vom laktatverwertenden zum **laktatproduzierenden** Organ werden

Ursachen einer Laktatazidose
- allgemeine Hypoxämie (z. B. kardiogener Schock, distributiver Schock, ...)
- Kältezittern, generalisierte Krämpfe, körperliche Aktivität
- Leberversagen
- schwere Hypoxie
- Kohlenmonoxidvergiftung
- Darmerkrankungen mit bakterieller Überwucherung (D-Laktat)

Vorteile der Laktat-Bestimmung
- Marker für anaeroben Stoffwechsel
- gute Korrelation zwischen Laktatkonzentration und Outcome
- einfache laborchemische Bestimmung

Konstellation bei Laktazidose
- Laktatkonzentration > 5 mmol/l
- Blut-pH < 7,30
- Anionenlücke > 20 mmol/l (Na$^+$ – [Cl$^-$ + HCO$_3^-$)] Norm: 5–12 mval/l
- negativer Base Excess

Aussagekraft/Fehlermöglichkeiten
eines erhöhten Laktatspiegels
- kein Beweis für eine Darmischämie (s. oben)
- keine Berurteilungsmöglichkeit der regionalen Durchblutung, kann aus anderen ischämischen Regionen stammen (z. B. A. femoralisverschluß)
- kann primär trotz Ischämie gering sein
- kann erst sekundär bei Reperfusion in die Blutbahn eingeschwemmt werden
- erhöhte Werte unter extrakorporaler Nierenersatzverfahren (z. B. CVVH) mit Ringer-Laktatpufferung
- erhöhte Werte bei eingeschränkter hepatischer Verstoffwechslung

▶ Laktatverlaufskontrollen sind ein wichtiger Baustein in der Summe der Darmischämiediagnostik

pH$_i$-Messung

- Einführung der Tonometrie durch Fiddian-Green im Jahre 1982 als Instrumentarium des gastrointestinalen Monitorings zur Erkennung von Perfusionsstörungen bzw. intestinalen Hypoxämien unter Einsatz einer Spezialmagensonde mit CO_2-durchlässigen Ballon an der Spitze
- Messung des intramukosalen pH-Wertes im Magen oder Sigma (pH$_i$)

Grundlage
- CO_2-Akkumulation bei verminderter Gewebsperfusion (verminderte Auswaschung des produzierten CO_2, sowie erhöhte CO_2-Produktion unter anaeroben Konditionen infolge vermehrtem Anfall von sauren Valenzen)
  (D-Glukose → 2 ATP + 2 Laktat$^-$ + 2 H$^+$)

Methode und Durchführung
- korrekte gastrale Positionierung einer speziellen Magensonde mit zusätzlichem Lumen für gasdurchlässigen Ballon (Tonometer)
- 2,5 ml NaCl 0,9% werden eingespritzt
- CO_2 diffundiert von der Magenmukosa in den mit NaCl 0,9% gefüllten Ballon
- Äquilibrationszeit von mind. 30 min (30–90 min)
- luftfreie Entnahme der instillierten Flüssigkeit
- der erste 1 ml wird verworfen, aus dem Rest dann der pCO$_2$ bestimmt
- simultane Messung des pCO$_2$ aus der tonometrischen Flüssigkeit (NaCl-Lsg.) und der arteriellen Bikarbonatkonzentration
- Berechnung des pH$_i$-Wertes anhand der modifizierten Henderson Hasselbalch Gleichung

modifizierte Henderson Hasselbalch Gleichung: $pH = 6{,}1 + \log \dfrac{[\text{art. HCO}_3^-]}{p\text{CO}_{2\text{Tonom.}}}$

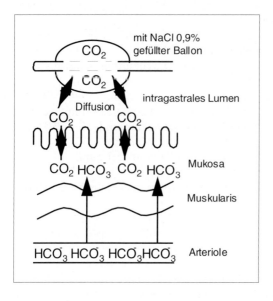

Abb. 55. 2. Prinzip der pH$_i$-Messung

Wie hoch ist der normale pH$_i$?
- pH$_i$ = 7.35–7.32 Fiddian-Green RG (1994)
- pH$_i$ > 7.35 Gutierrez G et al. (1992)

Aussagekraft
- Marker für Hypoxie der Magenmukosa (z. T. nur geringe Sensitivität und Spezifität)
- niedriger pH$_i$ korreliert gut mit Letalität bei großen operativen Eingriffen, Sepsis und Multiorganversagen
  - erhöhte Mortalität bei Patienten mit pH$_i$ < 7,32
  - in einigen Studien konnte gezeigt werden, daß ein niedriger pH$_i$ besser mit Multiorganversagen und Letalität einer Sepsis korreliert, als gängige Parameter wie Laktat, zentralvenöse O$_2$-Sättigung, APACHE II Score oder O$_2$-Angebot, bzw. -verbrauch
  - der Ausgangswert, sowie der Verlauf des pH$_i$-Wertes (bei Aufnahme und nach 24 h-stündiger Therapie) ist nach N.Maynard und D. Bihari ein guter prognostischer Parameter bezüglich des Outcomes (Sensitivität von 88%) und spiegelt am besten die Gewebsoxygenierung wider
  - höhere Überlebensraten bei Patienten mit normalen Ausgangswert, welcher über 12–24 h konstant blieb oder bei Patienten mit erniedrigtem Ausgangswert, der jedoch in den folgenden Stunden unter Therapie signifikant anstieg

▶ der pH$_i$ scheint somit ein sinnvoller Verlaufsparameter zur Aufdeckung und Therapiesteuerung einer regionalen intestinalen Gewebehypoxie zu sein

Fehlermöglichkeiten
- Luftaspiration bei der Entnahme der Tonometerflüssigkeit ($pCO_2 \downarrow \rightarrow pH_i \uparrow$)
- Abhängigkeit des pH_i vom respiratorischen Patientenstatus (art. $pCO_2 \uparrow$ bei Hyperkapnie $\rightarrow pH_iCO_2 \uparrow$)
- zu kurze Äquilibrierungszeit (< 30 min)
- nicht zuverlässige Rückschlüsse auf die Versorgung des gesamten Spanchnikus-gebietes anhand des pH_i des Magens
- Messung der arteriellen, systemischen Bikarbonatkonzentration und desssen Gleichsetzung zur lokalen, intramukosalen Bikarbonatkonzentration
- Bikarbonatpuffer bei Hämofiltration
- bikarbonathaltiger Reflux in den Magen puffert Salzsäure und treibt den pCO_2 im Magensaft über den mukosalen p_iCO_2
- Interferenz mit enteraler Ernährung?
- H_2-Rezeptorenblocker (?), angeblich keine Beeinflussung der pH_i-Messung durch H_2-Blocker! Vermeide jedoch Kalzium- und Magnesiumcarbonat-verbindungen!
- nur diskontinuierliches, indirektes Meßverfahren (Annahme: intraluminales pCO_2 = intramukosales pCO_2)

▶ **Cave:** unterschiedliche pCO_2 in NaCl 0,9% bei verschiedenen Blutgasanalysa-toren (bei Verlaufsmessungen muß immer das selbe Analysegerät genommen werden)

Indikationen
- Verlaufsmessungen bei Erkrankungen bei denen die O_2-Versorgung des Splan-chnikusgebietes gefährdet ist, wie z. B.:
  - Schock
  - Sepsis, Multiorganversagen
  - Low-output Syndrom
  - schwere Traumen

Kontinuierliche Verfahren
- indirektes Meßverfahren
  - Capnometric recirculating gas tonometry (**CRGT**), bei dem kontinuierlich eine Gasprobe zur Bestimmung des p_iCO_2 aus einer konventionellen naso-gastralen Tonometersonde entnommen und durch Infrarotmessung be-stimmt wird (Tonometrics oder TC-200 Tonocap)
  - Ballonless air tonometry, bei dem eine aus dem Gastrointestinaltrakt via Magensonde entnommene Gasprobe analysiert wird
- direktes Meßverfahren
  - Bestimmung des p_iCO_2 mit Hilfe eines fiberoptischen CO_2-Sensors (Opto-chemischer Sensor, welcher grünes Licht durch ein phenolrotgefärbtes Acylamidgel mit umgebender Bikarbonat-Puffer-Lösung emittiert und des-sen Absorbtionsveränderung mißt)

Mortalität in Abhängigkeit vom gastralen pH$_i$

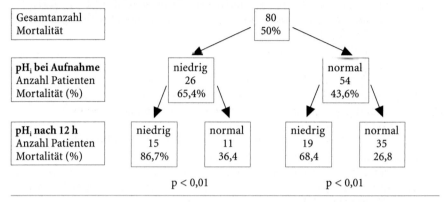

p < 0,01   p < 0,01

nach Doglio GR et al (1991)

Mortalität in Abhängigkeit von Laktat und gastralem pH$_i$

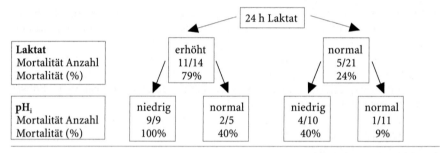

nach Friedmann G et al (1995)

Zusammenfassung

- gegenwärtig keine eindeutigen Parameter zur Detektion von regionalen Perfusionsstörungen im Splanchnicusgebiet verfügbar
- pH$_i$- und Laktatbestimmung nur mit Einschränkung als Verlaufsparameter zu verwertbar

Postoperative Darmatonie/paralytischer Ileus

- fällt die komplexe Koordination der GI-Motilität aus, so laufen die Kontraktionen im Verdauungstrakt unkoordiniert und ineffektiv ab. Beispielhaft hierfür ist die physiologische postoperative „Atonie" des Gastrointestinums. Sie ist nur kurze Zeit postoperativ durch eine wirkliche Atonie, d. h. einem Verlust der GI-Motilität bedingt. Danach bewegt sich der Magen-Darminhalt nicht vorwärts, weil die Kontraktionen ungeordnet sind

Normale Entleerungszeiten und postoperative Normalisierung

	normale Entleerungszeiten ab Nahrungsaufnahme	postoperative Normalisierung der Funktion
Magen	20 min–3 h	6–48 h
Dünndarm	7–9 h	6 h–3 Tage
Dickdarm	24–30 h	3–5 Tage oder länger
Rectum	30–5 Tage	3–5 Tage oder länger

die Frequenz des Stuhlgans variiert von 3 mal pro Tag bis 1(-2) mal pro Woche

- die Angaben über die **Normalisierung der Darmfunktion** nach operativen Eingriffen sind sehr unterschiedlich. Dies ist um so verständlicher, da bei Gesunden die Entleerungszeiten erheblich variieren können
- Normalisierung der Motilität zuerst im oberen Verdauungstrakt später auch distal: koordinierte Motorik ist im Magen meist schon 6–12 h postoperativ wieder nachweisbar, bei abdominellen Eingriffen dauert es bis zu 48 h, im Colon in der Regel 3 Tage und länger
- in den meisten Kliniken hat sich der **3. Tag als sogenannter „Abführtag"** etabliert, wobei allerdings eine weitere Wartezeit bis zum 5.–6. Tag im allgemeinen toleriert werden kann
- spätestens aber am 3.–4. **postoperativen Tag müssen** jedoch **Darmgeräusche** nachweisbar sei, wenn ein unkomplizierter Verlauf vorliegt, danach sollte die Atonie dringlich diagnostisch abgeklärt werden, **denn der Übergang von der Atonie zum paralytischem Ileus ist fließend**
- ▶ **Anm:** unter Obstipation versteht man ein Intervall von mehr als 3 Tagen zwischen 2 Stuhlentleerungen

Bedeutung von Motilitätsstörungen

Gastroparese

- erhöhtes Aspirationsrisiko, fehlender aboraler Nahrungstransport

Ursache:
- erhöhter Sympathikotonus, Hypokliämie, Hypomagnesiämie, Hyperglykämie, reflektorisch nach Op., autonome Polyneuropathie (z. B. bei Diabetes mellitus), Sklerodermie

Darmatonie

Ursache:
- erhöhter Sympathikotonus, Elektrolyt-, Perfusionsstörungen, motilitätshemmende Medikamente (Katecholamine, Opioide)

Komplikationen der Darmatonie

Die Atonie des GI-Traktes ist aber nicht nur ein postoperatives Problem, sondern kann den Krankheitsverlauf jedes Intensivpatienten komplizieren

Distension der Darmwand
- die Darmatonie bewirkt über eine intraluminale Flüssigkeitszunahme und eine Veränderung der mikrobiellen Flora mit verstärkter Gasbildung eine **intaluminale Druckerhöhung und eine Distension der Darmwand** → Abnahme der Darmperfusion → Darmwandödem → Störung der immunologischen und Barrierefunktionen des Darms → **Darm als Motor des Multiorganversagens**
- über eine Zunahme der Sequestration von Wasser, Elektrolyten und Proteinen in das Darmlumen und die Darmwand kann auch eine systemische Hypovolämie verstärkt werden

Darmischämie
- die Distension der Darmwand führt zu **lokalen Zirkulationsstörungen**, die zunächst ein Darmwandödem verursachen, wobei es im weiteren Verlauf zur ischämischen Hypoxie von Darmanteilen kommen kann und so die **Permeabilität der Darmmukosa erhöht** wird
- im Zusammenhang mit einem septischen Schock, einem ausgeprägten Trauma, Verbrennungen oder einem Herzversagen mit Low-output-Syndrom konnte eine erhöhte Permeabilität der Darmschleimhaut nachgewiesen werden. Vor allem, wenn zur Kreislaufstabilisierung α-adrenerge Katecholamine eingesetzt werden, kann sich die Hypoxie des Darmes noch verstärken

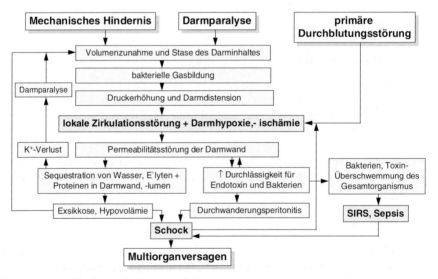

Abb. 55.3. Komplikationen der Darmatonie

- während einer **Ischämie** durchwandern Mikroorganismen in großer Anzahl die Darmwand (**Translokation**). Bei kardiochirurgischen Patienten tritt aufgrund einer mesenterialen Ischämie während der EKZ eine Endotoxinämie auf. Die Endotoxinämie aktiviert Zytokine (z. B. TNF), welche für den postoperativen Anstieg der kapillaren Permeabilität verantwortlich sind
- bereits kleine Endotoxinmengen vergrößern die Permeabilität der Darmwand und steigern so die Translokation. Daher kann Endotoxin einen Teufelskreis starten, beginnend mit einer erhöhten Darmpermeabilität, Endotoxinabsorption, einem weiteren Anstieg der Darmpermeabilität bis zum nachfolgenden Multiorganversagen
- der Übertritt von Toxinen (Absorption) und Bakterien (Translokation) aus dem Darm kann somit ein toxisches oder septisches Krankheitsbild verursachen oder weiter unterhalten
- das Vollbild des paralytische Ileus kann somit durch ein akutes Abdomen mit Peritonitis, durch Sepsis und Volumenmangel gekennzeichnet sein

Ursachen von Motilitätsstörungen

In der Regel ist ein Zusammentreffen **mehrerer der folgenden Faktoren** für **eine** prolongierte Darmatonie **verantwortlich:**
- präoperative Erkrankungen und operative Einflüsse
- postoperative Einflüsse
- intensivmedizinische Einflüsse
- Stress, Schmerz (peri- und postoperativ erhöhter Sympathikotonus)
- Magenblähung, Darmblähung (Maskenbeatmung, Fehlintubation, Fehllage der Magensonde, Aerophagie [Masken-CPAP, psychotische Patienten])
- Medikamente, die die GI-Motilität hemmen z. B. Katecholamine, Opioid, Muskelrelaxanzien, Anticholinergika, Clonidin, Calciumantagonisten, calciumhaltige Antacida, etc.
- Manipulation am Peritoneum → Zerstörung des gastralen Schrittmachers (Gastrektomie, B II Resektion)
- chirurgische Komplikationen (Nahtinsuffizienz, Perforation bei Ulcus, Darmischämie, Divertikulitis, Peritonitis, Abszesse, retroperitoneales Hämatom u. a.)
- Postaggressions-Syndrom und Störungen im Wasser- und Elektrolythaushalt führen zu Störungen der autonomen Schrittmacherpotentiale (erhöhter Sympathikotonus und verminderter Parasympathikotonus, Hypokaliämie, Hypomagnesiämie)
- Perfusionsstörungen (Schock, schweres Trauma, venöser Rückstau bei Rechtsherzversagen, pulmonaler Hypertonie oder Überdruckbeatmung, Herzinsuffizienz mit Low-output-Syndrom
- lange extrakorporale Kreislaufzeit bei kardiochirurgischen Eingriffen (nur wenige Untersucher konnten diese Hypothese nicht bestätigen)
- das Bild eines Mesenterialinfarktes kann bei schwerer Herz- und Kreislaufinsuffizienz auch auftreten, ohne daß die Mesenterialarterien embolisch verschlossen sind. Hauptursache ist offenbar der kardiale oder zirkulatorische Schock ("non occlusive disease")

- eine Darmischämie bedingt durch einen Mesenterialinfarkt (häufig embolisch, selten artheriosklerotisch) oder eine Mesenterialvenenthrombose, sowie eine "non-occlusive Disease" kann zur Darmatonie führen. (gel. auch blutige Durchfälle)
- totale parenterale Ernährung durch fehlende Darmfüllung als Stimulus für die GI-Motilität an den Dehnungsrezeptoren oder schlackenarme Kost und zu geringe Flüssigkeitszufuhr
- **Begleiterscheinung** bei anderen Erkrankungen
  - Hypothyreose (Thyroxin, Trijodthyronin wirken stimulierend auf die Darm-motilität)
  - Diabetes mellitus (autonome Polyneuropathie) im Wechsel mit Diarrhoe
  - Myokardinfarkt
  - Hirn- und Rückenmarkläsionen

Prophylaxe der Darmatonie

Die Prophylaxe von Darmatonie ist die wichtigste Vorrausetzung zur Verhinderung der postoperativen Komplikationen.

Basismaßnahmen		Bemerkung
Magensonde		• Ableitung von Sekret • Verhinderung einer Überdehnung
enterale Ernährung	Magensonde, Duodenalsonde, PEG	• beugt der Zottenatrophie vor und damit der Aufrechterhaltung der Barrierefunktion der Darmschleimhaut • regt Peristaltik an

eine enterale Ernährung sollte auch nach einigen Operationen im GI-Trakt möglichst früh erfolgen und ist auch dann sinnvoll, wenn der Reflux über die Magensonde noch relativ hoch ist, da immer ein gewisser Überlauf vom Magen in das Duodenum stattfindet. Die Ernährung über eine **Duodenalsonde** oder eine **PEG** (perkutane endoskopische Gastrostomie) ist dann sicherlich die elegantere Methode

angepaßte Sedierung	Ketamin, Benzodiazepine	• geringe Beeinflussung der GI-Motilität
	Dehydrobenzperidol	• durch α-Blockade eher positiver Einfluß auf GI-Motilität
	Opioide	• Atonien und Obstipation
Normalisierung des Wasser- und	Hypovolämie	• Hypovolämie verstärkt bestehende lokale oder globale Perfusionstörungen der Darmwand
	Hypokaliämie	• Soll 4,5–5,5 mmol/l (Hypokaliämie ist eine Ursache für Darmparalyse)
Normalisierung des Eiweißstatus	KOD Serum-Albumin	• Soll > 18 mmHg • Soll > 2,5 g/dl um ein Darmwandödem mit folgender Motilitätsstörung zu vermeiden

Cave: Besteht ein Darmwandödem ist eine medikamentöse Therapie der Motilitätsstörung fast aussichtslos

Therapie der Darmatonie

Bei nichtvorhandener Peristaltik

Peristaltikfördernde Medikamente

	Wirkung	Dosis	Nebenwirkungen/Bemerkungen
Dexpanthenol (Bepanthen)	gesteigerte Synthese von Acetylcholin	Prophylaxe 2 Amp. i.v. während od. unmittelbar nach Op. Therapie: 3–6 Amp. (1,5–3 g) i.v.	
Neostigmin (Prostigmin)	Cholinesterasehemmer (Erhöhung der Acetylcholin-Konzentration) parasympathikomimetisch	1,5–3 mg (0,03–0,06 mg/kg, max. 0,08 mg/kg) als Kurzinfusion i.v. Wirkeintritt: 30–90 min	Bradykardie, AV-Block Hypotonie, ↑ Speichel- und Bronchialsekretion, Bronchospasmus
Pyridostigmin (Mestinon)	s. Neostigmin	10–20 mg (0,1–0,2 mg/kg, max. 0,3 mg/kg) als Kurzinfusion i.v. längere Wirkdauer	s. Neostigmin
Metoclopramid (Paspertin)	zentral u. peripher: Blockierung von Dopaminrezeptoren; in höheren Dosen: serotoninagonistisch (⇒ antiemetisch) Freisetzung von Acetylcholin am Plexus myentericus ⇒ ↑ des Kardiatonus (Reflux ↓) ↑ der Antrummotilität ↓ der Fundusrelaxation	1–3 × 1 Amp. à 10 mg	extrapyramidale Störungen bes. in höheren Dosen und bei Kindern
Domperidon (Motilium)	peripher dopaminantagonistisch ↑ den Kardiatonus, ↓ die Fundusrelaxation u. ↑ die Antrummotilität	3 × 10–20 mg p.o. (1–2 ml, 1–2 Tbl.)	passiert kaum Blut-Hirn-Schranke, kaum NW
Cisaprid (Propulsin)	setzt selektiv am Plexus myentericus Acetylcholin frei, wirkt im gesamten GI-Trakt, auch im Colon+	3 × 10 mg (10 ml) p.o.	selten abdominelle Krämpfe, Diarrhoe

	Wirkung	Dosis	Nebenwirkungen/Bemerkungen
Ceruletid (Takus)	Cholecystokinin-Analogum, direkte Wirkung auf glatte Muskulatur und erhöhte Acetylcholinfreisetzung am Plexus myentericus	2 ng/kg/min i.v. 1 Amp. auf 50 ml NaCl 0,9% ≈ 10–20 ml/h	stimuliert exokrine Pankreasfunktion KI:Pankreatitis Hypotonie, Übelkeit, schmerzhafte Tenesmen
Erythromycin (Erythrocin)	agonistische Wirkung am Motilinrezeptor am Magen und Dünndarm und führt so zu Kontraktionen am Antrum und einer verbesserten Koordination antroduodenaler Motilität	2 × 0,5 g od. 4 × 0,25 g i.v./p.o.	bakteriostatisches Antibiotikum Ind: Gastroparese in Entwicklung: Erythromycin-Analoga ohne antibiotische Wirkung

Sympathikolyse

therapeutische PDA	Carbostesin 0,125% initial Bolus von 10 ml, dann Perfusor mit 4–10 ml/h
α- oder β- Blocker (DHB, Urapidil)	kommen aufgrund meist sehr eingeschränkter Kreislaufverhältnisse nur selten in Betracht evtl. im Sedierungsregime

Bei vorhandener Peristaltik

Durchaus sind mehrere Versuche mit verschiedenen Substanzen notwendig bis sich der gewünschte Erfolg einstellt.

Osmotisch wirksame Laxanzien/Antiabsorptiva

Schwer resorbierbare Substanzen, die die Resorption von Natrium und Wasser aus dem Darm hemmen, zusätzlichen zu einen Einstrom von Wasser, Natrium und Kalium in das Darmlumen führen und so die Dehnungsrezeptoren erregen

Nebenwirkungen:
• abdominelle Schmerzen, Meteorismus, Flatulenz, bei längerer Anwendung Elektrolytverluste, bes. Kalium

	Dosis	Nebenwirkungen/Bemerkungen
Lactulose (Bifiteral)	1 × 1–1½ Btl. à 6 g bis 3 × 5 Btl. (30 g)	
Gastrografin	1 × 60–100 ml p.o.	Überempf.-Reaktion u. vereinzelt urtikarielle Hautreaktionen selten Übelkeit, Erbrechen bei Aspiration Möglichkeit eines Lungenödems

	Dosis	Nebenwirkungen/Bemerkungen
Rizinusöl	100 ml warme Milch + 30 ml Rizinusöl (3–6 Kps. à 2 g)	
Sennafrüchte (X-Prep), Abführtee	mind. 75 ml viel nachtrinken (insg. 2–3 l) 1–2 Tassen Tee	Sennablätter enthalten Glykoside, aus denen Anthrachinone gespalten werden, die die Resorption von Wasser und Natrium hemmen und so die Darmperistaltik stimulieren Darmentleerung erfolgt nach 5–8 h
Bisacodyl (Dulcolax)	2 Dragees (Wirkeintritt nach 5–10 h)	

rektale Einläufe

Schwenkeinlauf		**Cave:** Läsionen von Rectum oder Sigmoid
Glycerol (Babylax, Glycilax Miniklistier)	Säuglingen ½–1 Rectiole, Kleinkindern 1 Rectiole, Schulkindern 1–2 Rect.	
1 × Klysma salinisch, 1 × Klysma Sorbit	1–2 Klysmen	
Bisacodyl (Dulcolax)	Supp. (führt kurzfristig zu einer Entleerung 15–30 min)	Supp.: Wirkstoff quillt im Rektum und führt so zur Erregung der Dehnungsrezeptor
CO_2-Laxans (Lecicarbon)	1–2 Supp.	setzt CO_2 frei und führt so zur Erregung der Dehnungsrezeptoren, sehr schonend!

Begleitende Maßnahmen

Gabe von Quell- und Gleitmitteln Leinsamen, Hemizellulose (Nutrivital)	quellen mit ausreichender Flüssigkeitszufuhr ⇒ verstärkte Peristaltik	Wirkeintritt nach 10 h 3 × 1–2 Kps.	Ileusgefahr durch Verkleisterung, wenn zu wenig Flüssigkeit
Sphinkterdehnung, endoskop. Darmdekompression			
Colonmassage warme Rolle	kann sehr effektiv sein		
Antiblähmittel Simethicon (Sab simplex)	bringt die bei Blähungen entstehenden Schaumbläschen zum zerfallen, sodaß die Darmgase resorbiert werden oder natürlich abgehen können	3–6 × 5–30 ml Kleinkinder 4–6 × 15 Trp.	

Prophylaxe und Therapie der Darmischämie

Perfusionsverbesserung

- Optimierung der Volumentherapie
- Verbesserung des O_2 Angebots
  → Erhöhung des Hb, HZV, Perfusionsdruck
- **kritischer Einsatz von α-adrenergen Substanzen** (bes. Noradrenalin)
  Die bei Intensivpatienten zur Stabilisierung des Kreislaufs oft notwendige Katecholamintherapie kann jedoch auch dazu führen, daß im Splanchnikusgebiet unter der Stimulation der α-Rezeptoren eine Verschlechterung der Perfusion eintritt. Die therapeutischen Möglichkeiten sind in dieser Situation eingeschränkt
- ▶ ob durch die Kombination von Vasopressoren mit dem neuen Katecholamin Dopexamin oder mit Phosphodiesterase-III-Hemmern die vasopressorbedingte mesenteriale Vasokonstriktion abgeschwächt werden kann, ist derzeit noch nicht sicher erwiesen
- **Dopamin**
  in niedriger Dosierung (2–4 µg/kg/min) soll über eine bevorzugte Stimulation der Dopaminrezeptoren der Nieren- und Splanchnikusgefäße vasodilatierend wirken. Diese Effekte ließen sich jedoch nicht von allen Untersuchern bestätigen, es wurde gar von einer Verschlechterung der Leberperfusion unter Dopamin berichtet
- **Dopexamin (Dopacard)**
  Eine bessere Substanz zur Perfusionsverbesserung im Splanchnikusbereich könnte der kombinierte β_2- und Dopaminrezeptoragonist sein
- **Phosphodiesterase-III-Hemmer**
  Ob dadurch die mesenteriale Vasokonstruktion der Vasopressoren abgeschwächt und eine relevante Senkung des intestinalen Gefäßwiderstandes erreicht werden kann, ist derzeit noch in Diskussion
- **Vasodilatanzien** (Ca-Antagonisten, Papaverin [0,5–1 mg/kg/h]) erscheinen besonders lokal appliziert über einen noch belassenen Angiographiekatheter bei "non-occlusive disease" sinnvoll

Erhaltung der gastrointestinalen Integrität

Frühe enterale Ernährung
- besonders wichtig. Dadurch wird nicht nur die Peristaltik angeregt, sondern auch die Barrierefunktion der Darmschleimhaut am besten aufrechterhalten

Glutamin
- **Glutamin** ist einer der wichtigsten Nährstoffe für die Darmmukosa. Eine längerfristige glutaminarme oder -freie parenterale oder enterale Ernährung fördert die Translokation zu den mesenterialen Lymphknoten. Glutamin schützt vor einer Schleimhautatrophie und vermindert so die bakterielle Translokation

Immunnutrition
- Omega-3-Fettsäuren (Docosahexaensäure, Eicosapentaensäure)
- **antiinflammatorisch** (verringerte Synthese von IL-1 und TNF)
  Synthese von **Leukotrienen** der 5er-Reihe und **Prostaglandinen** der 3er-Reihe
  bei gleichzeitiger Hemmung der Eikosanoidsynthese ↓ (**Leukotriene** der 4er-
  Reihe, **Prostaglandine** der 2er-Reihe)
- Perfusionsverbesserung im Leber- und Splanchnikusgebiet, da vermehrt
  vasodilatierene Metabolite, wie PGI_3 gebildet werden.
- **α-Linolensäure** Präkursor der Omega-3-Fettsäuren
- **Linolsäure** Vorstufe für Prostaglandin- u. Prostazyklin-stoffwechsel: Arachidonsäure, aus der die **Leukotriene** der 4er-Reihe (Chemotaxis und endotheliale
  Permeabilitätserhöhung!) und die **Prostaglandine** der 2er-Reihe metabolisiert
  werden

Spurenelemente (Selen)
- wichtiges Antioxydanz, neben Vitaminen C, E, β-Carotin (Radikalenfänger)
- Bestandteil der Glutathionperoxidase mit 1000 × höherer antioxydativer Potenz
  als Vitamin E

Operation

- bei embolischem oder thrombotischem Mesenterialarterienverschluß Dünn-
  bzw. Dickdarmteilresektion

Diarrhoe

Definiton

- mehr als 3 Stuhlentleerungen am Tag mit einem Gewicht
- > 300 mg Faeces und einem Wassergehalt > 76%

Ursachen

Eine Diarrhoe kann sowohl durch einen osmotisch wirksamen Darminhalt ausgelöst werden, als auch durch eine Imbalance zwischen Motilität, Sekretion und
Resorption.
- **osmotische** Ursachen: (hperosmolare Sondenkost, Laktose bei Laktoseintoleranz, sekretorische Diarrhoe mit Netto Wasser- und Elekrolytsekretion bei bakteriellen Toxinen, Gallensäuren, entzündlichen Prozeßen wie M. Crohn, TBC
  sowie Proteinsekretion (großes Adenom)
- **funktionelle** Ursachen:
  Imbalance zwischen Motilität, Sekretion- und Resorptionleistung

- **mikrobiologische** Ursachen:
  kontaminierte Nahrungsbestandteile, bakterielle Infektionen (Salmonellen, Shigellen, Staphylokokken etc.) und pseudomembranöse Kolitis → Clostridrium-difficile-Toxinnachweis

Maldigestion/Malabsorption
- mangelhafte Enzym- und oder Gallensekretion
  - Störung der Hydrolyse von Kohlenhydraten, Eiweiß und Fett in niedermolekulare Spaltprodukte bzw. der Emulgierung der Fette
  - Hauptursachen: gastrisch (z. B. nach Magenresektion), hepatobilär (z. B. Cholestase), Gallensäureverlustsyndrom (z. B. Ileumerkrankungen), pankreatisch (z. B. chronische Pankreatitis)
- Mukosaatrophie (nach längerer enteraler Nahrungskarenz)

Alimentär
- Sondenkost (zu hohe Osmolarität, zu rasch große Mengen)
- Laktoseintoleranz

Intestinale Infektionen
- z. B. Shigellen, Campylobacter, enteritische Salmonellen, E. coli, Clostridium difficile, Viren, Pilze oder Parasiten
- ▶ eine kontaminierte Sondenkost ist auszuschließen

Endokrin
- Hyperthyreose
- häufig schwerer insulinpflichtigen Diabestes mellitus (diabetische Neuropathie des autonomen Nervensystems) gelegentlich im Wechsel mit Obstipation
- Nebenniereninsuffizienz (Morbus Addison), sehr selten

Medikamentös
- Mg-haltige Antacida, Antibiotika

Pseudomembranöse Colitis
- die Häufigkeit der pseudomembranösen Colitis wird mit 5–21% der Intensivpatienten angegeben
- die Hälfte aller Diarrhöen bei Intensivpatienten unter Antibiotikatherapie sollen durch C. difficile Endotoxin ausgelöst sein. (bedingt durch Endotoxin von Clostridium difficile, das bei Supression der normalen Darmflora proliferiert)
- die Klinik variiert von unkomplizierter Diarrhoe bis zur schweren Colitis mit oder ohne pseudomembranös-ulcerierenden Läsionen
- der Immunstatus des Patienten korreliert gut mit dem klinischen Erscheinungsbild. So wurden bei asymptomatischen Trägern höhere Antikörperspiegel von IgA und IgM gegen das Toxin A gefunden als bei Patienten, die deutliche Symptome aufwiesen
- endoskopisch variiert das Bild entsprechend von diffuser Schleimhautrötung bis zu schweren pseudomembranös-ulcerierenden Läsionen

Diagnose:
- Nachweis von Clostridium difficile Toxin im Stuhl oder die Kultur aus einer Biopsie

Therapie:
- Metronidazol 4 × 250 mg/Tag p.o. (Metronidazol i.v., falls p.o. vom Patienten nicht toleriert)
  oder
- Vancomycin 4 × 125 mg/Tag p.o.

Therapie der Diarrhoe

- Behandlung der zugrunde liegenden Erkrankung z. B. pseudomembranöse Colitis
- Änderung der Sondenkostauswahl
  - niedriger Osmolarität, kein erhöhter Fettgehalt
  - langsame Steigerung des Kostaufbaus
- symptomatisch
  - Stabilisierung der Homöostase
  - Wasser- und Elektrolythaushalt ausgleichen
  - Antidiarrhoika

Antidiarrhoika

Ind:
- zurückhaltend, da bei einer zu starken Motilitätshemmung mit nachfolgender Atonie und Obstipation zu rechnen ist

Loperamid (Imodium)
- 1 Kps. = 2 mg, 1 ml Lsg. = 0,2 mg 1 Tbl. = 2 mg

WM:
- wirkt über Opiatrezeptoren motilitätshemmend

KI:
- Subileus, Obstipation, blutige Diarrhö, akute Colitis ulcerosa, pseudomembranöse Colitis

---

Dosis:
- 2 × 1 Kps. oder 2 × 20 ml
  akute Diarrhoe:
  - Erw.: Anfangsdosis: 2 Kps., danach 1 Kps. nach jedem ungeformten Stuhl. Tageshöchstdosis: 12 mg
  - Kdr. ab 8 Jahren: 1 Kps., danach 1 Kps. nach jedem ungeformten Stuhl. Tageshöchstdosis: 8 mg
  - Kdr. von 2–8 Jahren: 0,2 ml Lsg./kg nach jedem ungeformten Stuhl. Tageshöchstdosis: max. 4 ×

Begleitende Medikamente

zur Normalisierung der Darmflora

Omniflora
- 1 Kps. enthält je 25 mg Kulturlyophilisat von Lactobacillus gasseri und Bifidobacterium longum (je $8 \times 10^8 - 8 \times 10^9$ Keime)

Ind: • Diarrhoe nach Antibiotika-u. Strahlentherapie, nach schweren Darminfektionen, Gärungs- und Fäulnisdyspepsie

Dosis: • $3 \times 1{-}2$ Kps.

Bactisubtil
- 1 Kps. enthält 35 mg keimfähige Sporen des Bacillus subtilis (= 10^9 Keime)

Ind: • Diarrhöen, Gärungs- u. Fäulnisdyspepsien, Enteritis, Enterokolitis

Dosis: • 3×2 Kps.

55 Streßulkus (Ulcus ventriculi, duodeni)

Pathogenese

- Imbalance zwischen
  - aggressiven Faktoren (Salzsäure, Pepsin, Gallensäure) und
  - protektiven Faktoren (Mukosa, Bikarbonat, mukosaler Blutfluß, Gefäß-schäden, Prostaglandin, Epithezellenregeneration, Neuropeptide)
  - eine Änderung (Verminderung) der schützenden Faktoren spielt bei der Ent-stehung des Streßulkus eine bedeutendere Rolle als eine Zunahme der aggressiven Faktoren (vermehrte Säureproduktion)
  - vermehrte Säureproduktion ist jedoch beim Schädel-Hirn-Trauma oder bei der Sepsis als Ursache eines Streßulkus vorrangig

Inzidenz

Gastritis, Erosionen, Ulcus ventriculi/duodeni
- bei 52–100% aller Patienten lassen sich nach 18–24 h Intensivaufenthalt endos-kopisch Mukosaschäden (oberflächliche Erosionen bis tiefe Ulcerationen) nach-weisen

Ulkusblutung
- die Angabe der Inzidenz einer Streßulkusblutung in der Intensivmedizin variiert von 0–39%
- die **Inzidenz ist abhängig von der Definition**
  pos. Hämoccult, geringe Mengen Blut aus Magensonde bis hin zur Kreislauf-instabilität mit Transfusionsbedarf
- Beispiel: Canadische Multicenterstudie (prospektive Studie)
  - Definition der Ulcusblutung:
    Kreislaufinstabilität oder Bluttransfusion von 2 EK notwendig
  - 1,5% von 2252 Intensivpatienten entwickelten eine obere GI-Blutung
  - Mortalität 48,5% gegenüber 9,1% ohne obere GI-Blutung
- ▶ Anm:
  - Streßulkus und Dieulafoy-Läsion (dilatiertes submukosales, arterielles Gefäß) sind die Hauptursachen einer signifikanten obere GI-Blutung beim Intensivpatienten
  - Zunahme gastrointestinaler, akuter Blutungen um das 4-fache in den 60er Jahren unter intensivmedizinischen Bedingungen
  - trotz der Einführung der Ulkusprophylaxe mit H_2-Blockern (potenter anti-sekretorischer Medikamente) bleibt das Streßulkus in der Intensivmedizin ein ernsthaftes Problem

Ursachen oberer GI-Blutungen
- Ulkuskrankheit (10–15% der Bevölkerung), meist Duodenalulcera (singulär)

DD:
- Streßblutung
- Magenkarzinom
- Läsion durch Magensonde (MS)
- Zustand nach Magenresektion + Anastomosenblutung
- medikamentös bedingte Läsionen (NSAID, Glukokortikoide, Zytostatika)

Risikopatienten, Risikofaktoren
- neurochirurgische Patienten (Cushing Ulcera): Stimulierung zentraler Vagus-
  kerne
- akute Querschnittsverletzte → Inzidenz: 20–30% unter Prophylaxe → Vagusstimulation, psychischer Stress, respiratorische Insuffizienz, Immobilisation,
  Störung der autoregulatorischen Mechanismen
- akute Niereninsuffizienz oder Zustand nach Nierentransplantation: erhöhte
  Mukosapermeabilität und Wasserstoffionenrückdiffusion
- Brandverletzte(> 35% KOF): Volumenverschiebungen und Mediatorenfreiset-
  zung führt zu Perfusionsproblemen
- leberzirrhotische Patienten → portale hypertenive Gastropathie
- Hypotonie (Sepsis mehr als hypotensiver Schock)
  Patienten mit verminderter gastrointestinaler Perfusion (kardiochirurgische
  Patienten, Patienten im Schock) → eingeschränkte Mukosadurchblutung führt
  zu **Gewebeazidose** und **-hypoxie** mit konsekutiven ATP-Abfall: ATP → AMP →
  Adenin → Hypoxanthin → durch Xanthinoxidase → Xanthin mit Bildung von
  O_2- und Hydroxylradikalen → Zerstörung der Mukosa:
  septische Patienten: Störung der Mikrozirkulation durch Freisetzung verschie-
  dener Mediatoren
- mechanische Beatmung (> 5 Tage)
- Gerinnungsstörung, Antikoagulation
- großer operativer Eingriff
- Polytrauma
- Kortikoidtherapie

Klinik

- Blut über Magensonde
- Hämatemeis und Meläna beim spontan atmenden Patienten
- Teerstuhl
- unklarer Hb-Abfall und Hypotension
- Hb-Abfall > 2 g/dl und Persistenz der Blutungszeichen > 12 h → therapeutische
  Gastroskopie mit Urease-Test zum Nachweis eines Helicobacter pylorii

Diagnose

- Endoskopie (Goldstandard)

Ulkustherapie

Ulkusblutung

- Kreislaufstabilisierung und ggf. Transfusion
- Endoskopie (diagnostisch und therapeutisch → Sklerosierung: Unterspritzung mit Aethoxysklerol)
  und medikamentöse Säuresekretionshemmung
- Operation ggf. im symptomfreien Intervall (geringere Mortalität)

Hämorrhagische Ösophagitis

- Entfernung der Magensonde (auch bei beatmeten Patienten)
- Instillation von 15 ml Sucralfatsuspension ins obere Ösophagusdrittel
  und medikamentöse Säuresekretionshemmung

Hämorrhagische Gastritis

- legen von 2 Magensonden (MS) kardianah und distal
- Spülung mit eiskalter Lösung (10–20 Liter) für 1–2 h über proximale MS
- Entfernung der freigespülten Koagel über distale MS
- Gabe von Omeprazol 40 mg als Kurzinfusion i.v.
- 60 ml Sucralfat proximal applizieren und für 2 h abklemmen
  (Repetition im 2 stdl. Abstand am ersten Tag)
  2./3. Tag: nur noch 20 ml/2h
  4./5. Tag: 20 ml alle 6 h
- ggf. angiographische Embolisation
- bei Versagen: operative Therapie
  → Umstechung der Blutung (Forrest Ib), selektive Vagotomie, magenreserzierende Verfahren

Bei infektiöser Genese (Helicobacter-pylorii-Positivität)

- Erstbeschreibung des Cambylobacter bzw. Helicobacter pylorii durch Robin Warren und Barry Marshall 1984
- Inzidenz: 95% der Duodenalulcera und 70% der Magenulcera

Diagnostik
- **Urease-Schnelltest**
  bioptisches Material aus dem Antrum bzw. bei Vorbehandlung mindestens zwei weitere Biopsien aus dem proximalen Magenabschnitt

- **^{13}C-Harnstoff-Atemtest**
  radioaktiv markierter Harnstoff wird oral appliziert, anschließend gastral durch Helicobacter-Urease in CO_2 gespalten, das in der Exspirationsluft gemessen wird

Therapie

---

früher: 2wöchige Dualtherapie:
- Omeprazol (Antra) 2 × 20 mg p.o.
  + Amoxicillin (Amoxypen) 3 × 750–1000 mg/Tag
  (oral oder via Magensonde)

heute besser 1wöchige Tripletherapie:
- Omeprazol (Antra) 2 × 20 mg p.o.
  + Clarithromycin (Klacid) 2 × 250–500 mg p.o.
  + Metronidazol (Clont) **2** × 400 mg p.o.
  → Eradikulationsrate: 90–95%
  oder
- Omeprazol (Antra) 2 × 20 mg p.o.
  + Clarithromycin (Klacid) 2 × **250**–500 mg p.o.
  + Amoxicillin (Amoxypen) 2 × 1000 mg p.o.
  → Eradikulationsrate: **84**–96%

---

bei Keimpersistenz nach Tripletherapie →

2 mögliche Schemas

Schema A
Tage 1–10	Protonenpumpenblocker Omeprazol (Antra) **2 × 40 mg p.o.**
Tage 4–10	Wismutsalz (Jatrox 600) 4 × täglich + Tetrazyklin 4 × 500 mg p.o. + Metronidazol (Clont) 3 × 400 mg p.o.

Schema B
Tage 1–14	Omeprazol (Antra) **3 × 40 mg** p.o. + Amoxicillin (Amoxypen) 3 × 750 mg p.o.

Ulkusprophylaxe

Basismaßnahmen

- adäquate Sedierung und Analgesie (Ausschaltung von Stress und Schmerz)
- frühestmögliche enterale Ernährung zur Pufferung der Magensäure, ob besser kontinuierlich (pH > 3,5) oder diskontinuierlich (pH < 3,5) ist noch in Diskussion
- frühzeitige Verbesserung und Wiederherstellung einer adäquaten intestinalen Perfusion (Volumensubstitution, Optimierung von Oyxgenierung und Kreislauffunktion, Sedierung)
- medikamentöse Ulkusprophylaxe

Medikamentöse Ulkusprophylaxe

Anticholinergika

Pirenzepin (Gastrozepin)
- 1 Tbl. = 25 mg/50 mg, 1 Amp. à 2 ml = 10 mg

WM:
- wirkt auf Muskarin 1-Rezeptoren: Reduzierung der Gesamtproduktion des Magensaftes, und nicht der Magensaftazidität
- tierexperimentell nachgewiesenes Erhöhung der Mukosadurchblutung, der Bikarbonat-, Prostaglandin und Mukussekretion
- besonders geeignet bei SHT und neurochirurgischen Patienten!

> **Dosis: i.v.:** 3 × 1 Amp à 10 mg
> **oral:** 2 × 25 mg oder 1–2 × 50 mg (max. 150 mg)

NW:
- gelegentlich Tachykardie
- anticholinerge NW (Mundtrockenheit, Akkommodationsstörungen)
- bei pH > 3,5 ↑: bakt. Kolonisation im Magen mit erhöhten Pneumonierisiko (durch „stille Aspirationen")

▶ **Cave:** bei Tachyarrhythmie oder Niereninsuffizienz Dosisreduktion (z. B. 3 × ½ Amp.)

Antacida

WM:
- Neutralisierung der intraluminalen Säure und direkte Bindung von Pepsin und Gallensäuren
- tierexperimentelle Stimulation der Epithelerneuerungsrate (Aluminiumhydroxid)

Magaldrat (Riopan)
- 1 Btl. = 10 ml = 800 mg, 1 Tbl. = 400/800 mg

Dosis: 4–6 × 1 Btl. (10 ml)

KI: • Fruktose-Sorbitol-Intoleranz
        ▶ bei Niereninsuffizienz hochdosierte Daueranwendung vermeiden
NW: • breiige Stühle u. erhöhte Stuhlfrequenz bei hoher Dosierung
WW: • Resorption von gleichzeitig verabreichtem Eisen, Tetracyclinen, Natrium-
          fluorid, Chenodeoxycholsäure, Digoxin, Benzodiazepinen, Dicumarol,
          Indometacin u. Cimetidin kann beeinflußt werden. Deshalb sollte die
          Einnahme dieser Arzneimittel im Abstand von einer Stunde erfolgen

Aluminiumhydroxid (Aludrox)
- 1 Tbl. = 320 mg

Dosis: • 4–6 × 1–2 Tbl.

KI: • Ileus
NW: • Obstipation
        • Aluminiumeinlagerungen v. a. in Nerven- u. Knochengewebe
        • Phosphatverarmung

Aluminiumhydroxid, Magnesiumhydroxid (Maalox 70)
- 10 ml (1 Btl.) = 9 g Aluminiumhydroxid-Gel, 600 mg Magnesiumhydroxid)

Dosis: Erw. 4 × 10 ml
          • initial 20 ml Maalox 70 per Magensonde. weitere Dosierung vom
            Erreichen des pH-Grenzwertes (nicht < pH 3,5), der möglichst stdl.
            im Magenaspirat mittels pH-Papier gemessen werden sollte, ab-
            hängig. In der Regel 10–20 ml in 2- bis 4-stdl. Intervallen

---

KI: • Hypophosphatämie
        ▶ bei Niereninsuff. Kumulationsgefahr von Magnesium
NW: • beatmete Patienten in der Intensivmedizin: u. U. Pneumonie
        • Obstipation
        • Hypermagnesiämie bes. bei Niereninsuffizienz u. hoher Dosierung
        • Aluminiumeinlagerungen v. a. in Nerven- u. Knochengewebe
        • Phosphatverarmung
WW: • Atropinresorption wird beeinflußt

Antihistaminika (H$_2$-Rezeptorantagonisten)

WM:
- kompetiver Antagonismus an H$_2$-Rezeptoren
- Säuresuppression und intragastrale pH-Anhebung (pH > 4)
- keinen Einfluß auf die Magenentleerungszeit und den unteren Ösopha-gusspinkter oder Pankreassekretion

NW:
- negativ chronotrop und inotrop wirksam bei **schneller** Gabe
- koronare Vasokonstriktion
- Enzyminduktion (P$_{450}$) vorwiegend bei Cimetidin
- Verwirrtheit und Halluzinationen, da die Blut-Hirnschranke überwunden wird
- teilweise lebertoxisch (Hepatitis)
- Exanthem
- Leuko-, Thrombopenie
- Gynäkomastie
- bakterielle Magenbesiedelung bei pH > 3,5 mit ↑ Pneumonierisiko (durch „stille Aspirationen")

WW:
- mögliche Verringerung der Resorption durch Antacida oder Sucralfat

▶ bei eingeschränkter Nierenfunktion (Kreatinin-Clearance < 30ml/min) sollte die Dosis der H$_2$-Blocker um 50% reduziert werden!

Ranitidin (Zantic, Sostril)
- 1 Tbl. = 150/300 mg, 1 Amp. à 5 ml = 50 mg

Pha:
- 5–8 × stärker wirksam als Cimetidin
- Proteinbindung: 15–20%
- Plasma-HWZ: 2–3 h
- Wirkdauer 8–12 h
- 70% unverändert renal eliminiert

Dosis: i.v.:
- 2 × 1 Amp. à 50 mg, max. 4 × 1 Amp.
  bei Niereninsuffizienz Dosisreduktion um 50%

oral:
- Zantic 300 1 × 1 abends oder
- Zantic 150 2 × 1 tgl.

Cimetidin (Tagamet)
- 1 Tbl. = 200/400/800 mg, 1 Amp. à 2 (4) ml = 200 (400) mg

Dosis: Ulkusrezidivprophylaxe:
- 2 × 200–400 mg i.v./p.o.

Akutbehandlung:
- 800 mg/Tag i.v.

Famotidin (Pepdul)

> **Dosis: i.v.:** 1 × 20 mg i.v.
>   **oral:** 1–4 × 20 mg p.o.

Roxatidin (Roxit)
Pha: • Gabe als Prodrug Roxatidinacetat
      • nahe zu vollständige renale Elimination

> **Dosis: oral:** 2 × 75mg (1 Tbl. mite) p.o.

Nizatidin (Gastrax, Nizax Lilly)
Pha: • 5–8 × stärker wirksam als Cimetidin
      • Proteinbindung: 35%
      • Plasma-HWZ: 4 h
      • 95% unverändert renal eliminiert

> **Dosis: oral:** 1 × 1–2 Kps (150–300 mg) p.o.

Sucralfat

Sucralfat (Ulcogant)
• basisches Aluminiumsalz
• 1 Tbl., 5 ml (=1 Btl./1 Meßb.) = 1 g

WM: • bedeckt die Magenmukosa und besonders den Ulkusboden
      • weitere Wirkung: Erhöhung der Durchblutung durch Prostaglandin- und wahrscheinlich durch NO-Freisetzung, Bindung von Pepsin und Gallensäuren, prostaglandinunabhängige Bikarbonat- und Mukussekretion
      • wirkt außerdem bakterizid durch Al^{++}-Freisetzung, scheint die Mortalität in vielen Studien im Vergleich zu Antazida oder Histaminblocker deutlich zu senken!

> **Dosis:** • 4–6 × 1 Btl.

KI: • bei Niereninsuffizienz mit Erhöhung des Plasmaaluminiumspiegels
NW: • gelegentlich Obstipation, erhöhte Aluminiumspiegel
WW: • verminderte Resorption verschiedener Medikamente
      vermeidbar durch um 1–2 h versetzte Einnahme

 Anm:
• Sucralfat hebt den pH des Magens nicht entscheidend an und führt somit auch nicht zur bakteriellen Kolonisation im Magen mit erhöhtem Pneumonierisiko
• geringste Kosten

Substituierte Benzimidazole

Omeprazol (Antra)
- 1 Amp. à 10 ml = 40 mg; 1 Kps. = 20 (40) mg

WM:
- Hemmung der histamin- und vagusinduzierten Säuresekretion (irreversible Protonenpumpehemmung: H^+/K^+-ATP-ase), sehr potente Säurehemmung

Pha:
- Gabe als Prodrug, welche in den Belegzellen durch säurekatalysierte Zyklisierung in die aktive Form umgewandelt wird und die Zelle nicht wieder verlassen kann (cell-trapping) → Wirkdauer > HWZ von 40 min
- hepatische Elimination, geringgradige Beeinflussung von Cytochrom P_{450}

Ind:
- therapierefraktäre Ulcera, obere GI-Blutung

Dosis: i.v.:
- initial 1–2 Amp à 40 mg, dann ½-1 Amp. tgl.
- ▶ **Cave:** nur als Kurzinfusion über mind. 30 min.
  keine Bolus i.v.-Gabe wegen möglicher Sehstörungen (durch kurzfristig hohe Blutspiegel)
  bei Niereninsuffizienz: Reduktion auf ¼ Amp. tgl., nicht länger als 8 Wo

oral:
2 × 1 Kps. à 20/40 mg am 1. Tag, dann 1 × 1 Kps.

NW:
- selten Kopfschmerzen, endogene Depressionen, BB-Veränderungen
- irreversible Sehstörungen und Gesichtsfeldausfälle → Erblindung (Papillenveränderungen und Cotton-Wool-Herde)
- Hörstörungen bis Hörverlust

▶ **Anm:**
Omeprazol hebt Magen-pH auf ≈ 3 ⇒ geringeres Pneumonierisiko gegenüber H_2-Blocker

Prostaglandine

Misoprostol (Cytotec)
- 1 Tbl. = 200 µg

WM:
- Verbesserung der Perfusion, sowie der Bikarbonat- und Schleimbildung
- Säuresekretionshemmung in hoher Dosierung

Dosis: • 2–4 × 1 Tbl. p.o.

KI:
- Überempfindlichkeit gegen Prostaglandine, entzündl. Darmerkrankungen
- Schwangerschaft

NW:
- Durchfall, Übelkeit, Bauchschmerzen, Schwindel, Benommenheit und Kopfschmerzen
- Veränderungen der Menstruation od. Zwischenblutungen

Nachteile der Ulkusprophylaxe

ist die bakterielle Überwucherung des Magens mit nachfolgender Mikroaspiration von infizierten Magensekret und **sekundärer Pneumonie**

Pneumonierisiko

Pneumonie

Sucralfat	H$_2$-Antagonisten (Cimetidin)		Sucralfat	Antacida	
228 Patienten	212 Patienten		171 Patienten	167 Patienten	
Anzahl Prozent	Anzahl Prozent		Anzahl Prozent	Anzahl Prozent	
42 **18,4**	73 **34,4**		25 **14,6**	49 **29,3**	
signifikant			nicht signifikant		

Effektivität von Sucralfat, Antihistaminika und Antacida in der Ulkusprophylaxe

akute obere GI-Blutung

Sucralfat	H$_2$-Antagonisten (Cimetidin)		Sucralfat	Antacida	
451 Patienten	409 Patienten		475 Patienten	481 Patienten	
Anzahl Prozent	Anzahl Prozent		Anzahl Prozent	Anzahl Prozent	
20 **4,4**	36 **8,8**		12 **2,5**	19 **3,9**	
signifikant			nicht signifikant		

Auswirkungen von Streß und verschiedenen Medikamente zur Ulkusprophylaxe

	Streß	Piren-zepin	Anta-zida	Histamin-antagonisten	Sucral-fat	Ome-prazol	Prosta-glandine
intragastraler pH	↔-↑	↔-↑	↑↑	↔-↑↑	↔	↑-↑↑↑↑	↔-↑
Pepsin	↔-↓	↔-↓	↓	↔-↓	↓	↓-↓↓↓	↔-↓
Gallensäuren	↑	↔	↓	↔	↓	↔	↔
Prostaglandinproduktion	↓	↔	↑	↔	↑	↔	↑
Mukus	↓	↑	↑	↓	↑	↔	↑
Bikarbonatproduktion	↓	↑	↑	↔	↑	↔	↑
Zellerneuerung	↓	↔	↑	↔	↑	↔	↔
Mukosaperfusion	↓	↑	↑	↔-↓	↑	↔	↑

Mögliches Ulkusprophylaxe-Schema

Routine

> - Pirenzipin (Gastrozepin)   3 × 1 Amp.   bei Patienten ohne Risikofaktoren
>   oder
> - Sucralfat (Ulcogant)   4 × 1 Btl   bei spontanatmenden Patienten
>   6 × 1 Btl.   bei beatmeten Patienten

Bei erhöhtem Risiko

> z. B. nach EKZ, Ulkusanamnese, Kortisontherapie, pH$_i$-Sonde, Low-output-Syndrom o. ä.
> - Pirenzipin (Gastrozepin)   3 × 1 Amp.
> - Sucralfat (Ulcogant)   4 × 1 Btl., bei beatmeten Patienten 6 × 1 Btl.
> - Ranitidin (Zantic)   2 × 1 Amp.

Therapie bei manifestem Ulkus (mit/ohne Blutung)

> - Sucralfat (Ulcogant)   6 × 1 Btl.
> - Ranitidin (Zantic)   2 × 1 Amp.
> - Omeprazol (Antra)   2 × 1 Kps. oral
>   oder 1 Amp. als Kurzinfusion
>   oder über Magensonde
> - Amoxicillin (Amoxypen)   4 × 500 mg oral oder über Magensonde

▶ bei gastroskopischem Ulkusnachweis sollte mittels Biopsie (mit entsprechendem Hinweis auf dem Begleitschein für die Pathologie!) der Nachweis von **Helicobacter pylori** (Urease-Test) angestrebt werden. Sollte kein Keimnachweis gelingen, muß die Therapie mit **Amoxicillin** überdacht werden

Notfallmedizin

Definition

gleichzeitige Verletzung mehrerer Körperregionen oder Organsystemen, wobei wenigstens eine Verletzung oder die Kombination **lebensbedrohlich** ist.

Ursachen

- meist Verkehrs- und seltener Arbeitsunfälle (mit stumpfen Organ- und Gewebstraumatisierungen)
- Stürze oder Sprünge aus großen Höhen
- selten Verschüttungen oder Verletzungen durch herabstürzende Gegenstände

Die Mortalität wird beeinflußt
- in der **Frühphase** (< 24 h) durch:
  Verblutung, schweres SHT, schwere respiratorische (z. B. Spannungspneu) oder kardiozirkulatorische Störungen, sowie primär tödliche Verletzung wie z. B. Aortenabriß/-ruptur beim Dezelerationstrauma
- in der **Spätphase** durch:
  primärer oder sekundärer Hirnschädigung,
  Entwicklung eines SIRS und MOV aufgrund der Gewebstraumatisierung und anschließender Freisetzung von Mediatoren (Ischämie-, Reperfusionsschaden)

Verletzungsmuster

Verletzungsart	Erwachsene (rel. %)	Kinder (rel. %)
Extremität	86	86
SHT	65	64
Thorax	49	30
Abdomen	25	44
Becken	31	13
HWS	6	–
BWS	6	–
LWS	4	–

> 100% möglich wegen Mehrfachverletzungen

Die Behandlung eines Polytraumas wird erschwert durch:
- nicht erhebbare oder nur spärliche Anamnese
- nicht offensichtlich erkennbare schwere Verletzungen
- Maskierung vital bedrohlicher Verletzungen durch kleine, optisch eindrucks-vollere Begleitverletzungen wie z. B. Skalpierungswunde vs. HWS-Verletzung
- ungünstige primäreVersorgungsbedingungen (z. B. bei eingeklemmten Patienten)

Allgemeine Therapierichtlinien der Primärversorgung

Vorbemerkungen/Grundsätze
- von besonderer Bedeutung ist die **Vermeidung von Früh- und Spätkomplika-tionen** durch adäquate Primärversorgung des polytraumatisierten Patienten
- Beseitigung eines Ungleichgewichtes zwischen O_2-Angebot (HZV↓, Hb↓ und Hypoxie) und O_2-Bedarf (erhöht infolge Schmerz, Angst und Aufregung)

Suffiziente Analgesie
- Durchführung einer **suffizienten Analgesie** am Unfallort
  (**Cave:** vasodilatierende Analgetika wie Morphin oder Pethidin)

Suffizienzte Oxygenierung
- frühzeitige **Narkoseeinleitung** und kontrollierte Beatmung (100%O_2) im Falle einer existenten respiratorischen Insuffizienz, einer Bewußtlosigkeit oder SHT mit Glasgow Coma Scale < 7, sowie bei schweren Schockzuständen
  (keine Anästhetika mit α-blockierender Wirkung z. B. Dehydrobenzperidol)

▶ **Merke:**
- bei der Intubation des Polytraumatisierten sollte grundsätzlich von einer **Verletzung der HWS ausgegangen** werden → vorsichtige orale Intubation unter Fixierung der HWS in Neutralposition durch einen Helfer oder nach Immobilisation der HWZ durch starre Halskrawatte
- beim polytraumatisierten Patienten mit niedrigem Hb-Wert kann der **phy-sikalisch gelöste O_2-Anteil** an Bedeutung gewinnen:
  bei reiner O_2-Atmung unter Atmosphärendruck beträgt der p_aO_2 ca. 650 mmHg, der Anteil des physikalisch gelösten Sauerstoff somit 1,95 ml/100 ml Blut ($p_aO_2 \times$ 0,003 ml/100 ml/mmHg) → bei einem Blutvolumen von 5 Litern entspricht dies 100 ml Sauerstoff oder 1/3 des globalen O_2-Bedarfs!

Volumentherapie
- bei **traumatisch-hämorrhagischen Schock** mit Kristalloiden und Kolloiden und ggf. Katecholamintherapie
  (Dopamin 5–10 µg/kg/min oder Noradrenalin 0,05–0,2 µg/kg/min)
- bei primär **nichtstillbarer, präklinischer Blutung** anfangs eher zurück-haltende Volumentherapie mit **permissiver Hypotension** und raschem Klinik-transport (nach Anlage von großlumigen Gefäßkanülen → jedoch "hort time on scene")

▶ die Volumengabe wird z. T. kontrovers diskutiert, da in kontrollierten Studien die Letalität nach Volumenzufuhr gerade bei **penetrierenden Thoraxverletzungen** signifikant erhöht war

Art der Volumentherapie
- einige Autoren vertreten die Auffassung, **Kristalloide** seien im Vergleich zu kolloidalen Lösungen bei der Behandlung von traumatisierten Patienten von Vorteil; andere sind der Meinung, die Kristalloide würden infolge einer Permeabilitätsstörung die O_2-Diffusionstrecke im Gewebe verlängern
- nach Modig et al. ist die **Dextrangabe** beim traumatisierten, schockigen Patienten bezüglich der Lungenfunktion, der ARDS-Prophylaxe und Verbesserung der Mikrozirkulation vorteilhaft
- die Effekte von **hypertoner Kochsalzlösungen (small volume resuscitation)** beim traumatisiertem Patienten werden gegenwärtig in multizentrischen Studien untersucht

▶ **Anm:**
- Hypokaliämie beim polytraumatisierten Patienten bedingt durch ↑ Kortisol, ADH- und Adrenalin-Ausschüttung → β-Stimulation → Kaliumshift von extra- nach intrazellulär

Additive Maßnahmen
- Einsatz von Antischock-Hosen (Military anti-shock trousers = MAST) → vorübergehende Umverteilung des Blutes von der unteren Körperhälfte auf die obere Körperhälfte, Tamponadenwirkung auf untere Extremitäten, Beckenregion und Abdomen → Gefahr der Begünstigung von Blutungen in der oberen Köperhälfte, Verstärkung des Ischämie/Reperfusionsschaden in der unteren Körperhälfte
- ▶ bei jedem polytraumatisierten Patienten sollte bis zum Beweis des Gegenteils von einer Wirbelsäulen-, Rückenmarkverletzung ausgegangen werden! ⇒ vor Mobilisation des Patienten: Anlegen einer immobilisierenden Halsmanschette (Stiff-neck), zur Vermeidung weiterer Gewebsschädigungen Anwendung von Vakuummatratze und Schaufeltrage, Lufttransport für längere Strekken

Therapie bei speziellen Verletzungen

Schädel-Hirn-Trauma (SHT)

- s. Neurochirurgie

Rückenmarkstrauma

- s. Neurochirurgie

Abdominaltrauma

- Anamneseerhebung
- vor Analgetikagabe: Untersuchung des Abdomens in allen 4 Quadranten (Druck-schmerz, Abwehrspannung, Verletzungszeichen)
- sofortiges Legen mehrerer großlumiger Gefäßzugänge (16 14G Braunülen)
- zügiger Transport in die Klinik bei Verdacht auf intraperitonealer Verletzung (kein sogenanntes stay and play am Unfallort)
- frühzeitige Intubation und Beatmung bei Zeichen der respiratorischen Insuf-fizienz → Beeinträchtigung der Zwerchfellmotilität und Abnahme der funktio-nellen Residualkapazität (FRC) bei Verletzung der Oberbauchorgane!
- ▶ **Anm:** Verletzung grundsätzlich aller intraabdomineller Organe möglich; in erster Linie Milz- oder Leberruptur, -zerreißung, -quetschung

Thoraxtrauma

- **frühzeitige Beatmung** entsprechend dem Verletzungsmuster (stumpfes oder penetrierendes Thoraxtrauma)
- ggf. Anlage einer Thoraxdrainage
- ▶ in der Klinik obligate **bronchoskopische Kontrolle** des tracheobronchialen Systems bei **allen** Patienten mit Thoraxtrauma!

Verletzungsmuster
Thoraxwand
- Rippenserienfrakturen mit paradoxer Atmung, instabilem Thorax und/oder Pneumothorax → **Cave:** Spannungspneumothorax

Lungenparenchym
- tracheobronchiale Durchtrennungen
- Lungenkontusion ($\approx$ 20%) mit Ventilations-Perfusions-Störungen infolge
  - Mikroatelektasenbildung
  - sekundärem interstitiellen/intraaveolären Lungenödem (erst nach Stunden) → FRC ↓, Compliance ↓, Synthesestörung von Surfactant, ggf. Diffusions-störung → Gefahr für die Entwicklung eines ALI oder ARDS
  - pulmonaler Widerstandserhöhung durch freigesetzte Mediatoren sowie Azidose und Hypoxie (Euler-Liljestrand-Reflex)

Pleuraraum
- Pneumothorax ($\approx$ 18%)
- Hämatothorax ($\approx$ 50%)
- offene Thoraxverletzung
- Spannungspneumothorax

Mediastinum
- Ruptur der großen Gefäße ($\approx$ 2%) wie z. B. thorakale Aortendissektion oder Aortenruptur bei axialen Dezelerationstraumata

- Zwerchfellruptur ($\approx$ 4%) $\rightarrow$ Nachweis von lufthaltigen Darmschlingen im Thorax (meist links)
- Ösophagusruptur $\rightarrow$ Mediastinalemphysem
- Perikardtamponade $\rightarrow$ Becksches Trias mit Hypotension (HF $\uparrow$, HZV $\downarrow$), leisen Herztönen und hohem ZVD bzw. gestauten Halsvenen, atemabhängige Pulsdruckvariabilität mit pulsus paradoxus, elektrischer Alterans, periphere Niedervoltage $\rightarrow$ aggressive Volumentherapie zur Füllung des rechten Ventrikel, Vermeidung einer positiven Überdruckbeatmung vor Entlastung des spontan atmenden Patienten
- Myokardkontusion (16%) mit Herzrhythmusstörungen, kardialer Kontraktionsbeeinträchtigung und Enzymanstieg (CK/CK-MB und Troponin T)

Indikation zur Thoraxdrainage (Klinische Zeichen)
- Hautemphysem
- instabiler Thorax und geplanter Lufttransport
- hoher Beatmungsdruck
- fehlendes/abgeschwächtes Atemgeräusch (korrekte Tubuslage!), mit folgenden Kriterien:
  - hoher Beatmungsdruck
  - gestaute Halsvenen
  - Hypotonie (< 80 mmHg)
  - Tachypnoe
  - ggf. Rhythmusstörungen vorliegen
- ▶ **Merke:**
  bei größeren Blutverlusten über die angelegte Thoraxdrainage: präklinisches Abkemmen der Drainagen (Versuch der Tamponierung), Drainage nur bei Beatmungsproblemen öffnen!

Extremitätenverletzungen

- adäquate Volumentherapie $\rightarrow$ Schockindex nach Allgöwer > 1 (HF/RR) bei intravasalem Volumenverlust von > 30%
- bei **offenen Frakturen:** sterile Abdeckung mit Metalline-Folie, welche erst im Op. wieder entfernt werden sollte!
- Reposition dislozierter Extremitätenabschnitte (einmaliger Versuch zur Schmerzlinderung und Durchblutungsverbesserung) ggf. nach Analgetika und/oder Hypnotikagabe z. B. 1–2 mg Midazolam und Ketamin in subanästhetischen Dosen (-0,5 mg/kg i.v.)
- möglichst schnelle primäre osteosynthetische Versorgung des polytraumatisierten Patienten $\rightarrow$ geringere Mortalitätsraten!
- ▶ **Anm:** Blutverlust bei **geschlossenen** Frakturen:

Oberarm	bis 800 ml
Unterarm	bis 400 ml
Becken	bis 5000 ml
Oberschenkel	bis 2000 ml
Unterschenkel	bis 1000 ml

Gefäß- und Amputationsverletzungen

- bei traumatischer Amputation bzw. Verletzung großer Gefäße **Blutstillung** durch:
  - Kompression der Arterie proximal der Blutungsquelle
  - direkte Kompression der Blutungsquelle
  - im absoluten Ausnahmefall distales Setzen einer Klemme am Gefäßsstumpf
- **Konservierung und Kühlung des Amputates** in sterilen Beuteln, die auf Eiswasser gelegt werden!

57   Verbrennungen

Definition

keine verbindliche Definition für *Verbrennung*, jedoch um eine schwere Verbrennung handelt es sich bei:
- Verbrennungen 2°, oberflächlich und tiefdermal mit > 15–20% Körperoberfläche (KOF) bei Erwachsenen oder > 10–15% KOF beim Kind
- Verbrennungen 3°: > 10% KOF
- Verbrennungen im Bereich des Gesichtes, Hand, Fuß, Genitale
- Inhalationstrauma
- elektrische Verbrennungen
- Verbrennungen im Rahmen eines Polytraumas

Inzidenz

- ca. 1000–1500 Patienten pro Jahr

Verbrennungsgrade

I: wegdrückbare Rötung, keine Blasenbildung
II: Blasenbildung, feuchter Wundgrund, starke Schmerzen nach meist kurzer Hitzeeinwirkung wie z. B. bei Explosionen
III: trockener Wundgrund, keine Schmerzen, Verlust von Haaren und Nägeln, nichtblutend bei tiefer Inzision (meist nach längeranhaltender Hitzeeinwirkung)
IV: zusätzlich zur Hautschädigung, Verletzung von Knochen, Sehnen, Muskeln und Nerven z. B. infolge Hochspannungsunfällen → keine Schmerzen!

Kriterium zur Klinikeinweisung

- Patienten mit Verbrennungen 2. oder 3. Grades mit einem Ausmaß von 15% beim Erwachsenen und 5% beim Kind → schlechte Prognose, wenn die Summe aus Alter und prozentualer Ausdehnung der Verbrennungsfläche > 100 ist; bei > 80 besteht Lebensgefahr; bei < 80 ist ein Überleben des Verbrennungstrauma wahrscheinlich!

Kriterium zur Verlegung in eine Spezialklinik

- Kinder und ältere Patienten mit Verbrennungen > 10% KOF, Verbrennungen an Gesicht, Händen und Genitalien

Phasen der Verbrennungskrankheit

Reanimations- oder Schockphase

- gesteigerte Permeabilität der Kapillarmembran für 1 bis 2 Tage
- Hypovolämie infolge massiver Elektrolyt- ($Na^+\downarrow$) und Flüssigkeitsverschiebung → Hämkonzentration, Viskostätsanstieg, Sludge-Phänomen, Freisetzung vasoaktiver Substanzen mit konsekutiver Abnahme der Organperfusion

Schätzung des Verbrennungsausmaßes
- nach **der Neuner-R**egel von **Wallace** (Handfläche = 1% der KOF) oder
- nach dem **Lund-Browder**-Schema bei Kindern

Präklinische Erstmaßnahmen
- **Kaltwassertherapie** (20–25°C Wasser) zur Schmerzlinderung und zur Verhinderung des thermischen Insultes in den tieferen Schichten.
  Dauer der Behandlung (in der Literatur uneinheitliche Empfehlung): Minuten bis maximal eine Stunde → **Cave:** Auskühlung! Vermeidung einer Vasokonstriktion bei Abkühlung < 10°C!
- anschließend **steriles Abdeckung** der Wunde
- **Feststellung des Verbrennungsgrades**, sowie weitere Verletzungsmuster
- Beginn der **Infusionstherapie** (keine kolloidale Lösungen!)
- **Schmerzbekämpfung** mit Pethidin, Piritramid, Ketamin (bis 0,5 mg/kg i.v.) ggf. Sedierung mit Midazolam (1 mg-Boli)
- **Sicherung der Atemwege** und einer adäquaten Oxygenierung

Klinische Erstmaßnahmen
- **Reinigung** der verbrannten Hautstellen von Schmutz und Ruß, meist in Intubationsnarkose bei Verdacht auf Inhalationstrauma: bronchoskopische Untersuchung der Atemwege
- Überprüfung des Tetanusschutzes (ggf. aktive und passive i.m.-Impfung)
- Infusionstherapie
  - möglichst nur Kristalloide (hypertone Kochsalz-Lösung kann gegenwärtig nicht empfohlen werden!)

Infusionsregime nach der
- Baxter- oder Parklandformel oder
- modifizierte Brooke-Formel
- ▶ bei beiden Infusionsregimes 50% der errechneten Menge in den ersten 8 h, der Rest über 16 h

- nach Shiners Burns Institute Galveston
  (in 24 h 5000 ml pro m² **verbrannte** KOF + 2000 ml/m² KOF [Erhaltungsbedarf];
  Zusammensetzung Ringerlaktat + Glukose 50 g/l + Albumine 12,5 g/l

		Ringer-Laktat	Kristalloide	Elektrolytfreie Lösung
Parkland-Baxter	1.Tag	4 ml/kg × verbrannte KOF		
	2.Tag		700–2000 ml oder 20–60% d. kalkulierten Plasmavolumens	Diurese 50–70 ml/h (Erw.) oder 1 ml/kg/h (Kinder)
Modifiziert n. Brooke	1.Tag	2 ml/kg × verbrannte KOF; Kinder < 30 kg: 3 ml/kg		+ Erhaltung Glukose 5% in ½ Elektrolytlösung 2000 ml/m² KOF
	2.Tag		0,3–0,5 ml/kg × % verb. KOF	Diurese 30–50 ml/h (Erw.) 1 ml/kg/h (Kinder)

Infusionsregime bei Kindern nach ausgeprägten Verbrennungen
- Erhaltungsmenge 1800 ml/m² Körperoberfläche (KO) + Substitutionsmenge
  von 6 ml/kgKG/Prozent verbrannte KO (davon 50% in den ersten 8 h)
- Therapieziel
  Diurese > 1 ml/kg/h + spezifisches Gewicht < 1020 mosmol/l

Steuerung der Flüssigkeitstherapie beim Erwachsenen über folgende Zielgrößen

Herzfrequenz:	< 120/min
MAP:	> 80 mmHg
ZVD:	2–7 mmHg
MPAP:	9–19 mmHg
PCWP:	2–7 mmHg
Herzindex:	> 2,5 l/min × m² KOF
Diurese:	> 0,5–1,0 ml/kg/h Kinder: > 1–2 ml/kg/h bzw. 20–30 ml/m²/h
Hkt:	30–35% (jedenfalls < 50%)

Behandlungs- und Erholungsphase

- Prophylaxe von Streßulcera
- Infektprophylaxe und ggf. antibiotische Therapie bei Zeichen des Wundinfektes
  nach vorheriger Abstrichentnahme
- verminderte Sensibilität auf **nichtdepolarisierende** Muskelrelaxanzien

▶ **Merke:**
infolge einer erhöhten Sensibilität keine **depolarisierenden** Muskelrelaxanzien
(auch nicht in den ersten 5 Tagen oder nach 2–3 Monaten) → denervations-
ähnliches Phänomen mit Ausbreitung der Acetylcholinrezeptoren über die
ganze Muskelzelle und nicht nur auf die subsynaptischen Membran. Tödliche
Hyperkaliämien nach Succinylcholin beschrieben!

Elektro-Unfall

Elektrothermische Wirkung des Stromes
- Niederspannung (< 1000 Volt, < 5 A) z. B. Hausstrom, 90 Volt Telefonnetz
  - elektrophysiologische Wirkung des Stromes bei **Niederspannung:**
    Astolie, Kammerflimmern, SVES, VES, Überleitungsstörungen, Myokard-
    insuffizienz
- Hochspannungs (> 1000 Volt)
  - Lichtbogenunfall → rein themische Schädigung
  - Unfall bei dem der Körper Teil des Stromkreise war → ausgiebige Gewebs-
    schädigung vorwiegend der Muskulatur mit Koagulationsnekrosen, auch
    kardiale und zerebrale Schädigungen → Myoglobinurie mit Gefahr des ANV
  - Therapie
    - 25 g Mannitol initial, gefolgt von 12,5 g/h über 6 h → erleichtert die renale
      Ausscheidung des Myoglobins
    - Alkalisierung des Harns
    - kontinuierliche Dopaminapplikation in „Nierendosis"

Inhalationstrauma

- Inzidenz: ca. 40%
- Klinik
  - Rötung von Rachen und Larynx
    Husten mit rußigem Auswurf, Heiserkeit und inspiratorischer Stridor →
    thermische Schädigung der unteren Luftwege
- Therapie
  - frühzeitige Intubation bei supraglottischer Stenose infolge Ödembildung
    und bronchoskopische Kontrolle bei intubierten Patienten zur Beurteilung
    des Inhalationstraumas
  - keine systemischen Glukokortikoide, fraglicher Nutzen von inhalativen
    Glukokortkoiden wie z. B. Auxiloson-Spray
  - Kontrolle von CO- und Methämoglobinkonzentrationen mittels CO-Oxy-
    meter in der Klinik: CO-Vergiftung mit hypoxämischer Hypoxie → Gabe von
    100% O_2 (HWZ von CO bei einer F_1O_2 von 1,0: 0,5 h

▶ **Anm:** Gelegentlich Begleitintoxikationen mit Zyanidverbindungen

58 Lungenembolie

Ätiologie

- **meist** Phlebothrombose **der tiefen Bein- oder Beckenvenen nach** z. T. **längerer Immobilisation mit** Thrombembolie **in die Pulmonalarterie bei erster Mobilisation oder Pressen**
- Risikofaktoren für eine Thrombose sind: Adipositas, Operation, Schwangerschaft (Gerinnungsfaktoren ↑ und venöser Blutfluß ↓), orale Antikonzeption, (besonders in Kombination mit Rauchen), Dehydratation bei Diabetes mellitus oder unter Diuretikatherapie, maligne Tumoren (z. B. Pankreas-Ca), lange Flug- oder Busreisen, AT III-Mangel, Protein C- oder S-Mangel, Thrombozytosen etc.

Klinik

- klinische Rahmenbedingungen z. B. Immobilisation (Gips, Bettlägrigkeit etc), Zeichen der Phlebothrombose
- plötzlich auftretende Dyspnoe, Tachypnoe ($\approx$ 85%), Zyanose, Husten (evtl. mit Hämoptoe)
- Thoraxschmerzen ($\approx$ 85%), besonders inspiratorisch mit infradiaphragmaler Schmerzprojektion
- Schwitzen ($\approx$ 30%)
- hämodynamische Instabilität mit Hypotension, gestaute Halsvenen (hoher ZVD)
- Rhythmusstörungen (z. B. Sinustachykardie, Vorhofflimmern, Extrasystolie)
- weitere Symptome: Todesangst ($\approx$ 60%), abgeschwächtes Atemgeräusch

Letalität

Abhängig vom Ausmaß der Embolie ($\approx$ 5%)

▶ **Merke:**
Die Mehrzahl der letalen Embolien verläuft in Schüben mit Schwindelanfällen, kurzfristigen Synkopen, unklares Fieber und Tachykardie

Beurteilung des Schweregrades

Schweregrade der Lungenembolie (nach Grosser)

Stadium	I	II	III	IV
Klinik	leichte Dyspnoe, thorakaler Schmerz	akute Dyspnoe, Tachypnoe, Tachykardie, thorakaler Schmerz	akute schwere Dyspnoe, Zyanose, Unruhe, Synkope, thorakaler Schmerz	zusätzlich Schocksymptomatik, evtl. Reanimationspflichtigkeit
art. RR	normal	erniedrigt	erniedrigt	Schock
PAP	normal	meist normal	25–30 mmHg	> 30 mmHg
P_aO_2	> 80 mmHg	70–80 mmHg	60–70 mmHg	< 60 mmHg
Gefäßverschluß	periphere Äste	Segmentarterien	ein Pulmonalarterienast	Pulmonalarterienhauptstamm oder mehrere Lappenarterien

Diagnostik

- Klinik!
- Blutgasanalyse (ggf. nicht erklärbare Verschlechterung) p_aCO_2 ↑ und p_aO_2 ↓, intraoperativ mit Hilfe der Kapnometrie nachweisbare Differenz zwischen $p_{et}CO_2$ und p_aCO_2
- EKG: oft nur flüchtige Veränderungen (engmaschige EKG-Kontrollen und Vergleich mit dem Vor-EKG!)
  1. Änderung des Lagetyps nach rechts oder S_IQ_{III}-Typ (**Mc-Ginn-White**-Syndrom)
  2. ST ↑ in V_1-V_2, terminal negatives T in III, I
  3. Rechtsschenkelblock: kompletter/inkompletter (Oberer Umschlagspunkt [OUP] > 0,03 s und QRS-Dauer > 0,2 s)
  4. evtl. P pulmonale (> 0,2 mV in III, V_1)
  5. Verschiebung der Übergangszone nach links (S überwiegt bis in V5/6)
- Röntgen-Thorax: nur in 40% der Fälle positiver Befunde! → Vergleich mit Voraufnahmen!
  Zwerchfellhochstand auf der Emblolieseite, Kalibersprung der Gefäße oder „Hilusamputation", evtl. Pleuraerguß, evtl. „Gefäßlücken" oder periphere Aufhellung nach dem Gefäßverschluß (Westermark-Zeichen), Lungeninfarkt bei simultaner Linksherzinsuffizienz (10%) → segmentale, selten die oft beschriebene dreieckförmige Lungenverdichtung
- Echokardiographie: Dilatation des rechten Ventrikel mit Septumdeviation und reduzierter Kontraktilität, ggf. Darstellung des dilatierten Pulmonalarterienstamms (Zeichen des pulmonalen Hypertonus) oder in ca. 10% der Fälle direkter Thrombusnachweis im Pulmonalisstamm

- Perfusionsszintigraphie: hohe Sensitivität : 99%
- Pulmonalisangiographie (golden standard): Gefäßabbruch, Füllungsdefekte

Therapie

Allgemeinmaßnahmen
- Hochlagern des Oberkörpers, absolute Bettruhe, vorsichtige Lagerung bei operativer Intervention
- O_2-Sonde (6–10 l/min)
- Analgesie (Morphin, Piritramid oder Pethidin) und Sedierung (Midazolam, Valium)
- Anlage eines zentralen Zugangs (ZVD-Messung)
- Heparin (initial 10000 IE als Bolus, dann 800–1200 IE/h über Perfusor → PTT ≈ 1,2–2facher Normalwert)
- wenn Pulmonalarteriendruck ↑ oder klinisch massiv gestaute Halsvenen:
  - Nitro-Perfusor (1–6 mg/h)
  - bei Hypotension: Kombination mit Dobutamin-Perfusor (soll im Vergleich zu Dopamin zu keinem weiteren pulmonalarteriellen Druckanstieg führen!)
- bei Schock oder Reanimationspflichtigkeit: Adrenalin

Spezielle Maßnahmen
- Lysetherapie mit rt-PA, Urokinase oder Streptokinase nach aktuellen Lyseschema bei Stadium IV nach Grosser (evtl. im Stadium III bei zunehmender BGA-Verschlechterung)
- notfallmäßige Embolektomie unter Einsatz der extrakorporalen Zirkulation, bzw. als ultima ratio Trendelenburg-Op. ohne EKZ

Rezidivprophylaxe

- Antikoagulation mit Cumarinen: bei Lungenembolie ≈ 6 Monate–1 Jahr, bei rezidivierenden Lungenembolien > 2 Jahre, ggf. lebenslang
- evtl. Implantation eines Cava-Schirmes (Greenfield oder Mobin-Uddin-Schirm)

59   Kardiopulmonale Wiederbelebung

Klinik des Kreislaufstillstandes

- Bewußtlosigkeit innerhalb von 10–15 s nach Herzstillstand
- ggf. zerebrale Krämpfe nach 15–45 s
- Pupillenerweiterung und Verlust der Lichtreaktion nach 30–60 s
- Atemstillstand, Schnappatmung bei primären Kreislaufstillstand nach 15–40 s
- Veränderung des Hautkolorits (unsicheres Zeichen!)

Diagnostik

- ∅ Reaktion auf laute Ansprache
- ∅ Reaktion auf Schmerzreize
- ∅ palpabler Puls über den **zentralen** Körperarterien (A. carotis oder A. femoralis)
- ∅ sichtbare, hörbare und fühlbare Atemexkursion
- weite lichtstarre, ggf. anisokore Pupillen
- EKG-Schnelldiagnostik über aufgelegte Defi-Paddels: Kammerflimmern (KF), Asytolie, agonaler Rhythmus, elektromechanische Dissoziation (EMD) → **Cave:** Schrittmacher EKG ohne Auswurf!
  bei diagnostiziertem Kammerflimmern (KF) sogenannte Frühdefibrillation

Therapie

nach der ABCD-Regel

A/B Atemwege und Beatmung

- Überprüfung und Freimachen der Atemwege (Reklination des Kopfes, ggf. Esmarch Handgriff, orales Absaugen, Sicherstellung von Fremdkörpern, Entfernung von Zahnersatzteilen)
- 2 Beatmungszyklen durch Mund-zu-Nase oder Maskenbeatmung → danach erneute Pulskontrolle → ggf. frühzeitige orotracheale Intubation mit Aspirationsschutz und der Möglichkeit der endobronchialen Medikamentengabe über den Tubus oder eingelegtem Absaugkatheter

C Kreislauf

- Herzdruckmassage zur Wiederherstellung eines Minimalkreislaufes (Kombination aus thorakalen und kardialen Pumpmechanismen)
  - Frequenz 80–100/min beim Erwachsenen mit zeitlich gleichem Kompressions-Dekompressions-Verhältnis
  - Effektivität der Herz-Druckmassage: ≈ 10% des normalen HZV ohne Adrenalinapplikation und maximal 20–30% des HZV unter Adrenalinwirkung
  - **Ein-Helfer-Methode:** Verhältnis von Beatmung zu Herzdruckmassage = 2 : 15
  - **Zwei-Helfer-Methode:** Verhältnis von Beatmung zu Herzdruckmassage = 1 : 5
  - bei beobachtetem Kreislaufstillstand ggf. präkordialer Faustschlag aus ca. 30 cm Höhe
  - Elektrotherapie bei Kammerflimmern (KF) oder **pulsloser** ventrikulärer Tachykardie (VT) → externe Defibrillation mit einer Energie von 2–3 J/kg für alle Altersklassen → beginnend mit 200 Joule, anschließend 200–300 Joule, alle weiteren Defibrillationen mit 360 Joule
  - bei therapierefraktärer Asytolie oder Bradykardie → Einsatz eines transkutanen Schrittmachers mit dorsaler und ventraler (präkordialer) Elektroden-Plazierung

D Medikamente

- endobronchiale Applikation möglich bei:
  Adrenalin, Lidocain und Atropin in 2–3fach höherer Dosierung als bei intravenöser Applikation (auf 10 ml 0,9% NaCl-Lösung verdünnt)

Adrenalin (Suprarenin)
- bei Asytolie Applikation von Adrenalin initial 1 mg i.v.(Kinder 0,01 mg/kg) oder 2–3 mg endotracheal
  → mit einer Wirkung ist nach frühestens 30–60 s zu rechnen!
  Repetition von 1 mg alle 2–5 min nach längerer Reanimationsphase mit Asytolie: Erhöhung der Adrenalinboli (z. B. 2, 4, 5, 10 mg)

Atropin
Nach erfolglosen 3–5 Adrenalingaben ggf. Applikation von Atropin, um die Auswirkungen eines hohen Vagotonus zu antagonisieren. Initiale Dosis von Atropin beträgt 1 mg i.v.; eine Dosiserhöhung ist möglich: insgesamt maximal 0,04 mg/kg (≈2–(3) mg)

Lidocain (Xylocain)
Bei persistierendem Kammerflimmern trotz mehrmaliger Defibrillation: primäre Gabe von 2%igem Lidocain in einer initialen Dosierung von 1,0–1,5 mg/kg (max. Dosis 3 mg/kg)

Bikarbonat
Die Applikation von 8,4%igem Natriumbikarbonat in einer Dosierung von 1,0 mval/kg zählt nach den aktuellen Empfehlungen der American Heart Assozia-

tion nicht mehr zur Standarttherapie → Applikation nur noch bei längerer kardiopulmonaler Reanimation (am besten nach BGA) oder ausgeprägter Hyperkaliämie

Kalzium
Die Gabe von Kalzium ist nur noch indiziert bei Intoxikationen mit Kazium-
antagonisten, nachgewiesener ausgeprägter Hypokälziämie und massiven Hyperkaliämien (**Cave:** Verstärkung des Reperfusionsschaden)

Asystolie

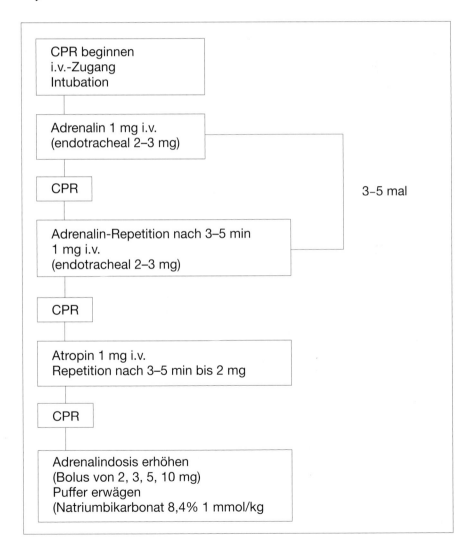

Kammerflimmern

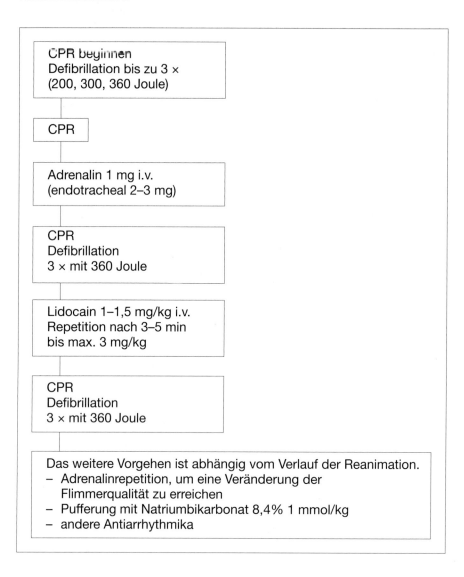

CPR beginnen
Defibrillation bis zu 3 ×
(200, 300, 360 Joule)

CPR

Adrenalin 1 mg i.v.
(endotracheal 2–3 mg)

CPR
Defibrillation
3 × mit 360 Joule

Lidocain 1–1,5 mg/kg i.v.
Repetition nach 3–5 min
bis max. 3 mg/kg

CPR
Defibrillation
3 × mit 360 Joule

Das weitere Vorgehen ist abhängig vom Verlauf der Reanimation.
– Adrenalinrepetition, um eine Veränderung der
   Flimmerqualität zu erreichen
– Pufferung mit Natriumbikarbonat 8,4% 1 mmol/kg
– andere Antiarrhythmika

Ventrikuläre Tachykardie

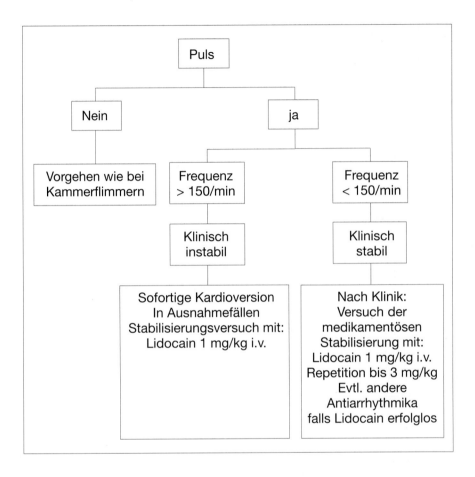

Puls

Nein | ja

Vorgehen wie bei Kammerflimmern

Frequenz > 150/min

Frequenz < 150/min

Klinisch instabil

Klinisch stabil

Sofortige Kardioversion
In Ausnahmefällen
Stabilisierungsversuch mit:
Lidocain 1 mg/kg i.v.

Nach Klinik:
Versuch der
medikamentösen
Stabilisierung mit:
Lidocain 1 mg/kg i.v.
Repetition bis 3 mg/kg
Evtl. andere
Antiarrhythmika
falls Lidocain erfolglos

Physiologische Grundlagen

Topographie der Lunge

- **rechte Lunge:** 3 Lappen und 10 Segmente
- **linke Lunge:** 2 Lappen und 9 Segmente (Segment 7 fehlt!)

- **linker Hauptbronchus:** 4–4,5cm lang, $\varnothing$ 12,2 mm, Abgangswinkel: > 35°
- **rechter Hauptbronchus:** 1–2,5cm lang, $\varnothing$ 14 mm, Abgangswinkel: ≈ 22°, Abgang des rechten Oberlappenbronchus relativ kurz nach der Carina (extrapulmonal)

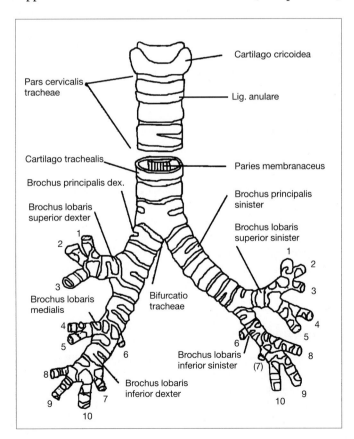

Abb. 60.1. Trachea, Haupt-, Lappen- und Segment- bronchien

- Einteilung der oberen und unteren Luftwege
  - obere Luftwege:
    - Nasopharynx + Larynx
  - untere Luftwege:
    - Trachea (Generation: 0)
    - Haupt-, Lappen- und Segmentbronchien (Generation: 1–4)
    - kleine Bronchien (Generation: 5–11)
    - Bronchiolen (Generation: 12–16)
    - respiratorische Bronchiolen (Generation: 17–19)
    - Ductus alveolaris bis Alveolen (Generation: 20–23)

Muskeln der Ventilation

- das **Diaphragma** leistet mit 75% den Hauptanteil an der Gesamtventilation →
  Höhenveränderung zwischen In- und Exspiration ca. 10–12 cm
  - Innervation des Diaphragma: Nervus phrenicus [C3-4-5-Innervation]
  - Innervationsstörung durch:
    - Regionalanästhesieverfahren wie z.B. interskalenäre Plexusblockade nach
      Winnie → nie beidseitige Punktion!
    - „frost bitten phrenicus" durch Hypothermieschaden nach extrakorpora-
      ler Zirkulation (EKZ)
    - Z.n. Aneurysma-Operation mit linksseitiger Störung → N. phrenicus-
      Verlauf um den Aortenbogen
    - Elektrolytstörungen
    - tumoröse Infiltration des Nervus phrenicus
    - critical illness polyneuropathy
    - ▶ **Anm:** zur Beurteilung der Zwerchfellbeweglichkeit ist eine Röntgen-
      Durchleuchtung am sinnvollsten
- weitere Atemmuskeln
  - **inspiratorisch:** Musculi intercostales **externi**
  - **exspiratorisch:** Musculi intercostales **interni** und die Bauchmuskeln bei Ob-
    struktion der Atemwege
  - **Atemhilfsmuskeln:** Musculi scaleni, Mm. sternocleidomastoidei, Mm.
    pectorales (major et minor)
  - ▶ normalerweise erfolgt die Exspiration aufgrund der elastischen Retraktions-
    eigenschaft der Lunge **passiv!**

Innere und äußere Atmung

1. **äußere Atmung (Gasaustausch in der Lunge)** abhängig von:
- **Ventilation** (Belüftung der Alveole mit Frischgas)
- **alveolo-kapillären Gasaustausch** (Diffusion der Aleolargase ins Blut und umgekehrt aufgrund einer Partialdruckdifferenz → Diffusionsgeschwindigkeit
  wird durch das Fick'sche Gesetz beschrieben:

$$V_{Gas} = \frac{F}{k \times D \times (P_1 - P_2)}$$

V_{Gas} = Austauschrate, F = Austauschfläche, k = Diffusionkonstante, D = Diffusionstrecke, (P_1-P_2) = Partialdruckdifferenz

- **Lungenperfusion** ($\rightarrow$ von besonderer Bedeutung für die Lungenfunktion ist das Ventilations-Perfusionsverhältnis)

2. **innere Atmung (Verwertung des Sauerstoffs in der Atmungskette** innerhalb des Mitochondrium mit ATP- und CO_2-Bildung)

Ventilation

- die **Steuerung** der Ventilation erfolgt größtenteils **über** den p_aCO_2 (daneben auch pH- und O_2-abhängig) $\rightarrow$ Zunahme der Ventilation um 2-3 l/min/mmHg CO_2-Anstieg (bis 60-70 mmHg besteht eine lineare Beziehung)
  - Ausnahme: z.B. der COPD-Patient mit chronischer Hypoxämie $\rightarrow$ der Atemantrieb erfolgt dann größtenteils über den $p_aO_2 \rightarrow O_2$-Gabe kann bei COPD zu Brady- oder Apnoe mit Hyperkapnie führen (obligates Monitoring der Respiration $\rightarrow$ angestrebter p_aO_2 von 60–70 mmHg)

1. Alveoläre Ventilation

- ist das eingeatmete Volumen, das am intrapulmonalen Gasaustausch teilnimmt

$$AMV_{alv} = f \times (V_T - V_D)$$

f = Atemfrequenz, V_T = Atemzugvolumen, V_D = Totraumvolumen

▶ $AMV_{alv} \downarrow$ bei sinkendem V_T oder zunehmender Atemfrequenz

2. Totraumventilation

- ist das eingeatmete Volumen, das **nicht** am intrapulmonalen Gasaustausch teilnimmt

Totraumventilation = Totraumvolumen (V_D) × Atemfrequenz (f)

$V_D \approx$ 2-3 ml/kgKG oder 30% des Atemzugvolumens

- Bestimmung des Totraumanteils (V_D/V_T) nach der Bohr-Gleichung (modifiziert nach Enghoff) unter der Annahme, daß der p_aO_2 gleich dem p_AO_2 ist:

$$V_D/V_T = \frac{p_aCO_2 - p_ECO_2}{p_aCO_2}$$

p_aCO_2 = arterieller, p_ECO_2 = gemischt-exspiratorischer CO_2-Partialdruck

$$p_ECO_2 = (P_B - P_{H2O}) \times F_ECO_2$$

F_E = gemisch-exspiratorische CO_2-Konzentration, P_B = Barometerdruck, P_{H2O} = Wasserdampfdruck

Rechenbeispiel:

$$\frac{(60\ \text{mmHg} - 14,3\ \text{mmHg})}{60\ \text{mmHg}} \approx 0,76$$

p_B = 760 mmHg, F_ECO_2 = 2 Vol% = 0,02 und p_aCO_2 = 60 mmHg
p_ECO_2 = (760 – 47) × 0,02 = 14,26 mmHg

- **funktioneller Totraum** (T_{funkt}) = anatomischer Totraum + alveolärer Totraum
  → Bestimmung des funktionellen Totraums:

$$T_{funkt} = V_T \times (1 - p_ECO_2 / p_aCO_2)$$

Lungenperfusion

- die **Lungenperfusion (Q)** ist beim stehenden Menschen nicht gleichmäßig über die Lunge verteilt, sondern nimmt, wie aus untenstehender Abbildung entnommen werden kann, von **apikal (+ 30 cm)** nach **basal (± 0 cm) zu**
- das selbe gilt für die Ventilation, die ebenfalls, jedoch in einem etwas geringerem Ausmaß als die Perfusion (Q) von apikal nach basal ansteigt (Grund: Alveolen sind apikal im größerem Ausmaß vorgedehnt → geringe Volumenänderung während der Inspiration in den oberen Lungenbezirken, während die basalen Alveolen im Durchmesser kleiner sind und leichter gedehnt werden können
- ▶ hieraus ergibt sich ein **V_A/Q-Verhältnis** an der Lungenspitze von 1,6–3,0 und basal von 0,4-0,6 (durchschnittliches V/Q-Verhältnis von 0,8)
- der **pulmonale Perfusionsdruck** ergibt sich aus der Differenz von MPAP-LAP (normal: ≈ 10 mmHg)
  → der pulmonale Gefäßwiderstand ist äußerst gering und beträgt nur 1/10 des systemvaskulären Widerstandes → um 500 ml Blut durch die pulmonale Gefäßbahn zu treiben, ist nur ein Druckgefälle von 1 mmHg notwendig
- bei Steigerung des HZV (z.B. unter Belastung) bleibt normalerweise trotz erhöhtem transpulmonalen Blutstroms der **pulmonale Widerstand** infolge der Eröffnung von weiteren, bis dahin nicht durchbluteten Kapillaren konstant
- **akute Druckerhöhung** in der Pulmonalarterie (z.B. unter Hypoxie, erniedrigtem pH-Wert, Hypoventilation mit Hyperkapnie oder thrombembolischer

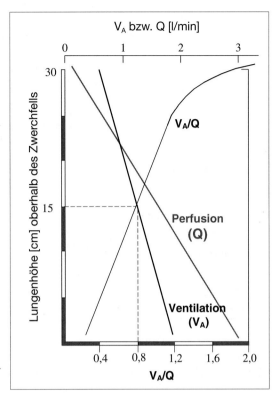

Abb 60.2. Ventilations-Perfusions-
Verhältnis (V_A/Q)

Verschluß der Gefäßstrombahn) wird vom rechten Ventrikel nur schlecht
toleriert
- der **Pulmonalarteriendruck** nimmt beim stehenden Menschen von der Lungenspitze bis zur Basis zu (MPAP apikal ≈ 6 mmHg und basal ≈ 24 mmHg)

Atemarbeit

Arbeit der Atemmuskulatur zur Überwindung folgender Widerstände:
- elastische Widerstände von Lunge und Thorax
- visköse Widerstände infolge der Luftströmung
- Gewebewiderstände

$$W = \int_0^T (P_{AW} - P_{Oes}) \times \dot{V} \times dt$$

(P_{AW} - P_{Oes}) = transpulmonaler Druck → Registrierung des P_{Oes} mit einer speziellen
Sonde am sitzenden Patienten, dessen Spitze im unteren Ösophagusdrittel pla-
ziert sein muß!, V = Flow
Normalwert: 0,25 J pro Atemzug bzw. 2,5–3,0 J/min (kritische Grenze: 10–15 J/min)

- 75% der Atemarbeit entfällt auf die Überwindung der **elastischen Widerstände** und **25%** auf die Strömungswiderstände → AMV↑ → elastische Widerstände↑
- die Atemarbeit ist unteranderem von der Art der **Ernährung** abhängig:
  1 g Kohlenhydrate [KH] (4 kcal/g) erzeugt 0,829 Liter CO_2
  1 g Fett (9,3 kcal/g) erzeugt 1,427 Liter CO_2
  → 1000 kcal in Form von 250 g Kohlenhydrate erzeugen über 8 h 207 Liter CO_2;
  1000 kcal in Form von 107 g Fett jedoch nur 153 Liter CO_2! → dies ist bei der Spontanisierung des beatmeten Patienten von Bedeutung!

▶ die Atemarbeit kann z.B. mit Hilfe des Monitorgerätes Bicore-100 am Krankenbett bestimmt werden

Wirkungsgrad der Ventilation

$$\text{Wirkungsgrad (\%)} = \frac{\text{Atemarbeit}}{\text{Energieverbrauch}} \times 100$$

Normalwert: 5–10% (d.h. für die mechanischen Arbeit der Atemmuskulatur wird 10–20 × mehr Sauerstoff verbraucht als zur Produktion einer gleichen Menge von Wärmeenergie)

Lungenvolumina und Lungenkapazitäten

(= Summe mehrerer spirometrisch abgrenzbarer Teilvolumina)

	Abk.	Durchschnittl. Normalwerte für Erwachsenen	Lungenkapazitäten		
Inspiratorisches Reservevolumen	IR	3000–4500 ml (≈ 45–50% der TLC)	Inspiratorische Lungenkapazität t (IC) = IRV + VT (≈ 3500 ml)	**Vitalkapazität** (VC) ≈ 5100–4400 ml (**60–70** ml/k bzw. 75% der TLC)	Totale Lungenkapazität (TLC) = IRV + VT + ERV + RV ≈ 6700–5800 ml
Atemzug- bzw. Tidalvolumen	VT	500 ml oder ≈ 7ml/kg			
Exspiratorisches Reservevolumen	ERV	1000–1200 ml (≈ 15–20% der TLC)	= Funktionelle Residualkapazität (≈ 2400–3000 ml)		
Residualvolumen	RV	1200–1800 ml* (≈ 20–25% der TLC)		RV	

* RV ist altersabhängig, im hohem Lebensalter ist der Anteil des RV am TLC auf 23–35% angestiegen! RV-Anstieg auch bei COLD

Lungenkapazität

1-Sekunden-Kapazität:

forciertes exspiratorisches Volumen, das in der 1. Sekunde, nach maximaler Inspiration ausgeatmet werden kann	FEV1	altersabhängig absolute Volumina (mind. > 2,5 l)

relative 1-Sekunden-Kapazität: FEV1/FVC — normal: 80% der VC bzw. FVC

Atemgrenzwert:

Atemzeitvolumen nach maximaler forcierter willkürlicher Hyper-ventilation für die Dauer von 10 sec mit einer Frequenz von 60-70 Atemzüge pro min	AGW	normal: 100–170 l

Closing Volume und Closing Capacity
- als **Verschlußvolumen (Closing volume = CV)** wird das Lungenvolumen, bei dem ein Kollaps der kleinen Luftwege beginnt, bezeichnet
- das CV ist abhängig vom
  - Lebensalter (mit zunehmenden Lebensalter → CV ↑)
  - Körperlage (Wechsel vom Stehen zum Liegen: CV ↑)
  - Adipositas (FRC meist < CC, da bei Übergewicht ERV ↓)
  - Rauchen
- Normalwerte für CV:
  - gesunder Jugendlicher: ≈ 10% der Vitalkapazität
  - 65-jährige, gesunde Person: ≈ 40% der Vitalkapazität
- die **Verschlußkapazität (Closing Capacity CC)** ist die Summe aus Closing volume (CV) und Residualvolumen (RV)

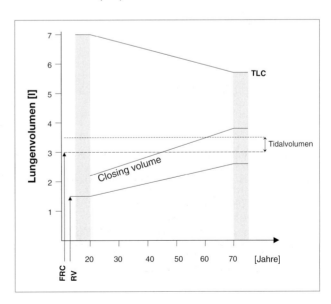

Abb. 60.3. Closing Volume (CV) und Closing Capacity (CC)

- aus der oberen Abbildung ist zu entnehmen, daß das closing volume und das Residualvolumen (Summe = CC) im Laufe des Lebens kontinuierlich an Größe zunehmen; während die totale Lungenkapazität (TLC) abnimmt!
- die CC liegt beim Lungengesunden oberhalb des Residualvolumens (RV) und ist in der ersten Lebenshälte normalerweise kleiner als die funktionelle Residualkapazität (FRC) → Grenzschwelle: 45-50. Lebensjahr
- von Bedeutung ist das Verhältnis CC/FRC → bei immer größer werdenden Quotienten (>1) besteht die Gefahr des air trapping → Folge: intrapulmonale Shuntzunahme, Ventilations-/Perfusionsstörungen, Resorptionsatelektasen

Bestimmung des closing volume
1. Fremd-Gas-Bolus-Test (FGB)
   → der Patient atmet ein Inertgas (He, Ar, Xe) als Bolus ein
2. Singel-breath-O$_2$-Methode (SBM)
   → hier atmet der Patient 100% Sauerstoff ein

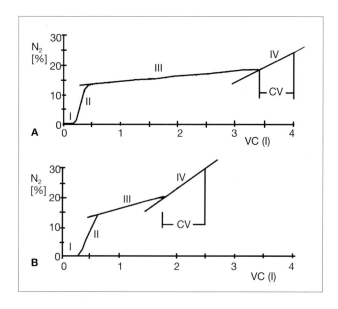

Abb. 60.4. Bestimmung des Closing Volumens anhand der N$_2$-Auswaschkurve
A: gesunder junger Mann:
  Phase I = Totraum 190 ml, Phase II = Mischluftanteil 250 ml,
  Phase III = Alveolarplateau 3,0 l, Phase IV = Verschlußvolumen 0,6 l;
  VC = 4,0 l, CV/VC = 15%
B: 50-jähriger Mann mit COPD
  Phase I = Totraum 300 ml, Phase II = Mischluftanteil 350 ml,
  Phase III = Alveolarplateau 1,1 l, Phase IV = Verschlußvolumen 0,75 l;
  VC = 2,5 l, CV/VC = 30%
  Je steiler die Phase III verläuft, desto wahrscheinlicher ist eine obstruktive Ventilationsstörung

- beide Methoden beruhen darauf, daß nach maximaler Ausatmung (= Residual-volumen-Niveau) der Patient bei der anschließenden Inspiration reinen O_2 oder ein Inertgas einatmetet, welches sich aufgrund des größeren Ventilationanteils **basaler** Lungenbezirke sich zuerst dort anreichert und im weiterem Verlauf in die apikalen Alveolen gelangt → Aufbau eines apikobasale Konzentrations-gradienten mit höheren O_2-Konzentrationen in den unteren Lungenanteilen. Bei der unmittelbar folgenden langsamen Ausatmung wird zuerst der anatomische Totraum (Phase I), dann ein Mischluftanteil (Phase II) und anschließend das Alveolarvolumen (Phase III) entleert. Die exhalierte Luft wird ständig aus den apikalen und basalen Lungenpartien zusammengemischt. Kollabieren die basalen Alveolen, wird die exhalierte Luft bei der SBM nicht mehr durch den erhöhten O_2-Gehalt der basalen Alveolen verdünnt und die exhalierte Luft ent-hält einen größeren N_2-Anteil

Veränderungen unter Anästhesie

Unter **Allgemeinanästhesie** kommt es auch beim Lungengesunden intraoperativ
- zu einer **Abnahme der FRC** um ca. 450 ml ($\approx$ 20%), unabhängig von der Anwen-dung nicht depolarisierender Muskelrelaxanzien
- zu einer **Zunahme des intrapulmonalen R-L-Shunt** → Vermeidung durch intraoperative PEEP-Beatmung; ggf. intermittierendes Blähen der Lunge
- zu einer **Abnahme der Compliance** (normale Compliance: 100 ml/cmH$_2$O)
- zum **Anstieg von V_D/V_T und AaDO$_2$**

postoperative Veränderungen

- **postoperativ** kommt es gerade bei Oberbaucheingriffen, bei Patienten mit Adi-positas, oder höherem Lebensalter zwischen dem **2.-5.** postop.-Tag zu einem deutlichen Abfall der **FRC** und folgenden Lungenvolumina (→ Gefahr der respi-ratorischen Dekompensation und Reintubation bei Patienten mit präoperativ grenzwertiger Lungenfunktion!):

	Abnahme gegenüber präoperativen Befund
IRV	$\approx$ **60%**
ERV	$\approx$ **60%**
VC	$\approx$ **50%**
TLC	$\approx$ **40%**
FRC	$\approx$ **30%**

▶ **Anm:**
- die FRC hat Einfluß auf die Lungencompliance und dem pulmonalen Gefäß-widerstand

- **FRC ↓**: bei Adipositas und Schwangerschaft, im Liegen < als im Stehen, infolge Alveolarkollaps, Atelektasenbildung, bei Pneumonie, durch Zunahme des Lungenwassers
- **FRC ↑**: bei COPD und Lungenemphysem

Messung der Atemmechanik

Pleuradruck

- der **intrapleurale** Druck nimmt in Ruhelage von oben nach unten im Stehen **zu** (-10 cmH$_2$O auf -2 cmH$_2$O → Mittelwert von ≈ – 6 cmH$_2$O)
- im Durchschnitt liegt der intrapleurale Druck am Ende der Exspiration bei etwa 5 cmH$_2$O **subatmosphärisch,** und am Ende der Inspiration bei 8 cmH$_2$O **unterhalb des Athmosphärendruck**
- ▶ unter **Spontanatmung** ist normalerweise der **intrapleurale Druck** während des kompletten Atemzyklus **negativ**! Unter kontrollierter Überdruckbeatmung kann der intrapleurale Druck positiv werden

Compliance

- die Compliance ist ein Maß für die Dehnbarkeit (Lunge, Thorax)
- die Bestimmung erfolgt mit Hilfe der Ruhe-Dehnungskurve

$$C_{Lunge} = \frac{V}{(P_A - P_{pl})} \qquad C_{Thorax} = \frac{V}{P_{pl}} \qquad C_{Th+L} = \frac{V}{P_A}$$

- wie nachfolgende Zeichnung verdeutlicht, ist die statische Compliance vom intrapulmonalen Volumen abgängig!

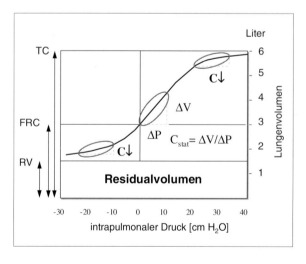

Abb. 60.5. Statisches Druck-Volumen Diagramm

Elastance

- reziproker Wert der Compliance
- Gesamtelastance = Lungenelastance + Thoraxelastance

$$\frac{1}{C_L + C_{TH}} = \frac{1}{C_L} + \frac{1}{C_{TH}}$$

Resistance bzw. Atemwegswiderstand

- bei laminarer Strömung wird der Widerstand vom Hagen-Poiseuille-Gesetz modifiziert:

$$C = \text{Viskosität } (\varphi) \ \frac{8 \times L}{r^4}$$

R = Radius der Röhre, L = Länge der Röhre

▶ **Anm:**
- der Großteil des Atemwegwiderstandes ($\approx$ 80%) ist in den oberen Luftwegen und den **ersten 6** Generationen des Tracheobronchialbaumes bzw. in den Atemwegen mit einem Durchmesser > 2 mm lokalisiert; bei Nasenatmung entfällt wiederum der größte Anteil auf den Nasen/Epipharynxbereich!
- der Atemwegswiderstand ist auch vom Lungenvolumen abhängig!

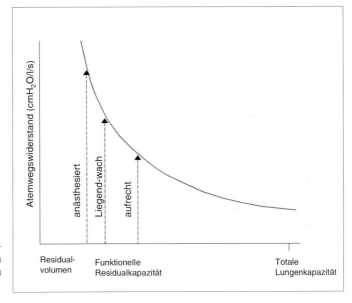

Abb. 60.6. Atemwegswiderstand in Abhängigkeit vom Lungenvolumen

Ventilationstörungen (VS)

	Obstruktive VS	Restriktive VS
Atemwegswiderstand (R)	↑ bis ↑↑ (R > 3,5 cmH$_2$O/l/s)	normal
Statische Compliance (C)		↓ (C$_{ST.}$ < 0,1 l/cmH$_2$O)
Vitalkapazität (→ unspezifischer Lungenparameter)	↓	↓↓ (< 80% Soll)
1-Sekunden–Kapazität (FEV$_1$)	↓↓	↓
relative 1-Sekunden–Kapazität (FEV$_1$/FVC)	↓↓ (<70%)	meist ↑ (> 85%)
Totale Lungenkapazität (TLC)	↑ Asthma ↑↑ Lungenemphysem	↓ bis ↓↓ leicht: < 80-65% der Norm mittel: 65-50% der Norm schwer: < 50% der Norm
Residualvolumen (RV)	↑	↓
Maximaler exspiratorischer Flow (PEF) [normal: 8-10 l/s]	↓ bis ↓↓	normal
Maximaler mittlerer exspiratorischer Flow (MMEF) [normal: 4,5-5,5 l/s]	↓ Früherfassung einer Obstruktion peripherer Atemwege (kooperationsunabhängiger Parameter !)	normal

Flow-Volumen-Kurven

Durchführung eines vollständigen Atemmanövers: vollständige Exspiration, anschließende Inspiration und Beginn des Meßmanövers nach maximaler Inspiration (auf dem Niveau der TLC)

Mit Hilfe der Flow-Volumen-Kurven lassen sich:
- die verschiedenen Ventilationsstörungen unterscheiden
- obstruktive Atemwegsveränderungen durch Bestimmung des mittleren exspiratorischen Fluß frühzeitig erkennen (MEF$_{50}$ = Fluß nach Ausatmung von 50% der FVC; Normalwert: 4,5-5,5 l/s)
- ähnliche Ventilationsstörungen noch weiter differenzieren → der inspiratorische Spitzenfluß (MIF) dient zur Differenzierung zwischen Lungenemphysem (MIF normal) und Asthma bronchiale bzw. chronisch-obstruktiver Bronchitis (MIF vermindert)

Beispiele für Kurvenverläufe bei bestimmten Ventilationsstörungen:

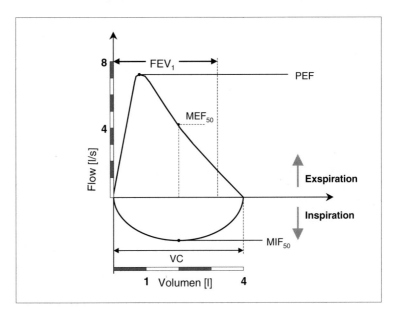

Abb. 60.7. Normale Flow-Volumenkurve

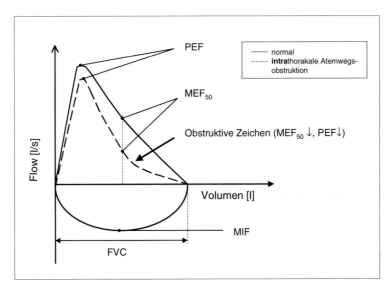

Abb. 60.8. Flow-Volumenkurve bei Obstruktion

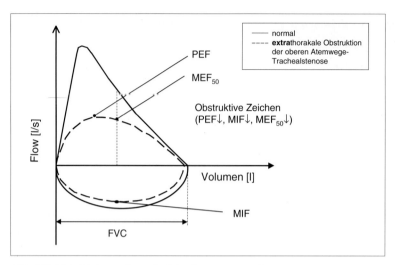

Abb. 60.9. Flow-Volumenkurve bei Trachea-Kompression

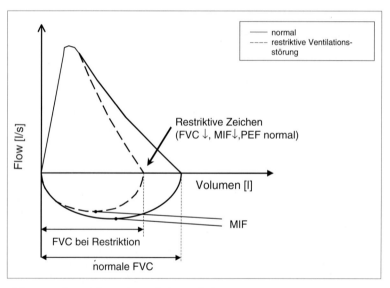

Abb. 60.10. Flow-Volumenkurve bei Restriktion

Berechnungen

O₂-Status

O$_2$-Status des Blutes ist gekennzeichnet durch den p_aO_2, S_aO_2, Hb-Gehalt und C_aO_2

Definitionen

- Hypoxie: $p_aO_2\downarrow$
- Hypooxygenation: $S_aO_2\downarrow$
- Hypoxämie: $c_aO_2\downarrow$ (= Sauerstoffgehalt des Blutes $\downarrow$)
  - hypoxische Hypoxämie: $p_aO_2\downarrow$ und $S_aO_2\downarrow$, normaler Hb-Wert → Störung der Lungenfunktion oder Ventilation
  - anämische Hypoxämie: tHb$\downarrow$, normaler p_aO_2 und normale S_aO_2 → Blutung→ Anämie
  - toxische Hypoxämie: frakt. $S_aO_2\downarrow$ → COHb$\uparrow$ oder MetHb$\uparrow$
- Ischämie:
  - HZV oder Perfusion $\downarrow$, normaler c_aO_2

▶ die verschiedenen Formen der Hypoxämien werden unterschiedlich toleriert: anämische besser als hypoxämische, und diese wiederum besser als toxische Hypoxämien
- die diagnostische Aussagekraft nimmt in folgender Reihenfolge zu:
  p_aO_2 (Sauerstoffpartialdruck) < p_sO_2 (Sauerstoffsättigung) < c_aO_2 (Sauerstoffgehalt)

O₂-Bindungskapazität

Hüfner-Zahl:
- die Menge O_2, die theoretisch maximal an 1 g Hb gebunden werden kann:
  1,39 ml O_2 pro 1 g Hb
▶ der Wert wird in den Lehrbüchern nicht einheitlich angegeben → bei neueren Bestimmungen mittels Blutgasanalyse wurde ein Wert von 1,34-1,36 ermittelt!

Sauerstoffgehalt (cO₂)

- die O_2-**Konzentration des Blutes** (cO_2) ergibt sich aus der Summe des an Hämoglobin chemisch gebundenen O_2 und dem in den wässrigen Blutbestandteilen physikalisch gelösten O_2
  - **chemisch gebunder O_2 (ml/dl)** = SO_2 (%) × cHb (g/dl) × 1,39 (ml/g)
  - **physikalisch gelöster O_2 (ml/dl)** = pO_2 (mmHg) × O_2-Löslichkeit (0,0031)
    - nach dem **Henry-Gesetz** ist das im Plasma gelöste Gasvolumen direkt proportional dem Partialdruck des Gases → 100 ml Blutplasma enthalten bei einem pO_2 von 100 mmHg 0,3 ml Sauerstoff in physikalischer Lösung

$$c_aO_2 = S_aO_2 \text{ (\%)} \times cHb \text{ (g/dl)} \times 1,39 \text{ (ml/g Hb)} + p_aO_2 \text{ (mmHg)} \times 0,0031$$

Normalwerte:
c_aO_2 = 20,4 ml/dl (männl.) und 18,6 ml/dl (weibl.)
c_vO_2 = 15 ml/dl
$avDO_2$ = ca. 5 ml/dl

▶ **Anm:**
- die fraktionelle Sättigung (SO_2) gibt den **Anteil des oxygeniertem Hämoglobins (HbO_2) am Gesamthämoglobin** (einschl. Dyshämoglobin) an
- der prozentuale **Anteil des oxygenierten Hämoglobins (HbO_2) am Oxy- und Desoxyhämoglobin** wird als partielle oder funktionelle Sättigung (psO_2)

arterio-venöse Sauerstoffgehaltsdifferenz (avDO₂)

$$avDO_2 = CaO_2 - CvO_2$$

Normalwert: 5 ml/100 ml Blut

▶ $avDO_2$-Veränderung 6% weist bei konstanten Hb, konstantem Shuntvolumen und konstanten VO_2 auf ein vermindertes HZV hin!

O₂-Ausschöpfung (%)

$$O_2 - Ratio = (Ca-vDO_2 \,/\, CaO_2) \times 100$$

Normalwert: 20-25%

O₂-Partialdruck (pO₂)

- der **arterielle O_2-Partialdruck** (p_aO_2 in mmHg)
- der p_aO_2 bestimmt über die sogenannte O_2-Bindungskurve die zugehörige Sättigung des Hämoglobins (S_aO_2 in %)
- der p_aO_2-Wert unterliegt einer Altersabhängigkeit und kann nach folgenden Formeln berechnet werden:
  1. Formel von Murray

$$p_aO_2 = 100,1 - (0,323 \times Alter\ (Jahre))$$

  2. nach der Formel von Reichel und Ulmer:
     - für Männer

$p_aO_2 = 109,4 - 0,26 \times Alter - 0,098 \times I_B$
unterster Grenzwert: berechneter Wert minus 14,1 mmHg

     - für Frauen

$p_aO_2 = 108,86 - 0,26 \times Alter - 0,073 \times I_B$
unterster Grenzwert: berechneter Wert minus 15,1 mmHg

wobei I_B dem Broca-Index entspricht:
$I_B = Gewicht \times 100 \,/\, Länge - 100$

- zu erwartender p_aO_2 bei Lungengesunden ($AaDO_2 = 10$ mmHg) **mittleren** Alters unter verschiedenen F_iO_2 –Größen:

F_iO_2	$\approx p_aO_2$ in mmHg
0,21	100
0,4	235
0,6	378
0,8	520
1,0	663

▶ **Anm:** der p_aO_2 des Neugeborenen beträgt unter Raumluft $\approx$ 40-60 mmHg

alveoläre Sauerstoffpartialdruck (p_AO_2)

- der alveoläre Sauerstoffpartialdruck (p_AO_2) wird von folgenden Faktoren beeinflußt:
  - Barometerdruck
  - inspiratorische O_2-Konzentration $\rightarrow$ eine Erhöhung der inspiratorischen Sauerstoffkonzentration um 10% führt bei Konstanz aller anderen Parametern zu einer Steigerung des p_AO_2 um $\approx$ 64 mmHg
  - Sauerstoffverbrauch
  - Herzzeitminutenvolumen $\rightarrow$ plötzlicher Abfall der Lungendurchblutung $\rightarrow$ primär geringere pulmonale Sauerstoffaufnahme $\rightarrow p_AO_2\uparrow$
  - ggf. von Konzentrationseffekten (N_2O!)

$$p_AO_2 = (P_B - P_{H_2O}) \times F_iO_2 - \frac{p_aCO_2}{VCO_2/VO_2}$$

  vereinfacht: $p_AO_2 = p_iO_2 - (1{,}25 \times p_aCO_2)$

- bei Raumluft: $p_AO_2 = (760\text{-}47 \text{ mmHg}) \times 0{,}21 - (40 \text{ mmHg}/0{,}85) = \approx 104$ mmHg

Partialdrücke der Atemgase auf Meereshöhe (P_B: 760 mmHg)

Atemgas	Einatemluft (mmHg)	Alveolarluft (mmHg)	Ausatemluft (mmHg)
Sauerstoff (O_2)	159 (149 im Nasopharynx)	104 ($\approx$ 13,3Vol.-%)	120
CO_2	0,3	40 ($\approx$ 5,5Vol.-%)	27
Stickstoff (N_2)	597	569 ($\approx$ 75 Vol.-%)	566
H_2O	3,7	47 ($\approx$ 6,2Vol.-%)	47

▶ $P_{Gas} = P_{Baro} \times$ Gasanteil
   z.B. Sauerstoff (trocken): Barometerdruck von 760 mmHg $\times$ 0,21 = 159,6 mmHg

- fraktionierter Gasanteil $FA_{Gas} =$ Gaspartialdruck$/P_B - P_{H_2O} = \times$ Vol.-%

Beurteilung des transpulmonalen O_2-Austausches

Oxygenierungsindex (Horovitz)

$$\text{Oxygenierungsindex} = \frac{p_aO_2 \text{ (mmHg)}}{F_iO_2}$$

wobei eine FiO_2 von 100% Sauerstoff = 1,0
- Normwerte: 300-500 mmHg
- bei ALI: < 300 mmHg
- bei ARDS: < 200 mmHg

Alveolo-arterielle Sauerstoffgehaltsdifferenz (AaDO$_2$)

$$AaDO_2 \text{ (mmHg)} = p_AO_2 - p_aO_2$$

bei der Beurteilung der $AaDO_2$ muß die inspiratorische Sauerstoffkonzentration (FiO_2) berücksichtigt werden!
Normalwert: 10-20 mmHg bei Raumluft, 25-65 mmHg bei 100% O_2

Vereinfachte Formel für die $AaDO_2$ bei **Lungengesunden** unter Raumluftbedingungen:

$$AaDO_2 = 145 - (p_aO_2 + p_aCO_2)$$

- Zunahme der $AaDO_2$ infolge: Alveolo-kapilläre Diffusionsstörung, Anstieg des intrapulmonalen venoarteriellen R-L-Shunt bzw. Ventilations-/Perfusionsstörungen, intrakardiale anatomische Shunts, langandauernde hohe FiO_2 –Konzentrationen (Resorptionsatelektasen!)
- ▶ im Rahmen einer **alveolären Hypoventilation** (respiratorisches Pumpversagen) ist der p_aO_2 meist erniedrigt, der p_aCO_2 erhöht und die **AaDO$_2$** jedoch **normal**!

Quotient nach Benzer

- von der FiO_2 unabhängiger Index

$$\frac{AaDO_2}{p_aO_2}$$

Normalwert: 0,1–0,25,
> 0,3 pathologisch

Intrapulmonaler Rechts-Links-Shunt (Q_S/Q_T)

Normalwert: 3-5% des HZV (bedingt durch den Zufluß von nicht oxygeniertem Blut über die bronchialen Venen und Venae Thebesii des Herzens)

1. p_aO_2: > 150 mmHg, dann

$$Q_S \Big/ Q_T = \frac{AaDO_2 \times 0{,}0031}{AaDO_2 \times 0{,}0031 + avDO_2}$$

wobei $avDO_2 = c_aO_2 - c_vO_2$

oder:

$$Q_S \Big/ Q_T = \frac{(p_AO_2 - p_aO_2) \times 0{,}003}{(c_aO_2 \times - c_vO_2) + (p_AO_2 - p_aO_2) \times 0{,}003}$$

2. p_aO_2: < 150 mmHg, dann

$$Q_S \Big/ Q_T = \frac{(c_cO_2 - c_aO_2)}{(c_cO_2 - c_vO_2)}$$

wobei c_vO_2 der O_2-Gehalt der Pulmonalarterie (gemischtvenös)
und c_cO_2 der O_2-Gehalt der Pulmonalkapillare (Abnahme bei geblocktem Ballon)

Schätzung der pulmonalen Shuntfraktion

1. nach **HESSEL:**
bei $F_iO_2 = 1{,}0$ und $p_aO_2 > 150$ mmHg

$$\text{Shunt (\%)} = \frac{AaDO_2 \text{ (mmHg)}}{20}$$

2. nach **NUNN:** Bestimmung des Shuntanteils aus einem Nomogramm (s. S. 858)

Sauerstoffangebot (DO$_2$)
DO$_2$ = CaO$_2$ (ml/dl) × HZV (l/min)
Normalwert: 800-1000 ml/min oder 600 ± 50 ml/min/m²KOF

Sauerstoffaufnahme/-verbrauch (VO$_2$)
• nach dem inversen **Fick**´schen Prinzip

VO$_2$ = avDO$_2$ × HZV (l/min)
Normalwert: ≈ 250 ml/min

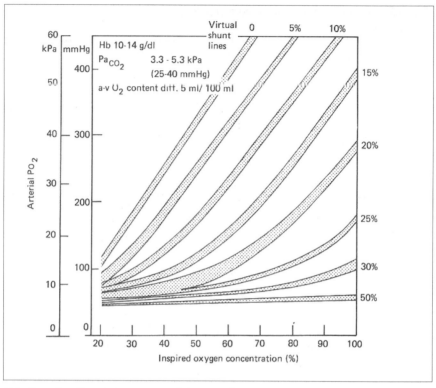

Abb. 60. 11. Iso-Shunt-Diagramm modifiziert nach Nunn

▶ ab 25–30% Shuntanteil bezüglich des HZVs bewirkt eine FiO_2-Erhöhung fast keine Zunahme des p_aO_2 mehr!

Mittels Pulmonalarterienkatheter (PAK) kann durch Bestimmung der arterio-venöse Sauerstoffdifferenz (avDO$_2$) und des Herzzeitminutenvolumens der Sauerstoffverbrauch (VO$_2$) berechnet werden. Das gemischt-venöses Blut muß dabei aus der A. pulmonalis und nicht mittels ZVK aus der oberen Hohlvene entnommen sein!

- nach **Brody:**

    $VO_2 = 10 \times KG \, (kg)^{3/4} \, (ml/min)$

▶ **Anm:**
  - unter Annahme eines **mittleren kalorischen Äquivalent** von **4,85 kcal/l O$_2$** läßt sich der **Energiebedarf** anhand des Sauerstoffverbrauchs bestimmen: z.B. HZV = 6,4 l/min, avDO$_2$ = 8 ml/100 ml (= 80 ml/l)
    ⇒ O$_2$-Verbrauch 512 ml/min = 30,72 l/h = 737 l/die
    ⇒ **Energieverbrauch:** 737 × 4,85 = 3574 kcal/die

- umgekehrt kann durch direkte Messung der VO_2 mit Hilfe des Deltatrac Metabolic Monitor das HZV bestimmt werden:

$$HZV = VO_2/avDO_2$$

und

$$\mathbf{VO_2} = AMV \times (F_iO_2 - F_{ex}O_2)$$

F_iO_2 = inspiratorische Sauerstoffkonzentration
$F_{ex}O_2$ = exspiratorische Sauerstoffkonzentration
AMV   = Atemminutenvolumen

CO_2-Produktion (VCO_2)

$$\mathbf{VCO_2} = V_{ex} \times F_{ex}CO_2$$

Normalwert: $\approx$ 200 ml/min

VCO_2 = Kohlendioxidproduktio
$F_{ex}CO_2$ = exspiratorische CO_2-Konzentration (inspiratorische CO_2-Konzentration wird als null angenommen!)
V_{ex} = exspiratorisches Atemminutenvolumen

Respiratorischer Quotient (RQ)

$$RQ = \frac{VCO_2}{VO_2}$$

Normalwert: $\approx$ 0,8 (abhängig von Substratstoffwechsel)

O_2-Bindungskurve

- der Zusammenhang zwischen $\mathbf{O_2}$-**Sättigung** (SO_2, %) als Maß für den chemisch (an Hämoglobin) gebundenen Sauerstoff und dem $\mathbf{O_2}$-**Partialdruck** (pO_2, mmHg) wird als $\mathbf{O_2}$-**Bindungskurve** (sigmoidaler Verlauf) bezeichnet
- im oberem Bereich hat eine Zunahme oder Abfall der pO_2-Werte einen nur geringen Einfluß auf die O_2-Sättigung $\rightarrow$ paO_2-Schwankungen werden hier schlecht und nur verzögert erfaßt!

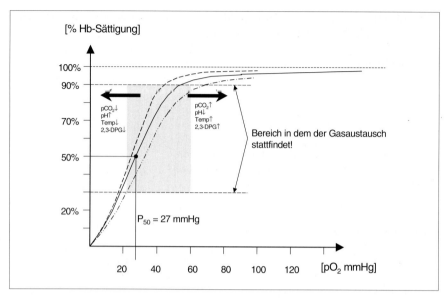

Abb. 60.12. Sauerstoffbindungskurve

Ursachen der Lageveränderung der O_2-Bindungskurve

← LINKSVERSCHIEBUNG	RECHTSVERSCHIEBUNG →
erhöhte Affinität bzw. schlechtere Sauerstoffabgabe, P_{50}* erniedrigt	verringerte Affinität bzw. leichtere Sauerstoffabgabe, P_{50}* erhöht
Alkalose (pH ↑)	Azidose (pH ↓)
Hypokapnie (pCO$_2$ ↓)	Hyperkapnie (pCO$_2$ ↑)
Temperatur ↓	Temperatur ↑
2,3-DPG ↓ (z.B. bei Austausch- bzw. Massivtransfusion → Neusynthese benötigt 12-24h)	2,3-DPG ↑
Fetales Hämoglobin (HbF) und abnorme Hämoglobine	volatile Anästhetika (2-3 mmHg)
	Anämie (um ca. 3,8 mmHg)
Sepsis und Schwangerschaft	Hbs
Hexokinasemangel	Pyruvatkinasemangel
COHb und MetHb ↑	
Hypokaliämie	Hyperkaliämie, Hypernatriämie

*P_{50}-Normalwert bei einer Temperatur von 37°C, einem pH von 7,4 und einem BE von ± 0 beträgt **27 mmHg**

Bohr-Effekt

- Verschiebung der O_2-Bindungskurve durch Veränderungen der H^+-Konzentration und des $pCO_2 \rightarrow$ Begünstigung der O_2-Aufnahme in der Lunge und O_2-Abgabe ans Gewebe $\rightarrow$ bzw. Azidose reduziert die Affinität des Hämoglobins für Sauerstoff

Apnoische Oxygenierung (AO)

unter apnoischer Oxygenierung versteht man die **passive O_2-Zufuhr und Aufnahme trotz Atemstillstand**

- Atemstillstand z.B. im Rahmen einer längerdauernden Intubation führt zu einer Unterbrechung der O_2-Versorgung des Patienten $\rightarrow$ O_2-Verbrauch des Erwachsenen von 200-250 ml/min läuft unvermindert weiter
- Frumin et al. zeigte bereits im Jahr 1959, das ein Atemstillstand von bis zu 55 Minuten Dauer überlebt werden kann, wenn zuvor die intrapulmonalen Speicher (= FRC von ca. 3000ml beim Erwachsenen) mit reinem Sauerstoff aufgefüllt (**Präoxygenierung**) und **gleichzeitig** der Stickstoff aus der Alveole ausgewaschen worden war (**Denitrogenisierung**) und ein weiteres Eindringen von exogenem Stickstoff in die Lunge verhindert wurde $\rightarrow$ simultaner p_aCO_2 Anstieg (bis auf 250 mmHg!)

Sauerstoffvorrat

- unter physiologischen Bedingungen (21% Sauerstoff) beträgt der **gesamte Sauerstoffvorrat** bei einen $\approx$ 65 kg schweren Menschen ca. **1500** ml, aufgegliedert in
  - $\approx$ **300** ml physikalisch und an **Myoglobin** gebundener Sauerstoff
  - $\approx$ **800** ml an **Hämoglobin** gebundener Sauerstoff (bei 750 g Hb, 1,39 ml O_2/g Hb, p_sO_2 von 100% für arterielles Blut und 85% für venöses Blut)
  - $\approx$ **400** ml **intrapulmonaler Sauerstoff** (bei 3000 ml FRC $\times$ 0,135 F_AO_2)

▶ unter reiner Sauerstoffgabe erhöht sich der Gesamtsauerstoffvorrat auf $\approx$ **4200** ml

Verlauf des O_2- und CO_2-Partialdrucke unter Apnoe beim Erwachsenen

Bei Apnoe kommt es zu:
1. einem **Abfall des Sauerstoffpartialdrucks:**
   - ca. 45-55 mmHg /min. Bei wiedereinsetzender (Be)-Atmung weiterer Abfall des p_aO_2 in den ersten 35s um 30mmHg durch CO_2- und N_2–Diffusion in die Alveole
   - bei Schwangeren p_aO_2-Abfall von 150 mmHg pro Minute!

2. einem **Anstieg des Kohlendioxidpartialdrucks:**
- in den ersten 35–60 Sekunden p_aCO_2-Anstieg um ca. 15 mmHg; anschließend $\approx$ 4 mmHg/min, je nach Stoffwechselaktivität

▶ bei Kindern kommt es infolge einer erhöhten CO_2-Produktion zu schnelleren Veränderungen pro Zeiteinheit

Intrapulmonale O_2-Speicher

- wichtiger als die Präoxygenierung ist die **Denitrogenisierung** des Patienten und die Erhöhung der FRC, die durch Faktoren wie Adipositas oder Schwangerschaft reduziert sein kann oder altersentsprechend sehr gering ist
  ▶ **Cave:** bei Säuglingen und Kleinkindern **FRC** grundsätzlich ↓ und gewichtsbezogener **Sauerstoffverbrauch** ↑ ($\approx$ 7 ml/kg/min). Hieraus ergeben sich dann unterschiedliche Apnoe-Toleranzen → die intrapulmonalen Speicher sind unter Apnoe erschöpft, wenn die partielle O_2-Sättigung von 98% auf 75% abgefallen ist! Ohne Präoxygenierung ist dies bei Kleinkindern nach 20 Sekunden, bei Schwangeren nach 35 Sekunden und bei Erwachsenen nach 60 Sekunden erreicht. Durch eine optimale Präoxygenierung bleibt die partielle Sauerstoffsättigung für die Dauer von 3,5 min beim Kleinkind, 6 min bei der schwangeren Patientin und 9 min beim Erwachsenen konstant.
  ▶ eine **Präoxygenierung** ist empfohlen bei zu erwartender **schwieriger Intubation** und im Rahmen der **Anästhesie bei Schwangeren** ist sie obligat!

Intrapulmonale Sauerstoffspeicher

	Erwachsene	Schwangere	Kleinkinder
Funktionelle Residualkapazität (FRC) in ml	3000	2400	200
F_AO_2 ($\approx$ %) p_aO_2 ($\approx$ mmHg) p_sO_2 ($\approx$%)	O_2-Pool ($\approx$ ml) = FRC × F_AO_2		
Hyperoxie 0,886 670 98	2650	2100	175
Normoxie 0,131 100 98	400	320	26
Hypoxie 0,053 40 75	160	130	10
Effektiver O_2-Pool (ml) unter Hyperoxie bis p_aO_2 von 98 → 75% (= Hypoxie) abgefallen ist	2250	1780	149
Effektiver O_2-Pool unter Normoxie (ml) bis p_aO_2 von 98 → 75% (= Hypoxie) abgefallen ist	240	190	16

Wasserhaushalt

Verteilung der Körperflüssigkeiten

- Neugeborene bestehen zu 70–80% des Körpergewichts (KG) aus Wasser
- Erwachsene: s. Tabelle

Totales Körperwasser

Alter in Jahren	Männer (Anteil in %)	Frauen (Anteil in %)
18–40	61	51
40–60	55	47
> 60	52	46

- Extrazellulärflüssigkeit (ECF)   ≈ 20% des KG
  - interstitielle Flüssigkeit   ≈ 15%
  - Plasmavolumen (Intravasalflüssigkeit)   ≈ 5% (incl. Zellen 7,5%)
- Intrazellulärflüssigkeit (ICF)   ≈ 30% des KG

Osmolarität

- die **Osmolarität** beschreibt das Verhältnis von Wasser zu den darin gelösten Teilchen. Sie ist ein Maß für die **Anzahl der Teilchen** in einem Lösungsmittel
- 1 Mol = 6×10^{23} Teilchen, 1 osmol = 1 mol nichtdissozierter Substanz in 1 Liter Lösungsmittel
- die Serumosmolarität berträgt etwa 290–300 mosmol/l (–320)
- ▶ **Annäherungsformel:**
  Osmolalität (mosmol/l) = (Serumnatrium in mval/l + 5) × 2 oder Bestimmung mit dem Osmometer anhand der Gefrierpunktserniedrigung. Desweiteren unter Berücksichtung der Serumharnstoff- und Glukosekonzentration:

$$2 \times Na^+ (mmol/l) + \frac{Glukose\ (mg/dl)}{18} + \frac{Harnstoff\ (mg/dl)}{6}$$

Osmolalität

- die **Osmolalität** ist die molare Konzentration aller **osmotisch aktiven Teilchen** pro kg Wasser. Extra- und Intrazellulärraum werden haupsächlich durch das osmotische Gleichgewicht extrazellulärer Natrium- und intrazellulärer Kaliumionen konstant gehalten
- ▶ Osmolarität und Osmolalität können in stark verdünnten Lösungen, wie denen des menschlichen Körpers, gleichgesetzt werden

Kolloidosmotischer Druck

- der **kolloidosmotische Druck (KOD)** ist ein Sonderfall des osmotischen Drucks; er wird durch Makromoleküle an einer für diese undurchlässige Membran, der Kapillarwand, hervorgerufen
- der **KOD** des Plasmas beträgt 25–28 mmHg (Albuminmolelüle tragen zum KOD ca. 80% bei)
- ein KOD von 18–20 mmHg bzw. eine Gesamteiweiß-Konz. von 5 g/dl oder ein Albumingehalt von 2,5 g/dl werden als Ödemschwelle angesehen!

Tägliche Wasserabgabe

- Perspiratio insensibilis: 900 ml/Tag (200–400 ml Haut, 400–600 ml Lunge)
- Urinausscheidung: 600–1600 ml/Tag

Basis-Flüssigkeitsbedarf

pro kg	ml/kg/h	ml/kg/Tag
1–10 kg	4	100
11–20 kg	2	50
> 20 kg	1	20

Beispiel 1	ml/20 kg/h	ml/20 kg/Tag	Beispiel 2	ml/70 kg/h	ml/70 kg/Tag
1–10 kg	10 × 4	10 × 100	1–10 kg	10 × 4	10 × 100
11–20 kg	10 × 2	10 × 50	11–20 kg	10 × 2	10 × 50
> 20 kg	0 × 1	0 × 20	> 20 kg	50 × 1	50 × 20
20 kg	60 ml/h	1500 ml/Tag	70 kg	110 ml/h	2500 ml/Tag

Bei Operationen

Basisbedarf
+ 4 ml/kg/h: z. B. Operationen an den Extremitäten, Leistenhernien-Op.
+ 6 ml/kg/h: Operationen mittleren Ausmaßes
+ 8 ml/kg/h: Offenes Peritoneum, z. B. bei Hemicolektomien

Flüssigkeitsersatzmittel

kolloidale Lösungen → Plasmavolumen nimmt zu
kristalloide Lösungen → Extrazellulärflüssigkeit nimmt zu

Blutvolumina

Männer	7,5% des Körpergewichts	≈ 75 ml/kg
Frauen	6,5% des Körpergewichts	≈ 65 ml/kg
Neugeborene	8,5% des Körpergewichts	≈ 80–85 ml/kg

Kristalloide

- bei Blutverlust müssen Kristalloide im Verhältnis 4:1 infundiert werden: z. B. bei 500 ml Blutverlust → 2000 ml Kristalloide

Ringer, Ringerlaktat-Lösungen

Pha:
- HWZ: 20–30 min, Abwanderung ins Interstitium
- Volumenffekt: 0,2–0,25

Pädiatrische Fertiglösungen

	Päd-I-Lösg. (für Säuglinge und KK bis zum 2. Lebensjahr)	Päd-II-Lösg. (für Kinder ab dem 3. Lebensjahr)
Na^+	35	70
K+	18	18
Ca^{2+}	2	3
Mg^{2+}	3	4
Cl^-	34	64
Acetat	20	26,5
Malat	3	3

Kolloide (Plasmaersatzmittel, -expander)

Unterscheidungsmöglichkeiten bzgl.
- Volumeneffekt
  Plasmaersatzmittel: (Volumeneffekt = zugeführte Menge)
  Plasmaexpander: (Volumeneffekt > als zugeführte Menge) → onkotischer Effekt
- künstliche und natürliche Kolloide
- Substitutionsgrade bei Hydroxyäthylstärkeanwendung

Künstliche Kolloide

Dextrane
- Polysaccarid aus Glukosemolekülen, die über 1–6-glykosidische Bindungen verknüpft sind
- leicht hyperosmotisch
- 6–10%-ige Lösungen

Pha:
- MG: 40000–70000
  - intravasale Verweildauer: MG 40000: 2–4 h bzw. MG 70000: 4–6 h
  - Aufspaltung und renale Ausscheidung, $\varnothing$ Speicherung
  - initialer Volumeneffekt: 100–130% der applizierten Menge, wobei die 10%ige Lösung einen größeren Volumeneffekt zeigt als die 6%ige Lsg.

Ind:
- Volumenersatz (beim Schock)
- Thromboseprophylaxe
- Hämodilution
- Mikrozirkulationsstörungen (Sludge-Auflösung) → Dextran 40

Dosis: • max. 1,5 g/kg/Tag

KI:
- Gerinnungsstörungen, bes. Dextran 40
- dekompensierte Herzinsuffizienz
- bekannte Allergie

NW:
- allergische Reaktionen (1:70000–1: 200000)
- Thrombozytenaggregationshemmung infolge Coating von Thrombozyten
- Verminderung des Faktor VIII-Komplexes
- unspezifischer Dilutionseffekt

WW:
- Blutgruppenbestimmung nach Dextrangabe erschwert!

▶ Vorgabe eines Dextranhaptens (MG:1000) seit 1982 (Promit) obligat! → neutralisiert präformierte Antikörper → Dextran-Gabe 1–2 min danach, spätestens 20 min nach Promitgabe!

Hydroxyäthylstärke
- von Amylopektid abgeleitetes Polysaccharid (Hauptkette 1,4-α-glykosidisch vernetzt)
- Substitution mit Hydroxyethylgruppen zu 50–70% (0,5–0,7) am C_2 oder C_5-Stelle → Schutz vor Spaltung durch Serumamylase (längere Verweildauer bei hohem Substitutionsgrad)

Pha:
- MG: 200000–450000
- Osmolalität: beträgt 308 mosmol/l
- intravasale Verweildauer: MG 450000: 6–8 h
  MG 200000: 3–4 h
- initialer Volumeneffekt: 100% (6% HES 200/0,5) und bis zu 145% (10% HES 200/0,5) der applizierten Menge

- renale Ausscheidung bis MG 50–70000, größere Moleküle werden primär gespalten und renal ausgeschieden, hochmolekulare Substanzen werden im RES gespeichert!

Ind:
- Volumenersatz
- Hämodilution

Dosis: • max. 1,5 g/kg/Tag

KI:
- Nierenfunktionsstörungen
- dekompensierte Herzinsuffizienz
- bekannte Allergie

NW:
- unspezifischer Dilutionseffekt
- Thrombozytenfunktionsstörung
- Verminderung des Faktor VIII-Komplexes, sowie verstärkte Fibrinolyse
- allergische Reaktionen (0,1%)
- α-Amylase im Serum ↑

WW:
- Präparate mit MG nicht größer als 200000 und Substitutionsgrad von 0,5 beeinflussen die Gerinnung nur wenig!

	Konzentration (%)	Molekular-gewicht	Volumen-effekt	Intravasale Verweildauer (Std)
HES 450/0,7 Plasmasteril	6	450000	145%	6–8
HES 200/0,62 Elohäst	6	200000	100%	6–8
HES 200/0,5 HES-Steril	6	200000	100%	3–4
HES 200/0,5	10%	200000	145%	3

Gelatine
- Polypeptid aus dem Kollagenabbau stammend
- 3 Arten:
  - Succinylierte Gelantine (Gelafundin)
  - Oxypolygelantine (Gelifundol)
  - harnstoffvernetzte Gelantine (Haemacel [hoher Ca^{++} Anteil])
- 3–5,5%-ige Lösungen

Pha:
- MG: 30–35000
- intravasale Verweildauer: 2–3 h
- initialer Volumeneffekt: 70–80% der applizierten Menge

Ind:
- Volumenersatz
- Hämodilution

Dosis: • heutzutage keine Dosislimitierung

KI: • Nierenfunktionsstörungen
• dekompensierte Herzinsuffizienz
• bekannte Allergie
NW: • allergische Reaktionen (selten)
• hoher Ca^{2+}-Anteil bei einigen Präparaten
Cave: bei Digitalis!
• steigert Diurese
WW: • kaum Beeinflussung der Gerinnung (PTT ↑)
• fragliche Beeinflussung der Immunkompetenz durch Erniedrigung des Fibronektinspiegels (= Opsonin, das die Phagozytose von Abwehrzellen moduliert)

Natürliche Kolloide

Humanalbumin
• 580 Aminosäuren, als Präalbumin von der Leber synthetisiert
• 25–40% intravasal, der Großteil im Interstitium, besonders in der **Haut** gespeichert
• Funktion: intravasales Transportprotein, Aufrechterhaltung des kolloidosmotischen Druckes (23–25 mmHg)
• tägliche Syntheseleistung: 120–200 mg/kg → 10–15 g Albumin am Tag, Gesamtbestand: 300–375 g (4–5 g/kg)
• Humanalbuminlösungen: isoonkotisch 5% oder hyperonkotisch 20–25%

Pha: • MG: 69000
• HWZ: 19 Tage
Ind: • Hypoproteinämie
• Volumenersatz bei Früh- und Neugeborenen
KI: • Nierenfunktionsstörungen
• dekompensierte Herzinsuffizienz
NW: • allergische Reaktionenen seltener

▶ **Anm:**
hyperonkotische Albuminlösungen (HA 20%) sollten erst dann eingesetzt werden, wenn bei intakter Endstrombahn das Dosislimit für künstliche Kolloide ausgeschöpft ist, und der KOD nur so auf etwa 15–20 mmHg gehalten werden kann. Bei HA 5% mit einem KOD von 20 mmHg kann kein positiver Effekt auf den KOD des Plasmas erreicht werden

Small Volume Resuscitation

Sonderform
• **hypertone Elektrolytlösung** (NaCl 7,5% + hyperonkotische 6% Dextranlösungen → rasche Normalisierung des intravasalen Volumens, Verbesserung der Mikro- u. Makrozirkulation)

- alleinige Gabe von **7,2–7,5%iger NaCl-Lösung** bewirkt nur einen positiven hämodynamischen Effekt für ca. 30 min. Dies kann durch die simultane Gabe einer hyperonkotischen Lösung (6% Dextran 70 oder 6–10% HES 200000) verlängert werden

Selbstherstellung
- 250 ml NaCl 0,9% → 85 ml entfernen und durch 85 ml NaCl 20% ersetzen
  ⇒ ≈ 250 ml NaCl 7,39%

WM:
- rasche Erhöhung der Plasmaosmolarität → Einstrom von Flüssigkeit aus Gefäßendothel, Interstitium und Erythrozyten in den Intravasalraum
- → Verbesserung der Mikrozirkulation durch Reduktion der Endothelödems mit nachlastsenkender Wirkung und gleichzeitiger Erhöhung des HZV durch erhöhte Vorlast (Volumeneffekt)
- beim schweren Schädel-Hirn-Trauma → Reduktion des Hirndrucks
- erhöhte Scherkräfte induzieren wiederum eine vermehrte NO-Freisetzung

---

Dosis:
- 4 ml/kg beim Erwachsenen

NW:
- bei wiederholter Gaben gefährliche Hypernatriämie und Hyperosmolarität
- schnelle Infusion führt über erhöhte Prostazyklinspiegel und einem Anstieg des 6-Keto-PGF$_{1\alpha}$/Thromboxan A$_2$-Verhältnisses zu einem Blutdruckabfall infolge einer Senkung des peripheren Widerstandes (keine myokardiale Depression)

Gegenwärtig zugelassene hypertone-hyperonkotische Infusionslösungen

Handelsname	Zusammensetzung	Land
Plasmadex-Hiper	7,5% NaCl/6% Dextran 70	Brasilien
Hiperton	7,5% NaCl/6% Dextran 70	Mexiko
Macrodex HAT	7,5% NaCl/6% Dextran 70	Argentinien
Osmohes	7,2% NaCl/10% HES 200/0,5	Österreich
Zulassung beantragt für: RescueFlow	7,5% NaCl/6% Dextran 70	USA

Störungen des Wasserhaushaltes

Hypertone Dehydratation

Hyperosmolarität (> 320 mosmol/l), Hypernatriämie

Therapie

- Glukose 5% über 48 h

$$\text{benötigte Glukoselösung} = \frac{[\text{S-Na}^+ \text{ (mval/l)} - 142 \text{ (mval/l)}] \times \text{kgKG} \times 0,2}{142 \text{ (mval/l)}}$$

Hypotone Dehydratation

Hypoosmolarität (< 270 mosmol/l), Hyponatriämie

Therapie

- mval Na$^+$-Defizit = 142 (mval/l) – Na$^+$-Ist (mval/l) × kgKG × 0,1
- ▶ **Cave:** Hyponatriämie mit normaler Plasmaosmolarität: ⇒ Ø Natrium!

Hypotone Hyperhydratation

Hypoosmolarität (< 270 mosmol/l), Hyponatriämie

Therapie
- Diuretika
- Natrium, wenn Natrium < 130 mval/l (ab 130 mval/l Ø Natrium mehr)
- evtl. Dialyse

Hypertone Hyperhydratation

Hyperosmolarität (> 320 mosmol/l), Hypernatriämie

Therapie
- Glukose 5% + Diuretika
- evtl. Dialyse

Störungen des Elektrolythaushalts

Kalium

- Normalwert: 3,5–5,5 mval/l
- 98% intrazellulär, 2% extrazellulär

Serum-K$^+\uparrow$	Serum-K$^+\downarrow$
metabolische Azidose ($\rightarrow$ Kaliummangel bei normalem Serum-K$^+$)	metabolische Alkalose
Katabolie, Hypoxie, Oligurie, Anurie, Hämolyse etc,	Anabolie, Glc-Insulin-Therapie, Tokolyse, Katecholamintherapie, Bronchodilatorische Therapie, Streß, Op., Schleifendiuretika, etc.
Na$^+$-Mangel $\rightarrow$ H$_2$O $\downarrow$ $\rightarrow$ Serum-K$^+\uparrow$	Na$^+$-Überschuß $\rightarrow$ H$_2$O $\uparrow$ $\rightarrow$ Serum-K$^+\downarrow$

▶ **Anm:**
die Stimulation von β-Rezeptoren führt zu einer Verschiebung des Kaliums von extra- nach intrazellulär!

Hypokaliämie (< 3,5 mval/l)

- leichte Hypokaliämie: 2,5–3,5 mval/l
- **schwere Hypokaliämie:** < 2,5 mval/l, ggf. mit Muskelschwäche, Muskelkrämpfen, paralytischem Ileus, verlängerter Wirkdauer von ndMR

Ursachen
- intrazellulärer Transport:
  - extrazelluläre Alkalose (hypokaliämische Alkalose) oder intrazelluläre Azidose
  - Kaliumverschiebung durch Glukose-Insulin-Gaben
  - Tokolyse mit β-Rezeptor**agonisten**
  - Anabolismus in der Rekonvaleszenzphase
- gastrointestinale Verluste:
  Diarrhoe, präoperative anterograde Darmspülungen, Polyposis intestinalis, Darmfisteln bei M. Crohn, Drainagenverluste
- renale Verluste:
  Schleifendiuretika, Hypomagnesiämie, Hyperaldosteronismus, Glukokortkoid-wirkung

EKG: • flache ST-Senkung, flache T-Welle, ggf. U-Welle
  • $\Rightarrow$ erhöhte Empfindlichkeit für supraventrikuläre Herzrhythmusstörungen (auch ventrikuäre Arrhythmien, Digitalistoxizität $\uparrow$)

Therapie

- Kaliumsubstitution
  (per os z. B. als Kalinor-Brause oder als Infusion

  Kalium-Defizit in mval =
  (4,5 mval/l – Serum-K$^+$) × ECF (l) × 2 = (4,5 mval/l – Serum-K$^+$) × 0,4 × kgKG

▶ **Anm:**
- möglichst nicht mehr als 2–3 mval/kg/Tag
- nicht mehr als 20 mval K$^+$/h (im Notfall 0,5 mval/kg/h vor Narkoseeinleitung über ZVK)
- max. 40 mval K$^+$ in eine Infusion geben, wegen Gefahr versehentlich zu rascher Infusion
- Abfall des Serum-Kalium um 1 mval/l bedeutet ein Gesamtdefizit von 200 mval!

Hyperkaliämie (> 5,5 mval/l)

- lebensbedrohliche Hyperkaliämie: > 6,6 mval/l
- tödliche Hyperkaliämie: > 10–12 mval/l

Ursachen
- **exzessive Freisetzung** aus intrazellulären Kaliumspeichern: Myolyse, Hämolyse, Katabolie, Thrombozytose, Leukozytose
- **Kaliumausscheidungsstörung:**
  - Nierenversagen
  - mineralokortkoide Wirkung
- **erhöhte Kaliumzufuhr:**
  - transfusionsbedingter Kaliumanstieg bei alten EK's (25–30 mval/l)
  - Überkorrektur einer Hypokaliämie
- **Medikamentenbedingt:**
  - Gabe von depolarisierendem Muskelrelaxans
  - kaliumsparende Diuretika (z.B. Spironolacton)

EKG:
- hohe, spitze T-Welle
- QRS breit durch S-Verbreiterung, AV-Block
- Verlust der P-Welle

Therapie
- Diurese steigern (Diuretika, Osmotherapeutika)
- 100 ml 20% Glukose + 20 IE Altinsulin (1 IE/2g) nach ½ h Kontrolle
- 20–30 ml Kalziumglukonat 10%
- 20–50 ml 8,4% NaHCO$_3$ (1 mmol/ml)
- Kationenaustauscher (Aluminium- oder Kalziumserdolit) mehrmals täglich (nicht bei Ileus, Subileus oder Darmatonie)
- Dialyse
- ggf. bei kardialen Problemen Einsatz eines passageren Herzschrittmachers (transvenös oder transkutan [bei Anwendung Sedierung notwendig!])

Kalzium

- Gesamt-Kalzium (Normalwert: 2,2–2,6 mmol/l)
- ionisiertes Kalzium (Normalwert 1,1–1,4 mmol/l)
- Gesamt-Kalzium besteht aus 3 Fraktionen
  - ionisiertes Kalzium ($\approx$ 50%) diffundierbar
  - nichtionisiertes, eiweißgebundenes Kalzium ($\approx$ 45%) nichtdiffundierbar
  - an organ. Säuren gebundenes ($\approx$ 5%) diffundierbar
- ▶ nur Ca^{2+}-Ionen sind biologisch aktiv
  Azidose $\Rightarrow$ Ionisation $\uparrow$, Alkalose $\Rightarrow$ Ionisation $\downarrow$

Hypokalzämie (< 2,2 mmol/l) bzw. ionisierter Anteil < 1,1 mmol/l)

Ursachen
- Massivtransfusion
- Op. mit Herz-Lungen-Maschine
- Hypoparathyreoidismus, Nierenerkrankungen, enterale Absorptionsstörungen (bei Pankreasinsuffizienz), Vitamin D-Mangel, akute Pankreatitis, Magnesiummangel

- ▶ **Anm:**
  - die Leber ist normalerweise in der Lage das 100-fache der normalen Serumzitratkonzentration während einer einzelnen Passage zu metabolisieren. Bei einer Zitratüberschwemmung kommt es auch zu einer Hypokalzämie, da Zitrat ionisiertes Kalzium bindet
  - Hypothermie, verminderte Leberdurchblutung und Hyperventilation erhöhen zusätzlich die Gefahr der Hypokalzämie
  - Gesamt-Kalzium-Werte (im Labor gemessen) können irreführend sein
  - deutliche Effekte auf die Gerinnung hat die ionisierte Hypokalzämie erst < 0,5 mmol/l
  - kardiale Phänomene können schon bei Werten < 0,75 mmol/l Ca^{++} auftreten

Therapie
- Ca^{++}-Substituion nicht routinemäßig, sondern nur bei erniedrigtem ionisiertem Kalziumspiegel
- Ca^{++} -Substituion durch Ca-Glukonat oder $CaCl_2$
  - 10 ml Ca-Glukonat 10% (**0,225 mmol/ml**)
  - 10 ml Ca-Glukonat 20% (0,45 mmol/ml)
  - 10 ml $CaCl_2$ (**0,5 mmol/ml**)

- ▶ **Cave:** Ca-Glukonat und $CaCl_2$ haben verschiedene Molarität, bei $CaCl_2$ wird mehr ionisiertes Ca^{++} freigesetzt (nicht an den Lebermetabolismus gebunden)

Hyperkalzämie (> 2,6 mmol/l, bzw. ionisierter Anteil > 1,6 mmol/l)

Ursachen
- primärer HPT, Vit. D-Intoxitation, erhöhter Knochenabbau
- paraneoplastisches Syndrom, Sarkoidose, osteolytische Metastasen
- Hyperthyreose
- iatrogene Hyperkalzämie

EKG:
- Verkürzung der Dauer des Aktionspotentials und der Refraktärzeit
  - ▶ **Cave:** bei Serum-Kalziumwerte > 9 mmol/l wurden Todesfälle infolge Kammerflimmern beschrieben!

Therapie
- Glukose 5%
- hochdosierte Diuretikagabe (Furosemid)
- isotone Natrium-Sulfat-Lösung (1 l alle 3–6 h mit 20–40 mval K⁺)
- EDTA bei bedrohlichen Herzrhythmusstörungen
- evtl. Hämodialyse

Natrium

Hyponatriämie (< 135 mval/l)

- Serum-Natrium: < 135 mval/l
- inadäquat hohe Osmolarität des Urins im Vergleich zum Plasma

Ursachen
- TUR-Syndrom
- kontinuierliche oder intermittierende Erhöhung der ADH-Spiegel bei Patienten mit malignen Tumoren (paraneoplastische Erscheinung) → Syndrom der inadäquaten ADH-Sekretion (SIADH)
- bei Lungenentzündungen, bei ZNS-Erkrankungen

Klinik
- Verwirrtheit, Unruhe, Desorientiertheit, Bewußtseinsstörungen, Ödeme

Therapie
- Absetzen von Opioiden (v. a. Morphinsulfat), Carbamazepin oder Pentamidin
- Wasserrestriktion
- ggf. Natriumgabe, wenn Natrium < 130 mval/l (ab 130 mval/l Ø Natrium mehr)
- Gabe von Furosemid bei Überwässerung
- evtl. Dialyse

Hypernatriämie (> 145 mval/l)

- Osmolarität erhöht (> 320–330 mosmol/l), intrazelluläres Volumen vermindert

Ursachen
- Verlust an freiem Wasser > als Zufuhr
- exzessive Wasserdiurese
- nach Hyperalimentation
- nach Gabe von natriumhaltigen Medikamenten (Penicillin, Bikarbonatlösungen, Sedierung mit Gamma-Hydroxybuttersäure)
- Diabetes insipidus
- polyurisches Nierenversagen, (auch in früherer Zeit nach Methoxyflurananäs-thesien → ADH-resistente Polyurie)
- ausgeprägte Perspiratio insensibilis
- nach Verbrennungen

Klinik
- neurologische Störungen wie Unruhe, Schwäche, Verwirrtheit, gelegentlich Athetosen und coreiforme Bewegungen
- trockene Schleimhäute, ggf. Durstgefühl

Therapie
- Zufuhr von freiem Wasser in Form von G5%-Lösungen → langsame und nicht vollständige Korrektur

Säure-Basen-Haushalt

Blutgasanalyse

Normalwerte

	arteriell	venös	kapillär	
pO_2	70–100	35–40	> 80	mmHg
O_2sat	95–97	55–70	95–97	%
pCO_2	36–44	41–51	40	mmHg
Standard-HCO_3^-	22–26	22–26	22–26	mmol/l
HCO_3^-	22–26	22–26	22–26	mmol/l
Pufferbasen	44–48	44–48	44–48	mmol/l
BE	± 2,5	± 2,5	± 2,5	mmol/l
pH	7,35–7,45	7,31–7,41	7,35–7,45	

Respiratorische Azidose

pH↓ pCO_2 ↑   BE < –3 HCO_3^- normal od. ↑

Urs: • Hypoventilation (Verlegung der Atemwege, zentr./periph. Atem-
          depression, ZNS-Schädigung)
Th: • primär respiratorisch

metabolisch kompensierte respiratorische Azidose

pH normal pCO_2 ↑   BE < –3 HCO_3^- > 25 mmol/l

Respiratorische Alkalose

pH ↑ pCO_2 ↓   BE > +3 HCO_3^- ↓

Urs: • Hyperventilation (SHT, Angst, kontrollierte Beatmung)
Th: • primär Ursache

metabolisch kompensierte respiratorische Alkalose

pH normal pCO_2 ↓   BE > +3 HCO_3^- < 21 mmol/l

---

metabolische Azidose

pH ↓ pCO_2 normal   BE < –3 HCO_3^-↓

Urs: • Säurenanhäufung (z. B. bei Diabetes mellitus, renale Bikarbonat-
          verluste, Laktatazidose (anaerober Metabolismus bei Hypoxie)
Th: • Puffersubstanzen

durch Hyperventilation kompensierte metabol. Azidose

pH normal pCO_2 ↓   BE < –3 HCO_3^- ↓

---

metabolische Alkalose

pH ↑ pCO_2 normal   BE > +3 HCO_3^- ↑

Urs: • H^+-Verlust (Magensaft, Diuretika, schwerer K^+-Mangel, Kortisontherapie)
Th: • erst bei schweren Alkalosen

durch Hypoventilation kompensierte metabolische Alkalose

pH normal pCO_2 ↑   BE > +3 HCO_3^- ↑

Azidoseausgleich

Natriumbikarbonat (NaHCO$_3$)

- NaHCO$_3$ 8,4% (1 ml = 1 mmol)

> **Dosis:** Nabic in ml = (-BE) × kgKG × 0,3

▶ **Anm:**
  zunächst nur die Hälfte der errechneten Puffermenge infundieren, danach BGA und Neuorientierung
- zuerst kausale Therapie der Grunderkrankung
- chronische Azidosen langsam, akute Azidosen schnell ausgleichen
- meistens ist auch bei normalem Serum-Kalium eine gleichzeitige Kalium-Substitution erforderlich (intrazellulärer Kalium-Einstrom bei Korrektur)
- Blindpufferung nur mit Zurückhaltung: z. B. 1–2 mmol/kg nach längerer außerklinischer Reanimation (zunächst max. 100 mmol)

NW: • Na$^+$ ↑, CO$_2$ -Anstieg mit konsekutiver Erhöhung der Atemarbeit

Tris-Puffer

Ind: • metabolische Azidosen bei gleichzeitiger Hypernatriämie und Hyperkapnie
    • wirkt **intra- und** extrazellulär
    • inotroper Effekt nach Gabe

> **Dosis: bei 3- molarer Lösung:** ml TRIS = (-BE) × 0,1 kg
> **bei 0,3- molarer Lösung:** ml TRIS = (-BE) × kg

▶ **Anm:** zunächst nur die Hälfte der errechneten Puffermenge infundieren, danach BGA und Neuorientierung

NW: • Atemdepression
    • arteriell vasodilatierend → Abfall des mittleren aortalen und koronaren Perfusiondrucks → nicht geeignet für Pufferung unter CPR

Alkaloseausgleich

Salzsäure 7,25% (HCl)

- 1 ml = 2 mmol (mval) H$^+$ + 2 mmol (mval) Cl$^-$
- HCl erst ab BE von + 10 -12 mmol/l

Salzsäure 7,25% (HCl) 2 molar:

$$\text{benötigte Dosis: ml HCl 2 molar} = \frac{(BE) \times kg \times 0,3}{2}$$

- **Infusionsgeschwindigkeit** max. **0,2 mmol H$^+$ pro kg/h**
- Trägerlösung Glukose 5%
- nur über korrekt liegenden ZVK
- ▶ die Verdünnung richtet sich nach der, dem Patienten zumutbaren Wasserbelastung (in der Regel 0,2 molare Lösung)

Beispiel:
   BE = 12, Patient 70 kg
   12 × 70 × 0,3/2 = 126 ml HCl 2 molar
   0,2 mmol/kg/h = 14 mmol/h
   - **0,2 molar:** 2 Gaben von ≈ 60 ml HCl 2 molar in 540 ml G 5% mit 70 ml/h
   - **0,5 molar:** ≈ 120 ml HCl 2 molar in 380 ml G 5% mit 28 ml/h
   - **Perfusor: 1 molar:** (2 Amp. HCl 2 molar à 10 ml + 20 ml NaCl 0,9% oder G 5%) mit 0,1–0,2 ml/kg/h unter BGA-Kontrolle

Anionenlücke

- die Überproduktion von Säuren führt zu einem Anstieg der Anionenlücke → metabolische Azidosen mit normaler Anionenlücke sprechen für einen Alkaliverlust!

Anionenlücke: $Na^+ - (Cl^- + HCO_3^-)$
▶ Normalwert: 5–12 mmol/l

Azidose mit erhöhter Anionenlücke
- Ketoazidosen: Diabetes mellitus, exzessiver Alkoholkonsum, Hunger)
- Laktatazidose (O_2-Mangel, Leberversagen, Biguanide)
- Vergiftungen (Salizylate, Methanol, Glykol)

Azidose mit normaler Anionenlücke
- tubuläre Nierenfunktionsstörung (Tubuläre Azidose, Hypoaldosteronismus, Diuretika)
- Bikarbonatverluste (Durchfall, Enterostomien, Medikamente wie Azetazolamid, Polyposis coli)

Hämostase (Gerinnung, Gerinnungshemmung und Fibrinolyse)

Die Hämostase umfaßt die Blutstillung bei gleichzeitiger Erhaltung der rheologischen Eigenschaften des Blutes (Gleichgewicht der Systeme).
Die Hämostase kann unterteilt werden in
- vaskuläre Reaktion
- Gerinnung (Koagulation)
  - primäre Hämostase
  - sekundäre Hämostase
- Gerinnungshemmung (Antikoagulation)
- Fibrinolyse und Fibrinolysehemmung

Vaskuläre Reaktion

- lokale Kontraktion der Blutgefäße durch Sympathikusstimulation und aus Thrombozyten freigesetztem Thromboxan A_2

Gerinnung (Koagulation)

Primäre Hämostase

- Thrombozytenadhäsion
- **Thrombozytenaktivierung**
  nach Aktivierung setzen die Thrombozyten folgende Substanzen frei:
  - Plättchenfaktor 3, 4 (PF3, PF4) und Plasminogenaktivator –Inhibitor (PAI)
  - von Willebrand-Faktor, F.V, F.XIII, Fibrinogen (F.I)
  - Serotonin, ADP, Ca^{++} und Thromboxan A_2, was die vaskuläre Reaktion unterstützt
- Thrombozytenaggregation

Sekundäre Hämostase

- aus **Prothrombin** (F.II) wird zunächst **Thrombin** (F.IIa) gebildet, was schließlich **Fibrinogen** zu **Fibrin** vernetzt

- die **Auslösung der sekundären Hämostase** (Aktivierung von Thrombin) kann **durch** das
  - **endogene System** (intrinsic System) oder
  - **exogene System** (extrinsic System) erfolgen

Intravaskuläres (intrinsic) System
durch **Kontakt** mit unphysiologischen Oberflächen und freigesetztem **PF3** wird der Faktor XII aktiviert und die Gerinnungskaskade in Gang gesetzt

Extravaskuläres (extrinsic) System
durch **Gewebsverletzung** wird **Gewebsthromboplastin (tissue factor)** freigesetzt, das den Faktor VII aktiviert und so die Gerinnungskaskade in Gang gesetzt

Gerinnungshemmung (Antikoagulation)

die Hemmung der Gerinnung erfolgt durch eine Vielzahl von Substanzen auf verschieden Ebenen, u. a.

Hemmung der primären Hämostase durch die Endothelzellenfunktion
intakte Endothelzellen begrenzen die Hämostase durch Abgabe von
- EDRF (endothelium-derived relaxing factor), chemisch dem NO entsprechend. EDRF führt nach Diffusion in die Gefäßmuskelzelle zur Vasodilatation
- Prostazyklin (PGI_2), gebildet aus Arachidonsäure, hemmt die Thrombozytenaggregation und erweitert die Blutgefäße
- Thrombomodulin (auf der Oberfläche der Endothelzelle) aktiviert gemeinsam mit Thrombin das Protein C
- t-PA (tissue plasminogen aktivator) aktiviert die Fibrinolyse

Antithrombin III (AT III)
- AT III inaktiviert freies Thrombin durch Bildung eines Thrombin-Antithrombin-Komplexes (TAT), außer Thrombin werden noch weitere aktivierte Proteasen wie Faktor IIa und Xa inhibiert, in geringerem Maße die Faktoren IXa, XIa und XIIa, Trypsin, Plasmin und Kallikrein
- die inhibierende Wirkung wird durch Heparin um das Vielfache gesteigert (> 1000-fach)
- ▶ Heparin ist ein AT III-abhängiger Thrombininhibitor

Protein C und S
- Protein C wird durch den Thrombin-Thrombomodulinkomplex aktiviert. Aktiviertes Protein C inaktiviert zusammen mit Protein S die Faktoren **Va** und **VIIIa.** Dadurch verhindert es, daß weiteres Thrombin entsteht

Medikamente
- Thrombozytenaggregationshemmer, Heparin, Cumarine, Danaparoin, Lepirudin, Prostazyklin

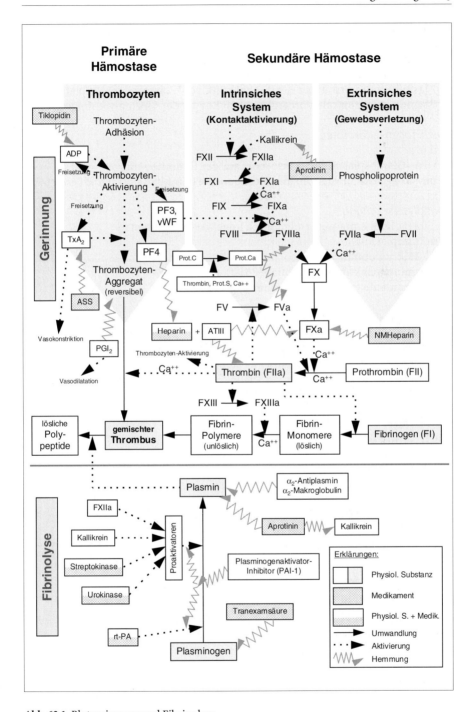

Abb. 62.1. Blutgerinnung und Fibrinolyse

Fibrinolyse

- die Fibrinolyse verhindert ein übermäßiges Anwachsen des Blutgerinnsels und verursacht seine Auflösung
- **Plasminogen** wird unter der Einwirkung von Plasminogenaktivatoren **zu Plasmin,** dem zentralen proteolytischen Enzym der Fibrinolyse umgewandelt

Plasminogen-Aktivatoren
sind u. a.
- t-PA (Gewebsplasminogenaktivator) aus der Endothelzelle
- physiologische Substanzen und Medikamente (Urokinase, Streptokinase, rt-PA)

Fibrinolysehemmung
die Fibrinolysehemmung erfolgt durch folgende Komponenten
- α_2-Antiplasmin
- α_2-Makroglobulin
- Plasminogenaktivator-Inhibitor (PAI-1)
- Medikamente (z. B. Tranexamsäure, Aprotinin)

Plasmatische Gerinnungsfaktoren

Faktor	Synonym	Plasma-konzentration (mg/dl)	kritische Schwelle (mg/dl)	Halbwerts-zeit	Bemerkungen
I	Fibrinogen	200–450 (Schwangerschaft > 400)	50–75	4–5 Tage	Akut-Phaseprotein
II	Prothrombin	5–10	2–4	2–3 Tage	
(III)	Gewebefaktor (tissue factor), Thromboplastin				
IV	Kalzium Ionen (Ca^{++})				
V	Proaccelerin	1,5	0,2–0,4	12–15 h	**sehr instabil**
(VI)	aktivierter Faktor V				
VII	Prokonvertin	≈ 0,1	0,01	1,5–6 h	
VIII	Anithämophiles Globulin A	≈ 0,5–1	0,1–0,4	8–12 h	**sehr instabil** Akut-Phaseprotein Hämophilie A
IX	Anithämophiles Globulin B, Christmas Faktor	0,5–0,7	0,1–0,2	20–24 h	Hämophilie B
X	Stuart-Prower-Faktor	1	0,2–0,25	1–2 Tage	
XI	Plasma-Thromboplastin Antecedent, Rosenthal Faktor	≈ 0,6	0,1–0,2	2,5–3 Tage	**instabil**
XII	Hagemann Faktor	1,5–4,7	0,15–0,4	2–3 Tage	
XIII	Fibrinstabilisierender Faktor, Fibrinase	1,0–4,0	0,1–0,4	4–6 Tage	

Weitere Komponenten der Hämostase

weitere Komponenten		Plasma-konzentration (mg/dl)	kritische Schwelle (mg/dl)	Halbwerts-zeit	Bemerkungen
PF3	Plättchenfaktor 3, Partielles Thromboplastin				
PF4	Plättchenfaktor 4, Antiheparin				inaktiviert endogenes Heparin
AT III	Antithrombin III, Heparincofaktor	22–39	15	1,5–2 Tage	
Plasminogen		11		1,5–2 Tage	
α_2-Antiplasmin		7		1,5–2 Tage	
Protein C		6		1,5–6 h	
Protein S		8		1–2 Tage	
Protein Z		0,2–0,4		2–3 Tage	Vit. K abhänig, Lokalisations-faktor für Thrombin
Thrombozyten		150–400000/µl	20–50000/µl	4–5 Tage	

▶ **Anm:**
- **Serinproteasen** sind Faktoren, die nur aktiviert, aber nicht verbraucht werden (**Faktor II, IX, X, XI, XII**), im Gegensatz dazu werden **Substratfaktoren (Faktor I, V, VIII)** verbraucht!
- die Faktoren V und VIII sind in die Thrombozytenmembran integriert und daher bei Lagerung sehr instabil
- Vitamin K abhängige Gerinnungsfaktoren sind Faktor II, VII, IX und X, sowie Protein C, S und Z
- **Protein Z** bewirkt, daß Thrombin in einer Ca^{++} abhängigen Reaktion an Phospholipidoberflächen ankoppelt und nicht abdiffundiert. Ohne Protein Z findet die Ankopplung nicht statt. Es dient somit als Lokalisationsfaktor für Thrombin, um es am Ort der Gefäßverletzung zu halten.
  Protein Z-Mangel begünstigt eine Blutungsneigung, allerdings ist auch eine Thromboseneigung oder Gerinnungsaktivierung denkbar, da Thrombin nicht am verletzten Endothel gehalten wird, sondern in die Peripherie abdiffundiert

Normwerte und Bewertung einiger Gerinnungstests

Test	Normwerte	Bewertung
PTT (Partielle Thromboplastinzeit) Erfassung der **endogenen Gerinnungsfaktoren** (Fakt. VIII, IX, XI, XII, geringer empfindlich: (Fakt. I, II, V, X) Globaltest der plasmatischen Gerinnung	30–45 s (NG: 40 60 s) Therapeut. Antikoag. Bereich: 1,5–3-fach ↑	**verkürzt bei:** • Hyperkoagulabilität **verlängert bei:** • Heparintherapie (> 0,2 IE/ml Plasma) • Verbrauchskoagulopathie (DIC) • Hypofibrinogenämie • Faktorenmangel: Faktor VIII (Hämophilie A) Faktor IX (Hämophilie B) • Fibrinogenspaltprodukte > 0,05 g/l Plasma
Quick (Prothrombinzeit) Erfassung der **exogenen Gerinnungsfaktoren** (Fakt. I, II, V, VII, X) Globaltest der plasmatischen Gerinnung	70–130% (NG: > 60%) Therapeut. Antikoag. Bereich: ≈ 20–30%	**erniedrigt bei:** • Verminderung des Prothrombin-komplexes • Vit. K-Mangel • Leberzellschaden • Cumarintherapie • Verbrauchskoagulopathie (DIC) • hochdosierte Heparintherapie (> 1 IE/ml Plasma) • Fibrinogenspaltprodukte > 0,05 g/l Plasma
Thrombinzeit (PTZ) Erfassung von **Störungen der Fibrinbildung** **(3. Phase der Gerinnung)** (Heparin-, Fibrinolysetherapie)	17–24 s (NG: 10–15 s)	**verlängert durch:** • Heparintherapie • Hyperfibrinolyse (↑ FSP) • schwerer Fibrinogenmangel (Hypo-, Afibrinogenämie) • zur Differenzierung Reptilasezeit + Fibrinogen bestimmen

Gerinnungstest	erfaßt Faktor								Zugabe von
PTZ	I								Thrombin
PTT	I	II	V	X	VIII	IX	XI	XII	Plättchenfaktor III
Quick	I	II	V	X	VII				Gewebefaktor III + Ca^{++}

Test	Normwerte	Bewertung
Fibrinogen (I) Erfassung des Substrats der plasmatischen Blutgerinnung	150–450 mg/dl (NG: > 160 mg/dl)	**erniedrigt bei:** • Leberparenchymschaden • angeboren • Hyperfibrinolyse • Verbrauchskoagulopathie (DIC) ▶ Blutung infolge isolierter Hypofibrinogenämie erst < 50 mg/dl

Test	Normwerte	Bewertung
Faktor XIII Aktivität des Fibrinstabilisierenden Faktors	1–4 mg/dl (70–140%)	**erniedrigt bei:** • Verbrauchskoagulopathie (DIC) • Leberparenchymschaden • gestörte Wund- und Knochenheilung • Leukämie • Verbrennung und Polytrauma • entzündliche Darmerkrankungen
Activated clotting time (ACT) (ACT by Hemochron) Heparintherapie	110 ± 15 s Therapeut. Antikoag. Bereich: > 400–500 s 2–3 ml Nativblut	**verlängert durch:** • Heparintherapie ▶ Aktivator zur ACT-Bestimmung ist Kaolin oder Kieselerde (Hemochron), bei Verwendung von Aprotinin (Trasylol) Hemochron zu ungenau
Ecarin clotting time (ECT) Hirudintherapie	bis 35 s 2–3 ml Nativblut	**verlängert durch:** • Hirudintherapie
AT III Erfassung des wichtigsten Inhibitors der plasmatischen Gerinnung	20 ± 6 mg/dl (75–125%)	**erniedrigt bei:** • Verbrauch (große Wundfläche, DIC) • Leberschaden • Dilution • Sepsis • Hämodialyse; Hämofiltration
Reptilasezeit (RZ)	18–22 s (NG: bis 24 s)	**verlängert durch:** • Hyperfibrinolyse (bzw. ↑ FSP) • Hypo-, Dysfibrinogenämie • Heparinunabhängig
Fibrin-Monomere Erfassung einer **system. Gerinnungsaktivierung** Abgrenzung einer DIC gegen Verdünnungs- koagukopathie	< 15 mg/l	**erhöht bei:** • Verbrauchskoaguopathie (DIC)
Thrombin-Antithrombin-III-Komplex (TAT) Erfassung einer **system. Gerinnungsaktivierung** Abgrenzung einer DIC gegen Verdünnungskoagukopathie	1–4 µg/l	**erhöht bei:** • Verbrauchskoagulopathie (DIC) mit reaktiver Hyperfibrinolyse • Thrombembolie
Fibrin(ogen)-Spaltprodukte (FSP) Nachweis einer **Hyperfibrinolyse** Abgrenzung einer DIC gegen Verdünnungskoagukopathie	< 300 µg/l	**erhöht bei:** • Hyperfibrinolyse • Verbrauchskoagulopathie (DIC) mit reaktiver Hyperfibrinolyse • fibrinolytischer Therapie • Thrombembolie • hämolytisch-urämisches Syndrom

Test	Normwerte	Bewertung
D-Dimere Nachweis einer **Hyperfibrinolyse**, Nachweis von Fibrinspalt produkten Abgrenzung einer DIC gegen Verdünnungskoagukopathie	4–78 µg/l	**erhöht bei:** • Verbrauchskoagulopathie (DIC) mit reaktiver Hyperfibrinolyse • Hyperfibrinolyse • fibrinolytischer Therapie • Thrombembolie • hämolytisch-urämisches Syndrom
Clot observation time (COT)	Gerinnung nach 8–12 min (bei 22°C); keine Gerinnsel- auflösung 3 ml Nativblut Glasröhrchen	**verlängert/keine Auflösung:** • Prothrombinkomplex-Mangel • niedrig dosiert Heparin **normal – verlängert/ Auflösung in 1 Stunde:** • Hyperfibrinolyse/DIC **Ungerinnbarkeit > 1 Stunde:** • Heparineffekt • extreme Hyperfibrinolyse Verbrauchskoagulopathie (DIC) • Hämophilie **normale Gerinnselbildung/ gestörte Retraktion:** • Thrombopenie/Thrombopathie
Thrombelastogramm (TEG) Globaltest über **Thrombo- zytenzahl-, funktion, endogene Gerinnung und Fibrinolyse** **r-Zeit:** Zeit vom Start bis zur ersten Bewegung **k-Zeit:** Bewegungsbeginn bis zur Amplitudenhöhe 20 mm m_a: Maximale Amplitudenhöhe	**r-Zeit:** 7–15 min **k-Zeit:** 2,5–5 min (bis 2 cm- Amplitude) m_a: 45–60 mm **Abgangswinkel:** 60°	**r-Zeit verlängert:** • Faktorenmangel • Heparinämie • Fibrinogenspaltprodukte **k-Zeit verlängert:** • Faktorenmangel • Heparinämie • Fibrinogenspaltprodukte **m_a verringert:** • Faktorenmangel (F.Va, F.XIII) • Fibrinogenmangel • Heparinämie • Fibrinogenspaltprodukte • Thrombopenie/-pathie **r-Zeit + k-Zeit verkürzt, m_a erhöht:** • Hyperkoagulabilität
Blutungszeit Globaltest für das **gesamte Gerinnungssystem** • nach **Duke:** Stich am unteren Ohrläpp- chenrand + Absaugen des Blutes mit Tupfer • nach **Ivy:** Stauung des Oberarms, 2 mm langer und 2 mm tiefer Schnitt an der Innenseite des Unterarms • **subaquale Blutungszeit** nach **Marx**	≈ 4 min ≈ 4 min 1,5–6 min	**Verlängert:** • globale Störung der Gesamtgerinnung • Thrombozytopenie/ Thrombozytopathie • hohe Heparinkonzentration

Test	Normwerte	Bewertung
Rumpel-Leede	keine Petechien bei $RR_{Manschette}$ 15 mmHg über dem RR_{syst} über 5 min	**Petechien bei:** • Angiopathie • Thrombozytopenie/-pathie

Hämorrhagische Diathesen

- **Koagulopathien** (Störungen der plasmatischen Blutgerinnung)
- **Angiopathien** (Störungen der Gefäße z. B. M. Osler, allergische oder rheumatische Purpura)
- **Thrombopathien** (Störungen der Thrombozyten)
  - Thrombopenien (Bildungsstörungen, gesteigerter Abbau z. B. M. Werlhof)
  - Thrombopathien
    angeboren: z. B. von Willebrand-Jürgens-Syndrom
    erworben: z. B. Medikamente (ASS, andere NSAID,...), Urämie, Leberzirrhose
- **Kombination:** von Willebrand-Jürgens-Syndrom
  (leichter Faktor VIII Mangel + Thrombopathie + Angiopathie)

Störungen der Blutgerinnung (Koagulopathien)

- **Defektkoagulopathien**
  angeboren
  - Hämophilie A (Faktor VIII Mangel), Inzidenz 1:10000–20000
  - Hämophilie B (Faktor IX Mangel), Inzidenz 1: 100000
  - Angiohämophilie von Willebrand-Jürgens-Syndrom, Inzidenz 1:10000–20000
  erworben
  - Verminderung des Prothrombinkomplexes (F. II, VII, IX, X)
    durch Synthesestörung in der Leber, Vitamin K-Mangel
- **Immunkoagulopathien**
  - Autoantikörper (Kollagenosen, Lebererkrankungen)
  - Isoantikörper (Rh-Inkompatibilität und andere)
- **Verlust-, Verdünnungskoagulopathie**
- **Verbrauchskoagulopathie (DIC)**
- **Hyperfibrinolyse**

Verlust- und Verdünnungskoagulopathie

Verlustkoagulopathie
- Verlust der zellulären und plasmatischen Blutbestandteile durch Blutung

Verdünnungskoagulopathie
- Verdünnung aller plasmatischen Bestandteile des Blutes mit kristalloiden oder kolloidalen Volumenersatzmitteln oder EK

Verbrauchskoagulopathie, disseminierte intravasale Koagulopathie (DIC)

- beide Begriffe werde synonym verwendet
- eine DIC bedeutet den Zusammenbruch des hämostatischen Systems. Es besteht eine Imbalance zwischen Neusynthese und Verbrauch von Thrombozyten und Gerinnungsfaktoren.
  Das **Gerinnungssystem** kann durch verschiedene Ursachen **generalisiert aktiviert** werden. Es kommt zu einer Hyperkoagulabilität. Eine Störung der Mikrozirkulation ist die Folge. Kompensatorisch versucht der Körper die Mikrothromben wieder aufzulösen und reagiert mit einer **gesteigerten Fibrinolyse**. Da aber weiterhin Gerinnungsfaktoren in höherem Maße verbraucht als neusynthetisiert werden, gelingt es schließlich nicht mehr ein normales Gerinnungspotential aufrecht zu erhalten

Ursachen einer DIC

akute DIC	chronische DIC
schweres Trauma	Lebererkrankungen
Schock	maligne Tumoren (Leukämie)
Sepsis	schwere Systemerkrankungen
Verbrennungen	
geburtshilfliche Komplikationen	
akute Pankreatitis	
Hämolyse (Massiv- oder Fehltransfusion)	
Intoxikationen	
Schlangenbiß	

▶ **Anm:**
  eine chronische DIC ist meist kompensiert, kann aber sowohl zu Thrombosen als auch zu Blutungen führen

Stadien der Verbrauchskoagulopathie (DIC)/Verlustkoagulopathie

	Stadium I (Hyper-koagula-bilität)	Stadium II (kompen-sierte DIC)	Stadium III (Hyper-fibrinolyse, subakute DIC)	Stadium IV (akute DIC)	Verlust-koagulo-pathie
Gerinnung	↑	↑	↓	↓↓	↑
Verbrauch	↔	↑	↑	↑↑	↑
Fibrinolyse	↔	↔	↑	↑↑	↔
Quick	↔	↔	↓	↓↓	↓-↓↓
PTT	↓	↔	↑	↑↑	↑-↑↑
PTZ	↔	↔-↑	↑	↑↑	↔
Fibrinogen	↑	↔	↓	↓↓	↓-↓↓
Thrombozyten	↔	↔↓	↓	↓↓	↓-↓↓
AT III	↔	↓	↓↓	↓↓	↓-↓↓
FSP	↔	↔-↑	↑	↑↑	↔
Faktor XIII	↑↑	↔	↓	↓↓	↔-↓
TAT	↔-↑	↑	↑↑	↑↑	↔
D-Dimere	↔-↑	↑	↑	↑↑	↔

↔ = normal, ↑ = erhöht bzw. verlängert, ↑↑ = stark erhöht bzw. verlängert,
↓ = erniedrigt bzw. verkürzt, ↓↓ = stark erniedrigt bzw. verkürzt

Therapie der Verbrauchskoagulopathie (DIC)/Verlustkoagulopathie
- Therapie der Grunderkrankung
- Beseitigung der Hyperkoagulabilität
- Unterbrechung der Umsatzsteigerung
- Verhinderung der Mikrothrombosierung
- Beseitigung der Mikrothromben

	Stadium I (Hyper-koagula-bilität)	Stadium II (kompen-sierte DIC)	Stadium III (Hyper-fibrinolyse, subakute DIC)	Stadium IV (akute DIC)	Verlust-koagulo-pathie
Heparin	+	+	(+)?	-?	
FFP		+	+	+	+
Thrombozyten		(+)	+	+	+
AT III		(+)	+	+	+
PPSB			(+)	+	(+)
Fibrinogen			-?	(+)	
Aprotinin			+	(+)	
Plasminogen				?	
Fibrinolytika (rt-PA)				?	

+ = indiziert, (+) = bedingt indiziert, –? = frgl. kontraindiziert

▶ **Cave:**
- die Strategie der Substitutionstherapie zielt v. a. auf das Erhalten eines hohen Niveaus an Inhibitoren der Blutgerinnung ab. Daher werden Faktoren-konzentrate (mit überwiegend prokoagulatorischen Substanzen) nur heran-gezogen, wenn ein ausreichender Hämostaseausgleich durch FFP nicht möglich ist
- kein Heparin bei blutenden Patienten
- Thrombozyten, wenn < 30000/µl
- AT III, wenn < 70%
- PPSB enthält aktivierte Faktoren, daher erst wenn AT III normalisiert, bzw. ausreichend substituiert (außerdem sollte auf einen ausreichenden Gehalt an Protein C und S geachtet werden)
- Fibrinogen führt zur weiteren Gerinnungsaktivierung
- eine antifibrinolytische Therapie ist bei der DIC grundsätzlich kontra-indiziert
  Ausnahme:
  - Überwiegen der reaktiven Fibrinolyse plus Blutung →
    Aprotinin (Trasylol) oder ε-Aminocapronsäure (Anvitoff) s. unten

Gerinnungspräparate

PPSB

- Prothrombinkomplex S-TIM 4 200/600, PPSB-Komplex
- Beriplex P/N 250/500
- Präparate sind nur auf den **Gehalt des Faktor IX standardisiert**, die Faktoren **II, VII** (teils <20%), **X**, sowie **Protein C, S und Z** unterliegen großen Schwankun-gen (1 IE ist die Aktivität von 1 ml Plasma beim Gesunden)
- da teils die Gerinnungsfaktoren beim Isolierungsverfahren aktiviert werden sind den Präparaten **Heparin** (250 IE) und **AT III** (15–30 IE) **zugesetzt** (**Cave:** Heparin induzierte Thrombozytopathie!)

Ind:
- Blutungen und Blutungsneigung bei Faktor II-, VII-, IX- und X-Mangel (angeboren oder erworben)
- orale Antikoagulanzientherapie (Cumarine)
- schwerer Leberparenchymschaden (wenn Quick im kritischen Bereich, z. B. vor Leberbiopsie)
- Vitamin K Mangel, der gerinnungswirksam ist (Resorptionsstörungen, lange parenterale Ernährung) → primär Vit. K Gabe!
- Protein C-, S-, Z-Mangel
  - Verbrauchskoagulopathie Stadium IV
  ▶ Gerinnungsfaktoren-Substitution erst bei systemischer Blutungsneigung nicht nur nach Laborparametern

Dosis: Faustregel:
Initialdosis (IE) =
gewünschter Faktorenanstieg (%) × Körpergewicht (KG)

oder:
- 1 IE/kg ⇒ Quick-Wert ↑ um 0,8% (0,5–1,0%)
- 1 IE/kg ⇒ Aktivitätsanstieg von Faktor IX um 0,8% (0,5–1,0%)
- 1 IE/kg ⇒ Aktivitätsanstieg der Faktoren II, VII und X um 1,6% (1–2%)

▶ **Anm:**
- besonders bei der akuten Verbrauchskoagulopathie besteht die Möglichkeit, daß die Verbrauchsreaktion durch PPSB verstärkt wird, sodaß im Zweifelsfalle FFP vorzuziehen sind
- langsam in kleinen Portionen i.v.

NW:
- allergische Reaktion
- thrombembolische Komplikationen, wie Thrombophlebitis, akuter Myokardinfarkt, Thrombose, Embolie oder DIC
- Hemmkörperreaktion (Hämophilie B)

☞ **Cave: vor PPSB Gabe** zum Schutz vor thrombembolischen Komplikationen, wenn immer möglich, mit Heparin vorbehandeln. Da die Heparinwirkung Antithrombin erfordert, muß man einen gleichzeitig **bestehenden AT III Mangel vor PPSB Gabe ausgleichen!**
- bei Heparin-induzierter Thrombopathie (HIT) kein PPSB mit Heparinzusatz

Anm:
- Schwangerschaft und Stillzeit strenge Indikationsstellung
- Gerinnungsfaktoren-Substitution bei Synthesestörung der Leber:
  - Gerinnungsfaktorensubstitution ⇒ Gefahr einer Verbrauchskoagulopathie
  - Gerinnungsfaktoren und AT III- Substitution ⇒ Gleichgewicht auf höherem Niveau ⇒ Laborwertekorrektur? ⇒ Blutungsneigung nur fraglich verbessert
- in klinischen Studien wurde bisher aufgrund neuerer Herstellungsverfahrens keine Übertragung einer Virusinfektion (Hepatitis, HIV) beobachtet

Antithrombin III (AT III)

- AT III 500/1000, Kybernin HS 500/1000
- α_2-Globulin

WM:
- AT III inaktiviert freies Thrombin durch Bildung eines Thrombin-Antithrombin-Komplexes (TAT), außer Thrombin (F.IIa) werden noch weitere aktivierte Proteasen wie F.Xa inhibiert, in geringerem Maße die Faktoren IXa, XIa und XIIa, Trypsin, Plasmin und Kallikrein
- die inhibierende Wirkung wird durch Heparin um das Vielfache gesteigert (> 1000-fach)

Pha: • HWZ 65 h ohne und 37 h mit Heparin

Ind: • venöse Thrombosen und Thrombembolien bei pathologischer AT III-Erniedrigung, z. B. nach Operation
- nephrotisches Syndrom
- akutes Leberversagen
- angeborener AT III-Mangel
- Gefahr der Mikrothrombosierung bei DIC Stadium III und IV (septische Erkrankungen, Polytrauma u. a.)
- fehlende oder ungenügende Heparinwirkung bei AT III-Mangel
- ausgeprägtes SIRS (AT III soll > 70% sein)

Dosis: Faustregel:
1 IE/kg $\Rightarrow$ AT III $\uparrow$ von 1–2%
Verbrauchskoagulopathie (1 IE/kg $\Rightarrow$ AT III $\uparrow$ von 1%)
- wenn AT III 80% evtl. alle 4–6 h wdh.
sonstige AT III-Mangelzustände: (1 IE/kg $\Rightarrow$ AT III $\uparrow$ von 2%)
- initial $\approx$ 1000–1500 IE (evtl. alle 8–24 h die Hälfte der Initialdosis)

NW: • allergische Reaktion

Anm: • AT III < 70% bedeutet erhöhtes Thromboserisiko
- die Wirkung von Heparin wird durch AT III verstärkt $\Rightarrow$ Dosisanpassung (PTT)
- in klinischen Studien wurde bisher aufgrund neuerer Herstellungsverfahrens keine Übertragung einer Virusinfektion (Hepatitis, HIV) beobachtet

Fibrinogen (Faktor I)

- Haemocomplettan HS

Ind: • angeborener Fibrinogen-Mangel (Hypo-, Dys-, Afibrinogenämie)
- erworbene Fibrinogenmangel bei
  - Synthesestörungen (schwerer Leberparenchymschaden)
  - Verbrauchs- Verdünnungskoagulopathie
  - ggf. Hyperfibrinolyse

Dosis: • initial 1–2 g
- bei schweren Blutungen initial 4–8 g

Faustregel:
erforderliche Fibrinogendosis (mg)
= erwünschter Anstieg (g/l) × Plasmavolumen (ml) ($\approx$ 40 ml/kg)
z. B. Anstieg um 1 g/l = 100 mg/dl, Patient 70 kg:
1 g/l × 70 kg × 40 ml/kg = 1 mg/ml × 2800 ml = 2800 mg

NW: • allergische Reaktion
Anm: • kritische Grenze des Plasmafibrinogens bei Werten < 50–100 (75) mg/dl
• Fibrinogen führt zur Gerinnungsaktivierung
• Fibrinogen > 500 mg/dl erhöht das Risiko thrombembolischer Komplikationen
• in klinischen Studien wurde bisher aufgrund neuerer Herstellungsverfahrens keine Übertragung einer Virusinfektion (Hepatitis, HIV) beobachtet

Faktor-VIII-Konzentrat

• Immunate STIM plus/250/500/1000 Faktor VIII-Hochkonzentrat
• Beriate HS 250/500/1000
• Haemate HS 250/500/1000 (Faktor VIII und v. Willebrand-Faktor)

Ind: • angeborener und erworbener Blutgerinnungsfaktor VIII-Mangel (Hämophilie A)
• von Willebrand-Jürgens-Syndrom mit Blutgerinnungsfaktor VIII-Mangel

Dosis: Faustregel: 1 IE/kg ⇒ Aktivitätsanstieg des Faktors VIII um 1–2%

NW: • Hemmkörperreaktion (Hämophilie A)
Anm: • enthält z. T. Aprotinin, Heparin, AT III, Humanalbumin
• strenge Indikationsstellung (in der Regel bei schwerer und mittelschwerer Hämophilie oder zur Prophylaxe bei Eingriffen, die zu Blutungen führen können)
• in klinischen Studien wurde bisher aufgrund neuerer Herstellungsverfahrens keine Übertragung einer Virusinfektion (Hepatitis, HIV) beobachtet

Faktor-IX-Konzentrat

• Immunine STIM plus/200/600/1200 Faktor IX-Hochkonzentrat
• Berinin HS 300/600/1200

Ind: • Prophylaxe und Therapie von Blutungen bei Hämophilie B
• sonstigen Erkrankungen mit Faktor IX-Mangel

Dosis: Faustregel: 1 IE/kg ⇒ Aktivitätsanstieg des Faktors IX um 0,8%

NW: • allergische Reaktion
• Hemmkörperreaktion (Hämophilie B)

Anm: • als Stabilisatoren sind Heparin (und Antithrombin) enthalten
• bei frischer Thrombose bzw. frischem Herzinfarkt ist das Risiko der Therapie gegenüber der Nichtbehandlung abzuwägen
• in klinischen Studien wurde bisher aufgrund neuerer Herstellungsverfahrens keine Übertragung einer Virusinfektion (Hepatitis, HIV) beobachtet

Bei Hemmkörperhämophilie A und B
• Feiba S-TIM 4/250/500/1000
1 Durchstechfl. enth.: humanes Plasma-Protein, 100–300 mg/200–600 mg/400–1200 mg (standardisiert auf 250/500/1000 FEIBA-Einheiten)
(FEIBA= Factor Eight Inhibitor Bypassing Activity)
Faktoren II, VIII, IX, X und Inhibitoren

Ind: • Blutungen oder Blutungsneigung bei Hemmkörperhämophilie A und B
• bei schweren Blutungen kann Feiba S-TIM 4 auch zur Behandlung von nichthämophilen Patienten mit erworbenen Inhibitoren gegen die Faktoren VIII, XI und XII eingesetzt werden

Dosis: • initial 50–100 Feiba-E/kg i.v., alle 12 h, ggf. 6 h
max. Tagesdosis von 200 Feiba-E/kg soll nicht überschritten werden

KI: • bei vermuteter oder nachgewiesener KHK, akuter Thrombose und/oder Embolie darf Feiba nur bei lebensbedrohlichen Blutungen verabreicht werden
NW: • bei extrem hohen Dosen Hinweise auf eine Verbrauchskoagulopathie (selten)

Faktor-XIII-Konzentrat

• Fibrogammin HS 250/1250

Ind: • Prophylaxe und Therapie von Blutungen bei Faktor-XIII-Mangel
• Wund- und Knochenheilungsstörungen, die auf einen Faktor XIII-Mangel zurückgeführt werden können (Faktor XIII-Aktivität < 30%)

Dosis: Faustregel: 1 IE/kg $\Rightarrow$ Aktivitätsanstieg des Faktors XIII um 1–2%

NW: • bisher keine bekannt
Anm: • bei frischen Thrombosen ist wegen der fibrinstabilisierenden Wirkung Vorsicht geboten
• in klinischen Studien wurde bisher aufgrund neuerer Herstellungsverfahrens keine Übertragung einer Virusinfektion (Hepatitis, HIV) beobachtet

Antikoagulanzien

Normales (unfraktioniertes) Heparin (UFH)

- Heparin-Natrium Braun 1 ml = 5000/10000 IE,
  Fertigspritzen 0,5 ml = 5000 IE, 0,3 ml = 7500 IE
- Liquemin N 1 ml = 2500/5000/7500/10000/20000 IE
  Fertigspritzen 0,5 ml = 5000 IE, 0,375 ml = 7500 IE
- 1 mg = 100 IE
- 1937 in die Klinik eingeführt

WM:
- AT III abhängiger Thrombininhibitor
- körpereigene Substanz (Leber, basophile Granulozyten, Mastzellen), komplexes, lineares polyanionisches Polysaccharid aus ca. 30 Zuckereinheiten Polyschwefelsäureresten)

Pha:
- MG: 6000–25000
- Überwachung mit Hilfe der PTT und/oder ACT
- Proteinbindung: ≈ 90%
- max. Spiegel nach s.c.-Gabe nach 1 h
- **HWZ dosis- und körpertemperatur-abhängig:**
  - bei normothermen männlichen Patienten und Gabe von 300 IE/kg HWZ: 100 min, bei 400 IE/kg HWZ: 2,5 h, bei 800 IE/kg HWZ: ≈ 5 h
  - durch niedrige Temperaturen wird die HWZ verlängert
- Metabolisierung über Leber (Heparinasen) und Ausscheidung der inaktiven Stoffwechselmetabolite über Niere → HWZ ↑ bei Leber- und Niereninsuffizienz! (in höheren Dosen vermehrte renale Ausscheidung von unverändertem Heparin)
- unfraktioniertes Heparin passiert die Plazentaschranke nicht

Ind:
- Thrombo-Embolie-Prophylaxe
- Behandlung von venösen und arteriellen thromboembolischen Erkrankungen
- Gerinnungshemmung bei Einsatz der EKK
- Behandlung der Verbrauchskoagulopathie in hyperkoagulatorischer Phase

---

Dosis: normales (unfraktioniertes) Heparin (UFH):
Thromboseprophylaxe (bei niedrigem und mittlerem Thromboserisiko):
low-dose ≈ 200 IE/kg/24h s.c.
- 2 h präoperativ 1 × 5000 IE s.c.
- danach 2–3 × 5000 IE s.c. bis 3 × 7500 IE s.c.
Thromboseprophylaxe (bei erhöhtem Thromboserisiko):
Vollheparinisierung (high-dose) ≈ 400 IE/kg/24h s.c./i.v.
- 2 h präoperativ 1 × 7500 IE s.c.
- danach 3 × 7500–10000 IE s.c.
- oder besser 400 IE/kg/24h i.v.,
  z. B. Perfusor mit 15000–30000 IE/24h i.v. nach PTT

> **Antikoagulation bei Thrombose (high-dose):**
> - Initialbolus ≈ 5000–7500 IE i.v. (Kinder: 50 IE/kg)
> - anschließend 300–600 IE/kg/24h i.v. (Kinder: 15,5–25 IE/kg/h), z. B. Perfusor mit 20000–40000 IE/24h i.v. (nach PTT)
>
> **Hämodialyse:**
> - Durchspülen und Benetzen der Filter mit 2500–5000 IE Heparin
> - initial 20–50 IE/kg in den zuführenden Schenkel
> - anschl. 10–30 IE/kg/h (bei ↑ Blutungsgefahr 5–15 IE/kg/h) nach PTT
>
> **Herz-Lungen-Maschine:**
> - 300 IE/kg als Bolus i.v. und ≈ 5000 IE (2500 IE/l Primingvolumen) in HLM
>   Kontrolle des Gerinnungsstatus während der EKZ erfolgt mittels der aktivierten Gerinnungszeit (ACT) oder mittels ACT by Hemochron (HC)
>   Ziel: ACT > 500 s bzw. HC > 400 s

▶ **Überwachung der Heparintherapie** mit Hilfe der **PTT, PTZ** und/oder ACT
- **therapeutischer Bereich PTT 1,5–2(–3)-fach verlängert** (PTZ 2–3-fach) (PTT ≈ 60–90 s, bei ↑ Blutungsgefahr 40–60 s)
- niedrige Heparindosen beeinflussen nur die Thrombinzeit = PTZ (PTT und Quick bleiben normal!), höhere Heparindosen die PTT, extrem hohe Spiegel auch den Quick-Wert

KI:
- Heparinallergie, einschließlich HIT II
- akute zerebrale Blutungen
- SPA, PDA, Lumbalpunktion

NW:
- allergische Reaktionen
- Heparin-induzierte Thrombozytopenie (HIT I oder HIT II)
- Blutungen, selten Hautnekrosen an der Injektionsstelle
- Alopezie, Transaminasenanstieg

WM:
- Schilddrüsenfunktionstests können verfälscht werden (falsch hohe T_3, T_4 Werte)

Niedermolekulares Heparin (NMH)

Fertigspritzen
- Clivarin 1.750 (0,25 ml = 13,8 mg Reviparin-Natrium)
- Fragmin P (0,2 ml = 15 mg Dalteparin-Natrium)
- Mono-Embolex (0,3 ml = 18 mg Certoparin-Natrium)
- Fragmin P forte (0,2 ml = 30 mg Dalteparin-Natrium)
- Fraxiparin 0,3 (0,3 ml = 28,5 mg Nadroparin-Calcium)

WM:
- Hemmung des Faktor Xa

Pha:
- MG: < 10000 (je nach Präparat mittl. MG 3000–5000, 4000–5000, 4000–6000,....)
- max. Wirkspiegel nach s.c.-Gabe nach ≈ 3–4 h
- HWZ: 4–7 h (nach s.c.-Gabe), nach 12 h sind noch 50% der max. Wirkspiegel mit ausreichender antithrombotischer Wirkung vorhanden
- Überwachung mit Anti-Faktor Xa-Aktivität (PTT und/oder ACT nicht möglich)
- die Plazentagängigkeit von NMH ist noch nicht ausreichend untersucht (wahrscheinlich z. T. plazentagängig!)

Ind:
- s. Heparin

Dosis: Niedermolekulares Heparin (NMH):
Thromboseprophylaxe (bei niedrigem und mittlerem Thromboserisiko):
- 2 h präoperativ 1 × s.c.
- danach 1 × tgl. s.c.
  z. B. Clivarin 1.750, Fragmin P, Mono-Embolex

Thromboseprophylaxe (bei erhöhtem Thromboserisiko):
- 2 h präoperativ 1 × s.c.
- danach 1 × tgl. s.c.
  z. B. Fragmin P forte, Fraxiparin 0,3

▶ Überwachung der NMH-Therapie mit Hilfe der Anti-Faktor Xa-Aktivität (nicht mittels PTT zu messen)

- therapeutischer Bereich: der Anti-Faktor Xa-Aktivität

Thromboseprophylaxe	1. Tag ab	0,1 U/ml	Ratio: 3,0–4,0
	4.–5-Tag	0,15–0,35 U/ml	Ratio: 4,0–6,0
Therapeut. Antikoagulation		0,5–0,8 U/ml	Ratio: 6,5–8,5

Blutabnahme in Na-Citrat Röhrchen 6 h nach der Morgendosis

KI:
- s. Heparin

NW:
- s. Heparin

▶ **Anm:**
- Kontrolle der Thrombozytenwerte: vor Heparingabe, 3–5 Tagen nach Beginn der Therapie und danach wöchentlich bis zur 3. Woche, sowie am Ende der Therapie, bei Abfall der Thrombozytenzahl < 100000/ml oder < 50% des Ausgangswertes ist eine HIT in Betracht zu ziehen

Cumarinderivate:
Phenprocoumon (Marcumar), *Warfarin* (Coumadin)

- 1 Tbl. = 3 mg Phenprocoumon
- 1 Tbl. = 5 mg Warfarin

WM: • Vitamin K-Antagonismus (Reduktase)
→ Hemmung Vitamin K abhängiger Gerinnungsfaktoren (II, VII, IX und X), sowie Protein C, S und Z
Pha: • kompetitive Vitamin K Hemmung
  • hohe Plasmaeiweißbindung, vorwiegend an Albumin (99%) → Verdrängung bestimmter Medikamente aus der Plasmaeiweißbindung
  • HWZ Warfarin (Coumadin): 1,5–2 Tage → Normalwerte (± 20%)
    1–3 Tage nach Absetzen
    HWZ Phenprocoumon (Marcumar): 6,5 Tage → normale Gerinnung
    7–10 Tage nach Absetzen
  • Metabolismus: hepatisch und renal (15% unverändert)
Ind: • Langzeitbehandlung und Prophylaxe von Thrombose und Embolie, wenn ein erhöhtes Risiko für thromboembolische Komplikationen gegeben ist

---

Dosis: vor Therapiebeginn Ausgangs-Quick-Wert bestimmen
Phenprocoumon (Marcumar):
- 1.Tag 9–15 mg, 2.+3.Tag 6–9 mg p.o.
- anschl. 1,5–6 mg nach Quick-Wert

Warfarin (Coumadin):
- 1.Tag 15 mg, 2.+3.Tag 10 mg p.o.
- anschl. 2,5–10 mg nach Quick-Wert
▶ therapeut. Bereich ≈ 20–30%

KI: • erhöhte Blutungsneigung, fixierte und behandlungsrefraktäre Hypertonie
  • Schwangerschaft
NW: • Blutungen (Hämaturie, Hämatome nach Bagatellverletzungen, GIB)
  • auch lebensbedrohliche Blutungen möglich
  • Hautnekrosen unter Cumaringabe und Protein C- und/oder Protein S-Mangel!
  • Teratogenität (fetales Warfarin-Syndrom), fetale Blutungen, Totgeburten
Anm: • die regelmäßige Kontrolle der Gerinnungsverhältnisse ist unerläßlich
  • keine i.m.-Injektion keine SPA, PDA unter Therapie mit Cumarinen
  • Patienten müssen einen Behandlungsausweis bei sich tragen
  • vor Operationen 3–4 Tage präoperativ absetzen bzw. Umstellen auf i.v.-Antikoagulation (z. B. Heparin)
  • in Notfallsituationen: 10 mg Vitamin K i.v., FFP
  • Antidot: Vitamin K (Konakion)
  • plazentagängig
  • Stillzeit: strenge Indikationsstellung (Übergang in die Muttermilch)

Protamin (Protamin 1000 Roche, Protamin 5000 Roche)

* Heparin Antagonist

Ind:
* Inaktivierung von Heparin nach EKK
* Blutungen nach Heparin-Gaben

Dosis: je nach Menge des zu antagonisierenden Heparin
1 mg Protamin neutralisiert 100 IE Heparin
* 1–1,3 ml Protamin1000 inaktiviert 1000 IE Heparin
* 1–1,3 ml Protamin5000 inaktiviert 5000 IE Heparin
▶ 90 min nach Heparin-Gabe nur 50% (3 h nach Heparin-Gabe nur 25%) der errechneten Menge geben

---

NW:
* selten allergische Reaktionen (Risiko ↑ bei Fischallergie und Patienten, die Insulinpräparate mit Protaminzusatz erhalten)
* bei **rascher Gabe häufig Blutdruckabfall** durch Vasodilatation (vermutlich Histamin vermittelt)
* **pulmonale Hypertonie** in 0,2–4% (vermutlich Thromboxan A_2 vermittelt)

▶ **Anm:**
* die Protamingabe sollte möglichst langsam und über eine peripheren Zugang gegeben werden, da dadurch die hämodynamischen Auswirkungen geringer sind
* Protamin, allein verabreicht, kann als **Antithromboplastin** gerinnungshemmend wirken und u. U. zu Blutungen führen

Heparininduzierte Thrombozytopenie (HIT)

Synonym: heparin-assoziierte Thrombozytopenie, -pathie (HAT)
Einteilung nach Chong in Typ I und Typ II
Inzidenz: ca. 10% für Typ I und 0,5–5% für Typ II

HIT-Typ I (nichtimmunologisch)

Beginn
* unmittelbar nach Heparingabe

Thrombozytenzahl
* Abfall meist nicht < 100000/µl

Pathomechanismus
* Heparinbindung an Rezeptoren auf den Thrombozyten (Hemmung der Adenylatzyklase → cAMP ↓ → Thrombozytenaggregation ↑)

Komplikationen
- keine

Labordiagnostik
- keine

Therapie
- keine spezielle Therapie notwendig

HIT-Typ II (immunologisch)

1969   Erstbeschreibung der HIT II durch Natelson

Beginn
- frühestens 6–14 Tage nach erster Heparingabe

Thrombozytenzahl
- < 100000/µl oder schneller Abfall < 50% des Ausgangswertes

Pathomechanismus
- Antikörper gegen Heparin-PF4-Komplex:
  aktivierte Thrombozyten setzen multiple Sekretionsprodukte aus α-Granula und Dense Bodies frei → u.a den heparinneutralisierenden Plättchenfaktor 4 (PF4) mit hoher Affinität zu Heparin (Heparin-PF4-Komplex) → antikoagulatorischer Effekt von Heparin ↓. Der **Heparin-PF4-Komplex** wird von neusynthetisierten Antikörpern der IgG-Klasse gebunden, welche sich an die Thrombozytenmembran binden → Thrombozytopenie
- weder die Art des Heparins (unfraktioniertes oder fraktioniertes Heparin), noch die Menge oder der Applikationsweg (i.v. oder s.c.) spielen bei HIT II eine Rolle!
▶ **Cave:**
  - Heparin als Bestandteil in arteriellen Spülsystemen und Gerinnungspräparaten (z. B. PPSB), daher kein PPSB mit Heparinzusatz verabreichen
  - HIT II ist auch bei Anwendung von niedermolekularem Heparin (NMH) beobachtet worden! → jedoch geringere Inzidenz unter NMH

Komplikationen
- Thrombenbildung (weißer Thrombus) im venösen und arteriellen System
- schwere Veränderungen der Mikro- und Makrozirkulation („white-clot-Syndrom")
- Gerinnungsaktivierung (Verbrauchskoagulopathie)
- Hautnekrosen an der Injektionsstelle

Labordiagnostik
- Kontrolle der Thrombozytenzahl im **Zitrat-Blut** (∅ EDTA-Blut). Thrombozytenaggregationstest mit Heparin vs. Puffer mit Hilfe eines Aggregometer; Nachteil: geringe Spezifität (25–50% werden nicht erfaßt)

- Serotoninfreisetzungstest: Markierung der Thrombozyten mit radioaktiven Serotonin, Messung der Lyse nach Heparingabe (> 20% ist für HIT II signifikant)
- **HIPA**-Test (**h**eparin **i**nduzierter **P**lättchen**a**ggregationstest): Inkubation von Thrombozyten und Heparin auf Mikrotiterplatten → Aggregation bei geringen Heparinkonzentrationen ist für HIT II beweisend! Dauer: 3–4 h

Therapie
- sofortiges Absetzten von Heparin!

Alternativen zu Heparin bei HIT II

Danaparoin (Orgaran)

- Heparinoid
- 10% Kreuzreaktion mit Heparin bei HIT II

Pha:
- lange HWZ (24 h)
- MG: 4000–10000

Ind:
- HIT II

Dosis: Thromboseprophylaxe: 2 × 750 IE s.c. (= 1 Amp. à 0,6 ml) für 7–10 Tage (bei KG > 95 kg: 3 × 750 IE oder 2 × 1250 IE s.c.)
Antikoagulation bei Thrombose:
- initial 2500 IE i.v.
  (bei KG < 55 kg: 1250 IE, bei KG > 95 kg: 3750 IE)
- zunächst 400 IE/h für 4 h i.v.
- dann 300 IE/h für weitere 4 h
- anschl. 150–200 IE/h als Erhaltungsdosis
Herz-Lungen-Maschine:
- 7000 IE als Bolus i.v. und 7500 IE (Priming) in HLM + 2000 IE/h am Bypass

---

- ▶ **Überwachung der Therapie** mit Hilfe der **Anti-Faktor Xa Aktivität,** da PTT- und Thrombintests noch nicht evaluiert sind
- **therapeutischer Bereich:** der Anti-Faktor Xa Aktivität

Thromboseprophylaxe	1. Tag ab	0,1 U/ml	Ratio: 3,0–4,0
	4.–5-Tag	0,15–0,35 U/ml	Ratio: 4,0–6,0
Therapeut. Antikoagulation		0,5–0,8 U/ml	Ratio: 6,5–8,5

- Blutabnahme in Na-Citrat Röhrchen 6 h nach der Morgendosis, bzw. bei therapeut. Antikoagulation 1–3 × tgl.
  (Empfehlungen der „Fourth ACCP Consensus Conference on Antithrombotic Therapy")

Lepirudin (Refludan)

- Hirudin ist ein von Blutegeln abstammender **AT III-unabhängiger,** direkter **Thrombininhibitor** ($\Rightarrow$ Komplexbildung mit Thrombin)

Pha:
- HWZ von ≈ 1–2 h
  - komplette renale Ausscheidung ohne Metabolisierung in der Leber, wobei ein geringer Teil inaktiviert wird (Cave bei Kreatinin > 1,5 mg/dl). Auch eine vorliegende Leberzirrhose kann die renale Elimination von Hirudin beeinflussen!
  - nicht antagonisierbar

Ind:
- HIT II (mit Kreuzreaktion auf Orgaran)

Dosis: Behandlung thrombembolischer Komplikationen:

A. Monotherapie
- initialer i.v.-Bolus: 0,4 mg/kg (50 mg in 10 ml NaCl 0,9% gelöst),
- anschl. 0,1–0,15 mg/kg/h (100 mg in 50 ml NaCl-Perfusor)

B. Thrombolyse-begleitende Therapie
- initialer i.v.-Bolus: 0,2 mg/kg (50 mg in 10 ml NaCl 0,9% gelöst),
- anschl. 0,1 mg/kg/h (100 mg in 50 ml NaCl-Perfusor)

zur Prophylaxe
- kontinuierliche i.v.-Infusion: 0,1 mg/kg/h für 2–10 Tage

Antikoagulation während EKZ:
Ziel Plasmaspiegel: 3,5–5 µg/ml, letzte 30 min an EKZ:
2,5–3,5 µg/ml, da nicht antagonisierbar
- initialer i.v.-Bolus: 0,25 mg/kg
- Vorbereitung (Priming) der HLM: 0,2 mg/kg
- zusätzliche Boli von 2,5–5 mg
  oder 0,5 mg/min über Perfusor (konstanterer Verlauf der Plasmaspiegel)
- Cell-Saver 10 mg
- Steuerung mit Ecarinzeit (ECT) $\rightarrow$
  sollte oberhalb der Sicherheitsgrenze von 75 s sein!
- in den letzten 30 min keine Hirudingabe

▶ laut Hersteller **Steuerung der Hirudin-Therapie** über PTT:
Erste Kontrolle der PTT 4 h nach Beginn der Infusion:
wenn PTT oberhalb des Zielbereichs (nach erneuter Bestimmung): Unterbrechung der Infusion für 2 h und danach Reduktion der Infusionsgeschwindigkeit um 50%;
wenn PTT unterhalb des Zielbereichs: Steigerung der Infusionsgeschwindigkeit um 20% $\rightarrow$ erneute Kontrolle nach 4 h!
- besser steuerbar über **Ecarinzeit (ECT)** $\rightarrow$ bessere Korrelation

- **therapeutischer Bereich:** der Ecarinzeit (ECT):
  - kritische untere Plasmakonzentration an EKZ: 3 µg/ml (entspricht ECT ≈ 75 s)
  - kritische untere Plasmakonzentration postoperativ: ≈ 2 µg/ml (ECT ≈ 40 s)

- Anwendung: wenn möglich auf 10 Tage beschränken

Bei Überdosierung:
- Hämodialyse **oder** Hämofiltration mit sogenannten **High-flux-Dialysemem-branen** mit einer Filtrationsgrenze von 50.000 MG
  (z. B. Polysulfon F60S, Polyamid/Polyflux-11 oder AN/69 HF)

▶ **Cave:**
  - bei Niereninsuffizienz verminderte Hirudinausscheidung mit Wirkungs-verlängerung und erhöhte Gefahr der Nachblutung
  - thrombolytische Medikation und Hirudininfusion über 2 verschiedene Zu-gänge! Aufgezogene Medikation ist nach 24 h zu verwerfen!

Weitere zukünftige Alternativen?:
Ancrod (Schlangengift), Iloprost (PGI$_2$-Analogon)

Andere gerinnungsbeeinflussende Medikamente

Epoprostenol = Prostazyklin (Flolan)

- 1 Amp. à 500 µg
- Prostazyklin (PGI$_2$)
- potenter Vasodilatator und Thrombozytenaggregationshemmer

Pha: • wird während der pulmonalen Passage im Gegensatz zu anderen Prosta-glandinen nicht metabolisiert
  - dosisabhängige Wirkung, sowohl auf Thrombozytenaggregation als auch Vasodilatation
    (Thrombozytenaggregation ab 2 ng/kg/min, signifikant ab 4 ng/kg/min)
  - ca. 30 min nach Infusionsende verschwinden sowohl die kardiovasku-lären Wirkungen, als auch die Wirkung auf die Thrombozyten
Ind: • Alternative zu Heparin bei Hämodialyse
  - evtl. pulmonale Hypertonie, therapierefraktäre EPH-Gestose

---
Dosis: Hämodialyse:
  - ≈ 3–5(-15) ng/kg/min vor und während der Dialyse

NW: • Hypotonie, Tachykardie, Bradykardie

Vitamin K (Konakion)

- 1 Amp. à 1 ml = 10 mg, 1 Kaudrg. = 10 mg, 1 ml (20 Trp.) = 20 mg

Ind:
- Blutungen od. Blutungsgefahr infolge Hypoprothrombinämie (Mangel an Vit. K abhängigen Gerinnungsfaktoren II, VII, IX und X)
- Überdosierung von Cumarinderivaten oder anderen K-Hypovitaminosen (z. B. bei Verschluß-Ikterus, Leber- und Darmaffektionen, langdauernde Verabreichung von Antibiotika, Sulfonamiden, Salicylsäurederivaten)

Dosis:
- 1 Amp./Tag langsam i.v. oder als Kurzinf.
- 10–20 Trp. oral, Wirkungseintritt erst nach 12–24 h

NW:
- allerg. Reaktion
- fragl. karzinogen bei parenteraler Gabe

Anm:
- i.v. sehr langsam

Desmopressin = DDAVP (Minirin)

- 1 Amp. à 1 ml = 4 µg
- Nonapeptid

WM:
- führt zu einer ↑ Thrombozytenausschwemmung aus dem Knochenmark
- setzt von **Willebrand-Faktor, Faktor VIII** und t-PA aus körpereigenen Speichern **frei** und führt zu einem Anstieg auf ca. das 3-fache des Ausgangswertes im Plasma z. B. von 5% auf 15% oder von 20% auf 60% → fördert die Thrombozytenadhäsion und verkürzt Blutungszeit

Pha:
- HWZ: ≈ 3–3,5 h

Ind:
- Antidiuretikum (zentraler Diabetes insipidus, traumatisch bedingte Polyurie und Polydipsie)
- Antihämorrhagikum (Steigerung der Faktor VIII-Gerinnungsaktivität bei Hämophilie A und von Willebrand-Jürgens-Syndrom)
- durch ASS und nichtsteroidale Analgetika (Diclofenac oder Piroxicam) induzierte Thrombozytopathie → Wirkmechanismus unbekannt!
- Patienten mit urämischer Thrombozytopathie oder Thrombozytenfunktionsstörung

---

Dosis: Antidiuretikum:
- Erw. 0,5–1 µg; Kdr. 0,1–0,4 µg; Sgl. 0,03 µg (i.m., i.v., s.c.), 3 × tgl.

Antihämorrhagikum:
- 0,3–0,4 µg/kg als KI über 30 min i.v., s.c., Repetition in 6–12-h-Abstand

Diagnostikum:
- Erw. 4 µg; Kdr. 1–2 µg; Sgl. 0,4 µg (i.m., s.c.)

▶ max. Tagesdosis: 8 µg/24h, max. Anwendungszeit: 7 Tage

- Gabe vor Plasmaspende (Erhöhung des Faktor VIII beim Spender)
- Schnelltest zur Bestimmung der Nierenkonzentrationsfähigkeit

NW:
- Flush, Kopfschmerzen, Übelkeit und abdominale Krämpfe, Hyponatriämie
- selten Überempfindlichkeitsreaktionen

WM:
- gleichzeitige Anwendung von Oxytocin → Erhöhung des antidiuretischen Effektes und Abschwächung der Uterusdurchblutung möglich
- Clofibrat, Indometacin und Carbamazepin können die antidiuretische Wirkung von Desmopressin verstärken, während Glibenclamid diese vermindern kann

▶ **Cave:**
- auf Bilanzierung achten!
- bei repetitiver Gabe kommt es zu einer **Tachyphylaxie** (Entleerung der Speicher)!
- Desmopressin führt über einen Plasminogenaktivator-Anstieg (t-PA ↑) zu einer **gesteigerten Fibrinolyse** → Kombination mit einem Antifibrinolytikum (z. B. Tranexamsäure (Anvitoff) 5-(10) mg/kg über eine Stunde) bei Nichtverkürzung der Blutungszeit nach der ersten Gabe → bettseitige **Vollblut**messung mit dem Gerät DAPE der Firma Baxter

Thrombozytenfunktionshemmer

Vorbemerkung

- Thrombozyten werden von den Megakaryozyten im Knochenmark gebildet und haben eine durchschnittliche Lebensdauer in vivo von 7–10 Tagen. Ein gesundes Knochenmark kann innerhalb von 3 Tagen 30–50% der Thrombozyten ersetzen. Nach Aktivierung setzen die Thrombozyten folgende Substanzen frei:
  - Plättchenfaktor 3 und 4 (PF3, PF4) und Plasminogenaktivator-Inhibitor (PAI)
  - von Willebrand-Faktor, F.V, F.XIII, Fibrinogen (F.I)
  - Serotonin, ADP, Ca^{++} und Thromboxan A_2

Acetylsalicylsäure (Aspirin, Aspirin protect 100/-300, Miniasal)

- Aspirin 1 Tbl. = 500 mg
- Aspirin protect 100/-300, magensaftres. Tbl. 1 Tbl. = 100/300 mg
- Miniasal 1 Tbl. = 30 mg
- Aspisol 1 Amp. = 500 mg

WM:
- irreversible Hemmung der Thrombozytenfunktion über Inhibition der Cyclooxygenase → Thromboxan A_2-Synthese↓ → geringere Verstärkung der Thrombozytenwirkung über den TP-Rezeptor auf den Thrombozyten
- Verlängerung der Blutungszeit um ca. 1,5–2 min

- Cyclooxygenasehemmung → Prostaglandin E_2 ↓, → Bradykinin, Histamin und Serotonin können Nozizeptoren schlechter erregen
- Acetylsalicylsäure hemmt die irreversibel die Cyclooxygenase in den Thrombozyten für die Lebensdauer der Thrombozyten, die in der Regel 8–10 Tage beträgt
- entzündungshemmend und fiebersenkend

Ind:
- Thrombozytenaggregationshemmung bei
  - instabiler Angina pectoris, akutem Myokardinfarkt, Reinfarktprophylaxe, nach arteriellen gefäßchirurgischen oder interventionellen Eingriffen
  - Prophylaxe von transitorischen ischämischen Attacken (TIA) und Hirninfarkten
- **Schmerztherapie**
  - besonders entzündliche Schmerzzustände
  - Knochen- und Weichteilschmerzen

Dosis: Prophylaxe kardiovaskulärer Komplikationen:
- 50–100 mg/Tag p.o.

Prophylaxe ischämischer zerebrovaskulärer Komplikationen:
- 100–300 mg/Tag p.o.

Schmerztherapie, akuter Myokardinfarkt:
- 500–1000 mg i.v./p.o.

KI:
- Überempfindlichkeit gegenüber ASS und anderen Salicylaten
- hämorrhagische Diathese
- Magen-Darm Ulcera

NW:
- gastrointestinale NW (selten Magenblutungen und Magenulzerationen)
- allerg. Reaktion (Bronchospasmus, Analgetikaasthma)
- bei Kindern Reye-Syndrom
- Nierenfunktionsstörungen (Einzelfälle)

Ticlopidin (Tiklyd)

- 1 Filmtbl. = 250 mg

WM:
- geringere ADP-Freisetzung aus den Thrombozyten
- maximaler Effekt erst nach Tagen, nach Absetzen des Präparates ist die Ausgangsthrombozytenaggregation erst **nach 1 Woche** wieder erreicht!
- nur in vivo-Wirkung

Pha:
- HWZ: 7–8 h bei Einmalgabe, nach 3-wöchiger Dauertherapie: ca. 90 h

Ind:
- Thrombozytenaggregationshemmung bei Unverträglichkeit gegenüber acetylsalicylsäurehaltigen Präparaten

---

Dosis: • 2 × 1 Tbl./Tag p.o.

KI: • hämorrhag. Diathese, Blutungsneigung, Organläsionen mit Blutungs-
        neigung
     • akute Magen-Darm-Geschwüre oder hämorrhagischer apoplektischer
        Insult in der akuten Phase
NW: • Diarrhoe, Magen-Darmblutungen, Hautausschlag
     • gelegentl. Neutropenie, Agranulozytose, selten Thrombozytopenie
Anm: • Gefahr der Neutropenie

Abciximab (ReoPro)

• 1 Fl. à 5 ml = 10 mg

WM: • Fab$_2$-Fragment eines monoklonalen Antikörpers gegen den thrombozy-
        tären IIb/IIIa-Rezeptor
Ind: • zusätzlich zur Anwendung von Heparin und ASS zur Vermeidung von
        ischämischen kardialen Komplikationen bei Hochrisikopatienten, bei
        denen eine perkutane transluminale Koronarangioplastie (PTCA) durch-
        geführt wurde

Dosis: • 0,25mg/kg als i.v.-Bolus 10 min vor Durchführung der PTCA, anschl. 10 µg/min über 12 h

KI: • aktive innere Blutungen
     • zerebrovaskuläre Komplikationen in der Vorgeschichte innerhalb der
        letzten 2 Jahre
     • intrakranielle oder intraspinale Operation oder Trauma innerhalb der
        letzten 2 Monate
     • größere Operationen während der letzten 2 Monate
     • intrakranielle Tumoren, arteriovenöse Mißbildung oder Aneurysma
     • bekannte Blutungsneigung
     • schwerer, nicht ausreichend einstellbarer Bluthochdruck
     • vorbestehende Thrombozytopenie
     • Vaskulitis
     • hypertensive oder diabetische Retinopathie
     • schwere Leber- oder Nierenfunktionseinschränkung
     • Überempfindlichkeit gegen murine monoklonale Antikörper
NW: • häufig Blutungen innerhalb der ersten 36 h
     • Hypotonie, Übelkeit, Erbrechen, Thrombozytopenie, Hämatom, Brady-
        kardie, Fieber und vaskuläre Störungen.
Anm: • humane Antikörper treten bei 6,5% der Patienten nach 2–4 Wochen auf
        (üblicherweise mit niedrigem Titer)

Antifibrinolytika/Enzyminhibitoren

Tranexamsäure (Anvitoff)

- 1 Amp. à 5ml = 250/500 mg
- 1 Kps. – 250 mg
- Tranexamsäure = ε-Aminocapronsäure

WM: • hemmt die Bildung von Plasminogen zu Plasmin
Ind: • Prophylaxe und Therapie von Blutungen infolge primär gesteigerter Fibrinolyse
- Antidot bei medikamentös induzierter Fibrinolyse

> **Dosis:** • 1–3 × tgl. 250–500 mg i.m. oder langsam i.v. (Kinder 10 mg/kg)
> • 3–4 × tgl. 1–4 Kps. p.o.

Anw: • Hämaturien aus den oberen Harnwegen, da die Gefahr einer Gerinnsel-retention in der Niere oder im Ureter mit nachfolgender Obstruktion der Harnwege besteht
NW: • Übelkeit, Erbrechen
Anm: • bei Langzeitbehandlung ist auf Störung des Farbsinns zu achten

Aprotinin (Trasylol)

- **Serin-Proteasen-Inhibitor**, der aus Rinderlungen isoliert wird und ein wasser-lösliches, basisches Polypeptid (58 AS) ist
- 1 Fl. = 500 000 KIE (KIE = Kallikrein-Inaktivator-Einheiten)

WM: • **High-dose Aprotinin** (2 Mio. KIE):
- infolge Bildung von reversiblen Enzym-Inhibitor-Komplexen kommt es zur Hemmung von Trypsin, Plasmin und Gewebs- und Plasma-Kallikrein, sowie Verbesserung der Thrombozytenfunktion → nachweisbare Senkung des postoperativen Blutverlustes bei kardiochirurgischen Patienten
- Kallikreininhibition → Thrombinsynthese ↓ → weniger t-PA-Synthese vom Endothel bzw. geringere thrombozytäre Freisetzung von PAI-1 → geringerer Abbau des Faktors V → global verbesserte Hämostase-ologie

Low-dose Aprotinin (1 Mio. KIE):
- nur Hemmung von Plasmin

Ind: • Einsparung von Blut und Blutprodukten intraoperativ z. B. bei extrakorporaler Zirkulation (EKZ), Lebertransplantation, ...
- Hämorrhagien aufgrund einer hyperfibrinolytischen Hämostasestörung z. B. postoperativ, posttraumatisch, Komplikationen bei der thrombolytischen Therapie

Dosis: wegen des Risikos allergischer oder pseudoallergischer Reaktionen sollte immer eine Dosis von 1 ml (10 000 KIE) mind. 10 min vor der restlichen Dosis gegeben werden

bei extrakorporaler Zirkulation (EKZ):
- initial 1–2 Mio. KIE
- zusätzlich 1–2 Mio. KIE in die Herz-Lungen-Maschine
- evtl. Dauerinfusion 500 000 KIE bis zum Operationsende

Hyperfibrinolytische Hämorrhagie:
- initial 500 000 KIE als langsame Infusion (max. 5 ml/min)
- danach 200 000 KIE alle 4 h

Hämostasestörungen in der Geburtshilfe:
- initial 1 Mio. KIE
- dann 200 000 KIE/h bis zum Stehen der Blutung

Kinder:
- 20 000 KIE/kg/Tag

KI:
- besondere Vorsicht bei Patienten, die bereits früher Aprotinin erhalten haben
- Patienten mit allergischer Diathese

NW:
- anaphylaktische oder anaphylaktoide Reaktionen (Häufigkeit < 0,5%) bei wiederholter Anwendung
- unter hochdosierter Aprotinin-Therapie wurde bei Patienten mit Herz-operationen gelegentlich (> 1%) vorübergehender Serumkreatinin-Anstieg beobachtet
- bei Patienten mit wiederholten koronaren Bypass-Operationen Tendenz zum häufigeren Auftreten perioperativer Myokardinfarkte (gegenüber Placebo), jedoch kein Unterschied hinsichtlich der Sterblichkeit
- lokale thrombophlebitische Reaktionen

WM:
- die Wirkung von Thrombolytika, z. B. Streptokinase, t-PA und Urokinase, wird durch Aprotinin dosisabhängig gehemmt

▶ **Cave:**
- die Zugabe von Trasylol zu heparinisiertem Blut verlängert die nach der Hemochron-Methode oder nach vergleichbaren Fremdoberflächen-Aktivierungsmethoden bestimmte Vollblutgerinnungszeit. Eine verlängerte ACT unter hochdosierter Trasylol-Behandlung liefert daher keine exakte Aussage über den vorhandenen Heparinspiegel
- ACT-Bestimmung unter Verwendung von Kaolin als Aktivator an Stelle von Kieselalgenerde
- aus einer vorläufigen, nichtkontrollierten Studie gibt es Hinweise auf ein gesteigertes Risiko des **Nierenversagens** und auf **erhöhte Mortalität** bei Aprotinin-behandelten Pat. mit kardiopulmonalem Bypass unter **tiefer Hypothermie** und **Kreislaufstillstand**. Daher sollte Aprotinin unter diesen Umständen nur mit besonderer Vorsicht angewandt werden. Hierbei muß eine adäquate Antikoagulation mit Heparin sichergestellt sein

Fibrinolytika

Ind: • akuter Herzinfarkt, Lungenembolie, arterielle Thrombosen und Embolien
KI: • manifeste oder kurz zurückliegende Blutungen
      • erhöhtes Blutungsrisiko (hämorrhagische Diathese, orale Antikoagulan-
        zien-Behandlung, frische chirurgische Operationen, Aneurysma)
      • Hypertonie, Endocarditis lenta, Mitralvitien mit Vorhofflimmern, (Zu-
        stand nach Herzmassage)
      • frische Magen- Darmulcera, Ösophagusvarizen (3 Monate)
      • kurz zurückliegende Punktion größerer, nichtkomprimierbarer Gefäße
      • Polytrauma, Sepsis, fortgeschrittenes Malignom
      • Schlaganfall oder Schädigung des Zentralnervensystems
      • Zerebralsklerose
      • Bronchiektasen mit Neigung zu Hämoptysen
      • aktive Lungentuberkulose
      • schwerer Diabetes mellitus (diabetische Retinopathie Grad III und IV)
      • Leberzirrhose
      • akute Pankreatitis
      • Nephro-, Urolithiasis
      • hohes Alter (ab 75 Jahre)
      • hoher Antistreptokinasespiegel (Streptokinase)
NW: • Blutungen
      • passagere Temperaturerhöhung, Kopf- und Rückenschmerzen
      • anaphylaktische Reaktionen
      • bei fibrinolyt. Therapie d. akuten Myokardinfarkts: Reperfusionsarrhy-
        thmien, Anstieg d. Kreatinkinase; selten: Phlebitiden, Embolien, Risiko
        bei Kurzzeitlyse tiefer Venenthrombosen erhöht
WM: • erhöhte Blutungsgefahr durch Antikoagulanzien, Thrombozytenaggre-
        gationshemmer, Nichtsteroidale Antiphlogistika (NSAID)

rt-PA (Rekombinanter Tissue-type-plasminogen-Aktivator = Alteplase)

• Plasminogen-Aktivator
• Actilyse 10 mg/-20 mg/-50 mg
• 1 Amp. = 10/20/50 mg

WM: • aktiviert nur an Fibrin gebundenes Plasminogen und führt dadurch zu
        einer lokalen Fibrinolyse

Dosis: akuter Herzinfarkt:
  • evtl. Initialbolus 10 mg in 1–2 min, dann
  • 90–100 mg über 60–90 min
akute Lungenembolie:
  • evtl. Initialbolus 10 mg in 1–2 min, dann
  • 90–100 mg über 2 h

---

bzw.
- evtl. Initialbolus 10 mg in 1–2 min, dann
- 40 mg über 2 h, anschl. evtl. 50 mg über 5 h

Kurzzeitlyse:
akute Lungenembolie:
- 0,6 mg/kg über 2 min

▶ bei Patienten < 65 kg max. 1,5 mg/kg

Urokinase

- Plasminogen-Aktivator
- Urokinase 10000-/-50000-/-100000-/-250000 HS medac/
  Urokinase HS medac/Urokinase HS medac 1000000 IE
- 1 Durchstechfl. = 10000 IE/50000 IE/100000 IE/250000 IE/500000 IE/1 Mio. IE

WM: • aktiviert Plasminogen direkt zu Plasmin → Fibrinolyse

Dosis: Kurzzeitlyse:
akuter Myokardinfarkt:
- 2–3 Mio. IE in 60–90 min i.v.

akute Lungenembolie:
- 1 Mio. IE in 10 min i.v.
- anschl. 1–2 Mio. IE/h über 2 h

Langzeitlyse:
akute Lungenembolie:
- initial 4400 IE/kg i.v. über 10 min
- anschließend 4400 IE/kg i.v. 12–24 h

Streptokinase

- Plasminogen-Aktivator
- Streptokinase Braun 100000 IE/250000 IE/750000 IE/1500000 IE
- 1 Fl. = 100000 IE/250000 IE/750000 IE/1500000 IE hochgereinigte Strepto-kinase

WM: • bildet mit Plasminogen einen Komplex, durch den Plasminogen zu Plasmin aktiviert wird → Fibrinolyse

Dosis: Kurzzeitlyse:
    akuter Myokardinfarkt:
- 1,5 Mio. IE in 60 min i.v.

    Myokardinfarkt mit intraarteriellem Katheter:
- initial 20000 IE i.a , Erhaltungsdosis 2000–4000 IE/min i.a. über 30–90 min

    akute Lungenembolie:
- 1,5 Mio. IE in 30–60 min i.v.
- anschl. evtl. 500000 IE/h über 2–3 h

    periphere Gefäßverschlüsse:
- initial 250000 IE i.v. über 30 min,
- anschließend 1,5 Mio. IE/h über max. 6 h (insges. 9 Mio. IE pro Zyklus)
- ggf. Wiederholungen nach jeweils 18 h (1 Zyklus/Tag, max. 5 d)

    Langzeitlyse:
    akute Lungenembolie, periphere Gefäßverschlüsse:
- initial 250000 IE i.v. über 30 min
- anschließend 100000 IE/h i.v. über 2–3 Tage

▶ **vor Therapiebeginn Allergieprophylaxe:**
- Prednisolon (Solu-Decortin) 100–250 mg i.v.
- Dimetinden (Fenistil) 0,1 mg/kg ≈ 2 Amp. à 4 mg als Kurzinfusion und
- Cimetidin (Tagamet) 5 mg/kg ≈ 2 Amp. à 200 mg

▶ **Anm:**
- Anwendung nur i.v. oder intraarteriell in verdünnten Lösungen, pH-Bereich: 6,8–7,5! Behandlungsdauer max. 5 Tage
- ↑ Gefahr allergisch-anaphylaktischer Reaktionen
- Kurzzeitlyse nicht bei tiefer Beckenvenenthrombose → ↑ Lungenemboliegefahr
- Fortsetzung der Lysetherapie mit Heparin

Anhang andere „Antihämorrhagika"

Somatostatin (Somatostatin Ferring)

- 1 Amp. = 3 mg

WM:
- humanes Polypeptid
- Reduktion der Splanchnikusdurchblutung
- Hemmung der Sektretion von Pankreasenzymen, Gastrin, Pepsin

Pha:
- HWZ 1–3 min

Ind:
- schwere akute gastroduodenale Ulkusblutung
- schwere akute Blutung bei akuter erosiver bzw. hämorrhagischer Gastritis

- adjuvante Therapie zur Hemmung der Sekretion von stark sezernierenden postoperativen Fisteln des Pankreas und des oberen Dünndarms
- Prophylaxe von postoperativen pankreatischen Komplikationen nach Pankreaschirurgie

---

Dosis:
- initial 3,5 µg/kg langsam i.v. (über 1 min)
  - Erhaltungsdosis 3,5 µg Somatostatin/kg/h ($\approx$ 250 µg/h)
    z. B. 1 Amp. à 3 mg in 36 ml NaCl 0,9% (1 ml $\approx$ 83 µg)
    initial 3 ml über 1 min ($\approx$ 250 µg), danach 3 ml/h ($\approx$ 250 µg/h)

KI:
- peri- und postnatale Periode

NW:
- initial Blutzuckerabfall. nach 2–3 h Blutzuckeranstieg
- bei insulinpflichtigen Diabetikern bei unverändert fortgesetzter Insulintherapie Hypoglykämie möglich
- Brechreiz, Hitzegefühl (bei zu rascher i.v. Injektion)

WM:
- nicht mit Glukose- oder Fruktoselösungen mischen

Anm:
- Blutzuckerkontrolle 3–4 stdl
- Wiederholungsbehandlungen sind zu vermeiden, da ein Sensibilisierungsrisiko prinzipiell nicht ausgeschlossen werden kann
- wegen der kurzen Halbwertzeit des Hormons sollte die Infusion auf keinen Fall länger als 1 min unterbrochen werden
- Anwendungsdauer im allgemeinen nicht länger als 5 Tage.
  Bei adjuvanter Therapie zur Sekretionshemmung von stark sezernierenden postoperativen Fisteln des Pankreas und oberen Dünndarms nicht länger als 14 Tage, in Einzelfällen bis zu 25 Tage

Blutgruppen

AB0-System

- die Blutgruppe richtet sich nach der Antigeneigenschaft der Erythrozyten
- die Blutgruppenantigene A und B des AB0-Systems befinden sich an der Erythrozytenoberfläche. Das Antigen 0 gibt es nicht, man spricht allenfalls vom Merkmal H
- die Blutgruppe A läßt sich in A_1 und A_2 unterteilen. Der Hauptunterschied zwischen den Untergruppen besteht darin, daß die Agglutination von A_1-Erythrozyten bei Kontakt mit Anti-A Serum wesentlich stärker und rascher verläuft. Für die Transfusion ist diese Unterteilung nicht von Bedeutung, da Antigen-Antikörper-Reaktionen zwischen A_1 und A_2 sehr selten auftreten und nur sehr schwach sind (Verteilung: $A_1 \approx 20\%$, $A_2 \approx 80\%$)

Rhesusfaktor

- der Rhesus-Faktor der Erythrozyten wird durch mehrere Antigene (Partialantigene) bestimmt (C, c, D, d, E, e)
- das **Rhesusantigen D** ist wegen seiner starken Immunität das wichtigste und bei Transfusionen stets zu berücksichtigen
- Blut, das **Erythrozyten mit dem Antigen D** besitzt wird als **Rhesus-positiv (Rh-pos)** bezeichnet. Fehlt dieses Antigen wird es als Rhesus-negativ (Rh-neg) bezeichnet
- ▶ **Anm:** Rhesusformel Ccddee (als Empfänger Rh-neg, als Spender Rh-pos)

Weitere Blutgruppenantigene

- Antigene: Kell, Duffy, Lewis, Kidd, Lutheran, P und MNSs
- Antikörper gegen diese Antigene werden erst nach Sensibilisierung gebildet
- Patienten, die Antikörper eines dieser Systeme besitzen, dürfen kein Blut mit dem entsprechenden Antigen erhalten

Serumantikörper

Antikörper sind Immunoglobuline und werden in reguläre und irreguläre Antikörper unterteilt

Reguläre Antikörper (Iso-Antikörper)
- **kommen regelmäßig** im AB0-System, d. h. ohne Sensibilisierung vor (z.B. Anti-A, Anti-B). Sie werden jedoch erst im Lauf des ersten Lebensjahres entwickelt, d. h. Neugeborene besitzen in der Regel noch keine Iso-Antikörper des AB0-Systems
- gehören zu der Klasse der **IgM-Antikörper** und sind wegen ihrer Größe nicht plazentagängig
- sie sind fast immer komplementbindend und somit hämolytisch wirksam

Irreguläre Antikörper
- **entstehen erst nach Sensibilisierung** (z. B. nach vorangegangener Transfusion oder nach Schwangerschaft gebildete Antikörper)
- gehören zu der Klasse der **IgM- oder IgG-Antikörper**
- sie können gegen Untergruppen im AB0-System (A_2, H) oder andere Systeme (Rhesus, Kell, Duffy, Lewis,...) gerichtet sein
- wichtig sind **irreguläre Antikörper der IgG-Klasse.** Sie bleiben jahrelang nach Sensibilisierung erhalten und können eine lebensbedrohliche Transfusionsreaktion auslösen, außerdem sind sie plazentagängig, z. B. Rhesus (Anti-D, Anti-C, ...), Kell (Anti-K), Duffy (Anti-Fy[a]), Lewis (Anti-Le[a] Anti-Le[b])
- **irreguläre AK gegen die Untergruppen im AB0-System** (Anti-A_2, Anti-H) besitzen sehr selten hämolytische Eigenschaften und sind somit klinisch nicht bedeutsam
- **irreguläre Antikörper der IgM-Klasse** sind z. B. Kälteagglutinine. Sie sind außer bei tiefer Hypothermie (z. B. in der Kardiochirurgie) ohne klinische Bedeutng, da ihr Temperaturoptimum bei $\approx 20°C$ liegt

Blutgruppenhäufigkeiten

Blutgruppe	Häufigkeit (in Westeuropa)
A	43%
0	40%
B	12%
AB	5%
Rh-positiv	85%
Rh-negativ	15%

Blutprodukte

Frisches Vollblut (Frischblut)

- weniger als 72 h altes Konservenblut (bis zu 6 h als Warmblut bezeichnet)
- **Herstellung:** frisches Vollblut einer **Einzelspende** wird **mit** 63–70 ml eines sterilen, pyrogenfreien Stabilisator (CPDA-1) in einem geschlossenen Blutbeutel gemischt
- Volumen: 450–570 ml
- Hämatokrit: 35–38,5% (abhängig vom Spender)
- Leukozyten ≈ 100%, Plasma ≈ 100% (vom Vollblut)
- plasmatisches Gerinnungssystem und Thrombozyten nahezu vollständig erhalten. Die Thrombozyten sind jedoch nach spätestens 72 h nicht mehr funktionsfähig. Ebenso besteht rasch ein Defizit an Faktor V und VIII, da sie am lagerungsstabilsten sind
- höchste Immunität!
- hohe Infektionsgefahr (HIV, HBV, HCV, Lues → bei Lagerung der Blutkonserve > 72 h und 4°C sterben Treponemen ab)

Ind:
- nur in Ausnahmesituationen, wenn bei fortbestehender lebensbedrohlicher Blutung, Blutkomponenten nicht verfügbar sind

Vollblut

- länger als 72 h gelagertes Frischblut (max. 21 Tage)
- Volumen: 450–570 ml
- Hämatokrit: 35–38,5% (abhängig vom Spender)
- Leukozyten ≈ 100%, Plasma ≈ 100% (vom Vollblut)
- nicht mehr funktionsfähige Thrombozytenreste
- Gerinnungsaktivität von Faktor V und VIII weitgehend aufgehoben (nach 10 Tagen noch ≈ 35%, nach 20 Tagen ≈ 25% Aktivität)
- Mikrofilter (10–40 µm) wegen Mikroaggregaten notwendig

Ind:
- nur, wenn bei fortbestehender lebensbedrohlicher Blutung, Blutkomponenten nicht verfügbar sind (geringere Infektionsgefahr als Frischblut)

Stabilisatoren und Additivlösungen für Erythrozytenkonzentrate

Stabilisatoren dienen der Antikoagulation und Membranstabilität von Erythrozyten zur Lagerung

ACD-Stabilisator
- Aqua destilata, Citrat (Acidum citricum, Natrium citrium), Dextrose
- Lagerung bei 2–6° C (erschütterungsfrei) bis 21 Tage

CPD-A-1-Stabilisator
- Citrat, Natriumdihydrogen-Phosphat, Dextrose, Adenin
- Lagerung bei 2–6°C (erschütterungsfrei) bis 35 Tage

Additive Lösungen dienen der Aufrechterhaltung des Energiehaushalts und der Membranstabilität von Erythrozyten während der Lagerung und **verlängern die Verwendbarkeit um 10–14 Tage** gegenüber Stabilisatoren

SAG-M Additivlösung
- Sodium chlorid (NaCl), Adenin, Glukose, Aqua ad inject., Mannitol
- Lagerung bei 2–6°C (erschütterungsfrei) bis 42 Tage

PAGGS-M Additivlösung
- Natrium-mono- und -di-hydrogen-Phosphat, Adenin, Glukose, Guanosin, Sodium chlorid (NaCl), Aqua ad inject., Mannitol
- Lagerung bei 2–6°C (erschütterungsfrei) bis 49 Tage

Citrat	→ Antikoagulation (fällt ionisiertes Kalzium aus und hemmt somit Gerinnung)
Phosphat	→ Unterstützung der Erythrozyten-Glykolyse; hebt pH leicht an → mehr 2,3 Diphosphoglycerat bleibt erhalten (bis zu 1 Woche 2,3 DPG normal)
	2,3 DPG ↓ ⇒ Linksverschiebung der O_2-Bindungskurve
	⇒ schlechtere O_2-Abgabe ans Gewebe (analog: pH ↑, CO_2↓, Temp.↓)
Adenin	→ Lagerungsfähigkeitsverlängerung
Dextrose, Glukose	→ Erythrozyten-Glykolyse → die energiereichen Phosphate bleiben erhalten

Lagerung
- Frischblut, Vollblut und EK müssen bei 2–6°C in geeigneten Kühlschränken oder -räumen mit fortlaufender Temperaturregistrierung gelagert werden. Die Kühlkette soll auch während des Transports nicht unterbrochen werden, sofern sie nicht unmittelbar danach verwendet werden

Erythrozytenkonzentrat (EK)

- alle verfügbaren EK´s enthalten in Abhängigkeit vom Herstellungsverfahren den größten Teil der Erythrozyten einer Vollbluteinheit
- sie unterscheiden sich im wesentlichen durch den Gehalt an noch verbleibenden Leukozyten und Thrombozyten (buffy coat), Plasma (incl. Gerinnungsfaktoren) und Zusatz additiver Lösung zur Haltbarkeitsverlängerung
- ▶ **Anm:** 680 µg Ammoniak pro EK!

Buffy-coat-haltiges EK

- **Herstellung:** nach Zentrifugation des **Vollblutes** wird das **Plasma** durch einfache physikalische Verfahren im geschlossenen System teilweise oder weitgehend von den Erythrozyten **getrennt**
- Volumen: 280–320 ml (40–70 ml Plasma + 10 ml Stabilisator)
- Hämatokrit: > 80%
- Leukozyten ≈ 90%, Plasma 20–30% (vom Vollblut)

Buffy-coat-freies EK

- **Herstellung:** nach Zentrifugation des **Vollblutes** wird das **Plasma und** der **buffy-coat** (Leukozyten und Thrombozyten) durch physikalische Verfahren im geschlossenen System teilweise oder weitgehend von den Erythrozyten **getrennt**. Zur Verbesserung der Konservierung wird das EK anschl. mit 40–70 ml Plasma resuspendiert
- Volumen: 250–300 ml (40–70 ml Plasma + 10 ml Stabilisator)
- Hämatokrit: > 80%
- Leukozyten < 50%, Plasma 20–30% (vom Vollblut)

Buffy-coat-freies EK in additiver Lösung

- **Herstellung:** das buffy-coat freie EK wird in 80–100 ml Additivlösung aufgeschwemmt
- Volumen: 280–350 ml (10–25 ml Plasma)
- Leukozyten < 20 %, Plasma < 15% (vom Vollblut)

Leukozytendepletiertes EK (gefiltertes EK)

- **Herstellung** mittels spezieller Tiefenfilter (Leukozytendepletionsfilter) wird die **Anzahl der Leukozyten weiter reduziert.** Die Anzahl der Restleukozyten sollte $1–5 \times 10^6$ Zellen pro EK nicht übersteigen. Leukozyten depletierte EK´s können sowohl aus buffy-coat freien EK´s, als auch aus buffy-coat freien EK´s in additiver Lösung hergestellt werden
- **Nachteile:** Kontaminationsgefahr und fehlende Lagerungsfähigkeit bei Eröffnung des geschlossenen Systems: Sie sollten nach Eröffnen möglichst umgehend verwendet werden
- Leukozyten < 1%, Plasma < 20% (vom Vollblut)

Ind:
- Prävention einer Alloimmunisierung gegen leukothrombozytäre Merkmale bei absehbarer Langzeitsubstitution und Immunsuppression (auch vor Transplantation)
- hämatologische Grunderkrankungen

- Zustand nach nichthämolytischer, febriler Transfusionsreaktion
- Verhinderung des Refraktärzustandes gegen Thrombozyten
- Reduzierung von intrazellulären, leukozytären Virenübertragung (CMV, HIV)
- Prophylaxe des ARDS bei Massivtransfusion
- evtl. Früh-, Neugeborene und Säuglinge bis zum ersten Lebensjahr

Gewaschenes EK

- **Herstellung:** durch mehrmaliges Aufschwemmen und Zentrifugieren der Erythrozyten wird der **größte Teil des Plasmas, der Leukozyten und Thrombozyten entfernt.**
- Leukozyten < 5%, Plasma < 1% (vom Vollblut)
- **Nachteile:** Kontaminationsgefahr und fehlende Lagerungsfähigkeit bei Eröffnung des geschlossenen Systems, sowie waschbedingte Zellschäden

Ind: • Unverträglichkeit gegen Plasmaproteine, trotz Verwendung von buffy-coat freien oder Leukozyten depletierten EK´s in additiver Lösung oder bei Nachweis von Antikörpern gegen IgA oder andere Plasmaproteine

Kryokonserviertes EK

- **Herstellung:** gewaschene EK´s werden unter Zusatz eines Gefrierschutzmittels (Glycerin) tiefgefroren und bei mindestens -80°C gelagert. Kryokonservierte EK´s sind **praktisch frei von Plasma, sowie intakten Leukozyten und Thrombozyten.** Nach dem Auftauen muß das Glycerin wieder ausgewaschen und die EK´s müssen umgehend verwendet werden
- Leukozyten < 1%, Thrombozyten < 1%, Plasma < 1% (vom Vollblut)

Ind: • nur bei Patienten mit komplexen Antikörpergemischen oder mit Antikörpern gegen ubiquitäre Antigene, die nicht anders versorgt werden können.

Bestrahltes EK

- **Herstellung:** Bestrahlung mit 30 Gy kurz vor der vorgesehenen Transfusion. Zerstörung immunkompetenter Lymphozyten. Nach Möglichkeit sollten leukozytenarme gefilterte EK´s bestrahlt werden
- **Nachteil:** der lagerungsbedingte Kaliumaustritt aus den Erythrozyten wird durch Bestrahlung zusätzlich verstärkt

Absolute Indikation
- intrauterine Transfusion
- Neugeborene < 1200 g Geburtsgewicht

- Zustand nach Knochenmarktransplantation
- lymphoproliferative Erkrankungen
- Immundefizit- oder Wiscott-Aldrich-Syndrom
- alle gerichteten Blutspenden aus der engen Familie

Relative Indikation
- Patienten mit Malignom unter Polychemotherapie
- Autoimmunerkrankungen
- Transplantation solider Organe (Immunsuppression)

▶ für Kinder und Patienten **vor/nach Transplantation** sollten nur **CMV-freie** Konserven verwendet werden! (ggf. bestrahlte Konserven)

Präparat	Volumen (ml)	Hämato-krit (%)	Restanteil des Vollblutes (%)		
			Erythrozyten-masse	Leuko-zyten	Plasma
Vollblut	450–570	35–38,5	100	100	100
buffy coat haltiges EK	280–320	60–80	≈ 90	≈ 90	20–30
buffy coat freies EK	250–300	60–80	≈ 90	< 50	20–30
buffy coat freies EK in additiver Lösung	250–350	50–70	> 80	< 20	< 15
Leukozyten depletiertes EK	200–350	50–80	> 80	< 1	< 20
gewaschenes EK	200–300	50–70	> 80	< 5	< 1
kryokonserviertes EK	200–300	50–70	≈ 50	< 1	< 1

Fresh-frozen-Plasma (FFP)

- **Herstellung:** innerhalb von 6 h tiefgefrorenes Plasma, welches aus einer Vollblutspende ($\approx$ 270 ml) oder durch Plasmapharese ($\approx$ 600 ml) gewonnen worden ist
- Antikoagulanzien: Citrat-Phosphat-Dextrose-Adenin (CDPA)
- physiologische Zusammensetzung prokoagulatorischer und profibrinolytischer Faktoren
- **Gerinnungsaktive Qualität von Frischplasmen** abhängig von
  - Konzentration beim Spender (große interindividuelle Schwankungen bei Spendern von 0,6–1,4 E/ml jedes Gerinnungsfaktors, dabei entspricht 1 E/ml 100% Aktivität eines Plasmapools)
  - Lagerung (Temperatur)
  - Herstellungsverfahren (Virusinaktivierung durch Methylenblau, Hitze,...)

- Auftauen (Temperatur und Geschwindigkeit): Soll: 25 min bei 37° C.
  **Die Aktivität der Gerinnungsfaktoren II, VII, VIII im aufgetauten Plasma soll
  mind. 70% der individuellen Ausgangsaktivität sein** (also mind. 0,42 E/ml, von
  BGA vorgeschrieben).
  Nach dem Auftauen verlieren sie jedoch rasch an Aktivität ≈ 60–70% der
  Ausgangsaktivität **nach dem Auftauen**, außer Faktor V (≈ 40–50%), da sehr
  labil → **FFP innerhalb einer ½ h nach dem Auftauen geben!**
  nach 4 h nur noch 40–50% Aktivität vorhanden, nach 6 h 0%
- zulässiger Restzellgehalt:
  Erythrozyten < 1000/µl, Leukozyten < 500/µl, Thrombozyten < 20000/µl
- Proteinkonzentration: 60 g/l
- **Lagerung:** bei -30° C: bis 1 Jahr, bei -40° C: bis 2 Jahre, bei -70° C: bis 3 Jahre

Ind:
- Verdünnungskoagulopathie infolge Massivtransfusion
- Verbrauchskoagulopathie
- Leberausfall
- angeborener Faktor V- und XI-Mangel
- Notfallindikation beim Hämophilie-Patienten
- **Gabe von FFP bei Kindern:**
  - bei Quick < 40%, PTT > 150% der Norm und Fibrinogen < 0,75 g/l bzw.
  - spätestens bei 1–1,5fachen Verlust des geschätzten Blutvolumens

---

Dosis:
Faustregel: 1 ml/kg FFP ⇒ Erhöhung des Faktorengehalts um ≈ 1–2%

Massivtransfusion: • EK:FFP = 2:1 bis 1:1
Leberausfall: • 10–20 ml/kg, initial 4 Einheiten,
Tagesbedarf ≈ 8 Einheiten

KI:
- Plasmaeiweißallergie
- Mangel einzelner Gerinnungsfaktoren
- Volumenmangel ohne Gerinnungsstörungen
- Hypervolämie, Hyperhydratation, Lungenödem

NW:
- Überempfindlichkeitsreaktionen
- Herz-Kreislauf-Reaktionen infolge von Citratreaktionen bei Leberfunktionsstörungen, sowie bei Neugeborenen, besonders bei schneller Transfusion
- Immunisierung des Empfängers gegen Plasmaproteine
- Transfusionsinduzierte akute Lungeninsuffizienz (TRALI-Syndrom): sehr selten und tritt fast ausschließlich durch Übertragung größerer Mengen Plasma, das **granulozytenspezifische Antikörper** enthält, auf
- mit nichtinaktiviertem Plasma können Erreger von Infektionskrankheiten (z. B. HBV, HCV, CMV, HIV) oder andere Mikroorganismen übertragen werden

▶ **Anm:**
Virusinaktivierung des Plasmas durch
- Hitzebehandlung
- Alkoholfraktionierung
- Einzelplasmabehandlung mit Methylenblau + Lichtexposition
- Behandlung von Poolplasma mit Solvent/Detergent-Verfahren (S/D): Tri-N-butylphoshat → hoher Verlust der Aktivität von Faktor V und VIII
- seit 1.7.1995: Lagerung von 6 Monaten vorgeschrieben → Quarantäneplasma

Blutgruppenkompatible Gabe von FFP

Patient (Empfänger)	kompatible FFP
A	A (AB)
B	B (AB)
AB	AB
0	0 (A, B, AB)

- Plasma der Blutgruppe AB kann im Notfall für Patienten aller Blutgruppen verwendet werden
- das Rhesus-System braucht nicht berücksichtigt zu werden

Thrombozytenkonzentrat (TK)

- **Herstellung:**
  - **Einzelspender Thrombozytenkonzentrat** aus dem buffy-coat oder plättchenreichen Plasma einer Einzel-Vollblutspende enthalten bis ≈ 5–8×10^{10} Thrombozyten in 50–80 ml Plasma und sind mit bis zu 2×10^8 Leukozyten- und 1–5×10^8 Erythrozyten-verunreinigt
  - **Pool-Thrombozyten** bestehend aus 4–8 Einzelspender-TK
  - **Hochkonzentrat (Thrombozytopherese)** enthalten bis 2–4×10^{11} Thrombozyten und je nach Herstellungsverfahren 10–500×10^6 Leukozyten und bis zu 30×10^8 Erythrozyten
  - **Leukozyten depletiertes TK**
    kann sowohl aus Pool-TK als auch aus Thrombozytopherese-TK durch spezielle Filter hergestellt werden. Eine Leukozyten-Reduktion auf 1×10^4 kann erreicht werden, jedoch dadurch bis 25%iger Verlust von Thrombozyten
- **Lagerung:**
  unter ständiger Bewegung (auf Rüttelmaschine) bei Raumtemperatur ($> 22 \pm 2°C$) für max. 3–5 Tage haltbar (nicht im Kühlschrank, dies führt zur Plättchenaggration!).
  Pool-TK´s oder in in offenen Systemen gewonnne TK´s müssen innerhalb von 12 h nach Herstellung verwendet werden

Ind:
- \>100000/µl nur bei Thrombopathie
- 80–90000/µl bei großen oder risikobehafteten Operationen (bes. Kardiochirurgie, Neurochirurgie, Augen)
- 50–60000/µl bei Massivtransfusion
- 50000/µl Op. und postoperativ bis 4.Tag
- 20–50000/µl bei Blutung
- 30000/µl postoperativ 4.-7.Tag
- 10000/µl Prävention einer Spontanblutung ohne chirurgischen Eingriff (nach LTPL evtl. erst bei <10000/µl wegen möglicher Sensibilisierung)
- ▶ **Cave:** nicht bei Pseudothrombopenien (fälschlich zu niedrig gemessene Werte durch antikörperinduzierte Verklumpung, z. B. EDTA-abhängige Thrombopenie → Bestimmung im Citrat-Blut)

Dosis: Faustregel: minimaler Thrombozyten-Bedarf:
Thrombozyten-Anzahl = gewünschter Thrombozytenanstieg (/µl)
$\times$ Blutvolumen (ml) ($\approx$ 70 ml/kg) $\times$ 1,5
z. B. Anstieg um 50000/µl, Patient 70 kg:
50×10^3/µl $\times$ 70 kg $\times$ 70 ml/kg $\times$ 1,5 =
50×10^3/µl $\times 4900 \times 10^3$ µl $\times$ 1,5 = $367 \times 10^9 \approx 3{,}6 \times 10^{11}$
erfahrungsgemäß führen
- 4–6 Einheiten Einzelspender-Thrombozytenkonzentrat oder
- 1 Einheit Pool-Thrombozyten oder
- 1 Einheit Thrombozyten-Hochkonzentrat
zu einem Thrombozyten-Anstieg von $\approx$ 20000–30000/µl
TK-Gabe bei Kindern:
$\approx$ 10 ml/kg Einzelspender-TK mit $5–8 \times 10^{10}$ Thrombozyten $\Rightarrow$
20000–50000/µl Thrombozytenanstieg

▶ **Anm:** nur 60–70% finden sich in der Blutzirkulation wieder, der Rest wird bei Erstpassage in der Milz abgefangen (daher $\times$ 1,5)

Blutgruppenkompatible Transfusion von TK

Patient (Empfänger)	kompatible TK
A	A (0)
B	B (0)
AB	AB (A, B, 0)
0	0

Patient (Empfänger)	kompatible TK
Rh-positiv	Rh-positiv (Rh-negativ)
Rh-negativ	Rh-negativ (evtl. Rh-positiv)

- Übertragung nach Kompatibilität im AB0- und Rh-System wie bei EK, wegen der geringen aber immer vorhandenen Kontamination mit Erythrozyten
- einem **Rh-neg Empfänger dürfen Rh-pos Thrombozyten nur im Notfall transfundiert** werden, da der Empfänger Antikörper bildet, die oft lebenslang erhalten bleiben. Wird einem solchen Patienten erneut Rh-pos Blut übertragen, kann eine schwere hämolytische Transfusionsreaktion ausgelöst werden. Wenn die Gabe von Rh-pos Thrombozyten unvermeidlich ist, sollte bei Rh-neg Frauen im gebärfähigen Alter, eine Prophylaxe mit Anti-D Immunoglobulin (250–300 µg Anti-D i.v.) durchgeführt werden (**Cave:** keine i.m.-Injektion)
- Gabe über ein **spezielles Thrombozytenbesteck** (Filter 170–200 µm), das einen geringeren Thrombozytenverlust im System verursacht
- Therapiekontrolle: Thrombozytenzahl und Thrombozytenfunktion

Transfusion

Indikation zur Transfusion

- für die Indikation zur Transfusion von EK´s lassen sich keine universell anwendbaren unteren Grenzwerte für Hämoglobin oder Hämatokrit festlegen
- bei bestehenden kardialen Kompensationsmechanismen, wird von vielen Autoren ein unterer Hb-Wert von 7–8,5 g/dl und Hkt-Werte zwischen 22,5 und 25% toleriert. Mit Übereinstimmung mit der FDA hat Zander einen sicheren unteren Hb-Wert von 7,5 g/dl (Transfusionsindikation) angegeben

Maximal tolerabler Blutverlust (MTBV)

$$MTBV = \frac{\text{geschätztes Blutvolumen (70 ml/kg)} \times (Hkt_o - Hkt_{min})}{(Hkt_o + Hkt_{min})/2}$$

Hkt_0= Ausgangs-Hämatokrit, Hkt_{min} = minimaler Hämatokrit

Hb- Hk-Normalwerte und kritische Grenzwerte

Alter	Transfusionsgrenzen Hb (g/dl)	Hk (%)	Normalwerte Hb (g/dl)	Hk (%)
Frühgeborene	12–14	40–50		
Frühgeborene bis 2 Monate	11–12	36–42		
Neugeborene	10	30–**40**	15–25	45–65
Säuglinge in der Trimenonreduktion	8	**25**–28	9–12	30–42
1 Jahr	6–7	**20**–25	10–15	35–45
6 Jahre	6–7	**20**–25	10–15	35–45
Gesunder Erwachsener	6–7	20	12–16	40–50
KHK Patient	10	30		

Grenzwerte werden gegenwärtig nicht einheitlich beurteilt

▶ **Anm:**
für das **Überleben von (Myokard)-Gewebe** ist ein unterer O_2-**Gehalt von 6 ml/dl**, was einem **Hb-Wert** von **4,4 g/dl unter Raumluft** entspricht, notwendig. Es liegen einzelne Berichte vor, daß Zeugen Jehovas Patienten Hb-Werte von 2,4 g/dl und Hkt-Werte von bis zu 4% ohne Organschäden überlebten → das Recht auf Selbstbestimmung (Art. 2 GG) ist bei Erwachsenen, bewußtseinsklaren Patienten zu respektieren (gegenüber dem Grundsatz der ärztlichen Behandlungsfreiheit). Anders hingegen bei minderjährigen Kindern, deren Eltern eine Bluttransfusion verweigern. Hier muß über das Vormundschaftsgericht eine Einwilligung zur Transfusion gegen den Willen der Eltern eingeholt werden (§ 1666 BGB). Im Notfall muß die Transfusion erfolgen, da sonst der Tatbestand der unterlassenen Hilfeleistung zugrundeliegen kann

Therapievorschlag

Blutverlust bis 20% des Blutvolumens	Ersatz mit Kristalloiden und Kolloiden
Blutverlust ab 30% des Blutvolumens	EK-Einsatz nach Hb-Wert FFP-Gabe im Verhältnis 4:1–2:1 (EK:FFP)
ab Verlust des einfachen Blutvolumens	EK-Einsatz nach Hb-Wert FFP-Gabe im Verhältnis 1:1 (EK:FFP)
ab Verlust des 1,5-fachen Blutvolumens	EK-Einsatz nach Hb-Wert FFP-Gabe im Verhältnis 1:1 (EK:FFP) TK-Gabe im Verhältnis 1:1 (EK:TK) bzw. ab 50000 Thrombozyten/µl

Unter extremer Hämodilution sind Gelatinelösungen aufgrund eines erhöhten Transportvermögens von CO_2 und keiner über das Maß des Hämodilutionseffektes hinausgehende Beeinflussung der Gerinnung, zu bevorzugen

---

Dosis: Faustregel: 3–4 ml/kg EK $\Rightarrow$ Erhöhung des Hb um $\approx$ 1 g/dl

oder:

erforderl. Vol. =

$$\times \ \frac{\text{Blutvolumen} (\approx 70 \text{ ml/kg}) \times (\text{Hkt}_{Wunsch} - (\text{Hkt}_{Aktuell})}{\text{Hkt}_{tranf.Blut}}$$

Hkt_{Wunsch} = gewünschter-Hämatokrit
$\text{Hkt}_{Aktuell}$ = aktueller Hämatokrit
$\text{Hkt}_{tranf.Blut}$ = Hämatokrit der transfundierten Konserve (60–80%)

Verträglichkeitstests
(Prophylaxe hämolytischer Transfusionsreaktionen)

Vor jeder Transfusion müssen folgende Untersuchungen bzw. Tests durchgeführt werden
- Bestimmung der Blutgruppe und des Rh-Faktors
- Antikörpersuchtest (indirekter Coombs-Test) beim Empfänger und Spender
- Kreuzprobe
- Überprüfung des Blutgruppenbefundes, der Kreuzprobe und der Konserve
- Bedside-Test

Bestimmung der Blutgruppe und des Rh-Faktors

Bestimmung der Blutgruppe

Blutgruppe	Erythrozytenreaktion mit Testserum (Bedside Test)		Serumreaktion mit Testerythrozyten	
	Anti-A	Anti-B	A-Zellen	B-Zellen
A	+	-	-	+
B	-	+	+	-
AB	+	+	-	-
0	-	-	+	+

Kreuzprobe

Mit der Kreuzprobe soll festgestellt werden, ob sich Antikörper beim Spender oder Empfänger befinden und eine hämolytische Transfusionsreaktion auslösen können. Die Kreuzprobe **besteht aus 3 Stufen**

Stufe 1 = Kochsalztest (= eigentliche Kreuzprobe)
- Erythrozyten des Spenders werden mit Serum des Empfängers **(Major-Teil)** und umgekehrt **(Minor-Teil)** zusammengebracht

Major-Test
- Empfänger-Serum wird auf Antikörper gegen **Spender-Erythrozyten** untersucht

Minor-Test
- Spender-Serum wird auf Antikörper gegen **Empfänger-Erythrozyten** untersucht
- besonders wichtig bei Neugeborenen und Kleinkindern mit noch nicht ausgereiftem Immunsystem
- ▶ tritt beim Major- oder Minor-Test nach Inkubation von 5 min bei Raumtemperatur und anschließender Zentrifugation schon eine Agglutination auf, besteht Unverträglichkeit und die weiteren Tests können weggelassen werden

Stufe 2 = Albumintest
- Suche nach kompletten Antikörpern oder Antikörper, die in Kochsalz keine Agglutination hervorrufen
- Zugabe von 30%-igem Rinderalbumin und Inkubation von 30–45 min bei 37°C
- nach Zentrifugation wird auf Agglutination untersucht

Stufe 3 = Coombs-Test (direkter Coombs-Test)
- Suche nach inkompletten Antikörpern, die erst durch Zugabe von Coombs-Serum (Antihumanglobulin) eine sichtbare Agglutination bewirken. Die im Coombs-Serum enthaltenen Antikörper bilden eine „Verbindungsbrücke" zwischen inkompletten Antikörpern

Antikörpersuchtest (indirekter Coombs-Test)

bei Empfänger und Spender
- hier werden im Unterschied zur Kreuzprobe gepoolte Test-Erythrozyten mit einer optimalen Anzahl von Antigenen mit Empfänger- bzw. Spender-Serum vermischt
- Aufdeckung der meisten irregulären bzw. inkompletten Antikörpern, wie z.B: Rhseus, Kell, Duffy, Lewis, Kidd,....
- eine weitere Identifizierung von irregulären Antikörpern erfolgt dann gegebenenfalls mit speziellen Testerythrozyten

Bedside-Test

- mit dem Bedside-Test sollen Vertauschungen und Verwechslungen bei der Blutabnahme, bei der Kreuzprobe oder bei der Zuordnung der Blutpräparate zum Patienten entdeckt werden
- der Bedside-Test ist unmittelbar vor der Transfusion vom transfundierenden Arzt oder unter seiner Aufsicht durchzuführen, um die AB0-Blutgruppe des Empfängers zu bestätigen. Das Ergebnis ist schriftlich zu dokumentieren
- eine Bestimmung des Rhesusfaktors oder eine Blutgruppenkontrolle des EK („Inhaltskontrolle") ist nicht vorgeschrieben
- bei Eigenblut muß der Bedside-Test vom Empfänger und von der Eigenblut-Konserve („Inhaltskontrolle") durchgeführt werden, um Vertauschungen zu vermeiden, da hier keine Kreuzprobe erfolgt

Maßnahmen vor Transfusion

Vor Beginn der Transfusion hat der transfundierende Arzt persönlich zu überprüfen
- den **Blutgruppenbefund** des Empfängers und evtl. vorliegende irreguläre Antikörper
- ob die Konserve für den entsprechenden Empfänger bestimmt ist

- ob die **Blutgruppe der Konserve** (Konservenetikett) dem Blutgruppenbefund des Empfängers entspricht
- ob Verträglichkeit besteht (**negative Kreuzprobe**) und die Kreuzprobe noch **Gültigkeit** besitzt (in der Regel 72 h)
- ob die angegebene **Konservennummer** mit dem Begleitschein übereinstimmt
- ob die **Konserve unversehrt** und das **Verfallsdatum** nicht überschritten ist
- Durchführung des **Bedside-Tests** (oder unter seiner Aufsicht)

Auswahl von Erythrozytenkonzentraten

Blutgruppenkompatible Transfusion von EK

Patient (Empfänger)	kompatible EK
A	**A** (0)
B	**B** (0)
AB	**AB** (A, B, 0)
0	**0**

Patient (Empfänger)	kompatible EK
Rh-positiv	**Rh-positiv (Rh-negativ)**
Rh-negativ	**Rh-negativ** (evtl. Rh-positiv)

▶ Nach Möglichkeit sollte AB0- und Rh-blutgruppengleich transfundiert werden

- einem **Rh-neg Empfänger darf Rh-pos Blut nur im Notfall transfundiert** werden, da der Empfänger Antikörper bildet, die oft lebenslang erhalten bleiben. Wird einem solchen Patienten erneut Rh-pos Blut übertragen kann eine schwere hämolytische Transfusionsreaktion ausgelöst werden.
▶ Die Gabe von Rh-positivem EK sollte bei Rh-neg Kindern und Rh-neg Frauen im gebärfähigen Alter unbedingt vermieden werden
- „**Universalspenderblut 0**"
  Erythrozyten der Blutgruppe 0 lassen sich praktisch reaktionslos auf blutgruppenungleiche Empfänger übertragen. Da jedoch in EK´s der Blutgruppe 0 immer noch ein Plasmaanteil mit Anti-A und Anti-B Antikörpern vorhanden ist, ist die Menge der übertragbaren EK´s begrenzt. Bei größeren Transfusionsmengen werden die Empfängererythrozyten geschädigt, da dann die Verdünnung der Antikörper nicht mehr ausreichend hoch ist.
  Bei EK´s mit geringem Plasmaanteil (gewaschene EK´s) brauchen die Isoantikörper des ABo-Systems im Spenderplasma nicht berücksichtigt werden. Solche EK´s können im Bedarfsfall unter Berücksichtigung der Major-Kompatibilität im ABo-System unbedenklich übertragen werden
- bei **Austauschtransfusionen an Neugeborenen** muß das für den Austausch herangezogene EK mit der AB0-Blutgruppe der Mutter und des Kindes kompatibel sein

Mikroaggregate und Blutfiltration

- bei der Lagerung von Blutkonserven entstehen durch Alterung der Blutbestandteile Mikroaggregate, die sich durch Stabilisatoren- und Antikoagu-
  lanzienzusatz nicht verhindern lassen. Auch in Blutpräparaten mit neueren
  additiven Lösungen lassen sich Mikroaggregate nachweisen
- sie setzen sich zusammen aus gealterten, zerfallenen oder degenerierten Thrombozyten, Leukozyten, Zellfragmenten, Fibrin, Lipiden und denaturierten Proteinen
- bereits nach wenigen Stunden kommt es zur Thrombozytenaggregation, nach
  24–48 h zu stabilen Mikroaggregaten

Die Übertragung von Mikroaggregaten
- spielt eine wichtige Rolle bei der Entwicklung der Posttransfusionslunge
- führt zur Aktivierung körpereigener Thrombozyten mit Sequestration in der
  Milz ($\rightarrow$ Thrombozytopenie 2–4 Tage nach Transfusion)

Blutfiltertypen
- Flächenfilter
  - sind Siebe aus Polyester mit Poren einer definierten Größe von 10–200 μm.
    Partikel, die größer als die jeweiligen Poren sind werden mechanisch abge-
    schieden. Flächenfilter sind z. B. der Standardfilter (170 μm), PALL-Ultipor
    SQ 40 (40 μm), Mikrofilter MF 10 (10 μm) oder Microtrans (10 μm)

- Kaskadenfilter
  - bestehen aus 3–4 hintereinandergeschaltete Flächenfiltern mit zunehmend
    kleineren Porengrößen. Kaskadenfilter haben aufgrund der großen Gesamt-
    oberfläche schnellere Durchflußzeiten als Standardfilter, z. B.
    MF 10 mit den Porengrößen 200, 50, 20 und 10 μn oder
    Microtrans mit den Porengrößen 150, 50 und 10 μm

- Tiefenfilter
  - bestehen z. B. aus Dacronwolle und eliminieren Partikel aus dem Blut vor-
    nehmlich durch Adsorption als durch mechanische Trennung. Mit zuneh-
    mender Flußgeschwindigkeit werden weniger Partikel adsorbiert bzw. kön-
    nen sich adsorbierte Partikel wieder lösen

▶ **Hinweise**
  - ob routinemäßig **Mikrofilter (10–40 μm) zur Transfusion** eingestzt weden
    sollen ist noch umstritten. Sie scheinen jedoch folgende **Vorteile** zu bieten:
    Bei Herzchirurgie mit EKZ, Neonatologie, Massivtransfusion, Patienten mit
    Thrombozytopenie und besonders gefährdeten Patienten (Polytrauma,
    pulmonaler Vorerkrankung, Sepsis oder zu erwartender häufiger Trans-
    fusion)
  - bei der **Autotransfusion** von präoperativ entnommenem Eigenblut scheinen
    Standardfilter (170–200 μm) sinnvoll, wenn das entnomme Blut zur Er-

haltung der Thrombozytenfunktion bis zur 6. h bei Raumtemperatur auf einem Rüttelmaschine aufbewahrt wird. Bei durch **Cell-Saver** gewonnenem Eigenblut hingegen sollten **Mikrofilter (10–40 μm)** verwendet werden
- ein **Filterwechsel** erfolgt im Allgemeinen nach 4–6 EK´s, spätestens wenn die Durchflußrate sinkt

Komplikationen bei Transfusionen

Die Häufigkeit von Transfusionszwischenfällen beträgt ca. 1:5000.
Man kann zwischen immunologisch und nichtimmunologisch bedingten Komplikationen unterscheiden

Hämolytische Transfusionsreaktion

Ursache sind Antikörpern gegen Erythrozyten: am häufigsten AB0-Unverträglichkeit, seltener bereits vor Transfusion vorhandene, hämolytisch wirksame Allo-Antikörper
- ▶ mehr als 80% sind auf menschliches Versagen, also Verwechslung von Patienten und/oder Konserven zurückzuführen

Inzidenz:
1:9000, tödliche Reaktionen 1:176000

Symptome
- Schüttelfrost und Fieber, kalter Schweiß
- Tachypnoe, Tachykardie, RR↓, → Schock
- Hämolyse, Hämaturie, diffuse Blutung im Op.-Gebiet

Komplikationen
- DIC, akutes Nierenversagen

Therapie
- **Transfusion sofort abbrechen**
- Blutentnahme für **Labor,** wenn möglich vor weiteren Maßnahmen: Blutgruppen-Bestimmung, Kreuzprobe und AK-Suchtest wiederholen. Bestimmung von Hämoglobin in Blut und Urin, Haptoglobin, Bilirubin, Kreatinin und Harnstoff, Thrombozyten, Gerinnungsstatus, Fibrinogenspaltprodukte (FSP)
- Hypotonie mit **Volumengabe** und ggf. Katecholaminen behandeln
- hochdosiert **Kortikoide**
- **Diurese steigern** (Volumen, Furosemid, Mannitol, Dopamin-Perfusor), ggf. frühzeitige Hämodialyse
- Heparinisierung bei beginnender Verbrauchskoagulopathie
- Bereitstellung von kompatiblen EK´s
- bei besonders schweren Reaktionen Austauschtransfusion

Verzögerte hämolytische Transfusionsreaktion

- unerklärlicher Hb-Abfall nach zunächst unauffälliger Transfusion mit mehr oder weniger ausgeprägten Hämolysezeichen
- **primär niedrige Allo-Antikörpertiter** beim Empfänger (negative Kreuzprobe). Derartige Reaktionen lassen sich also nicht sicher vermeiden
- nach Übertragung anitgentragender Erythrozyten kommt es innerhalb weniger Tage zu einer **verstärkten Antikörper-Bildung**

Nichthämolytische, febrile Transfusionsreaktion (NHFT, Fieberreaktion)

- zytotoxische Reaktion (Antigen-Antikörper-Reaktion) durch präformierte **Antikörper** des Patienten **gegen Leukozyten (Thrombozyten oder Plasmaeiweiße)**, die mit den übertragenen Bestandteilen reagieren (Inzidenz: 0,5–2,5%)
- aber auch eine selten vorkommmende bakterielle Verunreinigung kommt hierfür in Betracht

Posttransfusionspurpura

- akute, isolierte Thromozytopenie mit oder ohne Blutungsneigung etwa 1 Woche nach Transfusion durch **spezifische Antikörper gegen Thrombozyten** (sehr selten)

Allergische Reaktion

- tritt fast ausschließlich bei Empfängern mit Hypogammaglobulinämie (IgA-Mangel) und Immunisierung gegen IgA-Immunoglobuline durch **IgA Übertragung** auf ⇒ Urtikaria, selten schwere Reaktionen
- kommt seit Verwendung plasmaarmer EK´s nur noch selten vor

Transfusionsinduzierte akute Lungeninsuffizienz (TRALI-Syndrom)

- sehr selten und tritt fast ausschließlich durch Übertragung größerer Mengen Plasma, das **granulozytenspezifische Antikörper** enthält, auf

Graft- vs. Host-Reaktion

- wird bei immunsupprimierten Patienten und bei Blutsverwandten nach **Übertragung von proliferationsfähigen Lymphozyten** beobachtet
- durch Bestrahlung der Blutprdukte (30 Gy) zu verhindern

Septischer Schock

- durch **bakterielle Kontamination** (insbesondere gramnegative Keime), meist letal endend

Infektionsübertragung

- Übertragung von intraleukozytären Erregern (CMV, HIV, Ebstein-Barr-Viren, Yersinien)
- Hepatitis B
- Hepatitis C
- Lues (Frischblut bis 72 h)

Infektionsrisiko (EK, TK)

Posttransfusionhepatitis mit HBV	1:20000–1:40000
Posttransfusionhepatitis mit HCV	< 1:5000
Risiko für **HIV** seit 1987	1:500000–1:3000000
Gesamtrisiko für Virusexposition	1:20000
Gesamtmortalität für transfusionsbedingte Viruserkrankungen	1:260000

▶ **Anm:**
HIV-Risiko bei **FFP** (Quarantänelagerung) 1:20000000
HIV-Risiko bei **Gerinnungspräparaten** (virusinaktiviert) < 1:20000000

Hypervolämie

- fast ausschließlich bei Patienten mit Herz- oder Niereninsuffizienz

Metabolische Probleme

Zitratintoxikation, Hyperkaliämie, Hypothermie
- beonders bei Früh- und Neugeborenen, Massivtransfusion oder ausgeprägter Leberfunktionsstörung zu beobachten
- Vermeidung durch Ca-glukonat oder $CaCl_2$ und vorherige Erwärmung auf 37° C

Nebenwirkungen von Leukozytentransfusion

- **nichthämolytische, febrile Transfusionsreaktion (NHFT)**
  Zur Vermeidung der NHFT soll der Anteil transfundierter Leukozyten den Wert von $2{,}5 \times 10^8$ pro transfundierte Einheit, der auch **CALL-Wert** („Critical Antigenic Load of Leucocytes") genannt wird, nicht überschreiten

- **Alloimmunisierung** gegen HLA-Merkmale der Klasse I (notwendige gleichzeitige Übertragung von Zellen mit HLA-Antigenen der Gruppe II [B-Lymphos, Makrophagen, aktivierte T-Zellen])
  Die für die Induktion einer Alloimmunisierung notwendige Dosis transfundierter Leukozyten wird als als **CILL-Wert** („Critical Immunogenetic Load of Leucocytes") bezeichnet und beträgt 5×10^6 pro transfundierte Einheit
- Entwicklung des **Refraktärzustandes** gegen Thrombozyten (inadäquater Anstieg der Thrombozytenzahlen nach Tranfusion)
- **Übertragung von intraleukozytären Erregern** (CMV, HIV, Ebstein-Barr-Viren, Yersinien)
- Graft-vs.-Host Reaktion
- Immunsuppression, -modulation

Restleukozyten in Blutkomponenten

Blutkomponenten	Anzahl Zellen $\times 10^6$
Vollblut	3000
buffy-coat-haltiges EK	3000
buffy-coat-freies EK	400–700
Leukozyten depletiertes EK	< 1–3
FFP	< 150
Einzelspender TK	10–20
Thrombozyten Hochkonzentrat (Plasmapherese)	10–500
Leukozyten depletiertes TK	< 1–10

Massivtransfusion

Definitionen

nicht einheitlich
- Austausch des einfachen Sollblutvolumens (70 ml/kg) innnerhalb von 24 h
- Austausch des 1,5-fachen Sollblutvolumens innnerhalb von 24 h
- Austausch des halben Sollblutvolumens in 12 h und einer Infusionsrate von > 1,5 ml/kg/min
- (benötigte Transfusion > 10 EK's)

Verdünnung der Gerinnungsfaktoren

Verlust des Sollblutvolumens [in %]	Gerinnungsfaktoren [in % der Ausgangsfaktorenkonzentration]
50	60
100	37
150	22
200	14

$\Rightarrow$ exponentieller Verlust der Gerinnungsfaktoren

Auswirkungen

Körpertemperaturabfall
- 25–30 kalte Blutkonserven (4–6° C) ⇒ Abfall der Kerntemperatur auf 26–29° C mit Gefahr des Kammerflimmerns
- eine Hypothermie per se löst eine Gerinnungsstörung aus
- daher Erwärmung auf 37° C, Durchlauferwärmer, Wärmegeräte

Störungen der Blutgerinnung
- Verlustkoagulopathie durch Blutung
- Dilutionskoagulopathie durch Substitution mit kristalloiden oder kolloidalen Volumenersatzmitteln oder EK (zuerst Thrombozyten ↓)
- Koagulopathie durch Verbrauch (Mangel an Faktor V und VIII)
  Labor: PTT ↑, Quick ↓, Fibrinogen ↓, AT III ↓, Protein C ↓
- Hyperkoagulopathie (bei nur mäßiger Aktivierung der Fibrinolyse, D-Dimer ↑)
  Labor: **PTT ↓**

Übertragung von Mikroaggregaten
- ⇒ Mikrofilter mit 10–40 µm verwenden

Zitratintoxikation bzw. Hypokalzämie
Kalzium (ionisiertes Kalzium: Normalwert 1,1–1,4 mmol/l)
- die Leber ist normalerweise in der Lage das 100-fache der normalen Serumzitratkonzentration während einer einzelnen Passage zu metabolisieren. Bei einer Zitratüberschwemmung kommt es auch zu einer Hypokalzämie, da Zitrat ionisiertes Kalzium bindet
- Hypothermie, verminderte Leberdurchblutung und Hyperventilation erhöhen zusätzlich die Gefahr der Hypokalzämie
- Gesamt-Kalzium-Werte (im Labor gemessen) können irreführend sein
- deutliche Effekte auf die Gerinnung hat die ionisierte Hypokalzämie erst < 0,5 mmol/l
- kardiale Phänomene können schon bei Werten < 0,75 mmol/l Ca^{++} auftreten
- Ca^{++}-Substituion nicht routinemäßig, sondern nur bei erniedrigtem ionisiertem Kalziumspiegel, wenn keine Ca^{++}-Bestimmung möglich ⇒ ≈ 10 ml Ca-Glukonat 10% pro 4 EK oder FFP
- Ca^{++}-Substitution durch Ca-Glukonat oder $CaCl_2$

> ☝ **Cave:** Ca-Glukonat und $CaCl_2$ haben verschiedene Molarität, bei $CaCl_2$ wird mehr ionisiertes Ca^{++} freigesetzt (nicht an den Lebermetabolismus gebunden)

- 10 ml Ca-Glukonat 10% (**0,225 mmol/ml**)
- 10 ml Ca-Glukonat 20% (0,45 mmol/ml)
- 10 ml $CaCl_2$ liefert mehr ionisiertes Ca^{++} (**0,5 mmol/ml**) als Ca-Glukonat 10%

Hyperkaliämie
- abhängig vom Alter der Konserven (Azidose verstärkt die Hyperkaliämie)

Azidose
- **Cave:** Überkorrektur, da Citrat in Leber zu Bikarbonat metabolisiert wird

2,3 DPG ↓
- mit Linksverschiebung der O_2-Bindungskurve (bei bis zu 5 Tagen alten Konserven unbedeutend)

▶ **Faustregel:**
- ab 5. EK ⟹ Verhältnis EK:FFP = 2:1 oder 1:1
- pro 4 FFP 10 ml Ca-Glukonat 10%, bzw. 5 ml $CaCl_2$
- pro 10 EK 4–6 Thrombozytenkonzentrate

Fremdblutsparende Maßnahmen

Präoperativ

Präoperative Eigenblutspende (EBS)

Ind: • planbare Operation mit zu erwartendem hohen Blutverlust (> 1000 ml)
KI: • schwere respiratorische Störungen (z. B. FEV_1 1,5 l, p_aO_2 < 65 mmHg)
- schwere kardiale Störungen (z. B. KHK mit instabiler AP, Herzinfarkt vor weniger als 6 Wochen, hochgradige Aorten-, Mitralstenose)
- Gerinnungsstörungen
- akute Infektionen (Fieber, Leukozytose)
- Anämie (Hb < 11,5 g/dl und Hkt < 34%)

Durchführung:
- Op.-Terminplanung, Beginn der EBS ca. 35–40 Tage bis max. 72 h vor Op.
- Entnahme von 400–500 ml Blut je Sitzung
- evtl. Substitution mit Kolloiden (→ weniger kollaptische Zustände)
- **Auftrennung** des gewonnenen Vollblutes **in EK und FFP**
- primär kurze Spendeintervalle (< 1 Woche) → höherer Anstieg des Serumerythropoetins durch Anämisierung
- evtl. Anwendung der Bocksprungtechnik (Retransfusion älterer vorher entnommenen EK´s bei simultaner weiterer Blutabnahme)
- Überwachung der Patienten für mind. 30–60 min

▶ **Anm:**
- **Eisensubstitution:** oral (300–900 mg Eisen-II-Sulfat ≈ 100–300 mg Fe^{++} tgl) oder 100–200 mg Eisen**saccharat i.v.** langsam als Kurzinfusion (**Cave:** allergische Reaktionen)

- evtl. Gabe von rh-**Erythropoetin** bei Eigenblutspende (100–150-(400) IE/kg 2 × wöchentlich **s.c.,** ab 2. Lebensjahr) → immer simultane Eisengabe

▶ **Vorteile:**
- Ersatz von eigenen Gerinnungsfaktoren durch Eigen-FFP
- möglicher Infektionsschutz durch körpereigene Immunglobuline
- Stimulation der Erythropoese

Präoperative Eigenplasmapherese (PPH)

Ind: • planbare Operation mit zu erwartenden großen Wundflächen (auch bei anämischen Patienten durchführbar)
KI: • s. EBS, außer Anämie

Durchführung:
- Op.-Terminplanung
- Entnahme von 600–900 ml (10–15 ml/kg) Plasma je 30–90 min Sitzung
- evtl. Substitution mit Kolloiden (→ weniger kollaptische Zustände)
- Überwachung der Patienten für mind. 30–60 min

▶ **Anm:**
  Vorteile:
- Beginn der PPH schon viele Monate vor dem Eingriff möglich
- Ersatz von eigenen Gerinnungsfaktoren
- möglicher Infektionsschutz durch körpereigene Immunglobuline
- Stimulation der Erythropoese
- auch bei sehr alten Patienten ohne Probleme durchführbar

  2 Verfahren
- Membranfiltration
- Zentrifugation: höherer Gerinnungsfaktorengehalt und Restthromzytenzahl als bei Membranfiltration (5000 U/min → thrombozytenarmes Plasma, 3500 U/min → thrombozytenreiches Plasma)

Intra- u. postoperativ

Isovolämische Hämodilution

Ind: • zu erwartender Blutverlust > 1000 ml und Hkt > 34%
KI: • Koronar- und Herzinsuffizienz (Herzinfarkt < 3 Mo. Herzklappenfehler)
- schwere restriktive u. obstruktive Lungenerkrankungen
- Anämie < 11 g/dl
- SIRS, Hypovolämie, Schock
- Fieber
- Eiweißmangel

Durchführung:
- präoperativ Entnahme von bis zu 15 ml/kg Vollblut und Ersatz durch Kolloide

Formel nach Gross:

$$\text{entnehmbares BV} = \frac{\text{geschätztes Blutvolumen} (\approx 70\,\text{ml/kg}) \times (Hkt_0 - (Hkt_{Ziel})}{(Hkt_0 + (Hkt_{Ziel})/2}$$

Hkt_0 = Ausgangs-Hämatokrit, Hkt_{Ziel} = Ziel-Hämatokrit

- Entnahme von 350–450 ml pro Beutel
- Transfusion in umgekehrter Reihenfolge der Abnahme
- Lagerung bei Raumtemperatur auf einer Rüttelmaschine zur Erhaltung der Thrombozytenfunktion bis zur 6. Stunde, sonst im Kühlschrank lagern
- Standardtransfusionfilter (170–200 µm) verwenden

▶ **Anm:**
   Vorteile:
- Verbesserung des postoperativen Gerinnungsstatus, bessere Rheologie
- keine Schädigung der retransfundierten Erythrozyten durch den Sauger im Vergleich zur MAT

Effekte:
- deutliche kardiale Nachlastsenkung: EF↑, SV↑, HZV↑ (über höheres SV), DO_2↓
- verstärkte O_2-Extraktionsrate (kritischer Hb-Wert ohne erhöhte Koronarperfusion 8,8 g/dl und mit gesteigerter Koronarperfusion bei 4,4 g/dl)
- Rechtsverschiebung der O_2-Dissoziationskurve durch Zunahme von 2,3 DPG
- Abnahme der Blutviskosität

Maschinelle Autotransfusion (MAT)

Ind:
- Elektiv- oder Akut-Op. mit zu erwartendem hohen Blutverlust (> 1000 ml)

KI:
- Op. in infektiösen oder kontaminierten Gebieten
- Tumorchirurgie

Durchführung:
- Sammeln von Blut aus dem Wundgebiet in einem sterilen Beutel (Vacufix) oder Reservoir mittels Doppellumensauger (heparinisiertes NaCl läuft über ein Lumen zur Saugerspitze und wird zusammen mit dem Blut über das 2. Lumen wieder aufgesogen), Sog: 80–100 mmHg
- Antikoagulation mit heparinisierter NaCl-Lsg. (15000 IE Heparin auf 500 ml NaCl 0,9% → Verhältnis zu Blut 1:5–1:10)

- die Aufbereitung (Zellseparation) des in einem Reservoir gesammelten Blutes erfolgt durch einen sogenannten „**Cell-Saver**"
- nach ausreichender Füllung des Reservoirs wird es durch eine Rollerpumpe in eine Zentrifugenglocke gepumpt. Dort wird das leichtere Plasma nach oben gedrängt und in den Abfallbeutel entleert, anschließend erfolgt ein Waschvorgang mit NaCl 0,9%, der mehrfach wiederholt werden kann. Nach Beenden des Waschens wird das Erythrozytenkonzentrat in einen Transfusionsbeutel gepumpt

▶ **Anm:**
- ca. 80% der Erythrozyten können unzerstört zurückgewonnen werden
- Hkt der Ery-Lsg: 55–75% (abhängig von Ausgangs-Hkt des Patienten, Verdünnung im Op.-Gebiet und Anzahl der Waschvorgänge)
- hohe Qualität der Erythrozyten
  (O_2-Transportfunktion, Überlebenszeit und osmotische Resistenz)
- das komplette Plasma, sowie Zellfragmente, freies Hämoglobin, aktivierte Gerinnungsfaktoren, aber auch Heparin werden zum größten Teil ausgewaschen
- Elimination von Medikamenten und Anästhetika
  (**Cave:** bei Phäochromozytom nur ungenügende Auswaschung der Katecholamine)
- bei der Transfusion von durch Cell-Saver gewonnenem Eigenblut sollten zur Retransfusion Mikrofilter (10–40 μm) verwendet werden
- in der Regel durch Autotransfusion keine Veränderungen von Gerinnung, Elektrolytgleichgewicht und hämatologischen Werten, außer: bei hohen Autotransfusionsmengen kann es zu meßbaren Veränderungen durch Heparineinschwemmung kommen (heparinisierte Waschlösung). In diesem Fall ist das Heparin durch adäquate Protamingaben zu antagonisieren

Weitere fremdblutsparende Maßnahmen

- gewebeschonende Operationstechnik mit akribischer Blutstillung
- Kontrollierte Hypotension (s. dort)
- postoperative Drainagenretransfusion?
- medikamentöse Beeinflussung des Blutverlustes
  - rechtzeitiges Absetzten von Thrombozytenaggregationshemmern und Umstellen auf Heparinperfusor
  - Antifibrinolytika: Aprotinin (Trasylol) → Hemmung der Fibrinolyse und der durch Thrombozytenaggregationshemmer induzierten Blutungsneigung
  - Desmopressin (Minirin) führt zu einer ↑ Thrombozytenausschwemmung aus Knochenmark

O₂-transportierende Blutersatzmittel

Hämoglobinmodifikationen

Polymerisiertes ultragereinigtes Rinderhämoglobin
- durch Glutaraldehyd polymerisiertes ultragereinigtes Rinderhämoglobin, dessen O₂-Affinität nicht über 2,3-DPG, sondern über Chloridionen kontrolliert wird z. B. HBOC-201 (in klinischer Erprobung)
- die desoxygenierte Form ist bei Raumtemperatur ca. 2 Jahre lagerungsfähig!
- Nebenwirkungen: Anstieg des arteriellen Mitteldruck um max. 18%, des SVR um bis ca. 40% → bedingt durch Interaktionen der Hämoglobinmoleküle mit dem NO-Stoffwechsel (Unterschiede zwischen Oxy- und Desoxyhämoglobin) infolge der Wirkung von Resten der Erythrozytenmembranen in Form von Phospholipiden (bei anderen nichthochgereinigten Präparaten nachgewiesen!) → **pulmonale und systemische Vasokonstriktion und konsekutiver Abfall des HZV, sowie vermehrte periphere O₂-Extraktion ($p_vO_2 \downarrow$)** → reaktive Vasokonstriktion als Antwort auf eine Hyperoxygenierung des Gewebes unter Rinderhämoglobin
- intravasale HWZ: ca. 8,5 h, in anderen Studien 16–20 h
- veränderte O₂-Sättigungskurve bei Rinderhämoglobin (p_aO_2 von 100 mmHg = 80%, p_aO_2 von 140–150 mmHg = infolge des flachen oberen Kurvenverlaufs nur ca. 85 %)
- Dosierung ca. 0,4 g/kg
- ▶ bis jetzt sind keine toxischen Nebenwirkungen bezüglich Blutgerinnung, Leber- und Nierenfunktion in den Phase III-Studien aufgetreten!

Diaspirin vernetztes Hämoglobin
- Diaspirin ist eine vernetzte Hämoglobin-Lösung der Firma Baxter
- Vernetzung der α-Untereinheiten von menschlichen, hitzeinaktiviertem Hämoglobin → Stabilität und ähnliche O₂-Bindungskurve wie natürliches Hämoglobin → Verbesserung der Mikrozirkulation (tierexperimentell)
- HWZ: bis 36 h (tierexperimentell)
- P_{50} = 32 mmHg
- Nebenwirkungen:
  - Anstieg des MAP (Mechanismus noch nicht aufgeklärt: Sensibilisierung von Endothelinrezeptoren, Freisetzung von Endothelin, NO-Bindung oder Modulation von Adrenorezeptoren) → bei repetitiver Gabe kommt es zu einem geringeren Blutdruckanstieg (Tachyphylaxie)
  - Hyperbilirubinämie und Ikterus

Verringerung der O₂-Affinität
- erhöhte O₂-Affinität durch 2,3 Diphosphoglycerinverlust → Gabe von Pyridoxal-5-phosphat reduziert O₂-Affinität und wirkt diesem Effekt entgegen
- P_{50} ist der O₂-Partialdruck, bei dem 50% des Hämoglobins gesättigt sind Unter physiologischen Konditionen beträgt P_{50} = 26–28 mmHg, bei 2,3- DPG-Verlust nur noch **12–15** mmHg,

durch Pyridoxilierung der β-Untereinheit mit Pyridoxal-5-Phosphat, 2-Nor-2-Formylpyridoxal-5-Phosphat, Di-Pyridoxal-Tetraphosphat → P_{50} **ansteigend von 12 auf 24 mmHg**

- kurze intravasale Verweildauer, da das Tetramer in Dimere und Monomere zerfällt und dadurch renal schnell ausgeschieden wird (HWZ 1–4 h)
- Nebenwirkungen:
  Blutdruckanstiege, Bradykardie und Oligurie → freies Hb bindet NO

Verlängerung der intravasalen Verweildauer von Blutersatzmittel
auf 16–36 h und Normalisierung der erhöhten KOD durch
- **intermolekulares crosslinking**
- **Polymerisation von** einzelnen **Hb-Molekülen** zu Polymere z. B. Glutaraldehyd
- **Konjugation an Makromoleküle** z. B. Polyethylenglykol
- **Liposomemverkapselung** ($\varnothing < 1$ μm)

Bis heute unklar:
- Inzidenz von allergischen Reaktionen (Verunreinigung mit Erythrozytenstoma bzw. Bildung von Antikörpern der IgG-Klasse)
- renale Toxizität
- Interaktion mit NO-, bzw. anderen vasotonussteuernden Systemen
- ▶ mehrere Präparate befinden sich gegenwärtig in Phase II-III Studien!

64   Kardiovaskulär wirksame Medikamente

Vielzahl von unterschiedlichen Medikamenten, die unterschiedlichen pharmakologischen Stoffgruppen angehören

Katecholamine

Einteilung
- **natürliche Katecholamine:** Adrenalin, Noradrenalin, Dopamin
- **synthetische Katecholamine:** Dobutamin und Dopexamin, Orciprenalin, Etilefrin, Isoproterenol

Grundstruktur
- Grundstruktur der Katecholamine ist das β-Phenylethylamin $\rightarrow$ die natürlichen Katecholamine tragen alle an der 4. und 5. Position des Benzolrings eine Hydroxylgruppe (OH)

Wirkung
- über G-Protein gekoppelte Adrenorezeptoren (bzw. über Stimulation der Dopaminrezeptoren bei Dopamin und Dopexamin) $\rightarrow$ intrazelluläres cAMP $\uparrow$ $\rightarrow$ Aktivierung von Proteinkinasen $\rightarrow$ intrazelluläre Ca^{++}–Ionenkonzentration $\uparrow$
- ▶ gilt nicht für β_2-Rezeptoren $\rightarrow$ Hyperpolarisation $\rightarrow$ Abnahme des Kalzium-Einstroms

Einteilung der Adrenorezeptoren in

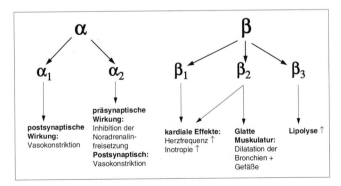

Abb. 64.1.
Adrenorezeptoren

Down-/Up-Regulation der Adrenorezeptoren

Die Anzahl der Adrenorezeptoren an der Zellmembran ist nicht konstant:

- bei längeranhaltender Stimulation kommt es zu einer Abnahme der Rezeptorendichte an der Zellmembran (**Down-Regulation**) → Wirkverlust von kontinuierlich zugeführten exogenen Katecholaminen → Notwendigkeit der Dosissteigerung
- bei chronischer Rezeptorblockade kommt es zu einer **Up-Regulation** → Gefahr von überschießenden Reaktionen bei exogener Katecholamingabe bzw. nach perioperativem Absetzen eines β-Blockers

Indikationen für den Einsatz von Katecholaminen

- kardiale Insuffizienz (primär Dobutamin bei erhöhten Füllungsdrücken und niedrigem HZV)
- anaphylaktische Reaktionen höheren Stadiums → fraktionierte Gabe von Adrenalin
- im Rahmen der Reanimation (Medikament der ersten Wahl Adrenalin)
- bei Sepsis (Gabe von Noradrenalin zur Anhebung des erniedrigten Widerstands)
- zur Normalisierung des Perfusionsdruckes (z. B. bei Karotis-Operationen oder Stenosen, bei kardialen Risikopatienten mit Hauptstammstenose)
- Nierenprotektion und Verbesserung der intestinalen Perfusion durch Dopexamin und Dopamin (der teils klinisch positive Effekt ist wissenschaftlich nicht belegt!)
- Adrenalin als Kombination mit Lokalanästhetika zur Resorptionsverzögerung oder Ausschluß einer intravasalen Periduralkatheterlage (HF ↑ bei intravasaler Lage)
- als Diagnostikum im Rahmen des Dobutaminbelastungstest beim koronarkranken Patienten

A. Natürliche Katecholamine

Adrenalin, Epinephrin (Suprarenin)

- 1 Amp. à 1 ml = 1 mg
- 1 Fl. à 25 ml = 25 mg

WM:
- dosisabhängige Stimulation von β_1-, β_2-, und α-Rezeptoren: in niedriger Dosierung vornehmlich β-Rezeptoren, in hoher Dosierung fast ausschließlich α-Rezeptoren
  → Anstieg des **systolischen** Blutdrucks, der Herzfrequenz und des Herzminutenvolumens
- über vaskuläre β_2-Rezeptoren kann es zum primären Blutdruckabfallkommen (insbesondere bei Hypovolämie) → Gabe eines Testbolus von 10–20 μg i.v. führt bei Hypovolämie zum Blutdruckabfall und bei kardialer Insuffizienz ggf. zum Blutdruckanstieg oder konstantem arteriellen Druck!

Pha: • Syntheseweg

Tyrosinhydroxylase   L-AS-Decarboxylase   Dopamin-
                                                  β-Hydroxylase

L-Phenylalanin → L-Tyrosin → L-Dopa → Dopamin →

N-Methyl-Transferase

Noradrenalin → Adrenalin

- • Syntheseort
  - • Nebennierenmark
- • Inaktivierung
  - • neuronale Wiederaufnahme
  - • enzymatischer Abbau durch die Enzyme Catechol-O-Methyl-Transferase (**COMT**) zu 3-Methoxytyramin oder zum größten Teil durch Monoaminoxydase (**MAO**) zu 3,4-Dihydroxy-phenylessigsäure (**DOPAC**), die teilweise durch COMT zu Homovanillinmandelsäure (**HVA**) abgebaut wird
  - • HWZ: 1–3 min
- **Ind:** • kardiopulmonale Reanimation (Mittel der ersten Wahl)
- • Behandlung des ausgeprägten low-cardiac output-Syndrom
- • anaphylaktische Reaktion

Dosis: Boli:
- • 10–100 µg i.v. zur Inotropiesteigerung

Perfusor: (z. B. 10 mg auf 50 ml)
- • 0,05–0,2–(0,5) µg/kg/min

Perfusor Kinder: (3 mg auf 50 ml)
- • initial 0,1 ml/kg/h = 0,1 µg/kg/min

Reanimation:
- • primär 0,01 mg/kg (0,5–1 mg) i.v. oder
- • 2–3-fache Menge mit 0,9% NaCl auf 10 ml verdünnt intratracheal

anaphylaktische Reaktion:
- • 10–500 µg i.v. (fraktioniert)

NW: • verstärkte Arrhythmogenität
  (bes. bei Halothananästhesie, Hypokaliämie, Hypoxämie, Hypothermie, Hyperkapnie)
- • Hyperglykämien (Leberglykolyse $\uparrow$ (ß_1 –vermittelt), Insulinsekretion $\downarrow$ (α_1 –vermittelt)
- • Hyperkoagulobilität (Faktor V-Aktivität $\uparrow$)
- • Elektrolytstörungen: die Katecholamine können über β_2-gekoppelte Kaliumpumpen zu einer Verschiebung des extrazellulären Kaliums nach intrazellulär führen! (Hypokaliämie daher meist auch bei Patienten unter β_2- Bronchodilatorentherapie z. B. Fenoterol [Berotec] oder Patientinnen unter Tokolyse mit Fenoterol [Partuisten]!)

- Drosselung der kutanen und mesenterialen Perfusion (Darmischämien bei hohen Dosen!)
- Anstieg des pulmonalarteriellen Drucks und der linksventrikulären Nachlast im oberen Dosierungsbereich

WM:
- **Wirkabschwächung** bei metabolischer Azidose bzw. simultane Infusion von Bikarbonat über den selben venösen Zugang führt zum Wirkverlust → Applikation am besten über separaten ZVK-Schenkel!
- **Wirkverstärkung** durch Glukokortikoide (Rezeptorsensibilisierung) und Applikation von Schilddrüsenhormonen (Up-Regulation von Adrenorezeptoren)

Dopamin

- 1 Amp. à 50 ml = 250 mg

WM:
- Stimulation von Dopamin-Rezeptoren (DA_1 und DA_2) in **niedriger Dosierung**
- in **mittlerer Dosierung** Stimulation von β_1-Rezeptoren
- in **hoher Dosierung** Stimulation aller Adrenorezeptoren einschließlich α_1-Rezeptoren
- Dopamin stimuliert zusätzlich die Noradrenalinfreisetzung aus den präsynaptischen Vesikeln
- **verschiedene Dopaminrezeptoren**
  - DA_1-Rezeptoren: nur **postsynaptisch,** Stimulation der Adenylatzyklase mit konsekutiver Erhöhung von cAMP, kommen in vielen Gefäßgebieten, v. a. aber in glatten Muskelzellen der renalen Gefäße, des Mesenteriums und den Koronarien vor
  - DA_2-Rezeptoren sind **prä- und postsynaptisch** lokalisiert, hemmen die Adenylatcyclase und vermindern die neuronale Noradrenalinfreisetzung
  - **Subtypen:**
    - DA_1-Familie: D_1 und D_5 (cAMP $\uparrow$)
    - DA_2-Familie: D_{2L}, D_{2S}, D_3, D_4 (cAMP$\downarrow$)

Pha:
- **Syntheseweg**
  - s. Adrenalin
- **Syntheseort**
  adrenerge und dopaminerge Neurone (höchste Konzentration in der Substantia nigra des extrapyramidalen Systems) und Zellen des proximalen Nierentubulus (hohe Aktivität der L-Aminosäure-Decarboxylase)
- **Inaktivierung**
  - s. Adrenalin
- Clearance: 50 ml/kg/min
- HWZ: 1,7–2,9 min (Verteilungsphänomene)

Ind:
- Steigerung der Nieren- und Mesenterialperfusion
- Kreislaufstimulation (Herz, Gefäße)

Dosis: Applikation nur kontinuierlich i.v.

Perfusor: (250 mg à 50 ml)
- ≈ 0,5–5 µg/kg/min (dopaminerg + β)
- ≈ 6–9 µg/kg/min (α + β)
- > 10 µg/kg/min (α)

Perfusor Kinder: (120 mg auf 50 ml)
- 0,1 ml/kg/h = 4 µg/kg/min

niedrige Dosis ≈ 0,5–5 µg/kg/min:
- Erhöhung des RBF und GFR, Vasodilatation im mesenterialen und koronaren Bereich, SVR leicht ↓ (dopaminerge art. Vasodilatation, Hemmung der tubulären Natriumreabsorption [Natriurese], Steigerung der Diurese)

mittlere Dosis ≈ 6–9 µg/kg/min:
- direkte β_1-Adrenorezeptoraktivierung, sowie indirekt über Noradrenalinfreisetzung → positiv inotrope Wirkung, über β_1-Rezeptoren vermittelte Tachykardie bzw. reflektorische Tachykardie durch β_2-Rezeptoren augelöste periphere Vasodilatation
- Antidiurese infolge gesteigerter β-vermittelter Reabsorption von Natrium und Aktivierung des Renin-Angiotensin-Aldosteron-Systems (RAAS)

hohe Dosierung > 10 µg/kg/min:
- peripherer Widerstandsanstieg durch α_1-Stimulation, HZV ↑, RBF ↓, erhöhte Natriumreabsorption

NW:
- Vasokonstriktion über α_1-Rezeptoren und Noradrenalinfreisetzung
- Angina pectoris-Anfälle infolge Tachykardie, Herzrhythmusstörungen
- Verminderung des Atemantriebs → Blockade der O_2-sensitiven Rezeptoren im Karotis-und Aortenbogenbereich → verminderte Ansprechbarkeit auf Hypoxie!
- Übelkeit und Erbrechen (DA_2-Rezeptor vermittelt)
- Zunahme des intrapulmonalen R-L-Shunts
- Suppression der hormonellen Regulation der Schilddrüsenfunktion (besonders bei Kindern)
- Verstärkung von Ulkusblutungen

▶ **Anm:**
- die therapeutische Wirksamkeit von Dopamin zur Vermeidung des perioperativen Nierenversagen und Mesenterialperfusion ist bislang nicht gesichert!
- bei Patienten mit prärenal-ischämischen und mit toxischen Nierenversagen konnte Chertow (1995) nach zweiwöchiger Dopamintherapie eine erhöhte Dialysepflichtigkeit und nach 3 Wochen eine erhöhte Mortalität gegenüber der nicht mit Dopamin behandelten Gruppe nachweisen!
- verminderte O_2-Aufnahme → parakapilläre Shuntphänomene (in einer kleinen Studie führte dies zum Abfall des intramukosalen pH [ph_i])

Rolle des endogenen Dopamins
- parakrines natriuretisches Hormon
- Stimulation der proteinbedingten Hyperfiltration: GFR-Steigerung nach Proteinzufuhr durch endogene Dopaminfreisetzung und DA_2-Rezeptorenstimulation

Noradrenalin (Arterenol)

- 1 Amp. à 1 ml = 1 mg
- 1 Fl. à 25 ml = 25 mg

WM:
- Stimulation von α-Rezeptoren und zu einen geringeren Anteil $β_1$-Rezeptoren (positive Inotropie bei gleichzeitiger Erhöhung der kardialen Nachlast, teils Reflexbradykardie)
- Anstieg des systolischen, diastolischen und mittleren arteriellen Blutdruck

Pha:
- Syntheseweg und -ort
  - s. Adrenalin
- Elimination hauptsächlich durch Methylierung, Oxidation und neuronale Wiederaufnahme
- HWZ: 1–3 min

Ind:
- erniedrigter peripherer Widerstand (z. B. septischer Schock)

Dosis: evtl. initial Bolusgaben:
- 1:10 – 1:1000 verdünnt nach Wirkung (z. B. 5–100 µg i.v.)

Perfusor: (z. B. 10 mg auf 50 ml)
- 0,05–0,3 µg/kg/min

Perfusor Kinder: (3 mg auf 50 ml)
- initial 0,1 ml/kg/h = 0,1 µg/kg/min

NW:
- hypertone Krise, Reflexbradykardie, Hautblässe, RBF ↓ und Diurese ↓
- Erhöhung des pulmonal vaskulären Widerstandes
- Rythmusstörungen und ggf. Kammerflimmern
- Angst- und Unsicherheitsgefühl, Tremor

▶ **Anm:**
eine subkutane Antikoagulation sollte auf i.v.-Antikoagulation umgestellt werden

B. Künstliche Katecholamine

Dopexamin (Dopacard)

1 Amp. à 5 ml = 50 mg

WM:
- Stimulation von Dopamin- (DA_1 und DA_2) und vorwiegend β-Rezeptoren mit einer Selektivität von $β_1/β_2$ von 1:10

- zusätzlich Re-uptake-Hemmung der Katecholamine (vorwiegend Noradrenalin) → Steigerung des HZV- und Nachlastreduktion bei Patienten mit chron. Herzinsuffizienz über die zahlenmäßig erhöhten β_2-Rezeptoren!
- keine Beeinflussung des intrapulmonalen L-R-Shunts nach gegenwärtigen Studien (auch während der Ein-Lungen-Ventilation!)

Pha:
- HWZ: 5–7 min, bis ca. 11 min (bei niedrigem HZV)
- Elimination durch
  - Metabolisierung in der Leber zu inaktiven O-Methyl- und O-Sulfatderivaten
  - Ausscheidung > 50% renal, > 20% unverändert oder als Metabolite über Fäzes

Ind:
- Steigerung der Mesenterialperfusion

Dosis: Applikation nur kontinuierlich i.v.
Perfusor: (z. B. 100 mg auf 50 ml)
- 0,5–2-(4) µg/kg/min
Perfusor Kinder: (z. B. 30 mg auf 50 ml)
- 0,1 ml/kg/h = 1 µg/kg/min

NW:
- im oberen Dosierungsbereich oft Tachykardien und ventrikuläre Arrhythmien

Dobutamin (Dobutrex)

WM:
- hauptsächlich Stimulation von β_1-Adrenorezeptoren und schwache β_2-agonistische Wirkung → positive Inotropie und periphere Vasodilatation → LVEDP↓, HF ∅-↑, HZV ↑, SVR ↓

Pha:
- Razemat aus R(+) und S(-)-Dobutamin, wobei R(+) ein α_1-Antagonist und S(-) ein α_1-Agonist ist → Wirkung wird gegenseitig aufgehoben (Pseudo-β-Selektivität)
- HWZ: 2–3 min
- Elimination durch Konjugation mit Glukuroniden und Umwandlung zu pharmakologisch inaktiven 3-O-Methy-Dobutamin

Ind:
- Steigerung der Inotropie

Dosis: Applikation nur kontinuierlich i.v.
Perfusor: (z. B. 250 mg auf 50 ml)
- 2–10-(15) µg/kg/min
Perfusor Kinder: (150 mg auf 50 ml)
- 0,1 ml/kg/h = 5 µg/kg/min

NW:
- Hemmung der Thrombozytenaggregation (Vorteil bei KHK-Patienten)
- Zunahme des intrapulmonalen R/L-Shunts bei hoher Dosierung
- bei intravasaler Hypovolämie: Tachykardie und ggf. Blutdrucksenkung
- Arrhythmien

Etilefrin (Effortil)

- N-Ethyl-Analogon von Phenylephrin
- 1 Amp. à 1 ml = 10 mg

WM: • überwiegende β_1-Stimulation (aber auch β_2 und α)
Pha: • HWZ: 2–3min
Ind: • Hypotonie

Dosis: • initial1–2 mg i.v. (1:10 mit NaCl 0,9% verdünnt)

KI: • Klappenstenosen, hypertroph-obstruktive Kardiomyopathie
NW: • Tachykardie

Akrinor

- Mischung aus **Theodrenalin** (Theophyllin und Noradrenalin) und **Cafedrin** (Coffein und Ephedrin) im **Verhältnis 1 : 20**
- 1 Amp. à 2 ml = 200 mg Cafedrin und 10 mg Theodrenalin

WM: • Stimulation von β_1- und β_2-Rezeptoren mit Blutdruckanstieg durch positive Inotropie ohne Anstieg des peripheren Gefäßwiderstands
- keine bis nur geringe Beeinflussung der Plazentaperfusion → Einsatz in der Geburtshilfe bei hypotensiven Phasen unter Regionalanästhesie

Ind: • **Hypotonie**

Dosis: • initial 1–2 ml einer mit NaCl 0,9% 2:10 verdünnten Lösung i.v.

KI: • Phäochromozytom; Mitralstenose, schwere Schilddrüsenstörung
NW: • pektanginöse Beschwerden, Herzklopfen, ventrikuläre Herzrhythmusstörungen
WW: • mit β-Blockern (Herzfrequenz $\downarrow$)
- bei gleichzeitiger Verabreichung von Halothan kann es zum Auftreten von Herzrhythmusstörungen kommen
- während und bis zwei Wochen nach Einnahme von MAO-Hemmern soll Akrinor nicht angewendet werden, weil es sonst zu krisenhaften Blutdruckanstieg kommen kann!

Orciprenalin (Alupent)

- 1 Amp. à 1 ml = 0,5 mg, 1 Amp. à 10 ml = 5 mg

WM: • Stimulation der β_1- und β_2-Rezeptoren (Senkung des peripheren Widerstands und des diastolischen Blutdrucks)

Pha:
- HWZ: 2 h
- renale Elimination (unverändert oder nach Konjugation an Schwefelsäure)

Ind:
- Sinusbradykardie, bradykarde Erregungsstörungen (AV-Block II°)
- Intoxikation mit β-Blockern
- ggf. als Bronchospasmolytikum

Dosis: Bolus:
- initial 0,1–0,2 mg i.v. (2–4 ml 1:10 verdünnt)

Perfusor: (z. B. 15 mg auf 50 ml)
- 0,1–0,3 µg/kg/min (z. B.: 10–30 µg/min = 2–6 ml/h)

Perfusor Kinder: (3 mg auf 50 ml)
- 0,1 ml/kg/h = 0,1 µg/kg/min

KI:
- hypertroph-obstruktive Kardiomyopathie (HOCM) oder Aortenstenose

NW:
- Tachykardie, ventrikuläre Extrasystolen
- Tremor, Kopfschmerz, Übelkeit

Phosphodiesterase-III-Hemmer bzw. Inodilatoren

WM:
- Erhöhung des intrazellulären cAMP-Spiegels durch Blockade von Phosphodiesterasen → intrazellulärer Ca^{2+}-Spiegel↑ → additive Eigenschaften mit Katecholaminen
- Steigerung der kardialen Inotropie und Chronotropie bei simultaner Reduktion der Nachlast → SV ↑ und HZV ↑, LVEDP und SVR ↓
- keine Erhöhung des myokardialen O_2-Verbrauchs (im Gegensatz zu Katecholaminen)
- lusitroper Effekt (Verbesserung der diastolischen Herzfunktion → Bezeichnung daher als Inodilatoren)
- Wirkung auch bei β-Blockade oder β-Rezeptor-down-Regulation!

Ind:
- kurzfristige Therapie der schweren Herzinsuffizienz

KI:
- schwere obstruktive Aorten- oder Pulmonalklappenerkrankungen
- hypertrophe obstruktive Kardiomyopathie, ventrikuläres Aneurysma
- schwere, ausgeprägte Hpovolämie, akuter Myokardinfarkt sowie Herzinsuffizienz infolge Hyperthyreose, akuter Myokarditis oder Amyloidkardiomyopathie
- Kinder < 12 Jahren, Schwangerschaft und Stillzeit

NW:
- Herzrhythmusstörungen (vorwiegend VES), Hypotonie
- Thrombozytopenie (v. a. bei Milrinon und Enoximon), Fieber, gastrointestinale Störungen, Transaminasen↑, Myalgien, Anämie (bei Amrinon)

▶ **Cave:** vermehrte Todesfälle bei klinischen **Langzeit**studien-Patienten

Gruppeneinteilung

- **Bipyridin**derivate: Amrinon (Wincoram) und Milrinon (Corotrop)
- **Imidazol**derivate: Enoximon (Perfan) und Piroximon (in d. BRD nicht verfügbar)

Amrinon (Wincoram)

- erster selektiver PDE-III-Hemmer → 1983 in die Klinik eingeführt
- 1 Amp. à 20 ml = 100 mg

Pha:
- HWZ: 2,5–6 h
- Maximaleffekt nach 2–5 min
- Wirkungdauer für 60 min
- 30% renal unverändert ausgeschieden → **Cave:** bei Niereninsuffizienz und Herzinsuffizienz verlängerte HWZ bis zu 15 h
- Plasmaproteinbindung: 30%

Dosis: Perfusor: (z. B. 100 mg auf 50 ml)
- 5–10 µg/kg/min

Perfusor Kinder: (z. B. 90 mg auf 50 ml)
- 0,1 ml/kg/h = 3 µg/kg/min

▶ **Anm:** Dosisreduktion bei Niereninsuffizienz
Cave: Vorsicht bei primärer Bolusgabe (0,5–1,5 mg/kg) wegen der Gefahr einer ausgeprägten Vasodilatation mit Blutdruckabfall (entgegen der Dosierungsangabe des Herstellers)

Enoximon (Perfan)

- 1991 in die Klinik eingeführt
- 1 Amp. à 20 ml = 100 mg

Pha:
- HWZ: ca. 2 h (bei Herzinsuffizienz > 6 h)
- Maximaleffekt nach 10–30 min
- Wirkungdauer für 3–6 h (dosisabhängig)
- Metabolisierung des Enoximons zu 80% zu dem biologisch aktiven Sulfoxidmetaboliten Piroximon (20%ige Restaktivität), der renal ausgeschieden wird (Kumulationsgefahr bei Nierenfunktionseinschränkung)
- Plamaproteinbindung: 85% für Enoximon und 5% für Piroximon

Dosis: Perfusor: (z. B. 100 mg auf 50 ml)
- 2,5–10 µg/kg/min

Perfusor Kinder: (z. B. 60 mg auf 50 ml)
- 0,1 ml/kg/h = 2 µg/kg/min

NW: • Herzrhythmusstörungen bis zum Kammerflimmern
     • Hypotonie, Kopfschmerzen
     • Abfall der Thrombozytenzahl, Anstieg der Transaminasen und des Bilirubins
WW: • Inkompatibilität mit Glukoselösungen!

• **Cave:**
     • Vorsicht bei primärer Bolusgabe (0,5–1 mg/kg) wegen der Gefahr einer ausgeprägten Vasodilatation mit Blutdruckabfall (entgegen der Dosierungsangabe des Herstellers)
     • enthält Ethanol! (9,8 Vol.-%)

Milrinon (Corotrop)

• seit 1994 in die Klinik eingeführt
• 20 mal stärker wirksam als Amrinon
• 1 Amp. à 10 ml = 10 mg

Pha: • HWZ: 55 min
        bei eingeschränkter Nierenfunktion > 3 h, bei Herzinsuffizienz 2–3 h
     • Metabolisierung zu nur 12% in der Leber (Glukuronverbindungen) und zu 80–85% unveränderte renale Elimination (Cave: Niereninsuffizienz!)
     • Plasmaproteinbindung: 70%

Dosis: Perfusor: (z. B. 10 mg auf 50 ml)
     • 0,3–0,75 µg/kg/min
     • bei Niereninsuffizienz: (Krea-Clearance 5–50 ml/min)
       Dosis ↓ auf 0,2–0,4 µg/kg/min
Perfusor Kinder: (z. B. 6 mg auf 50 ml)
     • 0,1 ml/kg/h = 0,2 µg/kg/min

NW: • schwere Nierenfunktionsstörung, ausgeprägte Hypokaliämien
     • Thrombozytopenie (< 100000/µl), sowie Verminderung der Erythrozytenzahl und/oder Hämoglobinkonzentration
     • häufig ventrikuläre Arrhythmien, selten Kammerflimmern
WW: • gleichzeitige Gabe von Diuretika: diuretische und hypokaliämische Wirkung verstärkt

▶ **Cave:**
     • Vorsicht bei primärer Bolusgabe (0,05–0,1 mg/kg) wegen der Gefahr einer ausgeprägten Vasodilatation mit Blutdruckabfall (entgegen der Dosierungsangabe des Herstellers)
     • Corotrop-Injektionslösung reagiert chemisch mit Furosemid und Bumetanid → verschiedene intravenöse Zugänge bei gleichzeitiger Anwendung

Übersicht der hämodynamischen Auswirkung von vasoaktiven Medikamenten

Medikamente	SVR	HF	PCWP	CI	MAP	myokardialer VO_2
Dobutamin	↓	↑	↓	↑	↑ — ↓	↑
Dopamin	↑↓	↑	↑	↑	↑	↑
Adrenalin	↓↑	↑↑	↑	↑	↑	↑
Noradrenalin	↑↑	↑	↑	↑	↑↑	↑
Milrinon	↓	—	↓	↑	—	↓

Anhang

65 Historie auf einen Blick

1543 Belgischer Anatom Andreas Vesalius führt erste endotracheale Intubation durch

1628 Harvey beschreibt den Blutkreislauf

1733 der Pfarrer und Naturforscher Stephen Hales führt als Erster eine invasive Blutdruckmessung bei einem Pferd durch

1772 Joseph Priestley, englischer Wissenschaftler, endeckt das Lachgas (N_2O)

1842 erster Einsatz von Äther zur Anästhesie durch Long; erst 1949 publiziert

1843 Horace Wells demonstrierte eine erfolglose Lachgas-Anästhesie im Massachusetts General Hospital in Boston im Rahmen einer Zahnextraktion

1846 16. Oktober: T.G. Morton demonstriert die erste erfolgreiche Äthernarkose am Patienten Gilbert Abbot im Massachusetts General Hospital in Boston

1847 Chloroformnarkose in der Geburtshilfe durch Simpson

1848 erster dokumentierter Anästhesietodesfall (Hanna Greener) unter Chloroformnarkose

1851 Aufkärung des Wirkmodus von Curare durch Bernard

1853 Snow anästhesiert Königin Victoria mit Chloroform

1862 Felix Hoppe Seyler isoliert durch Kristallisation den Blutfarbstoff: Hämoglobin

1884 Lokalanästhesie der Cornea mittels Cocain durch Koller

1888 Erste Fingerblockade durch Oberst

1890 Maske zur Äthertropfnarkose durch Schimmelbusch

1891 erste Lumbalpunktion durch Quincke

1898 erste von Bier durchgeführte Lumbalpunktion mit 0,5%iger Kokainlösung in Kiel

1905 erster Einsatz von Procain

1920 Einteilung der Äthernarkose in Stadien nach Guedel

1923 erster Dreibetten-Aufwachraum am Johns-Hopkins-Hospital für neurochirurgische Patienten

1938 Meperidin-Einführung – erstes synthetisches Opioid

1942 Griffith und Johnson setzten erstmals Tubo-Curare während einer Appendektomie unter Cyclopropannarkose ein

1948 Alquist: Einteilung der Adrenorezeptoren

1953 Einführung des Facharztes für Anästhesie in der BRD

1955 Einführung von Chlorprocain

1956 erste klinische Anwendung von Halothan durch Johnstone

1957 Einführung des Dibucain-Tests durch Kalow und Genest

1959   Einführung der klassischen NLA durch De Castro und Mundeleer
1960   Erstbeschreibung der malignen Hyperthermie (MH) als eigenständiges
        Krankheitsbild durch Denborough u. Lovell
1960   Anwendung von Methoxyfluran durch Artusio
1963   Einführung von Bupivacain
1967   Erstbeschreibung des ARDS durch Ashbaugh et al. im Lancet
1970   Swan und Ganz führen den Pulmonaliskatheter in die klinische Praxis ein
1973   Identifikation der Opioidrezeptoren durch Pert u. Snyder
1977   erste kontinuierliche arterio-venöse Hämofiltration (CAVH) durch Kramer
        in Göttingen
1979   klinische Einführung von Dantrolen zur Behandlung der MH, von Synder
        synthetisiert und von Harrison zur Therapie der MH vorgeschlagen
1983   Gründung der European Malignant Hyperpyrexia Group (Zusammen-
        schluß von Ärzten aus 8 europäischen Ländern)
1983   Erstbeschreibung der Larynxmaske durch den Briten Brain
1990   klinische Einführung von Sevofluran in Japan
1991   klinische Einführung von Desfluran in den USA
1992   Einführung von Mivacurium
1995   Einführung von Desfluran in der Bundesrepublik Deutschland
1995   Einführung von Rocuronium
1996   Einführung von Remifentanil, Cis-Atracurium und Sevofluran in der
        Bundesrepublik Deutschland

Orientierung für die Anforderung von Konserven

Allgemeinchirurgie

Strumaresektion	B	Splenektomie	B
Thyreoidektomie, Parathyreoidektomie	B	Gastroenerostomie	B
Neck-dissection	B	Dünndarm-, Ileocoecal-, Sigmaresektion	B
Tracheostoma	B	Proctocolektomie	3
Lungenteilresektion (thorakoskopisch)	B	Subtotale Colonresektion	2
Lobektomie, Pneumonektomie	2	Hemicolektomie links	2
Oesophagusresektion	4	Hemicolektomie rechts	B
Gastrektomie	3	Anteriore Rektumresektion	2
Magenresektion	2	Abdom.-perineale Rektumexstirpation	3
Hemihepatektomie	4	Colostomie, AP-Rückverlagerung	B
Porto-cavaler Shunt	2	Explorat. Laparatomie	B
Cholecystektomie (LSK, LAP)	B	Bauchwandhernien	B
Pankreatektomie	4	Hiatushernie	B
Adrenalektomie	B	Lebertransplantation (CS)	6

Gefäßchirurgie

Supraortal (alle Eingriffe)	B	Becken-TEA	2
Infrainguinal (alle Eingriffe)	B	Aortenaneurysma, abdominal (CS)	4
Visceralarterien, Bifurkationsprothese	2	Aortenaneurysma, thorakal (CS)	6
Traumatologie			
TEP/HEP	2		

Neurochirurgie

Angiom	3	Hirntumor (Gliom)	B
Aneurysma	2	Hirntumor (Meningeom)	2
Subduralhämatom (Trepanation)	2	Hypophysentumor	B
Subduralhämatom (Bohrloch)	B	Laminektomie, Bandscheibenvorfall	B
Epiduralhämatom	2	Chordotomie, Stereotaxie, periphere Nerven	B

Herzchirurgie

EKK (ACB, Klappe) (CS)	4	Rethorakotomie	3
Thorakales Aortenaneuryma (CS)	6	Schrittmacher	B

Urologie

Tumornephrektomie (EB)	2	TUR-Blase	B
Tumornephrektomie mit Cavazapfen		radikale Zystektomie (EB, CS)	4
Stadium I-II (EB)	2	Blasenteilresektion	2
Stadium I-IV (EB, CS)	4	TUR-Prostata < 50 g (EB)	B
Nephrektomie	B	TUR-Prostata > 50 g (EB)	2
Nephrolithotomie	B	Prostaadenomektomie (EB, CS)	2
einschl. Perkutane Lapaxie (EB)	2	radikale Prostatektomie (EB, CS)	4
Nierenbeckenplastik	B	modifizierte Lymphadenektomie	B
Nierentransplantation	2	radikale Lymphadenektomie (EB)	4
Nierentransplantatentfernung	2	sekundäre Lymphadenektomie	2–4
Harnleiterneueinpflanzung	B		

B = Blutgruppenbestimmung, CS = Cell saver, EB = Eigenblutspende

Orale Prämedikation bei Kindern mit Midazolam

(1 ml = 1,6 mg) (6 Monate–14 Jahre)

kg	Midazolam 0,4 mg/kg	kg	Midazolam 0,4 mg/kg
1	0,4 mg = 0,25 ml	16	6,4 mg = 4,0 ml
2	0,8 mg = 0,5 ml	17	6,8 mg = 4,25 ml
3	1,2 mg = 0,75 ml	18	7,2 mg = 4,5 ml
4	1,6 mg = 1,0 ml	19	7,6 mg = 4,75 ml
5	2,0 mg = 1,25 ml	20	8,0 mg = 5,0 ml
6	2,4 mg = 1,5 ml	21	8,4 mg = 5,25 ml
7	2,8 mg = 1,75 ml	22	8,8 mg = 5,5 ml
8	3,2 mg = 2,0 ml	23	9,2 mg = 5,75 ml
9	3,6 mg = 2,25 ml	24	9,6 mg = 6,0 ml
10	4,0 mg = 2,5 ml	25	10,0 mg = 6,25 ml
11	4,4 mg = 2,75 ml	26	10,4 mg = 6,5 ml
12	4,8 mg = 3,0 ml	27	10,8 mg = 6,75 ml
13	5,2 mg = 3,25 ml	28	11,2 mg = 7,0 ml
14	5,6 mg = 3,5 ml	29	11,6 mg = 7,25 ml
15	6,0 mg = 3,75 ml	30	12,0 mg = 7,5 m

bis 6 Monate: **keine medikamentöse Prämedikation**

Organspende

Hirntoddiagnostik

- Bewußtlosigkeit (Koma), **Cave:** Barbiturate
- Ausfall der Spontanatmung (Vermeidung von Hypoxie beim Apnoe-Test)
- beidseitig lichtstarre Pupillen
- Fehlen des okulo-zephalen Reflexes
- Fehlen des Kornealreflexes
- Fehlen von Reaktionen auf Schmerzreize im Trigeminusbereich
- Fehlen des Pharyngeal-/Trachealreflexes (**Cave:** Muskelrelaxation)

Beobachtungszeit von 12 h bis 3 Tage
- Abkürzung durch EEG oder Angiographie (neuerdings auch evozierte Potentiale)
- bei Patienten > 2 Jahre: 30-min 8-Kanal-Null-Linien EEG, alternativ angiographisch nachgewiesener Zirkulationsstillstand
- bei Patienten < 2 Jahre: muß das EEG nach 24 h wiederholt werden

Multiorganentnahme

Anästhesiologisches Management

- Beatmung mit F_IO_2 1.0; Normoventilation (p_aO_2 > 100 mmHg angestrebt)
- Anästhesie mit Fentanyl, Vecuronium
- hochnormalen ZVD (10–15 mmHg) anstreben
  (ADH $\downarrow$, diuretische Therapie, Vasomotorentonus $\downarrow$) bei zentralem Diabetes insipitus: evtl. Desmopressin (Minimum max. 4 IE /8Std. wegen Vasokonstriktion im Splanchnikusgebiet)
- systolischer RR > 100 mmHg halten, MAP > 70 mmHg
- Urinausscheidung soll > 100 ml/h (> 1–1,5 ml/kg/h) sein
- Hb > 10 g%, HK > 30%
- Körpertemperatur > 34° C (Hypothermie $\Rightarrow$ Herzrhythmusstörungen)
- Katecholamin der Wahl: Dopamin < 10 µg/kg/min (α-Mimetika vermeiden)
- Antibiotika nach Absprache (Kardiochirurgie: Cefuroxim (Zinacef) 1,5 g i.v.)
- Vollheparinisierung 300 IE/kg i.v. kurz vor Kaltperfusion
- Zurückziehen des ZVK vor Abklemmen des Herzens

O₂-Konzentration bei verschiedenen Applikationsformen

Applikationsform	O₂-Flow (l/min)	F_IO_2
Nasensonde	1	0,24
	2	0,28
	3	0,32
	4	0,36
	5	0,40
	6	0,44
O₂-Maske ohne	5–6	0,40
Reservoir	6–7	0,50
	7–8	0,60
O₂-Maske mit	6	0,60
Reservoir	7	0,70
	ab 8	0,80

Latexgehalt einiger anästhesierelevanter Gebrauchsartikel (ohne Gewähr!)

	Latex**haltiges** Produkt	Latex**freies** Produkt
OP-Handschuhe		Neolon von Becton-Dickinson
		Manex neoderm von Beiersdorf
		Allergard von Johnson-Johnson
Untersuchungs-handschuhe		Glovex neoderm oder
		Glovex vinyl oder Dispex von Beiersdorf Ethiparat von Johnson-Johnson Examtex von Ansell Medical
Beatmungs-equipment		Cicero, Cato, Kreisteil Sulla von Dräger, Servo-Ventilator
	Ventilog mit Kinderfaltenbalg	Ventilog mit Erwachsenen-Faltenbalg von Dräger,
	schwarze Beamtungsschläuche von Rüsch	Faltenschläuche aus Plastik, blaue Spiralschläuche, Ulmer Narkoseset
	schwarze Beatmungsmaske von Rüsch	durchsichtige Masken von Laerdal, Silikon-Atemmasken von Rüsch, Bonz, ASID

	Latex**haltiges** Produkt	Latex**freies** Produkt
Beatmungs-equipment	schwarzer Beatmungsbeutel von Rüsch schwarze und blaue Handbeatmungsbeutel von Dräger	Silikonbeutel von Laerdal/Rüsch, Notfallbeatmungsbeutel aus Silikon von Laerdal
Cave: z. T. Latexbestandteile im Ballon oder Sicherungsband	oranger Wendeltubus von Rüsch, Tubus mit **Lanz**ballon von Mallinckrodt	grüner PVC-Wendeltubus von Portex Magill-, Woodbridge- oder Doppellumentubi von Mallinckrodt, Kehlkopfmaske von Logomed, Univent-Tubus von Medimax
Gefäßkatheter Cave: die im Set enthaltenen Spritzenstempel enthalten zum teil Latex	**Mehrlumen**-ZVK von Arrow, CritiCath R-Pacer 4-Lumen –PAK von Ohmeda, Pulmonaliskatheter Oximetrix von Abbott und Baxter, SM-Katheter von Baxter, Pulmonalisschleuse von Arrow (Abdichtmembran)	Abbocath von Abbott, Einlumen-ZVK von Arrow, Neoflon von Ohmeda
Perfusor-Systeme und PDA-Sets	Perfusorspritzen von Braun Periduralkatheter von Braun	Perfusorleitung von Braun Periduralkatheter-Set Epistar CSE von Medimax Periduralkatheter-Set Epilong von Pajunk
Infusionslösungen	0,9% NaCl-Plastikflasche von Clintec Tutofusin-Plastikflasche von Pharmacia G5% -Plastikflasche von Delta-Pharm HAES-steril 10%-Plastikflasche von Fresenius Longasteril –Plastikflasche HA20%-Glasflasche von Behring	HA5%-Glasflschen von Behring, HA5%-Glasflschen von Alpha therapeutic, $NaHCO_3$ –Glasflsche von Braun, Aqua ad injectabile von Braun, Osmosteril-Glasflasche von Fresenius
Sonden	Nona-Latexkatheter/ -Spülkatheter/ -Mämaturiekatheter/ -Tamponadenkatheter von Beiersdorf	PVC-Magensonden von Medipha Ernährungssonden ERUPLAST PVC von Rüsch, Nona-Silikon blasenkatheter von Beiersdorf, Cystofix-Katheter von Braun, Silikomed-Blasenkatheter
Verbandsmaterial	Haftelast von Lohmann Leukoplast/Hansaplast von Beiersdorf Albuplast von Smith	Leuko-silk/-pot/-fix/-flex/-derm sowie Cutiplast/Hansamed von Beiersdorf OpSite V3000 von Smith &Nephew, SteriStrip/ Primipore/Transpore/Tega-derm von 3M

	Latex**haltiges** Produkt	Latex**freies** Produkt
Monitoring	Dinamap-Schläuche RR-Handmeßgeräte mit grünem Gebläseball und schwarzem Blutdruck-manschettenpolster	Dinamap Critikon Soft von Johnson und Johnson, art. Druckleitung + druck-transducer + 3-Wegehahn von Ohmeda, EKG-Elektroden von Lang-Leonhardt oder Kontron
Monitoring		RR-Handmeßgerät mit schwarzem Gebläseball und transparentem Blutdruck-manschettenpolster Ösophagusstetoskop von Mallinckroth, Fingerclip DS100 + Klebesensoren D25/D20/R15 von Nellcor
Sonstiges		Temperatursonde von Exacon

Mögliche Konzepte der kalkulierten Antibiotikatherapie

Antibiotikatherapie bei bekanntem Keim (Empfehlung nach Stille)

Proteus mirabilis	Ampicillin, Cephazolin
Proteus vulgaris	Cefoxitin, Cefotaxim, Ceftriaxon, Fluorchinolone, (Imipenem)
Enterobacter aerogenes	Cefotaxim, Aztreonam, (Imipenem)
Enterobacter cloacae	Fluorchinolone, Imipenem
Klebsiellen spp.	Cefotaxim, Imipenem, ggf. Mezlocillin, Piperacillin
Serratia spp.	Cefotaxim, Aztreonam, Imipenem, Amikacin (viele Gentamicin resistente Serratia-Stämme)
Pseudomonas aeruginosa	Cephalosporine III (Ceftazidim, Cefsoludin), Fluorchinolone (Ciprofloxacin, Norfloxacin), Aminoglykoside (Gentamicin, Amikacin)
Stenotrophomonas maltophilia	Ciprofloxacin, Cotrimoxazol, Doxycyclin
Hämophilus influenzae	Ampicillin (zunehmende Resistenzen), Cephalosporine der Cefotaximgruppe, Cefixim, Ofloxacin bzw. Ciprofloxacin **bei Kindern:** Cefixim, Cefpodixim, Cefuroximaxetil, keine Gyrasehemmer

Mögliche Antibiotikakonzepte auf der Intensivstation

Perioperative Prophylaxe nach kardiochirugischer Operation

Bypass-Op.	Cefuroxim (insgesamt 3 × 1,5 g i.v.)
Klappenersatz oder Fremdmaterialimplantation	Cefuroxim (3 × 1,5 g für 3 Tage)
Harnwegsinfektion	Ofloxacin, Ciprofloxacin, Bactrim
Pankreatitis	Imipenem (3 × 0,5 g i.v.), Cefuroxin (3 × 1,5 g), Ofloxacin (2 × 200 mg i.v.)

Pneumonie bei beatmeten Patienten auf der Intensivstation

unbekannter Erreger	Piperacillin + Tazobactam, Ceftazidim und Gentamicin (nach Stille), in Ausnahmefällen Imipenem/Teicoplanin oder Vancomycin
bekannter Erreger	nach Antibiogramm
Aspirationspneumonie	Cefotaxim + Clindamycin oder Cefotaxim + Gernebcin, alternativ Mefoxitin und Refobacin
unbekannter Erreger	Omnispektrumtherapie mit Azl-, Piperacillin und Cefotaxim (Double Cover Effekt)oder bei Verdacht auf Staphylokokkenbeteiligung Vancomycin, alternativ Imipenem und Vancomycin
Uro-Sepsis	Cephalosporine oder Mezlocillin, Cefotaxim und Gentamicin, alternativ Ciprofloxacin, Imipenem oder Piperacillin
Cholangitische Sepsis	Ceftriaxon, Mezlocillin
Postoperative Sepsis	Cefotaxim + Metronidazol, Ciprofloxacin + Clindamycin, Imipenem + Vancomycin

Score-Systeme

- Score-Systeme sind Punktwertsysteme zur **Schweregradklassifikation** und dienen zur **statistischen Einschätzung der Letalitätswahrscheinlichkeit**
- kein 100%iges Diagnostikum, sondern Ergänzung der klinischen Patientenbeurteilung durch den erfahrenen Arzt → **Entscheidungshilfe**
- Validierung der Score-Systeme für größere Patientenkollektive → sie können daher z. B. für die Prognose eines einzelnen Patienten **nicht** herangezogen werden!
- die meisten gegenwärtigen Score-Systeme weisen eine **hohe Spezifität** auf → Überleben der Patienten kann mit ca. 90%iger Wahrscheinlichkeit vorhergesagt werden!
- die **Sensitivität** der Score-Systeme ist hingegen nur **mittelmäßig** → die Wahrscheinlichkeit zu versterben kann nur mit 50–70% Sicherheit richtig vorhergesagt werden! → **keine** Vorhersage der **individuellen** Mortalität, sondern nur für Patienten**kollektive**
- Zusammensetzung der Scoresysteme aus (patho)physiologischen Parametern und Parametern wie Alter, Aufnahmestatus, Begleiterkrankungen etc.

Ziele der Score-Systeme

- quantitative Erfassung des primären Krankheitsschweregrades
- Erfassung des Krankheitsverlaufes z. B. das Ansprechen auf therapeutische Interventionen und Therapiekonzepte
- Prognosebeurteilung (eingeschränkt verwertbar!)
- Leistungserfassung

Score-Formen

Je nach Art der Zielsetzung unterscheidet man:
- Outcome-Scores
- Verlauf-Scores
- Aufwand-Scores

Beispiele für verschiedene Score-Systeme

1. APACHE (Acute Physiology and Chronic Health Evaluation)

- Outcome-Score
- Zusammensetzung aus einem akuten physiologischen Score, einem altersbezogenen Score und einem Score, der chronische Vorerkrankungen beurteilt
  - Entwicklung der Erstversion 1981 von Knaus et al.
- APACHE II- Score wurde 1985 aus ca. 6000 Intensivpatienten abgeleitet:
  - Punktwerte variieren zwischen 0 und maximal 8 Punkten
  - Beurteilung von 14 Parametern
  - maximale Gesamtpunktzahl: 70

- APACHE III wurde 1991 aus ca. 17000 Intensivpatienten abgeleitet:
  - Punktwerte variieren zwischen 0 und maximal 48 Punkten
  - Beurteilung von 18 Parameter
  - maximale Gesamtpunktzahl: 299
  Nicht berücksichtigt sind beim APACHE III-Score:
  - Patienten < 16 Jahre
  - Verbrennungspatienten
  - Patienten mit akutem Thoraxtrauma
  - **kardiochirurgische** Patienten

Zusammensetzung des APACHE-Scores aus 3 Teilen:
Severity (=Vitalparameter), Age und Comorbitity
▶ APACHE III-Score fand in den letzten Jahren nur geringe Verbreitung!

Punkteverteilung des APACHE-II- und -III-Score

Parameter	APACHE II	APACHE III-**Punkte**
Alter	0 – 5	0 – 24
Chronische Vorerkrankung	2 – 5	4 – 23
Rektale Körpertemperatur	0 – 4	0 – 20
Herzfrequenz	0 – 4	0 – 17
Atemfrequenz	0 – 4	0 – 18
Arterieller Mitteldruck	0 – 4	0 – 23
Arterielle Oxygenierung	0 – 4	0 – 15
Arterieller pH	0 – 4	
S-Natrium	0 – 4	0 – 4
S- Kalium	0 – 4	
S-Kreatinin	0 – 8	0 – 7 ohne akute Niereninsuffizienz
		0 – 10 mit akuter Niereninsuffizienz
Harnzeitvolumen/24h		0 – 15
S-Harnstoff		0 – 12
HKT	0 – 4	0 – 3
Leukozyten	0 – 4	0 – 19
Glasgow Coma Scale	0 – 12	
S- Bilirubin		0 – 16
S-Glukose		0 – 9
Säure-Basen-Haushalt		0 – 12
Neurologischer Status		0 – 48

2. Lung injury Score (LIS) von Murray (1988)

- Ziel des Scores ist die Beurteilung der Lungenfunktion z. B. beim ARDS
- 4 Kriterien:

	Punkte
Röntgenbefund der Lunge	
Beurteilung nach der Anzahl der Quadranten **mit** alveolärer Verschattung	0 – 4

Hypoxämie/Oxygenierungsstörung beurteilt **nach Horovitz-Index**

p_aO_2/F_IO_2

	Punkte
≥ 300 mmHg	0
225–299 mmHg	1
175–224 mmHg	2
100–174 mmHg	3
< 100 mmHg	4

PEEP

	Punkte
≤ 5 cm H_2O	0
6–8 cm H_2O	1
9–11 cm H_2O	2
12–14 cm H_2O	3
≥ 15 cm H_2O	4

		Punkte
Compliance	≥ 80 ml/cm H_2O	0
	60–79 ml/cm H_2O	1
	40–59 ml/cm H_2O	2
	20–39 ml/cm H_2O	3
	≤ 19 ml/cm H_2O	4

- **Beurteilung** nach der Summe der Gruppenwerte, dividiert durch die Anzahl der beurteilten Gruppen:

Punkte	
0	keine Lungenschädigung
0,1 – 2,5	leichte bis mäßige Lungenschädigung
> 2,5	schwere Lungenschädigung (wie z. B. ARDS)

3. Kardialer Risikoindex nach Goldman

- nicht anwendbar für kardiochirurgische Patienten
- Score zur präoperativen Einschätzung des Op.-Risikos

Kriterien	Risikopunkte
Vorgeschichte	
Alter > 70 Jahre	5
Myokardinfarkt in den vergangenen 6 Monaten	10
Körperliche Untersuchung	
3. Herzton, Galopprhythmus oder Jugularvenenstauung	11
Hochgradige Aortenstenose	3
EKG	
Anderer Rhythmus als Sinusrhythmus oder supraventrikuläre Extrasystolen (ES) im letzten präoperativen EKG	7
Mehr als 5 ventrikuläre ES/min, die zu irgendeiner Zeit vor der Operation dokumentiert wurden	7
Allgemeiner Status	
$p_aO_2 < 60$ mmHg oder $p_aCO_2 > 50$ mmHg oder $K^+ < 3,0$ mval/l oder $HCO_3 < 20$ mmol/l oder Serumharnstoff > 50 mg% oder Serumkreatinin > 3,0 mg% oder Erhöhte SGOT, Zeichen der chronischen Lebererkrankung Bettlägrigkeit des Patient aus nichtkardialer Ursache	3
Operation	
Intraperitonealer, intrathorakaler oder Aorteneingriff	3
Notfalloperation	4
mögliche maximale Punktesumme	**53**

Einteilung in Risikoklassen

Klasse	Punkte	Inzidenz von Tod durch Herzversagen (%)	Inzidenz lebensbedrohlicher Komplikationen (%)
I	0 – 5	0,2	0,7
II	6 – 12	2	5
III	13 – 25	2	11
IV	> 26	56	22

Weitere Intensiv-Scores

Score-Systeme zur Beurteilung des Überwachungs- und Behandlungsaufwandes
TISS (Therapeutic Intervention Scoring System):
- Erfassung des therapeutischen bzw. pflegerischen Aufwandes
- Nachteil: älteres Score-System von 1974, modifiziert zuletzt im Jahr 1983: aufwendige Lagerungsmaßnahmen wie z. B. die kinetische Therapie bei ARDS werden nicht entsprechend berücksichtigt!

Score-Systeme zur Prognosebeurteilung
Simplified Acute Physiology Score (SAPS I und II)
- Reduktion des 34 Variablen umfassenden APACHE I -Score auf 13 Variablen Validierung auch auf europäischen Intensivstationen
- Punkteverteilung 0–26, maximale Punktzahl: 182
→ nicht berücksichtigt sind beim SAPS II-Score: Patienten < 18 Jahre, Verbrennungspatienten, Patienten mit KHK, kardiochirurgische Patienten
▶ nur zur Prognosebeurteilung innerhalb der ersten 24 h zugelassen → Keine Beurteilung der Tag-um-Tag-Letalität!

MPM II (Mortality Probability Model)
- Anzahl der beurteilten Aufnahmeparameter (MPM 0): 15
- Anzahl der Parameter nach 24 h (MPM 24):
  13 Paramter, davon 5 Aufnahmeparameter
  → nicht berücksichtigt ist das selbe Patientengut wie beim SAPS II
Severity of Sepsis Grading (SS): Beurteilung von Sepsis-Patienten → Elebute-Score = Spezieller (Sepsis)-Score
weitere Scores
- HIS (Hannover Intensive Score)
- Injury Severity Score (ISS)
- Aarauer Sepsis-Score

Scores zur Beurteilung des Schweregrades von Multiorgandysfunktion (MODS) oder Multiorganversagen (MOF)
- MOF nach Goris (Multiple Organ Failure Score) → s. Kapitel Sepsis/MOV
- OSF (Organ System Failure Score) nach Knaus
- MOD (Multiple Organ Dysfunction) nach Marschall

Abkürzungen

Erläuterung einiger Abkürzungen

Abkürzung	Bedeutung
AAA	abdominelles Aortenaneurysma
$AaDO_2$	alveoloarterielle Sauerstoffpartialdruckdifferenz
ACh	Acetylcholin
ACT	„activated clotting time"
ADH	antidiuretisches Hormon
AEP	akustisch evozierte Potentiale
AGW	Atemgrenzwert
AK	Antikörper
ALI	„acute lung injury"
AMV	Atemminutenvolumen
Anm	Anmerkung
ANV	akutes Nierenversagen
AP	arterieller Systemdruck
ARDS	„acute respiratory distress syndrome"
	(früher: „adult respiratory distress syndrome")
Arterie	invasive arterielle (blutige) Blutdruckmessung
AS	Aminosäuren
ASA	American Society of Anesthesiologists
ASB	„assisted spontanuous breathing"
ASS	Acetylsalizylsäure
$avDO_2$	arteriovenöse Sauerstoffdifferenz
BE	„base exzess" (Basenüberschuß)
BEL	Beckenendlage
BGA	Blutgasanalyse oder Bundesgesundheitsamt (aus Kontext ersichtlich)
BIPAP	„biphasic positive airway pressure"
BZ	Blutzucker
C	Compliance
CAO	„chronic airflow obstruction"
CARS	„compensatory antiinflammatoric response syndrome"
CAVHD	kontinuierliche arteriovenöse Hämodialyse
CAVHF	kontinuierliche arteriovenöse Hämofiltration bzw.
	Spontanfiltration
CBF	zerebraler Blutfuß (Hirndurchblutung)
CBV	zerebrales Blutvolumen
CC	„closing Capacity" (Verschlußkapazität)
CHE	Cholinesterase
CI	Herzindex
CIP	„criticall illness polyneuropathy"
C_{LA}	Konzentration des Lokalanästhetikums
C_m	minimale Konzentration
$CMRO_2$	„cerebral metabolic rate for oxygen" (zerebraler Metabolismus)

Abkürzung	Bedeutung
CO	Herzzeitvolumen (Herzminutenvolumen)
CO_2	Kohlendioxid
COLD	„chronic obstructive lung disease"
COPD	„chronic obstructive pulmonary disease"
COT	„clot observation time"
CPAP	„continuous positive airway pressure"
CPP	zerebraler Perfusionsdruck
CPPV	„continuous positive pressure ventilation"
CSE	kombinierte Spinal-, Epiduralanästhesie
CSF	Liquor cerebrospinalis
CV	„closing volume" (Verschlußvolumen)
CVVHD	kontinuierliche venovenöse Hämodialyse
CVVHDF	kontinuierliche venovenöse Hämodiafiltration
CVVHF	kontinuierliche venovenöse Hämofiltration
DBS	Double-burst-Stimulation
DD	Differentialdiagnose
DIC	disseminierte intravasale Koagulopathie (Verbrauchskoagulopathie)
DK	Blasendauerkatheter
DL_{CO}	Diffusionskapazität der Lunge für CO
DLV	„different lung ventilation" (seitendifferente Beatmung)
DO_2	Sauerstoffangebot
$ECCO_2R$	extrakorporale CO_2-Elimination
ECMO	extrakorporale Membranoxygenierung
ECT	„Ecarin clotting time"
EDCF	„endothelium-derived contracting factor"
EDRF	„endothelium-derived relaxing factor"
EDV	enddiastolisches Volumen
EF	Ejektionsfraktion (Auswurffraktion)
EK	Erythrozytenkonzentrat
EKK	extrakorporaler Kreislauf
EKZ	extrakorporale Zirkulation
EMLA	eutektische Mixtur von Lokalanästhetika
ERV	exspiratorisches Reservevolumen
ESV	endsystolisches Volumen
ESWL	extrakorporale Stoßwellenlithotripsie
$etCO_2$	endexspiratorische CO_2-Konzentration (in Vol.-%)
F_AO_2	alveoläre Sauerstoffkonzentration
FCKW	fluorierte Chlorkohlenwasserstoffverbindungen
FDA	Food and Drug Administration
FEV_1	Ein-Sekunden-Kapazität
FEV_1/FVC	relative Ein-Sekunden-Kapazität in %
FFP	Fresh-frozen-Plasma
FFS	freie Fettsäuren
FG	Frühgeborene
F_IO_2	inspiratorische Sauerstoffkonzentration
FKW	fluorierte Kohlenwasserstoffe
FRC	funktionelle Residualkapazität

Abkürzung	Bedeutung
FRC	funktionelle Residualkapazität
FS	Fettsäuren
FSP	Fibrin(ogen)spaltprodukte
FVC	forcierte Vitalkapazität
GABA	γ-Aminobuttersäure
GCS	Glasgow Coma Scale
GFR	glomeruläre Filtrationsrate
GHB	γ-Hydroxybuttersäure
GI	gastrointestinal
HF	Herzfrequenz
HFV	„high frequency ventilation" (Hochfrequenzbeatmung)
HLM	Herz-Lungen-Maschine
HMV	Herzminutenvolumen
HPV	hypoxische pulmonale Vasokonstriktion
HTPL	Herztransplantation
HWZ	Halbwertszeit
HZV	Herzzeitvolumen (Herzminutenvolumen)
IAP	intraabdomineller Druck
ICP	intrazerebraler Druck
ID	Innendurchmesser
IHSS	idiopathische hypertrophe Subaortenstenose
Ind	Indikation
IPPV	„intermittent positive pressure ventilation" (kontrollierte Beatmung)
IRDS	„infant respiratory distress syndrome"
IRV	inspiratorisches Reservevolumen
ITN	Intubationsnarkose
KG	Körpergewicht
KH	Kohlenhydrate
KI	Kontraindikation
KOD	kolloidosmotischer Druck
KOF	Körperoberfläche
LA	Lokalanästhetikum (Lokalanästhetika)
LAP	linker Vorhofdruck
LCT	„long chain triglyceride" (langkettige Triglyceride)
LTPL	Lebertransplantation
LVEDP	linksventrikulärer enddiastolischer Druck
LVEDV	linksventrikuläres enddiastolisches Volumen
LVEF	linksventrikuläre Ejektionsfraktion (Auswurffraktion)
LVF	linksventrikuläre Pumpfunktion
LVP	linker Ventrikeldruck
LVSWI	linksventrikulärer Schlagarbeitsindex
MAC	minimale alveoläre Konzentration
MAP	mittlerer arterieller Druck
MCT	„middle chain triglyceride" (mittelkettige Triglyceride)

Abkürzung	Bedeutung
MEP	motorisch evozierte Potentiale
MG	Molekulargewicht
MMEF	maximaler mittlerer exspiratorischer Flow
MODS	„multiple organ dysfunction syndrome"
MÖV	Multiorganversagen
MPAP	mittlerer Pulmonalarteriendruck
MR	Muskelrelaxanzien
MRSA	Methicillin-resistenter Staphyloccus aureus
MS	Magensonde
N_2	Stickstoff
N_2O	Stickoxidul (Lachgas)
ndMR	nichtdepolarisierende Muskelrelaxanzien
NLA	Neuroleptanästhesie
NMB	neuromuskuläre Blockade
NMDA	N-Methyl-D-aspartat
NMH	niedermolekulares Heparin
NMM	neuromuskuläres Monitoring
NO	Stickstoffmonoxid
NSAID	„nonsteroidal anti-inflammatory drugs" (nichtsteroidale Antiphlogistika)
NTPL	Nierentransplantation
NW	Nebenwirkung
NYHA	New York Heart Association
O_2	Sauerstoff
P	Druck
p	Partialdruck
PAK	Pulmonalarterienkatheter
p_AO_2	alveolärer Sauerstoffpartialdruck
p_aO_2	arterieller Sauerstoffpartialdruck
PAP	Pulmonalarteriendruck
pAVK	periphere arterielle Verschlußkrankheit
PCA	Patienten-kontrollierte Analgesie
PCEA	Patienten-kontrollierte Epiduralanalgesie
pCO_2	Kohlendioxidpartialdruck
PCWP	Pulmonalkapillardruck = Wedgemitteldruck
PDA	Periduralanästhesie
PDK	Periduralkatheter
PEEP	„positive endexpiratoric pressure" (positiver endexspiratorischer Druck)
PEG	perkutane endoskopische Gastrostomie
$p_{et}CO_2$	endexspiratorischer CO_2-Partialdruck
Pha	Pharmakologie
pH_i	intramukosaler pH-Wert
PONV	„postoperative nausea and vomiting" (Übelkeit und Erbrechen)
ppm	parts per million = ml/m^3
psO_2	partielle oder funktionelle Sauerstoffsättigung
PTC	„post tetanic count" (posttetanische Zahl)
PTT	partielle Thromboplastinzeit

Abkürzung	Bedeutung
PTZ	Thrombinzeit
p_vO_2	gemischtvenöser Sauerstoffpartialdruck
PVR	pulmonaler Gefäßwiderstand
Q_L	Lungenperfusion
Q_s/Q_t	intrapulmonaler Shunt
R	Resistance (Atemwegswiderstand)
RAP	rechter Vorhofdruck
RBF	renaler Blutfluß
RQ	respiratorischer Quotient
RR	systemarterieller Blutdruck (nach Riva-Rocci)
RV	Residualvolumen
RVEF	rechtsventrikuläre Ejektionsfraktion (Auswurffraktion)
RVP	rechter Ventrikeldruck
RVSWI	rechtsventrikulärer Schlagarbeitsindex
RWBS	regionale Wandbewegungsstörungen
RZ	Reptilasezeit
SaO_2	fraktionelle Sauerstoffsättigung
SHT	Schädel-Hirn-Trauma
SI	Schlagvolumenindex
SIRS	„systemic inflammatoric response syndrome"
SO_2	fraktionelle Sauerstoffsättigung
SPA	Spinalanästhesie
SSEP	somatosensorisch evozierte Potentiale
SSW	Schwangerschaftswoche
SV	Schlagvolumen
SVES	supraventrikuläre Extrasystole(n)
$S_{vj}O_2$	jugularvenöse Sauerstoffsättigung
SVR	systemischer Gefäßwiderstand
TAA	thorakales Aortenaneurysma
TAAA	thorakoabdominelles Aortenaneurysma
TAT	Thrombin-Antithromin-III-Komplex
TEE	transösophageale Echo(kardio)graphie
TEG	Thrombelastogramm
TFA	Trifluoracetylchlorid
TG	Triglyzeride
TIVA	totale intravenöse Anästhesie
TK	Thrombozytenkonzentrat
TLC	totale Lungenkapazität
TOF	Train-of-Four
TRALI	„transfusion-related acute lung injury"
TUR-Blase	transurethrale Elektroresektion der Blase
TUR-Prostata	transurethrale Elektroresektion der Prostata
UBF	uteriner Blutfluß
UFH	normales (unfraktioniertes) Heparin
URS	Ureterorenoskopie

Abkürzung	Bedeutung
V_A	alveoläre Ventilation
V_A/Q	Ventilations-Perfusions-Verhältnis
VC	Vitalkapazität
VCO_2	CO_2-Produktion
V_D	Totraumvolumen
VES	ventrikuläre Extrasystole(n)
VK	Verteilungskoeffizient
VO_2	Sauerstoffaufnahme (Sauerstoffverbrauch)
V_T	Tidalvolumen (Atemzugvolumen)
VT	ventrikuläre Tachykardie
VVBP	venovenöse Biopumpe (Bypass)
WM	Wirkmechanismus
WW	Wechselwirkung
ZVD	zentraler Venendruck

Sachverzeichnis